Michael Steinhausen · Erich Gulbins
unter Mitarbeit von: Ch. Alzheimer, H. Ehmke,
J. Fandrey, F. Holz, F.P. Kolb, W. Merz, U. Misgeld,
P. Persson, G. Pfitzer, M. Piper, R. Rettig, K. Schlottmann und M. Wiemann

Medizinische Physiologie

Michael Steinhausen · Erich Gulbins

unter Mitarbeit von:
Ch. Alzheimer, H. Ehmke, J. Fandrey, F. Holz, F.P. Kolb, W. Merz,
U. Misgeld, P. Persson, G. Pfitzer, M. Piper, R. Rettig,
K. Schlottmann und M. Wiemann

Medizinische
Ph

Lehrb   g und den
aktuel

5., vollständig überarbeitete Auflage

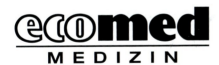

ecomed-Umweltinformation

Dieses Buch wurde auf chlor- und säurefrei gebleichtem Papier gedruckt.

Unsere Verlagsprodukte bestehen aus umweltfreundlichen und ressourcenschonenden Materialien. Wir sind bemüht, die Umweltfreundlichkeit unserer Werke im Sinne wenig belastender Herstellverfahren der Ausgangsmaterialien sowie Verwendung ressourcenschonender Rohstoffe und einer umweltverträglichen Entsorgung ständig zu verbessern. Dabei sind wir bestrebt, die Qualität beizubehalten bzw. zu verbessern.

Schreiben Sie uns, wenn Sie hierzu Anregungen oder Fragen haben.

Für etwaige inhaltliche Unrichtigkeiten des Buches übernehmen Herausgeber und Verlag keinerlei Verantwortung und Haftung.

Die Deutsche Bibliothek – CIP-Einheitsaufnahme
Bibliografische Information der Deutschen Bibliothek
Die Deutsche Bibliothek verzeichnet diese Publikation in der Deutschen Nationalbibliografie; detaillierte bibliografische Daten sind im Internet über http://dnb.ddb.de abrufbar.

Michael Steinhausen · Erich Gulbins
Medizinische Physiologie

©2003 ecomed verlagsgesellschaft AG & Co. KG
Justus-von-Liebig-Str. 1, 86899 Landsberg

Telefon 0 81 91/1 25-0, Telefax 0 81 91/1 25-2 92,
Internet: http://www.ecomed.de
E-Mail: info@ecomed.de

Alle Rechte, insbesondere das Recht der Vervielfältigung und Verbreitung sowie der Übersetzung, vorbehalten. Kein Teil des Werkes darf in irgendeiner Form (durch Fotokopie, Mikrofilm oder ein anderes Verfahren) ohne schriftliche Genehmigung des Verlages reproduziert oder unter Verwendung elektronischer Systeme gespeichert, verarbeitet, vervielfältigt oder verbreitet werden.
Satz: FotoSatz Pfeifer, Gräfelfing
Druck: Druckerei Himmer, Augsburg
Printed in Germany 160052/303
ISBN 3-609-16052-7

Herausgeber

Prof. Dr. med. Dr. h.c. Michael Steinhausen, Universität Heidelberg, Institut für Anatomie und Zellbiologie, Im Neuenheimer Feld 307, 69120 Heidelberg

Prof. Dr. med. Erich Gulbins, Universität Essen, Institut für Molekularbiologie Hufelandstraße 55, 45122 Essen

Mitarbeiter

Prof. Dr. med. Christian Alzheimer, Physiologisches Institut der Universität Kiel
Kapitel 12 und 20

Prof. Dr. med. Heimo Ehmke, Institut für Physiologie der Universität Hamburg
Kapitel 3

Prof. Dr. med. Joachim Fandrey, Institut für Physiologie der Universität Essen
Kapitel 1

Prof. Dr. med. Frank Holz, Universitäts-Augenklinik Heidelberg
Kapitel 17

Prof. Dr.-Ing. Dr. med. habil. Florian P. Kolb, Physiologisches Institut der Universität München
Kapitel 15, 16 und 21

Prof. Dr. phil. nat. Wolfgang Merz, Biochemie-Zentrum der Universität Heidelberg
Kapitel 9 und 10

Prof. Dr. med. Ulrich Misgeld, Institut für Physiologie und Pathophysiologie der Universität Heidelberg
Kapitel 14

Prof. Dr. med. Pontus Persson, Johannes–Müller-Institut für Physiologie, Humboldt Universität (Charité) Berlin
Kapitel 5 und 7

Prof. Dr. med. Gabriele Pfitzer, Institut für Vegetative Physiologie der Universität Köln
Kapitel 13 und 21

Prof. Dr. med. Dr. phil. Michael Piper, Physiologisches Institut der Universität Giessen
Kapitel 2

Prof. Dr. med. Rainer Rettig, Physiologisches Institut der Universität Greifswald
Kapitel 9

Priv. Doz. Dr. med. Klaus Schlottmann, Klinikum der Universität Regensburg
Kapitel 6

Priv. Doz. Dr. med. Martin Wiemann, Institut für Physiologie der Universität Essen
Kapitel 4

Aus dem Vorwort zur I. Auflage

Die Medizinische Physiologie enthält als Gesamtausgabe meine beiden Lehrbücher „Vegetative Physiologie" und „Animalische Physiologie", die auch weiterhin einzeln zu beziehen sind, um den verschiedenen Interessengruppen gerecht zu werden.

Das Erscheinen der Gesamtausgabe der Physiologie gerade rechtzeitig zum 80. Geburtstag meines Lehrers der Physiologie, Prof. Dr.Dr. h. c. Hans Schaefer sowie zum 600. Geburtstag meiner Universität freut mich ganz besonders. Mein Anliegen besteht unverändert darin, den Anfänger für das Fach Physiologie zu begeistern und gleichzeitig ein stabiles Fundament im Verständnis physiologischer Zusammenhänge für das klinische Studium und den späteren ärztlichen Beruf zu legen. Hierbei habe ich mich bemüht, den Studenten nicht mit zu vielen Details zu verwirren, welche den Spezialisten interessieren müssen, den zukünftigen Arzt aber eher am Wesentlichen vorbeiführen. Mit Hilfe einiger historischer Bemerkungen (durch Kleindruck oder Fußnoten abgesetzt) versuche ich ferner dem Leser klar zu machen, woher unsere Erkenntnisse eigentlich stammen und welche experimentellen Ansätze zu unserem heutigen Wissensstand geführt haben. Darüber hinaus soll aber nicht der Eindruck erweckt werden, weitere Wissenschaft sei überflüssig. Vielmehr stellen unsere offensichtlichen Wissenslücken stets Ansatzpunkte für neue Forschungsaufgaben dar.

Die Gliederung dieses Buches richtet sich soweit wie möglich nach dem Gegenstandskatalog des IMPP (IMPP, Institut für medizinische und pharmazeutische Prüfungsfragen. Rechtsfähige Anstalt des Öffentlichen Rechts, Mainz. Verlag: Druckhaus Schmidt und Bödicke, Mainz, 2. Auflage 1977), welcher jeweils im Wortlaut zitiert wird. Der Leser wird merken, dass ich den Gegenstandskatalog nur als *Ausgangspunkt* benutzt habe, u.a. um nichts wirklich Prüfungsrelevantes zu übergehen. Im Hinblick auf die spätere Tätigkeit sollte auch der physiologische Unterricht seinen Schwerpunkt in der Vegetativen Physiologie behalten, hierin bin ich gern dem Gegenstandskatalog gefolgt. An anderen Stellen habe ich sowohl an Kritik am Gegenstandskatalog nicht gespart wie auch die Verlagerung von Schwerpunkten in Richtung auf den späteren ärztlichen Beruf hin vorgenommen.

Es ist sicher legitim, wenn der vorklinische Student fragt, ob er mit Hilfe dieses Buches das Physikum bestehen kann. In derTat, dieses Buch soll auch dem Studenten „den Horror" vor dem Examen nehmen. Dabei habe ich mich bemüht, die Physiologie so plastisch und klar darzustellen, dass man auch ohne weitreichende naturwissenschaftliche Vorkenntnisse einen Zugang zu diesem Fach bekommen kann. Wer deshalb den Text verstanden hat, wer sich einen gewissen Anteil der wesentlichen Aussagen (auch unter quantitativen Aspekten) eingeprägt hat, braucht sich weder vor einer mündlichen noch vor einer schriftlichen Prüfung zu fürchten.

Soweit die Mainzer Prüfungsfragen seit Herbst 1978 veröffentlicht wurden, sind sie nach Möglichkeit hier aufgelistet und kritisch kommentiert.

Allen Heidelberger Kollegen, die mir bei der Abfassung dieses Buches mit Rat und Tat behilflich waren, möchte ich auch an dieser Stelle sehr herzlich danken. Wertvolle Ratschläge erhielt ich insbesondere von Prof. Dr. E. Alexandridis, Prof. Dr. Hermann O. Handwerker, Prof. Dr. Richard Kern, Priv.-Doz. Dr. H. Krastel, Dr. Helmut Kücherer, Prof. Dr. W. E. Merz, Dr. Niranjan Parekh, Dr. P. Reeh, Prof. Dr. J. Caspar Rüegg, Prof. Dr. Heiner Schirmer, Prof. Dr. Horst Seller, Prof. Dr. Günter Stock, Prof. Dr. Harald Tillmanns, Dr. Eckhard Welk und Priv.-Doz. Dr. Rainer Zimmermann.

Für zahlreiche Verbesserungsvorschläge danke ich ferner cand. med. Sebastian Fetscher, welcher das ganze Manuskript auch auf stilistische Ungereimtheiten hin überprüfte, sowie cand. med. Karl-Hans Endlich, cand. med. Rafael Kühn und cand. med. Johannes Waltenberger.

Für die freundliche Überlassung von Originalregistrierungen von Elektrokardiogrammen sowie von Elektroenzephalogrammen danke ich Prof. Dr. Wolfgang Kübler, Prof. Dr. Harald Tillmanns und Prof. Dr. Walter Christian.

Für die Anfertigung technischer Zeichnungen bin ich cand. med. Hans Snoei zu besonderem Dank verpflichtet. Darüber hinaus halfen mir bei der Erstellung der Zeichnungen sowie des Registers in dankenswerter Weise Frau Elke Mack-Kühn, Frau Helga Filsinger sowie Gabriele Bialluch, Erika Filsinger, Christiane Hain, Regina Rau und Birgit Weiß. Für die Erledigung der Photoarbeiten sorgte umsichtig Frau Gabriele Froelich. Für mühevolle Sekretariatsarbeit danke ich Frau Liselotte Kroon ganz besonders.

Heidelberg, 1986   *M. Steinhausen*

Auszug aus dem Vorwort zur II. Auflage

Die *Neufassung* des GK(Gegenstandskatalog 1988) hat erhebliche Teile der Kritik am GK berücksichtigt, welche von mir in der ersten Auflage dieses Buches geäußert wurden. Darüber hinaus hat der GK glücklicherweise seinen rechtsverbindlichen Charakter verloren. Trotzdem bleibt interessant, was die Institution für wichtig hält, welche schließlich für die schriftlichen Physikumsfragen verantwortlich zeichnet. Aber selbst diese Fragen waren in der Vergangenheit keineswegs immer von dem GK abgedeckt. Sowohl aus studentischer Sicht wie aus den Reihen der Lehrenden wurde immer wieder der Wunsch geäußert, dem individuellen Lernen und Lehren einen breiteren Spielraum zu gewähren und dem sinnlosen Einpauken von Multiple-Choice-Fragen einen Riegel vorzuschieben. Zum Glück hat man bei der jetzigen Reform nicht wieder das Kind mit dem Bade ausgeschüttet, sondern versucht, durch behutsame Kombination von schriftlichen und mündlichen Prüfungen der vielfältigen Kritik Rechnung zu tragen.

Bei der jetzigen Neuauflage wurde die grobe Gliederung des GK einschließlich seine Zitierung beibehalten. Positiv muss auch jetzt die Priorität der vegetativen Physiologie bewertet werden, ebenso der wiederholte Hinweis auf pathophysiologische Probleme. Das Fach Physiologie selbst befindet sich gegenwärtig in der Gefahr, sich immer mehr von seiner medizinischen Basis zu lösen und sich vorwiegend speziellen biologischen Fragen zu widmen. Ob dies langfristig schließlich doch zur Lösung offener medizinischer Probleme beitragen wird, bleibt abzuwarten. Biologieunterricht allein kann gewiss nicht die Basis einer ärztlichen Ausbildung sein. Wenn aber das Fach Physiologie nicht mehr von Medizinern gelehrt wird, wird die Kluft zwischen Theorie und Klinik zum Schaden vor allem der Patienten immer größer werden. Das vorliegende Buch versucht deshalb nicht nur im Titel das medizinische Anliegen der Physiologie in den Vordergrund zu rücken.

Wiederum habe ich von Kollegen (insbesondere Frau Priv.-Doz. Dr. Gertrud M. Hänsch, Prof. Dr. Richard Kern und Prof. Dr. Hans Kurt Müller) und Studenten (Johannes Klein, Tileman-Dothias von Schön-Angerer u.a.) zahlreiche Verbesserungsvorschläge dankbar entgegengenommen. Besonderer Dank gilt jetzt Frau Helga Filsinger und Frau Sabine Dombo für die Neufertigung und die Verbesserung zahlreicher technischer Zeichnungen. Die meisten Fotoarbeiten wurden dankenswerterweise wiederum von Frau Gabriele Froelich durchgeführt. Für umfangreiche Sekretariatsarbeiten danke ich herzlich Frau Ursula Beckenbach und Frau Veronika Jandali.

Heidelberg, 1990   *Michael Steinhausen*

Vorwort zur IV. Auflage

Das gesamte Buch wurde gründlich überarbeitet und aktualisiert, jedoch das Ziel nicht verändert: Ein besonders lernfreundliches Buch sowohl für den Anfang wie für die Prüfung als auch für die praxisbezogene Wiederholung nach dem Studium zu bieten.

Gleichzeitig war es immer mein Wunsch, nicht nur historische Dimensionen durchscheinen zu lassen, sondern nach Möglichkeit auch dem Leser zu zeigen, mit welchen Methoden man zu den heute zu lernenden Ergebnissen gelangt ist. Was man verstanden hat, lässt sich so viel leichter lernen. Besondere Aufmerksamkeit wurde den Verbesserungen der Abbildungen gewidmet, welche jetzt überwiegend als kolorierte Computergrafiken erscheinen. Sehr hilfreich war hierbei Cornelius Esch, dem ich auch dafür besonders dankbar bin, dass er mich persönlich in die Geheimnisse des Computerzeichnens eingeführt hat. In dankenswerter Weise hat auch Herr Herbert Grambihler, Ulm einen Teil der Abbildungen grafisch überarbeitet.

Ferner wurde jedem Abschnitt unter dem Stichwort MEMO eine Zusammenfassung der wichtigsten Aussagen angefügt. Für ein mündliches Examen mögen derartige Merksätze eine Hilfe darstellen. Auf ein Zitat des Gegenstandskatalogs musste aus Platzgründen verzichtet werden, wenn auch nach wie vor der Gegenstandskatalog als Grundlage beibehalten wurde. Mit dem Aesculapstab wurden pathophysiologische bzw. für die Klinik wichtige Aussagen besonders hervorgehoben.

Schließlich bin ich vielen zu Dank verpflichtet, welche mich mit Rat und Tat bei der Verbesserung dieses Buches unterstützt haben: Insbesondere Dr. Thomas Brockfeld, Dr. Erich Gulbins, Dr. Karlhans Endlich, Dr. Emanuel Lohrmann, Prof. Wolfgang E. Merz, Prof. Ulrich Misgeld, Prof. Rainer Nobiling, Dr. Gerhard Exner, Priv. Doz. Dr. Gertrud M. Hänsch, Dr. Frank Holz, Sabine Singer-Dombo, Dr. Holger Thiemann u.v.a. Die Sekretariatsarbeiten wurden wiederum dankenswert durch Frau Ursula Beckenbach ausgeführt.

Mein ganz besonderer Dank gilt Herrn Bernd von Breitenbuch mit seinen Mitarbeitern vom Gustav Fischer Verlag, Stuttgart, insbesondere Frau Martina Dörsam für die verständnisvolle Zusammenarbeit bei der Erstellung der IV. Auflage.

Heidelberg, Frühjahr 1996   *Michael Steinhausen*

Vorwort zur 5. Auflage

Nach inzwischen vier vollständig vergriffenen Auflagen und nach fast 20 Jahren als „Ein-Mann-Buch" stellt die 5. Auflage des „Steinhausen" nun als „Steinhausen-Gulbins" den Versuch dar, das bewährte Konzept eines leicht lesbaren, leicht verstehbaren und deshalb auch noch lernbaren Physiologie-Lehrbuchs für Medizin-Studentinnen und -Studenten für weitere Auflagen zu erhalten. Dass darüber hinaus die Physiologie nicht eine Erfindung des heutigen Tages ist, sondern eine breite Wissenschaft, die von vielen einzelnen Menschen in kleinen Schritten mit Hilfe immer verbesserter Experimente und Methoden vorangetrieben wurde, soll wiederum dem Leser wenigstens durch gelegentliche Einleitungen und Fußnoten vermittelt werden. Unsere Zielgruppe besteht dabei nicht in erster Linie aus zukünftigen Physiologen, obwohl auch für derartige Anfänger die Lektüre dieses Buches gewiss keinen Schaden bedeutet, sondern aus Ärztinnen und Ärzten von morgen in den verschiedensten Disziplinen. Hierbei wurde weiterhin die Vorgabe beachtet, dass der überwiegende Teil unserer Leserinnen und Leser mit Hilfe dieses Buches zunächst die Physikumshürde (sowohl mündlich wie schriftlich entsprechend den Anforderungen des neuen Gegenstandskataloges) überwinden muss. Darüber hinaus soll das Buch aber auch seinen Dienst für Nebenfächler – insbesondere Pharmazeuten – fortsetzen und ebenso für bereits ärztlich Tätige, die ihre Kenntnisse in physiologischem Basiswissen zum Nutzen ihrer Patienten auffrischen möchten.

Kompetenz und Verantwortung für die fachlich richtigen und aktuellen Aussagen des ständig wachsenden Faches Physiologie wurde bei der 5. Auflage mit Hilfe des ehemaligen Steinhausen-Schülers Gulbins als Mitherausgeber und unter Mithilfe 13 weiterer namhafter Physiologinnen und Physiologen auf breitere Schultern verteilt. Die neuen Mitarbeiter haben den Text z.T. aktualisiert, z.T. neu geschrieben, wobei das Ziel im Auge behalten wurde, nur das wirklich Wesentliche darzustellen und stets die pathophysiologischen Konsequenzen zu bedenken. Der spezielle Hinweis auf den klinischen Bezug mit Hilfe des Äskulap-Stabes wurde beibehalten.

Für zahlreiche Verbesserungsvorschläge ist wiederum vielen Kolleginnen und Kollegen zu danken, insbesondere den Herrn Priv.-Doz. Dr. Karlhans Endlich, Prof. Dr. Bernd Fakler und Priv.-Doz. Dr. Sebastian Hoth. Besonderer Dank gilt auch Frau Dipl.-Biol. Isabella de la Rosée, Lektorat Medizin und Biowissenschaften der ecomed Verlagsgesellschaft, für die verständnisvolle Zusammenarbeit.

Heidelberg/Essen, 2003   *Michael Steinhausen   Erich Gulbins*

Inhalt

Herausgeber- und Autorenverzeichnis
Aus dem Vorwort zur I. Auflage
Auszug aus dem Vorwort zur II. Auflage
Vorwort zur IV. Auflage
Vorwort zur 5. Auflage

Einleitung 1

Teil I Vegetative Physiologie 3

0	**Allgemeine und Zellphysiologie, Zellerregung**	5
0.1	Stoffmenge und Konzentration	5
0.2	**Osmotischer Druck, isotone Lösungen**	6
	Kolloidosmotischer Druck	8
0.3	**Stofftransport**	8
	Stofftransport in und von Gasen und Flüssigkeiten	8
	Stofftransport – intrazellulär	10
	Stofftransport über Zellverbände	12
0.4	**Zellorganisation**	13
1	**Blut und Immunsystem**	16
	Allgemein	16
	Aufgaben des Blutes	16
1.1	**Blutvolumina**	17
	Bestimmung des Blutvolumens mit dem Indikator-Verdünnungsverfahren	17
	Hämatokrit	19
	Warum ist der Hämatokrit wichtig?	19
1.2	**Blutplasma**	20
	Einteilung und Funktion der Plasmaproteine	20
1.3	**Blutzellen**	22
	Allgemein	22
	Regulation der Erythrozytenbildung (Erythropoietin)	22
	Das rote Blutbild – Hämoglobinkonzentration und Erythrozytenzahl sowie davon abgeleitete Größen	23
	Bestimmungsmethoden (Hämoglobin, Zellzählung, Differentialblutbild)	24
	Pathologische Physiologie: Klassifikation der Anämien ...	24
	Osmotische Resistenz der Erythrozyten	25
	Pathologische Physiologie: Sphärozytose	25
	Leukozyten	26
	Differentialblutbild	28
1.4	**Hämostase und Fibrinolyse**	29
	Blutstillung (Hämostase)	29
	Gefäßkontraktion	29
	Thrombozyten	29
	Fibrinbildung und Gerinnungsfaktoren	31
	Aktivierungsphase	32

	Koagulationsphase	34
	Retraktionsphase	34
	Hemmung der Gerinnung	35
	Fibrinolyse	36
1.5	**Abwehrfunktionen**	37
	Unspezifische Abwehr	37
	Spezifische Abwehr	39
1.6	**Blutgruppen**	45
2	**Herz**	**49**
2.1	**Die Erregung des Herzens**	49
	Struktur des Arbeitsmyokards	49
	Ruhepotential	49
	Aktionspotential	50
	Refraktärperiode	51
	Elektromechanische Kopplung	51
	Relaxationsvorgang	52
	Elektrische Automatizität	52
	Erregungsbildung und -leitung	54
	Störungen des Herzrhythmus	55
2.2	**Elektrokardiogramm (EKG)**	57
	Entstehung des EKG	57
	Ableitung nach Einthoven	57
	Ableitung nach Goldberger	58
	Ableitung nach Wilson	59
	EKG-Signal	59
	Lagetypen	61
	AV-Block	63
	Kammer-Schenkel-Block	64
	Myokardischämie	64
2.3	**Mechanik des Herzens**	65
	Das Herz als Pumpe	65
	Herzarbeit	65
	Phasen des Herzzyklus in den Ventrikeln	66
	Herztöne	67
	Arbeitsdiagramm des Herzens	68
	Frank-Starling-Mechanismus	70
	Positive Inotropie	70
	Herzhypertrophie	71
2.4	**Koronardurchblutung**	73
	Metabolische Kontrolle	74
	Myogene Kontrolle	74
	Endotheliale Kontrolle	74
	Nervale Einflüsse	74
2.5	**Innervation des Herzens**	75
3	**Blutkreislauf**	**77**
	Einleitung	77
3.1	**Allgemeine Grundlagen**	79
	Scherkräfte an Gefäßwänden	84
	Kreislaufzeiten und Bestimmungsmethoden	85
	Bestimmmung des Herzminutenvolumen mit der Indikatorverdünnungs- bzw. Thermodilutionstechnik	87

3.2	**Hochdrucksystem**	89
	Teilproblem 1: Druckwellengeschwindigkeit – Pulswellengeschwindigkeit	90
	Teilproblem 2: Druckamplitude, systolisch-diastolische Druckdifferenzen	91
	Teilproblem 3: Druckwellenreflexion – dikrote Welle	91
	Teilproblem 4: Druckvolumenpuls	92
	„Unblutige" Blutdruckmessung	92
	Kreislaufregelung I. Teil: Presso- bzw. Barorezeptoren	94
	Kreislaufregelung II. Teil: Venendruck bei Lagewechsel (Orthostase)	96
	Orthostatische Regulation	98
	Blutdruckrhythmen	99
	Emotionen – „Alarmreaktion"	99
	„Hochdruck" (= Hypertonie)	100
3.3	**Niederdrucksystem**	102
	Kreislaufregelung III. Teil	102
	Volumenrezeptoren	103
3.4	**Gewebsdurchblutung: Kontrolle der Mikrozirkulation**	104
	Kreislaufregelung IV. Teil	104
	Basaler Tonus oder myogene Grundaktivität	104
	Myogene Autoregulation	104
	Lokal chemische bzw. metabolische Vasodilatation	105
	Nervale Vasokonstriktion und -Dilatation	107
	Das Konzept adrenerger α- und β-Rezeptoren	108
	Methoden zur Durchblutungsmessung	110
	Flüssigkeitsaustausch an Kapillaren	111
3.5	**Organkreisläufe**	112
	Kreislaufregelung V. Teil	112
	Lungenkreislauf	112
	Gehirndurchblutung	113
	Organdurchblutung bei Arbeitsbelastung	115
	Intestinale Durchblutung	115
3.6	**Fetaler und plazentarer Kreislauf**	116
4	**Atmung**	119
4.1	**Abwehrmechanismen der Lunge**	119
4.2	**Physikalische Grundlagen**	121
	Gasgesetze und Löslichkeit von Gasen	121
	Löslichkeit von Gasen	124
	Diffusion	125
4.3	**Atemmechanik**	127
	Atemvolumina	127
	Statische Compliance	130
	Atemdrucke und Atemwiderstände	132
4.4	**Gasaustausch**	136
	Totraum und alveoläre Ventilation	136
	Lungendurchblutung	138
	Respiratorischer Quotient	139
4.5	**Sauerstofftransport im Blut**	139
	Hämoglobin	139
	Sauerstoff-Bindungskurve	141
4.6	**Säure-Basen-Haushalt**	144
	pH-Wert und Pufferung	144
	Bikarbonat als Puffer	146
	CO_2-Transport im Blut	148
	Respiratorische Störungen	150

	Metabolische Störungen	154
4.7	**Regulation der Atmung**	157
	Entstehung des Atemrhythmus	157
	Lungenreflexe	159
	Atemantriebe und Chemosensibilität	160
4.8	**Atmung unter pathologischen Bedingungen**	163
	Atemstörungen	163
	Atmung bei Arbeit	164
	Höhenphysiologie	164
	Sauerstoff-Therapie	165
	Physiologie des Tauchens	166
5	**Arbeits- und Leistungsphysiologie**	168
	Muskelarbeit und Sauerstoffschuld	168
	Messung von Leistungsgrenzen	170
	Tageszeitliche Schwankungen der körperlichen Leistungsfähigkeit	172
	Wirkungsgrad	172
6	**Verdauungstrakt, Leber**	174
6.1	**Mundhöhle und Speichelsekretion**	174
6.2	**Schlucken, Ösophagus**	176
6.3	**Motorik des Magen-Darm-Traktes, allgemein**	180
6.4	**Magen**	181
	Magensaftsekretion	182
	a) Salzsäuresekretion	183
	b) Pepsinogen – Pepsin	184
	c) Magenschleim	184
	Steuerung der Magensaftsekretion und der Magenmotorik	184
	Intrinsic Factor	187
	Pharmakologische und pathophysiologische Aspekte	187
	Erbrechen	188
6.5	**Pankreas und Leber**	189
	Pankreassaft	189
	Leber – allgemein	190
	Gallensekretion	192
	Gallenbildung und Gallenfunktion	193
	Enterohepatischer Kreislauf	193
6.6	**Dünn- und Dickdarm**	195
	Dünndarm	195
	Dickdarm und Enddarm	197
7	**Energie- und Wärmehaushalt, Ernährung**	201
7.1	**Energiehaushalt und Ernährung**	201
	Einleitung	201
	Energieumsatz – Kalorimetrie	201
	Respiratorischer Quotient (RQ)	202
	Physikalischer und physiologischer Brennwert	203
	Das kalorische Äquivalent	203
	Grundumsatz	204
	Arbeitsumsatz	205
	Isodynamie der Nahrungsstoffe und spezifisch dynamische Wirkung des Eiweißes	206
7.2	**Wärmehaushalt und Temperaturregulation**	209
	Allgemein	209
	Kern- und Schalentemperatur	209

	Wärmebildung durch innere Organe	210
	Wärmebildung durch Muskelkontraktion	210
	Wärmebildung durch braunes Fettgewebe	210
	Wärmeabgabe	211
	Thermoregulation	213
	Fieber	216
8	**Wasser- und Wasser-Elektrolythaushalt, Nierenfunktion**	**218**
8.1	Wasser- und Elektrolythaushalt	218
	Allgemein	218
	Flüssigkeitsbilanz und Verteilungsräume des Wassers	219
	Wasserverschiebung und osmolare Konzentrationsänderungen von Intra- und Extrazellulärraum unter Belastung	222
	Kontrolle der Wasserzufuhr: Durst – Osmorezeptoren	224
	Wichtigste Elektrolyte	226
8.2	Morphologie der Niere	227
8.3	Methoden zur Beurteilung der Nierenfunktion	231
	Allgemein	231
	Clearance-Methoden	232
	Dialyse	236
	Nierendurchblutungsmessung	237
8.4	Glomeruläre Filtration	239
8.5	Tubulärer Transport I: Resorption, Sekretion	244
	Nettoresorption von Natrium und Kalium	248
	Transtubuläre Transportmechanismen	249
	Distaler Tubulus und Sammelrohr: Kaliumsekretion und Natriumreabsorption	252
	Calcium- und Phosphattransport	253
	Renaler Magnesiumtransport	254
	Harnstoffausscheidung	254
	Aminosäurenresorption	255
	Proteinresorption durch Endozytose	256
	Renale Sekretion	256
8.6	Tubulärer Transport II: Renale Ausscheidung von Säuren und Basen	258
8.7	Harnkonzentrierung	261
	Aquaporine	263
8.8	Zur Regulation der Nierenfunktion (Renin – Angiotensin – Aldosteron)	265
8.9	Diuretika	269
8.10	Ureter und Harnblase, Miktion	270
9	**Hormonale Regulation**	**273**
9.1	Allgemeine Grundlagen	273
9.2	Hypothalamus	277
9.3	Hypophysenvorderlappen (Adenohypophyse)	280
9.4	Hypophysenhinterlappen (Neurohypophyse)	282
	Antidiuretisches Hormon (ADH, Vasopressin)	283
	Oxytocin	284
9.5	Epiphyse	285
9.6	Schilddrüse	285
	Bildung, Speicherung und Freisetzung der Schilddrüsenhormone	287
	Wirkungen der Schilddrüsenhormone	287
	Schilddrüsenerkrankungen	288
9.7	Epithelkörperchen (= Nebenschilddrüsen = Glandulae parathyroideae)	289
	Pathophysiologische Aspekte	290

9.8	Inselorgan des Pankreas	291
	Insulin	291
	Glukagon	293
	Pathophysiologische Aspekte (Diabetes mellitus)	293
9.9	Nebennierenmark	295
9.10	Nebennierenrinde	297
	Pathophysiologische Aspekte	299
10	**Fortpflanzung**	**302**
	Allgemein	302
10.1	Gonadotropine und Prolaktin	302
10.2	Sexualhormone, allgemein	304
10.3	Spermatogenese	308
10.4	Männliche Geschlechtshormone	309
10.5	Oogenese und weiblicher Zyklus	310
10.6	Weibliche Geschlechtshormone	310
10.7	Kopulation und Konzeption	313
10.8	Konzeptionsverhütung	314

Teil II Animalische Physiologie 315

11	**Grundlagen der Erregungs- und Neurophysiologie**	**317**
	Allgemein	317
11.1	Ruhepotential der Membran	319
11.2	Erregung von Nerv und Muskel, Ionentheorie	326
	Allgemein	326
	Aktionspotentiale	326
11.3	Fortleitung der Erregung, sowie Membranwirkungen und Nervenerregung durch elektrische Reize	332
	Kabeleigenschaften des Nerven und elektrotonische Erregungsausbreitung	332
	Erregungsfortleitung	333
	Gleich- und Wechselstromwirkungen auf Nerven	335
11.4	Allgemeine Synapsenlehre, Muskelendplatte, Motorische Vorderhornzelle, Transmittersubstanzen, Axonaler Transport	337
	Allgemein	337
	Muskelendplatte	338
	Pathophysiologische Mechanismen an der Muskelendplatte	340
	Motorische Vorderhornzelle (EPSP und IPSP)	340
	Transmittersubstanzen	346
	Axonaler Transport	346
11.5	Membranprozesse an Rezeptoren	347
12	**Vegetatives (autonomes) Nervensystem**	**350**
	Sympathikus	**350**
	Parasympathikus	**352**
	Viscerale Afferenzen – vegetative Reflexe	353
	Überträgerstoffe im vegetativen Nervensystem	353
	a) Adrenerge Synapsen	353
	b) Cholinerge Synapsen	355
	c) Neuropeptide und Purine als Co-Transmitter	358
	Zentrale Kontrolle des vegetativen Nervensystems	358

13	**Muskelphysiologie**	361
	Allgemein	361
13.1	**Quergestreifte Muskulatur**	362
	Skelettmuskulatur	362
	Kontraktionsauslösung: Elektromechanische Kopplung	367
	Herzmuskulatur	368
13.2	**Mechanik des Skelettmuskels**	369
	Einzelzuckung, Superposition, Tetanus	369
	Muskel – Elastizität – Ruhedehnungskurve	370
	Ruhedehnungskurve, Kontraktion und Sarkomerlänge	371
	Isometrische, isotonische und andere Kontraktionsformen	372
	Verkürzungsgeschwindigkeit, Belastung und Leistungsoptimierung	374
	Muskelermüdung, Muskelkater, Kontrakturen, Starre	375
13.3	**Kontrolle der Kontraktion der Muskeln in situ (einschließlich Pathophysiologie)**	376
	Muskelatrophie, degenerative Erkrankungen der Motoneurone, primäre Erkrankungen von Muskelfasern	377
13.4	**Glatte Muskulatur**	379
14	**Sensomotorik**	383
	Allgemein	383
14.1	**Spinale Motorik: Reflexe**	383
	Hoffmann Reflex	390
	Autogene Hemmung	391
	Polysynaptische Reflexe, insbesondere Flexorreflexe	392
14.2	**Supraspinale Kontrolle der Motorik (= zentrale Sensomotorik)**	394
	Jendrassikscher Handgriff, spinaler Schock, Querschnittslähmung, supraspinale Reflexe, Decerebrierungsstarre	394
	Motorischer Kortex: „Willkürmotorik"	395
	Allgemein	395
	Pyramidenbahn	396
	Motorischer Kortex	398
14.3	**Basalganglien und Kleinhirn**	402
	Basalganglien	402
	Charakteristische Funktionsstörungen	403
	Parkinson Syndrom	403
	Hyperkinesen	404
	Kleinhirn	405
	Allgemein	405
	Funktionsstörungen	406
	Funktionelle Organisation	407
	Motorisches Lernen	408
	Thalamus	409
	Schematische Zusammenfassung	410
15	**Allgemeine Informations- und Sinnesphysiologie**	411
	Subjektive Messmethoden	413
	Frequenzkodierung – Computeranalogie (bit und byte)	415
	Gedächtnis – Summation – laterale Hemmung – Adaptation – Habituation	416
16	**Somatoviscerale Sensibilität**	419
	Allgemein	419
16.1	**Mechanorezeptoren der Haut (Oberflächensensibilität) und des Bewegungsapparates (Tiefensensibilität)**	421

16.2 Periphere Thermorezeption 425
16.3 Somatische und viscerale Schmerzrezeption (nozizeptive Systeme) 425

17 Sehen 431
17.1 Abbildender Apparat des Auges 431
    Allgemein 431
    Dioptrik (= Lehre von der Strahlenbrechung des Lichtes) 431
    Das menschliche Auge 435
    Akkommodation 436
    Sehschärfe (Visus) 438
    Brechungsanomalien (= Refraktionsanomalien) 439
        a) Hyperopie 440
        b) Myopie 440
        c) Astigmatismus 440
    Presbyopie 441
17.2 Tränenflüssigkeit, Kammerwasserproduktion 443
17.3 Retina 445
    Augenspiegel 445
    Strukturen des Augenhintergrundes 447
    Rezeptive Felder, laterale Hemmung, Kontrast 452
    Elektroretinographie 456
17.4 Hell/Dunkel-Adaptation 457
17.5 Gesichtsfeld, Sehbahn und Pupillenreflexe 459
    Pupillenreflexe 462
17.6 Farbensehen 463
    Farbsinnstörungen 465
17.7 Okulomotorik 466
    Elektrookulographie 467
17.8 Räumliches Sehen 468

18 Gehörsinn (Hören, Stimme und Sprache) 470
    Allgemein 470
18.1 Schall-Leitung 470
18.2 Physiologische Akustik 474
    Belskala 476
    Phonskala 477
    Frequenzbereiche, Frequenzunterschiedsschwelle 478
    Räumliches Hören, Entfernungsabschätzung 479
18.3 Innenohrfunktion 479
18.4 Grundzüge der zentralen Informationsverarbeitung (Hörbahn) 483
18.5 Stimme und Sprache 485

19 Vestibuläres System (Gleichgewichtssinn) 488
19.1 Bau und Funktionsweise des Vestibularapparates 488
    Allgemein 488
    Vestibularapparat 489
    Cupularezeptoren 489
    Otolithenrezeptoren 491
19.2 Vestibulare Regelung der Körperstellung und Raumorientierung 492
    Vestibulariskerne – Vestibularisbahnen 492
    Labyrinthstellreflexe 493
    Halsstellreflexe 493
19.3 Vestibuläre Blickregelung 494
19.4 Kinetosen 497

20 Geschmack und Geruch 498
20.1 Allgemein 498
20.2 Geschmackssinn 499
20.3 Geruchssinn 503

21 Gehirn, integrative Leistungen des Zentralnervensystems 507
21.1 Funktionelle Organisation des Cortex cerebri (Neocortex) 507
21.2 Elektrische Hirnrindenaktivität Elektroencephalogramm (EEG) 512
21.3 Wachen und Schlafen 521
21.4 Limbisches System 524
21.5 Lernen und Gedächtnis 526
     Die molekularbiologischen Grundlagen von Gedächtnis 529
21.6 Aufmerksamkeit, Bewusstsein und Bewusstseinsstörungen 530

22 Weiterführende Literatur 532

Namen- und Sachregister 543

Einleitung

Die Physiologie gilt heute als Lehre von den Funktionen des gesunden Organismus. Als medizinische Physiologie befasst sie sich mit den Funktionen des menschlichen Körpers, ist also eine Human-Physiologie, obwohl ihre Erkenntnisse mehrheitlich aus Beobachtungen und Experimenten an Tieren stammen.

Physiologen fragen z.B.: Wie funktioniert eine bestimmte Struktur? Welche Aufgabe hat die Struktur? Kann der Mensch auch ohne diese Struktur leben? Welche Wechselbeziehungen haben verschiedene Strukturen untereinander? Wie funktioniert der ganze Organismus unter den verschiedensten Bedingungen vom Beginn seines Lebens bis zu seinem Tod?

Die Physiologie beschäftigt sich dabei heute vorwiegend mit denjenigen Fragen, welche mit Hilfe physikalischer Methoden lösbar erscheinen. Manche Physiologen bezeichnen sich deshalb auch als Biophysiker, wobei sie sich von denjenigen Physiologen abgrenzen, welche mit chemischen Methoden Lebensvorgänge aufzuklären versuchen. Das Fach „Physiologische Chemie" (heute meist als Biochemie bezeichnet) hat sich erst im 20. Jahrhundert von der Physiologie abgespalten und als selbständiges Fach etabliert.

Das Wort Physiologie hat im Laufe der Geschichte einen vielfachen Begriffswandel durchgemacht. Das griechische Wort Physis kann vielfältig übersetzt werden: Geburt, Herkunft, Natur, Anlage, Begabung, Fähigkeiten, Körperbildung, Wuchs, Gestalt, Geschlecht, Naturell, Charakter, Naturtrieb, Genie, Naturordnung, natürliche Möglichkeit, Schöpferkraft der Natur, Welt, Geschöpf, Wesen, Kreatur. Das griechische Wort Logos bedeutet Sprache, Wort, Lehre. In der Antike entsprach die Physiologie einer ganz allgemeinen Naturlehre, so dass es nicht verwunderlich ist, dass ein von der Spätantike bis ins Mittelalter äußerst verbreitet gewesenes Volksbuch, welches Tierfabeln mit christlichen Allegorien verbindet, den Titel „Physiologus" trägt. Im Mittelalter war der Physiologieprofessor nach heutigem Sprachgebrauch vielmehr Anatom als Physiologe, der jedoch seinen Studenten vor allem die Schriften des Hippokrates und des Galen (vgl. S. 78) vorzutragen hatte. Als erstes Lehrbuch der Physiologie für Studenten können die „Institutionae medicinae" von Boerhaave, Leiden, 1708, gelten, in welchen erstmals versucht wird, aktuelle naturwissenschaftliche Erkenntnisse auf die Funktionen des Organismus zu übertragen. Boerhaave versah gleichzeitig 3 Lehrstühle (Botanik, prakt. Medizin und Chemie). Sein Buch überzog Europa in vielen Auflagen und Übersetzungen und erschien 1754 als „Physiologia" erstmals in deutscher Sprache. Eigene physiologische Institute entstanden allerdings erst im 19. Jahrhundert als Abspaltungen aus der Anatomie. Helmholtz (vgl. S. 176) nahm 1858 einen Ruf von Bonn nach Heidelberg offenbar nur deshalb an, weil er hier erstmals nicht Anatomie und Physiologie gleichzeitig vertreten musste, sondern sich ganz seinen physiologischen Interessen widmen konnte.

Die Breite des Begriffs Physiologie war zu allen Zeiten Chance und Versuchung zugleich, so dass die nahezu allzuständigen Physiologen immer wieder auch fächerübergreifend Philosophie, Psychologie oder Soziologie als wesentliche Elemente der menschlichen Natur in ihr Fach zu integrieren versucht haben. Die „Lehre vom Leben", wie viele Physiologen ihr Fach auch heute noch verstehen, beinhaltet gewiss mehr als nur die Biologie des Menschen. Dass im Sinne Albert Schweitzers die Ehrfurcht vor dem menschlichen Leben die Legitimation für den meist tierexperimentell tätigen Physiologen darstellt, ist dabei immer wieder zu bedenken. Wir sollten dabei auch keinesfalls auf diejenigen Ideologen hereinfallen, die uns heute noch weismachen wollten, man könne eine moderne Medizin auch ohne Tierversuche betreiben. Nur Verbrecher ohne jede „Ehrfurcht vor dem Leben" kamen auf die Idee, Medikamente statt an Tieren an KZ-Häftlingen auszuprobieren. Selbst die Gewinnung von Zellkulturen kann nicht ohne getötete Tiere geschehen.

Einleitung

Im *großen* Tierexperiment sind heute praktisch die gleichen Narkosebedingungen vorgeschrieben, wie sie bei Patienten üblich sind. Im Gegensatz zur Klinik lässt man allerdings nur in wenigen Fällen Tiere nach Operationen wieder aufwachen, aber auch dann verlangt sowohl das Experiment wie das Tierschutzgesetz sehr ähnliche Nachsorgen wie unter klinischen Bedingungen. Dabei sollte man einige Zahlen parat haben: 1999 wurden in Deutschland ca. 350 Millionen Nutztiere (ohne Fische) getötet. Über 99 % dieser Tiere wurden zur menschlichen Ernährung verwendet. Aber weniger als 2 Millionen Tiere wurden bei Tierversuchen getötet. Davon waren wiederum mehr als 75 % eigens gezüchtete Laborratten und -mäuse, Spezies, die sonst nicht als Nutztiere gelten. Berücksichtigen sollte man schließlich auch, dass der Verbraucher- und Umweltschutz knapp die Hälfte aller durchgeführten Tierversuche gesetzlich vorschreibt. Verschwiegen wird auch gern der Zustand, dass Tierheime häufig die ihnen übergebenen Katzen und Hunde selbst töten oder töten lassen. Man schätzt dabei, dass auf ein finales Katzenexperiment mit Tod in Narkose 20 bis 40 in Tierheimen getötete Katzen kommen, bei Hunden wird entsprechend mit 10 bis 20 gerechnet.

Auch heute noch gilt die Feststellung des Bonner Physiologen Pflüger (vgl. S. 335), dass ein Arzt ohne ausreichende Kenntnisse in Physiologie einem Uhrmacher vergleichbar ist, der eine Uhr reparieren möchte, aber nicht begriffen hat, wie eine heile Uhr funktioniert.

Seit Beginn des 20. Jahrhunderts wird die Physiologie in animalische und vegetative Physiologie gegliedert. Die animalische Physiologie (lat. animal = Lebewesen) befasst sich vorwiegend mit erregbaren Strukturen oder Problemen der Neurophysiologie, also mit Prozessen, welche den tierischen Organismus vom pflanzlichen unterscheiden. Die vegetative Physiologie (lat. vegetare = beleben) befasst sich z.B. mit Atmung, Kreislauf, Stoffwechsel, Fortpflanzung, also Themen, welche Pflanzen und Tiere in weiten Bereichen gemeinsam betreffen. In diesem Buch folgen wir dem gültigen Gegenstandskatalog und beginnen mit der vegetativen Physiologie. Wir tun dies um so lieber, weil wir es als das wesentlichste Ziel des physiologischen Unterrichts betrachten, nicht allein weitere zukünftige Neurophysiologen auszubilden, sondern vor allem zukünftige Ärzte. Im Hinblick auf die zukünftige ärztliche Tätigkeit müssen wir der vegetativen Physiologie den Vorrang, ja sogar den breitesten Raum zugestehen, weil von ihrer Basis her der überwiegende Teil ärztlichen Handelns durchgeführt werden muss.

Die neueste Überarbeitung des Gegenstandskataloges (Januar 2001) hat der Vegetativen Physiologie noch ein eigenes Kapitel „Allgemeine und Zellphysiologie, Zellerregung" vorangestellt. Welche Berechtigungen haben solche Gliederungen? Der Frankfurter Physiologe Albrecht von Bethe (1872 bis 1955) hat in den 20er und 30er Jahren des 20. Jahrhunderts nicht nur ein berühmtes, 12bändiges „Handbuch der normalen und pathologischen Physiologie" herausgegeben, sondern auch das Frankfurter Physiologische Institut nach „vegetativer" und „animalischer" Physiologie gegliedert. Darüberhinaus hat er am Ende seines äußerst produktiven Lebens auch noch ein eigenes Buch unter dem Thema „Allgemeine Physiologie" verfasst (Springer, Berlin, Göttingen, Heidelberg, 1952). Ziel dieses Buches war es, möglichst alles das unterzubringen, was in gewöhnlichen Physiologiebüchern nicht steht. Zur „allgemeinen Physiologie" rechnet man seither alles, was vegetative und animalische Physiologie gemeinsam betrifft, d.h. in erster Linie ihre gemeinsamen physikalisch-chemischen Grundlagen, einschließlich der elementaren Erkenntnisse der Zellphysiologie. Gestützt auf die technischen Errungenschaften der optischen Industrie und ausgerüstet mit vorzüglichen Mikroskopen und eleganten histologischen Schnitt- und Färbetechniken konnte Virchow (1821–1902) bereits im 19. Jahrhundert die „Zellularpathologie" als Grundlage der gesamten Organ-Pathologie ausrufen (Omnis cellula e cellula = Alle Zellen kommen aus Zellen). Dieses Konzept wurde sehr schnell auch von den Physiologen akzeptiert, doch erst rund 100 Jahre nach Virchow – in der zweiten Hälfte des 20. Jahrhunderts – haben auch die Physiologen unter dem Eindruck explosionsartig wachsender molekularbiologischen Techniken und Methoden der Zellbiologie durch verwandte Disziplinen den einzelnen Zellen ihre ganz spezielle Aufmerksamkeit geschenkt.

Besonderes Interesse hatten dabei die Physiologen – besonders die sog. „Elektrophysiologen" – schon seit Beginn des 20. Jahrhunderts den Zuständen von Zellgrenzen geschenkt, weil hier elektrische Vorgänge sichtbar gemacht werden konnten, welche die Erregbarkeit von Nerven- und Muskelzellen erklären konnten. Aus diesem Interesse hat sich die Membranphysiologie entwickelt. Unterschiedliche Durchlässigkeiten von Zellmembranen und verschiedenste Stofftransporte durch diese Membranen – nicht nur an Nerven- und Muskelzellen – werden uns noch bei den verschiedensten Organen beschäftigen. Aber auch viele Funktionsabläufe innerhalb einzelner Zellen sind in den letzten Jahrzehnten in einem Umfang aufgeklärt – und täglich werden neue funktionelle Daten erhoben –, dass sich das Interesse vieler Physiologen immer weiter vom System des ganzen Organismus über einzelne Organe schließlich zur Zellphysiologie bis hin zum molekularen Mechanismus einzelner biologischer Phänomene verlagert hat. Man bedenke, dass sich zu Beginn des 20. Jahrhunderts die physiologische Wissenschaft z.B. mit unterschiedlichen Zuckungen eines Froschmuskels befasste, während erst in der Mitte des 20. Jahrhunderts das Ineinandergleiten von Aktin- und Myosinfilamenten entdeckt wurde. Am Ende des gleichen Jahrhunderts ist man schließlich bei der Analyse der wesentlichsten molekularen Mechanismen der Muskelkontraktion angelangt. Allerdings darf man nicht verschweigen, dass es heute praktisch immer noch keine Therapie für zahlreiche – zum Glück seltene – aber trotzdem höchst gefährliche Muskelkrankheiten des Menschen gibt. Der Schlüssel zur Erkenntnis der Ursachen dieser und vieler anderer rätselhafter Erkrankungen liegt in veränderten Genen einzelner Zellen. Nachdem man gelernt hat, im Tierversuch (z.B. bei Mäusen) einzelne Gene auszutauschen, und das menschliche Genom kürzlich vollständig entschlüsselt worden ist, beschäftigt heute das große Feld der Genanalyse bis zur möglichen Gentherapie nicht nur die Wissenschaftler sondern auch eine breite Öffentlichkeit. Wen wundert es, dass unter diesem Aspekt auch der neue Gegenstandskatalog die Zellphysiologie an den Anfang stellt. Man sollte nur immer wieder daran denken, dass wir angetreten sind, um medizinische Physiologie zu betreiben, also zu versuchen, hinter die Geheimnisse des menschlichen Lebens unter dem Aspekt der Krankenheilung zu kommen. Wir müssen deshalb bei aller Begeisterung für Zell- und Molekularphysiologie stets daran denken, dass wir es mit den Funktionen und Mechanismen des ganzen Menschen zu tun haben, damit uns nicht Mephistos Vorwurf trifft: „Dann hat er die Teile in seiner Hand, fehlt leider nur das geistige Band."

Teil I Vegetative Physiologie

0 Allgemeine und Zellphysiologie, Zellerregung

0.1 Stoffmenge und Konzentration

Da es seit den Alchemisten des späten Mittelalters unbestritten ist, dass „Teilchen nicht reagieren, wenn sie nicht gelöst sind" (corpora non agunt, nisi soluta), ist es gewiss nützlich, mit den **physikalisch-chemischen Eigenschaften von Lösungen** zu beginnen. **Konzentrationen und Mengen** sind für alle Gebiete der Physiologie wichtig. Wer hier stolpert, gefährdet viele Lösungsansätze in der Physiologie und damit auch jede schriftliche oder mündliche Prüfung.

Die Physiologie bevorzugt die Messung von **Konzentrationen**, z.B. mit Hilfe von Photometern, mit Zählern von Radioaktivität, mit ionensensiblen Elektroden etc. Mit unseren Sinnesorganen können wir manche Konzentrationen abschätzen, z.B. mit den Augen die Farbintensität einer Lösung oder mit der Zunge die Süßigkeit einer Zuckerlösung. Konzentrationen sind gelöste **Stoffmengen pro Lösungsvolumen**, ihre Einheit ist **Masse pro Volumen** (z.B. **kg/l** oder **mg/ml** oder veraltet, aber trotzdem in der Klinik wichtig: **g%** oder **mg%**, soll heißen g pro 100 ml Lösungsvolumen bzw. mg pro 100 ml). Die Konzentration einer Lösung kann auch als **Molarität** angegeben werden. Hierfür gilt die Einheit **Mol pro Volumen** (**mol/l** oder **mmol/l**). Wird der Ausdruck **Molalität** benutzt, handelt es sich in der Regel nicht um einen Druckfehler; hier wird die gelöste Mengeneinheit **mol** nicht mehr auf das gesamte Volumen der Lösung sondern **nur auf seinen Wasseranteil** bezogen. Bei eiweißreichen Lösungen (z.B. bei Blut mit rund 7% Eiweiß) bestehen erhebliche Unterschiede, ob man die Stoffmenge durch das gesamte Lösungsvolumen oder nur durch seinen Wasseranteil teilt.

In der Physiologie sind häufig auch transportierte **Stoffmengen** zu berechnen. Mengen können in der Regel gewogen werden, sie haben also Gewichtseinheiten von Massen (vgl. Innenrückseite dieses Buches). Als **SI-Einheit** für die Masse gilt das **Kilogramm** (**kg**) oder entsprechend der chemischen Zusammensetzung einer Stoffmenge das **Mol** (**mol**). Ein Mol einer Substanz entspricht dabei der Stoffmenge dieser Substanz entsprechend ihres **Molekulargewichtes** (nach **Atomgewichtstabelle**) in Gramm mit der Einheit **Dalton** (zu Ehren des englischen Physikers und Chemikers John Dalton, 1766–1844) gleichbedeutend: *„relative Molekularmasse"*.

Für nahezu alle Mechanismen des Lebendigen ist die H^+-**Ionen-Konzentration** von entscheidender Bedeutung. Man erinnere: der **pH-Wert** entspricht dem **negativen dekadischen Logarithmus der H^+-Ionenkonzentration in g pro l**. Alle weiteren Ausführungen speziell zur Messtechnik von pH-Werten müssen wir dem Studium der Physik überlassen.

Bei der Behandlung der physikalischen Grundlagen der Atmung (vgl. S. 121) werden wir uns noch ausführlich mit **Partialdrucken** auseinandersetzen, welche sich aus dem **prozentualen Anteil eines Gases am Gesamtdruck einer Gasmischung multipliziert mit deren Gesamtdruck** ergeben. Partialdrucke entsprechen den Konzentrationen eines Gases in einer Gasmischung. Da sich Gase – im Gegensatz zu Flüssigkeiten – in Abhängigkeit von ihrem Umgebungsdruck ausdehnen („verflüchtigen") können, ist z.B. für die Sauerstoff-Sättigung des Hämoglobins der Sauerstoff-Partialdruck die entscheidende Größe. Unter dem gleichen Kapitel werden wir auch auf **Löslichkeitskoeffizienten** hinweisen, welche für die physikalische Löslichkeit von Gasen in Flüssigkeiten als sog. **Bunsensche Absorptionskoeffizienten** von Lösungsmittel zu Lösungsmittel verschieden sind. Wir wissen bereits aus dem täglichen Leben, dass aus geschütteltem Selterswasser die sauerstoffhaltige Luft schnell entweicht, während die Kohlensäure noch lange in einem offenen Glas zu schmecken ist. Wegen unterschiedlicher Löslichkeitskoeffizienten ist Kohlendioxid auch 20mal besser in Blutplasma löslich als Sauerstoff.

0.2 Osmotischer Druck, isotone Lösungen

Innerhalb eines durch eine semipermeable Membran abgegrenzten Raumes, die nur das jeweilige Lösungsmittel, nicht aber die gelösten Teilchen passieren lässt, entwickelt ein Mol gelöster Teilchen einen Druck von 22,4 Atmosphären. Diesen Druck nennen wir den osmotischen Druck (vgl. Abb. 0.1). Da vorwiegend Elektrolyte am Zustandekommen dieses Druckes beteiligt sind, spricht man auch – speziell zur Abgrenzung gegen den noch zu besprechenden kolloidosmotischen Druck – vom elektrolytosmotischen oder kristallosmotischen Druck. Wichtig für diesen Druck ist allein die Teilchenzahl, so dass die jeweilige elektrolytische Dissoziation zu berücksichtigen ist. Die Angabe einer Molarität und eines Dissoziationsgrades ist gleichbedeutend mit der Angabe der Teilchenzahl. 1 Mol einer nicht dissoziierten Lösung (= Molekulargewicht der Substanz in Gramm) enthält $6{,}0234 \times 10^{23}$ Teilchen (Loschmidtsche[1] Zahl). Handelt es sich bei der Lösung um Kochsalzlösung und ist diese vollständig dissoziiert, verdoppelt sich die Teilchenzahl. *Die Gesamtzahl der im Plasma gelösten, dissoziierten Elektrolyte (Natrium-, Kalium-, Chlorid-, Wasserstoffionen etc.) sowie der Nichtelektrolyte (insbesondere Glukose und Harnstoff) entspricht etwa einer 1/3 molaren Lösung.* Der hierfür zu berechnende osmotische Druck ergibt rund 7,37 Atmosphären (= 7,37 × 760 mmHg oder 5600 mmHg[2]).

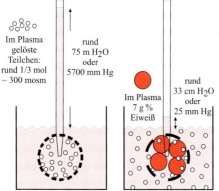

Abb. 0.1: *Linke Bildseite:* Schematische Darstellung des osmotischen Druckes: Im Plasma gelöste Teilchen (z.B. Elektrolyte, Harnstoff, Glukose etc.) sind hier eingehüllt von einer semipermeablen Membran, welche nur für Wasser durchlässig sein soll. Ließe sich innerhalb des von dieser Membran umschlossenen Bereiches der Druck mit Hilfe eines Steigrohres messen, würde eine Wassersäule rund 75 Meter ansteigen.
Rechte Bildseite: Schematische Darstellung des kolloidosmotischen Druckes: Im Plasma gelöste Eiweißmoleküle sind hier umhüllt von einer semipermeablen Membran, welche nur für große Eiweißmoleküle undurchlässig sein soll. Hier würde in einem entsprechenden Steigrohr eine Wassersäule nur 33 Zentimeter (= 25 mmHg) ansteigen.

---

1 Joachim Loschmidt (1821–1895) errechnete 1865 die Anzahl der Moleküle in einem Gasvolumen, außerdem erkannte er 4 Jahre vor Kekule, dass aromatische Verbindungen einen Kern von 6 Kohlenstoffatomen enthalten.

2 Wir benutzen in diesem Buch speziell für den hydrostatischen Druck die Einheit mmHg, weil dies die derzeit für Ärzte, Pflegepersonal und Patienten am besten eingeführte Einheit darstellt. Will man in die SI-Einheit Pascal umrechnen, gilt 1 mmHg = 133 Pa oder 100 mmHg = 13,3 kPa (vgl. 3. Umschlagseite).

0.2 Osmotischer Druck, isotone Lösungen

Tab. 0.1: Bestandteile des Blutplasmas, welche die Osmolarität bestimmen.

		g/l	mmol/l
Niedermolekular			
Na$^+$		3,28	143
Cl$^-$		3,69	104
HCO$_3^-$		1,65	25
K$^+$		0,16	4
Ca^{++}		0,097	2,4
HPO$_4^{--}$		0,096	1
Glukose		0,9	5
Harnstoff	♂	0,3	5
	♀	0,24	4
Kreatinin		0,009	0,08
Hochmolekular			
Albumin		40,0	1,7
Globulin		32,0	0,3
Fibrinogen		3,0	0,01
Summe			ca. 280–300 mosm/l

Eine semipermeable *Erythrozytenmembran* kann derartige Drucke – sollten sie einmal auftreten – nicht aushalten. Innerhalb des Erythrozyten herrschen aber unter physiologischen Bedingungen ähnliche osmotische Konzentrationen wie im Plasma. Bringt man diesen Erythrozyten in destilliertes Wasser, platzt er sehr schnell – man nennt dies **Hämolyse** (vgl. S. 25) –, weil die intrazellulär gelösten Teilchen eine Verteilung anstreben, welche dem extrazellulären Zustand entsprechen würde, so dass Wasser praktisch „angesaugt" wird.

Zur exakteren Angabe des osmotischen Druckes hat man die Einheit osmol eingeführt und bezeichnet damit die *osmotisch wirksame Menge einer molaren Lösung* einer nicht dissoziierten – aber vollständig gelösten Substanz – z.B. Glukose. Bei vollständiger Dissoziation würde ein Liter einer 1-molaren NaCl-Lösung über 2 osmol oder 2000 milliosmol (mosm) verfügen.

Unter der osmotischen Stoffmengenkonzentration einer Lösung, der **Osmolarität** (Einheit: mmol/l) oder der **Osmolalität** (bezogen auf die Masse des Lösungsmittels; Einheit: mmol/kg) versteht man den osmotischen Druck, der genau so groß wäre wie der einer idealen Lösung einer nicht dissoziierten, aber vollständig gelösten Substanz mit derselben Stoffmengenkonzentration. Bei vollständiger Dissoziation würde ein Liter einer 1-molaren NaCl-Lösung über eine Osmolarität von 2000 mmol/l verfügen, da sowohl das Na$^+$- als auch das Cl$^-$-Ion osmotisch wirksam sind. Das **Blutplasma** hat eine Osmolarität von rund **280–300 mosmol/l**, dies entspricht dem osmotischen Druck einer *0,9%igen Kochsalzlösung (also 9 g Kochsalz pro Liter Lösungsmittel)*, welche wegen ihrer gleichen Osmolarität zum Plasma als **isoton** bezeichnet wird. Lösungen mit größerer Teilchenzahl sind *hyperton*, mit geringerer *hypoton* (s. auch Tab. 1.1).

Normale Erythrozyten hämolysieren (d. h. platzen) etwa ab einer „halb" isotonen oder 0,45%igen (= 150 mosmol/l) Kochsalzlösung, also einer deutlich hypotonen Lösung. Eine Hämolyse ist normalerweise bei Lösungen mit 75 mmol/l vollständig. In Kochsalzlösungen zwischen 150 und 300 mmol/l „schwellen" die Erythrozyten zu Kugeln an (**Sphärozyten**), weil Wasser dem osmotischen Druck folgend in die Zellen einströmt. Bringt man Erythrozyten in hypertone Lösungen, wird ihnen osmotisch Wasser entzogen, sie schrumpfen zur sog. Stechapfelform (**Echinozyten**). Die osmotische Resistenz normaler Erythrozyten hängt von den Eigenschaften ihrer Membran und ihres Zytoskeletts ab und ist ein Zeichen ihrer Verformbarkeit. Vererbte Strukturanomalien in Membran oder Zytoskelett können die osmotische Resistenz herabsetzen, so dass u. U. bereits in isotoner Flüssigkeit Sphärozyten oder Hämolyse auftreten können (z.B. bei der hereditären Sphärozytose).

Grundsätzlich reagiert jede Zelle sehr ähnlich wie ein Erythrozyt auf osmotische Konzentrationsänderungen in der Umgebung. Wichtigstes Organ zur Stabilisierung der osmotischen Konzentration im Blutplasma ist die Niere (vgl. S. 224 f.), wobei Osmorezeptoren im Hypothalamus ständig den osmotischen Druck des Plasmas messen und mit Hilfe des Hormons Adiuretin aus dem Hypophysenhinterlappen die renale Wasserausscheidung kontrollieren.

Messungen der Osmolarität werden in der Regel durch Bestimmung der *Gefrierpunktserniedrigung* durchgeführt. Hierbei gilt, dass *eine Lösung von 1000 mmol/l einen um 1,85 °C niedrigeren Gefrierpunkt als Wasser hat. Das normale Plasma erniedrigt den Gefrierpunkt um 0,56 °C.*

Kolloidosmotischer Druck

Auf ähnliche Weise wie der osmotische Druck kleiner Teilchen kommt der *kolloidosmotische Druck* (= **onkotischer Druck**) dadurch zustande, dass große, kolloidal gelöste Eiweißmoleküle das Bestreben haben, sich im Wasser gleichmäßig zu verteilen. Sind diese Kolloide von ihrem Lösungsmittel durch eine Membran getrennt, welche nur das Lösungsmittel, nicht aber die Eiweißmoleküle hindurchlässt, entwickeln sie gleich hohe osmotische Drucke wie die bereits besprochenen Elektrolyte (vgl. Abb. 0.1). Auch hier ist die Teilchenzahl für die Höhe des Druckes verantwortlich. Das Plasma enthält etwa 73 g Eiweiß pro Liter, davon sind ca. 40 g **Albumine** mit einer mittleren molekularen Masse von 66 500. Der Rest der Plasmaproteine verteilt sich auf die verschiedenen Fraktionen der **Globuline** (α_1-, α_2-, β- und γ-Globulin), die wesentlich größer sind (molekulare Massen bis zu 1 Million). Es lässt sich somit sofort ableiten, dass die *Albumine* bei wesentlich kleinerer molekularer Masse in der größeren Teilchenzahl vorliegen, also auch wesentlich mehr zum kolloidosmotischen Druck beitragen müssen. Der Normalwert des **kolloidosmotischen Druckes im Plasma** beträgt nur **rund 25 mmHg**, verglichen mit einem osmotischen Druck des Plasmas von etwa 5600 mmHg.

Der osmotische Druck des Plasmas (überwiegend durch seine Elektrolytkonzentrationen bedingt) beträgt 280–300 mosm oder rund 7 × 760 mmHg. Extrazelluläre Abnahmen des osmotischen Drucks führen zu Zellschwellungen, Erhöhungen zu Zellschrumpfungen. Der kolloidosmotische Druck (= onkotische Druck) der Plasmaeiweißkörper beträgt ca. 25 mmHg.

0.3 Stofftransport

Stofftransport in und von Gasen und Flüssigkeiten

Stofftransport durch **Diffusion** gehört zu den wichtigsten Phänomenen der Natur. Sowohl alle Gasmoleküle wie auch alle in Flüssigkeit gelösten Moleküle streben stets eine gleichmäßige Verteilung an. Bei unterschiedlichen Ausgangskonzentrationen von Gasmolekülen in Gasen erfolgt deren gleichmäßige Verteilung außerordentlich rasch, weil sich die Moleküle bei ihren ständigen sog. Brownschen Bewegungen (Robert Brown 1773–1858, engl. Botaniker) zwar gegenseitig behindern, aber die allgemeinen Reibungswiderstände in Gasen trotzdem sehr niedrig sind. Ein entsprechender Konzentrationsausgleich von in Flüssigkeit gelösten Molekülen kann dagegen wegen der viel größeren Reibungswiderstände Wochen und Monate dauern. In manchen physikalischen Hörsälen ist deshalb sehr eindrucksvoll ein etwa 0,5 m langer Diffusionszylinder schwingungsfrei aufgestellt, auf dessen Boden zu Beginn des Semesters eine gefärbte Flüssigkeit aufgebracht und mit klarem Wasser überschichtet wird. Während des ganzen Semesters kann man dann beobachten, wie die Farbstoffmoleküle den farblosen Flüssigkeitsraum über sich langsam erobern. Der **Konzentrationsgradient** des Farbstoffes oder sein Farbintensitätsunterschied entlang der Höhe des Diffusionszylinders wird mit der Zeit immer kleiner. Als **Gradienten** bezeichnet man dabei allgemein die Änderung einer physikalischen Größe längs einer Strecke.

Das **Ficksche Diffusionsgesetz** (Adolf Fick, 1829–1901, Würzburger Physiologe) beschreibt dies (vgl. Atmung S. 123):

$$\frac{dM}{dt} = -D\, dc\, \frac{q}{dx}$$

Die Konsequenzen des Fickschen Diffusionsgesetzes werden uns speziell noch beim Austausch von Atemgasen beschäftigen, aber auch überall im Körper, wo Konzentrationsunterschiede gelöster Moleküle auftreten.

Als **Konvektion** (lat. convecto = zusammenfahren) bezeichnet man in diesem Zusammenhang die Bewegung von Molekülen, welche durch eine Strömung mitgerissen werden. Das Umrühren der Farbstofflösung in dem oben beschriebenen Diffusionszylinder, welches sehr schnell zu einem Konzentrationsausgleich führt, entspricht deshalb einer aufgezwungenen Konvektion. Der Sauerstofftransport von den Lungenvenen über die Aorta bis in arterielle Kapillargebiete durch das pumpende Herz stellt einen konvektiven Transport dar. Im Gegensatz dazu erfolgt der Sauerstofftransport von der arteriellen Kapillarwand bis zum Zellinnern (bis zu den endverbrauchenden Mitochondrien) als Diffusion. (Zum Thema Wärmekonvektion vgl. S. 211).

Filtration von Flüssigkeiten erfolgt überall dort, wo durch unterschiedlich durchlässige Membranen größere Moleküle ausgesondert und kleinere Moleküle mitsamt des Lösungsmittels durchgeschleust werden. Im Labor benutzt man für Filtrationen mit Vorliebe Unterdruckflaschen mit sog. Nutschen, welche ein Filterpapier halten. Je größer die hydrostatische Druckdifferenz beiderseits des Filterpapieres ist, desto mehr kann filtriert werden.

In der Natur stellen alle Kapillarwände Filter dar, wobei die Filterenergie durch die Pumpleistung des Herzens geliefert wird. Je höher der hydrostatische Druck innerhalb der Kapillare gegenüber dem hydrostatischen Druck außerhalb, d.h. im Gewebe um die Kapillare herum ist, desto mehr Flüssigkeit kann in das Gewebe filtriert werden. Man nennt diesen Unterschied beiderseits der Kapillarwand (lat. murus = Wand) die „transmurale" hydrostatische Druckdifferenz. Die **transmurale hydrostatische Druckdifferenz** (ΔP_{hydro}) ergibt sich aus der Differenz zwischen intrakapillärem hydrostatischen Druck (P_{Kap}) und hydrostatischen Druck im umgebenden Gewebe (P_{Gew}):

$$\Delta P_{hydro} = P_{Kap} - P_{Gew}$$

Der kapilläre Filter lässt in der Regel größere Eiweiß-Moleküle aus dem Plasma nicht hindurch. Eiweiße sind jedoch im Blutplasma kolloidal gelöst und haben einen onkotischen = kolloidosmotischen Druck (s.o.). Der transmurale onkotische Druck der Plasmaeiweißkörper wirkt deshalb einer Filtration entgegen. Die **transmurale onkotische Druckdifferenz** ($\Delta \pi_{onk}$) ergibt sich aus der Differenz zwischen intrakapillärem onkotischen Druck (π_{Kap}) und onkotischem Druck im umgebenden Gewebe (π_{Gew})

$$\Delta \pi_{onk} = \pi_{Kap} - \pi_{Gew}$$

Je höher die transmurale kolloidosmotische (= transmurale onkotische) Druckdifferenz ist, desto höher muss die transmurale hydrostatische Druckdifferenz sein, damit überhaupt ein Filtrat gebildet wird. Die Differenz aus transmuraler hydrostatischer Druckdifferenz (ΔP_{hydro}) und transmuraler onkotischer Druckdifferenz ($\Delta \pi_{onk}$) bezeichnet man als **effektiven Filtrationsdruck** (P_{EFF}):

$$P_{EFF} = \Delta P_{hydro} - \Delta \pi_{onk} = P_{Kap} - P_{Gew} - (\pi_{Kap} - \pi_{Gew}) = P_{Kap} - P_{Gew} - \pi_{Kap} + \pi_{Gew}$$

In der nachfolgenden Tabelle wurde diese Gleichung für eine arterielle und eine venöse Musterkapillare (in mmHg) angewendet. Zwar kann man keineswegs davon ausgehen, dass alle arteriellen und alle venösen Kapillaren zu allen Zeiten gleiche hydrostatische Drucke aufweisen – allein Heben und Senken der Hand erniedrigt oder erhöht die hydrostatischen Drucke in unseren Fingern, wie im Kapitel Kreislauf noch ausführlich dargestellt werden wird. Das Messen von Gewebsdrucken ist allerdings problematisch, so dass hier ein Wert von 0 mmHg als grobe Schätzung akzeptiert werden muss. Der kolloidosmotische Druck des Blutplasma wird bei normaler Eiweißkonzentration mit 25 mmHg angegeben (s. oben), während man im Gewebe (= Interstitium) entsprechend der Eiweißkonzentration der Lymphe (ein Drittel der Plasmaeiweißkonzentration) mit einem kolloidosmotischen Druck von rund 8 mmHg rechnen kann. Verlässt Flüssigkeit das Blut, muss es intrakapillär zu einem Anstieg des kolloidosmotischen Druckes kommen (in unserem Beispiel von 25 auf 28), während dabei im Gewebe eine Verdünnung der Kolloide erfolgt. Arteriell ergibt sich deshalb ein positiver effektiver Filtra-

Tab. 0.2: Hydrostatische (P) und onkotische (π) Drucke intrakapillär (Kap) und im Gewebe (Gew) sowie effektive Filtrationsdrucke in arteriellem und venösem Kapillarschenkel einer Musterkapillare.

Lokalisation	P_{Kap}	P_{Gew}	π_{Kap}	π_{Gew}	P_{EFF} mmHg
Arter. Kap.	+30	0	–25	+8	+13
Venöse Kap.	+10	0	–28	+5	–13

tionsdruck, während dieser auf der venösen Seite negativ wird:

Nach der **Starling³schen Filtrations-Reabsorptions-Theorie** kommt es deshalb auf dem arteriellen Schenkel der Kapillaren zu einer Filtration, während auf der venösen Seite das gleiche Volumen wieder aufgenommen wird (vgl. Abb. 0.2).

Sinkt auf der anderen Seite die Eiweißkonzentration im Plasma, kommt es zu vermehrtem Wasserausstrom aus dem Gefäßsystem ins Interstitium, was als **Ödem** bezeichnet wird. Das Ödem bei **Eiweißmangel** infolge einer gestörten Eiweißbildung bei einer Lebererkrankung (z.B. chron. Alkoholabusus) oder durch Eiweißverlust über erkrankte Nieren (nephrotisches Syndrom) sowie das Hungerödem infolge extremer Mangelernährung entstehen durch zu geringe Konzentrationen von Plasmakolloiden. Aber auch **zu hohe venöse Drucke** können bei ganz normalen Plasmaeiweißkonzentrationen Ödeme hervorrufen. Staut sich z. B. das venöse Blut vor einem „insuffizienten" (in seiner normalen Funktion beeinträchtigten) rechten Herzen, kann man derartige Ödeme als Schwellung des lockeren Unterhaut-Bindegewebes diagnostizieren. Wegen unseres aufrechten Ganges (vgl. Orthostase S. 94 f.) treten diese Ödeme meist zuerst in den Knöchelregionen auf.

Die direkte Beobachtung von gleichzeitigen Filtrations- und Resorptionsvorgängen aus den Kapillaren ins Interstitium und zurück ins venöse Blut ist im Experiment bisher allerdings nie überzeugend gelungen. (Schematische Zeichnungen wie Abb. 0.2, welche das Starlingsche Filtrations-Reabsorptions-Modell graphisch darstellen und welche die Kapillare anfangs filtrierend und am Ende reabsorbierend darstellen, lassen sich dagegen viel leichter anfertigen.) Eine wesentliche Ursache für den experimentellen Misserfolg stellt die Tatsache dar, dass im Gegensatz zur glomerulären Filtration die Filtration ins Interstitium quantitativ außerordentlich gering ist. Außerdem sind die Kolloidkonzentrationen im Interstitium wie auch die hydrostatischen Drucke im Interstitium nicht exakt bekannt. Schließlich wird die ganze Frage noch dadurch kompliziert, dass *auf der venösen Seite* das Kapillarsystem überraschenderweise *stärker permeabel für Kolloide ist* als auf der arteriolären, wie es speziell für den Bereich der Mesenterialgefäße nachgewiesen werden konnte.

Der effektive Filtrationsdruck in den Glomerulumkapillaren ist nicht wesentlich von den hier beschriebenen effektiven Filtrationsdrucken aller Kapillaren des Körpers verschieden. Die Besonderheit der hohen Filtrationsleistung der Nieren liegt in der hohen Wasserpermeabilität der glomerulären Kapillaren (vgl. S. 243).

Stofftransport – intrazellulär

Die Zellmembran, die aus einer Lipiddoppelschicht besteht, ist nur für relativ lipophile und kleine Moleküle, wie z.B. Gase, durchlässig. Alle anderen Moleküle müssen durch verschiedene Transportproteine in der Zellmembran oder durch Abschnürungen (Vesikel) der Zellmembran in das Zellinnere gebracht oder aus der Zelle transportiert werden.

Bei solchen Transportproteinen handelt es sich um sog. **Ionenkanäle**, **Transporter** oder Moleküle, die entgegen einem Konzentrationsgradienten Moleküle transportieren und die man deswegen als **Pumpen** bezeichnet.

Ionenkanäle sind integrale Membranproteine mit einer zentralen Pore, die für bestimmte Ionen durchlässig ist. Das Öffnen der Pore wird im wesentlichen vom Membranpotential (siehe Kapitel 11) oder durch intrazelluläre Signale (siehe unten) vermittelt. Die treibenden Kräfte für einen Ionenfluss durch Ionenkanäle sind einer-

---

3 Ernest Henry Starling, brit. Physiologe (1866–1927), 1885 Studienaufenthalt in der Heidelberger Physiologie bei W. Kühne, vgl. S. 70 und 273.

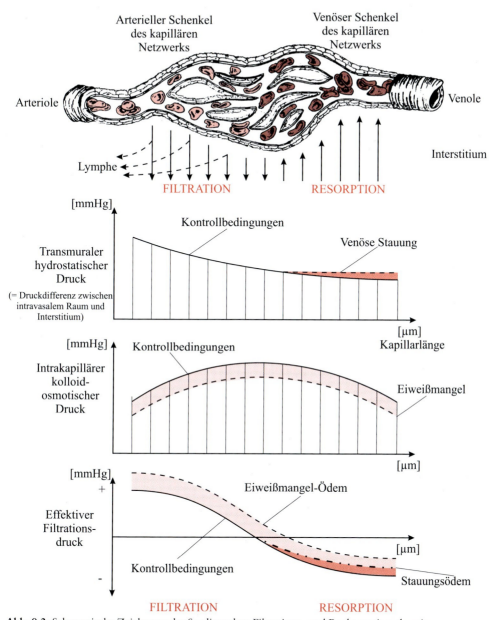

Abb. 0.2: Schematische Zeichnung der Starlingschen Filtrations- und Reabsorptionstheorie.

seits die Konzentrationsgradienten zwischen dem Intra- und dem Extrazellulärraum andererseits die zwischen beiden Räumen bestehende elektrische Potentialdifferenz. Die Summe beider Triebkräfte ist die sog. **elektrochemische Triebkraft** (elektrochemisches Potential = Membranpotential minus Gleichgewichtspotential vgl. Kapitel 11). Die Beschaffenheit der Pore bestimmt, welche Ionen durch einen bestimmten Kanal durchfließen.

Pumpen transportieren Moleküle entgegen dem elektrochemischen Gradienten und benötigen daher Energie, die sie meist durch Spaltung von ATP erhalten. Durch ihre Funktion werden Konzentrationsunterschiede über Zellmembranen hergestellt. Den Transport von Ionen durch Pumpen bezeichnet man als auch **primär aktiv**, da beim Transport direkt Energie verbraucht wird.

Carrier-Proteine, die den Transport polarer Moleküle über die Zellmembran stark erleichtern oder beschleunigen, haben eine ähnliche Funktion wie Ionenkanäle, aber meist keine Porenstruktur. Auch sie funktionieren energieunabhängig und transportieren Stoffe entlang des elektrochemischen Gradienten. Molekular kann ein solcher Transport z.B. durch Konformationsänderungen des Carriers nach Bindung eines Substrates erklärt werden. Das an den Carrier gebundene Substrat kann dann durch die Membran transportiert und auf der anderen Seite wieder abgegeben werden. Verschiedene Carrier, z.B. der energieunabhängige Glukosetransporter, transportieren Substrate durch die Zellmembran entlang des elektrochemischen Gradienten. Dies wird auch als **passiver Transport** (= erleichterte Diffusion) bezeichnet. Erfolgt die Aufnahme eines Iones oder Moleküles im Austausch gegen ein anderes, so spricht man von einem **Antiport-Carrier** (Austausch-Carrier). Ein bekanntes Beispiel ist der Austausch von Na^+ gegen H^+. **Symporter** dagegen benutzen den elektrochemischen Gradienten eines Iones oder Moleküles, um ein anderes Molekül mit in die Zelle hineinzubringen. So benutzen viele Carrier z.B. Na^+, das durch energieabhängige Pumpen aus den Zellen hinausgepumpt wird und entlang seines elektrochemischen Gradienten in die Zelle zurückfließt, um z.B. Glukose oder Aminosäuren in die Zelle hineinzubringen. Diesen Transport bezeichnet man als **sekundär aktiv**, da das Carrierprotein die Energie von Pumpen zum Transport eines Moleküles benutzt.

Größere Moleküle werden durch Abschnürungen der Zellmembran in die Zelle aufgenommen. Durch diesen Prozess, den man als **Endozytose** bezeichnet, entstehen kleine Vesikel in der Zelle (= Endosome). Enthalten diese v.a. lösliche Moleküle, spricht man von **Pinozytose**, bei größeren Partikeln auch von **Phagozytose**. Diese endozytotischen Vesikel können mit zellulären Vesikeln fusionieren, die verschiedene Enzyme zum Abbau von Proteinen, Lipiden oder Nukleinsäuren besitzen, und die man deswegen als primäre **Lysosomen** bezeichnet. Fusioniert ein Endosom mit einem Lysosom, so bezeichnet man dieses dann als sekundäres Lysosom oder Phagolysosom (vgl. Abb. 1.5 S. 38). In diesen Lysosomen kommt es zum Abbau oder zur Wiederverwertung aufgenommener Moleküle oder Partikel. Schließlich können abgebaute Substanzen aus Lysosomen auch wieder die Zelle verlassen, in dem das Lysosom mit der Zellmembran verschmilzt und seinen Inhalt freigibt. Diesen Prozess bezeichnet man als **Exozytose**. Exozytose wird jedoch viel häufiger benutzt, um Moleküle, die von der Zelle im Golgi-Apparat (siehe unten) synthetisiert wurden, freizusetzen. Dazu schnüren sich vom Golgi-Apparat kleine Transport- oder Sekretvesikel ab, die an die Zellmembran wandern, dort verschmelzen und ihren Inhalt freisetzen.

Ionenkanäle sind integrale Membranproteine, die Ionen entsprechend des elektrochemischen Gradienten durch die Zellmembran passieren lassen. **Pumpen** transportieren Ionen oder Moleküle energieabhängig durch die Membran. **Carrier** (= Transporter) binden Moleküle und transportieren sie durch eine Konformationsänderung durch die Membran. Größere Moleküle oder Partikel werden durch Vesikelbildung in die Zelle aufgenommen (**Endozytose**) oder abgegeben (**Exozytose**).

Stofftransport über Zellverbände

Um Organe zu bilden, schließen sich Zellen zu großen und teilweise sehr komplexen Verbänden zusammen. Um die Kommunikation der Einzelzellen miteinander in diesen Verbänden zu sichern, wurden verschiedene Strukturen und Mechanismen entwickelt. Diese sollen am Beispiel von Epithelien dargestellt werden, die z.B. das gesamte Verdauungssystem, den Urogenitaltrakt oder unsere Atemorgane auskleiden. Kommunikation zwischen Lymphozyten ist in Kapitel 1 dargestellt, in Neuronenverbänden oder zwischen Neuronen und Muskeln in Kapitel 11.

In den meisten epithelialen Zellverbänden findet man zwischen den Zellen sog. **Gap Junctions**. Diese bestehen aus verschiedenen Proteinen, sog. *Connexinen*, die so angeordnet sind, dass in der Zellmembran eine Pore (sog. Connnexon) entsteht. Durch eine sehr enge Interaktion mit einem entsprechenden Proteinkomplex in der Nachbarzelle entsteht so eine porenartige Verbindung zwischen benachbarten Zellen, über die Moleküle bis zu einer Größe von 1000 Da ausgetauscht werden. Durch Gap Junctions können elektrische Veränderungen einer Zelle auf andere übertragen werden (sog. elektrische Kopplung), was bei der Erregungsbildung durch sog. Schrittmacherzellen (siehe Kapitel 2) eine große Rolle spielt. Gap junctions ermöglichen auch eine schnelle Kommunikation von Zellen bei pathophysiologischen Veränderungen, z.B. einer Infektion, und so einer verbesserten Abwehr von Krankheitserregern.

Häufig dienen Zellverbände, insbesondere Epithelien, der Trennung verschiedener Kompartimente. Z.B. trennt das Darmepithel den Darminhalt von der Submukosa bzw. dem Blut oder das Nierenepithel trennt das Ultrafiltrat vom Interstitium und Blut. Dazu müssen die Räume zwischen den Zellen gut „abgedichtet" werden, eine Funktion, die von sog. **Tight Junctions** oder **Schlussleisten** getragen wird. Diese bestehen aus transmembranösen Verbindungsproteinen, die den Spalt zwischen zwei benachbarten Zellen abdichten und die Zellen miteinander verbinden. Über diese Verbindungsproteine legen sich die extrazellulären Blätter der Zellmembranen benachbarter Zellen. Je öfter diese Strukturen im Spalt zwischen benachbarten Zellen vorkommen, desto dichter ist die Tight Junction und desto weniger Moleküle können sie durchwandern. Man unterscheidet demnach auch dichte von lecken Epithelien. Durch die Tight Junctions wird die Zelle in zwei funktionelle Kompartimente unterteilt: Der sog. apikale (= luminale) Bereich der Zelle weist zum Lumen z.B. des Darmes oder eines Nierentubulus hin, während der basolaterale Bereich mit der Basalmembran interagiert und zur Submukosa hin orientiert ist. Diese Unterteilung zeigt sich auch funktionell, da viele Proteine nur entweder in die luminale oder in die basolaterale Zellmembran eingebaut werden. Dadurch können Ionen oder Moleküle gerichtet durch die Zelle (**transzellulärer Transport**) transportiert werden. Tight Junctions bestimmen außerdem, ob Ionen oder Moleküle an der Zelle vorbei fließen können (**parazellulärer Transport**), wobei die Dichte der Tight Junctions die Transportrate bestimmt.

Tight Junctions spielen nicht nur bei Epithelien und der Trennung des luminalen vom basalen Raum eine sehr wichtige Rolle, sondern auch bei Endothelien. Verschiedene Endothelien weisen sehr viele Tight Junctions auf und sind dementsprechend sehr dicht. Das klassische Beispiel hierfür sind Endothelien im Gehirn, die nur wenige Substanzen durchlassen und man deswegen auch von der **Blut-Hirn-Schranke** spricht. Andere Endothelien dagegen sollen gerade viele Moleküle bis zu einer beachtlichen Größe durchlassen, wie z.B. in den Glomerula der Niere. Hier findet man sogar Lücken zwischen den Endothelzellen und man spricht von einem **fenestrierten Endothel**.

Zellen kommunizieren miteinander durch Poren in den Zellmembranen, sog. **Gap. Junctions**. Um verschiedene Kompartimente (z.B. Darmlumen und Submukosa, tubulärer Harnstrom und Blut) voneinander zu trennen, sind Zellverbände, insbesondere Epithelzellen, durch **Tight Junctions** miteinander verbunden. Dadurch entstehen **luminale** und **basolaterale** Zellkompartimente und Membranbereiche.

0.4 Zellorganisation

Zellen kommunizieren intensiv mit ihrer Umgebung, ein Prozess, bei dem die Aktivität vieler Moleküle in der Zelle beeinflusst wird. Da die Gesamtheit dieser **intrazellulären Signalwege** und ihre Interaktionen nicht in Kürze dargestellt werden kann, sollen hier nur einige wichtige Beispiele besprochen werden: Aktivierung vieler Rezeptoren, insbesondere von Wachstumsrezeptoren, führt zu einer Stimulation von sog. **Tyrosinkinasen**, die das Aktivierungssignal des Rezeptors durch Phosphorylierung anderer Proteine an Tyrosinreste weitergeben (Abb. 0.3).

Solche Proteine sind z.B. Phospholipasen (insbesondere **Phospholipase C**), die aus Membranlipiden **Diacylgycerol (DAG)** und **Inositoltrisphosphat (IP3)** abspalten. Inositoltrisphosphat wandert in der Zelle an Rezeptoren des endoplasmatischen Retikulums (ER) und stimuliert die Freisetzung von Ca^{2+} aus dem ER. Das freigesetzte Ca^{2+} aktiviert zusammen mit DAG eine Proteinkinase, die **Proteinkinase C (PKC)**, die das Signal durch Phosphorylierung anderer Proteine an Serin- und Threoninreste weitergibt. PKC kommt in sehr vielen, leicht unterschiedlichen Formen (Isoformen) vor und nimmt in der zellulären Signaltransduktion ein ganz entscheidende Rolle ein. Abhängig von PKC kann z.B. der Transkriptionsfaktor NFAT stimuliert werden, der nach Phosphorylierung aus dem Zytoplasma in den Zellkern wandert und dort die Synthese neuer Proteine reguliert. PKC ist aber auch in der Lage, das Zytoskelett zu beeinflussen und somit Veränderungen der Zellform zu bewirken oder der Zelle zu erlauben, auf ein Ziel hinzuwandern (Zellmigration). PKC phosphoryliert zudem verschiedene Ionenkanäle und beeinflusst damit ihre Aktivität.

Ein weiterer äußerst wichtiger Signalweg ist die Stimulation des Proteines **Ras** (p21Ras) (Abb. 0.4).

Auch das **Ras-Protein** wird durch viele Wachstumsfaktor-Rezeptoren aktiviert. Dabei stimulieren die jeweiligen Rezeptoren häufig zunächst eine Tyrosinkinase, die das Signal an sog. **Guaninnukleotid-Austauschproteine** weitergibt: Das Protein Ras kann nämlich an GDP und an GTP binden. Bindet Ras GDP, ist es inaktiv, bindet es GTP, ist es aktiv. Der Austausch von GDP durch GTP wird durch die genannten Guaninnukleotid-Austauschproteine katalysiert, wodurch das Ras-

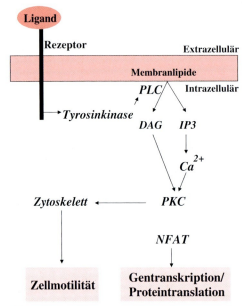

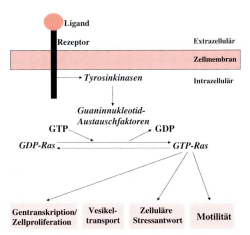

Abb. 0.3: Stimulation von PKC-abhängigen Signalen: Bindung bestimmter Liganden an ihre Rezeptoren (z.B. eines Antigens an den T-Zellrezeptor) aktiviert intrazelluläre Tyrosinkinasen, die durch Phosphorylierung von Phospholipase C (PLC) das Signal weitergeben. Durch die hydrolytische Aktivität von Membranlipiden durch PLC entstehen die second messenger Diacylgylcerol (DAG) und Inositol-trisphosphat (IP3). Letzteres setzt aus intrazellulären Speichern Calciumionen frei, die zusammen mit dem DAG die Proteinkinase C aktivieren. Diese gibt durch Phosphorylierung an Serin/Threoninreste anderer Proteine, z.B. des Transkriptions-Faktors NFAT, das Signal weiter und vermittelt dadurch Gentranskription, Proteinsynthese und Zellproliferation, aber auch Zytoskelettveränderungen und Migration von Zellen.

Abb. 0.4: Signaltransduktion über das kleine G-Protein Ras: Stimulation sehr vieler Rezeptoren führt zu einer Aktivierung des kleinen G-Proteins Ras. Die Bindung eines Liganden an seinen Rezeptor führt zur Aktivierung verschiedener Tyrosinkinasen, die durch Phosphorylierung GDP/GTP-Austauschfaktoren stimulieren. Durch die Aktivität dieser Enzyme wird GDP, das an die inaktive Form von Ras bindet, von Ras gelöst und GTP kann binden. Die Bindung von GTP führt zur Aktivierung von Ras, das nun sehr viele zelluläre Signalwege regulieren kann: Abhängig von Ras kommt es zur Gentranskription, Proteinsynthese, Zellteilung, zur Regulation des Zytoskelettes und zu Zellmigration, zur Veränderung zellulärer Enzyme, die bei Stress eine Rolle spielen, oder auch zum Transport von Vesikeln.

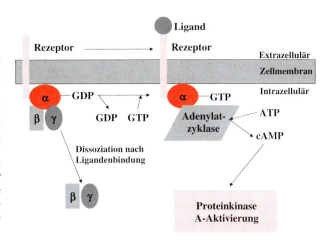

Abb. 0.5: Schematische Zeichnung zum Wirkungsmechanismus vieler Hormone: Stimulation vieler Hormonrezeptoren führt zu einer Aktivierung trimerer G-Proteine, wobei es zu einer Bindung von GTP an die α-Untereinheit des G-Proteins kommt. Diese Untereinheit stimuliert dann die Adenylatzyklase, die cAMP aus ATP freisetzt. Das cAMP aktiviert die Proteinkinase A, die schließlich Zellteilung, Zytoskelett-Veränderungen oder Konstriktion vermittelt.

Protein aktiviert wird. Ras wird deswegen auch als *G-Protein*, wegen seinem geringen Molekulargewicht als **kleines G-Protein** bezeichnet. Aktiviertes Ras kann nun Signale an verschiedene Transkriptionsfaktoren und damit in den Nukleus zur Regulation der Proteinsynthese weitergeben. Zudem kann Ras eine Neuorganisation des Zytoskelettes induzieren und damit sowohl die Migration von Zellen als auch den intrazellulären Transport von Vesikeln regulieren. Die Zelle synthetisiert Proteine am rauen endoplasmatischen Retikulum, wobei viele der neu synthetisierten Proteine in Vesikel eingepackt werden. Diese Vesikel reorganisieren sich im Golgi-Apparat, wo Proteine neu verteilt, aber auch noch verändert werden (z.B. glykosyliert). Vom Golgi-Apparat schnüren sich schließlich verschiedene Vesikel, wie z.B. sekretorische Vesikel oder Lysosomen ab. Erstere dienen der Sekretion neu synthetisierter Proteine (z.B. Hormone) in den Extrazellulärraum, letztere dienen der hydrolytischen Spaltung von nicht mehr benötigten oder gar schädlichen Molekülen. Bei diesen Vesikeltransportprozessen spielt Ras eine entscheidende Rolle. Schließlich ist Ras wie PKC bei der Regulation von Ionenkanälen, aber auch dem intrazellulären pH und dem Zellvolumen beteiligt.

Viele Hormonrezeptoren (Abb. 0.5), z.B. der Rezeptor von Adrenalin, koppeln in der Zellmembran an bestimmte G-Proteine, die wie Ras im GDP gebundenen Zustand inaktiv und im GTP gebundenen Status aktiv sind. Im Gegensatz zu Ras bestehen diese G-Proteine aber aus **3 Untereinheiten** (α, β, γ) und werden deswegen auch als **trimere G-Proteine** bezeichnet. Durch die Bindung des Hormonrezeptors dissoziiert die α-Einheit, die auch das GDP bindet, von der β- und γ-Untereinheit. Dies bedeutet das Signal, GDP durch GTP zu ersetzen. An die aktive, GTP gebundene α-Untereinheit bindet nun das Enzym **Adenylatcyclase**, das aus ATP **cyclisches AMP (cAMP)** freisetzt. Dieses Molekül fungiert als **second messenger**, der nun an die Proteinkinase A (PKA) bindet und diese Kinase aktiviert. PKA phosphoryliert verschiedene Substrate in der Zelle, so dass Hormoneffekte wie z.B. Zellteilung oder Konstriktion von Gefäßen vermittelt werden. Das cAMP selbst wird relativ schnell durch eine Phosphodiesterase wieder abgebaut.

Über ähnliche Mechanismen wird auch die Proteinkinase G aktiviert. Bestimmte Hormone, z.B. Acetylcholin, aktivieren nach Bindung an ihren Rezeptor über kleine G-Proteine, Phospholipasen und intrazelluläres Ca^{2+} die NO-Synthase. Dieses Enzym setzt aus der Aminosäure Arginin Stickstoffmonoxid (NO) und Citrullin frei. NO interagiert mit der Guanylatcyclase, die ähnlich wie die Adenylatcyclase, aus GTP das Molekül cGMP freisetzt. Dieses aktiviert schließlich die Proteinkinase G, die z.B. im Falle von Azetylcholin, Blutgefäße erweitert. NO kann die Zelle auch verlassen und z.B. eine Kommunikation zwischen Endothelzellen und glatten Muskelzellen der Gefäßwände ermöglichen (vgl. S. 106 f.).

Rezeptoren aktivieren intrazellulär verschiedene Signalkaskaden, welche die Signale vom Extrazellulärraum in das Zellinnere vermitteln. Die Signale werden amplifiziert und zu verschiedenen Aktivierungssignalen integriert. Schließlich regulieren diese Signale u.a. Gentranskription, Proteinsynthese, Zellproliferation, Zellmigration oder Zelltod.

1 Blut und Immunsystem

Allgemein

Blut war zu allen Zeiten für den Menschen ein „ganz besonderer Saft" (Mephisto in Faust 1). Bereits im 3. Jahrtausend v. Chr. erzählt der ägyptische Mythos von einer Göttergeburt aus dem samenspendenden Opferblut des Gottes Ra. Zu Beginn des 1. Jahrtausends v. Chr. verbietet Moses den Kindern Israels Blut zu essen, „denn das Blut ist die Versöhnung, weil das Leben in ihm ist" (3. Moses 17), während Christus selbst im Abendmahl den Menschen sein eigenes Blut zur Erlösung spendet. Von der Antike bis in die Neuzeit wurde frischem Menschenblut eine besondere Heilkraft speziell gegen Epilepsie zugeschrieben. Bei den blutigen Gladiatorenspielen sollen sich in den römischen Arenen nicht nur die Hunde sondern auch die Epileptiker auf das Blut der Getöteten gestürzt haben, und sogar bis ins 18. Jahrhundert n. Chr. soll es Epileptikern offiziell durch das Blutgerichte erlaubt gewesen sein, am Schafott das Blut der Enthaupteten aufzufangen und sofort zu trinken. Nicht nur Siegfried badete im Blut des getöteten Drachens, um sich unverwundbar zu machen, bis in die Neuzeit wurde das balneum animale oder das Vampenbad Rheumatikern verordnet, welche in die noch warme blutige Bauchhöhle eines frischgeschlachteten Rindes zu kriechen hatten. Der psychische Schock wird die Wärmewirkungen einer solchen Rheumatherapie vermutlich an Wirksamkeit übertroffen haben. Noch 1859 verordnete der berühmte Berliner Chirurg Langenbeck zur Behandlung des geburtsverletzten linken Armes dem Säugling und späteren Kaiser Wilhelm II. zweimal wöchentlich für jeweils eine halbe Stunde das Bad des Armes im Leib eines frischgeschossenen Hasens, was allerdings die aufgeklärte englische Großmutter Queen Victoria als deutsches und deshalb sehr rückständiges Altweibermittel bezeichnete. Bluttransfusionen versuchte man im 17. Jahrhundert in England, Frankreich und Deutschland, vermutlich weniger zur Behandlung von Anämien als zur Behandlung von Gemütskrankheiten. Hierbei sollte Schafblut beruhigen, doch zwangen tödliche Zwischenfälle bald zur Aufgabe derartiger Experimente, so dass die Transfusionstherapie erst im 19. Jahrhundert wieder aufgenommen wurde. Erst ab 1900 verhalf die Entdeckung der Blutgruppen durch Landsteiner (vgl. S. 45) der Bluttransfusion dazu, eine sichere Therapie zu werden. Historisch galt im übrigen seit der Antike bis in die Neuzeit der Aderlass geradezu als Universalheilmittel. Die lebensrettende Wirkung eines Aderlasses beim Lungenödem (vgl. S. 112) – heute durch rasch wirksame Diuretika verdrängt – ist offenbar – wie so häufig – unzulässig verallgemeinert worden. Erst in der allerjüngsten Zeit hat die Gefahr der Infektion durch Blut, das mit Krankheitserregern wie Hepatitis- oder HI-Viren kontaminiert ist, zu einer Angst vor dem Kontakt mit Blut oder Blutprodukten geführt und sowohl das Transfusionswesen als auch die Sicherheitsvorkehrungen beim Umgang mit Blut grundlegend verändert.

Aufgaben des Blutes

Blut ist das zentrale **Transportsystem** unseres Körpers. Alle Gewebe stehen mit dem Blut in Kontakt und werden auf dem Blutweg mit Nährstoffen versorgt und ihrer Stoffwechselprodukte entledigt. Die Gase Sauerstoff (O_2) und Kohlendioxid (CO_2) werden vom Blut transportiert. Die roten Blutzellen, die **Erythrozyten**, sind durch ihren hohen Gehalt an dem Blutfarbstoff Hämoglobin besonders für den O_2-Transport spezialisiert. Für den Schutz des Organismus vor Infektionen sind die weißen Blutzellen, die **Leukozyten**, verantwortlich, die aufgrund ihrer Morphologie und Funktion in Untergruppen eingeteilt werden. Auf dem Blutweg gelangen über humorale Mediatoren Informationen ins Gewebe. Damit dient das Blut neben dem Nervensystem auch der Kommunikation, die zur Koordination der einzelnen Organleistungen für den Gesamtorganismus notwendig ist. Schließlich transportiert das Blut auch die in den Organen produzierte Wärme zur Körperperipherie. Den Verlust von Blut verhindert ein System der Blutstillung, das unter Beteiligung der **Blutplättchen** und von Serumproteinen (**Gerinnungsfaktoren**) nach einer Verletzung eine Austrittspforte für Blut schnell wieder verschließt.

Jede Verletzung unseres Körpers, die mit einer nicht oder noch nicht gestillten Blutung einhergeht, hat immer etwas Dramatisches an sich: Der Verlust von *rund der Hälfte der Gesamtblutmenge* (entspricht bei Normalpersonen etwa 2–3 Litern) führt ohne Ersatz in kürzester Zeit zum Tod, der *Verlust von* einem Drittel verursacht Schocksymptome mit Bewusstlosigkeit, Blässe der Haut speziell der Extremitäten, jagenden – kaum zu fühlenden – Puls, Schweißausbruch, während ein *akuter Blutverlust von rund 10% der Gesamtblutmenge* (z.B. 0,5 l beim Blutspenden) in der Regel symptomlos vertragen wird. Die Ursache dieser Auswirkungen auf das Herz-Kreislaufsystem ist die Abhängigkeit des Füllungszustands der Gefäße und der Auswurfleistung des Herzens vom Gesamtvolumen des Blutes.

1.1 Blutvolumina

Blut ist keine homogene Flüssigkeit, sondern *eine Suspension von Zellen im Blutplasma*. Die Blutzellen nehmen etwa 42% (bei der Frau) bzw. 45% (beim Mann) des Blutvolumens ein, der verbleibende Volumenanteil wird als **Plasma** bezeichnet. Das Blutplasma besteht zum größten Teil aus Wasser, in dem Elektrolyte und Proteine gelöst sind. Die Masse des gesamten Blutvolumens beträgt in der Regel 6–8% des Körpergewichts, entsprechend beim Erwachsenen 4–6 l (**Normovolämie**).

Eine pathologische Abnahme (**Hypovolämie**), z.B. aufgrund von Blutverlusten, beeinträchtigt alle oben genannten Funktionen des Blutes und kann im Extremfall zum Versagen der Kreislauffunktionen und zum Tod führen (hypovolämischer Schock). Ein pathologisch zu großes Blutvolumen (**Hypervolämie**) schädigt das Herz aufgrund einer größeren Pumpbelastung. Die Größe des Blutvolumens wird durch Hormone in engen Grenzen konstant gehalten.

Bestimmung des Blutvolumens mit dem Indikator-Verdünnungsverfahren

Das Indikator-Verdünnungsverfahren in Anlehnung an das Ficksche Prinzip (vgl. S. 65) setzt für die Verwendbarkeit einer Indikatorsubstanz ihre Masseerhaltung voraus, d. h. die Menge des Indikators im Gefäßsystem bleibt für die Dauer der Bestimmung konstant. Eine bekannte Menge eines Indikators (z.B. ein Farbstoff oder radioaktives Isotop) wird in einem bekannten Volumen in das Gefäßsystem injiziert. Während der Zeit der Messung darf der Indikator nicht ausgeschieden, verstoffwechselt oder in Zellen aufgenommen werden und nicht ins Interstitium übertreten. Anschließend wird die Konzentration im Blut bestimmt. Aus dem Vergleich der Konzentrationen in der injizierten Flüssigkeit und im Blut lässt sich bei bekanntem Volumen des injizierten Indikators das Blutvolumen, in dem sich der Indikator verteilt hat, berechnen.

Zur **Bestimmung des Plasmavolumens** hat sich der Farbstoff **Evans Blau** bewährt, dessen Molekül zwar sehr klein ist (Molekulargewicht 960 Da[1]), aber durch eine hohe Bindung an das Plasmaprotein Albumin das Gefäßsystem nicht verlässt. Ebenso lässt sich radioaktiv markiertes Eiweiß (z.B. mit ^{131}Jod) verwenden. Ungeeignet sind dagegen alle Indikatoren, welche aufgrund ihrer geringen Molekülgröße und ihrer fehlenden Plasmaeiweißbindung das Gefäßsystem schnell wieder verlassen. Da jede gelöste Stoffmenge das Produkt aus Lösungsvolumen und Stoffkonzentration ist, gilt bei Masseerhaltung (injizierte Farbstoffmenge = im Plasma verteilte Menge)

> Plasmavolumen =
> $$\frac{\text{injiziertes Volumen} \cdot \text{Konzentration des injizierten Farbstoffes}}{\text{Konzentration des Farbstoffes im Plasma}}$$

da durch die Verteilung die Masse gleich geblieben ist und nur ihre Konzentration „verdünnt" wurde (= „**Indikator-Verdünnungsverfahren**"). Daher gilt:

$$M_i = M_p$$
$$V_i \times K_i = V_p \times K_p$$

oder:

$$V_p = \frac{V_i \cdot K_i}{K_p}$$

---

[1] Da = Dalton: zu Ehren des englischen Physikers und Chemikers John Dalton (1766–1844). 1 Da = 1/12 der Masse eines Kohlenstoffatoms.

Tab. 1.1: Zusammenfassung von Normwerten des Blutes (nach Wissenschaftlichen Tabellen – Geigy, Basel).

Gesamtblutmenge	6–8% des Körpergewichtes (~ 5 l bei 70 kg)
Plasmavolumen	Mann 4,0% des Körpergewichtes Frau 3,8% des Körpergewichtes
Hämatokrit (Hkt)	Mann 42 bis 50% Frau 36 bis 45% Neugeborene 59% (53–65)
Osmotischer Druck des Plasmas	280–300 mosmol/l (ca. 745 kPa oder 5600 mmHg)
Plasmaeiweiße (gesamt)	73 (66–83) g/l Plasma
Plasmaalbumin	40 (35–53) g/l Plasma
Immunglobuline	11 (8–15) g/l Plasma
Fibrinogen	3 (1,6–4,5) g/l Plasma
Kolloidosmotischer Druck des Plasmas	ca. 25 mmHg
Retikulozyten	7–15 pro 1000 Erythrozyten
Erythrozyten-Lebensdauer	ca. 120 Tage
Hämoglobinkonzentration im Blut (Hb)	Mann 151 (139–163) g/l Blut Frau 135 (120–150) g/l Blut
Erythrozytenzahl (Z_E)	Mann $5,1 \pm 0,3 \times 10^6$ pro μl Blut (= $5,1 \times 10^{12}$/l = $5,1 \times 10^6$/mm³) Frau $4,6 \pm 0,3 \times 10^6$ pro μl Blut Neugeborene $5,6 (5,0–6,3) \times 10^6$ pro μl Blut
Hämoglobingehalt der Einzelerythrozyten (Hb_E oder MCH) MCH = Hb / Z_E	28–33 pg (Pikogramm = 10^{-12} g)/ Zelle Neugeborene 36 (33–41) pg/ Zelle
Mittleres Erythrozytenvolumen (MCV) MCV = Hkt/Z_E	80–96 μm³ oder fl (femtoliter = 10^{-15} l)
Mittlere Hämoglobinkonzentration der Erythrozyten (MCHC) MCHC = MCH/MCV = Hb/Hkt	330–360 g/l
Erythrozytendurchmesser	7,2–7,9 μm
Blutkörperchensenkungsgeschwindigkeit (nach Westergren)	Mann < 15 mm nach 1. Stunde Frau < 20 mm nach 1. Stunde
C-reaktives Protein (CRP)	< 10 mg/l
Leukozyten vgl. a. Tab. 1.2	4000–10 000 pro μl
Thrombozyten „Lebensdauer"	150 000 bis 300 000 pro μl 10 (5–14) Tage
Blutungszeit (subaqual)	bis 6 Minuten
Gerinnungszeit	5–7 Minuten
Prothrombinzeit (Quicktest)	14 ± 2 Sekunden oder $100 \pm 30\%$ eines Normalplasmas
Partielle Thromboplastinzeit (PTT)	28–40 Sekunden

M_i = **i**njizierte Farbstoff**m**enge
M_P = im **P**lasma verteilte Farbstoff**m**enge
V_i = Lösungs**v**olumen des Farbstoffes vor **I**njektion
V_P = **P**lasma-**V**olumen, in welchem der Farbstoff gelöst ist
K_i, K_P = jeweilige Farbstoff**k**onzentrationen

Allerdings wird Evans Blau – wie im übrigen alle praktisch einsetzbaren Indikatoren – auf die Dauer wieder aus dem Plasma eliminiert, wobei die Leber speziell Evans Blau mit der Galle ausscheidet. Für exakte Messungen muss deshalb der zeitliche Konzentrationsabfall im Plasma nach der Injektion gemessen werden und an Hand dieser Ergebnisse auf die Ausgangskonzentration ohne Farbstoffelimination geschlossen werden.

Hat man unter Verwendung von Evans Blau oder eines ähnlichen Indikators das Plasmavolumen bestimmt, lässt sich das Gesamtblutvolumen unter Einbeziehung des Hämatokrits (s.u.) errechnen.

Hämatokrit

Der prozentuale Anteil des Erythrozytenvolumens am gesamten Blutvolumen heißt Hämatokrit (Hkt, engl. auch VPRC = Volume of Packed Red Cells). Zur Bestimmung des Hämatokrits werden in der Regel 50 µl Blut in einer heparinisierten (zur Verhinderung der Blutgerinnung; s. S. 35) Glas-Mikrokapillare 2,5 min mit 12 000 g)² zentrifugiert. Die Blutzellen mit einem höheren spezifischen Gewicht als das Plasma lassen sich so von mehr oder minder klarem Plasma abtrennen (vgl. Abb. 1.1). Abgelesen wird die Gesamtlänge der Säule in der Kapillare und die Länge der Erythrozytensäule; dann wird der prozentuale Anteil der Erythrozytensäule an der Gesamtlänge der Säule bestimmt.

Normalwerte für den *Hämatokrit* sind *beim Mann 45, bei der Frau 42%*. Beim Neugeborenen ist der Hämatokrit höher (59%; zur Erhöhung der embryonalen O_2-Kapazität), ab dem 3. Lebensmonat gleichen die Werte denjenigen der Erwachsenen, während Kinder in der Regel einen niedrigeren Hämatokrit als Erwachsene haben. Eine mehrtägiger Höhenaufenthalt kann zu einem Anstieg des Hämatokrits führen, um

2 g = 9,81 m · s⁻² (Erdbeschleunigung).

den geringeren P_{O_2} durch eine größere O_2-Kapazität des Bluts auszugleichen (vgl. S. 165). Aus den Werten für das Plasmavolumen (s. oben) und den Hämatokrit lässt sich das Gesamtblutvolumen errechnen.

Beispielaufgabe:
Das Plasmavolumen wurde zu 3,0 l bestimmt, der Hämatokrit betrage 45%. Wie groß ist die Gesamtblutmenge?
Ergebnis: 5,45 l

weil: $\frac{55}{3} = \frac{100}{x}$

und $x = \frac{300}{55} = 5,45$.

Als „Zytokrit" kann der prozentuale Anteil aller Zellbestandteile am Blutvolumen bezeichnet werden. Praktisch heißt dies, dass der „buffy coat", der sich nach der Zentrifugation nur kaum vom Plasma zu unterscheidende Anteil der weißen Blutzellen auf der Erythrozytensäule, für die Berechnung mit eingeschlossen wird. Die spezifisch leichteren Leukozyten sammeln sich beim Zentrifugieren als „Leukozytenmanschette" zwischen Erythrozyten und Plasma.

Warum ist der Hämatokrit wichtig?

Der Hämatokrit stellt bei normal großen und mit Hämoglobin gefüllten Erythrozyten ein Maß für die O_2-Kapazität des Blutes dar. Zudem hängt die Fließeigenschaft des Blutes ganz wesentlich vom Hämatokrit ab, da die Viskosität des Blutes mit zunehmendem Hämatokrit exponentiell ansteigt (vgl. Abb. 3.5, S. 84).

Für die Versorgung der Gewebe mit Sauerstoff wären höhere Hämatokritwerte aufgrund der größeren O_2-Kapazität des Blutes günstiger, jedoch nehmen damit auch die **Viskosität** des Blutes und der Strömungswiderstand in der Peripherie zu. Schließlich werden in einzelnen Gefäßen so hohe Drucke notwendig, um das Blut durch die Arteriolen zu drücken, dass das Herz diese nicht mehr aufbringen kann. Umgekehrt ist bei einem niedrigeren Hämatokrit das Blut zwar wesentlich leichter durch das Gefäßsystem zu drücken, allerdings um den Preis eines deutlich niedrigeren O_2-Gehalts.

Infolge eines Wasserverlustes durch starkes Schwitzen oder bei alleinigen Plasmaverlusten (z.B. Verbrennungen) kann der Hämatokrit den Wert von 60% überschreiten, ab

1 Blut und Immunsystem

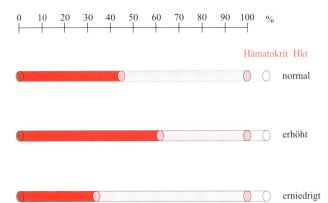

Abb. 1.1: Schematische Darstellung des Hämatokrits.

dem eine signifikante Verschlechterung der Fließeigenschaften des Blutes beobachtet wird (**Hämokonzentration**). Aber auch bei erhöhten Gefäßpermeabilitäten für Eiweiß, welche bei den verschiedensten Schockformen beobachtet werden, kann es zu vermehrtem Plasmaausstrom aus dem Gefäß-System kommen. Die technisch so einfach durchzuführende Bestimmung des Hämatokrits sollte dann sofort vorgenommen werden. Sie gibt dem Arzt Aufschluss darüber, ob gegebenenfalls rasch durch Infusion von „*Plasmaersatz-Flüssigkeit*" der Hämatokrit zu senken ist. Damit werden die **Fließeigenschaften** des Blutes verbessert, so dass wieder eine ausreichende Zirkulation erfolgen kann. Selbstverständlich wäre auch die häufige Messung des Gesamtblutvolumens – speziell in Notfallsituationen – von großem Interesse. Da es in derartigen Schocksituationen zu einer veränderten Gefäßpermeabilität für Eiweiße kommen kann, verteilt sich die Testsubstanz für Eiweiße (z.B. Evans Blau) aber auch außerhalb des Gefäßsystems im Gewebe. Die Messwerte sind dann kein exaktes Maß mehr für das intravasale[3] Plasmavolumen.

Die hohen Hämatokritwerte des Neugeborenen sind nur in der Kombination mit weitgestellten Arteriolen möglich (vgl. Kreislauf S. 80 f.).

> Eine normale Funktion des Herz-Kreislauf-Systems setzt ein ausreichendes Blutvolumen voraus (Norm: Gesamtblutmenge des Mannes 7,5% des Körpergewichtes, Frau 6,5%). Blut setzt sich aus dem Blutplasma und den Blutzellen zusammen. Der Volumenanteil der Erythrozyten am Blutvolumen, der Hämatokrit (Norm: Mann 42–50%, für Frau 36–45%), trägt fast zur Hälfte zum gesamten Blutvolumen bei und bestimmt die Fließeigenschaften des Blutes. Eine Hämokonzentration als Folge des Verlustes von Plasmawasser verschlechtert die Fließeigenschaften durch Zunahme der Viskosität des Blutes.

1.2 Blutplasma

Osmotischer und kolloidosmotischer (onkotischer) Druck des Plasmas
vgl. S. 6

Einteilung und Funktion der Plasmaproteine

Bei alkalischem pH lassen sich die Plasmaproteine mit Hilfe einer Elektrophorese aufgrund ihrer Nettoladung und Molekülgröße in verschiedene Fraktionen auftrennen. Je nachdem, wie weit die Proteine von der Kathode (Laufbeginn der Elektrophorese) zur Anode im elektrischen Feld gewandert sind, werden die Plasmaeiweiße der Albumin-, α_1-, α_2-, β- oder γ-Fraktion zugeordnet. In der Regel wird für diese Untersuchung **Serum** verwendet, das wegen der bereits abgelaufenen Gerinnung kein Fibrinogen mehr enthält (**Serum = Plasma** minus **Fibrinogen**). Präal-

---
3 intravasal (lat.) = innerhalb des Gefäß-Systems.

bumin und Albumin (**Albumine**) erfüllen neben dem Aufbau des onkotischen Drucks wichtige Transportfunktionen. Hormone, Bilirubin, Fettsäuren, aber auch körperfremde Substanzen wie Medikamente (Penicillin, Sulfonamide) oder Gifte (Quecksilber) oder wie der bereits erwähnte Farbstoff Evans Blau werden an Albumin gebunden transportiert. Abhängig vom pH-Wert des Blutes bindet Albumin Calciumionen. Bei Alkalose stehen weniger Wasserstoffionen zur Verfügung, so dass Bindungsstellen für positiv geladene Ionen am Albumin frei werden. Calciumionen binden dort an das Albumin und vermindern die Konzentration freier Calciumionen, von der die elektrische Erregbarkeit der Zellen abhängt. Eine durch Hyperventilation (s. S. 150) verursachte respiratorische Alkalose kann deshalb eine gesteigerte neuro-muskuläre Erregbarkeit verursachen, die zu einer Tetanie führen kann (**Hyperventilationstetanie**). Die übrigen Fraktionen der Proteine im Plasma, die hinter der Albuminfraktion gelaufen sind, werden als **Globuline** zusammengefasst (Tabelle 1.1).

α-Globuline. In der α_1-Globulinfraktion wandern Akute-Phase-Proteine (s.u.) wie das **saure α_1-Glykoprotein**, das **α_1-Antitrypsin** und **α_1-Antichymotrypsin**, aber auch Transportproteine wie das **Thyroxin-bindende** Globulin, **Transcortin** (Cortisol-bindendes Globulin), **α_1-Lipoprotein** (HDL = High Density Lipoprotein) und **Transcobalamin** (Vitamin B_{12}-bindendes Globulin). In der **α_2-Globulin**-Fraktion findet man das **Haptoglobin**, das freies Hämoglobin (z.B. nach Hämolyse) bindet und dessen Verlust über die Nieren verhindert. Eisen (aus den Hämgruppen) und Aminosäuren können dadurch in der Neusynthese des Blutfarbstoffs wiederverwendet werden. Zudem beugt Haptoglobin einer Schädigung der Niere vor, indem es ein Verlegen der Lumina der Vasa recta im Nierenmark durch freie Hämoglobinmoleküle und ein daraus resultierendes Verstopfen der Kapillaren verhindert. An **α_2-Coeruloplasmin** gebunden findet sich 90% des gesamten Plasmakupfers. Gemeinsam mit Albumin dient es dem Kupfertransport. Darüber hinaus hat es Eisen-oxidierende Wirkung, wahrscheinlich zur Vermeidung der übermäßigen Bildung von Hydroxyl-Radikalen. **α_2-Antithrombin III** begrenzt die Gerinnung und **α_2-Makroglobulin** dient als Inhibitor des Plasmins (s. S. 35 f.).

β-Globuline. In diese Gruppe fallen das **Transferrin**, das der Bindung und dem Transport von maximal 2 Eisenionen (Fe^{3+}) pro Transferrinmolekül dient. **β-Lipoproteine** (LDL = Low Density Lipoproteins; VLDL = Very Low Density Lipoproteins) unterscheiden sich aufgrund ihres unterschiedlichen Verhältnisses von Protein- zum Lipidanteil. Dyslipidämien, Störungen im Verhältnis der verschiedenen Lipoproteinfraktionen zueinander, gelten als wesentlicher Risikofaktor für die Entstehung von Herz-Kreislauf-Erkrankungen.

γ-Globuline. In dieser Fraktion wandern die Immunglobuline (Ig), die mit Hilfe der Immunelektrophorese in **5 Antikörperklassen** (IgA, IgD, IgE, IgG, IgM) eingeteilt werden können. Bei Aktivierung des Immunsystems ist die Konzentration der γ-Globuline erhöht (vgl. S. 41). Unspezifisch zur Immunabwehr trägt das Protein **Lysozym** bei, das ebenfalls in der γ-Fraktion wandert. Lysozym ist außer im Blut auch im Speichel und im Sekret der meisten Schleimhäute zu finden. Lysozym greift die Wand von Bakterien an und trägt so zur unspezifischen Abwehr von Krankheitserregern bei.

Das Plasma ist der flüssige Teil des Blutes und nimmt etwa 55% des Blutvolumens ein. Sein osmotischer Druck beträgt 280–300 mosmol/l (= 5600 mmHg) und wird durch die Konzentration der in ihm gelösten Elektrolyte, vor allem NaCl, bestimmt. Im Plasma gelöste Proteine, vor allem Albumine, erzeugen einen kolloidosmotischen Druck von ca. 25 mmHg. Abnahmen des kolloidosmotischen Drucks erhöhen die transkapilläre Filtration und vermindern die Resorption. Plasmaproteine, die sich in verschiedene Fraktionen auftrennen lassen, erfüllen wichtige Transportfunktionen und sind für die Abwehr von Krankheitserregern und die Blutstillung von Bedeutung.

1.3 Blutzellen (vgl. Abb. 1.2)

Allgemein

Reife Erythrozyten (mittlerer Durchmesser 7,5 μm) sind kernlos und auf ihre Transportfunktion für O_2 spezialisiert. Ihre Zellmembran ist eine doppelschichtige Lipidmembran mit Eiweißeinlagerungen, die eine hohe Verformbarkeit der **Erythrozyten** erlaubt. Die Diskus-ähnliche Scheibenform der Erythrozyten wird wahrscheinlich nur im Blutausstrich vorliegen, im fließenden Blut nehmen die Erythrozyten aufgrund der Scherkräfte und ihrer Verformbarkeit eine paraboloide Form („Hütchenform") an, die auch eine Passage durch Kapillaren mit einem Durchmesser von 4 bis 5 μm erlaubt. Da die Erythrozyten keine Mitochondrien besitzen, decken sie ihren ATP-Bedarf durch Glykolyse.

Etwa 10% des Glukoseverbrauchs entfällt auf den Pentosephosphatzyklus zur Gewinnung von Reduktionsäquivalenten für die Glutathionperoxidase, die eine Anhäufung von H_2O_2 verhindert, und dadurch Hämoglobin (Fe^{2+}) vor der Oxidation zu Methämoglobin (Fe^{3+}) schützt (weitere Enzyme zum Oxidationsschutz in Erythrozyten sind die Methämoglobin-Reductase, die Katalase sowie die Superoxid-Dismutase).

Regulation der Erythrozytenbildung (Erythropoietin)

Patienten mit einer Niereninsuffizienz entwickelten eine Blutarmut, eine *Anämie*, die durch den Verlust der Bildung des Hormons **Erythropoietin** durch die Nieren verursacht wird. Erythropoietin stimuliert die Vermehrung und Reifung erythrozytär determinierter Vorläuferzellen im Knochenmark, so dass, z.B. nach Blutverlusten, durch eine erhöhte Erythropoietinkonzentration im Blut

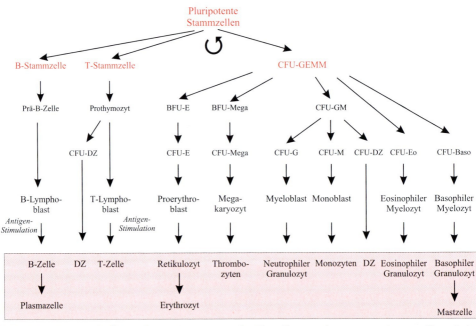

Abb. 1.2: Schematische Übersicht zur Abstammung der Blutzellen aus pluripotenten Stammzellen mit der Fähigkeit zur Selbsterneuerung und Differenzierung durch zahlreiche hämatopoietische Wachstumsfaktoren. Zellen oberhalb des gerasterten Bereichs sind physiologisch nur im Knochenmark zu finden. BFU (für „burst forming unit" = versprengter Zellhaufen) und CFU (für „colony forming unit") bezeichnen das Wachstumsverhalten der Vorläuferzellen, aufgrund dessen sie unterschieden werden können. CFU-GEMM steht deshalb für „colony forming unit granulocyte, erythrocyte, megakaryocyte, monocyte". DZ bezeichnet dendritische Zellen.

die Erythropoiese um ein Vielfaches gesteigert wird. Adäquater Reiz für die vermehrte Bildung von Erythropoietin ist eine Mangelversorgung der Gewebe mit Sauerstoff. Eine ähnliche Zunahme der Erythropoietin- und nachfolgend der Erythrozytenneubildung beobachtet man bei Aufenthalt in großer Höhe (hypobare Hypoxie; **Höhentraining**) und eingeschränkter Lungenfunktion, welche beide zu einem Abfall des arteriellen pO_2 führen. Die **Polyglobulie** (vermehrte Erythrozytenzahl im Blut) bei längerem Höhenaufenthalt ist ebenfalls durch eine vermehrte Erythropoietinbildung bedingt und soll durch Zunahme der Sauerstoffkapazität den Sauerstoffgehalt des Blutes steigern. Für die Therapie der Anämie infolge Erythropoietinmangels steht heute gentechnisch produziertes, rekombinantes menschliches Erythropoietin zur Verfügung.

Unter der Wirkung von Erythropoietin findet man vermehrt die letzte Vorstufe in der Reifung der Erythrozyten, die **Retikulozyten**, im strömenden Blut (Normwerte 7 – 15‰ der Erythrozyten). *Retikulozyten* sind wie die Erythrozyten kernlos, aber mit einer Spezialfärbung sind noch RNA, Reste des Golgi-Apparates, Mitochondrien, Ribosomen und Proteine netzartig anfärbbar. Retikulozyten finden sich besonders nach starkem Blutverlust gehäuft im strömenden Blut als Zeichen einer regenerativen Erythropoiese. Die *Lebensdauer* eines einzelnen Erythrozyten beträgt etwa *120 Tage*, wie man aus der Verschwinderate von ^{51}Cr-markierten Erythrozyten geschlossen hat. Pro Tag muss nahezu 1% der 25×10^{12} Erythrozyten erneuert werden. Bei der großen Gesamtzahl der Erythrozyten bedeutet dies, dass rund 3 Millionen Erythrozyten pro Sekunde (oder $2,5 \times 10^{11}$ pro Tag) im roten Knochenmark gebildet und ausgeschleust werden müssen. Die gleiche Anzahl wird in derselben Zeit vorwiegend von Milz, Leber und Knochenmark wieder abgebaut. Deshalb führt eine auch nur geringe Verschiebung zwischen Erythrozytenneubildung und -abbau nach kurzer Zeit zu Veränderungen in der Erythrozytenzahl.

Das rote Blutbild – Hämoglobinkonzentration und Erythrozytenzahl sowie davon abgeleitete Größen

Hämoglobin ist für den Sauerstoff- und CO_2-Transport durch die Erythrozyten das wichtigste intrazelluläre Protein (vgl. S. 139). Üblicherweise wird die **Hämoglobinkonzentration** im Blut in **g/l** angegeben ([Hb]). Der **Normwert**[4] beträgt beim **Mann 151** (139–163) **g/l** bei der Frau 135 (120–150) g/l. Eine **Anämie** liegt vor, wenn diese Grenzwerte unterschritten werden.

Die oben erwähnte Anämie bei Erythropoietin-Mangel ist sehr viel seltener als **eine Anämie durch Eisenmangel.** Hämoglobin kann ohne zweiwertiges Eisen nicht gebildet werden, welches aus der Nahrung im oberen Dünndarm resorbiert und über ein Trägerprotein, das Plasmaprotein **Transferrin**, in die Erythrozytenproduktionsstätten des Knochenmarks gelangt. In der Regel reicht das Nahrungseisen für die Hämoglobinproduktion aus, jedoch kann sich bei gesteigertem Bedarf, z.B. bei erhöhten Verlusten durch starke Menstruationsblutungen, bei Blutungen im Magen-Darmbereich, bei Ernährungsfehlern, Resorptionsstörungen oder erhöhtem Bedarf in der Schwangerschaft (Bildung von fetalem Hämoglobin!) ein Eisenangel entwickeln, der eine Anämie verursacht.

Die **Erythrozytenzahl** wird üblicherweise pro μl Blut angegeben. Sie beträgt beim gesunden Mann $5,1 \pm 0,3 \times 10^6/\mu l$ und bei der Frau $4,6 \pm 0,3 \times 10^6/\mu l$. Pro Sekunde werden 3×10^6 Erythrozyten neu gebildet.

Die Hämoglobinmenge (= **Färbekoeffizient**) eines einzelnen Erythrozyten wird als **Hb$_E$** oder **MCH** (= **m**ean **c**orpuscular **h**emoglobin) bezeichnet. Mit neuen Zählgeräten kann dieser Wert direkt gemessen oder aus dem Verhältnis der Hämoglobinkonzentration (Hb) und der Erythrozytenzahl (E) im Blut berechnet werden:

$$MCH = \frac{Hb}{E}$$

Für 150 g Hb pro l und 5×10^6 Erythrozyten pro μl ergibt sich ein **Färbekoeffizient** von 30×10^{-12} g Hb/Einzelerythrozyt (= 30 Pikogramm (pg = 10^{-12} g) Hb pro Erythro-

---

4 95% aller Werte liegen in dem in Klammern angegebenen Bereich, vgl. Geigy-Tabellen, 8. Auflage, Basel, 1979.

zyt). **Normwerte** für den Färbekoeffizient sind **28–33 pg**. Erythrozyten mit weniger Hb werden als **hypochrom**, mit mehr Hb als **hyperchrom** bezeichnet.

Das mittlere Volumen eines Erythrozyten (**MCV** = **m**ean **c**orpuscular **v**olume) wird aus dem Hämatokrit (Hkt) und der Erythrozyten-Zahl (E) berechnet:

$$MCV = \frac{Hkt}{E}$$

Normwerte liegen zwischen 80–96 μm^3 oder Femtoliter (fl = 10^{-15} l). Ein Unterschreiten dieses Normbereichs wird als **Mikrozytose** (zu kleine Zellen), ein Überschreiten als **Makrozytose** (zu große Zellen) bezeichnet. Der **Gesamtdurchmesser** eines Erythrozyten wird am fixierten Blutausstrich gemessen. Er beträgt normal 7,2–7,9 μm.

Die MCHC = **m**ean **c**orpuscular **h**aemoglobin **c**oncentration oder mittlere Hämoglobinkonzentration der Erythrozyten wird auch als sog. „Sättigungsindex" bezeichnet. Hierfür gilt:

$$MCHC = \frac{Hb}{Hkt}$$

Normwerte: 330–360 g/l

Während der **Embryonalzeit** ist wegen des reduzierten Sauerstoffgehaltes des Plazentarblutes – denn dies ist im Vergleich zum arteriellen Blut weniger mit O_2 gesättigtes Blut – eine erhöhte Hämoglobinkonzentration notwendig, um ausreichend Sauerstoff für den Feten aufzunehmen. Sowohl die Erythrozytenzahl als auch deren Hämoglobinkonzentration und der Hämatokrit sind beim Fetus erhöht. Beim **Neugeborenen** beträgt dann die Erythrozytenzahl 5,6 (5,0–6,3) × $10^6/\mu l$, der Hämatokrit 59% (53–65%) und der mittlere Hämoglobingehalt des Einzelerythrozyten (MCH) 36 (33–41) pg. Setzt zwischen dem 3. und 6. Tag nach der Geburt der Abbau dieser erhöhten Erythrozytenzahl ein, entsteht aufgrund der großen anfallenden Bilirubinmengen aus dem Hämoglobinabbau ein „**physiologischer Ikterus**" des Neugeborenen. Zudem hat die Leber des Neugeborenen häufig noch nicht ihre volle Aktivität zur Verstoffwechselung des Bilirubins, wodurch die Gelbsucht verstärkt wird (s.a. Lehrbücher der Biochemie).

Bestimmungsmethoden (Hämoglobin, Zellzählung, Differentialblutbild)

Die **Hämoglobinkonzentration** wird *photometrisch* bestimmt, wobei beachtet werden muss, dass die Absorption von Licht durch den Grad der O_2-Beladung des Hämoglobins beeinflusst wird (vergleiche hellrotes, arterielles und dunkelrotes, venöses Blut!). Deshalb muss vor einer quantitativen Bestimmung des Gesamthämoglobins durch Zugabe von Kaliumcyanid und Kaliumferricyanid das Hämoglobin in eine *farbstabile Form* überführt werden, das sog. *Cyanhämiglobin oder Cyanmethämoglobin*. Alle im Blut vorhandenen Formen des Hämoglobin (Oxy-, Desoxy-, Met-, CO-Hämoglobin) werden bei der photometrischen Messung von Cyanhämiglobin erfasst.

Erythrozyten werden unter dem Mikroskop in einer Thomakammer (Zählkammer) mit definiertem Volumen gezählt. Wird eine statistisch ausreichend große Blutprobe (meist 0,02 μl) auf ihre Zellzahl hin ausgezählt, kann man unter Berücksichtigung der Kammergröße und der Blutverdünnung die Zellzahl pro μl ausrechnen. Dies erfolgt praktisch für alle Zellzählungen in sehr ähnlicher Form, nur benutzt man z.B. für die Leukozytenzählung zweckmäßigerweise wegen ihrer geringeren Zahl andere Zählkammern, zerstört auch vorher die Erythrozyten durch Hämolyse und färbt die Leukozyten möglichst noch mit einem Intravitalfarbstoff (Methylenblau) an.

Die rasche Entwicklung der elektronischen Bildanalyse erlaubt in zunehmendem Umfang auch die quantitative Analyse des Blutbildes mit Hilfe von Automaten, deren Kalibration jedoch auch über die genannten Zählkammern erfolgt.

Pathologische Physiologie: Klassifikation der Anämien

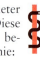

Mit Hilfe der eben aufgeführten Parameter lassen sich Anämien klassifizieren. Diese morphologische Einteilung gibt häufig bereits Hinweise auf die Ursache der Anämie:

1. Normochrome, normozytäre Anämie: [Hb] vermindert, MCH und MCV normal (z.B. bei Erythropoietinmangel).

2. Hypochrome, mikrozytäre Anämie: [Hb] vermindert, MCH < 28 pg, MCV < 80 fl (z.B. bei Eisenmangel; es wird zu wenig Hb gebildet, die Erythrozyten sind klein und blass).

3. **Hyperchrome, makrozytäre Anämie:** [Hb] vermindert, MCH > 33 pg, MCV > 96 fl (z.B. bei Vitamin B_{12} und/oder Folsäuremangel, durch deren Mangel es zu einer Reifungs- und Zellteilungsstörung der Erythroblasten kommt; die Erythrozyten sind zu groß und „vollgestopft" mit Hb).

Osmotische Resistenz der Erythrozyten

Erythrozyten platzen – **hämolysieren** –, wenn sie *in hypotone Lösungen* gelangen und schrumpfen *in hypertonen Lösungen* zur Stechapfelform (**Echinozyt**; vgl. S. 7). Für diese Hämolyse wird ihr hoher intrazellulärer Gehalt an Hämoglobin (etwa 1/3 ihres Volumens) verantwortlich gemacht. Hämoglobin hat praktisch die gleiche Molekülgröße wie Albumin und erzeugt einen *hohen kolloidosmotischen Druck*. Schon unter normotonen Plasmaverhältnissen müssen durch aktiven Transport Ionen, vor allem Na^+, aus den Erythrozyten gepumpt werden, um für einen transzellulären Druckausgleich zu sorgen. Vergiftet man die Ionentransporter der Erythrozytenmembran, platzen die Erythrozyten selbst im isotonen Plasma, weil erst jetzt der stärkere kolloidosmotische Druck des Hämoglobin wirksam wird. Normale Erythrozyten können noch halb isotone NaCl-Lösungen ertragen, ohne zu hämolysieren; man nennt dies ihre „*osmotische Resistenz*". Allerdings schwellen sie bei derartig hypotonen Lösungen deutlich an und verändern unter dem Mikroskop ihre Form von der Diskus- zur Kugelform (**Sphärozyt**)!

Pathologische Physiologie: Sphärozytose

Erythrozyten mit erblich bedingten Veränderungen der Membran und des Zytoskeletts, die bereits unter Normalbedingungen zur Ausbildung von Sphärozyten führen (z.B. bei hereditärer Sphärozytose), zeigen eine verminderte osmotische Resistenz. Funktionell bedeutsam ist die verminderte Verformbarkeit dieser Zellen, da die Lebensdauer der Sphärozyten auf nur 10 Tage verkürzt sein kann. Die kugeligen Erythrozyten werden in der Milz als scheinbar „gealtert" erkannt und durch Phagozytose entfernt.

Die Blutkörperchensenkungsgeschwindigkeit (BSG) nach Westergren[5] und C-reaktives Protein

Eine weitere und sehr einfache klinische Routineuntersuchung beruht darauf, die Strecke zu bestimmen, welche die Erythrozyten aufgrund ihrer gegenüber dem Plasma höheren Dichte in einer Stunde in genormten Röhrchen absinken. Dazu werden 0,4 ml Natriumcitratlösung – zur Verhinderung der Blutgerinnung (s. S. 35) – mit 1,6 ml Venenblut gemischt und in Kunststoffröhrchen mit Millimetereinteilung aufgesogen. Beim gesunden Mann hat sich bei Zimmertemperatur nach einer Stunde eine weniger als 15 mm lange Blutkörperchenfreie Plasmazone über der Blutsäule gebildet, bei der gesunden Frau beträgt diese weniger als 20 mm (vgl. Tab. 1.1). Klinisch ist eine erhöhte Senkungsgeschwindigkeit ein wichtiger Hinweis auf *entzündliche Prozesse, Gewebezerfall* oder *Tumoren*. Die BSG allein ist kein zuverlässiger Krankheitsindikator, da in seltenen Fällen (etwa 5% aller BSG-Erhöhungen) auch beim Gesunden eine erhöhte BSG gefunden werden kann. Eine persistierende Erhöhung der BSG sollte jedoch abgeklärt werden. Geeignet ist die wiederholte Bestimmung der BSG zur Verlaufsbeobachtung einer Entzündung, z.B. auch, um ein Ansprechen der Therapie zu kontrollieren. Als Ursache für eine Senkungsbeschleunigung werden spezielle Plasmaproteine, sog. **Agglomerine** verantwortlich gemacht, welche bei vermehrtem Auftreten zu einer schnelleren „Haufenbildung" (= **Agglomeration**)[6] der Erythrozyten führen sollen. Agglomerierte Erythrozyten sinken schneller als einzelne Erythrozyten. Agglomerine neutralisieren negative Oberflächenladung der Erythrozyten, das Zetapotential, wodurch sich die Erythrozyten elektrostatisch weniger abstoßen, sich annähern und reversibel agglomerieren können.

Wichtig für die Beurteilung der BSG ist zu wissen, dass eine Anämie und verschiedene

---

5 Stockholmer Internist, beschrieb diese Methode 1924.

6 agglomerare (lat.) = zu einem Knäuel (glomus) winden.

Medikamente, z.T. durch Beeinflussung der Plasmaproteinzusammensetzung, zu einer Senkungsbeschleunigung führen.

Die Bestimmung des **C-reaktiven Proteins (CRP)** im Serum dient der Erfassung entzündlicher Zustände. Bei akut entzündlichen Erkrankungen korreliert die Höhe des CRP-Anstiegs sehr gut mit der Aktivität des Entzündungsprozesses.

Normal liegt die CRP-Konzentration unter 10 mg/l, während Konzentrationen von 10 bis 50 mg/l für leichte oder mäßig entzündliche Prozesse sowie virale Erkrankungen sprechen. CRP-Werte über 50 mg/l bei akutem Krankheitsgeschehen sind Zeichen einer schweren bakteriellen Infektion mit ausgedehnter Entzündungsaktivität. Gegenüber der BSG ist das CRP spezifisch für Entzündungsprozesse und wird z.B. nicht durch den Hämatokrit, die Erythrozytenform oder Erythrozytengröße beeinflusst.

Leukozyten

Viel geringer an Zahl als die Erythrozyten ist in unserem Blut die heterogene Gruppe der weißen Blutzellen, der Leukozyten, deren Konzentration beim gesunden Erwachsenen etwa 4000 – 10 000/µl beträgt. Die Abb. 1.2 zeigt die Abstammung dieser Blutzellen aus den pluripotenten Stammzellen des Knochenmarkes. Die Zahl der Leukozyten unterliegt im Gegensatz zur relativ stabilen Gesamtzahl der Erythrozyten starken Schwankungen. Von einer **Leukozytose** spricht man, wenn die Zahl der weißen Blutzellen über 10 000/µl liegt, von einer **Leukopenie** dagegen bei Werten unter 4000/µl. Entsprechend ihrer Hauptfunktion, der Abwehr von Krankheitserregern (s.a. S. 37 f.), führt eine starke Leukopenie zu erhöhter Infektionsanfälligkeit. Im extremen Fall kommt es zum Verlust dieser Abwehrfunktion des Blutes mit lebensbedrohlichen Infektionen, wenn z.B. im Rahmen einer Tumortherapie mit Zytostatika als Nebenwirkung dieser Medikamente die Leukopoiese zum Erliegen kommt. Die Gruppe der Leukozyten umfasst heterogene Zellen, die morphologisch und funktionell in Granulozyten, Monozyten und Lymphozyten eingeteilt werden (s. Tabelle 1.2).

Die Leukozyten sind in der Regel deutlich größer und wesentlich schlechter verformbar als die Erythrozyten, so dass es für die Mikrozirkulation besonders günstig erscheint, dass ihre Zahl gering gehalten wurde. Anderenfalls wären häufigere Kapillarverstopfungen unvermeidbar. Fast zwei Drittel der Leukozyten sind Granulozyten, die aufgrund der Anfärbbarkeit ihrer zytoplasmatischen Granula eingeteilt werden. Die Granula der **neutrophilen Granulozyten** haben weder zu sauren noch zu basischen Farbstoffen besondere Affinität. Die Granula der **eosinophilen Granulozyten** färben sich stark mit sauren Farbstoffen an, wie z.B. dem Eosin, die Granula der **basophilen Granulozyten** dagegen mit basischen Farbstoffen, wie z.B. dem Hämatoxylin oder Methylenblau. **Neutrophile Granulozyten** haben einen

Tab. 1.2: Mittelwerte, Bereich, in welchem 95% aller Werte gefunden werden, sowie prozentuale Verteilung der unterschiedlichen Leukozyten des gesunden Erwachsenen (nach Geigy-Tabellen).

	Mittelwert pro µl	95%-Bereich	% Leukozyten
Neutrophile Granulozyten	3650	1800– 7250	53,0
davon:			
Stabkernige	520		9,5
Segmentkernige	3000		43,5
Eosinophile Granulozyten	150	0– 700	3,2
Basophile Granulozyten	30	0– 150	0,6
Lymphozyten	2500	1500– 4000	36,0
Monozyten	430	200– 950	7,1
Leukozyten, insgesamt	7000	4000–10000	100,0

dichten Zellkern, der bei älteren Zellen aus 2–5 über Chromatinbrücken verbundenen Kernsegmenten besteht (**Segmentkernige**). Junge Neutrophile haben noch einen Kern ohne Segmentierung, der dann stabförmig aussieht (**Stabkernige**). Im unregelmäßig blassen Zytoplasma erkennt man **Granula**, die lysosomalen Ursprungs sind. Sie werden in primäre, sekundäre und tertiäre Granula eingeteilt. **Primäre** Granula enthalten Myeloperoxidase, saure Phosphatase und andere saure Hydrolasen, die **sekundären** Granula Kollagenase, Laktoferrin und Lysozym und die **tertiären** Granula enthalten Enzyme, die in Extrazellularraum abgegeben werden können, wie z.B. Gelatinase. Neutrophile Leukozyten sind die Zellen der **ersten Abwehrlinie** gegen Infektionen. In dieser Funktion **phagozytieren** (fressen) sie Fremdkörper und Bakterien und verdauen diese durch lysosomale Enzyme in einer allseits von der Zellmembran umgebenen Phagozytosevakuole (**Phagosom**). Zusätzlich zu den oben genannten Enzymen besitzen Granulozyten in ihrer Plasmamembran eine **NADPH-abhängige Oxidase**, die große Mengen an Superoxidanionen bilden kann, aus denen weiteres Wasserstoffperoxid als Zwischenprodukt und hochreaktive Hydroxylradikale oder, unter Beteiligung von Chlorid, Hypochloridionen entstehen. Vor diesen **reaktiven Sauerstoffspezies** (ROS) schützt sich die Zelle durch antioxidative Enzyme, wie die Katalase, die H_2O_2 abbaut, und Glutathion-abhängige Peroxidasen. Am Ende übrig bleibende Gewebe- und Leukozytentrümmer, gemeinsam mit noch aktiven Granulozyten, werden makroskopisch als **Eiter** sichtbar.

Eosinophile Granulozyten tragen ihren Namen wegen ihres Gehaltes an einem basischen Protein (s.u.), das intensiv rot-orange mit Eosin angefärbt wird. Die Granula der Eosinophilen enthalten zahlreiche Enzyme, Proteinasen, Lipasen, die Bakterien und Parasiten angreifen. Daneben sind in den Granula das **Major Basic Protein** (MBP), das **eosinophile, kationische Protein** (ECP) und das **eosinophile Protein X** nachzuweisen. **MBP** und **ECP** bewirken die Histaminausschüttung aus Mastzellen und basophilen Granulozyten (siehe unten) und sind direkt zytotoxisch für Zellen von **Parasiten**, z.B. Würmern. In den Eosinophilen aus der Arachidonsäure gebildete Leukotriene (LTC_4) wirken bronchokonstriktorisch, fördern die Sekretion bronchialer Epithelzellen und sind für die Symptome des Asthma bronchiale verantwortlich. Eine **Eosinophilie** (erhöhte Zahl an Eosinophilen im Blut) ist ein diagnostisches Zeichen für eine allergische Erkrankung oder eine Infektion mit Parasiten.

Basophile Granulozyten haben im Wesentlichen die Aufgabe, lokale immunologische oder entzündliche Reaktionen zu koordinieren, besonders bei der Abwehr von Parasiten und im Rahmen der **allergischen Sofortreaktion**. Eng verwandt mit dem Basophilen ist die **Mastzelle**, wobei man heute jedoch davon ausgeht, dass es sich um eine eigene und vom Basophilen verschiedene Zellart handelt. Für beide Zellen gilt die Aktivierung des IgE-Rezeptors durch Antigen-gebundenes IgE (s. S. 41) als entscheidender Stimulus, der die Degranulierung der Basophilen und Mastzellen einleitet. Aus den Granula der Basophilen und der Mastzellen werden **Histamin** und **Heparin** freigesetzt, und durch Aktivierung des Arachidonsäurestoffwechsels die Bildung weiterer Mediatoren der immunologischen Reaktion initiiert. Zudem locken sie chemotaktisch Eosinophile an, die ihrerseits durch Freisetzung vom MBP (s.o.) die Degranulierung der Basophilen und Freisetzung von Histamin induzieren.

Monozyten sind meist größer als die anderen Leukozyten und haben einen großen, zentral liegenden, nieren- oder bohnenförmigen Kern, der von reichlich blau angefärbtem Zytoplasma umgeben ist. Monozyten zeigen die größte **Phagozytoseaktivität**, die durch ihren im Vergleich mit anderen Leukozyten höchsten Gehalt an zytoplasmatisch verdauenden Enzymen und Lysosomen deutlich wird. Phagozytierte Bakterien und Fremdkörper werden nach proteolytischem Abbau von Monozyten zusammen mit MHC-II-Proteinen (s. S. 39) als Antigen zur Aktivierung anderer Zellen der Immunantwort präsentiert (**Antigen-präsentierende Zellen**). Gewebeständige Makrophagen, **Histiozyten**, sind in einigen Geweben, wie in den Lymphknoten, den Alveolarsepten und den Sinus von Knochenmark, Milz und Leber, ständig als Zellen des **mononukleären Phagozytosesystems** (früher **retikulo-endotheliales System**) zu finden. Ihre Aufgabe ist die Aufnahme von Fremdstoffen, aber auch von Erythrozyten und deren Abbau. Makrophagen speichern phagozytierte Partikel über Jahre, z.B. Rußpartikel in der Lunge oder Eisen als Hämosiderin in Leber und Knochenmark. Daneben bilden Monozyten die proinflammatorischen Zytokine **Interleukin-1 (IL-1), Interleukin-6 (IL-6) und Tumornekrosefaktor α (TNF α)**. IL-1, IL-6 und TNF α induzieren **Fieber**, indem sie den Sollwert für die Körpertemperatur im Hypothalamus verstellen, was von Erkrankten subjektiv als Frieren empfunden wird. Als Kompensation wird die Körpertemperatur dem erhöhten, weil verstelltem Sollwert angepasst (Fieber).

Etwa ein Drittel der Leukozyten sind **Lymphozyten**. Lymphozyten haben einen hellen Zellkern mit häufig sehr großen Nukleoli, der von einem breiten Rand stark basophilen Zytoplasmas umgeben wird. Morphologisch lassen sich Lymphozyten kaum unterscheiden, weisen aber auf ihrer Oberfläche Antigene auf, aufgrund derer die Zellen in T-Zellen, B-Zellen und 0-Zellen eingeteilt werden. Lymphozyten leiten sich von der lymphatischen Vorläuferzelle ab, die sich sehr früh in ihrer Differenzierung von der myeloischen Stammzelle unterscheidet (s. Abb. 1.2). Im Knochenmark entstehen primitive Lymphozytenvorläufer, die im Knochenmark (engl. bone marrow) zu **B-Lymphozyten** und im Thymus zu **T-Lymphozyten** heranreifen. Lymphozyten sind die Hauptträger des spezifischen Immunsystems des Menschen (s. S. 39 f.).

Nur weniger als die Hälfte der Leukozyten und sogar nur etwa 1% der Lymphozyten, sind im zirkulierenden Blut zu finden. Die Mehrzahl der weißen Zellen hält sich im extravasalen, interstitiellen Raum, in den lymphatischen Organen und im Knochenmark auf. Zu diesem Zweck verlassen die Leukozyten die Kapillaren, indem sie die Kapillarwände „durchschreiten" (Diapedese) und ins Gewebe einwandern.

Beim **Neugeborenen** ist die *Leukozytenzahl im strömenden Blut fast 3mal so hoch wie beim Erwachsenen*: im Mittel 18 100 (9000–30 000), sie sinkt bis zum Ende des ersten Lebensjahres auf 11 400 (6000–17 500), bis zum 10. Lebensjahr auf 8100 (4500–13 500).

Differentialblutbild (vgl. Tab 1.2)

Zur Unterscheidung der verschiedenen Leukozyten (Differentialblutbild) wird ein Blutstropfen dünn auf einen Objektträger ausgestrichen und an der Luft getrocknet. Anschließend wird zunächst in der Regel mit Eosin-Methylenblau (May-Grünwalds Lösung) für einige Minuten gefärbt und später mit Azur-Eosin-Methylenblau (Giemsas Lösung) nachgefärbt. Nach Spülung und Trocknung wird der Objektträger unter dem Mikroskop in Ölimmersion betrachtet. Es werden so viele weiße Blutzellen genau bestimmt – differenziert –, bis später eine prozentuale Einteilung der Leukozyten möglich wird. Die morphologische Einteilung richtet sich nach der Anfärbbarkeit der Granula der Granulozyten (also neutrophile, eosinophile und basophile), nach der Zellgröße und Kernmorphologie (Monozyten; stabkernige und segmentkernige neutrophile Granulozyten) und nach der Kern/Plasma-Relation (Lymphozyten).

Beim Gesunden weisen die Erythrozyten eine hohe Verformbarkeit und osmotische Resistenz auf (normal bis 150 mmol/l keine Hämolyse). Erythrozyten und Leukozyten stammen von einer gemeinsamen hämopoietischen Stammzelle ab. Eine verminderte Hämoglobinkonzentration wird als Anämie bezeichnet. Eine morphologisch geleitete Einteilung der Erythrozyten nach Hämoglobingehalt und Volumen gibt Hinweise auf die Ätiologie der Anämie (Normwerte: MCH 28–33 pg, MCV 80–96 fl). Leukozyten werden in Granulozyten, Monozyten und Lymphozyten eingeteilt und dienen der Abwehr des Organismus vor Krankheitserregern.

1.4 Hämostase und Fibrinolyse

Blutstillung (Hämostase)

Zynischen Medizinern wird der Satz in den Mund gelegt: „Jede Blutung steht spätestens bei Versagen der Herzkraft!" Um es nicht bis dahin kommen zu lassen, und den Verlust der wertvollen Flüssigkeit „Blut" zu verhindern, wird beim Gesunden eine Blutung aus einem kleinen Gefäß nach einer **Blutungszeit** von 1–3 Minuten gestillt sein. Dies beruht innerhalb der ersten Minuten, der **primären Hämostase**, auf einer Reaktion der Gefäße (**Vasokonstriktion**) und einer **Aggregation der Thrombozyten**. In den darauf folgenden Minuten sorgt die **sekundäre Hämostase** durch die Aktivierung der **Gerinnungsfaktoren** für die endgültige Stillung der Blutung, einen Verschluss der Wunde und legt bereits die Grundlage für Wundheilungsvorgänge.

Gefäßkontraktion

Kleine Gefäße, speziell Arteriolen und kleine Arterien, aber auch kleine Venen können sich nach Verletzung so kontrahieren, dass der Blutfluss außerordentlich verlangsamt wird oder ganz stoppt. Vermutlich ist der auslösende Reiz dieser raschen, aber nicht anhaltenden Gefäßkontraktion die Endothelläsion. Dieser Mechanismus ist besonders wirkungsvoll, wenn das Gefäß, z.B. die A. radialis glatt quer durchtrennt wird. Konstriktion der Gefäßmuskulatur und ein Aufrollen der Gefäßwand verhindern in der Regel ein Verbluten. Gefährlicher können dagegen Scherverletzungen mit tangentialen Läsionen der Gefäße sein, da das Gefäß „ausgespannt" bleibt und durch Kontraktion die Öffnung nicht ausreichend verringert werden kann. Thrombozytenaggregation (aggregare, lat. anhäufen) und Fibrinbildung durch Aktivierung des Gerinnungssystems sorgen für eine Stillung der Blutung.

Thrombozyten

Die Thrombozyten (= Blutplättchen) sind kernlose Zellfragmente. Der gesunde Erwachsene hat pro µl Blut etwa 150 000 bis 350 000 Blutplättchen. Jeweils 2000 bis 4000 Thrombozyten entstehen durch Abschnürungen des Zytoplasmas aus einem **Megakaryozyten**, den Knochenmarksriesenzellen. Die unregelmäßigen, flachen Scheiben sind etwa 1 µm dick und haben einen maximalen Durchmesser 4 µm, so dass sie bei der Lichtmikroskopie nur mit stärkster Vergrößerung gerade noch zu sehen sind. Ihre Lebensdauer – gemessen als Verweildauer im strömenden Blut – beträgt im Mittel 10 (5–14) Tage. Bei Werten unter 150 000 Thrombozyten pro µl Blut spricht man von einer **Thrombozytopenie**. Die Kontrolle der Thrombozytenbildung aus Megakaryozyten wird heute dem Thrombopoietin zugeschrieben, einem Glykoprotein, das in der Leber und den Nieren gebildet wird.[7]

Sowohl ein Zuviel an Thrombozyten (**Thrombozytose**), vor allem aber ein Mangel an Thrombozyten ist mit einer Störung der Hämostase verbunden. Thrombozytosen können durch überschießende Aggregation unverletzte Gefäße verschließen (Thrombose) und eine Zufluss- oder Abflussbehinderung verursachen. „Spontane", d.h. eigentlich nach Bagatellverletzungen auftretende, zahlreiche Hämatome („blaue Flecken") können Zeichen einer **Thrombopenie** sein, deren Ursache eine angeborene Bildungs- oder Aktivierungsstörung oder eine immunologisch bedingte Zerstörung der Thrombozyten sein kann. Häufig verdrängen maligne Tumorzellen einer *Leukämie* die Megakaryozyten im Knochenmark, oder aber es handelt sich um eine der gefürchteten Nebenwirkungen von Arzneimitteln (z.B. Chinine, Sulfonamide).

Am auffälligsten wird ein Thrombozytenmangel oder eine Thrombozytenfunktionsstörung, wenn die Blutung nach einer Stichverletzung nicht „steht". Beim klinischen Test zur Bestimmung der **Blutungszeit**[8] wird mit einer sterilen Lanzette in eine Fingerbeere eine ca. 2 mm tiefe Wunde gestochen, der Finger in

---

7 Auch dieses Hormon steht als gentechnisch hergestelltes Medikament bereits zur Verfügung und wird (seit Anfang 2002) klinisch auf seine Sicherheit und Wirksamkeit zur Stimulation der Thrombopoiese geprüft.
8 Methode nach Marx (subaquale Blutungszeit).

ein Becherglas mit 37 °C warmen Wasser getaucht und die Zeit gemessen, bis der niedersinkende Blutfaden abreißt. Als Normalwert gilt eine subaquale Blutungszeit von weniger als 6 min. Eine Verlängerung dieser Zeit ist meist durch eine Thrombozytopenie oder eine Thrombozytenfunktionsstörung bedingt.

Thrombozytenaktivierung

Ein intaktes Endothel bildet normalerweise Hemmstoffe der Adhäsion der Thrombozyten, vor allem Prostacyclin (PGI_2) und Stickstoffmonoxid (NO). Diese Hemmwirkung fehlt bei Endotheldefekten, bei denen zudem darunter liegende subendotheliale Strukturen wie Kollagen, Fibronektin und Laminin freigelegt werden, die die Thrombozyten aktivieren (**zelluläre Komponente** der primären Hämostase). Thrombozyten tragen auf ihrer Oberfläche einen Rezeptor für Kollagen, den **Glykoprotein Ia/IIa-Rezeptor**. In den Venen mit niedrigerer Fließgeschwindigkeit des Blutes und geringeren Scherkräften reicht der Kontakt des Glykoprotein Ia/IIa-Rezeptors mit dem subendothelial freigelegten Kollagen, damit die Plättchen haften bleiben und aktiviert werden. In den Arteriolen, in denen aufgrund der höheren Fließgeschwindigkeit größere Scherkräfte herrschen, wird das Anheften der Thrombozyten an subendothelialen Strukturen durch den **von Willebrand**[9]**-Faktor (vWF)** vermittelt.

vWF ist ein multimeres Glykoprotein, das in Thrombozyten, subendothelial und im Plasma gebunden an Gerinnungsfaktor VIII gefunden wird (früher wurde vWF auch als Faktor-VIII-assoziiertes Antigen bezeichnet). vWF wird von Endothelzellen und Megakaryozyten synthetisiert und bildet eine Brücke zwischen subendothelialem Kollagen und den Thrombozyten. Dazu bindet vWF einerseits subendothelial an Kollagen und heparinähnliche Glykosaminoglykane und andererseits an den **Glykoprotein Ib/IX-Rezeptor** auf der Thrombozytenoberfläche.

Aktivierung der Thrombozyten über ihre membranständigen Rezeptoren induziert eine dramatische Formveränderung der Plättchen, die unter dem Begriff „**viskose Metamorphose**" zusammengefasst wird. Aktivierte Thrombozyten vergrößern durch **Pseudopodienbildung** ihre Oberfläche und werden durch Zusammenlagerung („clustering") der Glykoprotein Ib/IX- und Glykoprotein IIb/IIIa-Rezeptoren (s.u.) „klebrig", d.h. sie binden besser an subendotheliale Oberflächen, an Fibrinogen und damit auch andere Thrombozyten. Eine weitere wichtige Formänderung aktivierter Thrombozyten ist eine **Zentralisierung der Organellen und Granula**, die in die Freisetzung der Inhaltsstoffe ihrer Granula mündet.

Thrombozytenaggregation

Der Adhäsion der Thrombozyten folgt die Fusion der sekretorischen Granula mit der Plasmamembran und die Ausschüttung von Mediatoren aus den Thrombozyten. Adhärierende, aktivierte Plättchen setzen ADP, Serotonin, Adrenalin und vor allem Thromboxan A_2 und Thrombospondin frei. Für die **Aggregation** weiterer Thrombozyten sind die **Glykoprotein IIb/IIIa-Rezeptoren** auf der Thrombozytenoberfläche von entscheidender Bedeutung. Glykoprotein IIb/IIIa-Rezeptoren binden vor allem Fibrinogen, aber auch Fibronektin, Thrombospondin und vWF aus dem Plasma, sorgen für die Bildung größerer Aggregate durch Vernetzung der Thrombozyten untereinander und leiten eine irreversible Aggregation ein. Damit verbunden ist die Membranauflösung der Thrombozyten mit weiterer Freisetzung von ADP und Serotonin sowie Phospholipiden der Membran, aus denen unter Beteiligung der Phospholipase A **Arachidonsäure** abgespalten wird. Durch die Cyclooxygenase entstehen daraus cyclische Endoperoxide PGG_2 und PGH_2 sowie Thromboxan A_2, das eine Aggregation der Thrombozyten auslöst. Zudem werden Plättchen durch Thrombin, das während der Gerinnung (s.u.) gebildet wird, aktiviert.

Bei Thromboseneigung versucht man therapeutisch eine Thrombozytenaggregation durch sog. *Aggregationshemmstoffe* zu verhindern. Das seit mehr als 100 Jahren bekannte **Aspirin®** – die Acetylsalicylsäure – hat als Thrombozytenaggregationshemmer überraschend eine neue Anwendungsrolle übernommen. Es hemmt die Cyclooxygenase, welche bei der Umwandlung der Arachidonsäure die Voraussetzung für die Thromboxansynthese darstellt.

---

9 Erik A. von Willebrand (1870–1949), Arzt in Helsingfors.

Fibrinbildung und Gerinnungsfaktoren

Fest „verkorkt" sind die mit einem Thrombozytenpfropf verschlossenen Gefäße allerdings noch nicht. Hierzu ist erst ein gesponnenes Gewebe – ein *Netz aus Fibrinfasern* – in der Lage, dessen Fasern aus der gelösten Vorstufe, dem Plasmaprotein *Fibrinogen* (= Faktor I), durch Aktivierung der Gerinnung entstehen (s.u.). Dieser „Gerinnungsstoff", welcher Thrombozyten und alle anderen Blutzellen als Füllmaterial mitbenutzt, kann als *Thrombus* schließlich auch größere Gefäße verschließen.

Geschädigte, „entzündete" Gefäßwände sowie pathologisch verlangsamte Blutströmungen können auch an „unpassenden" Stellen des Kreislaufs Thrombenbildung verursachen. Betrifft dies ein Kapillargebiet, ist der Schaden u.U. weniger auffallend, weil „Umgehungskreisläufe" immer noch für eine ausreichende Durchblutung des betroffenen Gewebes sorgen können. Besonders gefürchtet ist eine Thrombenbildung (z.B. nach Operationen) in den tiefen Beinvenen. Werden hierbei größere Thromben fortgeschwemmt, blockieren diese die Arteria pulmonalis und es kommt zu einer „Lungenembolie" mit akuter Lebensbedrohung.

Faktor I	Fibrinogen	Lösliches Plasmaprotein, Vorstufe des Fibrins
Faktor II	Prothrombin	α_1-Globulin, Proenzym des Thrombins
Faktor III	Gewebethromboplastin („tissue factor")	Zelloberflächenrezeptor (Phospholipoprotein; Bindung von Faktor VIIa)
Faktor IV	Calcium	notwendig bei der Aktivierung der meisten Gerinnungsfaktoren
Faktor V	Accelerin	Lösliches Glykoprotein (β-Globulin), bindet an Thrombozytenmembran; aktiviert durch Faktor IIa und Ca^{2+}; FVa ist Bestandteil der **Prothrombinase**
Faktor VII	Proconvertin, stabiler Faktor	α-Globulin, Proenzym (Serinprotease); Faktor VIIa aktiviert mit Faktor III und Ca^{2+} den Faktor X
Faktor VIII	Antihämophiler Faktor A	Glykoprotein (β_2-Globulin), aktiviert durch Faktor IIa und Ca^{2+}; Faktor VIIIa ist Bestandteil der **Tenase** (2. Komplex). Ein Mangel an Faktor VIII verursacht die klassische **Hämophilie A**
Faktor IX	Antihämophiler Faktor B, Christmas-Faktor[10]	α_1-Globulin, kontaktsensibles Proenzym (Serin-Protease); Faktor IXa aktiviert mit Plättchenfaktor 3, Faktor VIIIa und Ca^{2+} den Faktor X (Tenase). Mangel an Faktor IX verursacht die **Hämophilie B**
Faktor X	Stuart-Power-Faktor	α_1-Globulin, Proenzym (Protease); Faktor Xa ist Bestandteil der **Prothrombinase**
Faktor XI	Plasmathromboplastin antecedent (PTA)	γ-Globulin, kontaktsensibles Proenzym (Serin-Protease); Faktor XIa aktiviert zusammen mit Ca^{2+} den Faktor IX
Faktor XII	Hageman-Faktor	β-Globulin, kontaktsensibles Proenzym (Serin-Protease); aktiviert durch Kallikrein (Hagemann = Name des ersten Patienten mit einem Mangel an diesem Faktor)
Faktor XIII	Fibrin-stabilisierender Faktor (FSF)	β-Globulin, Proenzym (Transamidase); Faktor XIIIa bewirkt die Fibrinvernetzung
PK	Präkallikrein	γ-Globulin; kontaktsensibles Proenzym (Serin-Protease); aktiviert Faktor XII

---

10 „Christmas disease", weil die Erstbeschreibung dieser Erkrankung eines 10jährigen Jungen mit dem Familiennamen „Christmas" im Weihnachtsheft des British Medical Journal im Dezember 1952 erfolgte.

Das Wesen der eigentlichen **Blutgerinnung** besteht darin, aus dem fadenförmigen Plasmaprotein **Fibrinogen** (molekulare Masse ~ 340 kDa) ein festes **Fibrinnetz** werden zu lassen, um aus dem durch Thrombozyten gebildeten Pfropf durch Fibrinvernetzung einen stabilen Wundverschluss zu bilden. Im normalen Plasma ist Fibrinogen in einer mittleren Konzentration von *3 g pro l* enthalten. Plasma, dem sein Fibrinogen, z.B. durch *Rühren* oder eine erfolgte Gerinnung, *entzogen* wurde, nennt man **Serum**. Die Bildung von Fibrin steht am Ende der **Gerinnungskaskade**, die eine Serie von Aktivierungen der im Plasma als inaktive Proenzyme vorliegenden Gerinnungsfaktoren ist. Viele Gerinnungsfaktoren sind Serinproteasen, bei deren Aktivierung einer initial geringen Menge ein katalytischer Prozess in Gang gesetzt, bei dem aktivierte Gerinnungsfaktoren ihrerseits wieder eine große Menge weiterer Gerinnungsfaktoren aktivieren können. Dadurch entsteht ein Verstärkereffekt, der in die kaskadenartige Aktivierung großer Mengen plasmatischer Gerinnungsfaktoren mündet. Drei Phasen bestimmen den Ablauf der Gerinnung: **Aktivierungsphase, Koagulationsphase** und **Retraktionsphase**. Die Aktivierung des Gerinnungssystems kann durch Faktoren außerhalb (**exogene** Aktivierung) oder innerhalb (**endogene** Aktivierung) des Kreislaufsystems erfolgen. Gemeinsame Endstrecke beider Aktivierungswege ist die Bildung von **Thrombin** (Faktor IIa) aus Prothrombin (Faktor II). Aktivierte Gerinnungsfaktoren werden durch den Zusatz des Buchstabens „a" zur römischen Zahl gekennzeichnet.

Aktivierungsphase

Die Aktivierung des Gerinnungssystems erfolgt durch die Bildung von 3 zeitlich aufeinanderfolgenden **Enzymkomplexen**. Wegen der großen Bedeutung des Gewebethromboplastins (Faktor III, „tissue factor"; TF) wird die **exogene** oder **extrinsische** (**extravasale**) Aktivierung auch als der „tissue factor pathway" bezeichnet. Sie stellt physiologisch den wichtigsten Weg der Thrombinbildung dar (s. auch Abb. 1.3). Gewebethromboplastin wird als zellständiger Rezeptor auf vielen Zellen exprimiert, die dadurch in ihrer näheren Umgebung die Gerinnung aktivieren können.

Erster Komplex

Der **erste Komplex** (**extrinsische Tenase**) wird gebildet, indem die Faktoren **VII** und **VIIa** in Gegenwart von Calciumionen an Gewebethromboplastin binden. Faktor VII wird, wie auch die Faktoren II, IX und X, **Vitamin K-abhängig** in der Leber gebildet. Geringe Mengen an Faktor VII liegen im Blut ständig als aktivierter Faktor VIIa vor. Allerdings sorgt erst die Bindung an freigelegtes Gewebethromboplastin dafür, dass der **Gewebethromboplastin-Faktor-VIIa-Komplex** durch proteolytische Spaltung von **Faktor X** in Gegenwart von Calciumionen zunächst **Faktor Xa** bildet. Dieser aktiviert dann als Gewebethromboplastin-Faktor-VIIa-Faktor-Xa-Komplex den **Faktor IX** zu Faktor IXa (s. auch Abb. 1.3). Dieser Komplex kann bereits Prothrombin zu **Thrombin** (Faktor IIa) aktivieren, allerdings nur mit sehr begrenzter Effizienz. Trotzdem aktiviert das wenige Thrombin, vermutlich zusammen mit dem gebildeten Faktor Xa, den **Faktor V** und geringe Mengen von **Faktor VIII**.

Zweiter Komplex

Die Voraktivierung dieser beiden Faktoren ist notwendige Voraussetzung für die Bildung des Komplexes aus Faktor IXa und Faktor VIIIa (**2. Komplex, die intrinsische Tenase**), der mit einer etwa 50fach höheren Effizienz als der Gewebethromboplastin-Faktor-VIIa-Komplex den **Faktor X** zu Faktor Xa aktiviert. Faktor VIIIa beschleunigt als Kofaktor von Faktor IXa die Aktivierung von Faktor X ca. 10 000fach. Weitere Voraussetzung dafür sind Calciumionen und saure Phospholipide (Plättchenfaktor 3), die z.B. von aktivierten Thrombozyten und Endothelzellen stammen.

Dritter Komplex

Faktor Xa aktiviert **Faktor V** und bildet mit Faktor Va und Calciumionen den **dritten Komplex**, die **Prothrombinase** (s. auch Abb. 1.3). Faktor V wird in der Leber gebildet, zirkuliert als Glykoprotein im Blut und dient nach proteolytischer Spaltung durch Faktor Xa und Thrombin als Kofaktor für

1.4 Hämostase und Fibrinolyse

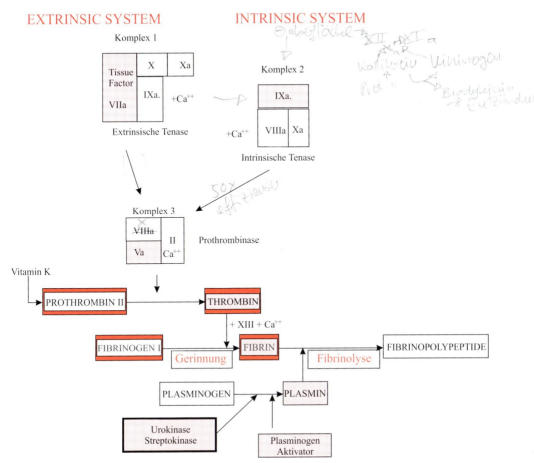

Abb. 1.3: Aktivierung der Gerinnung erfolgt über die extrinsische (Komplex 1) oder die intrinsische Tenase (Komplex 2). Aktivierte Gerinnungsfaktoren werden mit dem Zusatz „a" bezeichnet. Gewebethromboplastin (= Tissue Factor) wird als membranständiger Rezeptor für Faktor VIIa konstitutiv in den Membranen vieler Zellen exprimiert. Unterer Bildabschnitt: Aktivierung der Fibrinolyse.

Faktor Xa im Prothrombinasekomplex. Prothrombinase konvertiert Prothrombin in Thrombin (Faktor IIa). Prothrombin wird in der Leber synthetisiert und bindet physiologisch über Calciumionen an Phospholipidmembranen. Durch die Bindung an membranständige Phospholipide wird die Freisetzung von Thrombin durch den Prothrombinasekomplex auf die Stelle der Gefäßverletzung beschränkt.

Außer dem Gewebethromboplastin-Faktor-VIIa-Komplex kann der Kontakt mit körperfremden Oberflächen, z.B. mit Glas, künstlichen Herzklappen, Dialysemembranen oder den Membranen einer Herz-Lungen-Maschine, das Gerinnungssystem aktivieren. Diese Aktivierung erfolgt durch das **intrinsische** oder **endogene** (**intravasale**) System unter Beteiligung der **Faktoren XII** und **XI**, dem Präkallikrein und dem hochmolekularen Kininogen (HMWK, für „high molecular weight kininogen"), die zusammengefasst als **Kontaktfaktoren** bezeichnet werden.

Die Faktoren XII und XI und das Präkallikrein werden unabhängig von Vitamin K in der Leber als inaktive Vorstufen von Serinproteasen synthetisiert, während HMWK als Koaktivator selbst nicht enzymatisch aktiv ist. Alle Kontaktfaktoren haben eine hohe Affinität zueinander und zu spezifischen Bindungsstellen auf Endothelzellen, so dass das Endothel auf der luminalen Seite praktisch mit Kontaktfaktoren „ausgekleidet" ist.

Durch Kontakt mit negativ geladenen, körperfremden Oberflächen, wie Glas, Dialysemembranen oder negativ geladenen Partikel (z.B. Kaolin oder Silika), aber auch mit der extrazellulären Matrix (z.B. Teilen des Kollagens), wird der **Faktor XII** aktiviert. Faktor XIIa spaltet das inaktive **Präkallikrein (PK)**, wodurch das enzymatisch aktive **Kallikrein** (PKa) entsteht, das im Sinne einer positiven Rückkopplung vermehrt Faktor XII aktiviert. Beschleunigt durch die Wirkung von **HMWK** wird **Faktor XI** aktiviert. Das Substrat für Faktor XIa ist der **Faktor IX**, der in Gegenwart von Calciumionen und Phospholipiden analog zur Aktivierung durch den Gewebethromboplastin-Faktor-VIIa-Faktor-Xa-Komplex (siehe oben) proteolytisch zu Faktor IXa aktiviert wird (**Kontaktphasenkomplex**). An dieser Stelle konvergieren intrinsisches und extrinsisches System der Gerinnungsaktivierung.

Eine weitreichende Beteiligung des Kontaktsystems ist auch bei **Entzündungsreaktionen** anzunehmen. Substrat für das Kallikrein ist neben Faktor XII das HMWK, das mit Präkallikrein assoziiert ist. Kallikrein spaltet HMWK und setzt sehr effizient **Bradykinin** frei, das die Ödembildung und Vasodilatation im Rahmen der Entzündungsreaktion auslöst.

Koagulationsphase

Fibrinogen besteht aus zwei identischen Untereinheiten mit je drei Polypeptidketten (α, β, γ), die über Disulfidbrücken miteinander verbunden sind. Von der Prothrombinase aktiviertes **Thrombin** spaltete von der α- und β-Kette kleine Bruchstücke, die Fibrinopeptide A und B, ab. Dadurch werden Bindungsstellen frei, über die die **Fibrinmonomere** miteinander interagieren können, indem sie sich längsparallel zu doppelsträngigen **Fibrinprotofibrillen** und dann weiter zu **Fibrinfasern** zusammenlagern. Dabei werden auch immer Verknüpfungspunkte zwischen den Fibrinmonomeren in der Art gebildet, dass eine netzartige Struktur entsteht, die für den Wundverschluss notwendig ist. Da zwischen den Peptiden nur hydrophobe Wechselwirkungen bestehen, sind die entstandenen Polymere noch instabil. Stabilisiert wird das Fibrinnetz erst durch das Einwirken von **Faktor XIIIa**, der durch Thrombin aktiviert wird. Faktor XIII ist das einzige, nicht proteolytisch wirkende Enzym unter den Gerinnungsfaktoren und katalysiert als **Transamidase** die Bildung einer Amidbindung zwischen der ε-Aminogruppe des Lysins und der Carboxylgruppe des Glutamins der Fibrinmonomere. Diese kovalenten Bindungen geben dem Fibrinpolymer die notwendige mechanische Stabilität für einen endgültigen Wundverschluss.

Retraktionsphase

Unter Beteiligung der Plättchen wird nach einigen Stunden das Fibrinmaschenwerk durch Kontraktion des polymerisierten Fibrins und von Fibrinogen, das über die Fibrinogenrezeptoren an die Oberfläche noch intakter Thrombozyten bindet, zusammengezogen. Die Fibrinogenrezeptoren sind fest im Zytoskelett der Thrombozyten verankert. In den aktivierten Thrombozyten wird durch erhöhte intrazelluläre Calciumkonzentration die Aktin-Myosin-Querbrückenaktivierung (vgl. S. 380) ermöglicht und unter ATP-Spaltung eine Kontraktion des Zytoskeletts ausgelöst. Der Zug auf die Fibrinfasern verfestigt die zunächst gallertartige Masse des Gerinnsels. Dabei werden in den Maschen der Fibrinfäden gefangene Erythrozyten eingeschlossen und es entsteht ein **gemischter, roter Thrombus**. Durch Retraktion des Gerinnsels werden die Wundränder aneinander angenähert und eine Heilung begünstigt.

Protein-C-System

Durch das Protein-C-System ist eine wichtige negative Rückkopplungsschleife in der Gerinnung eingebaut. Bestandteile sind Proenzym **Protein C** und der Cofaktor **Protein S**, die beide Vitamin-K-abhängig in der Leber gebildet werden, sowie **Thrombomodulin**, das als Endothelzellrezeptor für in der Gerinnung gebildetes Thrombin dient. Wird Thrombin an Thrombomodulin gebunden, kann es Fibrinogen, die Faktoren V, VIII und XIII sowie Thrombozyten nicht mehr aktivieren. Stattdessen bindet thrombomodulingebundenes Thrombin **Protein C** und bildet durch proteolytische Spaltung **aktives Protein C (APC)**. APC spaltet als Enzymkomplex unter Beteiligung seines Cofaktors **Protein S** auf der Endothelzelloberfläche die Faktoren Va und VIIIa und begrenzt die weitere Neubildung von Thrombin.

Hemmung der Gerinnung

In vitro, d.h. im Reagenzglas, lässt sich die Gerinnung sehr einfach, aber wirkungsvoll durch **Calciumionenchelatoren**, z.B. durch Citrat, Oxalat oder EDTA (engl.: Ethylene-Diamine-Tetraacetic Acid), hemmen, die durch Komplexbildung die für die Aktivierung der Gerinnung notwendigen Calciumionen (Faktor IV) „wegfangen". Diese Wirkung wird genutzt, wenn Plasmaproben laborchemisch untersucht werden sollen. Durch Zugabe von einem Überschuss an Calciumionen wird die Hemmung antagonisiert.

Heparin (ein Proteoglykan mit 16 kD), ursprünglich aus der Leber isoliert (daher der Name), aber auch in vielen anderen Geweben und Zellen, z.B. Mastzellen, zu finden, bindet an Antithrombin III und steigert die Wirkung dieses endogenen Gerinnungshemmers. Bei **angeborenem Antithrombin-III-Mangel** ist eine gerinnungshemmende Therapie mit Heparin nicht wirksam. Um eine pathologisch erhöhte Gerinnung zu hemmen, sind hohe Dosen hochmolekularen Heparins notwendig. Zur **Thromboseprophylaxe** z.B. bei Immobilisation, reicht eine niedrig dosierte Gabe niedermolekularer Heparine mit vorwiegender Hemmung der Faktoren IXa, Xa, XIa und XIIa.

Das aus dem Blutegel (Hirudo medicinalis) gewonnene Protein **Hirudin** hemmt durch direkte Bindung an Thrombin dessen Wirkung und ist nicht auf die Anwesenheit von körpereigenen Kofaktoren angewiesen. Beide Antikoagulantien, Heparin und Hirudin, sind in vitro und in vivo wirksam, da sie direkt die Aktivierung und Wirkung von Gerinnungsfaktoren hemmen. Heparin wird deshalb auch zur Beschichtung von Glasröhrchen für die Blutentnahme verwendet, um eine Aktivierung der Gerinnung zu verhindern. Schnelle Wirksamkeit und rascher Abbau sind Vor- und Nachteile seines therapeutischen Einsatzes.

Als langfristig wirksame Antikoagulantien (= gerinnungshemmende Substanzen) haben sich **Cumarin**-Derivate (Dicumarol) bewährt, die die Vitamin-K-abhängige Bildung der Faktoren II, VII, IX und X in der Leber hemmen. Zwar setzt die Wirkung der Cumarine erst innerhalb von Tagen ein, da im Plasma vorhandene Gerinnungsfaktoren entsprechend ihrer Halbwertszeit erst eliminiert werden müssen, dafür ist die gerinnungshemmende Wirkung langfristig. Ihr Ausmaß kann durch den Quick-Test (s.u.) laufend kontrolliert werden.

Test zur Überprüfung des Gerinnungssystems

Zur Diagnose plasmatischer Gerinnungsstörungen, zur Überwachung und Optimierung der Therapie mit Cumarin-Derivaten und zur Verlaufskontrolle von Lebererkrankungen (mangelnde Syntheseleistung an Gerinnungsfaktoren!) wird die **Thromboplastinzeit** (TPZ; Synonyme: **Quick-Wert**[11], Prothrombinzeit, PT) bestimmt. In plättchenarmem Plasma wird durch Zugabe von Gewebethromboplastin und Calcium durch Aktivierung der extrinsischen Gerinnung Thrombin aktiviert und Fibrin gebildet. Das Ergebnis, die Thromboplastinzeit (normalerweise etwa 13 Sekunden), wird als Quick-Wert in Prozent einer Verdünnungsreihe aus gepooltem Normalplasma angegeben. 100% entspricht der vollen Aktivierbarkeit der Patientenprobe im Vergleich mit Normalplasma. Bei Bestimmung des Quickwerts werden vor allem die in Abhängigkeit von Vitamin K gebildeten Faktoren II, VII, IX und X geprüft. Deshalb eignet sich der Test zur Überwachung und Steuerung der Therapie mit Vitamin-K-Antagonisten (Cumarine). Obwohl Faktor IX ebenfalls Vitamin-K-abhängig gebildet wird, ist der Quickwert bei der Hämophilie B (Faktor-IX-Mangel) und Hämophilie A normal. Dieser Befund lässt sich durch die Möglichkeit der direkten Aktivierung der Prothrombinase durch den Komplex 1 (s.a. S. 32) ohne Beteiligung der intrinsischen Tenase erklären. Die **partielle Thromboplastinzeit** (PTT) wird bestimmt, indem zu einer Plasmaprobe partielles Thromboplastin, z.B. Kephalin (darunter versteht man Phospholipide, denen im Vergleich zum Gewebethromboplastin der Proteinanteil fehlt) gegeben wird. Das intrinsische System wird dann durch einen Oberflächenaktivator, z.B. negativ geladenes Kaolin aktiviert und der Ansatz einige Zeit bei 37 °C inkubiert. Dann werden Calciumionen zugesetzt und das Zeitintervall bis zur Fibrinbildung gestoppt

---

11 nach Armand James Quick (1894–1978), amerik. Arzt und Biochemiker, Milwaukee.

(Normalwert 26 bis 36 Sekunden). Die PTT wird bei Verdacht auf eine Hämophilie und zur Überwachung und Steuerung der Heparintherapie durchgeführt.

Fibrinolyse

Analog zum Gerinnungssystem ist aus einer Vielzahl von Serinproteasen und Serpinen (Serinproteaseinhibitoren) ein System der **Fibrinolyse** aufgebaut, das 2 wichtige Funktionen erfüllt: 1. Das Fibringerinnsel wird nach abgelaufener Blutstillung durch die Proteasen der Fibrinolyse rekanalisiert, abgebaut und das Gefäß für die Blutströmung wieder durchgängig gemacht; 2. Die für die Wundheilung notwendigen Wachstums- und Gewebeumbauprozesse werden durch Abbau der extrazellulären Matrix durch Proteasen des fibrinolytischen Systems ermöglicht. Dies für die Reparatur notwendige „Aufräumen" wird durch **Plasmin**, die zentrale Protease in der Fibrinolyse, initiiert. Die proteolytische Aktivierung von Plasminogen zu Plasmin erfolgt über die Serinproteasen **Urokinase** (urokinase-like plasminogen activator, **u-PA**) und den **Gewebeplasminogenaktivator** (tissue plasminogen activator, **t-PA**). Die Hauptbedeutung der Urokinase liegt in der **extravaskulären Proteolyse** und die des Gewebeplasminogenaktivators in der **intravaskulären Fibrinolyse**. Der Gewebeplasminogenaktivator wird aus Endothelzellen durch Thrombin freigesetzt, woraus sich die enge Verbindung zum Gerinnungssystem ergibt. t-PA bindet mit hoher Affinität an Fibrin und wird deshalb an Orten einer stattfindenden Gerinnung selektiv aktiv. **Plasmin** als Protease spaltet die Peptidbindungen des vernetzten Fibringerinnsels, wodurch fibrinolytische Degradationsprodukte entstehen. Diese Degradationsprodukte wirken ihrerseits antikoagulatorisch, weil sie Polymerisationsstellen am Fibrinmolekül blockieren und die Bildung von Fibrinpolymeren verhindern. Darüber hinaus inaktiviert Plasmin die Gerinnungsfaktoren Fibrinogen, Thrombin, Faktor V und Faktor VIII. Dadurch wird die Gerinnung wirkungsvoll gehemmt. Therapeutisch bedeutsame **Antiplasminaktivität** haben **Aprotinin** und ε-**Aminocapronsäure**.

Nach einer Verletzung verhindern initial die **primäre Hämostase** durch **Vasokonstriktion** und **Thrombozytenaggregation** und darauf folgend die **sekundäre Hämostase** durch die Aktivierung der **Gerinnung** einen zu großen Blutverlust. Die Aktivierung des Gerinnungssystems kann durch Faktoren außerhalb (**exogene** Aktivierung) oder innerhalb (**endogene** Aktivierung) des Kreislaufsystems erfolgen Die Bildung von Fibrin aus dem Plasmaprotein Fibrinogen durch Thrombin steht am Ende der **Gerinnungskaskade**, die eine Serie von Aktivierungen der im Plasma als inaktive Proenzyme vorliegenden Gerinnungsfaktoren ist. Beim Ablauf der Gerinnung unterscheidet man **Aktivierungs-**, **Koagulations-** und **Retraktionsphase**. Durch Ca^{2+}-Chelatoren (Citrat, Oxalat, EDTA) kann die Gerinnung in vitro, durch Heparin in vitro und in vivo und mit Vitamin-K-Antagonisten (z.B. Cumarine) durch Hemmung der Gerinnungsfaktorbildung (nur in vivo) gehemmt werden. Die **Fibrinolyse** zur Auflösung des Gerinnsels und Einleitung der Reparaturprozesse wird durch Aktivierung von **Plasmin** initiiert. Die Fibrinolyse wird analog zur Gerinnung durch extra- oder intravasale Faktoren aktiviert und steht der Gerinnung als Gegenspieler gegenüber.

1.5 Abwehrfunktionen

Unspezifische Abwehr

Bei der Abwehr potentieller Krankheitserreger (Bakterien, Viren, Pilze, Würmer) unterscheidet man zwischen „spezifischen" und „unspezifischen" Mechanismen. Während die **spezifischen Abwehrmechanismen**, auch spezifische **Immunantwort**[12] genannt, nach einer Infektion einige Zeit benötigen, um den „Eindringling" zu bekämpfen, sind die **unspezifischen Schutzmechanismen** (engl. Innate Immunity) unmittelbar wirksam. Unspezifische Abwehrmechanismen trennen im Gegensatz zu den spezifischen Abwehrmechanismen nicht zwischen verschiedenen Krankheitserregern, sondern reagieren mit einem bereits vorhandenen und stets gleichen Repertoire von Mechanismen. Zur unspezifischen Abwehr gehören:

1. Die **Haut**: Sie schützt mit verschiedenen Zell- und Lipidschichten sehr zuverlässig vor „infektiösem" Material und fungiert als mechanische Barriere. Daneben töten einige Fettsäuren der Haut Bakterien. Lediglich gewisse Pilze können unsere „Hornschicht" auflösen und gewisse Würmer sie durchdringen.

2. Die **Magensalzsäure**: Diese besitzt eine so starke H$^+$-Ionenkonzentration (pH = 1), dass die meisten Mikroorganismen eine Magenpassage nicht überleben.

3. Das **Flimmerepithel**: Dieses spezielle Epithel schützt insbesondere das Bronchialsystem und befördert eingeatmete Partikel durch Cilienschlag ständig nach außen.

4. Der **Speichel**: Dieser enthält bakterizide Enzyme (insbesondere das Lysozym), die bakterielle Oberflächenstrukturen angreifen und verdauen.

Ist es einem Krankheitserreger trotzdem gelungen, diese Schutzmechanismen zu überwinden, wird er zuerst durch das **unspezifische Immunsystem** angegriffen:

Sobald ein potentieller Erreger in die Haut eindringt, werden von verschiedenen Gewebszellen, insbesondere von den dort vorhandenen **Makrophagen, Mastzellen**, aber auch Fibroblasten, **Mediatoren**, insbesondere Interleukine, Thromboxane, Prostaglandine oder Leukotriene, freigesetzt, die weitere Entzündungszellen aus dem Blut anlocken. Dabei handelt es sich v.a. um **Blut-Makrophagen/Monozyten** sowie **neutrophile, eosinophile** und **basophile Granulozyten** (Abb. 1.4).

Die eingewanderten Blutzellen setzen weitere Mediatoren frei, so dass innerhalb kurzer Zeit sehr viele Entzündungszellen in das infizierte Gewebe mit dem Krankheitserreger gelockt werden (= **Chemotaxis**). Neutrophile Granulozyten geben zudem Sauerstoffradikale ab, die Bakterien töten können. Eosinophile Granulozyten, die besonders der Abwehr von Würmern dienen, setzen verschiedene Proteine, die toxisch auf Würmer wirken, frei. Basophile Granulozyten schließlich sezernieren insbesondere Histamine und Sero-

---

[12] „Immunitas" heißt im Lateinischen die Befreiung von lästigen Pflichten, insbesondere die Steuerbefreiung für besonders Privilegierte. Auch jetzt noch genießen Abgeordnete der Landtage oder des Bundestags einen besonderen „Immunitäts"-schutz, während allgemein heute unter **Immunität** der **Schutz vor Infektionskrankheiten** verstanden wird, mit deren Erregern man bereits einmal in Berührung geraten war. Bereits im klassischen Griechenland war bekannt, dass man die Pest nicht ein zweites Mal bekommt. Wer also die Pest überlebte, konnte unbesorgt zur Krankenpflege Pestkranker eingesetzt werden. Es ist das Verdienst des englischen Landarztes Edward Jenner (1749–1823), mit Hilfe der Pockenimpfung die Basis für die moderne Immunologie gelegt zu haben.

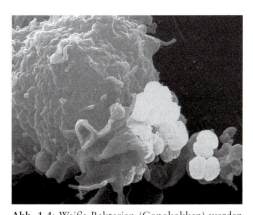

Abb. 1.4: Weiße Bakterien (Gonokokken) werden hier von einem Makrophagen umschlungen, um anschließend phagozytiert zu werden. Rastermikroskopische Aufnahme freundlichst überlassen von Dr. Christof Hauck.

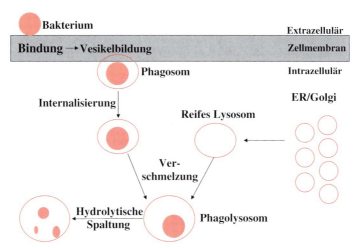

Abb. 1.5: Phagozytose und intrazellulärer Verdauung: Makrophagen phagozytieren Bakterien, Würmer, Parasiten oder andere Fremdkörper nach Bindung an ihre Oberfläche. Dadurch entsteht ein sog. Phagosom, das mit Lysosomen der Zelle zum sog. Phagolysosom verschmilzt. Die lysosomalen, hydrolytischen Enzyme verdauen Proteine, Lipide, Kohlenhydrate und Nukleinsäuren des Krankheitserregers, wodurch dieser zerstört wird. Bestimmte Strukturen des Erregers dienen als Antigene und stimulieren das spezifische Immunsystem, andere Abbauprodukte werden durch Exozytose wieder aus der Zelle ausgeschieden.

tonin, die besonders bei allergischen Reaktionen wichtig sind. Neben ihrer chemotaktischen und direkt toxischen Wirkung dilatieren viele Mediatoren die Blutgefäße, so dass das Gewebe besser durchblutet wird. Schließlich erhöhen sie die Gefäßpermeabilität, so dass die Interaktion von Entzündungszellen mit der Gefäßwand (**Margination**) und das Auswandern von Zellen aus dem Blut in das Gewebe (**Diapedese**) erleichtert wird. Dadurch erklären sich auch die Kardinalsymptome einer Entzündung, nämlich der **Rubor** und **Calor** (Rotfärbung und Erwärmung) aufgrund der erhöhten Durchblutung, der **Tumor** (Schwellung) aufgrund der erhöhten Gefäßpermeabilität und des Austrittes von Serum und der **Dolor** (Schmerz) aufgrund einer Sensibilisierung von Schmerzrezeptoren.

Neben der Freisetzung von Entzündungsmediatoren, internalisieren (= phagozytieren) Makrophagen, Monozyten, neutrophile und eosinophile Granulozyten potentielle Krankheitserreger, wodurch diese in intrazelluläre **Phagosomen** gelangen (Abb. 1.5). Diese verschmelzen mit **Lysosomen**, die verschiedene Enzyme zum Verdauen von Proteinen, Kohlenhydrate, Nukleinsäuren und Lipiden enthalten, und so den Krankheitserreger vernichten (= **Phagolysosom**).

Neben den zellulären Komponenten der unspezifischen Immunantwort, spielen auch **lösliche Faktoren**, insbesondere das Komplementsystem bei der Abwehr von Krankheitserregern eine große Rolle: Das **Komplementsystem** wurde am Ende des 19. Jahrhunderts entdeckt, als man zuerst die bakterienabtötende Wirkung von Serum bemerkte („komplementär" zu Antikörpern, s.u.). Die Komplement-Aktivierung erfolgt wie bei der Blutgerinnung kaskadenförmig, wobei man zwischen einem „klassischen Weg" der Aktivierung durch Antikörper (s.u.) sowie einem „Alternativen Weg" unterscheidet. Heute kennt man allein 9 Komplementproteine (C1 bis C9 mit Untergruppen) des „klassischen Wegs"; die Faktoren B, D des alternativen Wegs sowie verschiedene Regulatorproteine (Properdin, I, H). Das Komplementsystem ist in der Lage, körperfremde Zellmembranen aufzubrechen oder aber z.B. Bakterien mit Komplementbruchstücken so zu umhüllen, dass diese von Phagozyten anschließend besser aufgenommen werden können. Diesen Mechanismus bezeichnet man als Opsonierung[13].

Die unspezifische Abwehr ist zwar sehr schnell am Ort des Geschehens, sie ist jedoch wenig effizient und häufig nicht in der Lage

---

[13] opson, gr. = Leckerbissen.

einen Krankheitserreger vollständig zu eliminieren. Dies wird durch die spezifische Immunabwehr gewährleistet, die zwar langsam aktiviert wird, aber dann sehr wirksam ist.

Spezifische Abwehr

Die **spezifische Abwehr**[14] beruht im Gegensatz zur unspezifischen Abwehr auf einem Erkennen bzw. Wieder-Erkennen spezieller Strukturen. Dabei spielen folgende Zellen eine ganz besondere Rolle:

1. T-Lymphozyten: Diese werden nach ihrer Funktion in T-Helferzellen und T-Killerzellen unterteilt. T-Helferzellen werden nach einem Oberflächenmarker häufig auch als CD4-positive Zellen, T-Killerzellen als CD8-positive Zellen bezeichnet. Dies ist jedoch nicht als strikte Trennung zu sehen.

T-Lymphozyten tragen auf ihrer Oberfläche einen Rezeptor, der Krankheitserreger erkennt (Abb. 1.6).

Dieser Rezeptor der auch T-Zellrezeptor genannt wird, besteht aus einem konstanten Anteil, der bei jeder T-Zelle gleich ist (= CD3) und einem variablen Anteil, der von T-Zelle zu T-Zelle verschieden ist (= TCR mit α- und β-Kette). Der variable Anteil des Rezeptors dient der Erkennung von Krankheitserregern, der konstante Anteil des T-Zellrezeptors dient der Übertragung von Aktivierungssignalen von außen nach innen. Da jede T-Zelle einen anderen T-Zellrezeptor mit einem zwar gleichen konstanten Anteil, aber einem unterschiedlichen variablen Anteil trägt, ist gesichert, dass jeder Krankheitserreger und jedes körperfremde Agens erkannt werden kann. Der Körper besitzt so viele verschiedene T-Zellen, dass theoretisch jedes Fremdprotein in unserer Umwelt erkannt werden könnte. Bei der Immunabwehr spielt sich nun folgender Vorgang ab (Abb. 1.7):

Die oben dargestellten Makrophagen oder auch spezielle Subtypen dieser Zellen, z.B. Langerhans'sche Zellen, verdauen Proteine von Krankheitserregern, z.B. ein bakterielles Protein in ihren Phagolysosomen. Diese Verdauung führt zur Bildung kleiner Peptide, al-

---

14 Da bei der spezifischen Immunabwehr insbesondere Zellen wirken, bezeichnet man diese Form der Abwehr auch als „**zelluläre Immunität**".

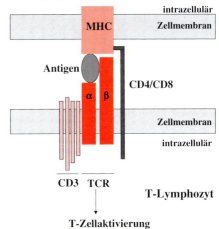

Abb. 1.6.: T-Zellrezeptor und Antigenpräsentation: Antigene, die durch die intrazelluläre Verdauung von Krankheitserregern entstehen, binden noch in der Zelle an sog. MHC-Komplexe, die anschließend auf der Zelloberfläche präsentiert werden. Der Komplex von Antigen und MHC-Molekülen kann vom T-Zellrezeptor (TCR), der aus 2 Proteinketten (α und β) besteht, erkannt werden, während weder das Antigen noch MHC-Moleküle allein vom T-Zellrezeptor erkannt werden. Der T-Zellrezeptor bindet mit seinen variablen Anteilen, die spezifisch für ein ganz bestimmtes Antigen sind, an den Antigen-MHC-Komplex, während die konstanten Anteile des T-Zellrezeptors das Aktivierungssignal übertragen. Dabei interagiert der T-Zellrezeptor mit verschiedenen Proteinketten des sog. CD3-Komplexes, die das Aktivierungssignal schließlich in die T-Zelle vermitteln. Akzessorische Proteine wie CD4 oder CD8 verstärken die Bindung des TCR an den Antigen-MHC-Komplex. Die Gesamtheit der Proteine von TCR und CD3 wird auch als TCR/CD3-Komplex bezeichnet.

so kurzer Proteinsequenzen, die im endoplasmatischen Retikulum an zelleigene, sog. **MHC-Moleküle (MHC = major histocampatibilty complex)** binden. Der Komplex aus Fremdpeptid und körpereigenem MHC-Molekül wird sodann auf der Oberfläche von Makrophagen **präsentiert** und bindet spezifisch an einen passenden T-Zellrezeptor. Ganz ähnlich werden auch virale Strukturen für T-Zellen aufbereitet: In viral infizierten Zellen kommt es zu einer Bindung von viralen Peptiden an MHC-Moleküle, die auf der Oberfläche der infizierten Zelle präsentiert werden und damit von einem T-Zell-

1 Blut und Immunsystem

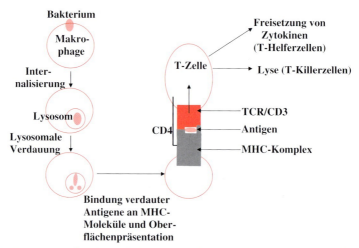

Abb. 1.7: Aktivierung von T-Zellen: Makrophagen oder spezielle Typen dieser Zellen (z.B. Langerhans'sche Zellen der Haut) phagozytieren Krankheitserreger, insbesondere Bakterien, und verdauen diese in Lysosomen. Dabei werden nicht alle Bakterienbestandteile vollständig lysiert, sondern durch partielle Spaltung insbesondere von Proteinen auch Antigene hergestellt. Diese binden an MHC-Moleküle. Der Komplex aus Antigen und MHC-Molekülen wird auf der Zelloberfläche präsentiert. Dort bindet dieser Komplex an die variable Domäne des T-Zellrezeptors (TCR), was über den CD3-Komplex schließlich zur Aktivierung der T-Zelle führt. T-Helferzellen setzen nach Aktivierung Interleukine (= Zytokine) frei, T-Killerzellen lysieren infizierte Zellen.

rezeptor erkannt werden können. T-Zellen können unverdaute bakterielle oder virale Strukturen ohne MHC-Moleküle oder ein unbesetztes MHC-Molekül praktisch nicht erkennen. Körperfremde Proteine werden auch als Antigene bezeichnet. Die Strukturen die vom T-Zellrezeptor tatsächlich erkannt werden, werden als antigenes Epitop bezeichnet[15].

 Die Bindung des Fremdpeptid-MHC-Komplexes an den T-Zellrezeptor aktiviert die T-Zellen. Diese Aktivierung führt bei T-Helferzellen zur Bildung von sog. **Interleukinen (= Zytokinen)**, während **T-Killerzellen** ihre Zielzellen töten können (Abb. 1.8). Interleukine sind Wachstums- und Differenzierungsfaktoren für T- und B-Lymphozyten, wobei insbesondere das Interleukin 2, Interleukin 4, Interleukin 5 und Interleukin 6 sowie das Interferon γ eine große Rolle bei der Immunabwehr spielen (Abb. 1.8). Interleukin 2 induziert Proliferation von T-Zellen, aber nur, wenn sie durch die Bindung des Antigen-MHC-Komplexes aktiviert worden sind. Dies führt zu einer sehr starken und ausschließlichen Vermehrung von T-Helfer- und T-Killerzellen, die das entsprechende Antigen erkennen. T-Helferzellen dienen also der Vermehrung anderer (prä-aktivierter) T- und B-Lymphozyten, haben selbst jedoch keine unmittelbare Wirkung auf den Krankheitserreger. Im Gegensatz dazu können T-Killerzellen sehr effizient z.B. viral infizierte Körperzellen abtöten, die auf ihrer Oberfläche den entsprechenden Antigen-MHC-Komplex tragen (Abb. 1.8). Dies geschieht durch die Freisetzung verschiedener Proteine, insbesondere von Granzym und Perforin. Granzym induziert in der Zielzelle Selbstmord (Apoptose), Perforin lysiert durch Bil-

---

15 **„Haptene"** sind niedermolekulare chemische Verbindungen, die für die Spezifität eines Antigens an einen Antikörper verantwortlich sind, selbst aber keine **Immunität** erzeugen können. Erst die Bindung eines Haptens an ein Trägermolekül führt zu einem Komplex, der eine Immunantwort auslöst. Charakteristikum eines Antigens ist es, von einem anderen Organismus als „fremd" erkannt zu werden. Hierbei ist keineswegs die Molekülgröße allein ausschlaggebend, wenn auch sehr kleine Moleküle (Aminosäuren, Lipide oder Einfachzucker) schlechte Antigene sind und mit der Molekülgröße die Antigeneigenschaften häufiger werden. Am besten sind hierbei Molekülgrößen über 100 000 Dalton.

1.5 Abwehrfunktionen

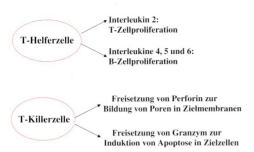

Abb. 1.8: Wichtigste Funktionen von T-Helferzellen und T-Killerzellen.

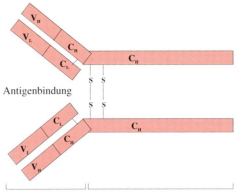

Abb. 1.9: Struktur von Immunglobulinen: Immunglobuline bestehen aus 2 schweren Ketten (C_H = heavy chain) und 2 leichten Ketten (C_L = light chain), die über Disulfidbrücken miteinander verbunden sind. Alle Ketten bestehen aus einem konstanten Anteil (C), der bei allen Immunglobulinen eines bestimmten Types (IgG, IgM, IgA, IgD, IgE) gleich ist, während der variable Anteil (V) nur bei einem bestimmten Immunglobulin vorkommt. Eine partielle proteolytische Verdauung des Immunglobulins führt zur Entstehung verschiedener Spaltprodukte: Der Fc-Teil besteht aus den konstanten Teilen der schweren Ketten, der F(ab)-Teil aus einer leichten und einem Teil der schweren Kette. Schneidet man zwischen den beiden Disulfidbrücken, die die schweren Ketten verbinden, bleiben zwei F(ab)-Fragmente zusammen, was man als F(ab)$_2$-Fragment bezeichnet.

dung von Löchern in der Zellmembran die Zelle. Bei Apoptose läuft in der Zelle ein festes Signalprogramm ab, so dass diese Form von Selbstmord auch programmierter Zelltod genannt wird.

T-Killerzellen sind jedoch relativ ungeeignet, Bakterien oder Würmer zu töten. Bei Infektionen mit diesen Erregern spielen dagegen die B-Lymphozyten eine entscheidende Rolle:

2. B-Lymphoyzten synthetisieren nach entsprechender Stimulation (s.u.) sogenannte **Antikörper** (Abb. 1.9). Antikörper bestehen wie der T-Zellrezeptor aus einem konstanten und einem variablen Anteil. Nach den Eigenschaften des konstanten Anteiles, der auch als Fc-Teil bezeichnet wird, werden **Antikörper**, die auch **Immunglobuline (Ig)** genannt werden, in 5 Klassen eingeteilt: **IgM, IgG, IgA, IgD** und **IgE**. Jedes Immunglobulin besteht aus jeweils 2 „leichten" und 2 „schweren" Ketten (Abb. 1.9).

IgM und **IgG** sind bei der Abwehr von nahezu allen Krankheitserregern sowohl lokal als auch systemisch von großer Bedeutung, **IgA** scheint insbesondere auf Schleimhäuten vorzukommen und dort gegen Erreger zu wirken, **IgD** wird v.a. auf B-Lymphozyten exprimiert und scheint dort bei der Aktivierung dieser Zellen eine Rolle zu spielen. **IgE** schließlich ist insbesondere auf Mastzellen zu finden, wo es nach Vernetzung von mindestens 2 IgE-Molekülen die Freisetzung von Histamin bei allergischen Reaktionen induziert. **IgG** mit einem Molekulargewicht von ca. 150 000 Da ist in der höchsten Konzentration im Plasma vertreten. **IgM** liegt im Blut als Pentamer bestehend aus 5 einzelnen Immunglobulinen vor und ist das größte Immunglobulin (Mg 900 000 Da).

Die variable Domäne von Antikörpern dient der Antigenerkennung, wobei Immunglobuline im Gegensatz zum T-Zellrezeptor auch an lösliche Antigene ohne MHC-Präsentation binden können. Immunglobuline kommen jedoch nicht nur löslich im Blut vor, sondern werden auch auf der Oberfläche von B-Lymphozyten exprimiert. Wie schon bei den T-Zellen exprimiert ein B-Lymphozyt nur einen bestimmten Typ von Immunglobulin mit einer bestimmten variablen Domäne, wodurch wiederum eine große Anzahl von B-Zellen mit unterschiedlichen Immunglobulinen (in der variablen Domäne) der Abwehr zur Verfügung stehen müssen, um jedes potentielle Antigen erkennen zu können. Die Stimulation von B-Lymphozyten (Abb. 1.10) erfolgt durch die Bindung von Antigenen an die Immunglobuline auf den B-Zellen, die deswegen auch als B-Zellrezeptor bezeichnet werden. Gleichzeitig müssen auf

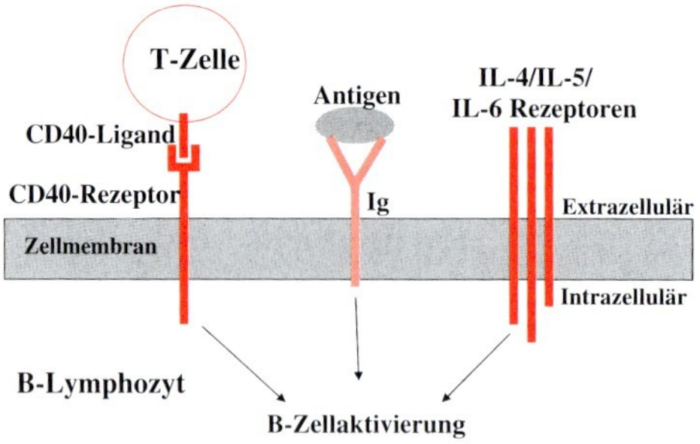

Abb. 1.10: Aktivierung von B-Lymphozyten: B-Lymphozyten werden durch die koordinierte Bindung des Antigens an den B-Zellrezeptor (= Oberflächen-Immunglobulin Ig), die Einwirkung von Interleukinen (= Zytokinen) und die Bindung des CD40-Liganden auf T-Zellen an den CD40-Rezeptor auf B-Zellen aktiviert.

die B-Lymphozyten verschiedene Zytokine wirken, die von aktivierten T-Helferzellen und Makrophagen freigesetzt werden. Dabei handelt es sich insbesondere um Interleukin-4, Interleukin-5 und Interleukin-6. Schließlich muss eine direkte Bindung bestimmter Oberflächenmoleküle auf aktivierten T-Zellen (z.B. CD40-Ligand) mit Rezeptoren auf B-Zellen (CD40-Rezeptor) erfolgen. Durch diese koordinierte Stimulation der B-Zellen vermehren sich B-Zellen und reifen zu **Plasmazellen** heran. Diese setzen schließlich lösliche Antikörper frei, die die gleiche variabe Domäne wie der zellständige B-Zellrezeptor besitzen. Da die sezernierten Immunglobuline die gleiche variable Domäne exprimieren, erkennen sie auch das gleiche Antigen wie der B-Zellrezeptor, so dass die Erkennung und Bekämpfung von Antigenen auch nach der Proliferation von B-Zellen gewährleistet ist. Ein Immunglobulintyp dient somit sowohl als antigener Rezeptor zur Stimulation der B-Zellen als auch als Effektormolekül gegen Erreger. Immunglobuline können zwar nicht durch direkte Bindung an Krankheitserreger wirksam werden, können jedoch durch die Bindung an die Oberfläche von Krankheitserregern, insbesondere Bakterien, die Aufnahme der Erreger in Phagozyten fördern. Makrophagen exprimieren auf ihrer Oberfäche Rezeptoren für den konstanten Anteil von Immunglobulinen, worüber Immunglobuline den Kontakt der Makrophagen mit Krankheitserregern erleichtern. Dieser Vorgang wird wie beim Komplementsystem auch als **Opsonierung** bezeichnet. Ferner sind verschiedene Immunglobuline (IgM und IgG) in der Lage, Komplement zu aktivieren. Durch die Polymerisation von Komplementfaktoren am Krankheitserreger bildet sich schließlich ein Loch in der Bakterienmembran, wodurch das Bakterium abgetötet wird. Schließlich können Immunglobuline Fremdproteine, z.B. Toxine, neutralisieren und damit unschädlich machen.

Die Bildung von Immunglobulinen erfolgt bei einer Infektion in mehreren Schritten. In der ersten Phase der Immunantwort auf einen Krankheitserreger bilden B-Lymphozyten IgM-Moleküle, die jedoch nicht sehr effizient gegen Krankheitserreger wirken. Deswegen kommt es im Rahmen der Reifung von B-Lymphozyten zum Austausch der schweren Kette, die IgM-Moleküle bildet, durch eine schwere Kette für IgG-Moleküle. Diese neu synthetisierten IgG-Moleküle haben die gleiche variable Domäne wie die von der Zelle davor synthetisierten IgM-Moleküle, sind aber insbesondere durch ihre geringere Größe besser geeignet, Krankheitserreger zu eliminieren.

Zusammenfassend lässt sich feststellen, dass das spezifische Immunsystem vor der eigentlichen Immunantwort durch eine starke Proliferation der Zelle, die das jeweilige Antigen erkennt, verstärkt wird. Diesen Prozess der Vermehrung einer einzigen Zelle bezeichnet man auch als klonale Vermehrung (Klon = extrem starke Vermehrung einer einzigen Zelle). Zellklonierung wurde auch in der Kulturschale nachgestellt, wobei eine normale B-Zelle mit einer Tumorzelle verschmolzen wird, so dass sie nun als B-Zelle in der Lage ist, Immunglobuline zu bilden und als Tumorzelle „unsterblich" geworden ist. Diese sog. Hybridomzellen bilden dann nahezu unbegrenzt monoklonale Antikörper, die in der Medizin vielfältig angewendet werden[16].

Neben den T- und B-Lymphozyten gibt es noch eine dritte Population von Lymphozyten, die **natürlichen Killer-(NK)-Zellen**: Diese erkennen insbesondere viral infizierte Zel-

---

[16] Für die Entdeckung des Prinzips der Produktion monoklonaler Antikörper wurden 1984 Georg J. S. Köhler (Deutschland, geb. 1946) und César Milstein (Argentinien, geb. 1927) mit dem Nobelpreis ausgezeichnet.

len sowie Tumorzellen und töten diese Zellen durch Apoptose ab. NK-Zellen haben jedoch kein Oberflächenmolekül, das dem T-Zell- oder dem B-Zellrezeptor vergleichbar wäre, so dass die von ihnen induzierte Lyse nicht durch ein spezifisches Antigen vermittelt wird. Es ist noch unklar, welche Strukturen durch NK-Zellen auf viral-infizierten Zellen oder Tumoren erkannt werden. Möglicherweise handelt es sich um embryonale Proteine, die durch die Infektion oder die maligne Transformation hochreguliert werden. NK-Zellen können solche Zellen besonders gut lysieren, die auf ihrer Oberfläche durch Immunglobuline markiert worden sind. Dieser Prozess wird auch als Antikörper-abhängige zellvermittelte Zytotoxizität (antibody-dependent cell-mediated cytotoxicity, **ADCC**) bezeichnet.

Die Aktivierung von T- und B-Zellen, die ein bestimmtes Antigen erkennen, führt schließlich zur Eliminierung der Erreger. Die meisten Immunzellen sterben im Anschluss daran, so dass das Immunsystem wieder in einen Ruhezustand überführt wird. Einige bleiben jedoch in Form von sehr langlebigen **Gedächtniszellen** („**Memoryzellen**") erhalten. Diese Zellen sind in der Lage, auf wiederholte Infektionen mit dem Krankheitserreger, durch den sie schon einmal stimuliert wurden, sehr stark und schnell zu reagieren und eine erneute Infektion damit zu verhindern oder zumindest wesentlich abzuschwächen. Hierauf beruht das Prinzip der **Impfung**. Diese bezeichnet man als **aktive Immunisierung**, wenn sie mit abgeschwächten lebenden Erregern, abgetöteten Erregern oder Erregergiften (Toxinen) die Bildung von genügend Gedächtniszellen für den Ernstfall induziert wird[17]. Behring[18] benutzte zuerst das Prinzip der **passiven Immunisierung**, bei der einem Patienten Antikörper von einem fremden Organismus übertragen werden. Dieses Vorgehen ist besonders dann sinnvoll, wenn die betreffende Krankheit bereits ausgebrochen ist und deswegen dem Patientenorganismus weder Zeit noch Kraft zur Verfügung steht, selbst Antikörper in genügender Zahl zu bilden. Neben dem Nachteil eines nur relativ kurzen Antikörperschutzes besteht die Hauptgefahr bei dieser Therapie in dem fremden Serum, das bei dieser Immunisierung zwangsläufig übertragen werden muss, und das in der Regel kein menschliches (= homologes Serum), sondern Schaf-, Rinder- oder Pferdeserum (= heterologes Serum) ist. Gegen dieses fremde Serum-Eiweiß bildet der Empfänger selbst Antikörper, die mit den injizierten fremden Antikörpern Immunkomplexe bilden. Diese rufen insbesondere in den kleinsten Blutgefäßen eine Entzündungsreaktion hervor. Neben Fieber, Hautdurchblutungsstörungen, Übelkeit, Erbrechen können u.a. Lymphknotenschwellungen, Nierengefäßkrankheiten (Nephritis), sowie Herz- und Gelenkerkrankungen als Symptome einer „Serumkrankheit" auftreten. Hat der Organismus z.B. anlässlich einer früheren Serumgabe bereits spezifische Antikörper im Überschuss gebildet und wird nun erneut das gleiche Antigen injiziert, kann es zu einem **anaphylaktischen Schock**[19] kommen, der als bedrohlichste Symptome Atemnot (mit bronchiolärem Spasmus) und Kreislaufkollaps (arterioläre Dilatation) aufweist und ohne Therapie (Adrenalin sowie Antihistaminika) sehr schnell zum Tode führen kann. In der Regel wird für die Auslösung des anaphylaktischen Schocks IgE verantwortlich gemacht, welches bei der Bindung an das entsprechende Antigen aus Mastzellen die Gewebshormone Histamin sowie Serotonin und Bradykinin freisetzt. Histamin erhöht dabei nicht nur die Gefäßpermeabilität, es löst auch die Bronchiolenkonstriktion aus.

Wie oben erläutert, besitzen T- und B-Lymphozyten theoretisch so viele antigene Rezeptoren, genauer gesagt variable Domänen, dass sie jedes körperfremde, aber auch körpereigene Antigen erkennen können. Während beim Gesunden körpereigene Strukturen jedoch nicht angegriffen werden, kann es bei verschiedenen Krankheiten zur Zerstörung körpereigener Strukturen durch das Immunsystem kommen. Diese Erkran-

---

17 Die erste *Pockenimpfung* (1798) durch *Edward Jenner* (1749–1823), engl. Landarzt, war sicher eine Entdeckung von größter Bedeutung für die menschliche Gesundheit.

18 Emil von Behring (1854–1917), 1889 als aktiver Stabsarzt zu Robert Koch „abkommandiert", entdeckte 1890 das Diphtherie- und Tetanustoxin, erhielt 1901 den ersten Nobelpreis für Physiologie und Medizin.

19 Anaphylaxie, gr. phylaxis der Schutz, ana gr. hier: „Gegenschutz".

kungen, z.B. rheumatoide Arthritis, Lupus erythematodes oder Multiple Sklerose, nennt man **Autoimmunkrankheiten**. Die Ursache für die Toleranz des Immunsystems gegen körpereigene Strukturen beruht auf der Reifung von T-Lymphozyten im **Thymus** (daher auch ihr Name) und B-Lymphozyten im **Knochenmark** (bone marrow). Der Name B-Lymphozyt stammt von der Bursa Fabricii, einer Drüse, in der bei Vögeln B-Lymphozyten reifen. Beim Menschen gibt es diese Drüse nicht, das Knochenmark scheint jedoch analoge Funktionen bei der Reifung der B-Zellen zu haben. Insbesondere im Thymus werden Lymphozyten, die körpereigene Antigene erkennen (autoreaktive Zellen), eliminiert. Autoreaktive Immunzellen, die den Selektionsprozess überleben, werden zudem durch verschiedene, noch unvollständig verstandene Mechanismen im Blut und in der Milz supprimiert.

Zur Pathophysiologie: Das Immunsystem spielt bei sehr vielen Erkrankungen eine entscheidende Rolle. Es schützt uns vor Infektionen mit Bakterien, Viren, Pilzen und Würmern. Besonders deutlich wird die Funktion des Immunsystems bei **Immundefizienzen**, z.B. AIDS, bei dem es zu einem Untergang von virusinfizierten, CD4-positiven T-Helferzellen kommt. Dadurch wird sowohl die Funktion der T-Lymphozyten als auch der B-Lymphozyten eingeschränkt und die Patienten leiden an multiplen schweren Infektionskrankheiten. Ein ähnliches Bild ergibt sich bei medikamentös herbeigeführter Immunsuppression, z.B. zur Therapie von Transplantationen. Im Gegensatz dazu finden sich bei septischen Krankheitsbildern und **Autoimmunerkrankungen** zu starke und unkontrollierte Immunreaktionen. Erkennt das Immunsystem Strukturen des eigenen Körpers, werden die oben dargestellten Sicherungs- und Suppressionsmechanismen unterlaufen. Die Pathogenese dieser Autoimmunerkrankungen ist noch weitgehend unklar. Eine beliebte Hypothese besagt, dass manche Viren ganz ähnliche antigene Epitope wie manche körpereigenen Zellen besitzen und das Immunsystem nicht in der Lage ist, die beiden Antigene zu differenzieren. Dadurch reagieren Immunzellen dann nicht nur gegen infizierte Zellen, sondern auch gegen völlig gesunde, körpereigene Zellen, die das entsprechende Antigen tragen.

Wird das Immunsystem z.B. bei einer schweren bakteriellen Infektion unkontrolliert aktiviert, kommt es zum Bild einer **Sepsis**, bei der v.a. verschiedene Zytokine eine besondere Rolle spielen. Zu hohe Konzentrationen von Zytokinen im Körper führen zu Vasodilation, Blutdruckveränderungen, hohem Fieber (besonders durch IL-1 und Tumor-Nekrose-Faktor) und schließlich multiplem Organversagen.

Immunreaktionen spielen auch bei **Allergien** eine entscheidende Rolle, bei denen das Immunsystem aus noch ungeklärter Ursache auf harmlose Antigene (z.B. Blütenpollen) mit der Bildung von IgE-Antikörpern reagiert. Diese binden an Mastzellen im Gewebe und vermitteln nach Kontakt mit dem entsprechenden Antigen die Aktivierung dieser Zellen. Dabei wird v.a. Histamin aus bereits vorhandenen Vesikeln freigesetzt und Leukotriene sowie Prostaglandine und Thromboxane neu synthetisiert. Diese Mediatoren vermitteln die allergischen Symptome wie z.B. Vasodilatation, Bronchokonstriktion, Schleimsekretion, etc.

Das Immunsystem spielt auch bei **Transplantationen** und dem Problem der **Organabstoßung** eine entscheidende Rolle: Das Immunsystem reagiert sehr stark auf fremde MHC-Moleküle, so dass Zellen, die nicht körpereigene MHC-Moleküle auf ihrer Oberfläche besitzen durch T-Killerzellen sofort getötet werden. Das System der MHC-Moleküle wird deswegen auch **Histokompatibilitätssystem** (**HLA-System** = Gewebeverträglichkeit) bezeichnet. Die Merkmale für MHC-Moleküle werden durch Abschnitte auf dem Chromosom 6 mit 4 Genorten als Sitz der verschiedensten HLA-Antigene mit jeweils verschiedenen Untergruppen (HLA-A, HLA-B, HLA-C, HLA-D und HLA-DR) kodiert. Innerhalb des gleichen Organismus oder zwischen genetisch identischen Individuen (Inzuchttiere, eineiige Zwillinge) sind deshalb Transplantationen immunologisch ungefährlich. Transplantiert man jedoch Gewebe mit fremden MHC-Molekülen kommt es zu einer starken Aktivierung des Immunsystems und zu einer Abstoßungsreaktion. Diese kann medikamentös behandelt werden, wodurch aber bis zu einem gewissen Grade eine Immunsuppression bzw. Immundefizienz mit den bekannten Komplikationen induziert wird.

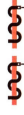

Schließlich können Zellen des Immunsystems, also alle Granulozyten/Monozyten aber auch Lymphozyten Tumoren bilden, die man als **Leukämien** bezeichnet.

Da das Immunsystem bei so vielen physiologischen und pathophysiologischen Situationen von größter Wichtigkeit ist, sind auch verschiedene Medikamente zur Regulation der Immunantwort entwickelt worden. Zu den wichtigsten gehören die entzündungshemmenden Medikamente vom Typ der Acetylsalicylsäure (z.B. Aspirin®), die durch eine Hemmung der Cyclooxygenase in die Bildung von Prostaglandinen und Thromboxanen eingreifen. Glukocorticoide beeinflussen das Immunsystem sowohl durch die Blockade der Freisetzung von Entzündungsmediatoren durch Hemmung der Phospholipase A_2, als auch durch Hemmung der Proliferation und Differenzierung von Lymphozyten.

Zur unspezifischen Abwehr dienen Haut und Schleimhäute (u.a. durch Magensalzsäure, bronchiales Flimmerepithel). Die unspezifische Abwehr im Gewebe übernehmen Phagozyten, die durch Mediatoren (z.B. Bakterienpeptide, Leukotriene, Komplementaktivierung) stimuliert werden.
Die spezifische Abwehr ist an das lymphatische System gebunden, wobei T-Lymphozyten die zelluläre Immunität, B-Lymphozyten über Antikörper (Immunglobuline) produzierende Plasmazellen die humorale Immunität steuern.
Bei der aktiven Immunisierung bildet der Organismus eigene, spezifische Antikörper, während bei der passiven Immunisierung fremde Antikörper übertragen werden.
Für gewebsverträgliche Transplantationen ist die größtmögliche Übereinstimmung im HLA-System erforderlich.

1.6 Blutgruppen

Auf der Membran der *Erythrozyten* exprimierte *Antigene* bestimmen die Zugehörigkeit zu einer Blutgruppe. Die für die Transfusionsmedizin relevanten Erythrozytenantigene werden in verschiedene Blutgruppensysteme eingeteilt. Die wichtigsten Systeme sind das **AB0-** und das **Rhesussystem**, die beide von *Karl Landsteiner*[20] entdeckt wurden (s. Tabelle 1.3). Bei einer Transfusion von Blut darf nur blutgruppengleiches Blut übertragen werden, um eine lebensbedrohliche Unverträglichkeitsreaktion (= **Transfusionszwischenfall**) zu vermeiden. Die Unverträglichkeitsreaktion beruht auf einer Aktivierung des Immunsystems durch eine Antigen-Antikörper-Reaktion mit im *Plasma* des Empfängers vorhandenen *Antikörpern* gegen Blutgruppenmerkmale fremder Erythrozyten. Die Antigene auf den Erythrozyten sind genetisch festgelegt und lassen sich als Blutgruppeneigenschaften bereits in den ersten Embryonalmonaten, also vorgeburtlich, nachweisen. Die Antikörper im Plasma sind physiologisch nur gegen Antigene gerichtet, die nicht auf den eigenen Erythrozyten vorhanden sind. Die Antikörper sind erst nach Sensibilisierung mit dem Antigen nachweisbar, im AB0-Blutgruppensystem nach den ersten Säuglingsmonaten. Allerdings müssen die Neugeborenen nicht mit fremden Erythrozyten in Kontakt kommen, sondern man nimmt an, dass die Antikörperbildung im AB0-System durch Darmbakterien ausgelöst wird, deren antigene Membranstrukturen große Ähnlichkeit mit den AB0-Blutgruppenantigenen haben. Aufgrund der Immuntoleranz gegenüber eigenen Antigenen, also auch auf den eigenen Erythrozyten, werden keine Antikörper gegen die eigenen Blutgruppenantigene gebildet (s. Tab. 1.3). Bei einer Antigen-Antikörper-Reaktion der Erythrozyten im AB0-System kommt es zu einer irreversiblen Verklumpung, einer **Hämagglutination**[21]. Die Antigene im AB0-System

---

[20] Karl Landsteiner (1868–1943), zunächst Pathologe in Wien, ab 1922 am Rockefeller Institute for Medical Research, entdeckte 1940 zusammen mit A.S.W. Wiener (1907–1976) auch das Rh-System. Ihm gelang außerdem zuerst die Übertragung der Kinderlähmung auf Affen als Voraussetzung für die spätere Entwicklung eines Impfstoffes (Nobelpreis 1930).

[21] Agglutinare (lat.) = ankleben, glutinum (lat.) = Leim

1 Blut und Immunsystem

Tab. 1.3: Prozentuale Häufigkeit der Blutgruppen des AB0-Systems bei der europäischen Bevölkerung.

Blutgruppen-Bezeichnung = Antigen-Eigenschaft der Erythrozyten	Im Serum bzw. Plasma nachweisbare Antikörper	Prozentuale Häufigkeit bei der Europäischen Bevölkerung [%]
A	Anti B	45
B	Anti A	10
AB	keine	5
0 (keine)	Anti A und Anti B	40

heißen deshalb auch **Agglutinogene**, die Antikörper (Iso) **Agglutinine** und entsprechend ihrer Spezifität Anti-A- bzw. Anti-B-Agglutinin. Die Antikörper im AB0-System gehören fast ausschließlich zur Immunglobulinklasse M (IgM) und werden als komplette Antikörper bezeichnet, da sie aufgrund ihrer Pentamerstruktur (s. S. 41) in der Lage sind, ohne weitere Zusätze Erythrozyten zu agglutinieren.

Zur Bestimmung der Blutgruppen werden *Testseren* benutzt, welche entweder Anti-A, Anti-B oder beide Antikörper enthalten. Diese Testseren werden in Vertiefungen einer weißen Platte aufgebracht und mit einem Tropfen ein 5%igen Suspension der zu testenden Erythrozyten in isotoner NaCl-Lösung vermischt. Eine Agglutination ist spätestens nach 10 Minuten als typische Ausflokkung abzulesen. Die möglichen Kombinationen und ihr Resultat erklärt Abb. 1.11.

Für genauere Bestimmungen prüft man zusätzlich das Patienten-Serum mit bekannten Testerythrozyten.

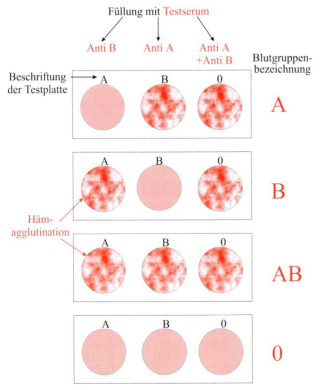

Abb. 1.11: Blutgruppen innerhalb des AB0-System (gerastert Hämagglutination).

1.6 Blutgruppen

Vor der Übertragung von fremdem Blut und vor allem von Erythrozytenkonzentraten auf einen Patienten muss die Verträglichkeit der Transfusion gesichert sein. Deshalb darf nur blutgruppengleiches Blut transfundiert werden. Zusätzlich wird zur Ergänzung des Blutgruppenbefunds und spezifischer Antikörpersuchtests eine **Kreuzprobe** durchgeführt. Sie dient der Erkennung klinisch relevanter, blutgruppenserologischer Unverträglichkeiten zwischen Spender und Empfänger. Hierzu werden Spendererythrozyten (aus der Blutkonserve) mit Empfängerserum (**Majortest**) und Empfängererythrozyten mit Spenderserum (**Minortest**) vermischt. Nur bei Ausbleiben einer Agglutination darf transfundiert werden. Die Kreuzprobe kann eine mögliche Unverträglichkeit der Transfusion aufzeigen, die aufgrund der getesteten und kompatiblen Blutgruppenzugehörigkeit von Spender und Empfänger nicht zu erwarten war. Es handelt sich deshalb um eine globale Verträglichkeitsprüfung.

Neben der Bluttransfusion sind Blutgruppen aus forensischen Gründen insbesondere bei Vaterschaftsnachweisen und Sexualdelikten etc. von Bedeutung. Die Antigeneigenschaften A und B finden sich nämlich nicht nur auf den Erythrozyten, sondern auch auf den meisten anderen Zellmembranen des Menschen. Die Antigene A und B kommen sogar bei rund 80% der Bevölkerung in löslicher Form in den Sekreten exkretorischer Drüsen (Speichel, Magensaft, Tränenflüssigkeit), aber auch in Schweiß, Harn, Galle, Milch und Samenflüssigkeit vor.

Die Blutgruppeneigenschaften werden (mit Hilfe zusätzlich entdeckter Blutgruppensysteme) insbesondere für anthropologische, genetische und forensische Untersuchungen eingesetzt. Das AB0-System folgt den **Mendel**schen Gesetzen, wobei A und B gegenüber Null **dominant** und A gegenüber B **kodominant** vererbt werden. Phänotypisch gibt es nur 4, genotypisch dagegen sechs verschiedene Konstellationen des AB0-Systems (ohne Berücksichtigung der Untergruppen):

Blutgruppe oder Phänotyp	A	B	0	AB
Genotyp entweder:	AA	BB		
oder:	A0	B0	00	AB

Der Genotyp (homozygot oder heterozygot) lässt sich für die Blutgruppe A und B nur durch Familienuntersuchung klären, während eine Person mit der Blutgruppe 0 stets homozygot und mit der Blutgruppe AB stets heterozygot ist. Daraus folgt z.B., dass bei einem Kind mit der Blutgruppe AB der Erzeuger nicht der Blutgruppe 0 angehören kann.

Neben dem AB0-System hat das **Rhesussystem** (Rh-System) große medizinische Bedeutung. Landsteiner und Wiener entdeckten dieses System durch den scheinbar spielerischen Versuch, bei Kaninchen Antikörper gegen das Blut von Rhesus-Affen bilden zu lassen. Überraschenderweise zeigte das Serum dieser Kaninchen bei einem großen Teil der untersuchten menschlichen Erythrozyten Hämagglutination, bei einem geringen Teil dagegen nicht! Etwa 85% *der europäischen Bevölkerung* haben auf der Oberfläche ihrer Erythrozyten das Rhesus-Antigen D, das immunologisch von den 5 Antigenen aus dem Rhesussystem (C, c, D, E und e) das wichtigste ist. Daher sind 85% der europäischen Bevölkerung Rhesus-positiv (Rh-positiv) und 15% Rhesus-negativ (rh-negativ). Antikörper gegen das Rhesus D-Antigen bilden nur Menschen, die mit Erythrozyten von Rh-positiven Individuen sensibilisiert wurden. Natürlicherweise hat damit ein rh-negativer Mensch zeit seines Lebens keine Antikörper gegen das Rhesus D-Antigen.

Die Antikörper im Rhesus-System sind überwiegend Immunglobuline vom Typ IgG und wärmereaktiv (d. h. sie reagieren bei 37°C besonders gut). Diese Eigenschaft muss beim Nachweis der Anti-D-Antikörper berücksichtigt werden, weil alle Agglutinationreaktionen auf der sensitivsten Stufe bei 37°C und nicht bei Raumtemperatur erfolgen müssen. Man bezeichnet die Anti-D-Antikörper auch als „inkomplette" Antikörper, weil sie im Gegensatz zu den Antikörpern des AB0-Systems in Kochsalzlösung erst nach Zusatz eines Hilfsmediums (Supplement, z.B. polymerisiertes Rinderalbumin) Rh-positive Erythrozyten agglutinieren. Anti-D-Antikörper als IgG-Moleküle sind in der Lage, die Plazentaschranke zu überwinden und von der Mutter in den Fetus zu gelangen. Beim Fetus lösen sie intrauterin eine lebensbedrohliche Hämolyse aus, die als **Morbus haemolyticus neonatorum** bezeichnet wird. Die Voraussetzung für eine **Rhesusunverträglichkeit** ist gegeben, wenn eine rh-negative Mutter mit einem Rh-positiven Feten schwanger ist (der Fetus hat in diesem Fall vom Vater ein positives Rhesus-Allel ererbt, das dominant über das von der Mutter ererbte rh-negative Allel ist). Wurde die Mutter durch Kontakt mit Rh-positiven Erythrozyten sensibilisiert, z.B. bei einer vorangegangenen Geburt eines Rh-positiven Kindes, bei der eine größere Menge von fetalen Erythrozyten auf die Mutter übergetreten ist, enthält das mütterliche Serum Anti-D-Antikörper. Treten diese über die Plazenta auf den Feten über, lösen sie eine Hämolyse und als deren Folge ein Anämie aus. Reaktiv versucht der Fetus, die Anämie durch eine massive Neubildung von Erythrozyten zu kompensieren. Dann sind auch unreife Vorstufen der Erythrozyten, Erythroblasten, im peripheren Blut nachzuweisen, was zu dem weiteren Namen dieser Krankheit, **Erythroblastosis fetalis**, geführt hat. In jüngster Zeit kann durch die Möglichkeit intrauteriner Transfusionen von rh-negativen Erythrozyten auf den Fetus das Leben des Fetus häufig gerettet werden.

Rh-negativen Müttern werden gegenwärtig unmittelbar nach der Entbindung eines Rh-positiven Kindes prophylaktisch **Anti-D-Immunglobuline** injiziert. Hierdurch sollen bei der Geburt auf die Mutter übergetretene kindliche Erythrozyten abgefangen und eine Sensibilisierung der Mutter verhindert werden. Eine Blutgruppenunverträglichkeit zwischen Mutter und Fetus gibt es auch in anderen Blutgruppensystem, z.B. im Kell-System, da hier die Antikörper als IgG ebenfalls plazentagängig sind. Heute gehört zu einer guten **Schwangerschaftsbetreuung** die **Bestimmung der wichtigsten irregulären Antikörper**, um eine Unverträglichkeit und mögliche Gefährdung des Feten auszuschließen.

Beim AB0-System besitzen die Erythrozyten der Blutgruppe A oder B die Antigeneigenschaften A oder B, das Plasma der Blutgruppe A dagegen die Antikörper Anti B bzw. das Plasma der Blutgruppe B die Antikörper Anti A. Erythrozyten der Blutgruppe 0 tragen weder das A- noch das B-Antigen, im Plasma dieser Individuen finden sich Anti-A und Anti-B-Antikörper. Erythrozyten der seltensten Blutgruppe AB besitzen beide Antigeneigenschaften, das Plasma enthält keine AntiA- oder AntiB-Antikörper. Bei 6 genotypischen Konstellationen im AB0-System wird die Blutgruppe A und B dominant gegenüber der Blutgruppe 0 vererbt, A und B verhalten sich zueinander kodominant.

Das Vorhandensein des D-Antigens im Rhesussystem bestimmt das Merkmal Rh-positiv. Bei Rhesus-Inkompatibilität bildet eine rh-negative Mutter Anti-D-Antikörper (IgG), die über die Plazenta auf ihren Rh-positiven Embryo übertreten und eine lebensgefährliche Hämolyse auslösen. Anti-D-Immunglobuline, die rh-negativen Müttern nach der Entbindung injiziert werden, sollen eine Sensibilisierung gegen das D-Antigen und eine Bildung von Anti-D-Antikörpern verhindern.

2 Herz

2.1 Die Erregung des Herzens

Struktur des Arbeitsmyokards

Die Muskulatur des Arbeitsmyokards besteht aus sehr großen Einzelzellen. Zellen des ventrikulären und atrialen Arbeitsmyokard sind grundsätzlich sehr ähnlich aufgebaut. Die Muskelzellen der Vorhöfe sind allerdings schlanker und länger als die der Ventrikel. Das Zellinnere ist zu 85% ausgefüllt mit Myofibrillen und Mitochondrien, wobei die Mitochondrien unter Sauerstoffverbrauch das ATP für die Kontraktion der Myofibrillen bereitstellen. Die Zellmembran der Herzmuskelzelle, das Sarkolemm, umhüllt die Zelle nicht nur, sondern verästelt sich auch in Form kleiner Kanälchen (T-Tubuli) in den Zellkörper. Die Oberfläche der T-Tubuli steht in engem räumlichen Kontakt mit den Endstücken eines intrazellulären tubulären Kanälchensystems, dem sarkoplasmatischen Retikulum. Das sarkoplasmatische Retikulum stellt einen großen intrazellulären Speicher für Ca^{2+}-Ionen dar. Die Myofibrillen der Herzmuskelzelle haben eine Sarkomeren-Struktur.

Wie beim Skelettmuskel ist ein Sarkomer in Herzmuskelzellen aus parallel angeordneten dicken und dünnen Filamenten aufgebaut. Das häufigste Protein in den dicken Filamenten ist das Myosin, das häufigste der dünnen Filamente das Aktin. Nach der Gleitfilament-Theorie von H.E. Huxley und A.F. Huxley (1954) findet die Kontraktion in Form einer gleitenden Parallelbewegung von Aktin und Myosin statt. Man stellt sich diese Translationsbewegung modellhaft wie eine Ruderbewegung der Myosinköpfe entlang der Aktinfilamente vor (Querbrückenzyklus) vgl. S. 366.

Herzmuskelzellen sind an ihren Enden durch die sogenannten Glanzstreifen (Disci intercalares) verbunden. Der funktionellen Kommunikation zwischen benachbarten Zellen dienen die Nexus innerhalb dieser Kontaktbereiche. Die darin enthaltenen zellverbindenden Connexone bilden kleine Kanäle zwischen den Zytoplasmaräumen benachbarter Zellen. Sie zeichnen sich nicht nur durch hohe elektrische Leitfähigkeit aus, sie sind auch für niedermolekulare zytoplasmatische Substanzen durchlässig, wie z.B. Elektrolyte, Glukose, Lactat etc. Sie ermöglichen damit eine metabolische Kopplung von Nachbarzellen. Durch diese Form von Kopplung bilden über Glanzstreifen verbundene Herzmuskelzellen ein funktionelles Synzytium.

Ruhepotential (vgl. S. 319 f.)

Die Muskelzellen des Arbeitsmyokards sind elektrisch erregbare Zellen, die aber ohne äußere Erregung in einem stabilen Ruhezustand bleiben. Unter diesen Ruhebedingungen ist das Zellinnere gegenüber dem Außenraum negativ polarisiert, über dem Sarkolemm liegt ein Membranpotential, d.h. eine transmembranäre Spannung, von ca. −90 mV. Diese Spannung kann man messen, indem man eine Mikroelektrode in das Zellinnere einsticht und eine Differenzmessung gegenüber einer extrazellulären Elektrode durchführt. Dieses Ruhemembranpotential der Herzmuskelzelle entspricht etwa dem Nernst-Gleichgewichtspotential für K^+ (vgl. S. 323). Tatsächlich besitzt das Sarkolemm im Ruhezustand eine große Leitfähigkeit für K^+ und nur sehr geringe Leitfähigkeit für andere Ionen. Im ruhenden Herzmuskel sind die Ionenaktivitäten für das intrazelluläre K^+ ca. 140 mM, für das extrazelluläre K^+ ca. 4 mM. Beim Einsetzen dieser Werte in die Nernst-Gleichung ergibt sich für das K^+-Gleichgewichtspotential:

$$E_K = 61\ mV \cdot \log 4/140 = -94\ mV.$$

Im Ruhezustand wird die K^+-Leitfähigkeit der ventrikulären Arbeitsmyokardzelle durch den sogenannten Einwärtsgleichrichter (i_{K1}) bestimmt, einem K^+-Kanal, der bei

Depolarisation auf Werte positiver als −70 mV schnell inaktiviert wird.

Aktionspotential

Wird die Nachbarzelle einer noch ruhenden Zelle elektrisch erregt, führt dies zu kleinen Strömen zwischen diesen beiden Zellen und dies erregt auch die zunächst ruhende Zelle ein wenig. Erreicht die Depolarisation einen Schwellenwert von ca. −70 mV, werden sehr schnell spannungsabhängige Na$^+$-Kanäle geöffnet. Durch Aktivierung des Na$^+$-Einwärtsstroms kommt es zu einer schnell zunehmenden weiteren Depolarisation. Diese bildet den Aufstrich des Aktionspotentials (Phase 0 des Aktionspotentials) (Abb. 2.1). Der Na$^+$-Einwärtsstrom heißt wegen seiner raschen Kinetik auch „schneller Na$^+$-Strom" (i_{Na}). Da während dieser Phase das Plasmalemm fast nur von dieser großen Na$^+$-Leitfähigkeit bestimmt wird, strebt das Membranpotential in Richtung des Na$^+$-Gleichgewichtspotentials (+60 mV). Dieser Wert wird aber beim Aufstrich des Aktionspotentials nicht erreicht, da die Na$^+$-Kanäle oberhalb von −40 mV spannungsabhängig geschlossen und inaktiviert werden. Das Membranpotential erreicht noch einen leicht positiven Wert von +20 mV (overshoot), dann schließt sich eine frühe partielle Repolarisation an (Phase 1). An diese schließt sich eine lange Plateauphase (Phase 2) an, während der das Membranpotential etwa bei 0 mV liegt. Diese Phase ist bestimmt durch ein Gleichgewicht zwischen repolarisierenden Strömen und einem Einwärtsstrom, dem langsamen Ca^{2+}-Strom, der auf der spannungsabhängigen Aktivierung von sogenannten L-Typ Ca^{2+}-Kanälen beruht. Diese Kanäle werden aktiviert bei einer Membranspannung oberhalb von ca. −40 mV und haben eine sehr lange Öffnungszeit. Sie bestimmen die Plateauphase des Membranpotentials für etwa 300 Millisekunden (zwischen 200 und 400 msec abhängig von Herzfrequenz und Lokalisation der Zellen). Wenn die Ca^{2+}-Kanäle inaktivieren und die Wirkung repolarisierender Ströme überhand nimmt, beginnt die letzte Phase des Aktionspotentials (Phase 3), die endgültige Repolarisation. An der Repolarisation sind eine Reihe unterschiedlicher Ströme, vor allen Dingen K$^+$-Ströme beteiligt. Besonders wichtig ist ein sogenannter K$^+$-Auswärtsgleichrichter (auch verzögerter Gleichrichter genannt, i_K), der im Gegensatz zu dem Einwärtsgleichrichter (i_{K1}) erst in der depolarisierten Zelle und mit zeitlicher Verzögerung aktiviert wird. Während der Repolarisationsphase überwiegt damit wiederum die Leitfähigkeit der Zellmembran für K$^+$. Folglich strebt das Membranpotential wieder dem K$^+$-Gleichgewichtspotential von ca. −90 mV entgegen. Dabei übernimmt zunehmend der Einwärtsgleichrichter (i_{K1}) wieder die Führung. Dieser bestimmt das Membranpotential auch nach

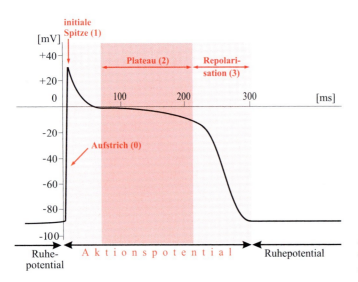

Abb. 2.1: Aktionspotential einer Zelle des ventrikulären Arbeitsmyokards.

Ablauf des Aktionspotentials, d.h. unter elektrischen Ruhebedingungen (Phase 4).

Im Verlauf eines Aktionspotentials kommt es zu Verschiebungen von Kationen zwischen Intra- und Extrazellularraum. Die Mengen sind aber so klein, dass die transsarkolemmalen Konzentrationsdifferenzen von Na^+, K^+ und Ca^{2+} während eines einzelnen Erregungszyklus kaum verändert werden. Für ein langfristiges Aufrechterhalten der Ionenhomöostase müssen dennoch Na^+ und Ca^{2+} aus dem Zellinneren wieder heraustransportiert und K^+ dem Zellinneren wieder zugeführt werden. Für Na^+ und K^+ wird diese Aufgabe durch die Na^+-K^+-ATPase (Na^+-Pumpe) des Sarkolemms übernommen. Der durch die Na^+-Pumpe aufgebaute Na^+-Gradient stellt die treibende Kraft für den Na^+-Ca^{2+}-Austauscher dar, der jeweils ein Ca^{2+} entgegen seinem Konzentrationsgradient im Austausch gegen drei Na^+ über die Zellmembran aus der Zelle heraustransportiert.

Refraktärperiode

Während der Plateauphase des Aktionspotentials ist die Herzmuskelzelle elektrisch absolut refraktär. Dies bedeutet, dass während dieser Zeit kein weiteres Aktionspotential ausgelöst werden kann. Die Länge der Plateauphase ist im allgemeinen größer als die einer Einzelzuckung. Es kann deshalb im Herzmuskel nicht zur Superposition von Einzelzuckungen oder sogar zur Tetanisierung kommen, was funktionell auch nicht sinnvoll wäre, da die Ventrikel des Herzens ihre Pumpfunktion nur bei zeitlich abgesetzten Einzelkontraktionen erfüllen können. Die absolute Refraktärphase endet während der Repolarisationsphase bei einem Membranpotential von etwa –40 mV, weil oberhalb dieses Wertes die schnellen Natriumkanäle durch ihre Spannungsabhängigkeit vollständig inaktiviert bleiben. Repolarisiert die Zelle über diesen Wert hinaus zu negativeren Potentialen, werden die Na^+-Kanäle wieder teilweise aktivierbar. Aktionspotentiale werden dann wieder auslösbar; diese haben aber zunächst eine geringere Anstiegssteilheit, sind von kürzerer Dauer und werden auch zwischen Nachbarzellen nur langsam fortgeleitet (relative Refraktärphase). Während der relativen Refraktärphase ist die Erregbarkeit im Arbeitsmyokard für kurze Zeit ziemlich inhomogen ausgeprägt. Dieser Umstand zusammen mit der reduzierten Erregungsfortleitung begünstigt die Entstehung von Arrhythmien vom Typ einer kreisenden Erregung (vulnerable Phase).

Elektromechanische Kopplung

Als elektromechanische Kopplung bezeichnet man den Signalmechanismus, der in einer Muskelzelle das Aktionspotential mit der Kontraktion verbindet (Abb. 2.2). Wichtigster Signalstoff sind dabei Ca^{2+}-Ionen, die in der ruhenden Zelle nur mit einem 10 000stel der extrazellulären Konzentration vorliegen (10^{-7} M im Vergleich zu 10^{-3} M). Während der Plateauphase des Aktionspotentials strömt Ca^{2+} in das Zellinnere ein. Die Menge dieses eingeströmten Ca^{2+} ist relativ klein, sie stellt aber einen Trigger für das nachfolgende Geschehen dar. Innerhalb der Zelle gibt es einen Verstärkermechanismus für das Ca^{2+}-Signal. Dieser Mechanismus ist räumlich an den T-Tubuli lokalisiert, und zwar bei dem engen Kontakt der T-Tubuli mit den terminalen Zisternen des sarkoplasmatischen Retikulums. Zwischen beiden Membranen liegt nur ein enger Spalt. Werden die L-Kanäle in der Membran der T-Tubuli geöffnet, strömt Ca^{2+} in diesen Spalt und erhöht so lokal die Ca^{2+}-Konzentration. Die angrenzende Mem-

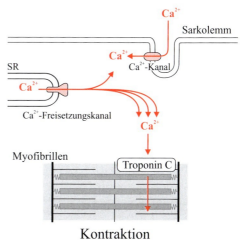

Abb. 2.2: Zellulärer Signalmechanismus der Kontraktionsauslösung.

bran des sarkoplasmatischen Retikulums enthält Kanalmoleküle, die sich bei Anstieg der Ca^{2+}-Konzentration öffnen. Die Kanäle werden Ryanodin-Rezeptoren genannt, da sie den Hemmstoff Ryanodin spezifisch binden. Über diese Kanäle wird dann das im sarkoplasmatischen Retikulum in starker Anreicherung gespeicherte Ca^{2+} freigesetzt (sog. Calcium-induzierte Calciumfreisetzung). Durch Freisetzung von Ca^{2+} aus dem sarkoplasmatischen Retikulum steigt die zytosolische freie Ca^{2+}-Konzentration von einem Ruhewert von 10^{-7} M auf maximal etwa 10^{-5} M in der erregten Myokardzelle an. Dieser Anstieg erfolgt relativ gleichmäßig im Zytosol und aktiviert den kontraktilen Apparat durch Bindung an das Regulatorprotein Troponin C. Dadurch wird die Kontraktion der Myofibrillen ausgelöst (vgl. S. 365).

Überträgerstoffe des Sympathikus (Noradrenalin aus sympathischen Nervenendigungen, Adrenalin aus dem sympathisch stimulierten Nebennierenmark) stimulieren β1-Adrenorezeptoren im Sarkolemm der Herzmuskelzellen. Über stimulatorische G-Proteine vermittelt führt dies zu einer Aktivierung der membranständigen Adenylatcyclase. Es wird vermehrt zyklisches ATP gebildet, welches die Proteinkinase A (PKA) aktiviert. PKA phosphoryliert verschiedene funktionell wichtige Proteine der Herzmuskelzelle. Phosphorylierung des L-Kanals erhöht dessen Offenwahrscheinlichkeit und damit den Ca^{2+}-Strom während der Plateauphase des Aktionspotentials. Erhöhter Ca^{2+}-Einstrom bewirkt sekundär auch eine erhöhte Ca^{2+}-Freisetzung aus dem sarkoplasmatischen Retikulum. Dass unter Sympathikusstimulation eine größere Kraftentwicklung auftritt, liegt an dem deutlich vergrößerten Ca^{2+}-Einstrom (s.o.). Diese Kraftsteigerung, die von der Vordehnung des Herzmuskels unabhängig ist, nennt man positive Inotropie.

Relaxationsvorgang

In der nachfolgenden Entspannungsphase (Relaxation) der Herzmuskelzelle muss das Ca^{2+} wieder in den Extrazellulärraum und in seinen zytosolischen Speicher, das sarkoplasmatische Retikulum, zurückgepumpt werden (Abb. 2.3). Durch Absinken der Ca^{2+}-Konzentration im Zytosol nimmt die Bindung von Ca^{2+} an das myofibrilläre Regulatorprotein Troponin C ab und dadurch endet die Aktivierung des kontraktilen Apparates. Das von extrazellulär zuvor eingeströmte Ca^{2+} wird hauptsächlich über den Na^+-Ca^{2+}-Austauscher hinaustransportiert. Die Rückführung in das sarkoplasmatische Retikulum erfolgt über Ca^{2+}-Pumpen (sogenannte SERCA, d.h. sarko-endoplasmatische Retikulum-Ca^{2+}-ATPase), die in hoher Dichte in der Membran des sarkoplasmatischen Retikulums vorliegen. Die Aktivität der SERCA ist durch das Regulatorprotein Phospholamban reguliert. Dieses stellt einen natürlichen Inhibitor der Pumpe dar, der durch Phosphorylierung inaktiviert wird. Eine solche Phosphorylierung tritt z.B. auf, wenn unter β-Adrenorezeptorstimulation (Sympathikus) die Proteinkinase A der Herzmuskelzelle aktiviert wird. Deshalb ist bei Stimulation des Sympathikus das Absinken des zytosolischen Ca^{2+} und dadurch die mechanische Relaxation des Herzmuskels beschleunigt. Diesen Effekt nennt man auch positive Lusitropie.

Elektrische Automatizität

Die Automatizität des Herzschlages basiert auf der elektrischen Automatizität von Schrittmacherzellen im Myokard. Norma-

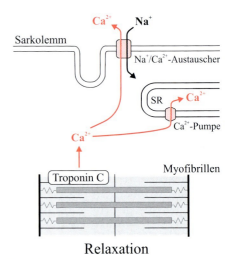

Relaxation

Abb. 2.3: Zellulärer Signalmechanismus der Kontraktionsrelaxation.

lerweise bildet sich die elektrische Spontanerregung am schnellsten in den Zellen des Sinusknotens, einem kleinen Zellhaufen im rechten Vorhof. Von dort wird diese Erregung auf das Arbeitsmyokard der Vorhöfe übergeleitet, bis sie die Zellen des Atrioventrikularknotens (AV-Knotens)[1] erfasst, der im rechten Vorhof im Winkel von Septum und Ventilebene liegt. Über die Zellen des AV-Knotens läuft die Erregung dann gebündelt über das ventrikuläre Erregungsleitungssystem (Hissches Bündel, linker und rechter Kammerschenkel, Purkinjefasern) in die Herzkammern und breitet sich über deren Arbeitsmuskulatur aus. Die Schrittmacherzellen des Sinusknotens unterscheiden sich von Arbeitsmyokardzellen dadurch, dass sie kein stabiles Ruhemembranpotential aufweisen, spontan depolarisieren und selbständig Aktionspotentiale bilden (Abb. 2.4). Das maximale negative Potential von Schrittmacherzellen liegt bei etwa –60 mV, d.h. bei deutlich geringerer Negativität als es dem Ruhemembranpotential in Arbeitsmuskelzellen (–90 mV) entspricht. Der bestimmende K$^+$-Strom des Ruhemembranpotentials der Arbeitsmuskelzellen, der Einwärtsgleichrichterstrom (i_{K1}), und der schnelle Na$^+$-Strom (i_{Na}), der in Arbeitsmuskelzellen die schnelle Anfangsphase des Aktionspotential trägt, sind funktionell in Schrittmacherzellen unbedeutend. Ohne den stabilisierenden I_{K1}-Strom depolarisieren die Zellen nach Erreichen von ca. –60 mV langsam spontan. Hieran sind mehrere Einwärtsströme beteiligt. Am Anfang der Depolarisationsphase wird ein unselektiver, hauptsächlich von Na$^+$ getragener Einwärtsstrom aktiviert (i_f, „Schrittmacherstrom"), der die Depolarisation beschleunigt. Erreicht die Spontandepolarisation einen Schwellenwert von etwa –40 mV, wird der langsame Ca^{2+}-Strom (L-Typ) aktiviert. Hierdurch getrieben depolarisiert die Zelle rasch weiter. Der langsame Ca^{2+}-Strom ist somit Träger der ersten Phase des Aktionspotentials der Schrittmacherzel-

---

1 Der AV-Knoten wird auch nach seinen Erstuntersuchern als Aschoff-Tawara-Knoten bezeichnet (Ludwig Aschoff (1866–1942), Freiburger Pathologe, Sunao Tawara (1873–1952), japanischer Pathologe), das Hissche Bündel nach Wilhelm His (1863–1934), Internist in Göttingen und Berlin.

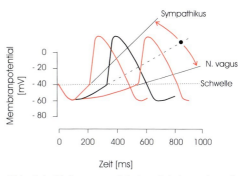

Abb. 2.4: Aktionspotential einer Schrittmacherzelle aus dem Sinusknoten. Veränderung der Spontandepolarisation bei Stimulation des Sympathikus oder des N. vagus.

le, das einen Spitzenwert von +20 mV erreichen kann. Die Aktivierung des verzögerten Gleichrichters (i_K) in der depolarisierten Zelle leitet dann eine langsame Repolarisation ein. Damit verbunden ist eine Inaktivierung des L-Typ Ca^{2+}-Stroms. Eine Plateauphase wie in der Arbeitsmuskelzelle fehlt, da es hier nicht zu einem Gleichgewicht zwischen depolarisierenden und repolarisierenden Strömen kommt. Der i_K deaktiviert bei zunehmend negativen Potentialen. Damit fällt am Ende eines Aktionspotentials die K$^+$-Leitfähigkeit der Schrittmacherzelle deutlich ab und die langsame Spontandepolarisation beginnt erneut.

Die Frequenz der spontan entstehenden Aktionspotentiale in den Schrittmacherzellen des Sinusknotens ist im wesentlichen von der Geschwindigkeit der Spontandepolarisation abhängig. Der Sinusknoten wird sowohl von Fasern des Sympathikus als auch des N. vagus innerviert. Bei Stimulation des N. vagus wird die Depolarisationsgeschwindigkeit deutlich vermindert, bei Stimulation des Sympathikus deutlich erhöht. Dies wird durch antagonistische Wirkungen des Sympathikus (Noradrenalin, Adrenalin) und der Übertragerstoffe des N. vagus (Acetylcholin) auf die Sinusknotenzellen bewirkt. In den Sinusknotenzellen wird durch diese Übertragerstoffe die Konzentration von zyklischem ATP erhöht (Sympathikus) oder vermindert (N. vagus). Bindung dieses Signalmoleküls an den Kanal des Schrittmacherstroms aktiviert diesen und beschleunigt damit die Spontandepolarisation. Die frequenzsteigernde bzw. -senkende Wirkung von Sympathikus und N. vagus nennt man **positive** bzw. **negative Chronotropie**.

Neben den Sinusknotenzellen weisen auch die Zellen des AV-Knotens und des ventrikulären Erregungsleitungssystems Schrittmachereigenschaften auf. Die Schrittmacherzellen des AV-Knotens haben sehr ähnliche elektrische Eigenschaften wie die Zellen des Sinusknotens. Insbesondere weisen sie auch ein vom L-Typ Ca^{2+}-Strom getragenes Aktionspotential auf. Stimulation der AV-Knotenzellen über den Sympathikus vergrößert den Ca^{2+}-Strom und damit die initiale Steilheit des Aktionspotentials. Dieses bedingt eine schnellere Fortleitung der Erregung, eine sogenannte **positive Dromotropie**. Stimulation der AV-Knotenzellen über den N. vagus hat einen gegenteiligen Effekt (**negative Dromotropie**). Die Aktionspotentiale des ventrikulären Erregungsleitungssystems sind ähnlich denen der Arbeitsmyokardzellen. Insbesondere bestimmt der schnelle Na^+-Kanal die Auslösung auch dieser Aktionspotentiale. Die Zellen des ventrikulären Erregungsleitungssystems weisen aber auch einen diastolischen Schrittmacherstrom (i_f) auf, der langsame Spontandepolarisationen hervorruft. Daher stellen sie potentielle Schrittmacher dar.

Erregungsbildung und -leitung

Unter Normalbedingungen ist der Sinusknoten der bestimmende Taktgeber für die elektrische Automatizität im Herzen, weil in ihm die Spontandepolarisation am schnellsten erfolgt und die von ihm ausgehende Erregung die tiefer gelegenen Anteile des Erregungsleitungssystems (Abb. 2.5) erreicht, bevor diese die eigene Schwelle für die spontane Bildung eines Aktionspotentials erreichen (Abb. 2.6). Auf diese Weise entsteht eine Hierarchie der Schrittmacher. Unter pathophysiologischen Bedingungen, wenn die Überleitung zwischen den verschiedenen Anteilen des Erregungsleitungssystems unterbrochen ist, lässt sich die Eigenfrequenz dieser Schrittmacher beobachten. Die **Eigenfrequenz** des nicht innervierten Sinusknotens liegt bei 60–80 min^{-1}, die des AV-Knotens bei 40–50 min^{-1} und die von His-Bündel und Kammerschenkeln bei 30–40 min^{-1}. Den Sinusknoten nennt man den primären Schrittmacher, den AV-Knoten den sekundären Schrittmacher und eine spontane Erregungsbildung unterhalb des AV-Knotens wird als tertiärer Schrittmacher bezeichnet.

Bei einer normalen Erregung des Herzens durch den Sinusknoten dauert es etwa 60 ms, bis die Erregung das Vorhofmyokard durchlaufen hat und den AV-Knoten erreicht (Leitungsgeschwindigkeit ca. 0,5 m/sec, vgl. Tab. 2.1). Der AV-Knoten stellt ein Verzögerungsglied in der Erregungsleitung dar (ca. 0,1 m/sec), die Überleitung durch den AV-Knoten beträgt wiederum etwa 60 ms. Wegen dieser Verzögerung kann die Kontraktion des Vorhofs zum Abschluss kommen, bevor die Erregungswelle das ventrikuläre Myokard zur Kontraktion bringt. Die Strecke vom His-Bündel bis zu den Purkinje-Fasern wird sehr schnell durchlaufen, in ca. 20 ms (ca. 1–3 m/sec). Die Ausbreitung der

Tab. 2.1: Leitungsgeschwindigkeiten in den verschiedenen Abschnitten des Erregungsleitungssystems des Herzens.

Struktur	Mittlere Weglänge der Erregung [mm]	Leitungsgeschwindigkeit [m · s^{-1}]	Prozentuale Abweichung der Leitungsgeschwindigkeit von Kammermuskulatur
Vorhofmuskulatur	30	0,5	0
Atrioventrikular-Knoten (= Aschoff-Tawara-Knoten)	5	0,1	−80%
Hissches Bündel	5	1,0	+100%
rechter und linker Schenkel	30–50	2,0	+300%
Purkinje-Fasern	10–70	3,0	+500%
Muskulatur	10–30	0,5	0

2.1 Die Erregung des Herzens

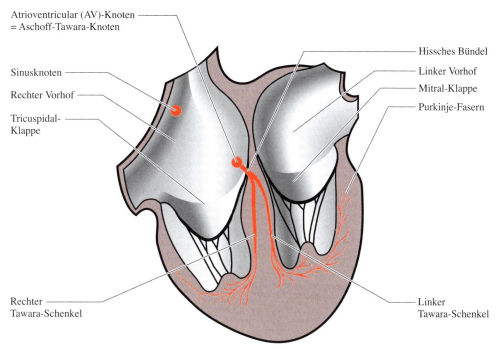

Abb. 2.5: Das Erregungsbildungs- und Erregungsleitungssystem des Herzens.

Erregung über die ventrikuläre Arbeitsmuskulatur braucht wieder ca. 60 ms (ca. 1,0 m/sec). Dadurch, dass die Erregungsausbreitungszeit im Arbeitsmyokard deutlich kürzer als die Refraktärzeit der Arbeitsmuskelzelle ist, führt die über das Leitungssystem übergeleitete Erregung nur zur einmaligen Aktivierung des Arbeitsmyokards. Die Refraktärzeit der atrialen Herzmuskelzellen beträgt ca. 200 ms, die der ventrikulären Muskelzellen ca. 300 ms. Diesen Zeiten stehen jeweils ca. 60 ms für die Zeit der Erregungsausbreitung in Atrien und Ventrikeln gegenüber.

Störungen des Herzrhythmus

Zellen des Erregungsbildungs- und Erregungsleitungssystems bilden auch beim Gesunden gelegentlich atypische Einzelerregungen, die man „Extrasystolen" nennt, wenn sie eine Ventrikelkontraktion auslösen. Vorübergehende oder anhaltende Störungen des Herzrhythmus unterteilt man in bradykarde (Herzschlag zu langsam) und tachykarde (Herzschlag zu schnell). Bradykarde Störungen haben ihre Ursache entweder in den Schrittmachern oder in der Erregungsausbreitung. Bei einem starken Vagotonus kommen sogar beide Arten von Ursachen einer Bradykardie zusammen. Störungen der Erregungsausbreitung im Erregungsleitungssystem nennt man „Block" (z.B. AV-Block, Kammerschenkelblock).

Tachykarde Störungen unterteilt man nach der Herzfrequenz in (Kammer- oder Vorhof-) Flattern (200–350 min^{-1}) und Flimmern (> 350 min^{-1}). Ventrikuläre Tachykardien sind mit einer normalen Pumpfunktion des Herzens nicht vereinbar, da die Zeiten zur Kammerfüllung und -entleerung zu kurz werden. Ein flimmernder Ventrikel steht hämodynamisch still. Ventrikuläre Tachykardien beruhen häufig auf dem Zustandekommen „kreisender Erregung". Diese können im geschädigten Myokard entstehen, wenn in Teilgebieten die Erregungsausbreitung so verzögert ist, dass sie nach Durchlaufen dieses Gebietes auf zuvor erregtes Myokard trifft, dessen Refraktärzeit bereits abgelaufen ist und das nun erneut erregt werden kann.

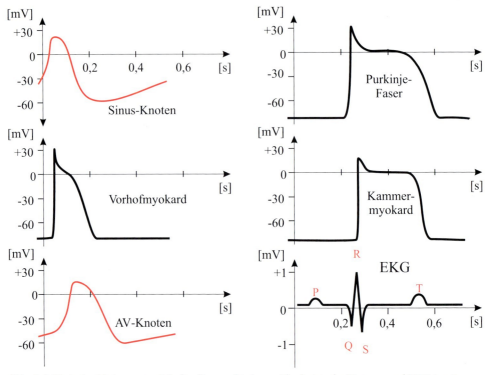

Abb. 2.6: Typische Aktionspotentiale für die verschiedenen Abschnitte des Herzens und EKG (s.u.).

Zellen des Arbeitsmyokards weisen unerregt ein stabiles Ruhemembranpotential auf. Das Aktionspotential der Arbeitsmyokardzellen ist ungewöhnlich lang (200–400 ms). Während der Plateauphase des Aktionspotentials sind die Arbeitsmyokardzellen nicht erneut erregbar (Refraktärität). Die zeitliche Länge der Refraktärität bedingt, dass der Herzmuskel nur Einzelkontraktionen durchführt.

Schrittmacherzellen bilden spontane Aktionspotentiale (Automatizität). Schrittmacherzellen des Sinusknotens haben kein stabiles Ruhemembranpotential. Die Geschwindigkeit ihrer Spontandepolarisation bestimmt den Eigenrhythmus (in Ruhe 60–80 min^{-1}). Bei Ausfall des Sinusknotens können Teile des Erregungsleitungssystems Schrittmacherfunktion übernehmen. Der Eigenrhythmus des AV-Knotens beträgt 40–50 min^{-1} (sekundärer Schrittmacher), des Hisschen Bündels und der Kammerschenkel 30–40 min^{-1} (tertiärer Schrittmacher).

Sympathische Innervation beschleunigt die Schrittmacheraktivität (positive Chronotropie), die Erregungsleitung (positive Dromotropie) und stärkt die Kraftentwicklung im Arbeitsmyokard (positive Inotropie). Parasympathische Innervation über den Vagus hat eine gegenteilige Wirkung im Bereich der Vorhöfe (negative Inotropie, negative Dromotropie) aber keinen Einfluss auf die Herzkraft der Kammern.

2.2 Elektrokardiogramm (EKG)

Entstehung des EKG

Bei der Erregung einer Herzmuskelzelle fließen positive Ladungen (Na$^+$, Ca^{2+}) von der Zelloberfläche in das Zellinnere ab. Dadurch wird die elektrisch erregte Herzmuskelzelle an ihrer Oberfläche im Vergleich zu einer benachbarten, noch nicht erregten Zelle relativ negativ geladen. Durch diese Ladungsunterschiede entsteht im extrazellulären Raum ein elektrisches Feld. Betrachtet man die Oberflächenladung einer erregten Zelle und einer nicht erregten Nachbarzelle, so handelt es sich um das elektrische Feld eines Dipols (Abb. 2.7). In der Elektrokardiographie wird die Richtung von der negativen zur positiven Ladung positiv gezählt (Pfeilspitze des elektrischen Feldstärkevektors). Der elektrische Feldstärkevektor zwischen einer erregten und einer nicht erregten Zelle zeigt deshalb in Richtung der nicht erregten Zelle. Die Spannung zwischen zwei Punkten im Raum ist proportional zur Projektion des elektrischen Feldstärkevektors auf ihre Verbindungslinie.

Die Erregung breitet sich über die verschiedenen Strukturen des Herzens in einer geordneten Welle aus. Dadurch werden einander seitlich benachbarte Zellen etwa gleichzeitig erregt und bilden so mit ihren jeweils noch nicht erregten weiteren Nachbarzellen eine Front nebeneinander liegender Dipole. Die elektrischen Feldstärkevektoren dieser einzelnen Dipole addieren sich nach der Vektoraddition von Kräften zu einem momentanen **elektrischen Summationsvektor** (Abb. 2.8). Dieser ist um so größer, je mehr Myokardzellen in die Erregungsfront eingeschlossen sind, da dann um so mehr einzelne Dipole in die Summation eingehen. Nach der Vektoraddition ist der Summationseffekt dann besonders groß, wenn die Erregungsfront gerade verläuft und so über die gesamte Erregungsfront die Elementarvektoren der einzelnen Dipole alle in die gleiche Richtung weisen. (Eine solche besonders große Summation ergibt sich bei der Erregung der Kammermuskulatur. Es resultiert die größte Auslenkung des EKG-Signals, die R-Zacke).

Zu jedem Zeitpunkt der Erregungsausbreitung und -rückbildung geht vom Herzen ein elektrischer Summationsvektor aus, dessen Richtung und Größe im dreidimensionalen Raum zeitlich variiert. Die für die Routine-Elektrokardiographie gebräuchlichen Konfigurationen von Ableitungselektroden greifen dieses räumlich veränderliche elektrische Feld entweder in der Frontalebene oder in der Horizontalebene an der Körperoberfläche ab. Mit den Ableite-Elektroden wird die Spannung zwischen den jeweiligen Ableitepunkten gemessen. Diese Spannung ist proportional zur Projektion des dreidimensionalen elektrischen Summationsvektors auf die Verbindungslinie zwischen den Ableitepunkten.

Ableitung nach Einthoven[2]

Dabei wird die Spannung zwischen je zwei Elektroden bestimmt, die an drei Extremitä-

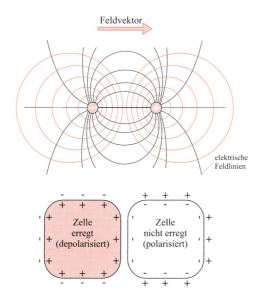

Abb. 2.7: Entstehung eines elektrischen Dipolfeldes durch Nachbarschaft einer erregten und einer nicht erregten Herzmuskelzelle.

---

[2] Wilhelm Einthoven (1860–1927) wurde bereits mit 26 Jahren – vor seinem Staatsexamen – Professor für Physiologie und Histologie in Leyden. Er erhielt 1924 den Nobelpreis „für seine Entdeckungen des Mechanismus des Elektrokardiogramms". (Wichtigste Arbeiten in Pflügers Archiv 1895, 1908 und 1913).

Tab. 2.2: Dauer, Lokalisation der Erregungsausbreitung sowie mechanisches Äquivalent der verschiedenen Abschnitte des EKGs.

EKG	Dauer bei 70/min	Lokalisation der Erregungsausbreitung	Mechanisches Äquivalent
P-Welle	ca. 0,1 s	Vorhöfe	Beginn Vorhofkontraktion
PQ-Strecke (von Ende P bis Anfang Q)	ca. 0,08 s	Vollständige Vorhoferregung bis HIS-Bündel	Vorhofkontraktion
PQ-Intervall (von Anfang P bis Anfang Q)	< 0,2 s (größer pathol.)	Überleitungszeit (von Beginn der Erregung der Vorhöfe bis zum Beginn der Erregung der Kammern = HIS-Bündel)	
QRS-Komplex	< 0,12 s (größer pathol.)	Erregungsausbreitung (auf Kammern)	Beginn Kammerkontraktion
ST-Strecke (Ende S bis Anfang T)	ca. 0,08 s	Vollständige Erregung (der Kammern)	
T-Welle	ca. 0,2 s	Erregungsrückbildung	Ende Kammerkontraktion
QT-Dauer (Anfang Q bis Ende T)	< 0,4 s (stark frequenzabhängig)		

ten angelegt werden. (Ableitung I: linker Arm gegen rechten; Ableitung II: linkes Bein gegen rechten Arm; Ableitung III: linkes Bein gegen linken Arm). Zum Verständnis dieser Ableitungsformen kann man sich die Extremitäten als Elektrolyt-gefüllte Leiter vorstellen, die die Konfiguration des elektrischen Feldes von drei Eckpunkten des Rumpfes (oben rechts, oben links, unten) auf die Ableitepunkte übertragen, an denen die Elektroden angebracht sind (Abb. 2.9). Noch weiter vereinfacht definieren diese Eckpunkte ein gleichseitiges Dreieck, das sogenannte Einthoven-Dreieck, in der Frontalebene des Körpers. In den Ableitungen I, II und III werden die jeweiligen linearen Projektionen der Bewegung des elektrischen Summationsvektors in der durch das Dreieck definierten frontalen Ableitungsebene des Körpers bestimmt.

Ableitung nach Goldberger

Bei dieser Ableitungsform wird die Spannung zwischen jeweils einem Eckpunkt des Einthoven-Dreiecks und der Zusammenschaltung der zwei anderen Eckpunkte bestimmt (sogenannte pseudounipolare Ableitungen) (Abb. 2.9). Durch den Zusammenschluss wird ein virtueller zweiter Ableitepunkt in der Mitte des Dreieckschenkels gebildet, der dem abgeleiteten Eckpunkt gegenüberliegt. Damit ergeben sich wiederum lineare Projektionen für den elektrischen Summationsvektor in der Frontalebene. Die

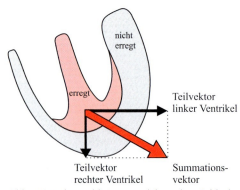

Abb. 2.8: Vektoraddition von elektrischen Feldvektoren für die Erregung von rechtem und linkem Ventrikel zu einem elektrischen Summationsvektor.

2.2 Elektrokardiogramm (EKG)

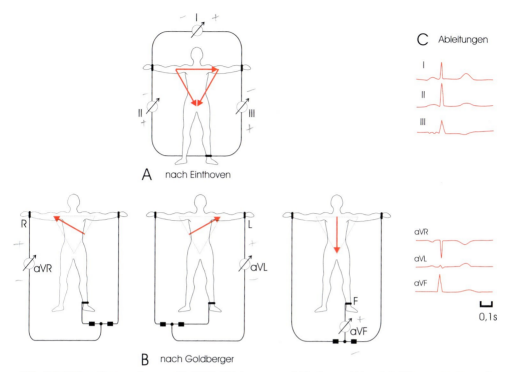

Abb. 2.9: Elektrodenanordnungen für EKG-Ableitungen nach Einthoven (A) und Goldberger (B). Typische EKG-Signale werden in (C) gezeigt.

Projektionsrichtungen, die durch die Goldberger-Ableitungen definiert werden, kann man sich als Winkelhalbierende im Einthoven-Dreieck vorstellen, wobei ein elektrischer Summationsvektor, der auf die jeweilige Extremität zuläuft, in der dazugehörigen Ableitung einen positiven Ausschlag gibt. Dies hat zur Namensgebung des Ableitungstyps geführt. Sie werden als aVR (Ableitung vom rechten Arm), aVL (Ableitung vom linken Arm) und aVF (Ableitung vom linken Fuß) bezeichnet, wobei „aV" für „augmented voltage" (verstärkte Spannung) steht.

Ableitung nach Wilson

Da sich der elektrische Summationsvektor im Raum bewegt, werden weitere Ableitungen gebraucht, um seine Projektion in der Horizontalebene zu registrieren. Die hierfür verwandten Brustwandableitungen nach Wilson sind unipolar (Abb. 2.10). Von einer differenten Elektrode wird gegen die Zusammenschaltung von 3 Extremitätenableitungen (Nullelektrode) registriert. Durch die Zusammenschaltung ergibt sich ein virtueller Referenzpunkt in der Mitte des Einthoven-Dreiecks und d.h. auch in der Mitte des Thorax. Diese Ableitungen zeigen daher einen positiven Ausschlag, wenn der Summationsvektor vom Thoraxmittelpunkt auf ihren Ableitepunkt zuläuft, einen negativen Ausschlag, wenn er davon wegläuft. Es werden 6 Ableitungen ($V_1 - V_6$) um den vorderen und linkslateralen Thorax in Herzhöhe plaziert. Sie liegen damit an der Körperwand vor dem rechten Ventrikel (V_1, V_2), der Vorderwand des linken Ventrikels (V_3, V_4, V_5) und der Hinterwand des linken Ventrikels (V_6).

EKG-Signal

Man unterscheidet im EKG-Signal (Abb. 2.11, Tab. 2.2) eines normalen Erregungsablaufes rein formal folgende Abschnitte: Ausschläge von der Null-Linie in Form von **Wellen** (runde Form) oder **Zacken** (eckige Form) und Abschnitte der Null-Linie zwischen be-

2 Herz

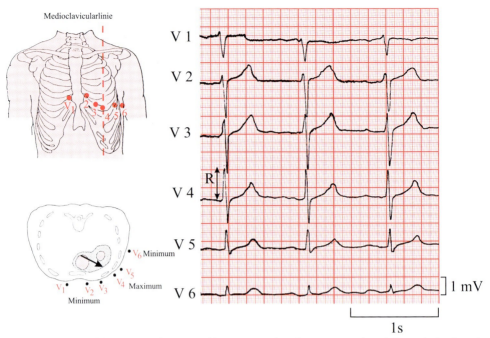

Abb. 2.10: Links: Ableitungsorte für EKG-Ableitungen nach Wilson in Frontal- und Querschnittsdarstellung des Thorax. Der Pfeil zeigt die Richtung des maximalen elektrischen Summationsvektors an, der zu maximalen EKG-Ausschlägen (R-Zacken) in Ableitung V_4 führt.
Rechts: Typische Originalregistrierung. R-Zacke in V_4 markiert.

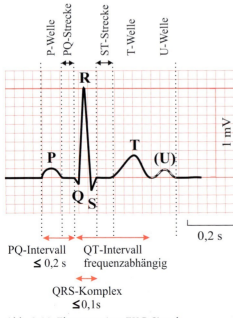

Abb. 2.11: Elemente eines EKG-Signals.

nachbarten Wellen oder Zacken, die **Strecken** genannt werden. Zeitliche Abschnitte, die Wellen oder Zacken und Strecken zusammenfassen, nennt man **Intervalle**. Die Null-Linie nennt man auch „die Isoelektrische". Im EKG wird die elektrische Erregung des Herzens als erstes in der P-Welle sichtbar, die durch Erregung der Vorhöfe zustande kommt. Da nur während der Erregungsausbreitung ein signifikanter elektrischer Feldvektor zustande kommt, wird nach vollständiger Erregung des Vorhofs die Null-Linie wieder erreicht und es schließt sich die PQ-Strecke an. Während der Zeit der PQ-Strecke wird die Erregung des AV-Knotens und des Hisschen Bündels durchlaufen. Ein Übergreifen der Erregung auf Teile des Septums führt zur Q-Zacke. Der normale Erregungsaufbau in der Ventrikelmuskulatur drückt sich in Form von drei aufeinander folgenden Zacken im EKG aus (Q, R und S). Das unterschiedliche Vorzeichen dieser drei Zacken ist darin begründet, dass die Richtung des elektrischen Summationsvektors bei der Ventrikelerregung mehrfach seine räumliche Orientierung wechselt. Die Q-Zacke spiegelt wider, dass zu Beginn der Erregungsausbreitung Teile des Septums in Richtung zur Herzbasis erregt werden. Wird die Masse der Ventrikelmuskulatur erregt, erfolgt dies von den Innenschichten zu den Außenschichten. Der Summationsvektor weist im Normalfall zunächst in Richtung der Herzspitze (R-Zacke), am Ende kurzzeitig in Richtung der Herzbasis (S-Zacke). Ist der gesamte Ventrikel elektrisch erregt, wird der elektrische Summationsvektor wiederum Null und das EKG-Signal verläuft auf der isoelektrischen Linie. Dieser folgende Abschnitt heißt ST-Strecke.

Die Rückbildung der Erregung beginnt in den Außenschichten des Myokards und läuft auf die Innenschichten zu. Es entsteht die T-Welle. In den meisten Ableitungen hat die T-Welle das gleiche Vorzeichen wie die R-Zacke, was darauf zurückzuführen ist, dass der Weg der Repolarisation ungefähr den Weg des Erregungsaufbaus zurückverfolgt. Manchmal wird nach der T-Welle noch eine weitere Auslenkung (U-Welle) registriert, deren Entstehung der Repolarisation in den Purkinje-Fasern zugeschrieben wird. In die T-Welle fällt die vulnerable Phase der Herzerregung, da hier die Arbeitsmyokardzellen in unterschiedlichem Ausmaß refraktär sind.

Lagetypen

Die R-Zacken im Kammerkomplex des EKG-Signals haben die größten Ausschläge, weil sie den maximalen elektrischen Summationsvektor repräsentieren, der während der Erregung der Ventrikel entsteht. Die Lage der elektrischen Herzachse kann man aus den Ableitungen nach Einthoven oder Goldberger ermitteln. In Abbildung 2.12 wird gezeigt, wie man die elektrische Herzachse im Einthoven-Dreieck aus der Höhe der R-Zacken in Ableitungen I, II und III konstruieren kann. Der Winkel α, der zwischen der Herzachse und der Horizontalen liegt, wird herangezogen, um verschiedene Lagetypen zu definieren (Abb. 2.13). Am häufigsten findet man bei jungen Herzgesunden einen sogenannten Normal- oder Indifferenztyp (30° bis 60°). Eine Linksherzhypertrophie kann z.B. Ursache für einen Horizontaltyp (0° bis 30°) bzw. Linkstyp (−30° bis 0°) sein. Ein Linkstyp kann auch physiologischerweise in der Schwangerschaft entstehen, wenn bei hochgestelltem Zwerchfell das Herz angehoben wird. Ein Steiltyp (60° bis 90°) oder Rechtstyp (90° bis 120°) kann Folge einer Rechtsherzhypertrophie sein. Es gibt auch pathologische Lagetypen (überdrehter Linkstyp, überdrehter Rechtstyp), bei denen die größten R-Zacken im Winkelbereich < −30° oder > 120° auftreten.

EKG-Diagnostik

An einigen Beispielen sollen hier wichtige diagnostische Möglichkeiten des EKG erläutert werden:

Herzrhythmus

Der Rhythmus der Herzkammern lässt sich aus den Abständen zwischen den R-Zacken ermitteln, der Rhythmus der Vorhöfe (und damit indirekt des Sinusknotens) aus den Abständen zwischen den P-Wellen. Normalerweise wird die Kammererregung von den Vorhöfen übergeleitet und P-Wellen und R-Zacken sind zeitlich konstant gekoppelt. Herzfrequenzen über 100 min^{-1} (Tachykardie) können physiologischerweise bei Sympathikusaktivierung („Aufregung") und unter 50 min^{-1} (Bradykardie) bei ausgeprägtem Vagotonus (z.B. bei Sportlern) vorkommen. Sie können aber auch pathologische Ursachen haben. Auch beim Gesunden ist aber der Sinusrhythmus keineswegs genau konstant. Er wird vor allem von Schwankungen in der autonomen Herzinnervation, z.B. in Abhängigkeit von der Atmung, moduliert.

Extrasystolen

Von Extrasystolen spricht man, wenn die Ventrikel von einer nicht zum normalen Rhythmus passenden Erregung (QRS-Komplex) erfasst werden. Supraventrikuläre Extrasystolen treten z.B. bei Sympathikusaktivierung spontan auf und sind meist harmlos. Sie haben einen normal geformten QRS-Komplex (Abb. 2.14). Ventrikuläre Extrasystolen haben ihren Ursprung in einer atypischen ventrikulären Schrittmacheraktivität. Sie weisen meist einen veränderten EKG-Kammerkomplex auf, da sie mit einer veränderten Erregungsausbreitung einhergehen. Meist werden Extrasystolen von einer kom-

2 Herz

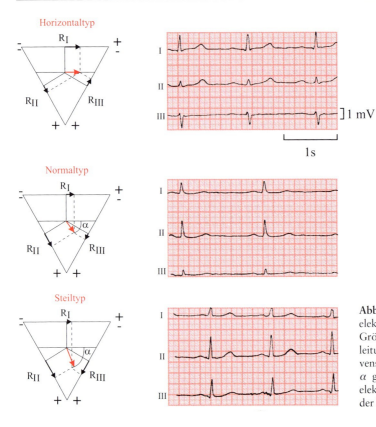

Abb. 2.12: Konstruktion der elektrischen Herzachse nach Größe der R-Zacken der Ableitung I, II und III im Einthovenschen Dreieck. Der Winkel α gibt die Abweichung der elektrischen Herzachse von der Horizontalen an.

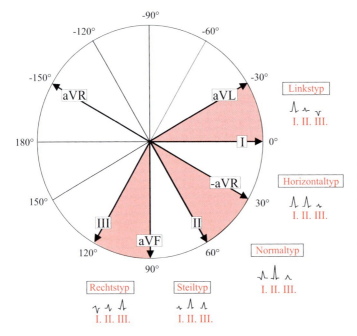

Abb. 2.13: Einteilung der elektrischen Lagetypen nach ihrem Winkel α. Die Ableitungsrichtungen für die Ableitungen nach Einthoven und Goldberger sind in einem zentralen Punkt in Thoraxmitte zusammengefasst (Cabrera-Kreis). Den dadurch definierten 30°-Segmenten in der Frontalebene werden Namen von Lagetypen zugeordnet.

2.2 Elektrokardiogramm (EKG)

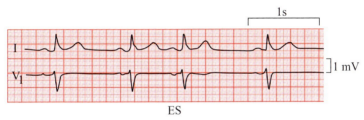

Abb. 2.14: Originalregistrierung einer supraventrikulären, im Sinusknoten ausgelösten Extrasystole (ES).

pensatorischen Pause gefolgt, die dadurch zustande kommt, dass das Myokard nach einer Extrasystole gegenüber der nächsten regulären Erregung noch refraktär ist.

Überleitungsstörungen

Verlängerung des PQ-Intervalles (gerechnet von Anfang P bis Anfang Q) deutet auf eine Überleitungsstörung der Erregung von den Vorhöfen auf die Kammer hin. Ist das PQ-Intervall länger als 0,2 Sekunden, bezeichnet man dies als AV-Block. Folgt der Vorhoferregung P hierbei noch regelmäßig eine R-Zacke, beschreibt man diesen Zustand als „AV-Block 1. Grades".

AV-Block

Die P-Welle kann auch ohne ihren regelmäßigen Zusammenhang mit dem QRS-Komplex vorkommen, wenn die Überleitung partiell oder total blockiert ist. Eine totale Überleitungsblockade kann nur überlebt werden, wenn der AV-Knoten oder Teile des ventrikulären Erregungsleitungssystems Schrittmacherfunktion für die Herzkammern übernehmen. Bei einem AV-Block 1. Grades ist die AV-Überleitung nur verlängert (Abb. 2.15). Bei einem AV-Block 2. Grades fällt die Überleitung von Vorhöfen auf Ventrikel zeitweilig, aber nicht immer aus (Abb. 2.16). Es gibt zwei Haupttypen: Beim Typ 1 (Wenkebach-Rhythmus oder Typ Mobitz I) verlängert sich die AV-Überleitung von einem Normalzustand bei den nachfolgenden Erregungen zunehmend, bis sie einmal völlig unterbleibt (PQ-Intervall verlängert sich, schließlich fällt QRS-Komplex aus). Danach erholt sich die Überleitung und der Vorgang beginnt von neuem. Beim Typ 2 (Mobitz II) fällt regelmäßig jede zweite, dritte oder x-te Überleitung

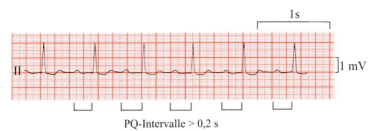

Abb. 2.15: Originalregistrierung eines AV-Blocks 1. Grades mit Verlängerung der PQ-Intervalle über 0,2 Sekunden ohne Ausfall der Überleitung.

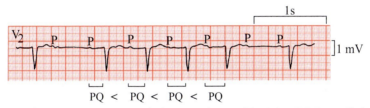

Abb. 2.16: Originalregistrierung eines AV-Blocks 2. Grades vom Typ I. Das PQ-Intervall nimmt bis zum Ausfall einer Überleitung (Fehlen von QRS nach P) periodisch zu.

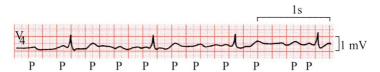

Abb. 2.17: Originalregistrierung eines AV-Blocks 2. Grades vom Typ II. Jeder 3. Welle folgt hier ein QRS-Komplex.

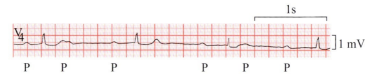

Abb. 2.18: Originalregistrierung eines totalen AV-Blocks (AV-Block 3. Grades). Die Abfolge von P-Wellen ist zeitlich von der Abfolge der QRS-Komplexe entkoppelt.

aus (Abb. 2.17). Es entsteht ein regelmäßiger 2:1, 3:1 oder x:1 Vorhof: Kammer-Rhythmus. Beim AV-Block 3. Grades (auch „totaler AV-Block") sind Vorhoferregung und Kammererregung vollständig dissoziiert (keine zeitliche Kopplung zwischen P und Kammerkomplex) (Abb. 2.18). Vorhöfe und Kammern werden von eigenen Schrittmachern erregt. Die Kammerkomplexe sind in der Regel atypisch konfiguriert.

Kammer-Schenkel-Block

Fällt ein Teil der Kammer-Schenkel des Erregungsleitungssystems funktionell aus (z.B. bei einer Durchblutungsstörung), so wird die Erregungsausbreitung in den Ventrikeln in charakteristischer Weise verändert. Der Kammerkomplex wird dadurch verlängert und in mehr Zacken unterteilt, weil die Erregungswelle große Anteile des Myokards nur über Umwege erreicht.

Myokardischämie

Eine transmurale Myokardischämie führt häufig zu einem Anheben der ST-Strecke (Abb. 2.19). Dieses ist darauf zurückzuführen, dass unter diesen Umständen keine gleichmäßige Depolarisation des Ventrikelmyokards während der Kammererregung erreicht wird, da die Bildung der Aktionspotentiale im ischämischen Gewebe gestört ist. Nach vollständiger Erregung des gesunden Anteils im Kammermyokard bleibt ein Ladungsunterschied und damit ein elektrischer Feldvektor übrig. Daher erreicht das EKG-Signal nicht die Nullinie.

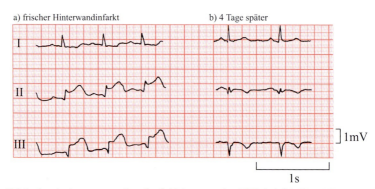

Abb. 2.19: Originalregistrierung von Standardableitungen des EKG bei frischem Hinterwandinfarkt mit massiver ST-Hebung in den Standardableitungen II und III. Vier Tage später zeigt der gleiche Patient die Zeichen eines abgelaufenen Infarkts mit tiefem Q und negativem T in Ableitung II und III.

> Die Erregung des Herzmuskels erzeugt ein veränderliches elektrisches Feld im Extrazellulärraum, das mit dem EKG an der Körperoberfläche aufgezeichnet werden kann. Eine Erregungsfront im Myokard bildet eine Front elementarer elektrischer Dipole, deren Feldstärkevektoren sich zu einem Summationsvektor addieren. Die Spannungsmessungen von EKG-Ableitungen kann man als verschiedene Projektionen dieses elektrischen Summationsvektors auf die Frontalebene des Körpers (Einthoven-, Goldberger-Ableitungen) oder eine thorakale Horizontalebene des Körpers (Wilson-Ableitungen) verstehen.
> Analyse des EKG-Signals gibt Aufschluss über Erregungsbildung und Erregungsleitung im Herzen, sowie über die intrathorakale Lage der elektrisch erregten Herzmuskelmasse.
> In der Klinik dient das EKG insbesondere der Diagnose von Herzrhythmusstörungen, Herzlage, Ventrikelmasse und Störungen der Myokarddurchblutung.

2.3 Mechanik des Herzens

Das Herz als Pumpe

Die gefüllten Herzkammern enthalten beim Erwachsenen jeweils ca. 140 ml Blut. (Die Zahlen variieren mit der Körpergröße!) Das bei einer einzelnen Herzaktion geförderte Blutvolumen einer Kammer nennt man Schlagvolumen. Es beträgt in Ruhe beim Erwachsenen 80–100 ml. Den fraktionellen Anteil des Schlagvolumens an der vorherigen Ventrikelfüllung nennt man Ejektionsfraktion. Sie beträgt beim Erwachsenen in Ruhe im Mittel 70%. Das vom Herzen während einer Minute geförderte Volumen nennt man Herzzeitvolumen (HZV), es ist das Produkt aus Schlagvolumen einer Kammer und Herzfrequenz pro Minute und beträgt beim Erwachsenen unter Ruhebedingungen ca. 6 Liter pro Minute (90 ml × 70 min^{-1}). Adolf Fick hat ein indirektes Verfahren angegeben (**Ficksches Prinzip**[3]), mit dem das HZV indirekt bestimmt werden kann. Das Ficksche Prinzip basiert auf der Betrachtung des Mengenumsatzes von Sauerstoff in der Lunge. Die in den Körper aufgenommene O_2-Menge pro Zeit (V_{O_2}), die im steady state dem O_2-Verbrauch des Körpers entspricht, lässt sich als O_2-Mengendifferenz zwischen arteriellem und zentralvenösem Blut pro Zeiteinheit wiederfinden. Die letztgenannte Größe kann man bestimmen als Produkt von O_2-Konzentrationsdifferenz arteriell-venös (AVD_{O_2}) und Blutfluss durch die Lunge, d. h. dem HZV (weil jede Stoffmenge in Flüssigkeit gleich dem Produkt aus Konzentration und Volumen ist). Daraus ergibt sich:

$$V_{O_2} = AVD_{O_2} \cdot HZV \text{ und } HZV = V_{O_2} / AVD_{O_2}$$

Nach dem Fickschen Prinzip kann man also das HZV auf Grund von Messung der O_2-Aufnahme (z.B. im Spirometer) und der O_2-Konzentration in einer arteriellen und einer zentralvenösen Blutprobe berechnen.

Herzarbeit

Energetisch am günstigsten und für das Herz am schonendsten ist es, ein ausreichendes HZV mit möglichst niedrigem Druck durch das Kreislaufsystem zu pumpen. Je höher der Pumpendruck bei gleichem Schlagvolumen ist, desto größer ist die dabei geleistete Arbeit des Herzens, weil

$$\text{Arbeit} = \text{Druck} \cdot \text{Volumen}$$

ist. Unter Ruhebedingungen muss das linke Herz pro Schlag ein Volumen von rund

---

[3] Adolf Fick (1829–1901), Physiologe in Würzburg. Das Ficksche Prinzip findet sich im Sitzungsbericht der „Physikalisch-Medizinischen Gesellschaft" in Würzburg aus dem Jahre 1872: „Hr. Fick hält einen Vortrag über die Messung des Blutquantums, das in jeder Systole durch die Herzventrikel ausgeworfen wird... Da zur Ausführung dieser Methoden 2 Gaspumpen gehören, so ist der Vortragende leider nicht in der Lage, experimentelle Bestimmungen mitzuteilen." Der Bericht zieht deshalb Messergebnisse aus dem berühmten Ludwigschen Laboratorium (Leipzig) heran und endet mit dem Satz: „Angenommen endlich, dass 7 Systolen in 6 Sekunden erfolgen, würden mit jeder Systole des Ventrikels 77 ccm Blut ausgeworfen." Diese Abschätzung des Schlagvolumens (77 ml) trifft recht gut die physiologische Realität (vgl. a. S. 125).

90 ml auf einen um rund 100 mmHg erhöhten Druck (gegenüber dem enddiastolischen Wert) bringen.

Für die Druckvolumenarbeit des linken Ventrikels gilt demnach pro Herzaktion

$$\boxed{\text{Arbeit} = 90 \text{ ml} \cdot 100 \text{ mmHg.}}$$

Weil 1 mmHg = 133 Pascal = 133 Newton pro m² bedeuten und 90 ml = $9 \cdot 10^{-5}$ m³ darstellen, errechnet sich somit

$$\boxed{\text{Arbeit} = 9 \cdot 10^{-5} \cdot 100 \cdot 133 = 1{,}2 \text{ Nm} = 1{,}2 \text{ Ws}}$$

Für den rechten Ventrikel ist das gleiche Schlagvolumen nur auf einen um rund 20 mmHg erhöhten Druck zu steigern, die Druckvolumenarbeit des rechten Ventrikels beträgt nach dieser Rechnung also 1/5 derjenigen des linken Ventrikels.

Bei Ausbreitung aus dem linken Ventrikel wird das Schlagvolumen in die Aorta ausgetrieben und dabei auf eine Geschwindigkeit von etwa 0,5 ms^{-1} beschleunigt. Hierfür leistet der Ventrikel eine zusätzliche Beschleunigungsarbeit (½ · Masse des Schlagvolumens · Strömungsgeschwindigkeit). Die Rechnung ergibt für die genannten Werte eine Beschleunigungsarbeit von ca. 0,01 Ws, d. h. 1 % der Druckvolumenarbeit. Ihr Anteil kann erheblich ansteigen, wenn ein vergrößertes Volumen beschleunigt wird oder die aortale Strömungsgeschwindigkeit zunimmt. Beide Größen erhöhen sich moderat bei Sympathikusaktivierung (z.B. bei körperlicher Arbeit). Sie können sich sehr stark erhöhen, wenn die Aorta ihre Elastizität (Windkesselfunktion) verliert, was wie folgt zu erklären ist: Solange die Aorta in ihrem Anfangsteil gut dehnbar ist, schiebt der Ventrikel sein Schlagvolumen in diesen sich dehnenden Anfangsteil ohne gleichzeitig auch die Blutsäule im Rest der Aorta zu beschleunigen. Die Masse der Beschleunigungsarbeit umfasst dann tatsächlich nur die des Schlagvolumens. Wird die Aorta starr (z.B. bei Arteriosklerose), muss der Ventrikel auch die Masse der aortalen Blutsäule beim Auswerfen eines Schlagvolumens mitbeschleunigen. Eine versteifte Aorta ist auch enger als eine elastische, woraus bei gegebenem Volumenfluss eine höhere Strömungsgeschwindigkeit resultiert.

Phasen des Herzzyklus in den Ventrikeln

Die Ventrikel durchlaufen in jedem Herzzyklus eine Folge verschiedener Funktionsphasen. Hier sei mit dem Ende der Füllung der Ventrikel begonnen (Abb. 2.20, Tab. 2.3). Während der Ventrikelfüllung sind die Taschenklappen der Ausflussbahnen (Pulmonalklappe, Aortenklappe) geschlossen, die Atrioventrikularklappen sind geöffnet. Durch Ausbreiten einer neuen elektrischen Erregungswelle wird die Arbeitsmuskulatur zur Kontraktion gebracht und der intraventrikuläre Druck beginnt zu steigen. Mit Beginn des Druckanstiegs und Kontraktion der Papillarmuskeln schließen sich die Atrioventrikularklappen. Die Kontraktion der Ventrikelmuskulatur erfolgt dann bei konstantem Füllungsvolumen. Diese Phase wird deshalb als **isovolumetrische Anspannungsphase** (**AB**) bezeichnet.

Überschreitet der Ventrikel-Innendruck den Druck in der Ausflussbahn, öffnen sich die Taschenklappen und der sich kontrahierende Ventrikel wirft einen Teil des enthaltenen Blutvolumens in die Ausflussbahn. Das Austreiben des Schlagvolumens geht mit einer Verkürzung der Muskelzellen einher. Der Druck im Ventrikel steigt noch weiter leicht an. Eine Kontraktion, bei der sich Kraft (Druck) und Länge (Volumen) gleichzeitig

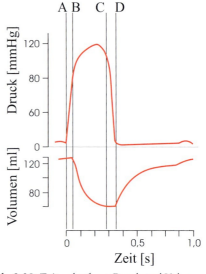

Abb. 2.20: Zeitverlauf von Druck und Volumen im linken Ventrikel während eines Herzzyklus.

Tab. 2.3: Phasen der Herzaktion

Phasen der Herztätigkeit	durchschnittliche Dauer bei 70/min	bestimmbar als Zeit von	bis
Systole	1/3 der Herzaktion (0,3 s)	1. Herzton oder Spitze der R-Zacke	2. Herzton oder Ende der T-Welle
Diastole	2/3 der Herzaktion (0,6 s)	2. Herzton oder Ende der T-Welle	1. Herzton oder Spitze der R-Zacke
Anspannungszeit	1/4 der Systole (0,07 s)	1. Herzton oder Spitze der R-Zacke oder Beginn des raschen Druckanstiegs in Herzkammern	li. Kammerdruck erreicht diastolischen Aortendruck oder re. Kammerdruck erreicht diastolischen Druck in Arteria pulmonalis
Austreibungszeit	3/4 der Systole (0,23 s)	li. Kammerdruck erreicht diastolischen Aortendruck oder re. Kammerdruck erreicht diastolischen Druck in Arteria pulmonalis	2. Herzton oder Ende der T-Welle
Erschlaffungszeit	1/10 der Diastole (0,06 s)	2. Herzton oder Ende der T-Welle	stärkster Druckabfall in beiden Herzkammern
Füllungszeit	9/10 der Diastole (0,54 s)	stärkster Druckabfall in beiden Kammern	1. Herzton oder Spitze der R-Zacke

ändern, nennt man nach den Begriffen der Muskelphysiologie eine auxotone Kontraktion. Deshalb heißt diese Phase die **auxotone Austreibungsphase (BC)**.

Noch während der Austreibungsphase wird das Maximum der kontraktilen Aktivierung überschritten und die Relaxation setzt ein. Das führt zu einem Druckabfall im Ventrikel. Wenn der ventrikuläre Druck denjenigen in der Ausflussbahn unterschreitet, entsteht kurzzeitig ein Reflux von Blut in den Ventrikel. Dieser zieht die Taschenklappen zurück in eine geschlossene Position, danach sind Ventrikel und Ausflussbahn hämodynamisch getrennt. Die Muskulatur der Ventrikel relaxiert weiter, das Ventrikelvolumen bleibt dabei zunächst konstant. Diese Phase nennt man die **isovolumetrische Erschlaffungsphase (CD)**. Unterschreitet der Ventrikeldruck den Druck in dem zugehörigen Vorhof, öffnen sich die Atrioventrikularklappen und die Ventrikel füllen sich erneut. Damit beginnt die nächste **Füllungsphase (DA)**. Anspannungs- und Austreibungsphase bilden zusammen die Systole des Ventrikels, Erschlaffungs- und Füllungsphase die Diastole des Ventrikels.

Bei einem ruhigen Herzschlag von 70 min^{-1} entfällt 2/3 der Zyklusdauer auf die **Diastole**, 1/3 auf die **Systole**. Bei Steigerung der Herzfrequenz wird vor allem die Diastolendauer verkürzt. Bei einer Herzfrequenz von 100 min^{-1} verteilt sich die Zyklusdauer 1:1 auf Diastole und Systole.

Die diastolische Ventrikelfüllung ist stark von der vorausgehenden Ventrikelkontraktion und nur wenig von der Vorhofkontraktion abhängig. Während der Systole verkleinert sich der Ventrikel durch Auswerfen des Schlagvolumens. Da er am Apex des Herzens über das Perikard am Diaphragma fixiert ist, die Herzbasis aber im Thorax beweglich ist, bewegt sich die Ventilebene systolisch auf das Diaphragma zu. Durch die Verschiebung der Vorhöfe entsteht in ihnen ein Unterdruck und es wird Blut aus den großen Venen in sie hineingesaugt. Bei der diastolischen Erschlaffung nimmt der Ventrikel wieder eine längliche Form an, die Ventilebene rückt vom Diaphragma fort. Bei Öffnung der Atrioventrikularklappe stülpt sich so ein Teil des Ventrikels über das in den vorgeschalteten Vorhöfen bereitliegende Blutvolumen. Ein weiterer Teil des Blutes folgt passiv der atrio-ventrikulären Druckdifferenz. Erst im letzten Drittel der Diastole kontrahieren sich die Vorhöfe. In Ruhe entfallen ca. 2/3 der Ventrikelfüllung auf den Ventilebenenmechanismus und den passiven Volumenfluss, nur 1/3 auf die Vorhofkontraktion.

Herztöne

Registriert man EKG, Aortenpulskurve und die vom Herzen ausgehenden Schallwellen gleichzeitig, kann man den verschiedenen Phasen der Ventrikelkontraktion charakteristische Abschnitte in diesen Registrierungen zuordnen (Abb. 2.21). Der QRS-Komplex, der im EKG den Ablauf der Ventrikelerregung widerspiegelt, überlappt zeitlich den Beginn der Anspannungsphase. Die Anspannung des Ventrikels erzeugt im Herzschall den **ersten Herzton**, dieser entsteht während der Frühphase der Kontraktion durch eine Schwingungen auslösende Umformung des Ventrikels: Am Ende der Füllungsphase ist der Ventrikel länglich; kontrahiert er sich, nimmt er eine rundere Form

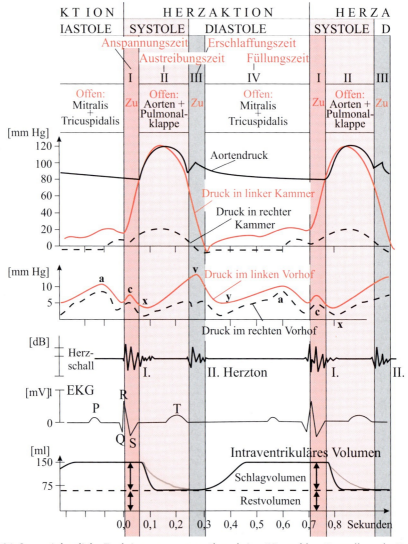

Abb. 2.21: Synopsis kardialer Funktionsparameter während eines Herzzyklus. Darstellung der Druckkurven in rechter und linker Kammer, in den Vorhöfen, der Aorta sowie des Herzschalls, des EKG und des intrakardialen Blut-Volumens eines Ventrikels während der verschiedenen Phasen der Herzaktion.

ein. Beginnt die Austreibungsphase, steigt der Aortendruck an, da jetzt Volumen zusätzlich in die Ausflussbahn ausgeworfen wird. Am Ende der Austreibungsphase erscheint die T-Welle im EKG, die die Repolarisation des Kammermyokards reflektiert. Der kleine Reflux am Ende der Austreibungsphase führt zu einem kurzzeitigen Absinken des Aortendrucks, der sogenannten Inzisur in der Druckpulskurve. Dem Minimum der Inzisur entspricht der Klappenschluss, dessen Schwingungen den **zweiten Herzton** hervorrufen. Zu Beginn der Füllungsphase entsteht ein leiser dritter Herzton, der durch das Auftreffen des einströmenden Blutes auf die entspannten Ventrikelwände zustande kommt. Am Ende der P-Welle kann mit Mikrophonverstärkung manchmal noch ein vierter Herzton registriert werden, der durch das Schwingen der Vorhofkontraktion zustande kommt. Den ersten und zweiten Herzton kann man immer leicht mit einem Stethoskop, das an die Brustwand angelegt wird, hören. Das Abhören akustischer Phänomene nennt man **Auskultation**. Es ist klinisch üblich, die Herztöne auch über Mikrophon zu registrieren (Phonokardiographie).

Bei Störungen der Volumenbewegungen im Herzen kann es zu turbulenten Strömungsformen kommen, die breitbandige **Herzgeräusche** hervorrufen. Ursachen für systolische Geräusche sind z.B. Einengungen in den ventrikulären Ausflussbahnen (z.B. Aortenklappenstenose) oder Reflux über insuffiziente Atrioventrikularklappen. Ursachen für diastolische Geräusche sind z.B. Einengungen in den Atrioventrikularklappen oder Reflux über eine insuffiziente Aorten- oder Pulmonalklappe. Für die an den verschiedenen Klappen entstehenden akustischen Ereignisse gibt es Punkte an der Körperoberfläche, an denen sie sich meist besonders gut hören lassen (Abb. 2.22, vgl. a. Tab. 2.3).

Arbeitsdiagramm des Herzens

Die Hohlkörper des Herzens (Atrien, Ventrikel) werden bei ihrer Füllung durch den Füllungsdruck gedehnt. Die Kurve, die Füllungsdrücke und Füllungsvolumina bei entspannter Wandmuskulatur in Beziehung setzt, nennt man die Ruhe-Dehnungskurve des jeweiligen Hohlkörpers (Abb. 2.23). Die Steigung der Ruhe-Dehnungskurve dP/dV kennzeichnet die Steifheit (englisch: stiffness), ihr Kehrwert dV/dP die Dehnbarkeit (englisch: compliance) des Hohlkörpers. Die

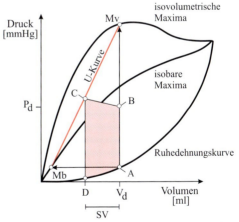

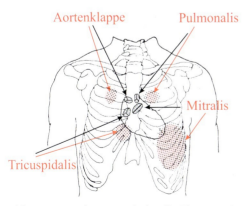

Abb. 2.22: Projektionsareale für die Klappentöne auf die Brustwand. Schwarze Pfeile weisen auf die anatomische Lage der Klappen, rote Pfeile auf die zugehörigen Oberflächen-Projektionsareale.

Abb. 2.23: Schema eines ventrikulären Druck-Volumen-Diagramms mit Darstellung der Ruhedehnungskurve, der Kurve der isovolumetrischen Maxima und der Kurve der isobaren Maxima. Die U-Kurve verbindet das zum enddiastolischen Arbeitspunkt A gehörige isobare Maximum Mb und das isovolumetrische Maximum Mv. Das Viereck ABCD ist das Arbeitsdiagramm des Ventrikels. Vd stellt das enddiastolische ventrikuläre Volumen, Pd den enddiastolischen Aortendruck dar. SV ist das Schlagvolumen. Der Flächeninhalt von ABCD entspricht der äußeren Arbeit des Ventrikels.

Ruhe-Dehnungskurven von Atrien und Ventrikel sind nicht linear, sondern werden bei zunehmendem Volumen stärker, d.h. dass die Steifheit dieser Hohlkörper bei zunehmender Füllung zunimmt. Trägt man für jeden Zeitpunkt während eines Herzzyklus den intraventrikulären Druck (P) und das intraventrikuläre Volumen (V) des linken Herzens in einem zweidimensionalen Diagramm gegeneinander auf, so entsteht ein Viereck, das Arbeitsdiagramm des linken Herzens. Der Kurvenabschnitt der Füllungsphase bildet bei vollständiger Relaxation der Ventrikelmuskulatur einen Teil der Ruhe-Dehnungskurve des Ventrikels. Wie im Skelettmuskel ist auch im Herzmuskel die isometrische Kraftentwicklung von der Vordehnung abhängig. Deshalb gibt es für jeden Punkt auf der Ruhe-Dehnungskurve ein spezifisches isovolumetrisches Maximum des Ventrikeldrucks (Abb. 2.23), das experimentell beobachtet werden kann, wenn durch starke Erhöhung des Drucks in der Ausflussbahn die Öffnung des Ventrikels verhindert wird. Bei einer rein isovolumetrischen Kontraktion leistet der Ventrikel keine äußere Arbeit, da er kein Volumen abgibt. Experimentell lässt sich auch das isobare Maximum für diesen Punkt der Ruhe-Dehnungskurve bestimmen. Es stellt das Auswurfvolumen dar, das der Ventrikel bei einem vorgegebenen Druck in der Ausflussbahn maximal auswerfen kann.

Die systolische Kontraktion der Ventrikel stellt eine Unterstützungszuckung dar, weil zunächst isometrisch Kraft aufgebaut wird (Druckanstieg im Ventrikel) und es dann zu einer Muskelverkürzung bei nur noch wenig veränderlicher Kraft (Volumenverkleinerung während der Austreibungsphase) kommt. Die Endpunkte dieser Unterstützungszuckung im PV-Diagramm liegen auf einer leicht gebogenen Kurve, der Kurve der Unterstützungsmaxima (U-Kurve), die eine Verbindungslinie zwischen dem zugehörigen isobaren Maximum und dem isovolumetrischen Maximum darstellt. Die Lage der U-Kurve ist für die Ventrikelfunktion von entscheidender Bedeutung, da alle von einem gegebenen Punkt A auf der Ruhe-Dehnungskurve (von einer bestimmten diastolischen Füllung) ausgehenden Arbeitszyklen den Endpunkt ihrer Austreibungsphase auf einem Punkt der U-Kurve finden. Die U-Kurve begrenzt somit den möglichen Operationsbereich des Ventrikels für einen gegebenen Punkt der enddiastolischen Füllung auf der Ruhedehnungskurve.

Frank[5]-Starling[6]-Mechanismus

Es gehört zu den elementaren Eigenschaften der quergestreiften Muskulatur, dass die entwickelte Kraft von der Vordehnung des Muskels abhängig ist. Zwei Mechanismen sind wesentlich hierfür verantwortlich: Zum einen gibt es bei einer mittleren Sarkomerenlänge von 2,2 μm eine optimale Überlappung von Aktin und Myosin, bei der sich ein Maximum von Querbrücken ausbilden kann. Wird das Sarkomer darüber hinaus gedehnt, finden nicht alle Myosinköpfchen an den dünnen Filamenten einen korrespondierenden Angriffspunkt. Ist das Sarkomer kürzer, kommt es zu räumlichen Behinderungen bei der Ausbildung von Querbrücken. Zum anderen tragen zur Dehnungsabhängigkeit der Kraftentwicklung des Herzmuskels auch längenabhängige Prozesse der elektromechanischen Kopplung bei: Die Dauer des Aktionspotentials, die Freisetzung von Ca^{2+} aus dem sarkoplasmatischen Retikulum und die Ca^{2+}-Sensitivität der kontraktilen Proteine weisen eine Abhängigkeit von der Zellänge auf.

Im PV-Diagramm erkennt man die längenabhängige Kraftsteigerung des Herzmuskels am Verlauf der Kurve der isovolumetrischen Maxima (Abb. 2.24a). Die Differenz zwischen dieser Kurve und der Ruhe-Dehnungskurve stellt den maximal entwickelten Druck (in der Systole) in Abhängigkeit von der Vordehnung dar. Im linken Ventrikel nimmt diese Größe bis zu Füllungsvolumina von ca. 180 ml stetig zu, danach fällt sie ab. Die Vordehnung des Herzens, d.h. der Ausgangspunkt des Arbeitsdiagramms auf der Ruhe-Dehnungskurve, ist indirekt abhängig vom enddiastolischen Füllungsdruck des Ventrikels, da durch diesen Druck das entsprechende Volumen in den Ventrikel hineingedrückt wird. Diesen enddiastolischen Fül-

---

5 Otto Frank (1865–1944), Physiologe in Gießen und in München.

6 Ernest Henry Starling (1866–1927), britischer Physiologe.

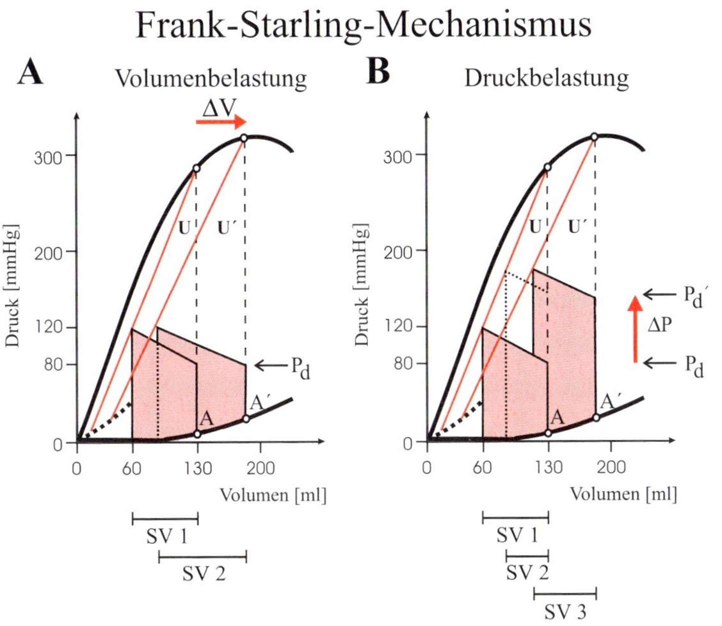

Frank-Starling-Mechanismus

Abb. 2.24: Ventrikelaktion bei gleichbleibender Inotropie (Frank-Starling-Mechanismus). A. Erhöhung des Schlagvolumens nach Vergrößerung der enddiastolischen Ventrikelfüllung. Durch die Volumenbelastung wird A nach A' auf der Ruhedehnungskurve verschoben. Zu diesem neuen enddiastolischen Arbeitspunkt A' gehört die veränderte U'-Kurve. Das Arbeitsdiagramm, das bei gegebenem enddiastolischen Aortendruck Pd von A' ausgeht, hat ein größeres Schlagvolumen als das vorige Arbeitsdiagramm ($SV_2 > SV_1$). B. Verkleinerung des Schlagvolumens durch Druckbelastung und Kompensation dieser Störung. Steigt der enddiastolische Aortendruck von Pd auf Pd', verkleinert sich das Schlagvolumen bei gegebener enddiastolischer Füllung des Ventrikels (Arbeitspunkt A) von SV_1 auf SV_2.

lungsdruck nennt man klinisch auch „Vorlast" des Herzens. Man kann deshalb sagen, dass der Frank-Starling-Mechanismus die Abhängigkeit der systolischen Druckentwicklung von der **Vorlast** beschreibt.

In der Darstellung im PV-Diagramm wird deutlich, dass der Frank-Starling-Mechanismus auch einer kurzfristigen Anpassung des Schlagvolumens an einen veränderten Druck in der Ausflussbahn, der sogenannten „Nachlast" (aortaler Mitteldruck, pulmonaler Mitteldruck), dient (Abb. 2.24b). Wird in einem ersten Herzzyklus die Nachlast plötzlich erhöht, wird das nachfolgende Schlagvolumen vermindert ($SV_2 < SV_1$) und das im Ventrikel zurückbleibende Volumen erhöht. Wenn für den nächsten Schlag das diastolisch aufgenommene Volumen etwa gleich bleibt, wird nun das enddiastolische Volumen erhöht, d.h. der Ventrikel besitzt eine größere Vordehnung. Zu diesem neuen enddiastolischen Arbeitspunkt A' gehört eine neue U-Kurve U' im PV-Diagramm, die sich aber nur wenig in ihrer Steilheit von der ursprünglichen U-Kurve unterscheidet. Das von diesem Punkt A' ausgehende Arbeitsdiagramm kann deshalb mit einem wieder vergrößerten Schlagvolumen durchgeführt werden ($SV_3 = SV_1$). Es ergibt sich also eine Kompensation für einen Verlust von Schlagvolumen durch Erhöhung der Vordehnung. Die Anpassung von Schlagvolumen durch Variation der Vordehnung ist von Schlag zu Schlag wirksam. Sie stellt einen sehr schnellen und effizienten autonomen Mechanismus des Herzens zur Stabilisierung der Auswurfleistung dar. Insbesondere dient sie der engeren Kopplung zwischen Auswurfleistung von rechtem und linkem Ventrikel.

Positive Inotropie

Der Überträgerstoff des Sympathikus Noradrenalin und das unter Sympathikusstimulation adrenal freigesetzte Adrenalin, die an

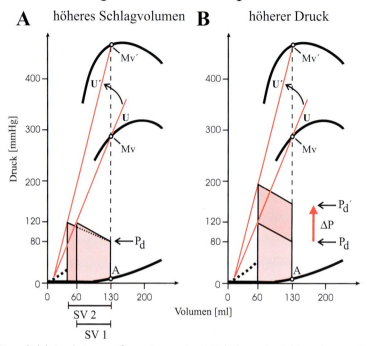

Abb. 2.25: Ventrikelaktion bei vergrößerter Inotropie. A. Erhöhung des Schlagvolumens durch positive Inotropie. Für einen gegebenen Arbeitspunkt A der enddiastolischen Füllung wird die zugehörige U-Kurve steiler (U'-Kurve). Dadurch verbreitert sich das Arbeitsdiagramm, d.h. das Schlagvolumen wird größer (SV2 > SV1). B. Beibehaltung des Schlagvolumens bei Erhöhung des Aortendrucks ermöglicht durch eine positive Inotropie. Bei steilerer U'-Kurve (durch positive Inotropie) kann der Ventrikel sein bisheriges Schlagvolumen auch nach Erhöhung des enddiastolischen Aortendrucks auswerfen (SV2 = SV1).

den Zellen der Arbeitsmuskulatur die β-Adrenorezeptoren stimulieren, führen zu einer längenunabhängigen Kraftsteigerung. Diese beruht auf einem gesteigerten cytosolischen Ca^{2+}-Anstieg während der Muskelerregung (s.o.). Im PV-Diagramm kommt dies wesentlich darin zum Ausdruck, dass die Kurven der isovolumetrischen Maxima zu größeren Druckwerten hin verschoben sind (Abb. 2.25). Bei einer gegebenen Vordehnung kann damit ein größerer maximaler Druck erzeugt werden. Damit verläuft auch die U-Kurve im PV-Diagramm (U'-Kurve) steiler. Die Steilheit der U-Kurve kann man als Maß für die Inotropie (Synonym: die Kontraktilität) ansehen. Dadurch wird zweierlei möglich: (1) Bleibt die Nachlast gleich, wird bei gegebenem enddiastolischen Arbeitspunkt (A) ein großes Schlagvolumen gefördert ($SV_2 > SV_1$). (2) Muss der Ventrikel gegen eine erhöhte Nachlast arbeiten, kann er sein vorheriges Schlagvolumen auch ohne Änderung der enddiastolischen Füllung beibehalten.

Noradrenalin und Adrenalin stellen die wichtigsten physiologischen inotropen Stimuli dar, es gibt aber noch eine Vielzahl anderer Faktoren, die auf ähnliche Weise die Herzkraft steigern können. Digitalis-Glykoside sind die bekanntesten Pharmaka, um eine positiv inotrope Wirkung zu erzielen. Diese Stoffe hemmen die sarkolemmale Na^+-K^+-ATPase. Das dann im Zellinneren zurückgehaltene Na^+ führt über eine Verminderung der treibenden Kraft des Na^+-Ca^{2+}-Austauschers zu einem Anstieg des zellulären Ca^{2+}-Gehaltes. Eine erhöhte Füllung des sarkoplasmatischen Retikulums ist Grundlage für den positiv inotropen Effekt (s.o.).

Herzhypertrophie

Bei Widerstandserhöhung im Ausflusstrakt, d.h. bei Erhöhung der Nachlast, erhöht sich die systolische Wandspannung im Herzen (Kraft senkrecht zum Wandquerschnitt), da jetzt ein größerer mittlerer Druck zur Austreibung des Schlagvolumens aufgebracht werden muss. Höhere Wandspannung bedeutet, dass mehr Kraft pro Muskelzellenquerschnitt generiert werden muss, was einen erhöhten Energiebedarf pro Zellenquerschnitt mit sich bringt. Dies ist eine metabolisch ungünstige Situation. Bleibt eine solche Situation länger bestehen, hypertrophiert der Herzmuskel. Dies stellt einen Anpassungsvorgang dar, da die Wandspannung T sich nach dem **Laplaceschen Gesetz** (vgl. S. 105) (Kugelmodell des Ventrikels) normalisiert, wenn die Wanddicke d ohne Vergrößerung des Ventrikelradius r zunimmt (Druck P):

$$T = r \cdot \frac{P}{2d}$$

Eine solche sog. konzentrische Hypertrophie wird in der Regel in Frühstadien einer Drucküberlastung beobachtet. Überschreitet bei einer Linksherzbelastung das hypertrophierende Herz (normal ca. 300 g) ein Gewicht von 500 g (kritisches Herzgewicht), so kommt es in der Regel zu einer zunehmenden linksventrikulären Dilatation. Diese ist mit einer Radiusvergrößerung des Ventrikelcavums und mit einer Ausdünnung der Wand durch das Verschieben von Gewebsschichten (Gefügedilatation) begleitet. Beide Veränderungen erhöhen die Wandspannung. Die erhöhte endsystolische Restfüllung des vergrößerten Ventrikels bedingt ein Anstieg des diastolischen Füllungsdrucks. Auf diese Weise wird im zeitlichen Mittel die Wandspannung in der Diastole erhöht, was einer normalen Koronarperfusion entgegensteht. Es entwickeln sich daher zunehmend ischämische Gewebsschäden, die den Prozess des Organversagens weiter beschleunigen. Volumenüberlastungen des linken Herzens führen sehr viel früher in eine solche dilatative Phase, sie rufen deshalb auch schneller eine manifeste Insuffizienz hervor.

Rechtes und linkes Herz stellen zwei in Serie geschaltete Pumpen dar. Beide fördern das gleiche Herzzeitvolumen, das rechte gegen die niedrigen Widerstände des kleinen Kreislaufs, das linke gegen die großen Widerstände des großen Kreislaufs. Die Ventrikel des Herzens durchlaufen einen mechanischen Arbeitszyklus. Die Diastole besteht aus einer Erschlaffungs- und einer Füllungsphase, die Systole aus der Anpassungs- und Austreibungsphase. Der erste Herzton markiert den Beginn, der zweite das Ende der Systole.
Die in der Systole entwickelte Kraft des Herzmuskels ist von seiner Vordehnung und d.h. von der enddiastolischen Ventrikelfüllung abhängig. Dieses Phänomen wird Frank-Starling-Mechanismus genannt. Er stellt einen autonomen Mechanismus des Herzens zur Stabilisierung der Auswurfleistung dar. Als positive Inotropie bezeichnet man Kraftsteigerungen des Herzmuskels, die unabhängig von der Vordehnung sind. Physiologisch am wichtigsten ist der durch Sympathikusaktivierung ausgelöste positive inotrope Effekt.

2.4 Koronardurchblutung

In Ruhe beträgt die Koronardurchblutung ca. 80 ml/min pro 100 g Herzgewebe. Sie kann maximal etwa 5fach gesteigert werden. Die Koronardurchblutung regelt das Sauerstoffangebot für das Herz. Generell gilt, dass das Sauerstoffangebot gleich dem Produkt aus arterieller Sauerstoffkonzentration (C_{O_2}) und koronarem Blutfluss (KBF) ist. Der O_2-Bedarf des Herzens V_{O_2} spiegelt sich in der tatsächlich extrahierten Sauerstoffmenge pro Zeit wider:

$$V_{O_2} = E \cdot C_{O_2} \cdot KBF$$

wobei E die Extraktionsrate des Herzens für Sauerstoff darstellt, d.h. den Anteil, der von der mit dem arteriellen Koronarblut antransportierten O_2-Menge tatsächlich entnommen wird. Im Koronarkreislauf beträgt die Extraktionsrate bereits unter Ruhebedingungen ca. 70%. Deutliche Steigerungen des Sauerstoffbedarfs sind deshalb über eine Steigerung der Extraktionsrate für Sauerstoff nicht zu erreichen, sie müssen immer durch eine Steigerung des koronaren Blutflusses erbracht werden. Deshalb besteht zwischen Sauerstoffbedarf des Herzens und koronarer Durchblutung eine proportionale Beziehung, d.h. bei Steigerung des Energiebedarfs des Herzens um den Faktor 5 steigt auch die Durchblutung um diesen Faktor.

Die Widerstandsregulation im Koronarkreislauf weist gegenüber anderen Stromgebieten eine Besonderheit auf. Diese besteht darin, dass die intramuralen Anteile des koronaren Strombettes mit jeder Systole durch den Anstieg der Spannung in der Muskulatur extern komprimiert werden. Die Wandspannung des linken Ventrikels ist zu Beginn der Systole so groß, dass Blut aus den intramuralen Gefäßen sogar in die Koronararterien zurück gedrückt wird. Erst mit Nachlassen der Wandspannung während der Auswurfphase kommt es zu einem geringen Blutfluss in arteriovenöser Richtung. Zu Beginn der Diastole steigt der Koronarfluss sprunghaft an, weil jetzt die Wandspannung gering ist und gleichzeitig die treibende Kraft des arteriellen Mitteldrucks in der Aorta einen hohen Wert aufweist. Im rechten Ventrikel ist die intramurale Spannungsentwicklung in der Systole deutlich geringer, deshalb ist die Behinderung des koronaren Blutflusses hier kleiner. Es werden also große Anteile des Myokards während eines Herzzyklus nur zeitweilig perfundiert, nämlich nur während der Diastole. Deshalb ist es für die Koronarperfusion von Bedeutung, dass sich der Anteil der Diastolendauer an der Herzperiode mit steigender Herzfrequenz verkürzt. Bei hohen Herzfrequenzen kann als Folge ein Mangel der Sauerstoffversorgung des Myokards auftreten. Der durch die Kontraktion bestimmte Anteil des Koronarwiderstandes wird dessen extravasale Komponente genannt. Dem steht die vasale Komponente des Koronarwiderstandes gegenüber, die durch Regulation der Widerstandsgefäße während der Diastole bestimmt ist.

Metabolische Kontrolle

Die Arbeit der Herzmuskelzelle setzt in Abhängigkeit ihrer Aktivität Metabolite frei, die vasodilatierend wirken können. Eine wichtige Rolle spielt dabei **Adenosin**, welches bei starkem Abbau von ATP entsteht. Auch das bei starker aerober Arbeit entstehende CO_2 und die bei anaerober Arbeit freigesetzte Milchsäure wirken vasodilatierend, beide durch ihren ansäuernden Effekt. Stark arbeitende Muskulatur setzt auch Kalium und anorganisches Phosphat frei, was beides ebenfalls eine Vasodilatation bewirkt.

Myogene Kontrolle

Die myogene Vasoregulation ist Folge der Eigenschaft arteriolärer Glattmuskelzellen, sich auf einen intraluminalen Druckanstieg hin zu kontrahieren und auf einen Druckabfall hin zu relaxieren (Bayliss-Effekt) vgl. S. 104. Ein Strombett, dessen Widerstandsverhalten von diesem myogenen Mechanismus bestimmt wird, zeigt Eigenschaften der Autoregulation, d.h. es weist Vasokonstriktion bei steigendem Druck und Vasodilatation bei fallendem Druck auf.

Endotheliale Kontrolle

Der dritte wichtige Mechanismus der lokalen Regulation der Koronardurchblutung ist die Freisetzung vasoaktiver Substanzen aus dem Endothel. Die wichtigsten sind Stickstoffmonoxid (NO) und Prostacyclin (PGI_2). Diese endothelialen Mediatoren werden unter einer Reihe von Stimuli freigesetzt, mit am wichtigsten ist die Freisetzung durch Veränderung der Wandschubspannung, die an der Endotheloberfläche zunimmt, wenn die Fließgeschwindigkeit des Blutes ansteigt, und abfällt, wenn die Fließgeschwindigkeit abnimmt.

Nervale Einflüsse

Die Koronardurchblutung wird auch durch neuronale Einflüsse gesteuert. Dabei steht die sympathische Innervation ganz im Vordergrund. Noradrenalin und Adrenalin stimulieren an Glattmuskelzellen α- und β-Rezeptoren. Die Stimulation von α-Rezeptoren führt zur Vasokonstriktion, die Stimulation von β-Rezeptoren zur Vasodilatation. Die Dichte der α- und β-Rezeptoren ist entlang der Koronarstrombahn heterogen verteilt. Große Koronargefäße besitzen meist mehr β-Rezeptoren, die kleinen Arteriolen überwiegend α-Rezeptoren. β-Rezeptoren finden sich zudem auf den Herzmuskelzellen und üben dort einen positiv-inotropen Effekt aus. Bei Stimulation des Sympathikus ergibt sich ein Bild, das überwiegend dem einer β-adrenerg-vermittelten Vasodilatation entspricht, was aber nur zu einem geringeren Teil auf eine direkte neuronalen Wirkung auf die Arteriolen zurückzuführen ist, zum größeren Teil beruht es auf einer metabolisch bedingten Dilatation als Folge des inotropen Effekts.

> Der Herzmuskel hat nur eine Bedarfsperfusion über die Koronarien. Bei Erhöhung des Sauerstoffbedarfs steigt auch die Koronarperfusion an. An dieser Perfusionsanpassung sind myogene, metabolische (z.B. Adenosin, Milchsäure), Endothel-vermittelte (z.B. NO, Prostazyklin) und nervale Mechanismen (Sympathikus) der Vasoregulation beteiligt. Im linken Ventrikel ist die Koronarperfusion diskontinuierlich. Sie sistiert während der Systole.

2.5 Innervation des Herzens

Das Herz wird von sympathischen und parasympathischen Anteilen des autonomen Nervensystems innerviert (Abb. 2.26). Die Zellkörper der präganglionären sympathischen Fasern liegen im zweiten bis vierten Thorakalsegment (Th2-Th4) des Rückenmarks. Die Zellkörper des zweiten efferenten Neurons liegen zum größten Teil in den Ganglien des Grenzstranges, von denen sie in Form gebündelter Herznerven, Nervi cardiaci, zum Plexus cardiacus ziehen. Diese postganglionären Neuronen erreichen alle Substrukturen des Herzens und seiner Gefäße. Insbesondere werden Sinus- und AV-Knoten sowie das ventrikuläre Erregungsleitungssystem, das Arbeitsmyokard von Ventrikeln und Vorhöfen und das Koronarsystem sympathisch innerviert. Aus axonalen Verdickungen, den sogenannten Varikositäten, setzen die postganglionären Neurone Überträgerstoffe frei. Der wichtigste Überträgerstoff ist das Noradrenalin.

Das Herz wird auch durch parasympathische Fasern des Nervus vagus innerviert. Die Vagusfasern des ersten efferenten Neurons der Rami cardiaci des Nervus vagus entstammen dem Nucleus dorsalis des Nervus vagus, der in der Medulla oblongata gelegen ist. Die meisten parasympathischen Fasern verlaufen zum Sinus- und AV-Knoten und zur Muskulatur der Vorhöfe. Es gibt sie spärlicher auch an ventrikulären Blutgefäßen und sehr selten im ventrikulären Myokard. Der wichtigste Überträgerstoff des zweiten Neurons ist Acetylcholin. Sympathische und parasympathische Nervenfasern bilden außerhalb des Herzbeutels am oberen Gefäßpol des Herzens ein dichtes Geflecht, den Plexus cardiacus.

An den Schrittmachern steigert der Sympathikus die Spontanfrequenz (positiv chronotrope Wirkung). Die Fortleitung der Erregung im Erregungsleitungssystem wird beschleunigt (positiv dromotrope Wirkung), was sich besonders deutlich im AV-Knoten auswirkt. Im Bereich der Vorhof- und Kammermuskulatur steigert der Sympathikus die Kraftentwicklung unabhängig von der Vordehnung (positiv inotrope Wirkung). Die Relaxation des Herzmuskels wird ebenfalls beschleunigt (positiv lusitrope Wirkung). Durch direkte und indirekte Effekte erweitert Sympathikus-Stimulation auch das Koronarsystem (vasodilatatorische Wirkung). Entsprechend seiner begrenzten Verteilung ist die Wirkung des Parasympathikus fast ausschließlich auf die Strukturen des Vorhofes begrenzt. Hier wirkt er negativ chrono-

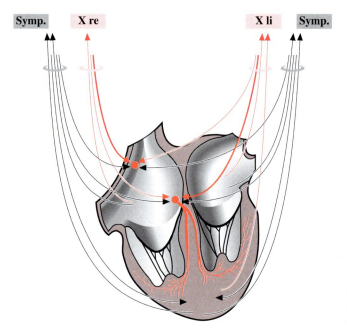

Abb. 2.26: Schema der Innervation einzelner Herzstrukturen durch sympathische Herznerven und den N. vagus.

trop am Sinusknoten, negativ inotrop an der Vorhofmuskulatur und negativ dromotrop am AV-Knoten.

Im Myokard und an den Koronargefäßen finden sich auch sensorische Nervenfasern, die auf unterschiedliche chemische Reize ansprechen. Sie verlaufen afferent mit den sympathischen Herznerven oder mit den Ausläufern des N. vagus. Mit den sympathischen Nerven verlaufen die chemosensitiven Afferenzen zum Rückenmark, die die Schmerzempfindungen im Herzen, z.B. bei Myokardischämie oder Myokardinfarkt, vermitteln. Das bei Ischämie freigesetzte Adenosin stellt einen wichtigen chemischen Schmerzauslöser dar.

> Das Herz wird sympathisch und parasympathisch innerviert. Sympathisch innerviert sind Erregungsbildungs- und Erregungsleitungssystem, Vorhof- und Ventrikelmyokard und Koronarsystem. Parasympathisch innerviert ist nur der Vorhof mit Sinusknoten und AV-Knoten. Sympathische Innervation wirkt positiv chronotrop, dromotrop, inotrop und lusitrop. Parasympathische Innervation wirkt im Vorhof negativ chronotrop und dromotrop.
> Im Herzen finden sich auch sensorische, chemosensitive Nervenfasern. Solche Afferenzen aus dem Myokard können bei Myokardischämie Schmerzempfindungen vermitteln.

3 Blutkreislauf

Einleitung

Historisch gesehen muss einen verwundern, dass die Entdeckung des Blutkreislaufs erst relativ spät erfolgte. Vermutlich liegt das daran, dass der Mensch von Haus aus – trotz aller gegenteiligen Behauptungen – außerordentlich autoritätsgläubig ist. Wir beginnen unseren *Streifzug durch die Medizingeschichte* bei den Griechen, weil dort für das Denken der westlichen Welt die kräftigsten Wurzeln zu suchen sind:

Hippokrates (460–377 *vor* Christi Geburt) gilt als der eigentliche Begründer der abendländischen wissenschaftlichen Medizin. Er ist auf der Insel Kos geboren und stammt aus einem Asklepiaden-Geschlecht. Seine Väter waren also Diener des Asklepius, des Gottes der Heilkunst. Nicht allein seine Herkunft als Arztsohn begünstigte seine Medizinerlaufbahn, sondern auch die Gunst der Zeit selbst, in welcher er lebte: War dies doch die Blütezeit des klassischen Griechenlands. Seine Zeitgenossen waren u.a. Sokrates, Perikles, Thukydides, Aischylos und Sophokles. Zeitweise muss er selbst auch in der damaligen Metropole des Geistes, Athen, gelebt haben. Hippokrates werden 53 Schriften als *Corpus Hippokraticum* zugesprochen, welche wohl zumeist von Zeitgenossen und Schülern verfasst sind (schließlich stammen die ältesten, heute zugänglichen Handschriften aus dem 10. Jahrhundert *nach* Chr.)

Die Kreislauf-physiologischen Vorstellungen des Corpus Hippokraticum muten uns heute „abenteuerlich" an: *In der linken, blutleeren Herzkammer brennt das „Feuer", welches über die Lungenvenen mit „Pneuma" genährt wird und gleichzeitig über den Magen Nahrung erhält.*

Um so gegenwartsnäher ist die *Arztethik*, welche im *Hippokratischen Eid*[1] ihren Niederschlag gefunden hat. Folgende 5 Punkte sollten wir deshalb auch heute zur Kenntnis nehmen:

1. Die hippokratische Forderung, seine Lehrer „*wie seine Eltern*" *zu* ehren, dürfte eine sehr bedenkenswerte – heute allerdings ganz unmodern gewordene – Sitte sein, in einer Zeit, welche selbst das Wort „Sitte" zum Reizwort gestempelt hat. Einen Rest dieser wertvollen Beziehung spürt heute noch mancher Doktor „vater". Auch ein ideales Assistenzverhältnis zum väterlichen Chef sollte hier seine Wurzeln haben. In einer „vaterlosen Gesellschaft" wird man danach allerdings vergeblich suchen.

2. Das hippokratische *Verbot einer Euthanasie* ist über die Jahrtausende hin aktuell geblieben. Beginnt man von diesem Prinzip abzurücken, nimmt man dem Patienten – trotz aller gegenteiligen Beteuerungen – die Basis für seine Beziehung zum Arzt: das notwendige Vertrauen auf die grundsätzliche Hilfsbereitschaft des Arztes, in jedem Fall um das Leben des Patienten zu ringen.

3. Ebenso aktuell ist das *Verbot einer Abtreibung*. Man bedenke nur die Diskussion um den § 218 des Strafgesetzbuches.

4. „Heil und rein" soll der Arzt sein Leben und seine Kunst bewahren. Diese *allgemeine Arztethik* ist aktuell wie eh und je bis hin zur allgemeinen Gesundheitserziehung: Wie will z.B. ein Arzt seinen Patienten überzeugen, Rauchen sei gesundheitsschädlich, wenn er nicht einmal in diesem Punkt ein Vorbild ist.

---

1 *Eid des Hippokrates in einer modernen Übersetzung:* Ich schwöre bei Apollon, dem Arzte, und bei den anderen Heilgöttern als Zeugen: dass ich nach bestem Wissen und Gewissen dieses Gelöbnis und seine Verpflichtung erfüllen werde: Ich will meine Lehrer der Heilkunst gleich meinen Eltern achten. Mit ihnen werde ich meinen Lebensunterhalt teilen und in der Not zu ihnen stehen. Selbstlos will ich die ärztliche Lehre ihren wie auch meinen Söhnen weitergeben. Ich will meine Ratschläge und Verordnungen zum Heil der Kranken nach bestem Wissen und Können geben. Meine Patienten werde ich dabei schützen vor allem, was ihnen schaden könnte oder Unrecht täte. Niemals werde ich ein tödlich wirkendes Mittel verabreichen noch einen Rat dazu erteilen, selbst wenn man mich dazu auffordern sollte. Niemals aber werde ich einer Frau zur Abtreibung verhelfen. Denn heil und rein will ich mein Leben halten und meine Kunst. Wenn ich des Kranken Haus betrete, so soll ihm dies nutzen und frommen. Keinem soll Unrecht geschehen, und niemandem will ich zu nahe treten, zumal nicht den Frauen. Was ich in meiner Praxis auch zu sehen und zu hören bekomme: ich werde darüber schweigen und nichts verlauten lassen. Die Wahrung dieses Geheimnisses sei dem Arzt eine heilige Sache! Wenn ich nun diesen Eid halte, so soll mir im Leben wie in der Heilkunst der Segen nicht ausbleiben, Ruhm auch und Ansehen für folgende Zeiten. Verachtung aber soll mich treffen, wenn ich treulos werden sollte.

5. Die „Geheimhaltung" aller Erkenntnisse eines Arztes, welche er in der Ausübung seines Berufes erhält (bis heute am wenigsten angefochten), hat ihren Niederschlag in der sog. „ärztlichen Schweigepflicht" gefunden.

Aristoteles (384–322 vor Chr.) ist ebenfalls Medizinersohn, sein Vater ist der Leibarzt des Königs Philipp von Mazedonien. Auch er studiert zunächst Medizin, wechselt später zur Philosophie, wird Schüler von Plato, später Lehrer von Alexander dem Großen, gründet neue Akademien, u. a. das Athener „Lyceum" mit Schwerpunkt in Biologie und Historik. Dass er nach Alexanders Tod aus Athen fliehen muss und vermutlich im Elend stirbt, ändert nichts an der Tatsache, dass sein Einfluss auf das Weltbild des Abendlandes vermutlich von keinem anderen Menschen übertroffen wird.

Allerdings sind die physiologischen Vorstellungen von Aristoteles heute nur noch selten aus dem Munde hoffnungsloser Physikumskandidaten zu hören: Nicht das Gehirn, sondern das *„Herz ist Sitz der Seele"*, außerdem *„Ort der Blutbildung"*, *„Ursprung des Gefäß-Systems"* und *„Sitz der Wärme"*. Das Herzklopfen sei dadurch verursacht, dass sich das im Herz befindliche warme Blut zusammendrängt, weil es durch die Atmung abgekühlt wird. Über die Venen wird das Blut zur Peripherie getrieben, *die „Arterien enthalten beim Lebenden ausschließlich Luft"*. Die Autorität dieses großen Geistes erlaubte für Jahrhunderte keinen Zweifel auch an diesen „Nebenprodukten" seines Genies.

Schließlich müssen wir noch eine griechische, medizinische Kapazität nennen, deren Ansichten von einer autoritätsgläubigen Welt bis ins 16. ja z. T. 17. Jahrhundert n. Chr. geradezu kritiklos „nachgebetet" wurde: **Galen** (129–199 nach Chr.). Er wurde in der Medizinerschule des Asklepius-Heiligtums im damals griechischen, heute türkischen Pergamon ausgebildet. Dass die Priester sich eine Gladiatorentruppe hielten, verschaffte vermutlich Galen die notwendige praktische Übung in der Wundbehandlung. Studienreisen führen ihn nach Smyrna, Corinth und auch nach Alexandrien, wo Tiersektionen betrieben wurden. Die zweite Hälfte seines Lebens verbrachte er in Rom als berühmter Arzt unter Marc Aurel, zugleich als Experimentator und systematischer Wissenschaftler: Ganze 129 Bücher schrieb er. Bei Vivisektionen an kleinen afrikanischen Affen entdeckt er, dass die Arterien nicht Luft, sondern Blut enthalten. Trotzdem kommt ihm offenbar unter dem übermächtigen Einfluss des Aristoteles nicht die Idee eines Kreislaufes, sondern nur die eines Vor und Zurück des Blutes in beiden parallelen Gefäß-Systemen. Die Kommunikation beider Gefäß-Systeme soll dabei über eine durchlöcherte Herzscheidewand erfolgen. Ob dies auf reiner Spekulation basierte oder ob dabei offene *Foramina ovale* oder seltene Septumdefekte der Herzscheidewand Pate standen, muss offen bleiben. Immerhin gilt Galen auch als Entdecker der Herzklappen. Der *„Säftelehre"*, welche die gesamte Medizintheorie der Antike beherrschte, konnte sich auch Galen nicht entziehen. Entsprechend den 4 Elementen der Antike (Feuer, Wasser, Luft und Erde) basiert sein System auf den 4 Säften: Blut (rot), Schleim (weiß), Gelbe Galle und Schwarze Galle, welche hauptsächlich von dem wichtigsten Organ, der Leber, gebildet werden.

Die Niere hat bei Galen eine „anziehende Kraft", so dass der Harn Aufschluss (– nicht etwa auf eine Nierenerkrankung –), sondern auf den Zustand des ganzen Organismus gibt. Diese Galensche Vorstellung wird später über die Vermittlung byzantinischer und arabischer Ärzte so ausgebaut, dass schließlich die *„Harnschau"* zur wichtigsten ärztlichen Tätigkeit des späten Mittelalters wird.

Mit „Harnglasscheiben" (ähnlich den pH-Skalen moderner pH-Papiere) wird die Farbe des Patientenharnes verglichen und danach Diagnose und Prognose aller Erkrankungen gestellt. Dass sich hieraus auch die „Uromantie" d.h. die „Harnwahrsagerei" ableitet, kann Galen nicht angelastet werden. Die humanistischen Ärzte des 16. Jahrhunderts kritisieren diesen Aberglauben als starken Missbrauch der ärztlichen Kunst.

Erst **Theophrastus Bombastus von Hohenheim** genannt **Paracelsus** (1493–1541) zweifelt offenbar zum ersten Mal laut an Galen. Als Zeitgenosse der Reformation fühlte er sich selbst als Luther der Medizin, verbrennt vor der Universität Basel als gefeierter Universitätslehrer 1527 u.a. die Werke von Galen, unterrichtet zum Zorn seiner Kollegen in Deutsch und verkündet statt der 4 Säfte 3 Prinzipien: Schwefel, Quecksilber und Salz in immer noch sehr spekulativer Naturphilosophie. Immerhin setzt er erstmals *Quecksilber* als Diuretikum gegen die Wassersucht ein, ja in kleinen Dosen auch gegen die Syphilis und betreibt so die erste Chemotherapie 400 Jahre vor Paul *Ehrlichs Salvarsan* (1910). Sollen wir verschweigen, dass seine Kollegen es in dem revolutionären Fieber jener Tage fertig brachten, Paracelsus bereits 1 Jahr später durch Studenten aus Basel vertreiben zu lassen? Der positive Effekt dieser Verbannung: Paracelsus fand die Zeit, seine Gedanken zu systematisieren und zu schreiben: „Die große Wundartzney" sicherte ihm ein glänzendes Comeback und Unsterblichkeit dazu.

Ebenfalls Zweifel an Galen kamen **Andreas Vesalius** (1514–1564), welcher als gebürtiger Brüsseler zeitweise an den berühmten Medizinschulen Italiens, insbesondere in Padua, studierte und lehrte. Er sezierte ausgiebig menschliche Leichen, was den Römern aus religiösen Gründen verboten war. Großartige anatomische Atlanten mit wissenschaftlich und künstlerisch beeindruckenden Holzschnitten haben ihn zum Vater der „modernen Anatomie" werden lassen. Die von Galen beschriebenen Poren in der Herzscheidewand konnte Vesalius zwar nicht finden, doch zweifelte er nicht an deren Existenz.

Michael Servetus (als gebürtiger Spanier: Miguel Serveto, 1511(?)–1553) war als Arzt und Theologe kühner im Denken. Er postulierte 1553 einen Blutfluss vom rechten zum linken Herzen über die Lunge. Da er jedoch seine wissenschaftlichen Entdeckungen mit vielen religiösen, neuplatonischen Vorstellungen verband, ließ ihn Calvin in Genf mitsamt der ersten Auflage seines Buches als Häretiker verbrennen. (Die Flucht aus dem Gefängnis der Inquisition war ihm zuvor gelungen.) Drei Exemplare seines Buches sollen diese Bücherverbrennung überlebt haben, wurden aber erst lange nach Harveys Tod bekannt.

William Harvey (1578–1657) gilt mit Recht als der eigentliche Entdecker des Blutkreislaufs. Er hat ebenfalls in Padua studiert und war später mit großem Erfolg als Arzt am königlichen Hof in London tätig. Er studierte in Vivisektionsexperimenten an den verschiedensten Tierarten das schlagende Herz. Systematische Unterbindungen von Arterien und Venen ließen ihn die Strömungsrichtung in diesen Gefäßen erkennen. Die Funktion der Venenklappen ließ sich dabei sogar am Menschen ohne chirurgische Intervention direkt beobachten (vgl. S. 98). Ebenso konnte er an den menschlichen Extremitäten die Wirkung einer Drosselung der Durchblutung durch unterschiedlich starkes Abbinden (venöse Stauung, komplette arterielle Kompression) beobachten. Wurde ferner Herz und Lunge einem Ochsen frisch entnommen, so konnte an diesem Präparat eine Flüssigkeit vom rechten Herz über die Lunge ins linke Herz mit Hilfe einer farbstoffgefüllten Schweinsblase gedrückt werden; wurde jedoch der Lungenkreislauf unterbunden, kam kein Flüssigkeitstropfen vom rechten zum linken Herzen. Schließlich überzeugte Harvey auch sich selbst wohl am meisten mit der „physiologischen" Überlegung, dass die Menge des ausgeworfenen Bluts so groß ist, dass die Addition dieser Auswurfmenge in kurzer Zeit das Gesamtgewicht jedes Organismus überschreiten muss.

Den Schlussstein für ein Kreislauf-Konzept lieferte erst 1661 **Marcello Malpighi** (1628–1694) mit der Entdeckung der Kapillaren. Mit Hilfe der kurz zuvor entdeckten Mikroskope (Antonie van Leeuwenhoek (1632–1723)) untersuchte er systematisch alle ihm zugänglichen lebenden und toten Gewebe. Malipighi war kein „Anatom", sondern Dozent für praktische Medizin an der Universität Bologna. Seine Kollegen sollen seine Forschung für Spielerei gehalten haben, er war Verfolgungen bis zu Tätlichkeiten ausgesetzt. Seine Villa wurde geplündert, Instrumente zerschlagen und Papiere verbrannt. Erst kurz vor seinem Tod sicherte ihm ein päpstlicher Ruf nach Rom (mit 63 Jahren!) einen großen Erfolg. Trotz seiner lokalen Feinde hatte er sich international durch seine Entdeckungen bereits ein großes Ansehen verschafft. Malpighi gilt heute nicht nur als Vater der Histologie, sondern wegen seiner intravitalmikroskopischen Beobachtung (speziell am Frosch) auch als Begründer der „*Mikrozirkulation*".

3.1 Allgemeine Grundlagen

Eine schematische Übersicht für den Kreislauf gibt Abb. 3.1. Das gesamte Blut muss den sog. „Kleinen Kreislauf" (rechtes Herz → Lunge → linkes Herz) passieren, dessen Volumen (= „*intrathorakales Blutvolumen*", vgl. S. 103) *nur etwa ein Viertel des* übrigen „**Großen Kreislaufs**" (linkes Herz → Verzweigungsgebiet der Aorta → rechtes Herz) beträgt.

Zu jedem Zeitpunkt muss die gleiche Blutmenge durch den kleinen Kreislauf (oder das gleiche Herzminutenvolumen durch den Lungenkreislauf) wie durch den großen Kreislauf strömen. In keinem der beiden Kreisläufe darf sich Blut stauen. Für die Lungenkapillaren gilt darüber hinaus, dass sie nicht filtrieren dürfen. Dies bedeutet, dass der hydrostatische Druck dort nicht 25 mmHg überschreiten sollte. Andernfalls besteht die Gefahr, dass es zum Lungenödem kommt (vgl. S. 112). Für die im „**Niederdrucksystem**" gelegene **Lunge** gilt deshalb, dass dort die **Strömungswiderstände im Vergleich zum Hochdrucksystem besonders niedrig** sein müssen.

Nach dem **Ohmschen[2] Gesetz** gilt auch für Flüssigkeiten:

---

[2] Georg Simon Ohm (1789–1854), Physiker, zuletzt in München.

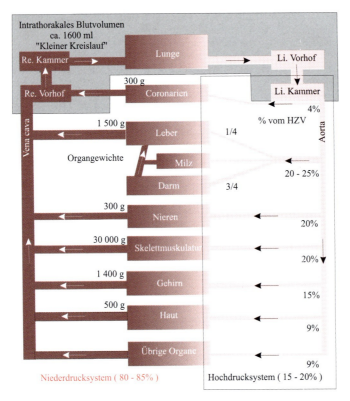

Abb. 3.1: Schematische Zeichnung des Blutkreislaufs.

$$\text{Stromstärke } (I) = \frac{\text{Druckdifferenz } (\Delta P)}{\text{Strömungswiderstand } (R)}$$

Man mache sich anhand dieser Gleichung klar, was es bedeutet, dass vor allem die Stromstärke die für den Kreislauf entscheidende Größe ist (mit kleinen Ausnahmen, auf die später eingegangen werden soll). Hoher Druck ist zwar leicht zu messen, ist aber als solches keine Gewähr für eine ausreichende Durchblutung. Gerade bei chronisch erhöhtem Blutdruck (Hypertonie) kommt es häufig zur Mangeldurchblutung einzelner Gewebsabschnitte, weil gleichzeitig der lokale Strömungswiderstand erhöht ist (Impotenz und „Schaufensterkrankheit" als Ausdruck einer Minderdurchblutung der unteren Körperabschnitte, Patienten schleichen sich dabei von Schaufenster zu Schaufenster).

Es gibt prinzipiell 2 Möglichkeiten, Strömungswiderstände zu erniedrigen: Entweder man benutzt immer großlumigere Schläuche (es entspricht dies einer Gefäßerweiterung = Vasodilatation) oder man ordnet viele kleine Schläuche nebeneinander an (= Stromverzweigung). Es gilt nämlich nach dem **Kirchhoffschen**[3] **Gesetz für Stromverzweigungen:**

$$\text{Gesamtwiderstand} = \frac{1}{1/R_1 + 1/R_2 + 1/R_3 + 1/R_4 + 1/R_5}$$

oder:

$$\text{Gesamtwiderstand} = \frac{\text{mittlerer Einzelwiderstand}}{\text{Anzahl der Einzelwiderstände}}$$

wobei R_1 bis R_5 die Größe der jeweiligen Einzelwiderstände darstellt. In Worten: Der Gesamtwiderstand nimmt proportional zur Zahl der Stromverzweigungen ab. Bei Betrachtung der

---

3 Gustav Robert Kirchhoff (1824–1887), Physiker (u.a. von 1854–1875) in Heidelberg, wo er zusammen mit R. W. Bunsen die Spektralanalyse entwickelte.

3.1 Allgemeine Grundlagen

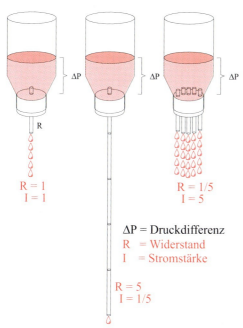

Abb. 3.2: Schematische Zeichnung der Wirkung von Strömungswiderständen mit gleichbleibender Einheit (R). Die mittlere Abbildung zeigt den Effekt hintereinander geschalteter Widerstände, während die rechte Abbildung bei gleicher Gefäßgröße und damit gleichem hydrostatischen Druck (ΔP) die Wirkung parallel geschalteter Widerstände erkennen lässt.

Abb. 3.2 sollte dies auf einen Blick hin verständlich sein.

Will man Flüssigkeiten ohne Druckverlust über lange Strecken transportieren, bieten sich großlumige Schläuche (z.B. die Aorta) an. Will man aber eine große Austauschfläche schaffen, erlaubt die parallele Anordnung vieler kleiner Kapillaren eine derartige Reduktion des Gesamtwiderstandes, dass mit ganz niedrigen Drucken eine große Blutmenge durch ein solches System getrieben werden kann.

(Nur der Vollständigkeit halber sei angemerkt, dass hintereinander geschaltete Widerstände sich addieren. Die Natur macht auch davon Gebrauch: z.B. in der Niere mit 2 hintereinander geschalteten Kapillarsystemen, ähnlich Hypothalamus mit Hypophyse, oder mit besonders langen Gefäßen der Nierenpapille, vgl. S. 263 f.)

Die Abb. 3.3 zeigt, in welchem Umfang sich unser „Gefäßbett" verzweigt. Mit dieser Verzweigung geht eine **Abnahme der Einzelquerschnitte** einher, **gleichzeitig nimmt** aber der „Gesamtquerschnitt" oder die Summe aller Einzelquerschnitte gewaltig **zu**. In diesem weiten Strombett nimmt die **Strömungsgeschwindigkeit** drastisch **ab**, was aber erwünscht ist. Nur so ist ausreichend Zeit für Austauschprozesse gewonnen, nur so kann eine **ausreichende „Kontaktzeit"** z.B. für die Be-und Entladung von Erythrozyten mit Sauerstoff (vgl. S. 127) hergestellt werden.

Die Abb. 3.3 enthält ebenfalls die mittleren Drucke in den verschiedenen Gefäßgebieten des Großen Kreislaufs. Relativ „hohe Drucke" entstehen in der linken Kammer. Das **„Hochdrucksystem"** reicht also vom linken Herzen bis zu den Arteriolen, sein Volumenanteil beträgt **15–20% des gesamten Blutstrombettes**.

Die **Arteriolen** sind die eigentlichen „**Widerstandsgefäße**" aus 3 Gründen:

1. Ihre Anzahl ist im Vergleich zu derjenigen der Kapillaren noch relativ gering.

2. Ihre Lumendurchmesser haben aber bereits so stark abgenommen, dass sie sich kaum noch von denen der Kapillaren unterscheiden.

3. Sie verfügen über eine dickere Wand, so dass das Wand/Lumen Verhältnis sehr hoch ist.

Morphologisch unterscheiden sich die Arteriolen darüber hinaus von den Kapillaren im wesentlichen dadurch, dass ihre Wände **glatte Muskelzellen** besitzen, welche ringförmig in der Gefäßwand angeordnet sind. Kontraktion dieser glatten Muskelzellen führt zu einer Strömungswiderstandszunahme der Arteriolen. Es handelt sich also um **regulierbare Strömungswiderstände**.

Innerhalb der Arteriolen findet sich im Vergleich zum übrigen Gefäß-System der relativ größte „Drucksprung": im Mittel von 70 auf 35 mmHg (vgl. Abb. 3.3, allerdings große Organ- und Funktionsunterschiede).

Besonders wichtig für alle Widerstandsregulationen im Kreislauf ist die von Hagen[4] und Poiseuille[5] unabhängig voneinander ge-

---

[4] Heinrich Ludwig Gotthilf Hagen, Wasserbauingenieur (geb. 1797 in Königsberg, gest. 1884 in Berlin).

[5] Jean-Louis-Marie Poiseuille, Pariser Arzt und Physiologe (1799–1869).

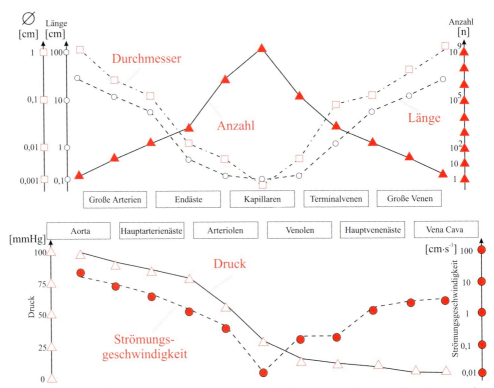

Abb. 3.3: Schematische Zeichnung zur Verzweigung des Gefäßsystems mit Druckprofil und intravasalen Strömungsgeschwindigkeiten.

fundene Gesetzmäßigkeit, dass der Strömungswiderstand bei laminarer Strömung nicht einfach proportional mit der Radiusabnahme des Gefäßrohres ansteigt, sondern mit der 4. Potenz dieser Radiusänderung. Das heißt, kleinste Radiusänderungen oder kleinste Muskelkontraktionen haben bereits außerordentliche Wirkungen auf den Strömungswiderstand im Blutkreislauf. Graphisch ist diese Beziehung in Abb. 3.4 dargestellt (man beachte den logarithmischen Maßstab der Ordinate). Nach **Hagen-Poiseuille** gilt:

$$\text{Stromstärke } (I) = \frac{V}{t} = \frac{\pi r^4 \Delta P}{8 \eta l}$$

Hierbei entspricht V dem Volumen, t der Zeit, r dem Lumenradius des Gefäßrohres, ΔP dem Druck, mit welchem die Flüssigkeit durch das Gefäß gedrückt wird (genauer der Druckdifferenz zwischen Rohrbeginn und Rohrende), η der Viskosität der Flüssigkeit und l der Länge des Rohres. Prinzipiell kann eine Änderung des Lumenradius der Gefäße außer von unterschiedlichen – „aktiven" – Kontraktionen der glatten Muskulatur auch „passiv" verursacht sein.

Entscheidend hierfür ist die Dehnbarkeit der Gefäßwand (Compliance) sowie die transmurale Druckdifferenz, d.h. der Unterschied zwischen dem Druck im Gefäßlumen und der Außenseite der Gefäßwand. Dass der transmurale Druckgradient seinerseits auch aktive Kontraktionen der Gefäßmuskulatur auslösen kann, wird beim Thema Autoregulation besprochen werden (vgl. S. 104 f.).

Ziehen wir entsprechend dem Ohmschen Gesetz Stromstärke und Druck aus der Hagen-Poiseuille-Formel heraus, bleibt für den *Ohmschen Strömungswiderstand*

$$R = \frac{8 \eta l}{\pi r^4}$$

übrig.

3.1 Allgemeine Grundlagen

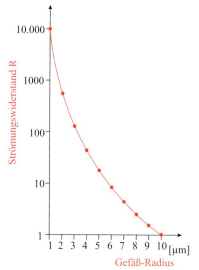

Abb. 3.4: Darstellung der Beziehung von Gefäßradius und Strömungswiderstand nach dem Hagen-Poiseuille-Gesetz, gerechnet für homogene Flüssigkeiten (Plasma).

Hagen und Poiseuille haben ihre Berechnungen nicht nur für **laminare**[6] (also „nicht turbulente") **Strömungen** angestellt – und wir können hier feststellen, dass nahezu im ganzen Kreislauf (mit Ausnahme besonderer Strömungsbedingungen in der Aorta) laminare Strömungsverhältnisse vorliegen –, sondern auch für *homogene* Flüssigkeiten. Aber *homogen ist* die Flüssigkeit *Blut* gerade *nicht*. Rote und weiße Blutkörperchen bewirken Strömungsinhomogenitäten, welche besonders in dem Bereich wirksam werden, wo diese korpuskulären Elemente ähnliche Größen wie die Lumendurchmesser der Gefäße aufweisen. Ob das Hagen-Poiseuillesche Gesetz daher im kapillären Bereich unverändert gelten kann, ist bis heute umstritten.

Laminare Strömung besitzt ein *parabolisches Geschwindigkeitsprofil mit höchsten Strömungsgeschwindigkeiten im Zentrum* des Gefäßrohres. Im Mikrozirkulationsbereich – speziell in den Gefäßen, für welche der Gesamtdurchmesser nicht wesentlich größer als die einzelnen Blutzellen ist – strömen die korpuskulären Elemente im Zentrum (evtl. sogar im „Gänsemarsch" = „*single file*") mit höchster Geschwindigkeit, während unmittelbar an der Gefäßwand eine Plasmaschicht so stark abgebremst wird, dass sie nahezu zum Stillstand kommt. Ein Teil dieser Schicht entspricht dem „*Plasmarandsaum*", welcher intravitalmikroskopisch zwischen Gefäßwand und strömenden Erythrozyten sichtbar ist. Für die Betrachtung der Gesamtmenge des strömenden Blutes bedeutet dies, dass es *im kapillären Bereich* zu einer „Entmischung" zwischen Blutplasma und Erythrozyten und somit zu einer *Erniedrigung des „lokalen Hämatokrits"* kommen kann. Dies hat den Vorteil, dass die **Viskosität** (η) in den engsten Rohren des Kreislaufs erniedrigt werden kann. Nach den Erstbeschreibern heißt dieses Phänomen: **Fahraeus**[7]**-Lindquist-Effekt**[8].

Ganz allgemein lässt sich relativ leicht messen, dass die Viskosität des Blutes mit der Anzahl der Erythrozyten, d.h. mit dem **Hämatokrit** zunimmt (vgl. Abb. 3.5). Ein Hä-

---

6 Laminar nennt man Strömungen, welche in geordneten – parallelen – Schichten („Lamellen") strömen. Mit Hilfe der dimensionslosen **Reynoldsschen Zahl** (Osborne Reynolds (1842–1912), brit. Physiker) ($r \times v \times \varrho/\eta$) lässt sich der Übergang von laminarer in turbulente Strömung berechnen. Hierfür benötigt man die Größe von Lumenradius (r), Strömungsgeschwindigkeit (v), ϱ = Dichte der strömenden Flüssigkeit sowie deren Viskosität (η). Kompliziert werden die Dinge jedoch bei ungleichförmigen Strömungsgeschwindigkeiten, sog. pulsatorischen Flüssen, wie sie im Kreislauf auftreten. Für die Kliniker werden *turbulente Strömungen an Geräuschen* mit Hilfe des Stethoskops *erkannt* und bedürfen der Diagnose: z.B. Gefäßverengungen (= Stenosen), aber auch massive Viskositätserniedrigungen (z.B. bei schweren Anämien) lassen Geräusche von Turbulenzen über großen Gefäßen hörbar werden.

7 R. Fahraeus, T. Lindquist: The viscosity of the blond in narrow capillary tubes. Am. J. Physiol. 96, 562–568, (1931).

8 Prinzipiell handelt es sich dabei um den gleichen Vorteil, den die Befürworter unbegrenzter Geschwindigkeiten für Fahrzeuge auf bundesdeutschen Autobahnen nicht müde werden zu betonen. Eine Verstopfung dieser Verkehrsadern wird durch hohe Geschwindigkeit vermieden, die Abstände zwischen den einzelnen Fahrzeugen können größer werden. Da Autos im Gegensatz zu Erythrozyten nur wenig verformbar sind, wird der Leser dieser Zeilen die Ergebnisse solcher Rechnungen vermutlich noch zu behandeln haben, es sei denn, er ist zuvor Opfer dieser Kalkulationen geworden.

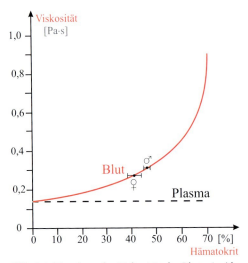

Abb. 3.5: Zunahme der Viskosität des Blutes in Abhängigkeit vom Hämatokrit (nach Schmid-Schönbein).

matokritanstieg von 40% auf 60% verdoppelt fast die Viskosität und damit den Strömungswiderstand[9].

Scherkräfte an Gefäßwänden

Da neuerdings die Viskosität des Blutes nicht nur unter dem Gesichtspunkt des Strömungswiderstandes für das Gefäßsystem betrachtet wird, sondern jetzt auch die mechanischen Einflüsse der Blutpassage auf das Endothel der Gefäßwände für die Freisetzung von Stickoxid (vgl. S. 106) diskutiert werden, müssen wir die Scherkräfte des Blutes auf die Gefäßwände einer eigenen Betrachtung unterziehen (vgl. Abb. 3.6).

Bereits Sir Isaac Newton (1643–1727, Professor in Cambridge) konnte für homogene (Newtonsche) Flüssigkeiten bei definierter Viskosität (η) zeigen, dass mit steigender Schubspannung (= Scherkraft) (τ) auch die Scherrate (= Schergrad) (γ) ansteigt. Die Schubspannung entspricht der Kraft (K) pro Fläche (F). Nach Newton gilt:

$$\frac{\text{Schubspannung}\,(\tau)}{\text{Scherrate}\,(\gamma)} = \text{Viskosität}\,(\eta)$$

---
9 Die Viskosität des Blutes kann z.B. mit Rotationsviskosimetern gemessen werden. Hierbei benötigt entweder ein Rührmotor mehr Strom, um visköseres Blut gleich schnell zu rühren, oder es wird bei gleichbleibender Rührgeschwindigkeit ein im Blut rotierender Kegel entsprechend stärker gebremst.

Zieht man eine Platte mit der Fläche (F) auf einer homogenen viskösen Flüssigkeit mit einer geringen Kraft (K), gleiten Flüssigkeitslamellen mit einem geringen Schergrad aneinander vorbei (vgl. Abb. 3.6 oben). Die Scherrate (γ) ergibt sich dabei als Geschwindigkeitsänderung (Δv) pro Abstand (Δx). Es gilt:

$$\frac{\Delta v}{\Delta x} = \tan a = \gamma \left[\frac{m \times s^{-1}}{m} = s^{-1}\right]$$

Entsprechend gilt für η:

$$= \left[\frac{N}{m^2} \times s = Pa \times s\right]$$

Bei doppelter Kraft pro bewegter Fläche, d.h. doppelter Schubspannung (untere Abbildungshälfte) ist die Geschwindigkeit der gleitenden Flüssigkeitslamellen verdoppelt, entsprechend verdoppelt sich die Scherrate. Es ist deshalb leicht einzusehen, dass unter diesen Bedingungen auf das Endothel eines Blutgefäßes höhere Scherkräfte wirken müssen, welche z.B. Membrankanäle in ihrer Durchlässigkeit beeinflussen können, wenn diese von einem mechanischen Zug abhängig sind (Stretch-Rezeptoren, vgl. S. 347).

Wegen der speziellen Geometrie von Röhren (und unsere Blutgefäße sind eben keine flachen Flächen wie im Beispiel von Abb. 3.6 oben) beobachtet man in Gefäßen bei laminarer Strömung ein parabolisches Strömungsprofil (vgl. Abb. 3.6 unten). Hierbei zeigt sich, dass in Wandnähe die höchsten Scherraten auftreten (der Winkel ist an der Wand am größten). Für die Wandscherkraft (τ_w) gilt unter Einbeziehung des Hagen-Poiseuilleschen Gesetzes (s.o.):

$$\tau_w = \eta \,\frac{2\,I}{\pi\,r^3}$$

Hierbei entspricht I der Stromstärke (= Stromzeitvolumen V/t) und r dem Gefäßradius. Man merke die Wandscherkraft wächst einerseits mit Stromstärkenzunahmen, aber andererseits viel stärker mit Radiusabnahmen (Vasokonstriktionen).

Da aber das Blut wegen seiner korpuskulären Elemente keine homogene Flüssigkeit darstellt, sind die Dinge hier komplizierter. Die Erfahrung aus dem Haushalt lehrt, dass eine Erbsensuppe leichter zu rühren ist, wenn man sie schneller rührt. Im Gegensatz zu homogenen Flüssigkeiten gilt deshalb für Blut, dass mit höheren Schergraden die Viskosität des Blutes abnimmt (vgl. Abb. 3.7), während bei homogenen Flüssigkeiten die Viskosität konstant bleibt. Nur bei homogenen Flüssigkeiten wächst deshalb die Scherrate gleich-

3.1 Allgemeine Grundlagen

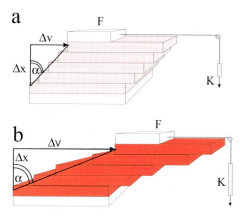

$$\frac{\text{Kraft (K)}}{\text{Fläche (F)}} = \text{Schubspannung}(\tau) \quad \left[\frac{N}{m^2} = Pa\right]$$

$$\frac{\text{Geschwindigkeits-änderung}(\Delta v)}{\text{Abstand}(\Delta x)} = \tan(\alpha) = \text{Scherrate}(\dot\gamma) \quad \left[\frac{\frac{m}{s}}{m} = \frac{1}{s}\right]$$

$$\text{Viskosität}(\eta) = \frac{\tau}{\dot\gamma} \quad [Pa \cdot s]$$

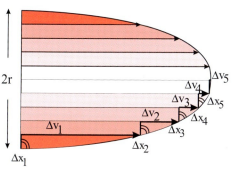

Abb. 3.6: Schematische Darstellung von Schubspannung und Scherrate: niedrig in a, erhöht in b. In c: parabolisches Strömungsprofil mit höchsten Scherraten im Randbereich.

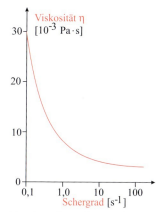

Abb 3.7: Abnahme der Viskosität des Blutes mit seiner Strömungsgeschwindigkeit (Scherrate = Schergrad des Viskosimeters, nach P. Gaethgens in Busse, vgl. Kap. 22 Weiterführende Literatur).

förmig mit steigender Schubspannung. Der Grund für eine starke Viskositätsabnahme schnellströmenden Blutes liegt neben der Anordnung der korpuskulären Elemente in eigenen lamellären Bahnen auch in der starken Verformbarkeit (Flexibilität) der Erythrozyten selbst.

Eine Erhöhung der Fließeigenschaft oder der **Fluidität** des Blutes mit gleichzeitiger Senkung seiner Viskosität ist das Ziel der pharmakologischen Steigerung der Erythrozytenflexibilität. Die Ergebnisse hierzu sind aber immer noch kontrovers. Am überzeugendsten kann man die Viskosität des Blutes dadurch erniedrigen, dass man den Hämatokrit z.B. durch Entnahme von Erythrozyten und Infusion von Plasmaersatzmitteln senkt. Eine derartige Blutverdünnung oder „Hämodilutionstherapie" versucht, die Verstopfung von Mikrogefäßen zu verhindern.

Die Abb. 3.8 fasst das Vorstehende graphisch zusammen.

Kreislaufzeiten und Bestimmungsmethoden

Spritzt man einer Ratte einen geeigneten Farbstoff (z.B. Lissamingrün, vgl. S. 245) im Stoß in die Jugularvene (= „Farbstoff-Bolusinjektion"), kann man den Farbstoff bereits nach 2 Sekunden an der Nierenoberfläche sehen. Der Farbstoff hat also innerhalb dieser kurzen Zeit den gesamten Lungenkreislauf, die Aorta sowie alle Nierengefäße passiert. Beim Menschen muss man für den gleichen Vorgang etwa 8 bis 12 Sekunden ansetzen. Dies liegt nicht etwa daran, dass bei der Ratte andere Drucke oder andere Strömungsgeschwindigkeiten des Blutes in den entsprechenden Gefäßabschnitten vorliegen (vgl. Abb. 3.3), sondern nur an den größeren Entfernungen. Die **mittlere totale Kreislaufzeit** entspricht der Passagezeit eines im Stoß

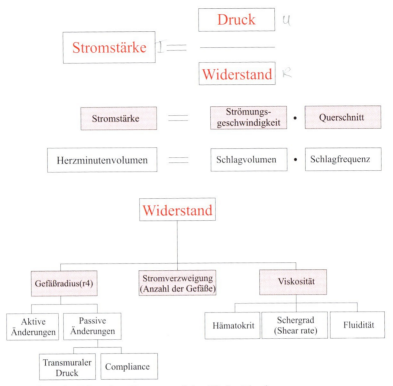

Abb. 3.8: Anwendung des Ohmschen Gesetzes auf den Blutkreislauf.

injizierten Teststoffes, meist eines Farbstoffbolus oder einer gekühlten Kochsalzlösung bis zur Rückkehr an den Injektionsort. *(Normwerte für den Erwachsenen liegen in Ruhe bei einer halben Minute*, bei Belastung wesentlich kürzer). Die Farbstoffverdünnungsmethode sowie die Thermodilutionsmethode zur Bestimmung des Herzminutenvolumens wird anschließend ausführlich besprochen (vgl. S. 87 f.). Die Größenordnung der totalen Kreislaufzeit lässt sich darüber hinaus aus der Division der Gesamtblutmenge (bestimmt durch Indikatorverdünnungsverfahren, vgl. S. 17) mit dem Herzminutenvolumen abschätzen: 5 l : 5 l × min^{-1} = 1 min.

 Beim Menschen misst man gelegentlich die *Passagezeit* eines Farbstoffbolus zwischen dem Injektionsort (Kubitalvene des Armes bei liegenden Patienten) und seiner Erscheinung im Ohrläppchen (photometrisch am leichtesten messbar). Beim gesunden Erwachsenen beträgt die Arm-Ohr-Passagezeit (die Kliniker sprechen auch von „Erscheinungszeit") *8–12 Sekunden*.

Unter anderem bei körperlicher Arbeit (vgl. S. 168), aber auch bei schwerer Anämie (Absinken von η, s. oben) oder Hyperthyreose sind die Kreislaufzeiten verkürzt, bei Herzklappenfehlern oder Herzinsuffizienz verlängert. Um Störungen im großen oder kleinen Kreislauf differentialdiagnostisch auseinanderzuhalten, interessiert klinisch auch die Arm-Lungen- oder Lungen-Ohr-Passagezeit im Vergleich zur Arm-Ohr-Passagezeit. Die saubere Messung dieser Zeiten ist am Menschen allerdings schwierig, weil sie „willkürlich" durch die Atmung stark beeinflusst werden. Als Teststoffe bieten sich Geruchsstoffe (z.B. Äther) an, welche ebenfalls in die Armvene injiziert werden, und deren Auftreten vom Arzt in der Ausatmungsluft wahrgenommen werden kann. Moderner ist die photometrische Erfassung unterschiedlicher Sauerstoffsättigung von Hämoglobin am Ohrläppchen bei willkürlichem Atemstillstand und plötzlichem Wiedereinsetzen der Atmung. Als Lungen-Ohr-Passage- (bzw. Erscheinungs-) Zeit werden 3–5 Sekunden angegeben. Insbesondere Mitralklappen- oder Aortenklappeninsuffizienz sowie „Linksherzinsuffizienz" können die Lungen-Ohr-Passagezeit verlängern.

Bestimmmung des Herzminutenvolumen mit der Indikatorverdünnungs- bzw. Thermodilutionstechnik

Das erste und grundlegendste Verfahren zur Bestimmung des Herzminutenvolumen, das sog. **Ficksche Prinzip** wurde bereits im Herzkapitel (vgl. S. 65) dargestellt.

Von besonderer praktischer Bedeutung ist darüberhinaus die **Indikator-Verdünnungstechnik**, welche von **Stewart**[9a] 1897 konzipiert und im Detail besonders von **Hamilton**[9b] 1928 bearbeitet wurde.

Der Gedankengang dieser Methode besteht darin, eine kleine, aber definierte Farbstoffmenge im Stoß (=Bolus) in die Blutbahn zu injizieren, und an einer anderen Stelle des Kreislauf-Systems die Passage dieses Bolus entweder durch häufige schnelle Blutentnahmen oder besser durch direkte fortlaufende photometrische Registrierung zu verfolgen (vgl. Abb. 3.8a, a und b). Wird ein derartiger *Farbstoff-Bolus* z.B. innerhalb einer Sekunde in eine Armvene injiziert, so wandert er mit dem Blutstrom zum Herzen. Er wird auf seinem Weg dahin mit Blut aus anderen Regionen, welches gleichfalls zum Herzen fließt, vermischt und verdünnt. Nach Passage der Lunge gelangt die Farbstoff-Welle in das arterielle Gefäßsystem und kann nun entweder in Einzelportionen rasch hintereinander aus dem arteriellen Blut entnommen oder aber z.B. am Ohrläppchen bei der Passage des peripheren „Gefäßbettes" verfolgt werden.

Das Ohrläppchen eignet sich deshalb besonders gut für derartige Messungen, weil man es mit einer Lichtquelle durchstrahlen kann und auf der Gegenseite die Menge des transmittierenden Lichtes auffangen kann. Proportional zur Farbstoffkonzentration nimmt dabei die Transmission des Lichtes ab, vorausgesetzt man wählt den richtigen Farbstoff: z.B. *Evans blue* oder *Cardio green* (vgl. S. 17). Derartige Farbstoffe dürfen dem Patienten nicht schaden (nil nocere!), den Kreislauf nicht beeinflussen und sollten auch schnell wieder ausgeschieden werden (z.B. durch die Leber – Galle).

Der weitere Gedankengang bei diesem Experiment besteht nun darin, daß der Farbstoffbolus bei seiner ersten Passage durch Herz und Lunge stets gleichmäßig mit Blut aus anderen Regionen verdünnt wird, so daß seine maximale Konzentration bei seiner ersten Passage überall im arteriellen Gefäßsystem praktisch gleich ist. Pumpt jedoch das Herz langsamer, ist die „grüne Welle" breit auseinandergezogen, während bei hohen Pumpleistungen der Farbstoff-Bolus rasch am Beobachter vorbeizieht (vgl. Abb. 3.8a, a und b). Bei der weiteren Überlegung hat ebenfalls wieder das Ficksche Prinzip (vgl. S. 65) Pate gestanden:

Das Volumen des vom Herzen transportierten Blutes muß sich aus der Menge des transportierten Farbstoffes errechnen lassen, hierbei gilt für die erste Passage folgende Überlegung:

Injizierte Farbstoffmenge = vom Herzen transportiertes Blutmenge × Mittlere Konzentration des Farbstoffbolus

oder:

$$\text{Herzzeitvolumen für die Dauer der „grünen Welle"} = \frac{\text{Injizierte Farbstoffmenge}}{\text{Integral der Konzentrationskurve des Blutes}}$$

oder:

$$\text{Herzminutenvolumen}^{9c} = \frac{\text{Injizierte Farbstoffmenge} \times 60\,\text{s}}{\text{Mittlere Boluskonzentration} \times \text{Passagezeit des Blutes}}$$

9a Stewart, G. N.: Researches on the circulation time and on the influence which affected it IV. The output of the heart. J. Physiol. 22, 159 (1897).

9b Hamilton, W. F., J. M. Moore, J. M. Kinsman, R. G. Spurling: Simultaneous determination of the greater and lesser circulation times, of the mean velocity of blood flow through the heart and lungs. Am. J. Physiol. 85, 377 (1928).

9c Nachfolgend soll die Gleichung abgeleitet werden:
I: Injizierte Farbstoffmenge (A) = vom Herzen transportierte Blutmenge (B) × mittlere Boluskonzentration (C)
Entsprechend Abb. 3.8a gilt:
II: Integral der Boluskurve (I) = C × Passagezeit (P)
Wir setzen II in I:
III: $A = B \times \frac{I}{P}$

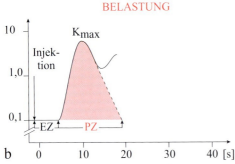

Ruhe:
Herzminutenvolumen =
$$\frac{2{,}0 \text{ mg} \times 60 \text{ s}}{1 \text{ mg} \times 1000 \text{ ml}^{-1} \times 25 \text{ s}} = 4{,}8 \text{ Liter}$$

Belastung:
Herzminutenvolumen =
$$\frac{2{,}0 \text{ mg} \times 60 \text{ s}}{1 \text{ mg} \times 1000 \text{ ml}^{-1} \times 13 \text{ s}} = 9{,}2 \text{ Liter}$$

Abb. 3.8a: Intravasale Farbstoff-Konzentration nach Bolusinjektion a) in Ruhe b) bei erhöhtem Herzminutenvolumen nach körperlicher Belastung.

Das Problem bei dieser Technik besteht insbesondere darin, daß der Bolus in der Regel schnell von Blut gefolgt wird, welches zum 2. Mal das Herz passiert hat: wir nennen dies die *Rezirkulation*. Bereits im abfallenden Kurvenanteil tritt diese Rezirkulation auf (vgl. Abb. 3,8a, b). Der abfallende Kurvenanteil, welcher vom Prinzip her eine Exponentialfunktion darstellt, muß daher so verlängert werden, daß die Passagezeit aus dieser Kurve exakt berechnet werden kann.

Setzen wir in unsere Beispiele (Abb. 3,8a) Zahlen ein, kommen wir bei einer Farbstoff-Injektionsmenge von 2,0 mg zu folgenden Übersichtsergebnissen:

In praxi bestimmt man in der Regel die Farbstoffkonzentration im Plasma, so daß man das *Plasmazeitvolumen* erhält. Es ist deshalb erst mit Hilfe des Hämatokrits (vgl. S. 19) das Herzminutenvolumen abzuleiten.

In der Klinik wird heute meistens zur Messung des Herzzeitvolumens die „**Thermodilutionsmethode**" angewendet. Im Prinzip handelt es sich bei dieser Technik um das gleiche Verfahren, nur wird hierbei statt Farbstoff z.B. gekühlte Kochsalzlösung injiziert und die Temperaturänderung verfolgt. Der Vorteil dieser Methode besteht im wesentlichen darin, daß keine Ausscheidungsprobleme auftreten, so daß beliebige Wiederholungen prinzipiell möglich werden. Praktisch wird dabei so vorgegangen, daß über einen venösen Herzkatheter in den rechten Vorhof ein definiertes Volumen einer gekühlten Kochsalzlösung im Stoß injiziert wird, und über eine in der A. pulmonalis liegende Thermo-Meß-Sonde der Temperatur-Verlauf registriert wird. Daß die Erwärmung der injizierten Kältemenge eine Funktion der Stromstärke des körperwarmen Blutes sein muß, dürfte unmittelbar einleuchten.

Schließlich wurden zahlreiche „**Isotopen-Verdünnungsverfahren**" beschrieben, deren Prinzip ebenfalls mit dem der Farbstoff-Verdünnungstechnik identisch ist. Der Vorteil der Isotopenverfahren besteht zum Teil in der exakteren Meßbarkeit des Bolus, z.T. auch im Fehlen einer Gefäßpunktion. Neben dem größeren apparativen Aufwand ist allerdings die Strahlenbelastung der wichtigste Nachteil dieser Methoden.

Für die pro Sekunde vom Herzen transportierte Blutmenge während der Dauer der grünen Welle folgt deshalb:

IV: $\frac{B}{P} = \frac{A}{I}$

Wir setzen erneut II in IV: V: $\frac{B}{P} = \frac{A}{C} \times P$

Für das Herzminutenvolumen (HZV) gilt deshalb:

VI: $\frac{B}{P} \times 60 = HZV = A \times \frac{60}{C} \times P$

Nicht der Druck allein, sondern das Verhältnis zwischen Druck und Strömungswiderstand bestimmt die Stromstärke, welche die für den Kreislauf des Blutes entscheidende Größe darstellt (Ohmsches Gesetz).
Der ungehinderte Blutfluss durch enge Kapillaren ist deshalb möglich, weil proportional zur Anzahl der Verzweigungen der Gesamtwiderstand des Gefäßsystems abnimmt (Kirchhoffsches Gesetz für Stromverzweigungen).
Der Strömungswiderstand im Blutgefäß-System variiert mit der 4. Potenz des Radius des Gefäßlumens (Hagen-Poseuillesches Gesetz), so dass bei Gefäßen mit hohem Strömungswiderstand (Arteriolen) bereits kleinste Radiusveränderungen enorme Widerstandsänderungen bedeuten. Im Kapillargebiet können die Erythrozyten im Zentralstrom schneller fließen als der Plasmarandsaum, so dass eine Erniedrigung des lokalem Hämatokrits die Viskosität des Blutes im Kapillargebiet erniedrigen kann (Fahraeus-Lindquist-Effekt).

3.2 Hochdrucksystem

Warum hat die Natur wohl *innerhalb des Kreislaufsystems einen kleineren Teil (15–20%,* vgl. S. 75 f.) *mit* deutlich *höherem Druck* als den Rest ausgestattet? Vermutlich aus denselben Gesichtspunkten wie dies die städtische *Wasserversorgung* tut. Bis zu den Endverbrauchern wird das Wasser mit Hilfe von Pumpen ständig unter hohem Druck bereitgehalten. An ein derartiges Versorgungsnetz mögen sich die Bürger anschließen, deren Forderung an das Wasserwerk darin besteht, je *nach Bedarf* viel oder wenig Wasser entnehmen zu können. Damit diese Forderung mit Hilfe häuslicher Wasserhähne erfüllt werden kann, muss der Wasserdruck so gesteigert werden, dass selbst in den obersten Stockwerken der angeschlossenen Häuser der Druck noch um 10 m Wassersäule erhöht ist. Für die Abwässer genügen dagegen weite Rohre mit relativ geringem Gefälle, in welchen das Abwasser abfließen kann. (Dass es schließlich an den Sammelplätzen z.T. wieder mit Pumpen durch Klärwerke getrieben und erneut als Brauchwasser in das Versorgungsnetz gepumpt wird, vervollständigt unsere Analogie zum Blutkreislauf.) Wenig begeistert wären allerdings die Verbraucher, wenn das Wasser nur schubweise aus der Leitung käme z.B. entsprechend der schubweisen Wirkung einer Fahrrad-Luftpumpe. Wassertürme mit großen Wasserspeichern können eine gleichmäßige Wasserversorgung garantieren. Um einen schubweisen Wasserauswurf zu vermeiden, haben bereits die ersten Konstrukteure von Feuerwehrpumpen „Windkessel" in ihre Feuerwehrpumpen eingebaut. Das Prinzip dieser Windkessel besteht darin, auch für die Phase einer Wiederauffüllung des Pumpenstutzens noch ausreichend Energie in einem Druckreservoir – dem sog. Windkessel – zu speichern. Da Luft im Gegensatz zu Flüssigkeit kompressibel ist, wird sie sich bei nachlassendem Druck in der Pumppause ausdehnen und ihre gespeicherte Energie zum Pumpen des Wassers zur Verfügung stellen. Ein kontinuierlicher Strahl kann so Löscharbeiten verbessern. Das moderne Wasserwerk hat allerdings in der Regel weder Wassertürme noch Windkessel nötig, da regelbare Kreiselpumpen für einen kontinuierlichen Wasserdruck sorgen.

Das **Herz pumpt** stoßweise – **pulsatorisch** –, während die Organe eine kontinuierliche Versorgung benötigen.

Als **Energiespeicher** für die Diastole benutzt die Natur die *Elastizität der großen Arterien,* insbesondere der **Aorta**. Neben der glatten Muskulatur besitzt die Aorta eine Fülle zirkulärer, elastischer Fasern, welche sich bei einer Drucksteigerung – also während der Systole – dehnen und bei Druckabfall (Diastole) elastisch verkürzen. Dass man mit einem derartigen System kontinuierliche Drucke erzeugen kann, hat man[10] dadurch besonders anschaulich gemacht, dass man eine schubweise arbeitende „pulsatorische" Pumpe zum einen mit einem starren Rohr, zum anderen mit einem elastischen Gummischlauch verbunden hat. Im Gegensatz zum starren Rohr liefert der Gummischlauch einen kontinuierlichen (und größeren) Flüssigkeitsausstrom. Ein derartig elastisches System **„Windkessel"** zu nennen, ist eine grobe Analogie, welche nur das Ergebnis im Auge

---
10 Etienne Jules Marey (1830–1904), franz. Physiologe, welcher sich insbesondere um die Registriertechnik (u.a. intracardialer Drucke) verdient gemacht hat.

hat. In Wirklichkeit handelt es sich um ein Elastizitätsproblem mit verschiedenen daraus folgenden Phänomenen.

Im Folgenden wollen wir versuchen, die *bei der Austreibungsphase des linken Herzens auftretenden Probleme im Hochdrucksystem* des Kreislaufs – also in Aorta und Arterien – in *Teilprobleme zu zerlegen*:

Teilproblem 1: Druckwellengeschwindigkeit – Pulswellengeschwindigkeit

Betrachten wir Aorta und anschließende Arterien als ein langes, mit Flüssigkeit gefülltes Rohr, dessen Elastizität am Anfang groß ist (entsprechend der großen Zahl elastischer Fasern in der Aorta) und später abnimmt (vgl. Abb. 3.9 a–c.) Anfang und Ende dieses Rohres seien mit einer elastischen Membran verschlossen. Wir imitieren den Druckanstieg in diesem System während der Austreibungsphase der Systole durch einen Schlag mit einem Paukenschlegel auf die verschließende Membran am Beginn des Rohres. Wir lösen damit eine **Druckwelle** aus. Die Wellenlänge ist im elastischen Rohrteil am größten. Das heißt, die Ausbreitungsgeschwindigkeit der Druckwelle nimmt in den weniger elastischen Arterien oder „zur Peripherie hin" zu.

Die Messung dieser Druckwellengeschwindigkeit – praktisch handelt es sich dabei um die **Pulswellen-Geschwindigkeit** – kann grundsätzlich auf zweierlei Weise erfolgen: Entweder man schiebt Druckmesskatheter in verschiedene Abschnitte des Gefäßsystems (Abb. 3.9b) und misst die Zeitverschiebung der Druckgipfel, oder man bringt Druckfühler (Piezo-Kristalle) auf die äußere Wand der Gefäße und registriert in gleicher Weise die Passage der Druckwelle. Die Druckwelle selbst ist im elastischen Teil länger als die ganze Aorta (ca. 1 m). Die *Pulswellengeschwindigkeit* beträgt *in der* **Aorta** *des Jugendlichen* **ca. 4 m/s**, *in den Arterien der Körperperipherie 7–12 m/s*. Mit zunehmendem Alter verliert die Aorta ihre Elastizität, die Pulswellengeschwindigkeit steigt.

Maximale Pulswellengeschwindigkeit misst man *bei arteriosklerotisch verkalkten, starren Gefäßwänden*. Somit wird die Messung der Puls*wellengeschwindigkeit* selbst zum *Maß der Dehnbarkeit des Gefäßsystems*.

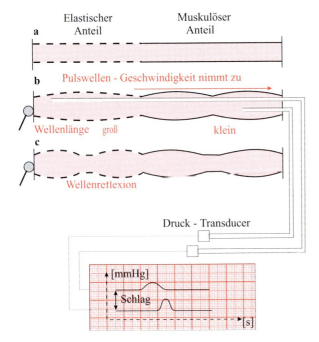

Abb. 3.9: Modell zur Bestimmung der Pulswellengeschwindigkeit sowie der unterschiedlichen zentralen und peripheren Amplitude.

Teilproblem 2: Druckamplitude, systolisch-diastolische Druckdifferenzen

Aus der Druckregistrierung in Abb. 3.9b ist ferner ersichtlich, dass die *Druckdifferenz zwischen dem höchsten (systolischen) und dem niedrigsten (diastolischen) Druck = Druckamplitude mit Abnahme der Dehnbarkeit der Gefäße zunimmt.* Besonders gut kann man dies demonstrieren, wenn man unter kontinuierlicher Druckregistrierung einen entsprechenden Katheter von der A. femoralis bis zum Herzen vorschiebt. Je näher man den Katheter an das Herz heranschiebt, desto kleiner wird die Druckamplitude (Abb. 3.10a + b). So kann man bei der gleichen Person bei gleichbleibenden diastolischen Drucken um 80 mmHg systolische Spitzendrucke in der Brustaorta um 120 mmHg, in der A. brachialis um 130 und in der A. femoralis sogar um 140 mmHg messen. Im Alter (s. oben) und speziell bei arteriosklerotisch starren Aorten nimmt aus dem gleichen Grund die systolisch-diastolische Druckamplitude drastisch zu. Damit wird auch die *Messung der Druckamplitude zum Maß für die Dehnbarkeit arterieller Gefäße.*

Teilproblem 3: Druckwellenreflexion – dikrote Welle

Wir haben bereits ausgeführt, dass die Geschwindigkeit der Pulswelle im wesentlichen von der *Elastizität* der Gefäßwand abhängt, die damit der Pulswelle einen Widerstand entgegensetzt. Da es sich beim Druckpuls in Gefäßen um ein schwingendes System handelt, hat man auch von dem „Wechselstromwiderstand" oder der „*Impedanz*" der Aorta gesprochen, welche die Druckwelle überwinden muss.

Gerät eine Druckwelle an einen so großen Wellenwiderstand, dass sie sich nicht weiter ausbreiten kann, wird die Druckwelle reflektiert. In unserem Beispiel (Abb. 3.9c) würde die Druckwelle am rechten Rohrende zurückgeworfen und mit der gleichen Geschwindigkeit zum linken Ende laufen, wo erneut eine Reflexion auftritt. Theoretisch könnten sich so „stehende Wellen" einschwingen, doch ist dafür weder der Herzschlag gleichmäßig noch die Aorta lang genug.

Immerhin wird die „**dikrote Welle**" in peripheren Arterien oder der zweite Druckanstieg im Anschluss an den systolischen Druckgipfel auf eine Druckwellenreflexion zurückgeführt (vgl. Abb. 3.10a). (Die dikrote Welle ist besonders ausgeprägt bei gut reguliertem elastischem Arteriensystem z.B. bei Dauerleistungssportlern; sie ist erloschen bei Arteriosklerose.) Von der dikroten Welle unterschieden wird die **Aortenincisur**, welche durch den Klappenschluss am Ende der Systole begründet wird und besonders gut in Herznähe zu registrieren ist (vgl. Abb. 3.10a und b).

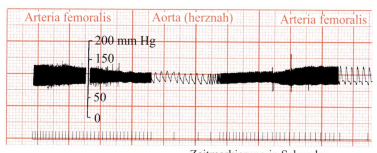

Abb. 3.10a: Originalregistrierung des Blutdrucks in der A. femoralis des narkotisierten Kaninchens sowie nach Hochschieben des gleichen Katheters in die herznahe Aorta (mit schnellerer Schreibung) sowie nach dem erneuten Zurückziehen des Druckmesskatheters in die A. femoralis (auch hier mit schnellerer Schreibung). Die unterste Linie stellt die Zeitschreibung dar, jeder Strich entspricht einer Sekunde. In der A. femoralis ist die dikrote Welle besonders gut deutlich, während sie in der herznahen Aorta nur schwer von der Aorten-Incisur abzutrennen ist.

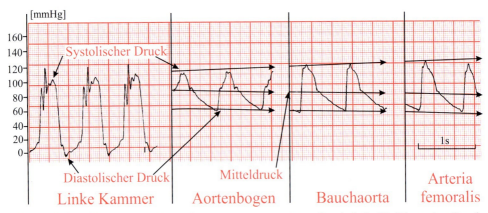

Abb. 3.10b: Druckkurven nach Originalregistrierungen vom Menschen (vgl. S. 68). Die starken Druckschwankungen zu Beginn der Austreibungsphase werden als „Schleuderzacken" d.h. artefizielle Schwingungen des Herzkatheters gedeutet. Schematisch ist die fallende Tendenz der dikroten Wellen und des diastolischen Druckes markiert, ebenso der zur Peripherie hin ansteigende systolische Druck.

Teilproblem 4: Druckvolumenpuls

Nun wird aber *während der Austreibungsphase des Herzens nicht nur Druck in der Aorta erzeugt, sondern auch ein Schlagvolumen von 80–100 ml Blut in die Aorta hineingetrieben* (vgl. S. 65). Das diastolische Aortenvolumen beträgt beim Erwachsenen etwa 180 ml (entsprechend einem Zylinder mit dem Radius 1 cm und der Länge von 60 cm).

Infolge der Elastizität der Aorta wird *etwa die Hälfte des Schlagvolumens* (rund 40 ml) zunächst *in der Aorta gespeichert*, das systolische Aortenvolumen beträgt nun 220 ml, während nur 30 ml Blut in der gleichen Zeit aus der Aorta abströmen. Das ist aber keineswegs dasjenige Blut, welches gerade in die Aorta eingeströmt ist. Ganz im Gegenteil, die Strömungsgeschwindigkeit des Blutes in der Aorta ist rund 10mal langsamer als die Druckwelle! (Systolische Strömungsgeschwindigkeitsmaxima des Blutes in der Aorta liegen bei 60 cm/s). Als theoretisches Elastizitätsmaß für die Aorta hat man den **Volumenelastizitäts-Koeffizienten** (E') als Quotienten aus Druckänderung (ΔP) in mmHg und Volumenzunahme (ΔV) in ml eingeführt:

$$E' = \frac{\Delta P}{\Delta V} = \left[\frac{mmHg}{ml}\right]$$

Bei einem systolischen Druckanstieg in der Aorta von 80 auf 120 mmHg und einer Volumenzunahme von 40 ml wäre E' demnach gerade 1 mmHg pro ml. *Im Alter oder bei Elastizitätsverlust der Aorta würde E' > 1.* Die entsprechenden Daten der Literatur beziehen sich allerdings in der Regel nur auf Messungen an Leichenarterien.

Als Volumenelastizitätsmodul (K) gilt:

$$K = \frac{\Delta P \times V}{\Delta V} = E' \times V \; [mmHg]$$

Der Volumenelastizitäsmodul kann außerdem aus der Fortpflanzungsgeschwindigkeit der Pulswelle (c in m × s^{-1}) und der Flüssigkeitsdichte (ϱ in g × ml^{-1}) bestimmt werden. Hierfür gilt:

$$K = \varrho \times c^2 \left[\frac{g}{ml} \times \frac{m^2}{s^2}\right]$$

„Unblutige" Blutdruckmessung

Die über das Gefäßsystem als Druckwelle fortgeleitete Schwankung des Aortendruckes fühlt man am leichtesten mit den Fingerspitzen an der Arteria radialis als „**Puls**". Die Qualität des Pulses lässt den Erfahrenen bereits Rückschlüsse auf den Kreislaufzustand eines Patienten ziehen: ein *harter Puls* (pulsus durus) lässt einen hohen Blutdruck, ein *weicher Puls* (pulsus mollis) einen niedrigen Blutdruck, ein *schneller Puls* (pulsus celer et altus) eine hohe Blutdruckamplitude erwarten. Der italienische Kinderarzt **Riva-Rocci**[11] hat 1896 die subjektive Blutdruckabschätzung durch eine objektive – ebenfalls ohne Gefäßeröffnung, deshalb „unblutige" – Messmethode abgelöst. Das *Prinzip der Methode* besteht darin, eine aufblasbare – mit Stoff überzogene – Gummimanschette um den gesamten Oberarm so zu befestigen, dass die Manschette sich praktisch nur nach innen hin ausdehnen kann. Die Manschette ist luftdicht mit einem Quecksilber- oder Spiralfeder-Manometer verbunden. Die in der Manschette messbaren Drucke lassen sich mit Hilfe einer kleinen Luftpumpe in Form eines Gummiballes bequem mit der einen Hand des Untersuchers regulieren. Mit der anderen Hand fühlt („palpiert") der Untersucher den Radialis-Puls des Patienten. Bläst der Untersucher nun die Manschette gerade soweit auf, dass der Radialis-Puls nicht mehr zu fühlen ist, hat die Manschette offenbar den Blutfluss in der Oberarmarterie gestoppt. Der hierbei abzulesende Wert entspricht dem systolischen Druck in der Arteria brachialis.

Korotkow[12] hat die palpatorische Methode Riva-Roccis, mit welcher nur der systolische Blutdruck gemessen werden konnte, durch Abhören der dabei entstehenden Schallphänomene erweitert. Damit kann auch der diastolische Blutdruckwert gemessen werden. Bringt man ein Stethoskop in die Ellenbeuge (hierbei soll das Stethoskop ohne Berührung mit der Manschette direkt über die Arterie locker auf die Haut gesetzt werden) und lässt nun den Luftdruck in der Manschette von hohen Werten ausgehend (etwa 30 mmHg über dem erwarteten systolischen Druck) langsam sinken (etwa 2 mmHg pro Sekunde), kann man gerade zu der Zeit ein Klopfen hören, zu welcher der Manschettendruck den systolischen Druck unterschreitet und während der Systole Blut in die Armarterie einschießt. Dies ist auch der Zeitpunkt, an welchem palpatorisch an der Arteria radialis erstmals wieder ein Puls gefühlt werden kann. Man übe den Vergleich. Das „Korotkow"sche Klopfgeräusch kommt dadurch zustande, dass bei der Unterbrechung des Blutstroms in der Armarterie

---

11 Scipione Riva-Rocci (1863–1937).
12 N. S. Korotkow, geb. 1874, Chirurg, Moskau 1905.

unter der Blutdruckmanschette geräuschvolle Turbulenzen entstehen. Hört dieses Geräusch auf, ist auch der diastolische Druck im Gefäß höher als in der Manschette, das Blut fließt nun in der Diastole wieder mehr oder minder ungehindert durch den Arm. Derjenige Druck, bei welchem das klopfende Korotkowsche Geräusch gerade nicht mehr gehört werden kann, wird als diastolischer Druck angegeben.

Bei Schwangeren und kleinen Kindern verschwindet das Geräusch auch bei Werten unterhalb des diastolischen Drucks nicht vollständig. Gleiches gilt für einige pathophysiologische Zustände, wie z.B. bei Vorliegen einer Anämie.

Bei einer Ablesegenauigkeit von ± 5 mmHg sollte man nicht mehr von der Methode erwarten, als sie wirklich hergibt. Nur einige *Fußangeln* sollte man sich merken: Die *Manschettenbreite* sollte dem Arm angepasst sein. Ist die Manschette zu schmal, muss mehr Druck auf eine zu kleine Fläche übertragen werden, um den arteriellen Fluss zu stoppen. Der abgelesene Blutdruck ist im Vergleich zum direkt – blutig mit Katheter – gemessenen Druck zu hoch. Zu niedrige Werte erhält man bei zu breiten Manschetten. Als Richtwert für die Manschettenbreite gilt: Die Manschette sollte 20% breiter als der Armdurchmesser sein bzw. 40% des Armumfangs betragen. Will man am Oberschenkel den Blutdruck messen, benötigt man breitere Manschetten (ca. 18–20 cm). Bei Kinderarmen sind grundsätzlich schmalere Manschetten (ca. 7 cm) zu verwenden.

(Die Bedeutung der Armbreite lässt sich gut zeigen, wenn man zur Armverdickung zuerst ein Handtuch um den Arm wickelt und dann die Manschette anlegt. Auch mit zu lose angelegten Manschetten kann man fälschlich erhöhte Druckwerte produzieren. Daher soll die Manschette luftleer und straff angelegt werden, jedoch ohne die Armdurchblutung „abzuschnüren".)

Arteriosklerotisch verhärtete Arterien benötigen stärkere Drucke zu ihrer Kompression als gesunde. (Bei arteriosklerotischen Hochdruckwerten sollte dies bedacht werden, ebenso bei Differenzen zwischen rechtem und linkem Arm.)

Gelegentlich ist ein *verändertes – meist leiseres – Klopfgeräusch weit unter dem* erwarteten *diastolischen Druck* zu hören. Dies muss nicht immer eine Aorteninsuffizienz

(Defekt der Aortenklappe mit stark erniedrigten diastolischen Drucken) bedeuten, sondern kann auch auf Turbulenzen *bei hohen Strömungsgeschwindigkeiten* des Blutes hinweisen, welche u.a. nach akuter, stärkerer Kreislaufbelastung (z.B. Treppensteigen) bereits durch geringe Arterienwandkompression ausgelöst werden können. Schließlich muss darauf geachtet werden, dass die Manschette etwa in Herzhöhe angelegt ist. (Andernfalls sind entsprechende Korrekturen notwendig.)

Normgrenzen des Blutdrucks enthält **Tab. 3.1**. Da bereits geringe chronische Blutdruckerhöhungen zu schweren Folgeerkrankungen, wie koronarer Herzkrankheit und Schlaganfall, führen können, ist die Diagnose und adäquate Behandlung einer Hypertonie von großer medizinischer Bedeutung.

Für die Blutdruckmessung (mit allen Konsequenzen einer evtl. Hochdruckdiagnose und entsprechender pharmakologischer Behandlung) sind die Messbedingungen von entscheidender Bedeutung: Aufregung des Patienten durch den Untersucher (man spricht vom „Weißkittel-Hochdruck") sowie Blutdruckerhöhung durch orthostatische Gegenregulation z.B. bei sitzender Stellung. Derzeit wird den tragbaren elektronischen Messgeräten mit Messungen z.B. im Halbstundentakt über Tag und Nacht besondere Aufmerksamkeit geschenkt. Im Hinblick auf eine prospektive Epidemiologie fehlen hierfür noch verbindliche Normwerte.

Kreislaufregelung I. Teil

Presso- bzw. Barorezeptoren

Auch der Organismus „misst" seinen Blutdruck ständig und versucht, diesen Messwert auf die von uns als Normwerte angegebenen Größen einzuregeln. Hierzu ist ein kompliziertes „Messwerk" notwendig, die **Pressorezeptoren**[13]. Diese speziellen Druck- oder besser *Dehnungsrezeptoren* sind dort angebracht, wo unter keinen Umständen ein drastischer Abfall des Blutdruckes hingenommen werden kann, also innerhalb der Blutzufuhr zum Gehirn: im Bereich des rechten und linken **Sinus caroticus** sowie im Bereich beider Arteriae carotices communes sowie im **Aortenbogen**. Es handelt sich bei den Pressorezeptoren um spezialisierte Nervenendigungen, welche vorwiegend in der Adventitia und äußeren Media der genannten Gefäße gelegen sind. Am *Carotis-Sinus* vereinigen sich jeweils die zum Zentrum leitenden („*afferenten*") Nervenfasern zum Sinusnerven, welcher einen Ast des IX. Hirnnerven (des Nervus glossopharyngeus) darstellt. Die afferenten Fasern der übrigen Pressorezeptoren (speziell des Aortenbogens) sind Teile des X. Hirnnerven, des *Vagus*. Das Messergebnis dieser Dehnungsrezeptoren

---

[13] Gleichbedeutend, nur statt vom lateinischen vom griechischen „barys" = schwer abgeleitet: Barorezeptoren. Im Englischen (mit Vorliebe): baroreceptors.

Tab. 3.1: Normgrenzen des Blutdrucks beim Erwachsenen sowie Durchschnittswerte für Kinder

	Systolischer Blutdruck (mmHg)	Diastolischer Blutdruck (mmHg)
Optimaler Blutdruck	<120	<80
Normaler Blutdruck	<130	<85
Hoch-normaler Blutdruck	130–139	85–89
Grad 1 Hypertonie (mild)	140–159	90–99
Grad 2 Hypertonie (mäßig)	160–179	100–109
Grad 3 Hypertonie (schwer)	>180	>110
Durchschnittswerte bei Kindern: Alter	Systol. Druck	Diastolischer Druck (mmHg)
0–3 Monate	70–85	–
3–12 Monate	80–95	60
1–9 Jahre	95–100	65–70
9–14 Jahre	100–110	70–75

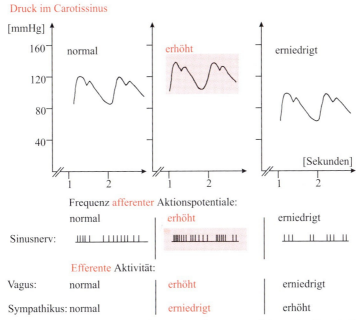

Abb. 3.11: Schematische Zeichnung des Druckes während zwei Herzaktionen im Carotis-Sinus sowie Frequenz afferenter Aktionspotentiale vom Sinusnerv bei normalem, akut erhöhtem und erniedrigtem Druck im Carotis-Sinus. Ebenso ist das Ereignis der efferenten Aktivität von Vagus und Sympathikus für die gleichen Drucksituationen wiedergegeben.

lässt sich als Anzahl der fortgeleiteten Aktionspotentiale an einzelnen Nervenfasern ableiten (ca. 10–30 Aktionspotentiale pro Sekunde bei normalen Drucken) (vgl. Abb. 3.11). Mit Druckzunahme steigt die Frequenz der Aktionspotentiale und umgekehrt. *Hierbei wird nicht nur ein erhöhter arterieller Mitteldruck mit einer größeren Zahl von Aktionspotentialen beantwortet, sondern – wie von empfindlichen Dehnungsrezeptoren nicht anders zu erwarten – es wird jede einzelne Dehnung des Gefäßsystems während jeder Austreibungsphase des Herzens jeweils mit einer kurzfristigen Zunahme der Frequenz der Aktionspotentiale beantwortet.* Damit kommt der *Anstiegssteilheit des Druckes* ($\Delta P/\Delta t$) und – wegen der Häufigkeit von Druckänderungen – der Herzfrequenz selbst eine Bedeutung für das Messergebnis der Pressorezeptoren zu. Die Pressorezeptoren gehören deshalb zu den **PD-Rezeptoren**, sie reagieren proportional zum Druckreiz, aber auch differential, d.h. entsprechend dem Differentialquotienten nach der Zeit oder der zeitlichen Änderung des Druckreizes (vgl. Abb. 3.11). Die *Schwelle der Rezeptorenerregung liegt* bei einem Blutdruck von 50 mmHg im Carotis-Sinus, das Maximum der Erregbarkeit bei einem Druck von 200 mmHg.

Das Messergebnis wird zentral im „*Regelwerk*" (vgl. Abb. 3.12) in den dafür zuständigen „Zentren" verarbeitet. Früher sprach man einfach vom Kreislaufzentrum in der *Medulla oblongata*, heute weiß man, dass auch hier (wie stets bei gründlicher Betrachtung) die Dinge doch viel komplizierter sind, und ein derartiges Zentrum nicht sauber abzugrenzen ist. Immerhin kann man „**pressorische**" von „**depressorischen**" **Arealen** in der **Medulla oblongata** unterscheiden (vgl. a. Abb. 12.7 S. 359).

Von den **depressorischen Arealen** werden Aktionspotentiale über den X. Hirnnerven zum Herzen geschickt (jetzt über „**efferente**" **Vagusfasern**). Ein Überwiegen depressorischer Aktivität führt dabei zu einer Verlangsamung der Herzfrequenz *(negative Chronotropie)*, damit zum **Absinken des Herzzeitvolumens** und schließlich zum **Abfall des Blutdruckes**. Ausgelöst wird dieser Effekt durch eine erhöhte Aktivität – vermehrte Dehnung

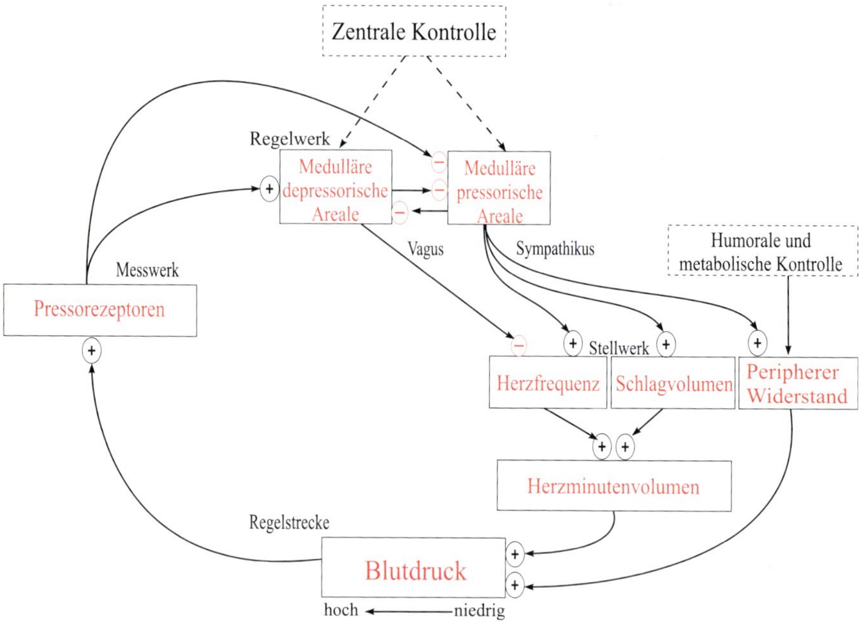

3 Blutkreislauf

Abb. 3.12: Darstellung der Blutdruckregulation nach dem Prinzip eines Regelkreises.

– der Pressorezeptoren. Gelangen dagegen zu wenig Aktionspotentiale von den Pressorezeptoren in die Medulla oblongata, kommt es zu einer Disinhibition von efferenten sympathischen Bahnen und damit zu einer Aktivierung sympathischer Nerven. Am Herzen bewirkt die gesteigerte **Sympathikusaktivität eine Frequenzsteigerung sowie positive Inotropie** (vgl. S. 70 f.). Daneben erhöht der Sympathikus durch eine *generelle Kontraktion der glatten Muskeln der Arteriolenwände* den peripheren Widerstand. Nur im Bereich des Genitale hat der Vagus vasomotorisch dem etwas entgegen zu stellen: über eine parasympathisch vermittelte Gefäßerweiterung wird eine Erektion ausgelöst. Im übrigen Organismus sind bislang *keine gefäßerweiternden Vaguswirkungen* gefunden worden.

Eine Aktivierung der Barorezeptoren führt nicht nur zu depressorischen Kreislaufeffekten sondern auch zu weiteren nervalen Hemmungen, insbesondere zu einer Hemmung der Ventilation.

Tierexperimentell lässt sich die Wirkung der Pressorezeptoren sehr gut durch eine *Abklemmung beider Karotiden* demonstrieren. Es kommt zur Druckentlastung in den Sinus carotici, wodurch über den von uns dargestellten Regelkreis kurzfristig eine *Blutdruckerhöhung* ausgelöst wird.

Bei einem chronischen Hochdruck (vgl. S. 100) kommt es dagegen zu einer Anpassung des Arbeitsbereiches der Pressorezeptoren an das neue mittlere Blutdruckniveau. Dieses als „Resetting" bezeichnete Verhalten erlaubt es dem Pressorezeptorenreflex, auch bei veränderter Lage des Mitteldruckes kurzfristige Blutdruckänderungen mit großer Effizienz gegenzuregeln. Zugleich wirft es jedoch die Frage auf, inwieweit die Pressorezeptoren an der Langzeitblutdruckregulation beteiligt sein können. *Insgesamt* stellen somit die *Pressorezeptoren die Fühler einer Regeleinrichtung für den Blutdruck dar, welche auf kurzfristige Blutdruckänderung* spezialisiert ist.

Kreislaufregelung II. Teil

Venendruck bei Lagewechsel (Orthostase[14])

Die Abb. 3.13 zeigt ein *stark vereinfachtes Modell eines Kreislaufabschnittes in unterschiedlicher Lage*, d.h. also in unterschied-

---

14 „Aufrechte Stellung" von gr. orthos = richtig, aufrecht und stasis = das Stehen

licher Beziehung *zur Schwerkraft*. Die obere Situation soll die Druckverhältnisse am liegenden Patienten simulieren. Mit einem mittleren Druck von 100 mmHg wird Blut in die Gefäße gepumpt. Wegen der arteriellen Strömungswiderstände fällt der intravasale Druck bis zu den Arteriolen auf Werte von 30 mmHg ab, eine weitere Druckreduzierung erfolgt im Kapillargebiet und in den Venolen. Schließlich können Drucke von 10 mmHg in den peripheren Venen gemessen werden. Der Druck im rechten Vorhof sei der Einfachheit halber in diesem Beispiel null. Soweit stimmt alles mit unserer bisherigen Darstellung überein. *Drehen* wir jedoch *das System um 90 Grad* (Situation links, in Abb. 3.13), *ändern sich die intravasalen Druckverhältnisse* allein in Abhängigkeit von der Länge des Systems (1 *Meter Höhendifferenz entspricht 76 mmHg*). In unserem Beispiel haben wir für die Fußregion jeweils 80 mmHg zu addieren, welche allein aufgrund der Schwerkraft auf den peripheren Gefäßen lasten, ohne dass zunächst irgendwelche vom Herzen produzierten Drucke zu berücksichtigen wären. Lassen wir das Herz wiederum Blut mit 100 mmHg in das senkrecht stehende Gefäßmodell hineinpumpen, steigt der Druck in den peripheren Arterien der Füße auf 170 mmHg, in den Arteriolen auf 110 mmHg, und ebenso in den Kapillaren und Venen um jeweils 80 mmHg (Situation rechts, Abb. 3.13 unten).

Wären die Gefäße starre Rohre, würde diese intravasale Druckzunahme für den Kreislauf, speziell für die Herzarbeit ohne

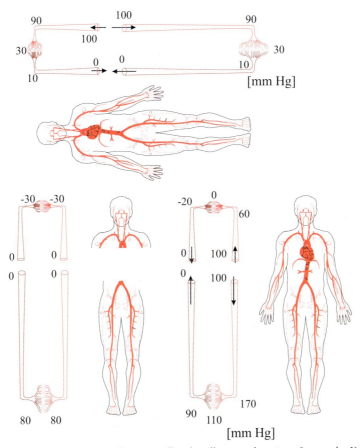

Abb. 3.13: Schematischer Druckverlauf im arteriellen, kapillären und venösen System des Kopfes und der unteren Extremitäten des Menschen: im Liegen, im Stehen (aber getrennt vom Kreislauf) und im Zusammenhang mit dem übrigen Kreislauf. (In Anlehnung an ähnliche Darstellungen von Berne und Levy).

Bedeutung sein, da Ein- und Ausstromdrucke innerhalb eines gefüllten starren Systems von dessen Lage nicht beeinflusst werden. *Dass jedoch Lageänderungen überhaupt zu einem Kreislaufproblem – der Orthostase – werden, liegt primär an den venösen Gefäßwänden.* Die arteriellen Widerstandsgefäße sind auf hohe Drucke eingerichtet, über ihre relativ geringe Dehnbarkeit (speziell in der Peripherie) haben wir bereits berichtet. Das Gegenteil gilt jedoch für die Venenwände, welche sich noch dazu bei unvollständiger Füllung aufeinanderlegen (kollabieren). *Beim Übergang vom Liegen zum Stehen erweitert der „orthostatische" Druck das Venensystem der unteren Körperhälfte um etwa 500 ml.* 500 ml Blut müssen also jeweils aus den anderen Regionen abgezweigt werden, um diesen *„internen Aderlass"* aufzufangen. Gestoppt wird dieser Aderlass beim Gesunden durch das Ende der **elastischen Dehnbarkeit der Gefäßwände** (mit ihren Venenklappen), ferner durch den Venentonus, sowie durch die **Einhüllung der Venen in Muskulatur** und schließlich durch die **„stramme" Haut**.

(Ganz andere Volumina können in pathologisch erweiterten Venen, den *Krampfadern* „versacken", welche deshalb vor dem Aufstehen z.B. durch „Beinwickeln" an ihrer pathologischen Füllung gehindert werden müssen.)

Im Kopfbereich des Gefäßmodells können negative orthostatische Drucke auftreten. *Negative venöse Drucke* treten beim stehenden Menschen als „kollabierte" *Halsvenen* in Erscheinung. Innerhalb der knöchernen Schädelhöhle sind die Venen so mit ihrer Umgebung verwachsen, dass sie nicht kollabieren können. Innerhalb des Thorax verhindern die dort herrschenden negativen Drucke (vgl. S. 133) einen Venenkollaps.

Als **orthostatischen** oder **hydrostatischen Indifferenzpunkt** des Menschen bezeichnet man dabei jene Stelle in der Vena cava (ca. 5–10 cm unterhalb des Zwerchfells), bei welcher ein Lagewechsel zu keiner Druckänderung führt. An dieser Stelle liegen die Blutdruckwerte unabhängig von der Lage des Körpers bei 10–15 mmHg.

Orthostatische Regulation

Das beim Übergang vom Liegen zum Stehen in den Beinvenen *„versackende"Blut (ca. 0,5 Liter) wird vorwiegend dem thorakalen Blutvolumen entnommen. Es sinkt das venöse Angebot* (engl.: das „Preload") und damit der zentrale Venendruck (vgl. Kapitel 3.3), das Schlagvolumen wird geringer, der arterielle Druck fällt allgemein und damit auch im Bereich *der Pressorezeptoren*, wodurch die Pressorezeptoren vermindert aktiviert werden (vgl. S. 94 f.). Dies führt letztlich zu einer erhöhten Aktivität des Sympathikus und einem verminderten vagalen Tonus zum Herzen. Es kommt zu einer *Zunahme der Herzfrequenz um 20 bis 25%* und zu einer *Erhöhung des Strömungswiderstandes* in den peripheren Gefäßen *um ca. 40%*. Da das *Schlagvolumen* durch das verminderte venöse Angebot *stärker abnimmt*, als die Zunahme der Herzfrequenz dies kompensiert, *sinkt das Herzminutenvolumen beim Stehen um ca. 20%*. Der systolische Blutdruck bleibt jedoch durch die *Zunahme des peripheren Widerstandes* (sympathische Vasokonstriktion) nach einem initialen Abfall entweder konstant oder ist sogar etwas erhöht, während der diastolische Druck beim Gesunden geringfügig (ca. 5 mmHg) ansteigt. Dadurch kommt es also *nur* zu einer *geringen Abnahme der Blutdruckamplitude*.

Wärme stellt einen vasodilatatorischen Reiz speziell für die hautnahen Gefäße dar (vgl. S. 215). Längeres Stehen speziell bei sommerlicher Hitze kann deshalb dazu führen, dass die sympathische Aktivität nicht mehr ausreicht, um den normalen Blutdruck aufrecht zu erhalten. Werden die Beinmuskeln angespannt, können sie in Form einer „Muskelpumpe" den *venösen Rücklauf* (engl. *„venous return"*) fördern und einem „Versacken" des Blutes in den Beinen entgegenwirken. Der auf- und abmarschierende Wachsoldat ist kreislaufmäßig viel besser dran als derjenige, welcher dem Befehl „Stillgestanden" gehorchen muss. (Bereits das „Rühren" oder ein auf die Zehenspitzenstellen verbessert die Situation.)

Ist das Missverhältnis zwischen Herzminutenvolumen und Blutbedarf des Gehirns – wegen Abnahme des venösen Rücklaufs – zu groß, wird der Betroffene *ohnmächtig*, er sinkt zusammen: *„Die Natur hilft sich*

selbst"; durch die liegende Stellung wird der Blutverlust in die abhängigen Körperpartien reduziert, der venöse Rücklauf verbessert und damit automatisch das Schlagvolumen erhöht. Der erste Helfer kann dies durch *Hochlagerung der Beine* unterstützen (sogenannte *Autotransfusion*).

Wer sich die Probleme der Orthostase nie klar gemacht hat, meint, er täte seinem hilfsbedürftigen Mitmenschen einen guten Dienst, wenn er ihn künstlich aufrichte. Das Gegenteil ist der Fall. Richtet dieser Ignorant den Ohnmächtigen lange genug auf, kann er ihn umbringen. Man möge sich in diesem Zusammenhang klar machen, dass die *Kreuzigung* des Altertums eine Tötungsart darstellt, bei welcher der Tod allein durch den Zusammenbruch der orthostatischen Regulation herbeigeführt werden kann.

Dass Blutungen – *Blutverluste* nach Operationen etc. – die orthostatische Regulation erschweren, leuchtet unmittelbar ein. Da wir hier gehört haben, dass der Organismus bei der orthostatischen Regulation den „Verlust" *von 0,5 Liter Blut* gut kompensieren kann, können wir leicht ableiten, dass Blutverluste – Blutspenden – *in dieser Größenordnung* beim gesunden Erwachsenen *relativ schnell kompensiert* werden können, dass jedoch Blutverluste *darüber hinaus für die Kreislaufregulation kritisch* werden (Schock durch Blutvolumen-Mangel.)

Blutdruckrhythmen

Spontane Schwankungen von Herzfrequenz und Blutdruck kann man am regelmäßigsten synchron mit der Atmung beobachten: Man nennt dies die **respiratorische Arrhythmie**: Während der Exspiration (vgl. S. 157 f.) kommt es zu einer Verlangsamung der Herzfrequenz verbunden mit einem geringen Blutdruckabfall. **Während der Inspiration** beobachtet man eine **Frequenzzunahme** der Herzaktion **mit geringem Blutdruckanstieg.** Die pressorischen und depressorischen Areale im Bereich der Medulla oblongata erhalten hierbei direkt von den in der Nähe gelegenen in- und exspiratorischen Strukturen des Atemzentrums ihre Befehle. *Bei Exspiration überwiegt die vagale Aktivität* und *bei Inspiration die sympathische* Aktivität. Ausschaltung der Atemmechanik ändert diesen zentralen Mechanismus nicht.

Gelegentlich beobachtet man auch spontane Blutdruckschwankungen mit ganz *anderen Rhythmen*, zwischen 10 Sekunden und einigen Minuten, ferner auch 24-Stunden-Rhythmen mit niedrigsten Blutdruckwerten in den sehr frühen Morgenstunden (ca. 3 Uhr). An der Entstehung von Blutdruckrhythmen sind unter anderem das autonome Nervensystem und das Renin-Angiotensin System beteiligt.

Bei einem bereits mangelhaft durchbluteten Herz kann der nächtliche physiologische (circadiane) Blutdruckabfall einen Herzinfarkt auslösen. Hierdurch erklärt sich, dass Herzinfarkte gehäuft in den frühen Morgenstunden auftreten.

Die Blutdruckänderung durch jede Systole bezeichnet man auch als Blutdruckschwankung I. Ordnung, respiratorische Blutdruckrhythmen als Blutdruckschwankungen II. Ordnung, während ca. 10 bis 20 Sekunden-Rhythmen als Blutdruckschwankungen III. Ordnung (= **Hering-Traube-Mayerwellen**) bezeichnet werden.

Emotionen – „Alarmreaktion"

Jeder weiß, dass das Herz vor Freude schneller schlagen oder vor Schreck beinahe stillstehen kann, und die Scham das Blut in den Kopf treiben kann. Es sollte also eine kortikale Stimulation zumindest der medullären Kreislaufareale möglich sein. Pionierarbeit auf diesem Gebiet leistete *W. R. Hess*[15], welcher dafür 1949 den Nobelpreis erhielt. Er *reizte mit Hilfe chronisch implantierter Elektroden* verschiedene Regionen des *Hypothalamus wacher Katzen* und konnte damit u.a. eine „**Alarmreaktion**" auslösen: eine fast schlafende Katze beginnt unter hypothalamischer Reizung plötzlich wild zu fauchen, ihre Haare zu sträuben, in Abwehrstellung zu gehen *(„defense reaction")*. Gleichzeitig mit dieser Verhaltensänderung kann man einen *Blutdruckanstieg*, eine *Herzfrequenzsteigerung* und auch eine *Atemfrequenzzunahme* messen. Systematische Untersuchungen haben inzwischen gezeigt, dass *im dorsalen Hypothalamus pressorische (= sympathi-*

---

15 W. R. Hess: Vegetative Funktionen und Zwischenhirn, Helv. physiol. pharmacol. Acta, Suppl. IV, 1947, (vgl. S. 260).

sche) Effekte ausgelöst werden können. Hierbei kommt es auch zu einer generellen Ausschüttung von Adrenalin und Noradrenalin aus dem Nebennierenmark. Im Gegensatz hierzu gehen *vom ventralen Hypothalamus depressorische = vagale Effekte* mit Herzfrequenzverlangsamung, Blutdruckabfall und Atemdepression aus.

Die Entdeckung der vielfältigen Verbindungen zwischen Hypothalamus, Medulla oblongata und dem bisher noch nicht erwähnten, großen *limbischen System,* in welchem ebenfalls bei elektrischer Reizung Kreislaufreaktionen in den verschiedensten Richtungen ausgelöst werden können, haben dazu geführt, dass die *zentrale Kreislaufsteuerung heute viel komplexer* aufgefasst wird, als dies früher der Fall war. Kortikale elektrische Stimulationen selbst haben zwar nur im Bereich des Frontalhirnes und zum Teil parallel zur motorischen Innervation relativ geringe Kreislaufeffekte auslösen können (speziell zusammen mit Durchblutungsänderungen einzelner Muskeln). Dafür hat das Zauberwort „Stress" (von Selye[16] 1952 eingeführt) seinen Einzug gehalten und erinnert heute jederman daran, dass insbesondere das Wohlbefinden unseres Herzens und unseres Kreislaufs ganz wesentlich von uns selbst, unserem Temperament und unserer Lebensführung und schließlich auch von unserem sozialen Umfeld abhängt.

Nach Selye charakterisiert „Stress" den Zustand des Organismus während der Einwirkung eines für das Individuum bedrohlichen Reizes. Hierbei werden *3 Stadien* unterschieden: 1. *Alarmreaktionen,* 2. *Widerstand* und 3. *Erschöpfung.* Ursprünglich wurde dieser Stressbegriff nur auf Infektionsreize, Kälte oder Hitzereize angewandt. Doch – wie häufig in der Geschichte – wurde dem Erfinder der Begriff aus der Hand genommen und schwirrt nun als „psychosozialer Stress" praktisch überall herum. Für die Kreislaufregulation wichtig ist dabei der *hohe Sympathikotonus* und die dadurch ausgelöste hohe *Adrenalinausschüttung* als Ausdruck der Alarmreaktion und des Widerstandes gegen bedrohliche Reize, welche normalerweise (auch bei Katzen) nicht durch eine elektrische Stimulation des Hypothalamus ausgelöst werden, sondern z.B. durch den Angriff eines Feindes (z.B. Hundes). Für die Erkennung des Feindes sind *Sinnesorgane* und *Großhirn* notwendig. An der „emotionalen Verarbeitung" müssen *limbisches System, Hypothalamus* und *medulläre Strukturen* beteiligt werden. Die Vorbereitung des Kampfes durch kreislaufmäßige Umstellung ist für die Katze gewiss von Vorteil. Für die Dauer des Kampfes oder der Flucht kann *die intestinale Durchblutung gedrosselt* werden, statt dessen *muss Blut für die Skelettmuskeln in* großen *Mengen* bereitstehen. Die Analogie zum psychosozialen Stress des Menschen besteht darin, dass wir ebenfalls im Anblick eines Konkurrenten, einer gefährlichen Verkehrssituation, einer außerordentlichen Anforderung an unsere Aufmerksamkeit etc. mit *Adrenalin-Ausschüttung* und Anstieg des Blutdrucks reagieren, wobei wir in der Regel durch Gesetz und Sitte von muskulären Aktivitäten abgehalten werden. *Das* Problem besteht nun darin, welche Folgen derartige chronische „Stress"-Belastungen haben könnten. Liegt hier vielleicht die Ursache für die Erkrankung „Hochdruck", an der gegenwärtig allein in der Bundesrepublik ca. 6 Millionen Menschen leiden sollen?[17]

„Hochdruck" (= Hypertonie)

Wir haben bereits früher dargestellt (vgl. S. 96), dass man experimentell kurzfristig den arteriellen Blutdruck erhöhen kann, wenn man den Pressorezeptoren einen zu niedrigen Blutdruck durch *Abklemmung der Karotiden* vorspiegelt. Eine Durchtrennung sämtlicher arterieller Pressorezeptorafferenzen hat den selben Effekt.

Man hat deshalb auch von „Entzügelungshochdruck" oder „neurogener Hypertonie" gesprochen. Ob es auch chronisch zu einer neurogenen Hypertonie nach Ausschaltung aller Pressorezeptorafferenzen kommt, ist bis heute umstritten.

Eine andere experimentelle Möglichkeit, den arteriellen Druck zu steigern, besteht in der Drosselung einer oder beider Nierenarterien. Von Goldblatt[18] 1934 erstmals ausgearbeitet, wird diese Hochdruckform auch *Goldblatt-Hochdruck* oder renovaskulärer Hochdruck genannt. Allerdings werden nur etwa 4% aller Hochdruckerkrankungen durch eine Nierenarterienstenose verursacht. Im Gegensatz zu der *essentiellen (primären) Hypertonie,* deren Ursache(n) immer

---

16 Hans Selye, geb. 1907 in Wien, seit 1934 Endokrinologe in Montreal, gest. 1982.

17 Nach Angaben der „Deutschen Liga zur Bekämpfung des hohen Blutdrucks".

18 H. Goldblatt, J. Lynch, R. F. Hanzal, W. W. Summerville: Studies an experimental hypertension. I. The production of persistent elevation of systolic blood pressure by means of renal ischemia. J. exp. Med. 59, 347, (1934).

noch weitgehend ungeklärt ist, spricht man bei der Nierenarterienstenose von einer *sekundären Hypertonie*. Diese Unterscheidung ist klinisch bedeutsam, da die sekundären Hypertonieformen, die insgesamt etwa 10% aller Hochdruckerkrankungen verursachen, kausal therapiert werden können. Wir werden im Nierenkapitel das z.T. hierbei beteiligte Renin-Angiotensin-System noch besprechen (vgl. S. 265).

In der Hypertonieforschung war man lange Zeit auf bestimmte Rattenstämme angewiesen, die an einem angeborenen, also genetisch bedingten Hochdruck leiden. Ein solcher Rattenstamm ist beispielsweise die spontan-hypertensive Ratte (SHR), die von den Japanern Okamoto und Aoki[19] erstmals beschrieben wurde. In jüngerer Zeit wurden durch Anwendung molekulargenetischer Methoden zahlreiche Ratten- und Mäusestämme mit genetisch bedingter Hypertonie erzeugt.

Wen nimmt es Wunder, dass nun für die fast 90% Hochdruckpatienten, die eine *essentielle Hypertonie* aufweisen, ebenfalls angeborene „*genetische*" (trotzdem unbekannte) *Faktoren* vermutet werden? Aber es gelang auch, im Tierexperiment (allerdings in keineswegs unumstrittenen Experimenten) durch chronischen Stress gewisse Blutdrucksteigerungen zu erzielen. Somit bleibt für den *Stress*, dem sich der moderne Mensch wohl kaum entziehen kann, also genügend experimenteller Hintergrund, um ihn als einen

---

19 K. Okamoto, K. Aoki: Development of *a* strain of spontaneously hypertensive *rats*. Japanese circulation J. 27, 282–293, (1963).

möglichen Faktor in dem so unklaren Gebiet der Hochdruck-Ursachen zu benennen.

Daneben sind *Zigarettenabhängigkeit, Übergewicht* und *Bewegungsarmut* wichtige **Risikofaktoren** für das Entstehen einer Hochdruckerkrankung, obwohl die Mechanismen im einzelnen keineswegs vollständig aufgeklärt sind. Hierbei zeigt sich, wie bedeutsam der Lebenswandel für unsere Gesundheit ist (vgl. Eid des Hippokrates, S. 77).

Die *Hochdruckerkrankung* selbst sieht schließlich so aus: Der Strömungswiderstand im arteriellen Bereich (speziell zunächst in den Arteriolen und den kleineren Arterien) ist erhöht, wobei sowohl Vasokonstriktionen als auch *arteriosklerotische Veränderungen* der Gefäßwand (von Intima-Quellungen bis zu massiven Kalkablagerungen) das Gefäßlumen verkleinern können. Auf die breitere Blutdruckamplitude infolge abnehmender Windkesselfunktion wurde bereits hingewiesen. Soll die gleiche Blutmenge die Peripherie erreichen, muss das Herz einen höheren Druck produzieren. Dies führt zu einer **Herzhypertrophie**. Bleibt die Blutdruckerhöhung weiterhin bestehen, kann es durch den erhöhten Druck selbst zu weiteren Gefäßwandschäden kommen, so dass ein Circulus vitiosus entsteht. Hierbei kommt es in der Regel zu einem stärkeren systolischen als diastolischen Druckanstieg. Wird jetzt nicht therapeutisch eingegriffen, kann es z.B. zu *peripheren Durchblutungsstörungen* (z.B. „Raucherbein"), Blutungen oder Gefäßverschlüssen im Gehirn („*Schlaganfall*") oder auch zum *Herzinfarkt* kommen.

Unabhängig von der Strömungsgeschwindigkeit des Blutes wird die Pulswellengeschwindigkeit mit abnehmender Elastizität der Arterien schneller.
Die Druckamplitude in der Aorta ist kleiner als in den peripheren Arterien, weil dort die elastische Dehnbarkeit geringer als in der Aorta ist. Im Alter steigt mit abnehmender Gefäßelastizität die Druckamplitude.
Druckwellenreflexion erzeugt die dikrote Welle, Aortenklappenschluss die Aortenizisur.
Als Maß für die Dehnbarkeit der Aorta gilt der Volumenelastizitätskoeffizient oder der Quotient aus Druckamplitude und Volumenzunahme der Aorta während der Systole (Norm: $1\ mmHg \times ml^{-1}$).
Das Korotkowsche Geräusch bei der unblutigen Blutdruckmessung entsteht durch lokale Turbulenzen in der Arterie beim systolischen Blutdruckanstieg, solange der Manschettendruck höher als der diastolische aber niedriger als der systolische Druck ist.
Werden Pressorezeptoren durch einen Blutdruckanstieg und/oder durch dessen Anstiegssteilheit aktiviert (PD-Rezeptoren), kommt es kurzfristig zur Blutdrucksenkung über eine durch Vagusaktivierung vermittelte Herzfrequenzabnahme sowie über eine Hemmung des Sympathikotonus.

> Bei der orthostatischen Regulation bewirkt beim Aufstehen die Abnahme des venösen Angebots über eine Abnahme des HZV und dadurch ausgelöste Pressorezeptoren-Hemmung eine Sympathikusaktivierung mit Herzfrequenzsteigerung (um ca. 20–25%) und peripherer Widerstandszunahme (um ca. 40%), so dass es trotz Abnahme des HZV (um ca. 20%) meist zu einer geringen Blutdruckerhöhung kommt.
>
> Man unterscheidet Blutdruckschwankungen I. Ordnung (Systole-Diastole), II. Ordnung (respiratorische Arrhythmie mit Herzfrequenzzunahme und Blutdruckanstieg bei Inspiration) und III. Ordnung (Hering-Traube-Mayerwellen mit 10 bis 20 Sekunden-Rhythmen).
>
> Bei normotensiven Vorfahren und vernünftiger Lebensführung ist das Risiko, an Hochdruck zu erkranken, gering.

3.3 Niederdrucksystem

Kreislaufregelung III. Teil

Das linke Herz pumpt jeweils nur einen kleinen Teil (15%) des gesamten Blutes in das Hochdrucksystem, 85% des Blutvolumens befinden sich im Niederdrucksystem (vgl. S. 79). Ein wichtiges Maß für die Füllung im Niederdrucksystem ist der *mittlere Druck im rechten Vorhof*, er wird *auch* **zentraler Venendruck** genannt. Er variiert beim Gesunden (im Liegen) *zwischen 3 und 12 cm H₂O. 6 mmHg gilt für den Gesunden als oberste Grenze für den Mitteldruck im rechten Vorhof.* Der zentrale Venendruck wird entweder mit Hilfe eines Katheters im rechten Vorhof direkt bzw. in einer zentralen Vene (z.B. Vena subclavia) gemessen oder bei streng horizontal liegendem Patienten in der Kubitalvene, wobei die gleichseitige Schulter (Seitenlage des Patienten) etwas unterhalb der Herzhöhe liegen soll. (Das letztere Verfahren ergibt jedoch weniger zuverlässige Werte.)

Vergleichen wir das Niederdrucksystem mit dem Reservoir eines *Springbrunnens*, können wir uns leicht vorstellen, dass die Drucke im Reservoir (gemessen als Wasserstandshöhe im Springbrunnenbecken) zunehmen, je geringer wir durch die Springbrunnenpumpe die Wasserfontäne sprudeln lassen (vgl. Abb. 3.14). Am Menschen kann

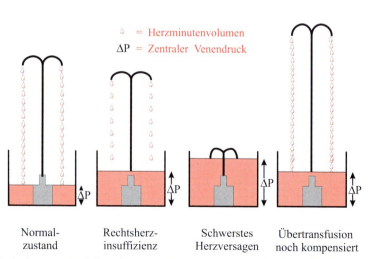

Abb. 3.14: Springbrunnen-Modell zur klinischen Bedeutung des zentralen Venendrucks (hier ΔP). Mit abnehmbarer Pumpenleistung steigt die Reservoirhöhe. (Nach der Starling-Hypothese arbeitet dieser Springbrunnen unter Kontrollbedingungen automatisch, d.h. bei geringfügigem Anstieg der Reservoirhöhe sprudelt dieser Springbrunnen wieder in voller Pracht.)

ein plötzlicher Anstieg des zentralen Venendrucks dadurch hervorgerufen werden, dass das linke Herz versagt (Linksherzinsuffizienz) und das rechte Herz deshalb gegen einen erhöhten Widerstand pumpen muss. Es besteht hierbei die Gefahr eines Lungenödems (vgl. S. 112). Aber auch eine chronische Herzinsuffizienz kann zu besonders starken Erhöhungen des zentralen Venendrucks führen. Hierbei ist die Ursache für den erhöhten zentralen Venendruck jedoch eine andere: Durch die chronische Herzinsuffizienz werden neurohumorale Mechanismen aktiviert (insbesondere das Renin-Angiotensin-System), die zu einer vermehrten Flüssigkeitsretention in der Niere und damit zu einer Zunahme des Blutvolumens führen. Die Volumenzunahme ist zunächst sinnvoll, da über den Frank-Starling-Mechanismus (s. Kapitel 2, S. 70) auf diese Weise die Kontraktionskraft des Herzens stimuliert wird. Bei starker Retention kommt es aber zu schweren Ödemen sowohl in peripheren Kreislaufgebieten als auch in der Lunge, so dass die betroffenen Patienten z. T. nur noch im Sitzen schlafen können.

Stellt man am Springbrunnen die Pumpe dagegen plötzlich ab, muss der Druck im Reservoir noch um den Teil ansteigen, welcher sich während des Betriebes als sprudelnde Fontäne außerhalb des Reservoirs befunden hat. Beim Herzstillstand kommt es aus dem gleichen Grund im Niederdrucksystem sogar noch zu einem geringen Druckanstieg, während der arterielle Druck von 100 mmHg nur auf etwa 6,0 mmHg (nicht Null!) abfällt. Messungen an frischen Leichen von Herzgesunden ergaben z.B. einen Wert von 7,6 cm H_2O sowohl im arteriellen wie im venösen System. Dieser Druck bei Kreislaufstillstand wird *„statischer Blutdruck"* genannt.

Bleiben wir bei unserem Beispiel vom Springbrunnen, so ist es leicht einzusehen, dass der Druck im Reservoir auch von der vorherigen *Füllung des Reservoirs* abhängt. Im Organismus ist neben der Füllung die *Weitbarkeit der Gefäßwände* für die intravasalen Drucke entscheidend. Das *Niederdrucksystem* ist jedoch nahezu *200mal weitbarer als die Aorta*, so dass beachtliche Blutmengen infundiert werden müssen, um den zentralen Venendruck ansteigen zu lassen: bei Zufuhr von *0,5 l Blut* steigt der zentrale Venendruck nur um *etwa 5 cm* H_2O.

Immerhin hat man klinisch hier ein Maß, um z.B. nach Blutverlust mit Hilfe des zentralen Venendrucks eine *Übertransfusion* zu diagnostizieren. Die *spezielle klinische Aufgabe* besteht darin *herauszufinden, ob ein Anstieg des zentralen Venendrucks primär die Folge eines Versagens speziell des rechten Herzens oder die Folge einer Übertransfusion* darstellt. (An frischverstorbenen „Herzpatienten" hat man „statische Drucke" von 20 cm H_2O gemessen!) Als „zentrales Blutvolumen" oder praktisch identisch als „**intrathorakales Blutvolumen**" bezeichnet man dasjenige Volumen, welches sich gemeinsam in den thorakalen Venen, im gesamten rechten Herzen sowie im linken Herzen bei Diastole befindet. – In unserem Springbrunnenmodell würde dieses Volumen auch der Füllung des Reservoirs entsprechen. – Für das intrathorakale Blutvolumen findet man in der Literatur (für den gesunden erwachsenen Mann) Werte von 1600 ml bzw. 25–30% des Gesamtblutvolumens. Im Gegensatz zum Gesamtblutvolumen, welches mit Indikatorverdünnungsmethoden (vgl. S. 17) leicht zu bestimmen ist, kann das zentrale Blutvolumen kaum exakt quantitativ gemessen werden. Deshalb ist der relativ leicht messbare zentrale Venendruck so wichtig, da man mit ihm wenigstens einen indirekten Hinweis auf die Größe des zentralen Blutvolumens besitzt.

Volumenrezeptoren

Insbesondere von *Henry und Gauer*[19a] wurde das Konzept entwickelt, dass *vorwiegend im rechten Vorhof*, aber *auch in der Vena pulmonalis* und evtl. *sogar im linken Vorhof Dehnungsrezeptoren* das Ausmaß der Dehnung dieser Strukturen registrieren. Wir wiesen bereits darauf hin, dass die Dehnbarkeit bzw. Weitbarkeit venöser Gefäße sehr groß ist. Geringe Druckanstiege durch größere intravasale Volumenzunahme sollten also diese Dehnungsrezeptoren bereits stimulieren. Henry und Gauer sahen bei experimenteller *Druckerhöhung im rechten Vorhof eine Wasserdiurese* (vgl. Nierenkapitel, S. 226), welche auf eine Drosselung der hypophysären Adiuretinausschüttung (ADH) zurückzuführen war. Umgekehrt nahm das Harnzeitvolumen bei

---

19a Otto H. Gauer (1909–1979), zuletzt Physiologe in Berlin, Klin. Wschr. 34, 356 (1956).

Druckerniedrigungen in dem erwähnten Bereich des Niederdrucksystems ab. Heute bezeichnet man eine derartige Volumenregulation als *Henry-Gauer-Reflex* oder auch *Gauer-Henry-Reflex*.

Neben einer Hemmung der ADH-Ausschüttung spielen bei diesem Reflex auch das sympathische Nervensystem sowie das vom Herzen gebildete ANF (atrionatriuretischer Faktor = ANP, natriuretisches Peptid mit 28 Aminosäuren) eine Rolle. ANF (vom Vorhofgewebe synthetisiert) kann bei Dehnung der Vorhöfe in die Blutbahn gelangen und die Natriumausscheidung erhöhen. Ob für diese Natriurese eine Zunahme der glomerulären Filtrationsrate verantwortlich ist, oder ob durch ANF allein die Natriumresorption im Sammelrohr gehemmt wird, ist noch unentschieden. Es ist sogar ein natriuretisches Peptid in der Niere selbst gefunden worden (= Urodilatin), welches sich von ANF nur durch 4 zusätzliche Aminosäuren unterscheidet. Viele Fragen zur physiologischen Bedeutung und Regulation von ANF bzw. Urodilatin sind allerdings bisher ungelöst (vgl. S. 226).

> Eine Erhöhung des zentralen Venendrucks ist Zeichen einer Herzinsuffizienz und/oder einer Erhöhung des Blutvolumens (Übertransfusion).

3.4 Gewebsdurchblutung: Kontrolle der Mikrozirkulation

Kreislaufregelung IV. Teil

Als Mikrozirkulation bezeichnet man die Durchblutung in denjenigen Gefäßen, deren Durchmesser nur noch mit dem Mikroskop zu messen sind (speziell Arteriolen, Kapillaren und Venolen). Widerstandsänderungen der Arteriolen zur Regelung der lokalen Durchblutung gehören dabei zu den wichtigsten Problemen der Mikrozirkulationsforschung.

Basaler Tonus oder myogene Grundaktivität

Voraussetzung für die Widerstandsänderungen *von Arteriolen* sind zirkulär um die Gefäße angeordnete *glatte Muskelzellen*. Diese sind aufgrund der speziellen Eigenschaften der Plasmamembranen ihrer Zellen *ohne nervalen Anstoß zur Kontraktion befähigt*. Ähnlich wie der Sinusknoten im Herzen (vgl. S. 53) zeigen glatte Muskelzellen instabile Ruhepotentiale. Hierbei kann es spontan – also ohne äußeren Anstoß – zu einer derartigen Erhöhung der Membranpermeabilität kommen, dass schließlich eingeschleuste Calciumionen in der Zelle den Kontraktionsvorgang auslösen. Unter unbeeinflussten Mikrozirkulations-Bedingungen befinden sich die glatten Muskelzellen vermutlich ständig in einem *Gleichgewicht zwischen Kontraktion und Entspannung (Relaxation)*. Dieses Gleichgewicht wird als **Ruhetonus** bezeichnet. Ein *Tonus* existiert aber offenbar *auch noch* **nach Denervierung** eines Organs (z.B. Sympathikusdurchtrennung). Dieser Tonus wird als **basaler Tonus** oder Basistonus bezeichnet. Nachweisen lässt er sich durch Pharmaka (z.B. Calciumantagonisten), welche auch noch nach Denervierung eine Mehrdurchblutung eines Organs bewirken können, also eine Gefäßmuskelerschlaffung ausgelöst haben müssen.

Myogene Autoregulation

Eine weitere Besonderheit glatter Muskelzellen (in unserem Fall speziell glatter *Gefäßmuskelzellen*) besteht darin, dass ein *Dehnungsreiz* ihre *Membranpermeabilität erhöht* und es dadurch wie bei spontanen Depolarisationen (s.o.) zu einer erhöhten Calciumkonzentration im Zellinnern kommt, welche wiederum eine Verkürzung der Muskelzelle bewirkt. Dass Zug an glatten Muskelzellen deren Kontraktion auslösen kann, wurde zuerst von Bayliss[20] gezeigt. Man spricht bei dieser Form der Kontraktion deshalb auch von **Bayliss-Effekt**.

---
20 Sir William Maddock Bayliss (1869–1924), engl. Physiologe. Seine Zusammenarbeit mit Starling führte u.a. zur Entdeckung der Hormone (vgl. S. 273).

3.4 Gewebsdurchblutung: Kontrolle der Mikrozirkulation

Die *Bedeutung* einer solchen Kontraktion liegt darin, dass parallel zu einem erhöhten Blutdruck eine Verengung des Gefäßlumens und damit eine *Zunahme des Strömungswiderstandes* ausgelöst wird. Die lokale Durchblutung kann somit nahezu „von selbst" gleichbleiben, weil sie durch glatte Muskelzellen selbst reguliert wird, d.h. einer „**myogenen Autoregulation**" unterworfen ist. Speziell das Gehirn und die Niere schützen sich so vor einem zu hohen Druck (vgl. S. 238).

Abb. 3.15 zeigt das „*autoregulierte*" Verhalten bei Variation des arteriellen Drucks (a), das druckpassive Verhalten eines starren Gefäßrohres (b), und das Verhalten eines elastischen Rohres, dessen Durchmesser mit zunehmendem Druck weiter wird (c). Die Lungendurchblutung ähnelt in ihrem Verhalten einem derartigen elastischen Rohr.

Für das Verständnis des Mechanismus der myogenen Autoregulation ist es wichtig, dass nicht die absolute Gefäßweite von den muskulären „Dehnungsrezeptoren" gemessen wird, sondern die **Wandspannung (T) der Gefäße**, welche nach **Laplace**[21] das Produkt aus Gefäßradius *(r)* und transmuralem Druck *(P)* (vgl. S. 73 u. 132) darstellt, und sich die Wanddicke *(d)* umgekehrt proportional zur Wandspannung verhält:

---
21 Pierre Simon Marquis de Laplace, franz. Physiker, Mathematiker und Astronom (1749–1827).

$$T = r \times \frac{P}{2d}$$

Dies führt zu einem bis heute nicht vollständig geklärten Paradoxon: Wenn die Wandspannung die ausschließlich geregelte Größe ist, muss es bei einer Druckerhöhung zu einer direkt umgekehrt proportionalen Abnahme des Gefäßradius kommen, damit die Wandspannung wieder ihren Ausgangswert erreicht. Dies würde aber bedeuten, dass die Durchblutung drastisch abnimmt, da auf Grund des Hagen-Poiseuille'schen Gesetzes die Stromstärke I proportional zur 4. Potenz des Radius ist (vgl S. 82). Es müssen also weitere, gefäßerweiternde Mechanismen eine Rolle spielen.

Lokal chemische bzw. metabolische Vasodilatation (vgl. a. Abb. 3.16)

Arbeitende Skelettmuskeln, aber auch andere „tätige" Organe steigern selbst über eine gleichzeitige Stoffwechselaktivierung – also „metabolisch" – ihre Durchblutung durch lokale Gefäßerweiterungen mit folgenden Mechanismen:

1. Bereits die Depolarisierung der Skelettmuskelzelle – ohne welche keine Kontraktion ablaufen kann – führt zu einer Erhöhung der extrazellulären Kaliumkonzentration. Diese **Kaliumionen** in der unmittelbaren Nachbarschaft von Arteriolen führen zu einer Vasodilatation.

2. Im Verlauf der Kontraktion kommt es ferner durch aerobe und anaerobe Glykolyse zur Freisetzung von CO_2 und Milchsäure. Die in beiden Fällen entstehenden **H^+-Ionen** wirken ebenfalls vasodilatatorisch.

3. Außerdem fällt bei erhöhter Stoffwechselaktivität der **Sauerstoffpartialdruck** ab. Ob die physiologischen Schwankungen des Sauerstoffpartialdrucks selbst direkt vasodilatatorische Gefäßreaktionen bewirken, ist allerdings nicht abschließend geklärt.

4. Vieles spricht für eine wesentliche vasodilatatorische Funktion der gleichzeitigen metabolischen **Adenosinfreisetzung**. Vermutlich hat Adenosin dabei am Herzen und im Gehirn *vasodilatatorische* Bedeutung; im

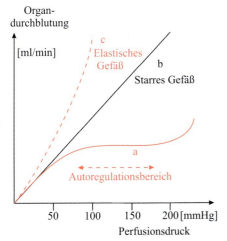

Abb. 3.15: Schematische Zeichnung der Organdurchblutung in Abhängigkeit vom Druck. a) Autoregulatives Verhalten, b) starres Rohr, c) elastisches Rohr.

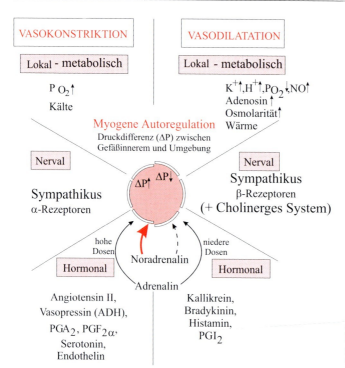

Abb. 3.16: Lokale, nervale und hormonale Mechanismen für arterioläre Vasokonstriktion und Vasodilatation.

Skelettmuskel wird Adenosin lediglich bei Hypoxie freigesetzt, in der Niere wirkt Adenosin überwiegend konstriktorisch.

5. **Vasodilatatorische Gewebshormone** – insbesondere **Prostaglandin I$_2$** (= Prostacyclin) sowie **Kallikrein** und **Bradykinin** (vgl. S. 175) (Halbwertszeit kleiner als 1 min, gespalten durch Kininasen, Abbau gestoppt durch Converting-Enzym-Hemmer, vgl. S. 266) – werden gegenwärtig für viele Phänomene diskutiert, welche mit Gefäßerweiterungen einhergehen. Ist z.B. ein Gewebsabschnitt für einige Zeit von seiner Durchblutung abgeschnitten, etwa durch Abschnürung einer Extremität, kommt es nach Lösen der „Blutleere" zunächst zu einer überschießenden Durchblutung. Dieses Phänomen wird als „**reaktive Hyperämie**" bezeichnet. Die dabei im einzelnen beteiligten lokalchemischen Prozesse lassen sich gegenwärtig allerdings kaum voneinander abgrenzen.

6. Über lange Zeit war bereits bekannt, dass Acetylcholin Gefäße im intakten Organismus („in vivo") erweitert, aber isolierte Gefäße kontrahiert. Furchgott und Zawadzki gelang 1980 schließlich der Nachweis, dass diese unterschiedliche Reaktion davon abhängig war, ob das Endothel intakt blieb oder zerstört wurde. In den folgenden Jahren konnte der zunächst lediglich postulierte, vom Endothel gebildete vasodilatierende Faktor **EDRF** (= **Endothel derived relaxing factor**) als **Stickstoffmonoxid** (= **NO**) identifiziert werden. Heute geht man davon aus, dass ubiquitär in den Endothelzellen mit Hilfe des dort vorhandenen Enzyms NO-Synthase konstitutiv NO produziert wird. Acetylcholin stimuliert über Endothelrezeptoren die Calciumfreisetzung aus endothelialen Speichern, was zur Aktivierung von Calmodulin und schließlich der endothelialen NO-Synthase führt, wodurch es zur Freisetzung von NO aus dem Endothel kommt. Dieses NO stimuliert in der glatten Muskelzelle die Guanylatcyclase. Das entstehende cGMP (cyclisches Guanosinmonophosphat) bewirkt eine Dilatation (vgl. Abb. 3.17). Es wird angenommen, dass auch Scherkräfte am Endothel eine NO-Freisetzung bewirken können. Neuerdings hat man gesehen, dass NO in glatten Muskelzellen auch calciumabhängige Kaliumkanäle öffnet, wodurch ebenfalls eine Vasodilatation ausgelöst wird.

3.4 Gewebsdurchblutung: Kontrolle der Mikrozirkulation

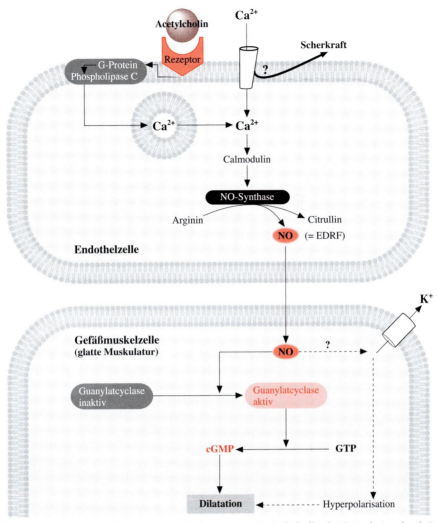

Abb. 3.17: Schematische Zeichnung zur NO-Freisetzung aus Endothelzellen bei Stimulation durch Acetylcholin.

Die Bedeutung eines intakten NO-Systems für die normale Blutdruckregulation wird daran deutlich, dass es nach pharmakologischer Blockade der NO-Produktion (NO-Synthasehemmer) oder molekulargenetischer Mutation der NO-Synthase zu drastischen Blutdruckanstiegen kommt.

Nervale Vasokonstriktion und -Dilatation

Praktisch alle Gefäße – mit Ausnahme der Kapillaren – sind vom Sympathikus inner-viert. Allerdings ist das Ausmaß dieser Innervation von Organ zu Organ verschieden: Die Haut, die Nieren und der Verdauungstrakt sind stark mit sympathischen, die Kontraktion fördernden Fasern versorgt, während die Skelettmuskulatur und das Gehirn wesentlich geringer mit solchen Fasern ausgestattet sind. Unter sogenannten „Ruhebedingungen" muss man davon ausgehen, dass neben dem bereits erwähnten „basalen Tonus" (vgl. S. 104) eine *sympathische Grundaktivität* ständig eine geringe Vasokonstriktion, speziell der Arteriolen verursacht und damit auch ein *nervaler, vasokonstriktorischer To-*

nus existiert. Eine Zunahme der konstriktorischen Aktivität des Sympathikus kann speziell in der „**Notfallreaktion**" zu einer nahezu kompletten *Vasokonstriktion der Hautgefäße* (Blässe!) sowie der *Nierengefäße* führen (Ursache des akuten Nierenversagens, vgl. S. 238), während im Gehirn und auch im arbeitenden Skelettmuskel praktisch keine nervale sympathische Vasokonstriktion auftritt (vgl. a. S. 99 f. Alarmreaktion). Die Muskelgefäße besitzen offenbar „von Haus aus" einen größeren basalen und wohl auch nervalen Tonus. Es ist daher anzunehmen, dass sie bereits unter Ruhebedingungen stärker sympathisch konstringiert sind als z.B. die Haut- oder Nierengefäße. Nicht ausgeschlossen ist sogar, dass einzelne Kapillaren oder Kapillargebiete speziell im Skelettmuskelbereich zeitweise völlig von der Durchblutung „abgehängt" werden können, so dass sie für eine eventuelle „Rekrutierung" zur Verfügung stehen. (Möglicherweise wechseln sich derartige Rekrutierungsareale rhythmisch untereinander ab.) Sowohl mechanische wie auch pharmakologische *Sympathikusblockade* führt deshalb speziell *am Muskel* zu einer *Mehrdurchblutung*.

Die chirurgische Konsequenz, bei Muskel- und Hautdurchblutungs-Störungen den zuständigen Sympathikus zu entfernen, hat sich allerdings nicht bewährt, da bereits nach einigen Tagen – trotz fehlendem vasokonstriktorischem Sympathikus – die Gefäße wieder genauso eng sind wie zuvor. Vermutlich erhöht sich hierbei relativ schnell die Empfindlichkeit der Gefäßmuskeln für zirkulierende vasokonstringierende Hormone (s.u.).

Für die Kreislaufregulation beinhaltet ein nervaler Ruhetonus die Möglichkeit, durch ein Mehr an vasokonstriktorischer Sympathikusaktivität die Gefäßwiderstände zu erhöhen und vor allem auch durch *ein Weniger an vasokonstriktorischer Aktivität die Gefäßwiderstände zu senken*.

Es ist umstritten, ob das autonome Nervensystem im Rahmen der physiologischen Kreislaufregulation speziell für die Muskeldurchblutung auch über *vasodilatatorische Fasern* verfügt. *Unbestritten* existieren *solche Fasern* im Bereich des *Genitale*. Der Mechanismus der *Erektion* kann *zum Teil* über derartige aus dem lumbalen *Sympathikus* entstammende Nerven erfolgen, wobei es neben einer venösen Abflussdrosselung insbesondere zu einer arteriolären Vasodilatation kommt. Der gleiche Mechanismus ist jedoch – und sogar ganz *überwiegend* – *parasympathisch* gesteuert. Acetylcholin an ihren Nervenendigungen freisetzende, deshalb *cholinerge* parasympathische Fasern des aus dem Sakralmark kommenden N. pudendalis steuern die arterioläre Vasodilatation während der Erektion. Im übrigen Kreislauf scheint jedoch dem Parasympathikus beim Menschen nur unwesentliche Bedeutung bei der Gefäßinnervation zuzukommen.

Als Besonderheit erwähnenswert ist die *parasympathische Gefäßinnervation der Speicheldrüsen*. Hier wird aber überraschenderweise statt Acetylcholin *Kallikrein* freigesetzt, welches die Vasodilatation bewirkt.

Das Konzept adrenerger α- und β-Rezeptoren

Eine der wirksamsten vom Körper gebildeten Substanzen ist Adrenalin. Aus der Aminosäure *Tyrosin* kann das Nebennierenmark über die Zwischenstufen *Dopa*, *Dopamin* und *Noradrenalin* Adrenalin bilden. Im Terminalretikulum der sympathischen Nervenfasern endet der Syntheseweg bei Noradrenalin, ja in dopaminergen Strukturen (z.B. Substantia nigra des extrapyramidalen Systems) bereits bei Dopamin (vgl. Abb. 3.18). Chemisch handelt es sich bei allen genannten Substanzen um **Catecholamine** (vgl. S. 295).

Injiziert man **Adrenalin** ins Gefäßsystem, stellt man fest, dass kleine Mengen vasodilatatorisch wirken können, während große Dosen vasokonstriktorisch wirken. Schließlich gelang es durch vorherige Applikation des Mutterkornalkaloids **Ergotamin**, den vasokonstriktorischen Effekt des Adrenalin ganz zu unterdrücken: plötzlich wirkten auch große Mengen von Adrenalin vasodilatatorisch. Dieser Befund führte zu der Überlegung, dass die Gefäßmuskeln *2 verschiedene Starthebel* oder *2* verschiedene *Sicherheitsschlösser* oder fachmännisch: *2 verschiedene Arten von „Rezeptoren"* besitzen müssen, die bei Betätigung gegenteilige Effekte auslösen. Offenbar lässt sich der eine Hebel leichter bedienen als der andere: bereits geringe Adrenalinkonzentrationen öffnen diese Tür, welche – einmal geöffnet – eine Relaxation auslöst, während viel Adrenalin auch die andere Tür öffnet und nun den ersten Effekt überfährt, um eine Vasokonstriktion einzuleiten. Ergotamin würde das Schlüsselloch der 2. Tür verstopfen, fachmännisch: der *α-Rezeptor* ist blockiert. Jetzt kann noch soviel Adrenalin injiziert werden, eine Vasokonstriktion ist nicht mehr auszulösen. Dieses mit Hilfe pharmakologischer Blockaden (= **Sympatholytika**) und Stimuli (= **Sympathomimetika**) entwickelte Konzept[22] hat sich inzwischen großartig bewährt, ohne dass es jedoch bisher möglich gewesen wäre, morphologisch die beiden Rezeptorentypen voneinander abzugrenzen. Dafür gelang es aber biochemisch, pharmakologisch und molekulargenetisch immer besser, die einzelnen Rezeptormoleküle zu differenzieren.

Inzwischen lassen sich *β_1- von β_2-Rezeptoren* sowie *verschiedene α-Rezeptoren* abgrenzen. An den Gefäßen der Skelettmuskulatur führt die Erregung von β_2-Rezeptoren zu einer Vasodilatation, an der glatten Uterus-Muskulatur sowie an der glatten Bronchialmuskulatur zur Erschlaffung. Auch die Steigerung der Glykogenolyse erfolgt über β_2-Rezeptoren (neben α-Rezeptoren), dagegen wirkt Erregung der β_1-Rezeptoren erschlaffend auf die Magen-Darmmuskula-

---

22 Das Konzept der α- und β-Rezeptoren geht zurück auf: P. R. Ahlquist: A study of adrenotropic receptors. Am. J. Physiol. 153, 586 (1948). Allerdings wurde Noradrenalin selbst erst 1945 durch Holtz, Credner und Kronenberg entdeckt.

tur, außerdem steigernd auf die Frequenz und Kontraktionskraft des Herzens (vgl. S. 74). Die Tabelle 3.2 fasst die verschiedenen Effekte von α- und β-Rezeptoren im autonomen Nervensystem zusammen, außerdem sind bereits einige sympathische und parasympathische Effekte aufgelistet, welche uns in späteren Kapiteln beschäftigen werden.

Als inzwischen klassisches Pharmakon zur **Stimulation von β-Rezeptoren** gilt Isoprenalin (= N-isopropyl-Noradrenalin = **Isoproterenol**, Handelsname: **Aludrin**). β_2-selektive Agonisten werden bei Bronchialasthma eingesetzt (lokale Applikation durch Inhalation z.B. **Terbutalin, Salbutamol** u.a. mit praktisch sofortigem Wirkungseintritt). Heute wird allerdings von den Pulmologen zur Behandlung des Asthma bronchiale eine Cortison-Stoßtherapie bevorzugt, um Herzrhythmusstörungen durch β_2-Agonisten zu vermeiden. (Die entzündungshemmenden **Glukocorticoide** wirken jedoch frühestens nach 4 Stunden). Pharmakologische **α-Rezeptorenblocker** sind **Phentolamin**, Phenoxybenzamin und (α_1-selektiv) Prazosin. **β-Rezeptorenblocker** (u.a. **Propranolol**), insbesondere selektive β_1-Blocker, werden bevorzugt bei Patienten eingesetzt, bei welchen unter erhöhter Herzarbeit eine (vom Sympathikus ausgelöste) erhöhte Herzfrequenz und positive Inotropie zu einem Missverhältnis zwischen Herzmuskelarbeit und Koronardurchblutung zu führen droht. Dopamin soll eine positive Inotropie mit Vasodilatation verbinden.

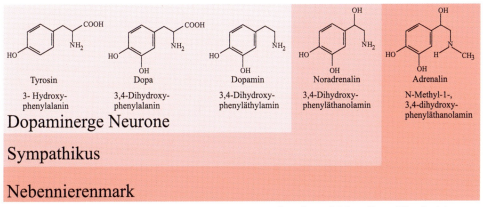

Abb. 3.18: Chemische Struktur von Tyrosin, Dopamin, Noradrenalin und Adrenalin und ihre Beziehung zu dopaminergen Neuronen, Sympathikus und Nebennierenmark.

Tab. 3.2: Übersicht über sympathische und parasympathische Wirkungen an den verschiedensten Strukturen des Organismus

Wirkungsort/Funktion	Überwiegen der sympathischen Aktivität	Überwiegen der parasympathischen Aktivität
Herz Schlagfrequenz	erhöht ($\beta_1 > \beta_2$)	erniedrigt
Herz Kontraktionskraft	erhöht ($\beta_1 > \beta_2$)	erniedrigt (nur Vorhof)
Hautgefäße	verengt (α_1)	
Gefäße der Skelettmuskulatur	verengt ($\alpha_1 > \alpha_2$), erweitert ($\beta_2 > \beta_1$)	
Äußere Genitalgefäße (Erektion)	erweitert (β_2) und verengt (α_1)	Erweitert
Magen und Darm Peristaltik	gehemmt (α_2 u. β_1)	Angeregt
Innerer Afterschließmuskel	kontrahiert (α_1), erschlafft (β_1)	angeregt, erschlafft
Bronchialmuskulatur	erschlafft (β_2)	kontrahiert
Harnblase	erschlafft (β_2)	kontrahiert (Entleerung)
Harnblase Schließmuskel	kontrahiert (α_1)	erschlafft (Entleerung)
Samenblase und -strang	kontrahiert (Ejakulation)	
Gravide Uterusmuskulatur	kontrahiert (α_1), erschlafft (β_2)	
Schweißdrüsen	Sezernieren	
Speichelsekretion		Angeregt
Magensaftsekretion		Angeregt
Pankreassekretion		Angeregt
Darmsaftsekretion		Angeregt
Gallensaftsekretion		Angeregt
M. sphincter pupillae		kontrahiert (Miosis)
M. dilatator pupillae	kontrahiert (α_1) (Mydriasis)	
M. ciliaris		kontrahiert (Akkomodation)
Insulinsekretion	gehemmt (α_2), erhöht (β_2)	
Glukagon	erhöht (β)	
Glykogenolyse	erhöht (β_2 und α_1)	
Lipolyse	gehemmt (α_2), erhöht ($\beta_1, \beta_2, \beta_3$)	
Glukoneogenese	erhöht (α)	

Methoden zur Durchblutungsmessung

Wir haben bereits das *Ficksche Prinzip* dargestellt (vgl. S. 65), welches die Grundlage der meisten indirekten Verfahren zur Messung der Durchblutung darstellt. Auch das *Indikator-Verdünnungsverfahren* wurde bereits besprochen (vgl. S. 87). *Clearance-Verfahren* werden wir im Nierenkapitel (vgl. S. 232) ausführlich behandeln. Tierexperimentell kann mit Hilfe elektromagnetischer *Flowmeter* – entsprechende Messköpfe müssen dabei manschettenartig um die freigelegten Gefäße gelegt werden – die Durchblutung der jeweils versorgten Organe fortlaufend exakt gemessen werden.

Durch Ausnutzung des Dopplereffekts von Schall- oder auch Laserstrahlen lässt sich inzwischen auch am Menschen ein guter Anhalt für Durchblutungsstörungen einzelner größerer Arterien gewinnen. Ebenso ist die Technik der Bestimmung von Strömungsgeschwindigkeiten und Gefäßquerschnitten im Mikrozirkulationsbereich *tierexperimentell weit fortgeschritten* (z.B. Hochfrequenz-Mikrokinematographie, Photodiodentechnik mit Kreuzkorrelation (double slit-technique), fernsehtechnische Geschwindigkeitsanalyse einzelner fluoreszenz-markierter Erythrozyten), aber auch hier klafft eine große Lücke bis zur Anwendung am Patienten. Am Patienten beschränken sich bisher derartige Untersuchungen auf einige intravitalmikroskopisch zugängliche Hautpartien, insbesondere den Nagelfalz.

Das Prinzip der *Venenverschlussplethysmographie* besteht darin, die Venen einer Extremität zu stauen und anschließend die Umfangszunahme der Extremität (als Maß der Durchblutung) zu bestimmen. Hierbei wird von der Vorstellung ausgegangen, dass es für das Gefäßbett gleichgültig ist, wenn der venöse Druck angehoben wird, und dass deshalb eine Abflussblockade eine exakte Aussage über den Einstrom erlaubt. Wenn transmuralen Drucken auch nur die geringste Bedeutung für einen Gefäßtonus zukommt, müssen Venenstauungen alle Mikrozirkulationsverhältnisse sofort verändern, so dass derartige Methoden nur mit großem Vorbehalt verwendet werden können, selbst wenn sie im klinischen Alltag in Ermangelung besserer Methoden im Einsatz sind.

Flüssigkeitsaustausch an Kapillaren

Über Austauschprozesse in Kapillaren werden wir im Nierenkapitel – im Zusammenhang mit der glomerulären Filtration – ausführlich berichten (vgl. S. 239), während wir das Problem des kolloidosmotischen Druckes der Plasmaeiweißkörper bereits (vgl. S. 6 f. und Abb. 0.2) dargestellt haben. Hier sei wiederholt: Der **effektive Filtrationsdruck** (P_{EFF}) wird bestimmt durch die Höhe des hydrostatischen Druckes in den Kapillaren (P_{Kap}), des hydrostatischen Druckes im Gewebe, d.h. in der Umgebung der Kapillare (P_{Gew}), des intrakapillären kolloidosmotischen Druckes (π_{Kap}) und des kolloidosmotischen Druckes im Gewebe bzw. Interstitium (π_{Gew}). $P_{Kap} - P_{Gew}$ bezeichnet man als **transmuralen**[23] hydrostatischen Druckgradienten. Die Kapillaren der Nierenglomerula zeichnen sich durch eine besonders hohe Durchlässigkeit für Wasser aus, sie besitzen eine extrem hohe „**hydraulische Permeabilität**". Aber auch für die übrigen Kapillaren des Organismus gilt, dass sie trotz geringerer Permeabilität zu einer Flüssigkeitsfiltration befähigt sind. Umgekehrt kann ein Absinken des effektiven Filtrationsdruckes in den negativen Bereich zu einer vorübergehenden Flüssigkeitsresorption aus dem Interstitium zurück in den intravasalen Raum führen. Allgemein gilt:

$$P_{EFF} = P_{Kap} - P_{Gew} - \pi_{Kap} + \pi_{Gew}$$

Zeichnungen wie Abb. 0.2 sind seit Starling (vgl. S. 10) zur Erklärung des kapillären Flüssigkeitsaustausches überall zu finden. Sie werden zur Erklärung herangezogen, warum bei venösen Stauungen weniger kapilläres Filtrat reabsorbiert wird, so dass bei Insuffizienz speziell des rechten Herzens in der Peripherie (typisch zuerst an den Fußrücken) Ödeme auftreten. Ebenso lässt sich leicht das Eiweißmangelödem mit derartigen Schemata erklären.

Leider scheint es in der Natur viel komplizierter zuzugehen. Die Filtration auf dem arteriellen Kapillarschenkel und getrennt davon die Resorption auf der anderen Seite des Kapillarschenkels konnte bisher niemand überzeugend demonstrieren. U.a. liegt das daran, dass die meisten venösen Stromgebiete über eine erhöhte Eiweißpermeabilität verfügen, so dass vermutlich sogar in diesem Bereich vorwiegend filtriert wird. Allerdings schränkt dies die Allgemeingültigkeit der obigen Gleichung nicht ein.

---

[23] murus lat. = Mauer.

Gegensatz zu denervierter Skelettmuskulatur befinden sich die Gefäßmuskeln in vivo auch nach Denervierung in einem gewebstypischen Kontraktionszustand, welcher als basaler Tonus oder myogene Grundaktivität bezeichnet wird.
Als myogene Autoregulation bezeichnet man eine Reaktion der Gefäßmuskulatur, welche bei Änderungen des Perfusionsdrucks den Strömungswiderstand durch einen veränderten Kontraktionszustand derart anpasst, dass anschließend die Perfusionsstromstärke unverändert ist. Die arbeitende Skelettmuskulatur reguliert ihren Blutbedarf vorwiegend über ihre eigenen gefäßerweiternden Stoffwechselendprodukte (= metabolische Kontrolle). Adrenalin und Noradrenalin (Katecholamine) bewirken über α-Rezeptoren eine Vasokonstriktion der meisten Gefäße. Soweit Vasodilatationen unter Katecholaminen auftreten, sind diese durch β$_2$-Rezeptoren vermittelt.

3.5 Organkreisläufe

Kreislaufregelung V. Teil

Für die Blutversorgung eines Organs ist die *Durchblutung pro Gramm Organgewicht* aussagekräftiger als die reine Blutflussangabe in ml/ min. Die exakte Einheit der auf das Organgewicht bezogenen „spezifischen" **Durchblutung** wird in $ml \times min^{-1} g^{-1}$ oder kg^{-1} des jeweiligen Organs angegeben.

Häufig wird auch die Schreibweise ml/min, g verwendet. Gelegentlich werden Durchblutungswerte auch auf das gesamte Körpergewicht (B. W. = Body weight) oder die Körperoberfläche bezogen.

Die höchste spezifische Durchblutung hat das Glomus caroticum (vgl. S. 161), welches kaum linsengroß praktisch nur aus Kapillaren besteht. Die Abb. 3.1 (vgl. S. 80) gibt für die wichtigsten Organe die prozentualen Anteile an der Gesamtdurchblutung unter Ruhebedingungen wieder. In der Tab. 3.3 sind sowohl die Werte für die „absolute" Organdurchblutung angegeben, als auch die Werte für die „spezifische" auf das jeweilige Organgewicht bezogene Durchblutung. Geordnet ist diese Tabelle nach der Höhe des *lokalen Sauerstoffverbrauchs* der aufgelisteten Organe. (Der Sauerstoffverbrauch entspricht dem Produkt aus arteriovenöser O_2-Differenz und Durchblutung).

Tab. 3.4 (S. 115) gibt eine Übersicht für die Größe der Durchblutung der wichtigsten Organe (nach Messungen von Wade und Bishop). Aus Tab. 3.4 ist auch die unterschiedliche Durchblutungsanpassung der einzelnen Organe bei steigender Arbeitsbelastung zu entnehmen.

Lungenkreislauf

Bei der Besprechung der Herzmechanik (vgl. S. 66) haben wir bereits gesehen, dass das rechte Herz eine nur geringe Druckvolumenarbeit leisten muss, um das gesamte Blut durch die Lungen zu treiben. Systolische Drucke von 20–25 mmHg und diastolische Drucke von 0–10 mmHg ergeben Mitteldrucke von 10–15 mmHg für die zur Lunge führende A.pulmonalis, während für die Lungenkapillaren Drucke um 5 mmHg – unwesentlich verschieden vom linken Vorhof – angenommen werden. Bereits geringe Druckzunahmen in der A.pulmonalis führen zu Erweiterung und damit Widerstandsabnahme der Lungengefäße. Der **Bayliss-Effekt** oder die myogene Autoregulation ist also in der Lunge **gerade nicht** nachweisbar.

Und noch etwas Auffälliges gilt es sich klar zu machen. Die Lungenkapillaren dürfen nur sehr geringe Mengen eines Filtrates bilden. Es sind zwar Lymphgefäße in der Lunge vorhanden, um ein Filtrat abzuleiten, aber der Weg durch die dünnen Alveolenwände (vgl. S. 127) ist doch zu leicht. Die Folge einer Filtration in Lungenkapillaren ist ein **Lungenödem** oder ein „Ertrinken in eigenem Filtrat". Tritt plötzlich massiver Schaum aus den Atemwegen, ist die Diagnose **Lungenödem** leicht zu stellen. (Auf die Gefahren einer Linksherzinsuffizienz bei der Pathogenese des Lungenödems wurde bereits hingewiesen, vgl. S. 79). Wie generell bei jeder Kapillarfiltration (vgl. Blutplasma S. 9 und speziell glomeruläre Filtration S. 239) beginnt die Filtration aus dem Blutgefäß-System unter der Voraussetzung durchlässiger Kapillaren (d.h. ausreichender hydraulischer Permeabilität) gerade dann, wenn der transmurale Druckgradient (oder die Druckdifferenz zwischen hydrostatischem Druck in der Kapillare und ihrer Umgebung) den kolloidosmotischen Druck des Plasmas (bei normalem Eiweißgehalt ca. 25 mmHg) übersteigt. Der Mitteldruck in den Lungenkapillaren darf also 25 mmHg nicht übersteigen, wenn ein Lungenödem verhindert werden soll. Darüber hinaus herrscht in den Alveolen bei Inspiration ein geringer Unterdruck, wie wir noch sehen werden, so dass der Druck in den Lungenkapillaren sogar zweckmäßigerweise noch niedriger gehalten werden muss.

Ein **Aderlass** – oder die venöse Entnahme von 200 bis 500 ml Blut – kann beim Lungenödem akut lebensrettend wirken. Allerdings therapiert man heute das Lungenödem meist mit intravenös injizierten Schleifendiuretika (vgl. S. 251). Ziel beider Maßnahmen ist es, Volumen aus dem Niederdrucksystem zu entnehmen, das venöse Angebot für das rechte Herz (das Preload) zu senken und

Tab. 3.3: Gewicht, Durchblutung, arterio-venöse Sauerstoffdifferenz und Sauerstoffverbrauch von Herzmuskel, Nieren, Leber, Gehirn und Skelettmuskulatur (nach unterschiedlichen Literaturangaben)

Organ	Gewicht		Durchblutung		
	[kg]	in % des Körpergewichts	des Organs [ml × min^{-1}] „absolut"	lokal [ml × min^{-1} × kg^{-1}] „spezifisch"	in % des Herzminutenvolumens
Herzmuskel	0,3	0,4	200– 250	750	ca. 4–5
Nieren	0,3	0,4	1100–1200	3800	ca. 20
Leber	1,5	2,1	1000–1100	770	ca. 20
Gehirn	1,4	2,0	ca. 800	570	ca. 15
Skelettmuskulatur	28,0	40,0	ca. 850	30	ca. 16

Organ	Arterio-venöse O_2-Differenz [Vol. %]	Sauerstoffverbrauch des Organs [ml · min^{-1}]	Sauerstoffverbrauchlokal [ml · min^{-1} · kg^{-1}]
Herzmuskel	10,2	23	94
Nieren	1,6	18	61
Leber	6,3	66	44
Gehirn	5,8	46	33
Skelettmuskulatur	7,5	64	2

damit (gemäß Frank-Starling, vgl. S. 70) den Pulmonalarteriendruck zu reduzieren.

Die Aufklärung der Mikrozirkulation der Lunge ist erst in den Anfängen, wobei dies an den technischen Schwierigkeiten des Zuganges liegt. Die kleineren Lungengefäße konstringieren auf Sauerstoffmangel hin (umgekehrt wie die Koronargefäße) (**hypoxische Vasokonstriktion**), so dass schlechter belüftete Alveolarbereiche auch sparsamer durchblutet werden (vgl. S. 138).

Schließlich führen die hydrostatischen Verhältnisse dazu, dass beim Stehen und Sitzen die apikalen Lungenbereiche geringer, die zwerchfellnahen Bereiche besser durchblutet werden.

Gehirndurchblutung

Messmethoden

Beim Menschen beruhen die Angaben über die Gehirndurchblutung in der Regel auf Messungen mit der **Stickoxydul (N_2O)-Methode**[24]. Auch hierbei handelt es sich letztlich um die Anwendung des Fickschen-Prinzips (vgl. S. 65).

[24] S. S. Kety, C. F. Schmidt: The nitrous oxide method for the quantitative determination of cerebral blood flow in man: theory, procedure and normal values. J. clin. Invest. 27, 476–483 (1948).

Der Patient atmet z.B. eine Mischung von 21% Sauerstoff, 15% N_2O und 64% N_2. Gleichzeitig wird an irgendeiner Arterie minütlich der Anstieg der N_2O-Konzentration im Blut gemessen und in der Vena jugularis ebenfalls fortlaufend die aus dem Gehirn abströmende N_2O-Konzentration bestimmt (vgl. Abb. 3.19). Ist die vom Gehirn aufgenommene N_2O-Menge abhängig von der mit dem Blut angebotenen N_2O-Menge (und alles spricht dafür, dass sich N_2O gleichmäßig im Gehirngewebe verteilt), können wir mit *Fick* schreiben:

> Vom Gehirn aufgenommene N_2O-Menge =
> Gehirndurchblutung ×
> Arteriovenöse N_2O-Konzentrationsdifferenz

Die vom Gehirn aufgenommene N_2O-Menge errechnet sich als Gehirngewicht multipliziert mit der venösen Konzentration im Bereich des Gleichgewichtes – also im Normalfall nach 10 Minuten. Das Gehirngewicht ist am Lebenden praktisch nicht zu messen. Es wird deshalb mit 100 g Gehirngewicht gerechnet und hierauf werden die Werte bezogen. Da die arteriovenöse Konzentrationsdifferenz schließlich auf die ganze Beobachtungszeit bezogen werden muss, wird das Integral dieser Konzentrationsdifferenz eingesetzt (in der Abb. 3.19 durch Pfeile markiert). Es ergibt sich:

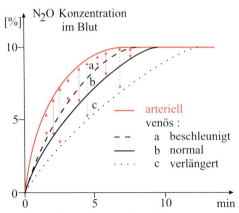

Abb. 3.19: Anstieg von Stickoxydul-Konzentrationen (in relativen Einheiten) im arteriellen und venösen Blut nach Beginn der Einatmung einer entsprechenden Gasmischung a: bei erhöhter, b: unter normaler und c: erniedrigter Durchblutung.

Gehirndurchblutung =
Venöse N_2O-Konzentration · Hirngewicht
   (nach Konzentrationsausgleich)

──────────────────────────

∫ Arteriovenöse N_2O-
   Konzentrationsdifferenz

Diese Methode ist auch bei Messungen der *Koronardurchblutung* gebräuchlich, allerdings heute unter der Verwendung des Edelgases *Argon*. Hier muss dann die Argon-Konzentration im Koronar-Sinus bestimmt werden.

Ein modernes klinisches Verfahren ist die Verfolgung von *radioaktivem Xenon-Gas*, welches mit Hilfe von zahlreichen Szintillationszählern über den verschiedensten Schädelregionen verfolgt wird. Die Weiterentwicklung derartiger – sehr aufwendiger – Techniken wird vermutlich wesentlich genauere Einblicke in das cerebrale Durchblutungsverhalten erlauben.

Messergebnisse

Die *Gehirndurchblutung* des Erwachsenen ist *ziemlich exakt auf 55 bis 56 ml/min und 100 g Hirngewebe einreguliert (beim Kleinkind sind die Werte fast doppelt so hoch, beim alten Menschen deutlich niedriger)*. Hierbei muss man sich stets vor Augen halten, dass – wegen der knöchernen Begren-

zung – eine Ausdehnung des Gefäßbettes praktisch nicht möglich ist. Eine Zunahme des Einstromes muss also mit einer Zunahme des Ausstromes gekoppelt sein. Auf Blutdruckschwankungen muss dieses stark durchblutete Organ, welches immerhin 20% unseres Sauerstoffverbrauchs beansprucht, gut vorbereitet sein. Im Bereich von einem arteriellen Mitteldruck *zwischen 60 mmHg und 160 mmHg* verfügen die Hirngefäße über eine gut *funktionierende* **Autoregulation** (vgl. S. 104).

Unterhalb dieses Wertes kommt es zu cerebraler Minderdurchblutung, oberhalb kann es zu einem Gehirnödem kommen. *Bereits 5 Sekunden Unterbrechung der cerebralen Durchblutung führt zu Schwindel und wenige Sekunden später zu* **Bewusstlosigkeit**. Dauert die Unterbrechung *einige Minuten*, treten **irreversible Schäden** des Gehirns auf.

Erhöhung der CO_2-Konzentration im Blut führt zu einer deutlichen *Gefäßerweiterung der Hirngefäße*. Hierbei ist zu beachten, dass CO_2 leicht aus den kleinsten Hirngefäßen diffundieren und dann extravasal pH-Effekte auslösen kann. Eine intravasale H^+-Ionen-Konzentrationszunahme allein zeigen diese Effekte nicht, vermutlich weil die H^+-Ionen nicht ungehindert die Wände der Gehirnkapillaren passieren können. (Ähnlich geht es vielen anderen Substanzen, speziell Pharmaka, so dass man auch von einer „**Bluthirnschranke**" spricht.)

Die *graue Substanz* des Gehirns ist etwa 5fach stärker durchblutet als die weiße, so kommt es z.B. *im motorischen Cortex parallel zu einer mechanischen Aktivität in deren Projektionsgebiet zu einer Durchblutungszunahme*.

Die Mechanismen, welche die Kopplung der lokalen kortikalen Durchblutung an die nervale Aktivität vermitteln, sind keineswegs klar. Eine wichtige Bedeutung wird Adenosin zugesprochen, welches innerhalb kürzester Zeit (5 Sekunden) bei praktisch jeder Aktivitätszunahme von Gehirnzellen freigesetzt wird und starke vasodilatatorische Eigenschaften besitzt. Daneben ist besonders ein Anstieg der extrazellulären K^+-Ionen-Konzentration mit gleichem Effekt im Gespräch. In jüngster Zeit werden auch Abkömmlinge der Arachidonsäure als Mediatoren diskutiert. Die nervale-sympathische Beteiligung an derartigen Effekten ist unklar.

Organdurchblutung bei Arbeitsbelastung

Wir haben bereits dargestellt (vgl. S. 105), auf welche Weise der arbeitende Skelettmuskel seine Blutversorgung seinen Stoffwechselbedürfnissen anpasst. Hier deshalb nur einige quantitative Angaben nach Wade und Bishop (Tab. 3.4). Wichtigstes Ergebnis: Das Herzzeitvolumen kann bei schwerer Arbeitsbelastung maximal den 4–5fachen Ruhewert erreichen, ein arbeitender Muskel dagegen eine 10- bis 20fache Durchblutungszunahme aufweisen. Gleichzeitig kommt es zu einer Zunahme der lokalen Strömungsgeschwindigkeiten des Blutes. Bei Muskelarbeit sinkt durch Vasodilatation in der arbeitenden Muskulatur der totale periphere Widerstand. Beim Gesunden ist mit steigender Muskelarbeit ein Anstieg der Herzfrequenz und des systolischen Blutdrucks mit gleichbleibendem diastolischen Druck kombiniert (vgl. Abb. 5.1, S. 171).

Intestinale Durchblutung

Wie Abb. 3.1 zeigt, erhält der Intestinaltrakt 20 bis 25% des Herzminutenvolumens. 3/4 dieses Blutes durchläuft hintereinander 2 Kapillarsysteme: Darm und Leber. Die nervale Gefäß-Regulation erfolgt in beiden Systemen über den *Sympathikus* mit *α-adrenerger Vasokonstriktions*-Fähigkeit. Unter *β*-Blockern sieht man bei den gastro-intestinalen Gefäßen eine Durchblutungszunahme, was auch auf die Existenz von *β-Rezeptoren* (vgl. S. 108 f.) schließen lässt. Die Leber stellt mit 15% des gesamten Blutvolumens ein Blutreservoir (Blutspeicher) dar.

Darüber hinaus befindet sich im Bereich des Mesenterialgebietes ein großes Reservoir extravasaler Flüssigkeit. Bei *körperlicher Arbeit*, aber auch in *Notfällen (defense reaction, vgl. S. 99)* sowie bei akuten Blutungen etc. kann nicht nur die extravasale Flüssigkeit zurückgeholt werden, sondern auch über eine Zunahme des sympathischen Tonus der speichernden Venolen bzw. Venen deren Blut bis zur Hälfte „entspeichert" und damit das gesamte Gefäßbett verkleinert werden. Außerdem werden in den genannten Situationen die arteriolären Zuflüsse der Magen-Darmgefäße vom Sympathikus stark gedrosselt, so dass insgesamt die *Durchblutung* des Intestinums bis auf 20% der Ruhedurchblutung *absinken* kann. Während der Verdauung ist die gastrointestinale Durchblutung erhöht. Hierbei wird die Auslösung der Durchblutungszunahme sowohl den Hormonen *Gastrin* und *Cholecystokinin* (vgl. S. 186 f.) zugeschrieben, als auch der resorbierten Glukose und langkettigen Fettsäuren.

Autoregulatorische Fähigkeiten (vgl. S. 104 f.) besitzen auch die Darmgefäße, allerdings deutlich schwächer als Nieren- und Gehirngefäße. Die Autoregulationsfähigkeit der Leber ist sehr gering. Dagegen scheint die

Tab. 3.4: Herzminutenvolumen in Ruhe sowie nach leichter, anstrengender und maximaler Arbeitsbelastung unter gleichzeitiger Darstellung der entsprechenden Ruhewerte sowie Durchblutungsänderung von Skelettmuskulatur, Pfortaderkreislauf, Nieren, Gehirn, Haut, Koronarien und anderen Organen (nach Wade und Bishop).

Organ	Durchblutung [ml/min]			
	in Ruhe	bei leichter	anstrengender	maximaler Arbeitsbelastung (jeweils nach 10 min)
Herzminutenvolumen	5800	9500	17500	25000
Skelettmuskulatur	1200	4500	12500	22000
Splanchnikus-Gebiet	1400	1100	600	300
Nieren	1100	900	600	250
Gehirn	750	750	750	750
Haut	500	1500	1900	600
Koronarien	250	350	750	1000
Übrige Organe	600	400	400	100

Leber aber recht gut in der Lage zu sein, ihre direkte Blutversorgung mit sauerstoffgesättigtem Blut über die A. hepatica und die indirekte Versorgung über die Portalvene zu steuern und unterschiedlichen Angeboten anzupassen.

> Der lokale O_2-Verbrauch ist in der Herzmuskulatur am größten, gefolgt von Niere, Leber und Gehirn, dagegen minimal in der Skelettmuskulatur. Die höchste lokale Durchblutung besitzt die Niere, weshalb sie trotz hohem O_2-Verbrauch eine auffallend niedrige arteriovenöse O_2-Differenz aufweist. Im Herzen ist die arteriovenöse O_2-Differenz am höchsten. Die absoluten Mengen an verbrauchtem Sauerstoff sind in Leber und Skelettmuskulatur am größten. Bei körperlicher Arbeit kann das HZV wie die Koronardurchblutung auf das 4–5fache ansteigen, die Durchblutung der arbeitenden Skelettmuskulatur dagegen bis auf das 20fache, während gleichzeitig Intestinal- und Nierendurchblutung bis auf ein Viertel des Ruhewertes gedrosselt werden können. Die einzelnen Organgebiete weisen große regionale Unterschiede bezüglich ihrer physiologischen Regulation auf (z.B. hypoxische Vasokonstriktion im Lungenkreislauf, hyperkapnische Vasodilatation im Hirnkreislauf, hoher sympathischer Tonus in Hautgefäßen).

3.6 Fetaler und plazentarer Kreislauf

Bereits Wiliam Harvey, welcher heute als Entdecker des Blutkreislaufes gilt (vgl. S. 79), fiel die besondere Form des Blutkreislaufes beim Embryo des Säugers auf. Während die morphologischen Verhältnisse inzwischen ausführlich an menschlichen Embryonen untersucht wurden, beziehen sich die funktionellen Angaben bis heute im wesentlichen auf Messungen an Tieren, überwiegend an Schafen.

Der wesentliche Unterschied zum Leben post partum besteht beim Embryo darin, dass die gesamte *Versorgung und Entsorgung* des Organismus mit gasförmigen und in Flüssigkeit gelösten Stoffen *über* die *Plazenta* erfolgt. Von der kindlichen Seite tauchen bäumchenartig Gefäßnetze in mütterliche Blutseen, um sich während der plazentaren Blutpassage z.B. mit Sauerstoff zu beladen. Wichtig ist, dass das kindliche Blut dabei nicht nur in seinem eigenen Gefäßbett durch kapillares Gefäßendothel vom mütterlichen Blut getrennt bleibt, sondern außerdem noch eine *eigene embryonale Epithelschicht*, der sog. *Synzytiotrophoblast*, das kindliche Blut vom mütterlichen abgrenzt. Für Gase ergibt sich dadurch zwar kein Diffusionshindernis, ebenso nicht für viele lipidlösliche Substanzen. Andere Substanzen, z.B. Glukose, benötigen aber Transportmechanismen ähnlich wie in der Niere (vgl. S. 249); Aminosäuren werden aktiv transportiert.

Schematisch zeigt Abb. 3.20 den embryonalen Kreislauf. Wie beim Kreislauf nach der Geburt durchströmt alles Blut den rechten Vorhof, wir setzen deshalb dieses Minuten-Volumen mit 100% an. Verschiedene Autoren addieren die Auswurfmengen der rechten und linken Herzkammer und setzen diese Summe gleich 100%. Wegen der großen Shuntvolumina ist der Unterschied kleiner als 10%.

Kurz vor der Geburt beträgt das Minutenvolumen im rechten Vorhof etwa 400–600 ml × min^{-1}. Es kommt jetzt jedoch beim Embryo zu einer Aufspaltung des Blutstromes: 2/3 des Herzminutenvolumens fließen den bekannten Weg in die rechte Herzkammer, 1/3 fließt dagegen über das beim Embryo noch *offene Foramen ovale* in den linken Vorhof. Von den genannten 2/3 Herzminutenvolumen, welche von der rechten Herzkammer in die Arteria pulmonalis gepumpt werden, fließen nur rund 1/8 durch die embryonale Lunge, der Rest wird durch den **Ductus Botalli**[25] an der Lunge vorbei geleitet („geshuntet"). Der Ductus Botalli stellt eine spezialisierte Verbindung (Anastomose) zwischen Arteria pulmonalis und Aorta dar.

---

[25] Benannt nach Leonardo Botallo, italienischer Anatom und Wundarzt, 16. Jahrh. Der eigentliche Entdecker und Erstbeschreiber dieses Ductus ist jedoch Giulio Cesare Aranzio, Anatom, Bologna (1530–1589).

Der Ductus Botalli besitzt eine Ringmuskulatur, welche sich in den ersten Minuten (Stunden bis Tagen) nach der Geburt kontrahiert und damit diesen Blutweg langsam verschließt. Bis zum endgültigen Verschluss kehrt sich nach der Geburt die Strömungsrichtung des Blutes im Ductus Botalli um. Ein irreversibler Verschluss hat sich dabei in der Regel erst nach einem Jahr ausgebildet (falls er nicht ganz ausbleibt und dabei als „offener" Ductus Botalli eine relativ häufige Missbildung darstellt). Der Mechanismus des Verschlusses ist viel diskutiert und untersucht worden. Vermutlich ist dieser ganz kurze Gefäßabschnitt besonders empfindlich gegenüber Sauerstoff, so dass er sich dann kontrahiert, wenn er nach der Geburt Blut mit hohem Sauerstoffpartialdruck (vgl. S. 122 f.) erhält. Man geht davon aus, dass auch hier Gewebshormone (insbes. Prostaglandine) den vasalen Verschlussmechanismus kontrollieren.

Der Grund für den geringen embryonalen Blutstrom durch die Lunge liegt darin, dass der *Strömungswiderstand der embryonalen Lunge hoch* ist (entsprechend einem üblichen parenchymatösen Organ). Erst im Moment der Geburt mit Entfaltung und Belüftung der Alveolen fällt dieser Strömungswiderstand massiv ab. Hierbei wird allein der Gasfüllung der Alveolen (unabhängig von der Sauerstoffkonzentration des Gases) die gefäßerweiternde Wirkung zugeschrieben.

Hierbei sollten wir uns klarmachen, dass *beim Embryo* die *Drucke im rechten Herzen wesentlich höher als* nach der Geburt sein müssen (etwas höher als der Aortendruck), denn nur so kann Blut aus dem rechten Herzen über den Ductus Botalli in die Aorta gepumpt werden. Beim Embryo gehört auch die rechte Herzkammer zum Hochdrucksystem (vgl. S. 79 f.). Allerdings sind die gesamten *arteriellen Drucke beim Embryo mit erst 60–70 mmHg* kurz vor der Geburt sehr niedrig. In den letzten Schwangerschaftsmonaten beträgt die Herzfrequenz des Embryos im Mittel etwa 140 Schläge pro Minute mit Schwankungen von 120 bis 160.

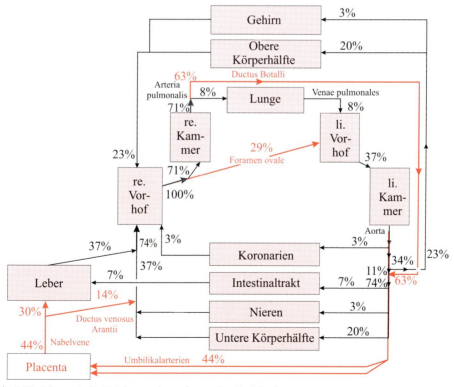

Abb. 3.20: Schematische Zeichnung des embryonalen Kreislaufs

Im Gegensatz zum Zustand nach der Geburt hat die *rechte Kammer beim Embryo* sogar eine *größere Druckvolumenarbeit* als die linke zu leisten. Erst nach der Geburt erkennt man an der Zunahme der Muskelmasse des linken Herzens, dass jetzt die wesentliche Pumpleistung vom linken Herzen erbracht wird. Auch die rechten Vorhofdrucke liegen embryonal über den linken, wodurch der große Blutstrom über das Foramen ovale in den linken Vorhof erklärt wird. *Fällt* im Moment der *Geburt* durch die pulmonale Belüftung der *pulmonale Strömungswiderstand* und steigt der Strömungswiderstand im Ductus Botalli, wird vom rechten Herzen mehr Blut durch die Lunge gepumpt, es strömt entsprechend mehr Blut über die Pulmonalvenen in den linken Vorhof, so dass der *linke Vorhofdruck ansteigt.* Damit wird die *Membran des Foramen ovale ventilartig auf das Foramen gedrückt* und ein funktioneller Verschluss bewirkt. Auch hier – wie beim Ductus Botalli – steht es im Bedarfsfall als Ventil wieder zur Verfügung. Ein endgültiger Verschluss kann erst nach Jahren beobachtet werden. Allerdings kommt es bei 60% der Bevölkerung niemals zu einer kompletten Verwachsung, obwohl funktionell ein vollständiger Verschluss besteht. (Von hier aus wird verständlich, warum unter pathologischen Bedingungen ein nicht geschlossener Ductus Botalli meist von einem offenen Foramen ovale begleitet ist.) Der *Ductus venosus Arantii*[25] schließt sich dagegen bei fehlendem Nachstrom aus der Placenta zuerst und ist nach 3 Monaten in der Regel fest verwachsen.

Wir werden die Sauerstoffversorgung erst im Kapitel Atmung besprechen (vgl. S. 139). Hier sollen nur einige Dinge vorweggenommen werden:

Das *embryonale Hämoglobin* hat zwar eine geringere Affinität zu DPG (Diphosphoglycerat) und deshalb eine mehr nach *links verschobene Sauerstoff-Bindungskurve* als das Hämoglobin des Erwachsenen, so dass niedrigere Sauerstoff-Partialdrucke eine bessere Sauerstoff-Sättigung von Hämoglobin bewirken können. Trotzdem fließt nur zu etwa 80% Sauerstoff-gesättigtes Blut über die Nabelvenen in den Embryonalkreislauf. Da weniger als die Hälfte des zirkulierenden Blutes jeweils den Plazentakreislauf passiert und ihm deshalb stets venöses Blut (mit 27% O_2-Sättigung) beigemischt wird, ist die *Sauerstoffversorgung des Embryos keineswegs optimal.* Die Leber verfügt dabei noch über das höchste O_2-Angebot. (Es wird ferner angenommen, dass über den Ductus venosus und das offene Foramen ovale besonders sauerstoffreiches Blut dem Gehirn angeboten wird.) Bereits ein geringer *mütterlicher Sauerstoffmangel* (z.B. im Hochgebirge etc.) *kann* deshalb *für die kindliche Sauerstoffversorgung bedrohlich werden.*

Wegen des hohen Strömungswiderstands der nicht entfalteten embryonalen Lunge pumpt das rechte Herz mit Drucken von 60–70 mmHg rund 2/3 des HZV über den Ductus Botalli direkt in die Aorta; ein Drittel über das offene Foramen ovale in den linken Vorhof und nur 8% des HZV durch die Lunge.

4 Atmung

Die Atmung ermöglicht zusammen mit dem Kreislaufsystem den raschen Gasaustausch zwischen Organismus und Umgebung. In den Mitochondrien wird O_2 verbraucht und CO_2 durch katabole Reaktionen von Glykolyse und Citratcyclus freigesetzt. Von dieser *inneren oder Gewebeatmung* lässt sich die *äußere Atmung* abgrenzen. Diese umfasst den *konvektiven* Massentransport des Atemgases durch die verzweigte Baumstruktur der Bronchien und Bronchioli sowie den Gasaustausch in bläschenförmigen Endstrukturen, den *Alveolen*.

4.1 Abwehrmechanismen der Lunge

Die Alveolen sind die funktionellen Einheiten der Lunge. Sie besitzen nur eine dünnes Epithel, das die Alveolarwand bildet und die darin verlaufenden *Lungenkapillaren überzieht*. Die große Epithelfläche der Bronchien und der Alveolarräume (60–100 m²) bietet eine potentielle Einstiegspforte für Krankheitserreger. Für den Schutz vor infektiösen Keimen existieren daher mehrere Abwehrstrategien innerhalb des respiratorischen Traktes und der Lunge: Haare in den Nasengängen sowie Erweiterungen der oberen Atemwege in der Nase beruhigen den Luftstrom und bewirken, dass größere Partikel schon früh auf den Mucus-reichen Schleimhäuten hängen bleiben. Zellen der *spezifischen Immunabwehr* (Lymphocyten, Plasmazellen) finden sich in den zahlreichen, die oberen Bronchien begleitenden *Lymphknoten* und liegen vielfach verstreut unterhalb der die Bronchien auskleidenden Mucosa. Sie produzieren *Antikörper*, die sich im Bronchialsekret befinden und zum *spezifischen Abwehrsystem* der Lunge zählen. Dieses spezifische Abwehrsystem ist für den Verlauf verschiedener Krankheiten von besonderer Bedeutung.

So erfolgt z.B. beim *allergischen Asthma bronchiale* durch Reizung mit dem spezifischen Allergen (z.B. Tierhaare, Pflanzenpollen) eine Reizung von IgE exprimierenden Mastzellen, gefolgt von einer *Histamin-Ausschüttung* und einer Freisetzung von *Prostaglandinen und Leukotrienen*. Der oft unmittelbar einsetzenden Konstriktion der Bronchien (Reaktion vom Sofort-Typ) kann eine um mehrere Stunden verzögerte Konstriktion folgen, die sich z.B. durch *Hemmer der Prostaglandinsynthetase* verhindern lässt. Allgemein liegt beim Asthma bronchiale eine gesteigerte *Empfindlichkeit für Histamin* vor. Der positive Effekt von *Cortison* beruht u.a. auf der allgemeinen Unterdrückung entzündlicher Prozesse, die auch die *Histamin-Überempfindlichkeit* normalisieren kann.

Der gesamte Bronchialbaum bis hinunter zu den Bronchioli ist mit einem **Flimmerepithel** (Abb. 4.1) ausgekleidet, durch dessen Cilienschlag ein zusammenhängender *Mucusfilm* (produziert von exokrinen mucösen Zellen und Mucusdrüsen) stetig auswärts getrieben wird. Der Cilienschlag wird u.a. durch Substanzen aus dem Zigarettenrauch geschädigt. Auch Veränderungen der Schleimqualität, z.B. bei chronischer Bronchitis oder Dehydratation stören den wichtigen Fließbandmechanismus, wodurch die Infektanfälligkeit ansteigt. Durch taktile oder chemische Reizung von Nervenfasern in der Wand der Bronchien wird reflektorisch ein polysynaptischer *Hustenreflex* ausgelöst. Der schnell austretende Luftstrom unterstützt den Auswärtstransport von Mucus und eingedrungenen Fremdkörpern. Bei Asthmatikern ist die Reizschwelle für diesen Reflex häufig eriedrigt.

Bei der *Mucoviszidose* findet sich insbesondere in der Lunge ein zäher Schleim, der ursächlich durch das Fehlen eines bestimmten Chloridkanals in der apikalen Membran der bronchialen Epithelzellen ausgelöst wird. In der Folge ist der osmotisch bedingte Übertritt von Flüssigkeit in das Sekret vermindert.

Eine letzte Abwehrfront bilden die **Alveolarmakrophagen**, die Fremdkörper in diesem ansonsten ungeschützen Kompartiment durch

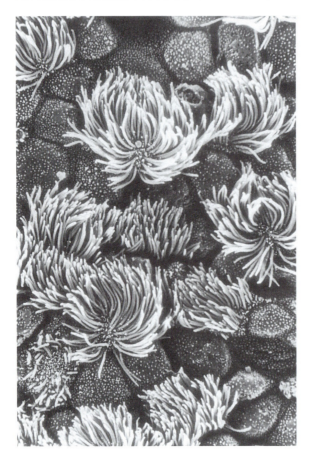

Abb. 4.1: Rasterelektronenmikroskopische Aufnahme der Trachea (Ratte) mit Kinozilien tragenden Zellen des Flimmerepithels und zwischengelagerten sezernierenden Zellen bei 1700facher Vergrößerung (freundlich überlassen durch Prof. K. Tiedemann, Heidelberg).

Phagozytose eliminieren. Während der größte Teil der Makrophagen über die Bronchioli mit dem Schleim nach draußen gelangen kann, finden andere den Weg ins Lungenparenchym, wo sie mit phagocytierten Substanzen beladen überdauern können. Beim Krankheitsbild der Asbestose oder Silikose werden auf diese Weise große Mengen von Fasern oder Partikeln eingelagert. Neuere Untersuchungen legen nahe, dass die Gefahr, in Folge einer Partikelbeladung der Lunge längerfristig an Lungenkrebs zu erkranken, von DNA-Schäden ausgeht, die durch reaktive Sauerstoffspezies aus aktivierten Makrophagen ausgelöst werden (siehe weiterführende Literatur, Kap. 22). Vor diesem Hintergrund wird verständlich, warum die Qualität der inhalierten Fasern großen Einfluss auf das Krebsrisiko hat. Ähnliche Faktorengefüge gelten anscheinend für den Zigarettenrauch, der über 100 nachweislich schädigende Substanzen enthält (80–90% der männlichen und 30–60% der weiblichen Lungenkrebs-Patienten sind Raucher!). Auch hier werden DNA-Veränderungen für die zahlreichen Bronchial- und Lungenkarzinome verantwortlich gemacht, die mit hoher Wahrscheinlichkeit 30–40 Jahre nach Beginn des Rauchens auftreten. Auch das Passivrauchen erhöht das Krebs-Risiko immerhin noch 1,4fach.

Hustenreflexe, das Flimmerepithel der Bronchien sowie Komponenten der spezifischen und unspezifischen Immunabwehr (Lungenmakrophagen) entfernen Keime und die meisten Fremdstoffe aus der Lunge. Bestimmte Partikel sowie Schadstoffe aus Zigarettenrauch erhöhen jedoch das Risko, langfristig an Lungenkrebs zu erkranken.

4.2 Physikalische Grundlagen

Gasgesetze und Löslichkeit von Gasen

Die eingeatmeten Gasvolumina werden in der Lunge üblicherweise erwärmt, angefeuchtet und durch den Gaswechsel des Organismus in ihrer Zusammensetzung verändert. Um diese Veränderungen beschreiben zu können, wollen wir zunächst die physikalischen Eigenschaften von Gasen erörtern.

Komprimiert man ein *trockenes* Gas in einem geschlossenen Gefäß, so steigt bei abnehmendem Volumen V (in l) der Druck P (in kPa) des Gases kontinuierlich an. Das Produkt dieser beiden Größen bleibt dabei konstant (**Boyle**[1]-**Mariottesches**[2] **Gesetz**) und es gilt die Gleichung:

$$P \times V = \text{konstant}$$

die sich graphisch als Hyperbel darstellen lässt (Auftrag von P gegen V). Erwärmt man das komprimierte Gas, so kommt es in einem geschlossenen Gefäß zu einem weiteren Druckanstieg, da eine zusätzliche Wärmebewegung der eingeschlossenen Gasmoleküle den Druck auf die Behälterwand erhöht. In einem offenen System würde sich das Gas lediglich weiter ausdehnen. Druck und Volumen eines Gases sind also temperaturabhängig, was sich mit den von **Gay-Lussac**[3] aufgestellten Gleichungen erfassen lässt. Bei gleichbleibendem Druck gilt:

$$V_t = V_0 (1 + \alpha t)$$

$$P_t = P_0 (1 + \alpha t)$$

Die Gleichungen besagen, dass Ausgangsgasvolumen V_0, bzw. Ausgangsdruck P_0 bei einer Zunahme der Temperatur um t (in Kelvin) zunehmen und zwar um das Produkt von V_0 bzw. P_0, t und der Materialkonstante α, die man als *Wärmeausdehnungskoeffizient* bezeichnet (α beträgt für Luft: 1/273 = 0.00367, für Helium: 0.00366). Die Zusammenfassung obiger Gleichungen führt uns – unter Einführung der allgmeinen Gaskonstante R – zur wichtigen Zustandsgleichung idealer Gase, die bisweilen auch als *ideales Gasgesetz* bezeichnet wird:

$$P \times V = P_0 V_0 (1 + \alpha t) = n R T$$

Dabei bezeichnet
R die allgemeine Gaskonstante
  ($R = 8.3 \times 10^7$ Nm × Grad^{-1} × mol^{-1})[4]
T die absolute Temperatur (in K) und
n die Anzahl der Mole des Gases.

Für **Volumenmessungen** in der Atemphysiologie bedeutet dies, dass man entweder Druck, Volumen und Temperatur messen muss oder aber, dass man Druck und Temperatur konstant hält, um der Einfachheit halber nur Volumenänderungen erfassen zu müssen. Der letzte Weg wird beispielsweise beim *Glockenspirometer* beschritten, bei dem eine über ein Gegengewicht ausbalancierte Schwimmglocke durch die Atembewegungen auf und ab gesenkt wird (Abb. 4.2). Die Ankopplung einer mechanischen Schreibereinheit erlaubt dabei die verzögerungsfreie Registrierung der Atemvolumina.

Aus praktischen Gründen werden Atemvolumina in der Klinik mit Hilfe von Gasflussmessungen *im offenen System* durchgeführt. Dabei werden sog. *Pneumotachographen* eingesetzt, in denen feine Siebe oder Lamellenkonstruktionen für eine laminare Strömung innerhalb des Rohres sorgen. Gemessen wird der Druckabfall zwischen zwei Druckmessstellen (Abb. 4.3.). Nach dem Hagen-Poiseuilleschen Gesetz gilt:

$$\Delta P = \frac{8 \eta L \dot{V}}{\pi r^4}$$

Daraus ergibt sich, dass der Druckabfall zwischen 2 Messstellen (siehe Abb. 4.4) bei fest-

---
1 Robert Boyle, brit. Physiker und Chemiker (1627–1691), Mitbegründer der Royal Society.
2 Edm. Mariotte, franz. Physiker (1620–1684), hat auch zuerst den „blinden Fleck" im Gesichtsfeld entdeckt.
3 Joseph Louis Gay-Lussac, franz. Physiker und Chemiker (1778–1850), Lehrer und Freund von J. Liebig.
4 R = P V / n T = 760 mmHg × 22,4 l / (1 mol × 273 K) = 760 × 133 N/m^2 × 22,4 × 10^{-3}m^3 × 1 mol^{-1} × 273 K^{-1} = 8,3 Nm × mol^{-1} × K^{-1}.

4 Atmung

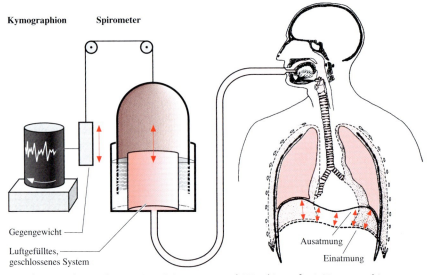

Abb. 4.2. Schematische Zeichnung eines Spirometers nach Hutchinson[5] mit Kymographion.

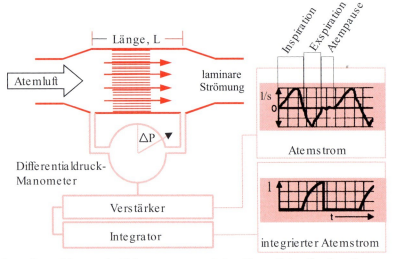

Abb. 4.3 Staurohr zur Messung des Volumenstroms nach dem Hagen-Poiseuilleschen Gesetz.

stehender Viskosität η, konstanter Entfernung L und gleichem Radius r nur vom Volumenstrom $\dot{V}$ (in ml/min) des Gases abhängt.

Eine Flussmessung kann auch über Umdrehungsgeschwindigkeit und Drehrichtung eines Flügelrädchens erfasst werden, das in den Atemstrom eingebracht wird. Alle Gasfluss-Messungen im offenen System verlangen eine Eichung mit bekannten Gasvolumina und sind daher nicht zuverlässiger als Messwerte der geschlossenen Spirometrie.

Die atmosphärische Luft ist ein Gasgemisch (vgl. Tab. 4.1), dessen Druck sich berechnen lässt, indem die anteiligen Drucke der einzelnen Gasfraktionen addiert werden. Das **Dalton[6]-Gesetz.** beschreibt dies für beliebige Gase, bei denen jede Molekül-

---

5 Jonathan Hutchinson, 1828–1913, brit. Chirurg, Augenarzt und Dermatologe.

6 John Dalton (1766–1844), engl. Physiker und Chemiker.

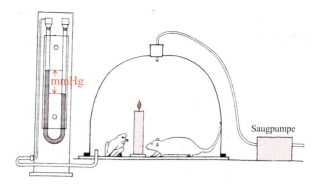

Abb. 4.4: Unterdruckkammer zur Simulation eines Höhenaufstieges, wie sie früher in Vorlesungsversuchen verwendet wurde. Bei Drucken unter 400 mmHg (53 kPa) erlischt die Kerze, kurz darauf würde die Ratte sterben. Frösche, die einen geringeren O_2-Bedarf besitzen, können derartige Unterdrucke viele Tage lang überleben.

art einen sogennannten **Partialdruck** beisteuert:

$$P = P_1 + P_2 + ... P_n$$

Die Zustandsgleichung idealer Gase lässt sich für jede dieser Teilfraktionen 1 bis n formulieren, wobei allerdings die Anzahl der Mole (siehe oben) bekannt sein muss.

Um Gasgemische zu beschreiben, wird in der Atemphysiologie oft der Begriff der **fraktionellen Gaskonzentration** verwendet. Damit bezeichnet man dimensionslos den prozentualen Anteil eines Gases an der atmosphärischen Luft (Zusammensetzung siehe Tabelle 4.1) und schreibt dann z.B. für Sauerstoff (21 Vol. %): F_{O_2} = 0,21. Volumenprozente bzw. fraktionelle Gaskonzentrationen sind unabhängig vom Gesamtdruck, also auch von der Meereshöhe.

Besondere Beachtung bei der Berechnung von Partialdrucken verdient der Wasserdampfdruck P_{H_2O}. Bei steigender Temperatur gelangen mehr Wassermoleküle in die Gasphase, und es bildet sich ein temperaturabhängiges Gleichgewicht aus. Ist dieses Gleichgewicht bei einer bestimmten Temperatur erreicht, beträgt die relative, d.h. auf die Temperatur bezogene Luftfeuchtigkeit 100%. Auch die Alveolarluft in der Lunge ist vollständig mit Wasserdampf gesättigt, weshalb wir gezwungen sind, ständig und ungeregelt Wasserdampf abzugeben („Perspiratio insensibilis"[7]). Der Sättigungsdruck P_{H_2O} in den Alveolen beträgt bei 37°C 47 mmHg (6,3 kPa). Bei 20°C wäre der Wert nur 17,5 mmHg (2,3 kPa).

---

[7] Perspiratio lat. = Durchatmung, entspr. durch die Haut atmen, insensibilis lat. = unwillkürlich.

Um die allgemeine Gasgleichung anwenden zu können, wird P_{H_2O} vom Gesamtdruck P abgezogen:

$$(P - P_{H_2O}) V = n R T$$

Für Gasgemische gilt weiterhin, dass der **Partialdruck** jedes Gases (P_x) als **Produkt der fraktionellen Konzentration** des Gases x (F_x) und dem **Gesamtdruck** des *trockenen* Gases ($P - P_{H_2O}$) berechnet werden kann:

$$P_x = F_x (P - P_{H_2O})$$

Da Atemvolumina unter verschiedenen Bedingungen gemessen werden können, ist es allgemein üblich, die Angaben zu standardisieren, was mit den Indices STPD, BTPS oder ATPS angezeigt wird:

Die Abkürzung **STPD** besagt, dass ein Gasvolumen bei 273 K (= 0° Celsius, *standard temperature*), einem Standarddruck von 101 kPa (= 760 mmHg, *pressure*) und in Abwesenheit von Wasserdampf (*dry*) erfasst wurde. Diese Bedingungen werden häufig bei chemischen und elektrischen Gasanalyse-Apparaturen benutzt.

Im medizinischen Bereich wird hingegen oft unter **BTPS**-Bedingungen gearbeitet, wobei eine Körpertemperatur von 37°C (*body temperature*), der aktuelle Umgebungsdruck (*pressure*) und eine Wasserdampf-gesättigte Atmosphäre (*saturated*) zu Grunde gelegt werden. Man beachte, dass z.B. bei 20° C der Wasserdampfpartialdruck nur noch 17,5 mmHg (2,3 kPa) beträgt, gegenüber 6,3 kPa (= 47 mmHg) bei Körpertemperatur.

Der Zusatz **ATPS** bedeutet, dass bei Zimmertemperatur (*ambient temperature*), aktuellem Barometerdruck (*pressure*) und Wasserdampfsättigung gemessen wurde (*saturated*).

Messen wir im Spirometer unter ATPS-Bedingungen bei 20 °C und einen Barometerstand von 99,3 kPa (745 mmHg) ein Volumen von 4,5 Litern, so errechnet sich:

$$V_{STPD} = 4{,}5 \times \frac{273}{273+20} \times \frac{99{,}3-2{,}3}{101{,}3}$$
$$= 4{,}01 \text{ Liter}$$

dagegen

$$V_{BTPS} = 4{,}5 \times \frac{273+37}{273+20} \times \frac{99{,}3-2{,}3}{99{,}3-6{,}3}$$
$$= 4{,}96 \text{ Liter}$$

Ausgehend von normalen ATPS-Bedingungen ergeben sich daher die Umrechnungsfaktoren 0,9 und 1,1, mit denen vereinfachend und näherungsweise auf STPD- bzw. BTPS-Bedingungen umgerechnet werden kann.

Tab. 4.1: Fraktionelle Zusammensetzung der atmosphärischen Luft

Gas	Volumenprozent
Stickstoff, N_2	78,08
Sauerstoff, O_2	20,95
Argon, Ar	0,93
Kohlendioxid, CO_2	0,03
Neon, Ne	0,0018
Helium, He	0,0005

Gaspartialdrucke in der Höhe verringern sich, was am Beispiel der O_2-Verarmung beim Höhenaufstieg verdeutlicht werden soll. In der Höhe bleiben die *fraktionellen Anteile eines Gases konstant*, während alle *Partialdrucke anteilig mit dem fallenden Gesamtdruck abnehmen*. Für den Gaswechsel im Gewebe ist jedoch nur die zur Verfügung stehende O_2-Menge entscheidend, die wir durch Multiplikation von F_{O_2} mit P_{O_2} erhalten.

Entsprechend können wir die wechselnden Gasverhältnisse eines **Höhenaufstiegs** leicht durch einen Druckabfall in einem abgeschlossenen Raum simulieren (vgl. Abb. 4.4). Dieser Unterdruck lässt sich dabei anschaulich mit Hilfe eines Quecksilber-gefüllten U-Rohrs messen (1 mmHg = 0,133 kPa) und einer bestimmten Meereshöhe zuordnen (Tab. 4.2).

Löslichkeit von Gasen

Die Löslichkeit von Gasen in Flüssigkeiten ist eine wichtige Voraussetzung für den Gasaustausch zwischen Alveolarraum und Blut. Die Menge des gelösten Gases hängt dabei von der Art des Gases und der Flüssigkeit, dem Partialdruck des Gases über der Flüssigkeit sowie der Temperatur ab. Der Zusammenhang wird vom **Henry-Gesetz** beschrieben:

$$C = P \times \alpha$$

Tab. 4.2: Tabellenwerte zum Höhenversuch (vgl. Abb. 4.4)

Quecksilber-U-Rohr-Differenz in mm	m über Meereshöhe	mmHg	kPa	% O_2	Sauerstoff-Partialdruck P_{O_2} (mmHg)	Sauerstoff-Partialdruck P_{O_2} (kPa)
± 0	0	760	101,3	20,93	159	21,2
– 86	1000	674	89,8	20,93	141	18,8
–164	2000	596	79,4	20,93	124	16,5
–235	3000	525	70,1	20,93	110	14,7
–298	4000	462	61,6	20,93	97	12,9
–355	5000	405	54,0	20,93	84	11,2
–407	6000	353	47,1	20,93	73	9,7
–453	7000	307	41,0	20,93	64	8,5
–493	8000	267	35,6	20,93	56	7,5
–530	9000	230	30,7	20,93	48	6,4
–562	10000	198	36,4	20,93	41	5,5
–590	11000	170	22,6	20,93	35	4,7
–615	12000	145	19,3	20,93	30	4,0

Dabei ist C die Konzentration des Gases in der Flüssigkeit und P sein Partialdruck über der Flüssigkeit. Der **Bunsensche**[8] **Absorptionskoeffizient** α beschreibt, wieviel Gas pro Volumen bei gegebenem Druck und Temperatur *unter Gleichgewichtsbedingungen* gelöst ist. Betrachten wir die Löslichkeit der für die Atmung wichtigen Gase CO_2 und O_2 im Plasma, das auf Grund seines Protein- und Lipidgehalts etwas andere Lösungseigenschaften als Wasser hat. Es fällt auf, dass sich bei gleichem Partialdruck etwa *20mal mehr CO_2 löst als O_2*. Entsprechend finden wir bei 37 °C und 760 mmHg (101 kPa):

für CO_2: α = 0,51 ml gelöstes Gas ×
(1 ml Plasma)$^{-1}$ × (760 mmHg)$^{-1}$.
= 0,03 mmol × l^{-1} × mmHg^{-1}
= 0,226 mmol × l^{-1} × kPa^{-1}

für O_2: α = 0,024 ml gelöstes Gas ×
(1 ml Plasma)$^{-1}$ × (760 mmHg)$^{-1}$.
= 0,0014 mmol × l^{-1} × mmHg^{-1}
= 0,00943 mmol × l^{-1} × kPa^{-1}

Unter alveolären Bedingungen (37 °C, CO_2-Partialdruck 40 mmHg) errechnet sich für die *physikalische Lösung von CO_2 in 100 ml Blutplasma* demnach:

0,51 × 40 mmHg × 100 ml / 760 mmHg = **2,68 ml CO_2**

Für die *physikalische Lösung von O_2* in derselben Menge Blutplasma und unter alveolären Bedingungen (37 °C, O_2 Partialdruck 100 mmHg) ergibt sich:

0,024 × 100 mmHg × 100 ml / 760 mmHg = **0,316 ml O_2**.

Diese offensichtliche Ungleichheit hat, wie wir noch sehen werden, weitreichende physiologische Konsequenzen.

Der Vollständigkeit halber weisen wir auf die Gesetzmäßigkeiten nach Henry[9] und Dalton[10] hin. Hiernach gilt für *Gasmischungen*, dass die einzelnen Gase sich ihren jeweiligen Partialdrucken entsprechend *unabhängig voneinander lösen*. In der Laborpraxis findet diese Gesetzmäßigkeit Verwendung: So kann z.B. O_2 aus Lösungen entfernt werden, indem die Lösung mit Stickstoff begast wird. Dabei verdrängt nun nicht etwa der Stickstoff das O_2 aus der Lösung, vielmehr ist die Absenkung des O_2-Partialdrucks über der N_2-begasten Lösung treibende Kraft für den O_2-Verlust.

Diffusion

Die durch Wärmeenergie angetriebene Bewegung von gelösten Teilchen in einem Medium wie Gas oder Wasser bezeichnet man als *Diffusion*. Da diese Teilchenbewegung primär ungerichtet ist, kann sie nur im Sinne eines Konzentrationsausgleichs für einen Stofftransport wirksam werden. In den Mitochondrien kann der P_{O_2} theoretisch bis auf 0,1 mmHg abgesenkt werden, da die Atmungskette bei diesem minimalen O_2-Angebot gerade noch betrieben werden kann. Damit sind die Mitochondrien als Endverbraucher das *wichtigste letzte Glied einer abwärts gerichteten Kette von Konzentrationsgradienten*. Die Diffusion von gasförmigen oder in Flüssigkeit gelösten Molekülen erfolgt über *kurze* Wege außerordentlich rasch, verlängert sich aber *exponentiell mit der Wegstrecke*. Wäre unser Körper kleiner als ein Stecknadelkopf mit einem Durchmesser von 500 µm, würde die für einen aeroben Stoffwechsel notwendige O_2-Versorgung gerade noch ausreichen, wenn in der Umgebung reiner Sauerstoff vorhanden wäre. Für größere Strukturen wären die Diffusionszeiten zu lang, was die dichte Versorgung des Gewebes mit Blutkapillaren erfordert (mittlerer Abstand z.B. im Gehirn: 40–60 µm).

Quantitativ wird der Nettoflux von diffundierenden Teilchen durch das **Ficksche Diffusionsgesetz**[11] beschrieben:

$$\frac{M}{t} = -D \frac{(c_2 - c_1)}{x} q$$

Diese Gleichung lässt sich leicht veranschaulichen, denn es ist unmittelbar einsichtig, dass die Stoffmenge M, die in der Zeit t durch eine Grenzfläche diffundiert (vgl. Abb. 4.5), proportional mit der Konzentrationsdifferenz $(c_2 - c_1)$ und mit der Querschnittsfläche q wächst, aber umgekehrt

---

8 Robert Bunsen (1811–1899), Heidelberger Chemiker, entwickelte zusammen mit dem Physiker G. R. Kirchhoff (1859) die Spektralanalyse.
9 William Henry (1775–1836) engl. Arzt und Chemiker.
10 John Dalton (1766–1844) engl. Physiker und Chemiker.
11 Adolf Fick (1829–1901), Würzburger Physiologe (vgl. S. 65).

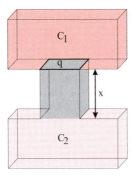

$c_1 > c_2$

Abb. 4.5: Diffusion von Teilchen durch die Grenzschicht mit der Dicke x und der Fläche q. Treibende Kraft für die Nettodiffusion ist der Konzentrationsgradient (c1 > c2).

proportional zur Dicke x der Grenzschicht ist. D ist der Diffusionskoeffizient, der für den Fall der Konzentrationsabnahme ($c_1 > c_2$) ein negatives Vorzeichen bekommt. Der Diffusionkoeffizient ist damit ein Proportionalitätsfaktor, der u.a. die Materialeigenschaften der Diffusionszone (Viskosität), den Molekülradius des diffundierenden Stoffes sowie die Temperatur berücksichtigt[12]. Genau genommen handelt es sich beim Fickschen Diffusionsgesetz um eine Differentialgleichung, da ja bei der Wanderung der Moleküle die Konzentrationsdifferenz und die zu überwindende Strecke x nicht konstant bleiben. Man schreibt daher allgemein:

$$\frac{dM}{dt} = \frac{-D\, dc}{dx} q$$

Betrachtet man nun die Diffusion von CO_2 und O_2 so fällt zunächst auf, dass die Diffusionskoeffizienten beider Gase für zelluläre Strukturen und Flüssigkeiten kaum verschieden sind (ca. $10-20\ \mu m^{-2} \times s^{-1}$). Für den Übergang von der Gas- in die flüssige Phase (Gewebsschicht) spielt aber die Löslichkeit, beschreibbar durch den bereits eingeführten Absorptionskoeffizienten α, eine entscheidende Rolle. Man spricht daher auch von der **Diffusionsleitfähigkeit** und meint dann das Produkt D × α, das auch als **Kroghscher**[13] **Diffusionskoeffizient** bezeichnet wird. Dieser ist für CO_2, wie bereits dargelegt, etwa 20mal größer als für O_2.

Um am Menschen ein Maß für den Diffusionstrom in der Lunge zu erhalten (also für den Gasübertritt von allen Alveolen ins Blut), hat man die **Diffusionskapazität** (D_L) eingeführt: Die Menge eines pro Zeiteinheit in der Lunge aufgenommenen Gases wird dafür auf seine Partialdruckdifferenz zwischen Alveolen und Kapillarblut bezogen. Für Sauerstoff würde dies heißen:

$$D_{L_{O_2}} = \frac{\text{Sauerstoffverbrauch (ml/min)}}{P_{O_{2Alv}} - P_{O_{2Kap}}}$$

Dabei bezeichnen $P_{O_{2Alv}}$ den mittleren alveolären P_{O_2} und $P_{O_{2Kap}}$ den mittleren P_{O_2} in Lungenkapillaren.

Normwerte liegen für $D_{L_{O_2}}$ bei 30 ml × min^{-1} × $mmHg^{-1}$, für $D_{L_{CO_2}}$ werden sie – entsprechend der höheren Diffusionsleitfähigkeit für CO_2 mit 150 bis 250 ml × min^{-1} × $mmHg^{-1}$ angegeben.

Damit ist der Diffusionsstrom $\dot{M}$ eines über die Lunge aufgenommenen (abgegebenen) Gases allgemein beschreibbar als Produkt der Diffusionskapazität und der aktuellen Partialdruckdifferenz:

$$\dot{M} = D_L \times \Delta P_{Gas}$$

Praktisch ist es zwar keine Schwierigkeit, die von der Lunge aufgenommene Gasmenge zu bestimmen, jedoch steckt die Bestimmung der alveolären und speziell der pulmonalen kapillären Partialdrucke voller Schwierigkeiten, zumal die Lungendurchblutung selbst die Sauerstoffdiffusionskapazität massiv beeinflusst. Bisweilen wird CO (Kohlenmonoxid) zur Bestimmung der Diffusionskapazität benutzt, weil CO im Vergleich zum Sauerstoff eine 300fach höhere Affinität zum Hämoglobin besitzt. Da CO also kaum in gelöster Form im Plasma verharrt, existiert praktisch kein Druckgradient zwischen Alveolen und Lungenkapillaren, so dass nur die CO-Aufnahme und der alveoläre CO-Partialdruck bestimmt werden müssen.

---

12 $D = \frac{RT}{N_L \times 6\pi\eta \times r}$, N_L = Loschmidtsche Zahl ($6,023 \times 10^{23}$), R = Gaskonstante, T = absolute Temperatur, η = Viskosität, r = Molekülradius.

13 August Krogh (1874–1949), dänischer Physiologe, 1920 Nobelpreis für Arbeiten über den kapillären Gasaustausch.

Würde man nun versuchen, den Gasaustausch in der Lunge auf der Basis der vorgestellten Gesetzmäßigkeiten zu optimieren, so sollten folgende Bedingungen erfüllt sein:

1. *Die* **Austauschfläche** (q) *muss groß sein*: Die Natur hat dieses Problem durch die Kammerung der Lunge mit rund 300 Millionen Alveolen gelöst, die zusammen eine Fläche von rund 70 m² bilden.

2. *Die* **Diffusionsstrecke** (x) *muss möglichst kurz sein*: O_2 passiert auf dem Weg zum Erythrozyten das Alveolarepithel, das Interstitium sowie das Kapillarendothel (zusammen < 1 µm). Selbst wenn man innerhalb der Kapillare noch 1 µm für den Diffusionsweg im Plasma hinzu rechnet, ist die Diffusionsstrecke unter physiologischen Bedingungen kein limitierender Faktor, zumal die genannten Strukturen für die Gase O_2 und CO_2 gut permeabel sind (also einen hohen Diffusionskoeffizienten für O_2 und CO_2 besitzen). Verdicken sich jedoch diese Strukturen unter pathologischen Bedingungen, kann es sehr wohl dadurch zu einer Begrenzung der Diffusionskapazität kommen.

3. *Die* **Kontaktzeit** *der Erythrozyten bzw. des Plasmas sollte für einen Konzentrationsausgleich hinreichend sein*: In den etwa 1 mm langen Lungenkapillaren herrscht eine *Strömungsgeschwindigkeit des Blutes* von ca. 1 mm × s⁻¹. Im Mittel stehen einem Erythrozyten *etwa 0,3 s* für den Gasaustausch mit der Alveole zur Verfügung. Unter physiologischen Bedingungen scheinen diese Zeiten voll auszureichen.

4. *Schließlich müssen die* **Konzentrationsgradienten** *der diffundierenden Gase zwischen Alveolen und Kapillaren hoch sein*: Diese können für einzelne Alveolen je nach Belüftung stark schwanken. Im Mittel betragen sie aber für O_2 *60 mmHg (etwa 8 kPa)*, für CO_2 *lediglich 6 mmHg (0,8 kPa)*. Die scheinbar zu geringe Partialdruckdifferenz des CO_2 wird durch die hohe Diffusionskapazität dieses Gases wieder ausgeglichen. Der Organismus kann durch kurzzeitige Hyperventilation den Konzentrationsgradienten für O_2 steiler machen, z.B. wenn bei abnehmendem O_2-Partialdruck in der Höhe die Sauerstoffversorgung nicht mehr ausreicht.

Gase sind kompressibel. Sie lösen sich temperaturabhängig in Flüssigkeiten. Die Zusammenhänge können mit der allgemeinen Zustandsgleichung der Gase (ideales Gasgesetz) sowie mit dem Löslichkeitskoeffizienten α beschrieben werden. Für die Atmung spielen insbesondere fraktionelle Konzentrationen und Partialdrucke eine wichtige Rolle. Wegen der Gültigkeit des Fickschen Diffusionsgesetzes benötigen wir für den Gasaustausch eine große Alveolaroberfläche (rund 70 m²), kurze Diffusionsstrecken (< 1 µm), ausreichende Kontaktzeiten (ca. 0,3 s) und möglichst große Partialdruck-Differenzen. Die Bestimmung des Diffusionsstroms in der Lunge ist für die Beurteilung der Lungenfunktion bedeutsam.

4.3 Atemmechanik

Atemvolumina

Je nach Atemtyp sind verschiedene *inspiratorische Muskelgruppen* beteiligt. Bei der **abdominalen Atmung** (*Bauchatmung*) bewirkt die Kontraktion der Zwerchfellmuskulatur (innerviert vom Nervus phrenicus aus C_3–C_5) eine Senkung der Zwerchfellkuppel. Dabei werden auch die unteren Rippen nach außen verlagert. Die Erweiterung des unteren Thoraxraumes bedingt, dass dort ein Unterdruck entsteht, in den hinein sich die Lunge erweitert, was zur Inspiration führt (Abb. 4.2). Bei der **costalen Atmung** (*Brustatmung*) wird beim Erwachsenen durch Kontraktion vor allem der Mm. intercostales externi eine Anhebung der Rippen erreicht, was ebenfalls zur Erweiterung des Brustraumes führt (bei Säuglingen ist die costale Atmung auf Grund der Stellung der Rippen noch unwirksam). Darüber hinaus kann durch zusätzlichen Einsatz der Atemhilfsmuskulatur (Mm. pectoralis major und minor, Mm. scaleni) das inspirierte Volumen vergrößert werden. Die

Exspiration erfolg bei normaler und leicht gesteigerter Atmung (bis ca. 40 l/min) passiv. Zur Bewältigung größerer Atemminutenvolumina wird die *auxilliäre Atemmuskulatur* eingesetzt, die vor allem aus der Bauchmuskulatur *aber auch Halsmuskeln* besteht.

Bei jedem Atemzug wird ein Luftvolumen in- oder exspiriert, das bei einem erwachsenen jungen Mann (1,70 m Körpergröße) etwa 0,5 l beträgt. Dieser Wert, der als **Atemzugvolumen** (V_T, von engl. tidal volume) bezeichnet wird, lässt sich leicht mit dem Spirometer oder dem Pneumotachographen messen (Abb. 4.6, Normwerte siehe Tab. 4.3). Das Volumen, das *zusätzlich* zu V_T maximal eingeatmet werden kann, heißt **inspiratorisches Reservevolumen**. Am Ende einer Ausatmung befindet sich das Zwerchfell in der **Atemruhelage**. Wird die Ausatmung im Anschluss an eine normale Exspiration maximal forciert, kann weitere Luft exspiriert werden (ca. 1 l). Dieses Volumen bezeichnen wir als **exspiratorisches Reservevolumen**. Aufgrund der Anatomie von Thorax und Lunge verbleibt aber auch dann noch ein Volumen von ca. *1,6 Liter* in der Lunge und den Atemwegen. Dieser Anteil wird als **Residualvolumen** bezeichnet und kann mittels Ganzkörperplethysmographie (s. S. 134) oder Einwaschen von Fremdgasen wie Helium (s.u.), nicht aber spirometrisch gemessen werden. Erst bei einem Pneumothorax könnte die Lunge diese Luft freigeben, weil sie sich dabei – ihren elastischen Kräften folgend – zusammenzieht. Eine vollständig luftfreie Lunge finden wir jedoch nur beim Föten und Neugeborenen vor der ersten Luftfüllung. (Gerichtsmediziner können daher die Schwimmfähigkeit der Lunge nutzen, um z.B. eine Totgeburt festzustellen). Reservevolumen und Residualvolumen stellen sicher, dass bei einem Atemzug nur *etwa 15–20% des Lungenvolumens* ausgetauscht werden. Damit wird weniger Sauerstoff in den Alveolen ausgetauscht als theoretisch möglich wäre. Dafür wird jedoch eine relative Konstanz des alveolären P_{CO_2} und des Blut-pH-Werts erreicht, was funktionell bedeutsam ist.

Exspiratorisches Reservevolumen (1,0 l) und Residualvolumen (1,6 l) haben – vor diesem Hintergrund – eine gemeinsame Funktion und werden auch als **funktionelle Residualkapazität** (2,6 l) zusammengefasst. Große Atemexkursionen der Lunge werden z.B. bei erhöhtem O_2-Bedarf nötig. Das Maß für die maximalen Atemexkursionen ist die **Vitalkapazität** *(etwa 3–8 l)*. Diese setzt sich rechnerisch aus inspiratorischem Reservevolumen, Atemzugvolumen und exspiratorischem Reservevolumen zusammen (vgl. Abb. 4.6). Sie wird experimentell bestimmt, in dem der Proband maximale Einatmung und maximale Ausatmung in direkter Folge vornimmt. Die Vitalkapazität ist in erster Linie *mit der Körpergröße korreliert* (vgl. Abb. 4.7), während der Körperbau nur eine geringfügige Bedeutung hat. Die *Vitalkapazität ist trainierbar* und bei jeder Messung letztlich von der Mitarbeit des Probanden abhängig.[14]

---

14 Die Korrelation von Körpergröße, Lebensalter und normaler VC drückt sich in der folgenden Gleichung aus (Ulmer et al. 1986):
Für Männer: VC = 5,76 × Körpergröße [m] – 0,026 × Lebensalter (Jahren) – 4,43
Für Frauen: VC = 4,43 × Körpergröße [m] – 0,026 × Lebensalter (Jahren) – 2,89.

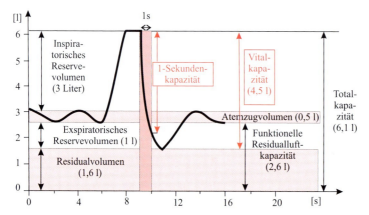

Abb. 4.6: Schema eines Spirogramms mit Bezeichnung der Atemvolumina.

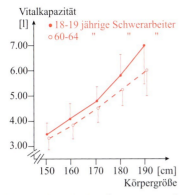

Abb. 4.7: Zunahme der Vitalkapazität mit der Körpergröße bei jüngeren und älteren Schwerarbeitern (Mittelwerte und Streuungen nach Angaben von Ulmer et al. 1986).

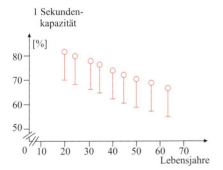

Abb. 4.8: Abnahme der 1-Sekundenkapazität mit dem Lebensalter (Mittelwerte und Streuungen nach Angaben von Ulmer et al. 1986).

Lässt man den Probanden maximal tief einatmen, die Luft für etwa eine Sekunde anhalten um sie dann so schnell und vollständig wie möglich auszuatmen („Atemstoßtest", vgl. Abb. 4.8), so kann die **1-Sekunden-Ausatmungskapazität** bestimmt werden, die heute oft als FEV1 (forciertes exspiratorisches Volumen in 1 s) bezeichnet wird. Das bei diesem sog. **Tiffeneau**[15]**-Test** erhaltene Volumen *muss* auf die Vitalkapazität bezogen werden! Gesunde Erwachsene atmen in 1 Sekunde 80% ihrer Vitalkapazität aus. Ist die *1-Sekundenkapazität bei normaler Vitalkapazität deutlich erniedrigt* (negativer Ausfall des Tiffeneau-Tests), liegt eine obstruktive Lungenerkrankung vor. Der Patient atmet gegen einen erhöhten Strömungswiderstand aus. Das *Asthma bronchiale* stellt die häufigste Form dieser Lungenerkrankung dar (vgl. S. 135).

Während sich die totale Lungenkapazität (TLC) beim Erwachsenen kaum ändert, *vergrößert sich das Residualvolumen im Alter auf Kosten der Vitalkapazität auf bis zu 3 l.* Die leichte Abnahme der Vitalkapazität für die Altersgruppe 60–64jähriger zeigt Abb. 4.7. Dabei ist jedoch hervorzuheben, dass die Streubreite innerhalb des Normbereichs größer als der Alterseffekt ist. Auch für den Tiffeneau-Test ist eine *Altersabhängigkeit* erkennbar (Abb. 4.8), die auf abnehmender Elastizität des Lungengewebes und verminderter Muskelkraft der *Atemhilfsmuskulatur* beruht.

Zur Bestimmung der **totalen Lungenkapazität** (TLC, von engl. „total lung capacity") wird die Ganzkörperplethysmographie (s. S. 134) oder die **Helium-Einwasch-Methode** verwendet. Helium, das der Atemluft anteilig zugesetzt werden kann, wird kaum vom Blut der Lungenkapillaren aufgenommen. Dieser Effekt lässt sich für die TLC-Bestimmung ausnutzen. Man verwendet ein geschlossenes Spirometersystem und fügt dem bekannten, für den Test vorgesehenen Atemgasvorrat (z.B. 10 l) einen ebenfalls bekannten Anteil Helium zu (für Heliumbestimmungen nutzt man Gasanalysatoren, die die Wärmeleitfähigkeitsänderung des Gasgemisches erfassen). Nun lässt man den Probanden dieses Volumen atmen und registriert die Abnahme der Helium-Konzentration über 3 Minuten. Diese Zeit reicht aus, um das Helium gleichmäßig in der Lunge zu verteilen. *Die Partialdruckabnahme des Heliums ist ein direktes Maß für die Totalkapazität der Lunge.* Durch Subtraktion der Vitalkapazität kann das Residualvolumen errechnet werden.

Bei der **Stickstoff-Auswasch-Methode** versucht man alternativ, mit Hilfe reiner Sauerstoffbeatmung den in der Lunge vorhandenen Stickstoff zu verdrängen, um ihn quantitativ mit der gesamten Ausatmungsluft zu sammeln. Aus der ausgeatmeten N_2-Menge lässt sich das *Stickstoffverteilungsvolumen* in der Lunge ebenfalls leicht errechnen, wenn man den Stickstoff-Gehalt von 75% für *Wasserdampf-gesättigte* Atemluft (vgl. Tab. 4.1) einsetzt. Beginnt man die Messung

---

15 R. Tiffeneau, A. Pinelli: Air circulant et air captif. Paris med. 37, 624 (1941).

Tab. 4.3: Normwerte zur Atemmechanik. Allgemein gebräuchliche internationale Abkürzungen in Klammern.

Atemzugvolumen (V_T)	0,5 (0,35–0,85) l	
Inspiratorisches Reservevolumen (IRV)	3,0 l	
Exspiratorisches Reservevolumen (ERV)	1,0 l	
Residualvolumen (RV)	1,6 l	
Funktionelle Residualkapazität (FRC)	2,6 l	
Vitalkapazität (VC)	4,5 (3,4–6,8) l	
Totalkapazität der Lunge (TLC)	6,0 l	
1-Sekundenkapazität (FEV-1)	80 (77–85) % der VC	
Compliance (C)		
Lunge	0,2 l/cm H_2O	2,0 l/kPa
Lunge und Thorax	0,1 l/cm H_2O	1,0 l/kPa
Intrapulmonaler Druck		
Atemruhelage	0 cm H_2O	0 kPa
Inspiration	–1 bis –8 cm H_2O	–0,1 bis –0,8 kPa
Exspiration	+1 bis +8 cm H_2O	+0,1 bis +0,8 kPa
Intrathorakaler Druck (= Pleuraldruck)	–4 bis –16 cm H_2O	–0,4 bis –1,6
Atemwiderstand (R)	2 cm $H_2O \times s \times l^{-1}$	0,2 kPa $\times s \times l^{-1}$
Atemminutenvolumen ($\dot{V}$)	4,5–6,0 min^{-1}	
Atemfrequenz (BF)		
Erwachsene	12–16 (7–20) min^{-1}	
Neugeborene	70–80 min^{-1}	
Totraumvolumen	0,15 l	
Alveoläre Ventilation	4,2–5,6 l $\times$ min^{-1}	

am Ende einer normalen Ausatmung, dann ist dieses Stickstoffverteilungsvolumen identisch mit der Summe aus exspiratorischem Reservevolumen und Residualvolumen. Wegen geringer physikalisch im Blut gelöster N_2-Anteile ist die Methode etwas ungenauer als die Helium-Einwasch-Methode.

Statische Compliance

Die Lunge arbeitet wie ein Blasebalg, der durch die Bewegungen von Thorax und Zwerchfell bzw. die Änderungen der intrathorakalen Drucke angetrieben wird. Das Atemgas kann aber nur dann auf konvektivem Weg in die Lunge strömen, wenn der Druck in den Alveolen geringer als der Umgebungsdruck ist. Bei einem Ausfall der normalen Atmung kann diese Druckdifferenz prinzipiell auf zwei verschiedenen Wegen erreicht werden: Entweder wird Luft mit einem leichten Überdruck in die Lunge eingeblasen (z.B. bei der *Mund-zu-Nase-Beatmung* als „Erste-Hilfe-Maßnahme") oder durch einen an den Thorax angelegten Unterdruck eingesaugt (Prinzip der *„eisernen Lunge"*). Es ist nun eine wichtige Feststellung, dass normale Atemzugvolumina bei beiden Verfahren *bereits mit geringen Druckdifferenzen erreicht werden* (5 bis 10 cm Wassersäule, 3,7–7,4 mmHg, 0,49–0,98 kPa). Die notwendige Dehnbarkeit des Atemapparates, heute allgemein mit dem englischen Wort **Compliance** bezeichnet, wird durch folgende Beziehung beschrieben:

$$\text{Compliance} = \frac{\text{Volumen [l]}}{\text{Druck [cm } H_2O]}$$

Bei der Compliance des Atemapparates *addieren sich die Rückstellkräfte des Thorax und des Lungengewebes*, weil der flüssigkeitsgefüllte Pleuralspalt die Formänderungen des Thorax auf das Lungenparenchym überträgt. Der Kehrwert der Compliance wird auch als *„Elastance"* oder *Steifigkeit* bezeichnet.

4.3 Atemmechanik

$$\text{Elastance} = \frac{\text{Druck [cm H}_2\text{O]}}{\text{Volumen [l]}}$$

Die Abhängigkeit der Volumenänderungen von Druckänderungen soll an Hand folgender Überlegungen klar gemacht werden: Ein medial eröffneter Thorax klafft auseinander, während sich die Lunge nach Öffnung des Pleuralspalts zusammenzieht. Die Rückstellkräfte der Teilsysteme wirken demnach *in entgegengesetzter Richtung*.

Die Compliance einer isolierten Lunge kann experimentell dargestellt werden: Verbinden wir die Trachea einer frisch entnommenen Lunge mit einem Spirometer und einem Manometer (vgl. Abb. 4.9), so messen wir die Drucke, die notwendig sind, um die *elastischen Rückstellkräfte der Lunge* zu überwinden. Die so erhaltene Compliance-Kurve hat einen *hyperbolen* Verlauf. Wie Abbildung 4.9 zeigt, gilt dies auch für eine wassergefüllte Lunge, doch ist die Druck-Volumen-Beziehung steiler, vor allem weil die Oberflächenspannung durch die Aufhebung des Übergangs Luft-Wasser reduziert ist. Dementsprechend ist die Compliance unter diesen Bedingungen erhöht.

Wiederholen wir das Lungendehnungs-Experiment am intakten Organismus (vgl. Abb. 4.10) bei relaxierter Atemmuskulatur in tiefer Narkose, so erhalten wir eine *sigmoide* Kurve. Sie verläuft im Volumen-Bereich der normalen Atmung am steilsten. Das bedeutet, dass beim geringsten Druckunterschied die größtmögliche Menge Luft bewegt wird und die Atemarbeit minimiert ist. Der *Normwert für* die *Compliance von Lunge und Thorax* ist entsprechend gering und wird mit *0,1 Liter/cm H_2O* (0,01 l/kPa) angegeben. Betrachtet man nur die Lunge, so ergibt sich ein Wert von 0,2 l/cm H_2O (0,02 l/kPa). Die Compliance (= Steigung der Kurven in Abb. 4.10) ist also am Ende der Ausatmung (um die Atemmittellage) am größten, wenn die Lunge lediglich das funktionelle Residualvolumen erhält. Unterhalb der Atemruhelage, also im Bereich des exspiratorischen Reservevolumens, werden negative Drucke gemessen. Hier bestimmt die flache Compliance-Kurve des Thorax das Geschehen (Abb. 4.10).

Die Compliance-Werte von Lunge und Thorax können auch am intakten Organismus getrennt voneinander abgeschätzt werden, wenn der Druck im Pleuralspalt P_{PL} bekannt ist. Es ist empirisch erwiesen, dass P_{PL} bei einer sitzenden Person weitgehend dem Druck im unteren Ösophagus gleicht. Hier kann der Druckverlauf leicht mit einer Drucksonde gemessen werden. Zu jedem eingeatmeten Volumen misst man bei offener Glottis und entspannter Atemmuskultur die Drucke im unteren Ösophagus und im Mundraum. Der letztere Druck entspricht unter diesen Bedingungen dem Alveolardruck. Die Differenz $P_{AL} - P_{PL}$ ist dann näherungsweise der gesuchte Druck P_L in der Lunge. Der vom Thorax beigesteuerte Druck P_{Th} bestimmt sich wiederum aus $P_{AL} + P_L$.

Für die Beziehung zwischen der gemeinsamen Compliance von Thorax und Lunge (C_{Th+L}) und der Compliance von Thorax (C_{Th}) und Lunge (C_L) getrennt gilt:

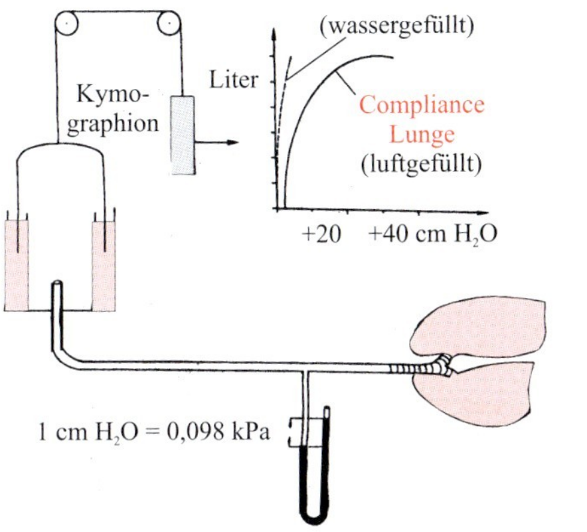

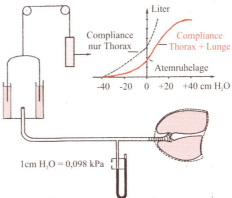

Abb. 4.9: Compliance der Lunge (nach Piiper, 1975).

Abb. 4.10: Compliance von Thorax und Lunge (Messergebnisse nach Piiper, 1975).

$$\frac{1}{C_{TH+L}} = \frac{1}{C_{Th}} + \frac{1}{C_L}$$

Anschaulich gesprochen *addieren sich* demnach *die Steifigkeiten der Teilsysteme*.

Das bisher besprochene Dehnungsverhalten von Lunge und Thorax lässt die *Geschwindigkeit der Volumenänderungen* unberücksichtigt: Wir sprechen daher auch von der **statischen Compliance**. Unter **dynamischer Compliance** versteht man ein Messergebnis, das bei Spontanatmung unter gleichzeitiger Registrierung von Atemvolumen und Ösophagusdruck (vgl. Abb. 4.11) erhalten wird. Hierbei werden die Volumenumschlagspunkte der bei der Registrierung entstehenden „Atemschleife" durch eine Gerade verbunden. Die Steigung dieser Geraden (tangens α) stellt die dynamische Compliance dar. Da dieser Wert jedoch auch von der Atemfrequenz und den Atemwegswiderständen abhängt, ist seine klinische Relevanz gering.

Wesentlich für das Dehnungsverhalten der luftgefüllten Alveolen ist eine Film aus *Phosphatidylcholin (Lecithin, Anteil 90%) und verschiedenen Lipoproteiden*, der von den *Typ II Epithelzellen* gebildet wird und die Alveolen von innen auskleidet. Die Hauptaufgabe dieses **Surfactant** scheint darin zu bestehen, *die Oberflächenspannung zwischen gasförmiger und flüssiger Phase herabzusetzen*. Nach dem **Laplace-Gesetz** (Wandspannung = Radius × transmuraler Druck, vgl. S. 105) wächst die transmurale Druckdifferenz mit der Oberflächenspannung, ist aber umgekehrt proportional zum Radius. Mangel an Surfactant bedeutet demnach eine Steigerung des transmuralen Drucks jeder Alveole und damit insgesamt eine *Verkleinerung der Compliance der Lunge*, nicht zuletzt auch mit *Auswirkung auf die Atemarbeit*. Wegen der Abhängigkeit vom Radius käme es ferner mit der Zeit zum Verschwinden der kleinen und einer Zunahme der größeren Alveolen. (Der gleiche Effekt ist bei Schaumblasen zu beobachten). Da der Surfactant *vor der 30. Embryonalwoche nur in unzureichender Menge* produziert wird, gehört seine Substitution oft zur Behandlung von Frühgeborenen. Auch *Entfaltungsverzögerungen der Lunge (z.B. Atelektasen)* werden z.T. einem angeborenen Fehlen von Surfactant angelastet.

Eine **Emphysemlunge** fällt auf dem Sektionstisch dadurch auf, dass sie nicht im gleichen Ausmaß wie eine gesunde Lunge kollabiert. Wegen des weitgehenden Verlusts elastischer Fasern und der vergrößerten Alveolen zeigt sie bei geringeren Drucken eine größere Volumenausdehnung (steilere Volumen-Druck-Beziehung), *ihre Compliance ist also erhöht*. Umgekehrt ist bei einer pathologisch verfestigten Lunge (z.B. Lungenfibrose) eine erniedrigte Compliance zu messen.

Atemdrucke und Atemwiderstände

Für die Beschreibung der Drucke während Inspiration und Exspiration wäre es am besten, den *alveolären* Druck oder zumindest den *intrapulmonalen Druck* kontinuierlich zu messen. Praktisch ist dies zumindest am Menschen nicht möglich, da jeder Katheter den Gasfluss und damit die Druckänderung in der jeweiligen Bronchiole beeinflussen würde. Die schematische Zeichnung der intrapulmonalen Drucke in Abb. 4.12 ist daher das Ergebnis eines indirekten Verfahrens. Für die indirekte Druckmessung in der Lunge hat man nach *Donders*[16] den Pleural-

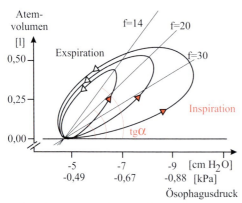

Abb. 4.11: Dynamische Compliance (Tangens α) bei unterschiedlichen Atemfrequenzen (f) nach Messwerten von W. T. Ulmer et al., vgl. weiterführende Literatur (für f = 14/min beträgt dyn. Compl. 0,173 l/cm H_2O, für 20 → 0,128, für 30 → 0,104).

---

16 Franz Cornelis Donders, Physiologe und Augenarzt, Utrecht (1818–1889). Donders selbst hat einen Manometer in die Trachea von Leichen eingebunden, anschließend den Thorax eröffnet und während der Ausbildung dieses Pneumothorax einen Druckanstieg von 6 mmHg gemessen.

spalt eröffnet und mit wenig Luft gefüllt. Die so gemessenen, negativen Drucke werden als „Donderssche" oder **intrapleurale Drucke** bezeichnet. Inzwischen kann man mit Ballonkathetern, die nach lokaler Anästhesie (Spray) durch die Nase in den Ösophagus geschoben werden, ohne weiteres den *Ösophagusdruck* messen. Dieser Druck wird als **intrathorakaler Druck** bezeichnet, *praktisch ist er mit dem intrapleuralen Druck identisch*. (Oberer und unterer Ösophagussphinkter sorgen für eine ausreichende Abdichtung unseres Druckmessbezirkes). Bei Atemruhelage – also nach normaler Exspiration – erhält man auf diese Weise für den intrapleuralen Druck *stets negative Werte von –4 bis –6 cm H_2O (0,4–0,6 kPa)*.

Die negativen intrapleuralen Drucke basieren auf dem Bestreben der Lunge, sich *elastisch zusammenzuziehen*, während der Thorax eine Kraft in entgegensetzter Richtung aufbringt. Der Flüssigkeit-gefüllte Pleuralspalt koppelt diese Kräfte aneinander und erlaubt gleichzeitig eine Verschiebung der Lunge an der Thoraxwand. Auf Grund dieser Anordnung eilen die Druckschwankungen im Pleuralspalt den intrapulmonalen Druckänderungen gewissermaßen voraus. Je nach Stärke der Inspiration wächst der Betrag des negativen Drucks im Pleuralspalt (Abb. 4.12), bei erhöhtem Druck in der Lunge ist er am geringsten. Eine forcierte Inspiration hat stärkere intrathorakale Drucksenkungen zur Folge.

Besonders bekannt und für die Demonstration von thorakalen Druckschwankungen geeignet ist das sog. **Valsalva**[17]**-Manöver** (*Valsalvascher Pressdruckversuch*): Durch forcierte Ausatmung bei geschlossener Glottis sowie größerer Füllung der Lunge (Vordehnung der M. intercostales interni) können Drucke über 13,3 kPa (100 mmHg) erreicht werden[18]. Der Betrag des intrapleuralen Drucks wird dabei vermindert. Solche Druckveränderungen im Thorax steigern kurzzeitig die *Ejektionsfraktion des linken Herzens*, hemmen aber sehr schnell den venösen Rückfluss ins rechte Herz. Umgekehrt wird beim **Müller**[19]**-Versuch** der maximale

---

17 Antonio Maria Valsalva (1666–1723) Anatom und Chirurg in Bologna.

18 Eine Konsequenz dieser Druckwerte besteht darin, dass wir höhere Füllungsdrücke mit unserem Atemapparat nicht auffangen können. So kann es zu akuten Zerreißungen des Lungengewebes mit Todesfolgen kommen, wenn derartige Drucke aus Gasflaschen oder Tauchgeräten der Lunge zugemutet werden.

19 Johannes M. Müller (1801–1851) Berliner Anatom und Physiologe, gehört zu den Begründern der modernen Physiologie. Lehrer u.a. von Helmholtz, Du Bois-Reymond und Brücke sowie der Anatomen Jacob Henle, Theodor Schwan und Rudolf Virchow.

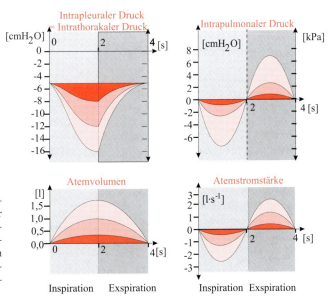

Abb. 4.12: Intrathorakaler (= intrapleuraler) und intrapulmonaler Druck, Atemvolumen und Atemstromstärke während In- und Exspiration bei normaler Ventilation (dunkelrot), sowie bei mäßig (hellrot) und stark forcierter (rosa) Atmung. 1 cm H_2O = 0,098 kPa

negative inspiratorische Druck bestimmt. Auch für diesen gilt, dass bei Vordehnung der inspiratorisch tätigen M. intercostales externi der maximale Unterdruck von etwa −10 kPa erzeugt werden kann.

Bei einem **Pneumothorax**, z.B. nach einer Stichverletzung, gelangt Luft in den Pleuralspalt, so dass der negative intrapleurale Druck zusammenbricht. Die Lunge kontrahiert sich und steht für die alveoläre Ventilation nicht mehr zur Verfügung. Ein Pneumothorax muss daher möglichst sofort verschlossen werden (Ventilverschluss). Ist die Thoraxverletzung nur auf eine Seite beschränkt, verhindert das Mediastinum den Kollaps des kontralateralen Lungenflügels, so dass dieser Zustand überlebt werden kann. Zur Behandlung und Ruhigstellung einer tuberkulösen Lunge wurde früher ein einseitiger Pneumothorax ärztlicherseits herbeigeführt[20].

Die Änderungen der **intrapulmonalen Drucke** hängen von der Stärke der In- und Exspiration ab: Unter „*statischen*" *Bedingungen* erfolgt die Lungenfüllung bei minimaler Druckdifferenz sehr langsam. **Dynamische Bedingungen** liegen hingegen bei großen Atem-Exkursionen des Thorax vor und führen zu einem Abfall bzw. Anstieg des Drucks bei In- und Exspiration. Entsprechendes gilt für den Atemstrom (Abb. 4.12). Unter dynamischen Bedingungen setzt das Bronchialsystem dem größeren Atemstrom einen beträchtlichen, nicht-elastischen Strömungswiderstand entgegen, der als **Atemwegswiderstand** oder **Resistance** bezeichnet wird. Analog zum Ohmschen Gesetz (R = U/I, vgl. S. 79 f.) definiert man den Atemwegswiderstand als

$$R = (P_{Alv} - P_{Mund}) / \dot{V}$$

wobei die Druckdifferenz zwischen Alveolen und Mundraum ($P_{ALV} - P_{Mund}$) der Spannung U und der Atemstrom ($\dot{V}$, in ml/min) dem elektrischen Strom I analog ist. Für die Atmung bedeutet die Gleichung, dass bei großen geatmeten Volumina auch große Druckdifferenzen aufgebracht werden müssen. Ist die Resistance R erhöht (Obstruktion), muss zur Aufrechterhaltung der Atmung auch die Druckdifferenz erhöht werden.

---

20 Eindrücklich geschildert bei Thomas Mann: Der Zauberberg (1924).

Der Atemwegswiderstand wird *maßgeblich von der Trachea und den großen Bronchien bestimmt*. Distal der Bronchioli nimmt nämlich die gesamte Querschnittsfläche stark zu, so dass die Strömungsgeschwindigkeit in den Luftwegen entsprechend sinkt. Verengungen innerhalb des Bronchialsystems führen daher zu besonders massiven Strömungswiderständen (vgl. Hagen-Poiseuillesches Gesetz, S. 82). Da Trachea und Bronchien durch *Knorpelspangen* elastisch versteift sind, bleiben sie bei den wechselnden Drucken der In- und Exspiration stets offen. Dennoch unterliegen die Durchmesser der Bronchien der Zugspannung des Lungengewebes und nehmen daher bei Exspiration leicht ab.

Auch *glatte Muskelzellen* können den Durchmesser der **Bronchien** verstellen. Ihre direkte **Innervierung** *erfolgt parasympathisch* über präganglionäre Neurone und kleine Ganglienzellen nahe der Bronchialwände. Letzlich führt eine *cholinerge Erregungsübertragung zur Kontraktion* der glatten Muskulatur und damit zur Engstellung der Bronchien. *Noradrenerge Fasern des Sympathikus* hemmen die Abgabe von Acetylcholin aus den parasympathischen Fasern über β_2-Rezeptoren, die sich auf den *parasympathischen Fasern* befinden. Entsprechend fördert *Adrenalin*, ebenso wie andere β_2-Agonisten, die *Weitstellung der Bronchien*. Akute **Asthma-Anfälle** können mit inhalierten β_2-Agonisten (**Sympathomimetika**) behandelt werden, die für eine Weitstellung der Bronchien sorgen (vgl. aber auch S. 109). Bei Arbeitsleistung weiten sich die Bronchien durch die einsetzende sympathische Innervation, parasympathische Aktivierung verengt sie. *Der Atemwegswiderstand ist also keine starre, sondern eine veränderliche Größe*, deren Messung bei vielen Lungenerkrankungen wichtig ist.

In der Klinik werden *Messungen der Resistance* mit Hilfe der **Ganzkörperplethysmographie** durchgeführt. Die Patienten werden aufrecht in eine etwa 1 m³ große, luftdicht abgeschlossene Kammer gesetzt, die mit so empfindlichen Manometern ausgestattet ist, dass sie bei Erweiterung des Thorax während der Einatmung von Außenluft (über einen Pneumotachographen zur Messung der Atemstromstärke) einen Druckanstieg in der Kammer registrieren können, der auf die Dekompression der Alveolarluft bezogen wird. Damit ist praktisch ein *Spiegelbild des intrapulmona-*

len Druckes registrierbar geworden. Aus der gleichzeitig erfassten Atemstromstärke lässt sich, in Analogie zum Ohmschen Gesetz, der Atemwegswiderstand berechnen. Grafisch aufgetragen erhält man die sogenannte **Resistance-Schleife**. Normalwerte bei Mundatmung in Ruhe liegen bei 2 cm $H_2O \times s \times l^{-1}$. Mit dem Ganzkörperplethysmographen kann man *auch das intrathorakale Gasvolumen (ITGV) bestimmen:* Man verschließt bei einer normalen Einatmung kurz und ohne Ankündigung ein Einatmungsventil. Obwohl der Patient keine Luft einatmet, steigt durch die begonnene Thoraxauslenkung der Druck in der Kammer (vgl. oben), während der Druck am Einatmungsventil bei dieser (erfolglosen) Einatmung absinkt. Nach dem Boyle-Mariotteschen Gesetz ($P \times V$ = konst.) lässt sich aus den gemessenen Druckänderungen das entsprechende in der Lunge vorhandene Volumen berechnen.

Störungen der Atemfunktion, die mit Verengungen oder Verlegungen der Atemwege einhergehen, werden als **obstruktive Lungenerkrankungen** bezeichnet. Typisch für sie ist eine Erniedrigung des *forcierten exspiratorischen Volumens*, das maximal in einer Sekunde ausgeatmet werden kann (FEV1, 1-Sekundenkapazität, *Tiffeneau-Test* vgl. Abb. 4.6). Da bei Obstruktionen der oberen Atemwege mehr Kraft für die Atmung aufgewendet werden muss, kann es zu beträchtlichen *Erhöhungen des Residualvolumens bzw. einer Verschiebung der Atemmittellage* kommen. Dabei nimmt die funktionelle Residualkapazität sowie das Residualvolumen zu: Häufige Ursachen einer obstruktiven Störung sind die für das **Asthma bronchiale** (vgl. S. 109 und 129) typischen Bronchospasmen, sowie entzündliche Veränderungen der Bronchien, sofern sie mit Absonderung von zähem Schleim einher gehen. **Restriktive Lungenerkrankungen**, durch die *das eingeatmete Volumen begrenzt wird* (z.B. Lungenfibrosen, Rippenbrüche), zeigen im Gegensatz dazu eine *verringerte Vitalkapazität, aber keine – auf die Vitalkapazität bezogene – Änderung der FEV1. Funktionelle Residualkapazität und Residualvolumen sind ebenso wie die pulmonale Compliance vermindert.*

Eine Zunahme des Strömungswiderstands (bei obstruktiven Erkrankungen) sowie eine Abnahme der Compliance (z.B. durch *surfactant*-Mangel) bedeuten immer eine *Zunahme der* **Atemarbeit**, da bei jedem Atemzug ein erhöhter Druck zur Bewältigung eines hinreichenden Atemminutenvolumens aufgebracht werden muss. Die Zunahme der Atemarbeit folgt unmittelbar aus ihrer Definition als Produkt von Druck und Volumen (analog: Kraft × Weg). Die hohe Compliance im Bereich der Atemmittellage und ein geringer Strömungswiderstand bedingen daher unter Ruhebedingungen eine minimale Atemarbeit; erst bei sehr großen Atemminutenvolumina trägt die Atemarbeit nennenswert zum Energieumsatz bei.

Die gemeinsame *statische Compliance* von Lunge und Thorax bezeichnet das Verhältnis von Volumenzunahme und Druckzunahme (Normwert: 0,1 l pro cm H_2O). Der *intrapleurale Druck* (= intrathorakaler Druck = Ösophagusdruck) ist bei Atemruhelage negativ (–4 bis –6 cm H_2O), wird bei Inspiration negativer und bleibt auch während Exspiration im negativen Bereich. Der *intrapulmonale Druck* ist in der Atemruhelage null, wird bei Inspiration negativ und bei Exspiration positiv. Eine mit dem Spirometer erfassbare *Erniedrigung der Vitalkapazität* zeigt eine *restriktive*, eine *Erniedrigung der FEV1* eine *obstruktive Lungenerkrankung* an. Mit Hilfe der *Ganzkörperplethysmographie* kann die totale Lungenkapazität sowie die Resistance gemessen werden. Die Atemarbeit ist unter Ruhebedingungen gering. Sie ist vor allem von der Resistance der oberen Atemwege und der Compliance der Lunge abhängig. Adrenalin erweitert die Bronchien durch Hemmung parasympathischer Fasern über eine β_2-Rezeptor-Stimulation.

4.4 Gasaustausch

Totraum und alveoläre Ventilation

Luft, die sich innerhalb des Nasen-Rachenraums und des verzweigten Röhrensystems von Bronchien und Bronchiolen befindet, kann praktisch nicht am Gasaustausch teilnehmen. Das Gesamtvolumen innerhalb dieser Strukturen wird daher als **anatomischer Totraum** bezeichnet. Addiert man zu diesem Volumen noch die Räume der Lunge hinzu, in denen ebenfalls kein ausreichender Gasaustausch erfolgt, so spricht man vom **funktionellen Totraum**. Innerhalb des Totraums (engl. „dead space", V_D) wird bei jedem Atemzug ein Luftvolumen hin- und herbewegt, das etwa einem Drittel eines normalen **Atemzugvolumens** (V_T) entspricht. Neben den bereits angesprochenen Schutzfunktionen des Totraums kommt ihm die Aufgabe zu, schnelle Änderungen der Gaspartialdrucke in den Alveolen abzumildern.

In der Praxis bezeichnet man das Produkt aus V_T und Atemfrequenz (f, in Atemzügen pro min) als **Atemminutenvolumen** oder allgemein als **Ventilation**. Da es sich beim dem letzteren Wert um ein Volumen pro Zeiteinheit handelt, hat es sich in der Atmungsphysiologie eingebürgert, die Ventilation als $\dot{V}$ zu bezeichnen:

$$\dot{V} = V_T \times f$$

Normale Ventilationswerte betragen unter Ruhebedingungen bei einer **Atemfrequenz von 12–16 Atemzüge/min ca. 4,5–6 l/min** (vgl. Tab. 4.3 und 5.1, S. 169). Dieser leicht zu messende Wert sagt aber, wie das folgende Beispiel zeigt, nichts über den eigentlichen Gasaustausch aus: Würden wir unser Atemzugvolumen auf 1/3 des Normalwertes reduzieren, dafür aber 3mal häufiger atmen, würden wir sehr bald ersticken. Wir hätten nämlich bei gleichem Atemminutenvolumen lediglich unser Totraumvolumen hin und her bewegt. Wer als *Ersthelfer* eine *Mund-zu-Nase-Beatmung* vornimmt, sollte sich dieser Problematik bewusst sein und mit ausreichend großem V_T beatmen. Auch beim Tauchen mit Schnorchel oder bei der Verwendung von Atemschutzmasken erfolgt eine Vergrößerung des Totraums, die die Effizienz der Atmung maßgeblich beeinflusst.

Wichtig für den Gasaustausch ist also nicht die Menge der ventilierten Luft, sondern nur dasjenige Luftvolumen, das in den Alveolen erneuert wird, oder genauer gesagt, die **alveoläre Ventilation** ($\dot{V}_A$), die analog zur gesamten Ventilation als

$$\dot{V}_A = V_A \times f$$

definiert ist. Entsprechend wird die im Totraum bewegte Luft als Totraumventilation ($\dot{V}_D$) bezeichnet:

$$\dot{V}_D = V_D \times f$$

Da sich das *ventilierte* Volumen V_T nur auf V_D und V_A aufteilen kann gilt ferner:

$$\dot{V}_T = \dot{V}_D + \dot{V}_A \text{ bzw. } \dot{V}_A = \dot{V}_T - \dot{V}_D$$

Eine *Vergrößerung der alveolären Ventilation*, z.B. bei körperlicher Belastung, erfolgt daher wegen der (weitgehenden) Konstanz des Totraumes am effektivsten über eine *vertiefte Atmung*. Der *relative* Anteil der Totraumventilation wird hierbei zurückgedrängt.

Die näherungsweise **Bestimmung des funktionellen Totraums** ist für die Atemphysiologie wichtig und kann mit indirekten Methoden durchgeführt werden. Wie bereits dargelegt, ist der funktionelle Totraum stets größer als der anatomische, der z.B. durch einen Kunststoffausguss aller Luftwege bestimmbar wäre. Das liegt daran, dass manche Alveolen nicht mehr am Gasaustausch teilnehmen können, da ihre Wände z.B. in Folge von Fibrosen krankhaft verdickt sind, so dass die Gasdiffusion behindert ist. Auch *größere Räume können vorkommen*, in denen *zwar eine Ventilation*, kaum aber ein Gasaustausch mit dem Blut stattfindet. Auch ist nicht immer gewährleistet, dass genügend Kapillaren das Blut an die Alveolen heranführen. Zur *Bestimmung des funktionellen Totraums* macht man sich die Änderung der Gaszusammensetzung von In- und Exspirationsluft zu Nutze. Besonders bekannt ist das Verfahren nach **Bohr**[21], das

---

[21] Christian Bohr (1855–1911), Physiologe in Kopenhagen, Schüler C. Ludwigs in Leipzig, entdeckte auch die CO_2-Wirkung auf die O_2-Bindungskurve (vgl. S. 143).

prinzipiell auf alle Gase angewandt werden kann, deren fraktionelle Konzentration in den Alveolen verändert wird. Der Gedankengang von Bohr für die Messung dieses Totraumes dürfte dabei folgender gewesen sein: *Die gesamte ausgeatmete CO_2-Menge[22] entstammt dem Alveolarraum, während die Gaszusammensetzung im Totraum weitgehend unverändert bleibt.* Es muss deshalb gelten:

(1) Atemzugvolumen $\times P_{CO_2}$ Exspirationsluft = Alveolarvolumenanteil $\times P_{CO_2}$ Alveolarluft

Wegen:

(2) Alveolarvolumenanteil = Atemzugvolumen − Totraum (s. oben):
erhält man durch einsetzen von *(2)* in *(1)*

(3) Atemzugvolumen $\times P_{CO_2 \, Exsp.}$ = (Atemzugvolumen − Totraum) $\times P_{CO_2 \, Alv.}$

Zur Vereinfachung schreiben wir für Gleichung (3):
$a \times b = (a - c) \times d$

Oder:
$ab = ad - cd$

Auflösung nach c:

$$c = \frac{a(d-b)}{d}$$

$$V_D = \frac{V_T (P_{CO_2 Alv} - P_{CO_2 Exsp})}{P_{CO_2 Alv}}$$

Diese Gleichung wird als **Bohrsche Formel** bezeichnet. In der Praxis ist die Messung der alveolären CO_2-Konzentration nicht ganz einfach. Man hilft sich häufig damit, dass man am Ende einer tiefen Ausatmung die *endexspiratorische CO_2-Konzentration bestimmt*. Die fraktionelle CO_2-Konzentration F_{CO_2} beträgt dabei ungefähr 0,05 (entspricht 40 mmHg). Änderungen dieses Wertes können jedoch durch willentliche Beeinflussung der Atmung (Hyperventilation, Luftanhalten) leicht herbeigeführt werden. Auf Grund der großen Löslichkeit von CO_2 (vgl. S. 125) wird der mittlere alveoläre P_{CO_2} in guter Näherung auch durch die *arterielle CO_2-Konzentration repräsentiert*. Setzen wir daher für den alveolären P_{CO_2}-Partialdruck 40 mmHg (vgl. Tab. 4.4), für den exspiratorischen P_{CO_2} 28 mmHg und

[22] Menge als Produkt aus Volumen und Konzentration. Für die Konzentration verwenden wir den Partialdruck (*P*) (vgl. S. 123).

für das Atemzugvolumen 0,5 Liter ein, so ergibt sich mit Hilfe der Bohrschen Formel ein **funktioneller Totraum von 0,15 Liter** für den „normalen" Erwachsenen. Als Normbereich der **alveolären Ventilation** kann deshalb für **Atemfrequenzen zwischen 12 und 16/min** berechnet werden (vgl. Tab. 4.3):

$(0,5 - 0,15)12 = \mathbf{4,2 \, l/min}$ bis
$(0,5 - 0,15)16 = \mathbf{5,6 \, l/min}.$

Eine alternative Methode zur Bestimmung des funktionellen Totraums ist die nach *Fowler*: Dabei wird kontinuierlich die Stickstoffkonzentration in der Ausatmungsluft gemessen. Plötzlich lässt man *für einen Atemzug* den Patienten *reinen Sauerstoff einatmen*. Bei der anschließenden Ausatmung wird zuerst eine Stickstoffkonzentration von Null gemessen, weil der Totraum noch mit reinem Sauerstoff gefüllt ist. Aus der Menge des ausgeatmeten Gases, welches noch nicht den ursprünglichen Stickstoffgehalt erreicht hat, lässt sich in guter Übereinstimmung mit der Bohrschen Formel der funktionelle Totraum berechnen.

Tabelle 4.4. zeigt die **mittleren Gaspartialdrucke** der **In- und Exspirationsluft**, der **Alveolarluft** und des **Blutes** in Meereshöhe. Man beachte, dass der P_{O_2} bereits aufgrund der Luftbefeuchtung in der Lunge anteilig abnimmt. In den Alveolen sinkt der P_{O_2} dann besonders durch O_2-Abgabe ans Hämoglobin, während umgekehrt der P_{CO_2} durch die CO_2-Abgabe aus dem Blut ansteigt. Das Ausmaß der alveolären Ventilation beeinflusst maßgeblich den alveolären P_{CO_2} und P_{O_2}, wobei man sich klar machen sollte, dass selbst bei stärkster Hyperventilation der Sauerstoffpartialdruck der Inspirationsluft nicht erreicht werden kann, weil O_2-Aufnahme und CO_2-Abgabe durch den laufenden Stoffwechsel gespeist werden. Eine Verdopplung der alveolären Ventilation halbiert den alveolären P_{CO_2} und steigert den P_{O_2} (Hyperventilation). Eine Verminderung von $\dot{V}_A$ auf die Hälfte hat den gegenteiligen Effekt (Hypoventilation). *Der P_{O_2} im arteriellen Blut liegt stets einige mmHg unter dem alveolären P_{O_2}*. Dies beruht im wesentlichen auf der Beimischung von Blut aus schlecht oder gar nicht belüfteten Alveolarbereichen sowie auf „shunt"-Blut aus dem (allerdings anteilmäßig geringen) Bronchialkreislauf. Die mittleren Partialdrucke für die Exspirationsluft liegen − bedingt durch das exspirierte Tot-

Tab. 4.4: Partialdrucke für Sauerstoff (P_{O_2}), Kohlendioxyd (P_{CO_2}) und Stickstoff (P_{N_2}) der Atemluft und des Blutes in mmHg (in Klammern: Volumenprozente). Die fettgedruckten Mittelwerte bilden eine wichtige Grundlage für die klinische Diagnostik von Atemstörungen und Säure-Basen-Haushalt.

Partial-drucke	Inspirationsluft		Alveolarluft			Arterielles Blut	Venöses Mischblut	Exspirationsluft, feucht 37 °C
	trocken	feucht 37 °C	Ruhe-ventilation	Hyper-ventilation	Hypo-	bei Ruheventilation		
			5	10	2,5			
			l/min alveoläre Ventilation					
P_{O_2}	159,1 (20,9%)	**149,2**	104 (13,7%)	124	64	95–100	40	116
P_{CO_2}	0,3 (0,04%)	**0,3**	40 (5,3%)	20	80	40	46	28
P_{H_2O}	0,0 (0,00%)	**47,0**	47 (6,2%)	47	47	47	47	47
P_{N_2}	600,6 (79,0%)	**563,5**	569 (74,8%)	569	569	573	573	569
P Gesamt	**760,0 (100%)**	760,0	760 (100%)	760	760	760	706	760

raumvolumen – zwischen denen der Aleolar- und Inspirationsluft.

Es bleibt hervorzuheben, dass *für den Austausch von O_2 ein Druckgradient von 60 mmHg (8 kPa) zwischen venösem Blut und Alveolarraum besteht, während für den Austausch von CO_2 ca. 6 mmHg (0,8 kPa) ausreichend sind.*

Lungendurchblutung

Neben der alveolären Ventilation ist die Lungendurchblutung der zweite entscheidende Faktor für den Gasaustausch, denn nur wenn ein stets ausreichender Blutfluss entlang der Alveolargrenze gewährleistet ist, kann die nach dem Fickschen Gesetz erforderliche Partialdruckdifferenz (vgl. S. 125) aufrecht erhalten werden. Das gesamte, aus dem rechten Ventrikel ausgeworfene Blut durchströmt das Kapillarbett der Lunge. *Dabei wird die Lungendurchblutung mit einem arteriellen Mitteldruck von nur 15 mmHg (2 kPa) in der A. pulmonalis aufrecht erhalten.* Eine besondere Anpassung der Lungengefäße an vermehrten O_2-Bedarf besteht daher darin, dass sich schon bei geringer Steigerung des Lungen-Perfusionsdrucks (z.B. bei körperlicher Belastung) vermehrt Strombahnen des Lungenparenchyms Druck-passiv öffnen. Dadurch kann der Gasaustausch zunehmend auf alle Bereiche der Lunge ausgedehnt werden. Infolge der *Druckempfindlichkeit der Lungengefäße* ist die *Lungendurchblutung an der Lungenbasis bei aufrechter Haltung größer als an der Lungenspitze. Auch die Ventilation der Alveolen ist (bei abdominaler Atmung im Stehen) im Bereich der Lungenbasis leicht erhöht.*

Das wichtige Zusammenspiel von Durchblutung und Ventilation beschreibt der **Ventilations-Perfusions-Quotient.** Im Mittel beträgt der Wert für die gesamte Lunge in etwa 0,8–1[23]. Der Wert ist dimensionslos, da sowohl Ventilation als auch Perfusion in l/min eingesetzt werden. Auf Grund der genannten Inhomogenitäten beider Parameter findet man ein *von der Lungenspitze zur Lungenbasis stark abnehmendes* Ventilations-Perfusions-Verhältnis.

Unter normalen Bedingungen unterliegt die Öffnung der Lungenkapillaren weiteren *lokalen Regelmechanismen, die u.a. vom O_2-Partialdruck abhängen* (**Euler-Liljestrand**[24]**-Mechanismus**): Eine Minderbelüftung einzelner Alveolarbereiche mit lokaler Hypoxie führt dort zur Vasokonstriktion. Dadurch werden schlecht belüftete Bereiche weniger gut durchblutet, was für das Ventilations-Perfusions-Verhältnis der gesamten Lunge förderlich ist. Bei O_2-Mangel kann dieser Mechanismus allerdings auch zum pulmonalen Hochdruck und zum akuten Lungenödem führen (vgl. S. 112).

---

23 Lokale Ventilation und Durchblutung sind nur unter Vorbehalt exakten Messungen zugänglich, selbst wenn γ-strahlende Edelgase eingeatmet werden und mit Szintillationskameras ihre Lokalisation verfolgt wird.

24 Hans von Euler-Chelpin (1873–1964) schwedischer Biochemiker, Nobelpreis 1929; Göran Liljestrand (1886–1968), schwed. Physiologe.

Respiratorischer Quotient

Bilanziert man die Abgabe von CO_2 und teilt sie durch die Aufnahme von O_2, so gelangt man zum Respiratorischen Quotienten (RQ):

$$RQ = \frac{CO_2\text{-Abgabe}}{O_2\text{-Aufnahme}}$$

Dieser Wert gibt Aufschluss über die vom Organismus verstoffwechselten Substrate, da er bei reiner Kohlenhydratverbrennung den Wert 1 annimmt (wegen: $C_6H_{12}O_6 + 6\ O_2 \Rightarrow 6\ CO_2 + 6\ H_2O$, vgl. S. 204). Bei Verbrennung von Aminosäuren oder Fetten (oder Ketonkörpern) liegt er wegen des geringeren O_2-Gehalts dieser Moleküle bei 0,8 bzw. 0,7. In der Praxis findet man – bedingt durch eine Verwertung von Mischkost – meist Werte zwischen 0,85 und 0,9. Ein RQ, der kleiner als 1 ist, bedeutet aber auch, dass das exspirierte Volumen (bei Ruheatmung) unter dem inspirierten Volumen liegt. Geht man von Grundumsatzbedingungen aus, bei denen etwa *250 ml/min* O_2 verbrannt werden, so werden bei einem RQ von 0,85 nur 212,5 ml/min CO_2 abgeatmet. Bezogen auf ein Atemminutenvolumen von 4,5–6 l/min ergibt sich deshalb eine Volumendifferenz von 37,5 ml, entsprechend 0,6–0,8% des Atemminutenvolumens.

Der RQ spielt eine wichtige Rolle bei der *Bilanzierung des Energiehaushalts* durch *indirekte Kalorimetrie*, da mit seiner Hilfe dasjenige **Kalorische Äquivalent** bestimmt werden kann, das der jeweiligen Stoffwechselsituation entspricht. Dieser Wert spiegelt die jeweiligen Ernährungssituation wider und gibt an, wieviel kJ pro Liter O_2 umgesetzt werden. *Hyperventilation oder körperliche Anstrengung*, insbesonderer nahe der Dauerleistungsgrenze, *lassen den RQ vorübergehend ansteigen*. Um den Stoffwechsel-bedingten RQ erfassen zu können, muss sich die Atmung einer ruhenden Testperson daher *im Gleichgewicht mit dem Stoffwechsel* befinden. Nur dann repräsentiert der „Lungen-RQ" den „Stoffwechsel-RQ".

Die Alveolarluft besitzt einen P_{O_2} von ca. 100 mmHg (13,3 kPa) und einen P_{CO_2} von 40 mmHg (5,3 kPa), das venöse Mischblut einen CO_2-Partialdruck von 46 mmHg (6,1 kPa) und einen O_2-Partialdruck von 40 mmHg (5,3 kPa). Die entsprechenden Druckdifferenzen bestimmen den Diffusions-getriebenen Gasaustausch. Maßgeblich für den Gasaustausch sind die alveoläre Ventilation (Atemzugvolumen minus Totraumvolumen mal Atemfrequenz, Normwerte 4,2 bis 5,6 l × min^{-1}) und die Lungendurchblutung. Das Verhältnis beider Größen bezeichnet man als Ventilations-Perfusions-Quotient. Der funktionelle Totraum der Lunge lässt sich nach der Bohrschen Formel berechnen (Atemzugvolumen mal Differenz von alveolärer und exspiratorischer CO_2-Konzentration dividiert durch alveoläre CO_2-Konzentration). Der RQ ist das Stoffwechsel-abhängige Verhältnis von CO_2-Abgabe zu O_2-Aufnahme und dient der Bilanzierung des Energieumsatzes.

4.5 Sauerstofftransport im Blut

Hämoglobin

Der hohe Sauerstoffbedarf des Gewebes hat wohl im Lauf der Evolution zur Entwicklung von O_2-bindenden Proteinen geführt, die z.B. bei Insekten frei in einer Transportflüssigkeit flottieren (z.B. Hämocyanine in der Hämolymphe). Bei höheren Wirbeltieren hat sich das **Hämoglobin** (Hb) durchgesetzt, das generell in den Erythrozyten eingeschlossen ist. Durch die Verlagerung großer Mengen von O_2-Transportprotein in Zellen kann mehr O_2 transportiert werden, ohne dass es zu einer Steigerung des kolloid-osmotischen Drucks des Plasmas bzw. einer osmotisch bedingten Zunahme des intravasalen Volumens kommt. Allerdings erfolgt eine Begrenzung der O_2-Transportkapazität durch den Hämatokritwert (siehe S. 84), der die Viskosität des strömenden Blutes bestimmt.

Beim Menschen beträgt die *physikalisch im Blut gelöste Sauerstoffmenge nur 3 ml pro 1 l Blutplasma* (vgl. S. 125). Durch die *reversible Bindung an das Hämoglobin* der Erythrozyten können jedoch 200 ml O_2 pro l Blut transportiert werden. Dabei hängt die Menge des gebundenen O_2 primär vom Partialdruck des Sauerstoffs ab, da die physikalische Lösung des O_2 im Blutplasma stets seiner Bindung an Hämoglobin vorausgeht.

Zwischen der maximalen O_2-Bindung und der Hämoglobin-Menge besteht eine stöchiometrische Beziehung, die darin begründet ist, dass ein Mol Hämoglobin maximal 4 Mole O_2 anlagert. Die **Sauerstoffbindungskapazität** des Hämoglobins beträgt daher rechnerisch **1,39 ml O_2 pro Gramm Hämoglobin**. Da jedoch stets ein geringer Teil des Hämoglobins kein O_2 mehr binden kann (z.B. wegen CO-Beladung, s.u.), misst man einen Wert von **1,34 ml**, der als **Hüfnersche**[25] **Zahl** bekannt ist. Mit Hilfe der Hüfnerschen Zahl lässt sich die O_2-Kapazität einer Blutprobe *bei bekannter Hämoglobinkonzentration* leicht bestimmen. Geht man davon aus, dass 1 l Blut 150 g Hämoglobin enthalten (in der Klinik oftmals abgekürzt als „15g%"), so kann 1 l Blut entsprechend seiner O_2-Bindungskapazität maximal 150 × 1,34 ml = *200 ml Sauerstoff* enthalten, was einer *100 %igen Sauerstoffsättigung entspricht.*

Die Bindung von O_2 an Hämoglobin ist **reversibel** und wird durch eine **Oxygenierung** von zweiwertigem Eisen (Fe^{II}) erreicht, das in eine Porphyrin-Ringstruktur eingebettet ist. Im Unterschied zu einer Oxidation ändert das Eisenatom seine Oxidationsstufe dabei nicht. Bei der Oxygenierung wirkt die chemische Umgebung des nahen Proteinanteils (insbesondere ein beweglicher Histidinrest innerhalb des Globin-Moleküls) unterstützend mit. Das zentrale Fe^{II}-Atom bildet zusammen mit dem Porphyrin-Ring ein Häm-Molekül. Vier dieser Häm-Moleküle sind mit je einer alpha- oder beta-Globinkette (Molekülmasse je 16 100 Dalton) zu einem Hämoglobinmolekül vereint. Biochemisch lässt sich Hämoglobin also als ein aus 2 α- und 2 β-Ketten aufgebautes, tetrameres Chromoprotein mit einer Molekülmasse von 64 500 Dalton beschreiben (griechisch Chromos = Farbe).

---

25 Gustaf Hüfner, Schüler von Bunsen und Carl Ludwig, Physiologe in Tübingen (1840–1908).

Beim Erwachsenen liegt 98% des Hämoglobins als HbA vor mit 2 α- und 2 β-Globin-Ketten. Darüber hinaus gibt es anomale Hämoglobine (HbC, HbD, HbE, HbH, HbM, HbS). HbE ist charakteristisch für die Thalassämie, eine schwere Anämieform, HbS für die Sichelzellanämie. HbF (mit der Globinvariante $\gamma 2$) ist **fetales Hämoglobin**, das *80% des Hämoglobins nach der Geburt darstellt* und langsam durch HbA ersetzt wird, so dass im 3. Lebensjahr nur noch 1–3% HbF nachweisbar sind.

Die O_2-Anlagerung an Häm erfolgt u.a. durch Interaktionen zwischen den einzelnen Peptidketten (siehe Lehrbücher der Biochemie). Hämoglobin ist daher ein *allosterischen Protein*, dessen Strukturveränderungen bei der O_2-Bindung sich in physiologisch wichtigen Eigenschaften widerspiegeln:

Die reversibele O_2-Bindung ist von der Oxidationsstufe des zentralen Eisenatoms abhängig. Oxidation zu Fe^{III} überführt Hämoglobin in **Methämoglobin**, das kein O_2 mehr binden kann und auffällig braun gefärbt ist. Die Reaktion kann z.B. durch Nitrite (NO_2^-) und Nitroverbindungen herbeigeführt werden. Durch eine Methämoglobinoxigenase, die zusammen mit Glukose-6-phosphatdehydrogenase und Diaphorase im Erythrozyten lokalisiert ist, kann der ursprüngliche Redox-Status wieder hergestellt werden. Das Enzym fehlt bei Säuglingen, was sie für Nitrit-Vergiftungen sehr empfindlich macht. Bereits 10–20% Met-Hb führen zu Sauerstoffmangelsymptomen.

Auch **Kohlenmonoxid (CO)** bindet am zentralen Fe^{II}-Atom des Häms. Die Bindung von CO ist zwar prinzipiell reversibel, doch weist CO eine im Vergleich zum O_2 bis zu 300fach höhere Affinität auf. Die Transportkapazität des Blutes für O_2 wird daher durch CO *kompetitiv* herabgesetzt. Zudem kommt es zu einer Linksverschiebung der O_2-Bindungskurve mit weiteren fatalen Folgen für die O_2-Abgabe ins Gewebe (s.u.). Auf Grund der kompetitiven Wirkung behandelt man CO-Vergiftungen mit erhöhten inspiratorischen P_{O_2}-Werten (Überdruckkammer).

Während rund 1% CO-Hb als physiologisch angesehen werden, kann man bei Menschen mit starker Autoabgasbelastung 10%, bei starken Rauchern sogar 15% CO-Hb messen. Ab 20–30% CO-Hb treten Schwindel und Bewusstseinsein-

4.5 Sauerstofftransport im Blut

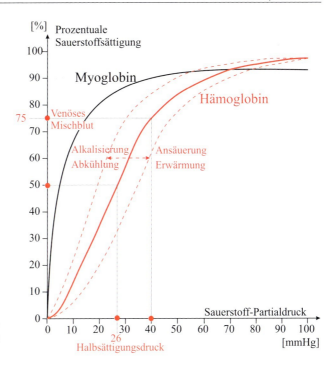

Abb. 4.13: Sauerstoff-Bindungskurve des Hämoglobins und des Myoglobins.

schränkungen auf, 30–40% CO-Hb führen zu einer *kirschroten Haut*, Bewusstlosigkeit bei flacher Atmung und Kreislaufkollaps. Ab einem 60–70%igem Anteil von CO-Hb tritt innerhalb von 10–60 min der Tod ein.

Sauerstoff-Bindungskurve

Charakteristisch ist der **sigmoide Verlauf** der Sauerstoff-Bindungskurve (vgl. Abb. 4.13). Diese Form beruht auf einer *positiven kooperativen Wechselwirkung* der 4 Untereinheiten, die wiederum durch allosterische Effekte hervorgerufen wird. Anschaulich gesprochen besteht die Kooperativität darin, dass die Bindung des zweiten, dritten und vierten O_2-Moleküls progressiv leichter erfolgt als die des ersten. Häufig wird als Ordinate der Sauerstoff-Bindungskurve die *prozentuale Sauerstoffsättigung* verwendet, da sie im Gegensatz zur absoluten Sauerstoffmenge Kurvenvergleiche ermöglicht, die *vom Hämoglobingehalt unabhängig* sind. Ungeeignet ist diese Darstellung allerdings immer dann, wenn eine Einflussnahme auf die absolute O_2-Bindungskapazität gegeben ist, wie z.B. durch das bereits erwähnte Kohlenmonoxid.

Experimentell erhält man die Sauerstoff-Bindungskurve dadurch, dass Blutproben mit gleichem Hämoglobingehalt (in Gegenwart von Gerinnungshemmern) bei 37° mit bekannten O_2-Partialdrucken geschüttelt („äquilibriert") werden. Testgase mit niedrigem O_2-Gehalt müssen entsprechend mit Stickstoff angereichert werden. Unter *Standardbedingungen* enthält jedes Gasgemisch auch den arteriellen P_{CO_2} von 40 mmHg (5,3 kPa), so dass ein pH-Wert von 7,4 in der Blutprobe erreicht wird (zur Begründung siehe Kap. 4.6). Ist der Gleichgewichtszustand nach einigen Minuten erreicht, wird der O_2-Gehalt jeder Probe ermittelt (vgl. Tab. 4.5). Da oxygeniertes Hämoglobin im Gegensatz zu desoxygeniertem Hämoglobin ein anderes Absorptionsspektrum aufweist (Oxyhämoglobin absobiert stärker bei 541 nm und 577 nm, Desoxyhämoglobin bei 550 nm), kann eine **photometrische Bestimmung** des oxygenierten Hämoglobins erfolgen (unter Verwendung des Lambert-Beerschen Gesetzes und des molaren Extinktionskoeffizienten, siehe Lehrbücher der Biochemie). Beide Hämoglobine liegen entlang der O_2-Bindungskurve in entsprechenden Mischungsverhältnissen vor.

Tab. 4.5: Sauerstoffgehalt des Blutes (16% Hämoglobingehalt) und prozentuale Sauerstoff-Sättigung in Abhängigkeit vom P_{O_2} (nach Comroe)

P_{O_2} (mmHg)	P_{O_2} (kPa)	O_2-Gehalt in 100 ml Vollblut (ml)	Sättigung (%)
0	0	0	0
10	1,3	3	14
20	2,7	7	35
30	4,0	12	57
40	5,3	15	75
50	6,7	17	84
60	8,0	18	89
70	9,3	18,5	93
80	10,7	19	95
90	12,0	19,3	97
100	13,3	19,5	98
↓	↓	↓	↓
150	20,0	20	100

Der O_2-Gehalt des Hämoglobins kann *auch nicht-invasiv durch die Haut* bestimmt werden (eingesetzt z.B. bei Frühgeborenen). Dazu wird Licht der Wellenlänge 660 nm und 940 nm (infrarotes Licht hat eine höhere Eindringtiefe) durch Ohrläppchen oder Finger geleitet und die Absorption bestimmt. Da mit jedem Pulsschlag der eigentlich messbare Anteil des oxygenierten Blutes zunimmt, wird das Verfahren als **Pulsoxymetrie** bezeichnet. In Blutproben wird heute die *Messung des Sauerstoffpartialdruckes* mit Hilfe von *Sauerstoff-Elektroden* bevorzugt, bei denen der Sauerstoff den von außen angelegten „Polarisations-Strom" verändert. In den veränderten Absorptionseigenschaften liegt auch begründet, dass Sauerstoff-beladenes **Oxyhämoglobin hellrot** erscheint, während **desoxygeniertes Hämoglobin dunkelrot** ist.

Schließlich muss man sich klar machen, dass bei **Anämien** (vgl. S. 24) zwar die Menge des im Blut transportierten Sauerstoffs abnimmt, der arterielle P_{O_2} aber wegen der physikalischen Löslichkeit des Sauerstoffs nicht notwendigerweise verändert sein muss. Eine Bestimmung der Erythrozytenzahl, des Hämatokrits sowie der Hb-Menge sind daher zur Diagnose einer Anämie unerlässlich.

Form und Verlauf der **Sauerstoff-Bindungskurve** sind nicht konstant, sondern abhängig von der Körpertemperatur, dem P_{CO_2} sowie der H⁺-Ionen-Konzentration und dem Gehalt an 2,3-*Diphosphoglycerat* (2,3-DPG) in den Erythrozyten. Diesen Faktoren ist gemeinsam, dass ihre Erhöhung eine *Verschiebung der Sauerstoff-Bindungskurve nach rechts* bewirken. Ausgehend von einem P_{O_2} von z.B. 60 mmHg (8 kPa) bedeutet dies, dass erst bei höheren O_2-Partialdrucken die gleiche Sättigung erfolgt – *die Affinität des Hämoglobins nimmt demnach bei einer Rechtsverschiebung der Kurve ab*. Wir wollen uns nun mit der physiologischen Bedeutung der einzelnen Kurvenbereiche näher befassen:

1. Im oberen Bereich verläuft die Sauerstoff-Bindungskurve flach. Für einen arteriellen P_{O_2} von 95 mmHg (12,7 kPa, physikalisch gelöst und im Plasma gemessen!), der bei einem alveolären Sauerstoffpartialdruck um 100 mmHg (13,3 kPa) erreicht wird, erhalten wir daher praktisch volle Sauerstoff-Beladung (Sättigung = 98%).

Sinkt der P_{O_2} auf etwa **40 mmHg (5,3 kPa)**, so erhalten wir noch eine **75%ige O_2-Sättigung**. Dies entspricht etwa **dem P_{O_2} des venösen Mischblutes**, wenn es unter normalen Bedingungen zum Herzen zurückkehrt. Der obere flache Teil der Kurve zeigt daher die O_2-*Bindungsreserve des Systems bei geringen O_2-Partialdrucken* an und ermöglicht dadurch z.B. auch das Überleben im Hochgebirge.

2. Der *steile Teil der O_2-Bindungskurve liegt oberhalb und unterhalb des Halbsättigungsdrucks (P_{50})*, bei dem gleich viel Oxyhämoglobin wie Desoxyhämoglobin vorhanden ist. Der P_{50}-Wert beträgt unter *Normalbedingungen 26 mmHg (37 °C, pH 7,4, P_{CO_2} 5,3 kPa)*. Im steilen Teil der O_2-Bindungskurve findet ein Großteil des O_2-Austauschs mit dem Gewebe statt: O_2-verbrauchendes Gewebe senkt lokal den P_{O_2}, z.B. von 60 auf 20 mmHg (entspricht 8 auf 2,7 kPa). Wie der Tab. 4.5 leicht zu entnehmen ist, bedeutet diese Wanderung auf der Abszisse von rechts nach links aber eine Abnahme der O_2-Sättigung um 54%. Dies entspräche einer Freisetzung von 11 ml O_2 aus 100 ml Blut. Im oberen flachen Kurvenabschnitt könnte bei gleicher Partialdruckdifferenz (von 100 auf 60 mmHg) deutlich weniger O_2 freigesetzt werden (1,5 ml). Damit ist der steile Teil der O_2-Bindungskurve wichtig für die Versorgung des Gewebes mit Sauerstoff.

Der Wert von 20 mmHg (2,7 kPa) mag angesichts des gemischt venösen P_{O_2} von 40 mmHg (5,3 kPa) gering erscheinen. In einzelnen Gewebe-Bereichen, wie z.B. der *arbeitenden Muskulatur, finden wir aber P_{O_2}-Werte unter 20 mmHg* und oft eine entsprechend hohe *arteriovenöse Sauerstoff-Differenz*. Diese steigt mit dem *lokalen O_2-Verbrauch*, fällt aber mit der *lokalen Durchblutung*. Bei Aussagen zum Gewebe-P_{O_2} sollte man sich immer vergegenwärtigen, dass dieser stark vom O_2-Bedarf einzelner Zellen und deren Abstand zu Kapillaren abhängt (der mittlere Abstand der Kapillaren beträgt z.B. im Gehirn 50–60 μm).

Die arteriovenöse Sauerstoff-Differenz ist in der Niere relativ gering, weil trotz des hohen O_2-Verbrauchs auch die Nierendurchblutung besonders hoch ist (vgl. S. 113). Auf der anderen Seite ist die arteriovenöse Sauerstoff-Differenz der Koronar-Arterien besonders groß (vgl. S. 113), nicht nur weil die Herzmuskelzellen mehr Sauerstoff als die Nierenzellen verbrauchen, sondern weil die lokale Durchblutung der Herzmuskulatur deutlich geringer als die der Nieren ist.

3. Die bereits o.g. *Rechtsverschiebung der O_2-Bindungskurve* durch pH-Erniedrigung, P_{CO_2}-Erhöhung und/oder Erwärmung hat den Vorteil, dass gerade dort, wo Sauerstoff in großen Mengen verbraucht wird, *die O_2-Freisetzung beschleunigt* vonstatten geht. Gerade während der Passage des Blutes durch intensiv stoffwechselndes Gewebe verändern sich die Bedingungen für die O_2-Bindungskurve im Sinne einer Rechtsverschiebung: Bildung von H_2CO_3 und Lactat (bei O_2-Mangel können lokal 20 mmol Lactat/l und mehr gemessen werden) senken gemeinsam den pH-Wert; insbesondere in der Skelettmuskulatur kommt noch die Erwärmung unterstützend hinzu. Den physiologisch bedeutenden Effekt der O_2-Affinitäts-Minderung durch CO_2 und H^+ nennt man nach seinem Erstbeschreiber den **Bohr**[21]**-Effekt**.

4. *Abkühlung* führt zu einer *Linksverschiebung der Sauerstoff-Bindungskurve*. Von biologischer Bedeutung ist dies u.a. für Tiere, die einen *Winterschlaf* zu überstehen haben, da dadurch selbst *bei niedrigen Sauerstoffpartialdrucken* – also extrem erniedrigter alveolärer Ventilation – *noch eine hohe Sauerstoffsättigung* des Hämoglobins gewährleistet ist. Ein „*künstlicher Winterschlaf*" wurde auch speziell für Herzoperationen verwendet, bevor „Herz-Lungen-Maschinen" dieses keineswegs risikolose Unternehmen ablösten. Auch bei Schlafmittelvergiftungen auf winterlichen Parkbänken gewährt die Linksverschiebung der O_2-Bindungskurve Überlebenschancen.

5. Erythrozyten des Menschen enthalten *2,3-Diphosphoglycerat (2,3-DPG)*, das durch eine Mutase-Reaktion aus Intermediärprodukten der Glykolyse entsteht. Die Einlagerung von einem Molekül 2,3-DPG ins Hämoglobin trägt zum sigmoiden Verlauf der O_2-Bindungskurve bei. In Abwesenheit von 2,3-DPG gleicht die Kurve eher der des Myoglobins (Abb. 4.13). Daher ist nicht verwunderlich, dass 2,3-DPG ein wichtiger Regulator der O_2-Affinität ist: *Erhöhung des 2,3-DPG führt zur Rechtsverschiebung, Erniedrigung zur Linksverschiebung der O_2-Bindungskurve*. Eine Erhöhung des 2,3-DPG-Gehalts stellt sich bei längeren O_2-Mangelzuständen ein (Anämien, Höhenaufenthalte) und wird bei der Höhenanpassung als kompensatorischer Mechanismus gedeutet, da die Rechtsverschiebung die O_2-Abgabe ins Gewebe unterstützt (s. S. 164 f.).

Die Bedeutung von 2,3-DPG, das keineswegs bei allen Säugetieren im Erythrozyten vorkommt (fehlt z.B. bei Katzen und Wiederkäuern), ist Gegenstand laufender Forschungen. Bei Tieren, die *nicht über ein fetales Hämoglobin* verfügen (Ratte, Meerschweinchen, Hund, Schwein), ist die *fetale* O_2-Bindungskurve wegen geringer oder fehlender 2,3-DPG-Gehalte nach links verschoben (Affinitätszunahme). Nach der Geburt erfolgt dann ein rascher Anstieg des 2,3-DPG Gehalts, so dass die O_2-Abgabe ins Gewebe verbessert wird. Menschliches fetales Blut enthält zu 80% das hoch Sauerstoff-affine HbF (s.o.), das aber das fetal vorhandene 2,3-DPG kaum bindet. Auch hier scheint durch eine Steigerung der 2,3-DPG-Konzentration nach der Geburt (um ca. 30% nach 6 Stunden) eine Rechtsverschiebung der O_2-Bindungskurve (Wirkung auf HbA-Anteile), die O_2-Abgabe ins Gewebe zu verbessern. Alternde Erythrozyten weisen einen erhöhten 2,3-DPG-Gehalt auf. Da der Metabolit auch die Membranfluidität und das Zytoskelet beeinträchtigt, wird möglicherweise auch ihre Verformbarkeit verringert, so dass sie bevorzugt vom reticuloendothelialen System der Milz aussortiert werden.

Die O_2-Versorgung des Feten wird durch verschieden Mechanismen sichergestellt. Der hohen O_2-Affinität des HbF (Linksverschiebung) wirkt der geringere Blut pH-Wert des Feten entgegen (pH 7,25, Rechtsverschiebung). Für den fetalen Gasaustausch ist ferner wichtig, dass am Plazenta-Übergang ein

„doppelter Bohreffekt" die O_2-Aufnahme verbessert: Das kindliche CO_2-Angebot senkt die O_2-Bindungsfähigkeit des mütterlichen Hämoglobins, während die CO_2-Abgabe des kindlichen Blutes wiederum seine O_2-Affinität steigert. Eine wesentliche Bedeutung bei der O_2-Versorgung des Feten kommt sicherlich auch dem *höheren Hb-Gehalt* zu (180 g/l, Hämatokrit 59%).

In den Muskelzellen befindet sich das dem Hämoglobin sehr nahe verwandte **Myoglobin**. Es enthält jedoch nur 1 Häm- und ein Globinmolekül und bindet – in Abhängigkeit vom Sauerstoffpartialdruck – reversibel Sauerstoff. Die O_2-Bindungskurve des Myoglobins ist hyperbolisch (Abb. 4.13) – kooperative Wechselwirkungen existieren beim Myoglobin nicht. Wie der Kurvenvergleich zeigt, ist seine *Affinität zum Sauerstoff viel größer*, so dass bereits sehr geringe O_2-Partialdrucke zu einer hohen Sättigung führen. Myoglobin wird als Kurzzeit-O_2-Speicher angesehen, der Sauerstoff-Reserven zur Aufrechterhaltung eines aeroben Stoffwechsel für wenige Sekunden bereitstellt. Dies ist z.B. nötig, wenn das Kapillarbett eines Muskels bei isometrischer Kontraktion komprimiert wird. Bei tauchenden Mammaliern (Wale, Delphine, Robben) erreicht Myoglobin in der Muskulatur hohe Konzentrationen und scheint hier eine ausgeprägte O_2-Speicherfunktion zu haben. Bedingt durch die hohe Myoglobinkonzentration besitzt auch das Wild häufig eine dunkle Fleischfarbe (Hasenbraten). Die reversible Bindung von O_2 an Myoglobin könnte zudem die Diffusion des O_2 zu den Mitochondrien erleichtern.

Bei voller Sauerstoffsättigung enthält 1 l Blut mit einem Hämoglobingehalt von 150 g/l rund 200 ml O_2. Bedingt durch kooperative Wechselwirkungen des tetrameren Hämoglobin-Moleküls ist die O_2-Bindungskurve des Blutes sigmoid: Der obere flache Teil der Kurve sichert eine Sauerstoffsättigung bei erniedrigtem O_2-Partialdruck (z.B. im Hochgebirge). Der steile Teil der O_2-Bindungskurve garantiert die schnelle O_2-Abgabe bei der Passage des Blutes durch Gewebe mit niedrigem O_2-Partialdruck. Die O_2-Abgabe wird durch eine Rechtsverschiebung der Kurve in Folge gesteigerter H^+- und CO_2-Produktion (Bohr-Effekt) verbessert. Eine Linksverschiebung der O_2-Bindungskurve erfolgt durch Alkalisierung und Abkühlung. Fetales Hämoglobin (HF) bindet O_2 mit höherer Affinität als adultes HbA. Kohlenmonoxid (CO) bindet mit einer im Vergleich zu O_2 300fach höheren Affinität an Hämoglobin. Das monomere Myoglobin des Muskels besitzt eine hyperbolische O_2-Bindungskurve und eine im Vergleich zum Hb deutlich höhere O_2-Affinität.

4.6 Säure-Basen-Haushalt

Der Transport von CO_2 im Blut ist untrennbar mit den Puffereigenschaften des Blutes und dem Säure-Basen-Status verbunden. Wir wollen zunächst die im Organismus enthaltenen Puffer erörtern, bevor wir den Beitrag und Transport des CO_2 betrachten und die Verbindung zum Säure-Basen-Haushalt herstellen.

pH-Wert und Pufferung

Die Definition des pH-Werts als negativer dekadischer Logarithmus der H^+-Konzentration geht auf Sörensen[26] (1909) zurück. Wie Tab. 4.6 zeigt, bedeuten Änderungen des pH-Werts um *0,3 pH Einheiten* (z.B. von pH 7,4 auf pH 7,1) jeweils *eine Verdopplung der H^+-Konzentration*. Im arteriellen Blut liegt der **Normbereich des pH-Werts zwischen pH 7,35 und 7,45** (bei 37°C). Abweichungen nach oben werden als **Alkalosen** bezeichnet, während Blut-*pH-Werte* **unter 7,35 Azidosen** genannt werden. *Extremwerte*, die eine *akute Le-*

---

[26] S. P. L. Sörensen (1868–1939), pH von lat. **po**tentia **h**ydrogenii.

4.6 Säure-Basen-Haushalt

bensgefahr bedeuten, liegen *bei 7,0 bzw. 7,8. Im Blut (Regelstrecke) wird somit eine* H^+-*Konzentration zwischen 36 und 45 nmol/l eingeregelt. Abweichungen vom Sollwert (40 nmol H^+/l) betragen demnach nur ca. 10%.*

Zur Aufrechterhaltung des Sollwert-Bereichs sind zunächst **Puffereigenschaften des Blutes** (und des Gewebes) erforderlich. Generell stellt man die **Nicht-Bikarbonatpuffer** dem **Bikarbonatpuffer** (s.u.) gegenüber. Als Nicht-Bikarbonatpuffer treten im Blutplasma vor allem Proteine (*Albumin*) und, in geringem Maße, *organische und anorganische Phosphate* auf. Während die Pufferkurve aller Proteine flach ist (lediglich die Aminosäure Histidin besitzt nennenswerte Puffereigenschaften um pH 6,5), liegt der pk-Wert der gering konzentrierten Phosphate mit 6,8 ebenfalls außerhalb des optimalen pH-Bereichs von 7,4. In den *Erythrozyten puffert vor allem das Hämoglobin*, dessen Oxygenierungsgrad über die Puffereigenschaften mit entscheidet *(Oxyhämoglobin ist eine stärkere Säure als Desoxyhämoglobin*, s.u.). Die *Konzentration des Bikarbonats* beträgt *im Plasma 24 mmol/l, im Erythrozyten ist sie auf Grund von Austauschvorgängen geringer (ca. 16 mmol/l)*. Aus der Summe aller Puffer ergibt sich ein Wert der **Gesamtpufferbasen** *im Blut von 48 mmol/l*. Für das Verständnis des Zusammenspiels der beiden Puffersysteme ist es wichtig, dass eine Erhöhung des P_{CO_2} zwar einen Anstieg der Bikarbonatkonzentration zur Folge hat (s.u.), dass aber die daraufhin freigesetzten H^+-Ionen wiederum von Nicht-Bikarbonat-Puffern aufgenommen werden. *Bei einer Erhöhung des P_{CO_2} entsteht Bikarbonat also auf Kosten von Nicht-Bikarbonat-Puffern!* Da sich bei diesem Vorgang die Konzentration der Gesamtpufferbasen *nicht ändert*, ist diese ein wichtiges Maß für die Diagnostik von Störungen des Säure-Base-Haushalts (s. S. 155). Abweichungen vom Sollwert der Gesamtpufferbasen bezeichnet man daher als positi-

Tab. 4.6: pH-Werte und ihre Äquivalente im Normbereich, sowie Azidose und Alkalose

Azidose	pH 6,8 = $10^{-6,8}$ = $1,6 \times 10^{-7}$ gH^+ Ionen/l = 0,000160 mmol/l = 160 nanomol/l
	pH 6,9 = $10^{-6,9}$ = $1,3 \times 10^{-7}$ gH^+ Ionen/l = 0,000130 mmol/l = 130 nanomol/l
	pH 7,0 = $10^{-7,0}$ = $1,0 \times 10^{-7}$ gH^+ Ionen/l = 0,000100 mmol/l = 100 nanomol/l
	pH 7,1 = $10^{-7,1}$ = $8,0 \times 10^{-8}$ gH^+ Ionen/l = 0,000080 mmol/l = 80 nanomol/l
	pH 7,2 = $10^{-7,2}$ = $6,3 \times 10^{-8}$ gH^+ Ionen/l = 0,000063 mmol/l = 63 nanomol/l
	pH 7,3 = $10^{-7,3}$ = $5,0 \times 10^{-8}$ gH^+ Ionen/l = 0,000050 mmol/l = 50 nanomol/l
	pH 7,34 = $10^{-7,35}$ = $4,57 \times 10^{-8}$ gH^+ Ionen/l = 0,000046 mmol/l = 46 nanomol/l
Normal	pH 7,35 = $10^{-7,35}$ = $4,46 \times 10^{-8}$ gH^+ Ionen/l = 0,000045 mmol/l = 45 nanomol/l
	pH 7,36 = $10^{-7,36}$ = $7,37 \times 10^{-8}$ gH^+ Ionen/l = 0,000044 mmol/l = 44 nanomol/l
	pH 7,37 = $10^{-7,37}$ = $4,27 \times 10^{-8}$ gH^+ Ionen/l = 0,000043 mmol/l = 43 nanomol/l
	pH 7,38 = $10^{-7,38}$ = $4,17 \times 10^{-8}$ gH^+ Ionen/l = 0,000042 mmol/l = 42 nanomol/l
	pH 7,39 = $10^{-7,39}$ = $4,07 \times 10^{-8}$ gH^+ Ionen/l = 0,000041 mmol/l = 41 nanomol/l
	pH 7,40 = $10^{-7,40}$ = $3,98 \times 10^{-8}$ gH^+ Ionen/l = 0,000040 mmol/l = 40 nanomol/l
	pH 7,41 = $10^{-7,41}$ = $3,89 \times 10^{-8}$ gH^+ Ionen/l = 0,000039 mmol/l = 39 nanomol/l
	pH 7,42 = $10^{-7,42}$ = $3,80 \times 10^{-8}$ gH^+ Ionen/l = 0,000038 mmol/l = 38 nanomol/l
	pH 7,43 = $10^{-7,43}$ = $3,72 \times 10^{-8}$ gH^+ Ionen/l = 0,000037 mmol/l = 37 nanomol/l
	pH 7,44 = $10^{-7,44}$ = $3,63 \times 10^{-8}$ gH^+ Ionen/l = 0,000036 mmol/l = 36 nanomol/l
	pH 7,45 = $10^{-7,45}$ = $3,55 \times 10^{-8}$ gH^+ Ionen/l = 0,000036 mmol/l = 36 nanomol/l
Alkalose	pH 7,46 = $10^{-7,46}$ = $3,46 \times 10^{-8}$ gH^+ Ionen/l = 0,000035 mmol/l = 35 nanomol/l
	pH 7,5 = $10^{-7,5}$ = $3,2 \times 10^{-8}$ gH^+ Ionen/l = 0,000032 mmol/l = 32 nanomol/l
	pH 7,6 = $10^{-7,6}$ = $2,5 \times 10^{-8}$ gH^+ Ionen/l = 0,000025 mmol/l = 25 nanomol/l
	pH 7,7 = $10^{-7,7}$ = $2,0 \times 10^{-8}$ gH^+ Ionen/l = 0,000020 mmol/l = 20 nanomol/l
	pH 7,8 = $10^{-7,8}$ = $1,6 \times 10^{-8}$ gH^+ Ionen/l = 0,000016 mmol/l = 16 nanomol/l

ven oder negativen **Basenüberschuss** (engl. Base Excess, BE-Wert). Der Basenüberschuss wird in mmol/l angegeben.

Auf der Ebene einzelner Zellen wird zudem eine **intrazelluläre pH-Regulation** mit Hilfe membranständiger Transporter erreicht, die bei Abweichungen vom Soll-pH ihre Aktivität im Sinne einer Regulation verändern. Dabei werden fast immer *Natrium-Protonen-Austauscher* zusammen mit (Natrium-getriebenen) *Chlorid-Bikarbonat-Tranportern* eingesetzt, um intrazelluläre pH-Werte – je nach Zelltyp – zwischen 7,0 und 7,4 zu erhalten. Die genügende Bereitstellung von Bikarbonat in den Zellen schafft eine wichtige Voraussetzung für ihre Fähigkeit zur pH-Regulation. Auf Grund des negativen Membranpotentials benötigen H$^+$-Ionen für ihren Ausstrom eine treibende Kraft, die meist vom einwärts gerichteten Natrium-Gradient geliefert wird. Einzelne Zelltypen verfügen darüber hinaus auch über primär aktive *Protonen-Pumpen* (vgl. Kapitel Magen und Niere).

Bikarbonat als Puffer

Die Lösung von CO_2 in Wasser führt zur Hydratation und damit zur spontanen Bildung von Kohlensäure. Wie alle schwachen Säuren ist auch die Kohlensäure ein Elektrolyt, der in wässriger Lösung H$^+$-Ionen abgibt. Im Blut kann die „zweibasige" Kohlensäure lediglich ein H$^+$ abgeben, da der Blut-pH-Wert von etwa 7,4 eine Dissoziation des 2ten H$^+$-Ions kaum zulässt. Die konjugierte Base der Kohlensäure ist daher das HCO_3^- Ion (Bikarbonat).

$$CO_2 + H_2O \Leftrightarrow H_2CO_3 \Leftrightarrow H^+ + HCO_3^-$$

Unter Grundumsatzbedingungen (vgl. S. 204) werden pro min nicht nur rund 250 ml Sauerstoff verbraucht, sondern (bei einem RQ von 0,88) auch etwa 220 ml CO_2 ausgeatmet, die durch den Stoffwechsel im Gewebe entstanden sind. Daraus errechnet sich eine CO_2-Produktion von 13,2 Liter pro Stunde bzw. 316,8 l pro Tag. Da 22,4 l = 1 mol darstellen, bedeutet dies rund *14 mol CO_2/Tag*. Wäre Kohlensäure nicht eine „flüchtige" Säure, deren Abgabe in Form von CO_2 über die Atmung gelingt, würde der Organismus mit CO_2 bzw. H_2CO_3 überschwemmt werden. Durch *Ankopplung an die Atmung* befindet sich das System aber in einem *Fließgleichgewicht*, bei dem auch die Konzentration des Bikarbonats solange konstant bleibt, wie sich der P$_{CO_2}$ des Systems nicht ändert. Fixe Säuren, deren Ausscheidung uns bei der Besprechung des Säure-Basen-Status noch beschäftigen wird (vgl. S. 154 und 260), bildet der Organismus zusätzlich je nach Nahrungsangebot.

Für die oben formulierte Hydratation des CO_2 und den anschließenden Zerfall zu H$^+$ und HCO_3^- gilt das *Massenwirkungsgesetz*:

$$k' = \frac{[H^+] \times [HCO_3^-]}{[H_2CO_3]}$$

Durch Logarithmieren ergibt sich:

$$\log k' = \log [H^+] + \log \frac{[HCO_3^-]}{[H_2CO_3]}$$

umgeformt:

$$-\log [H^+] = -\log k' + \log \frac{[HCO_3^-]}{[H_2CO_3]}$$

oder

$$pH = pk' + \log \frac{[HCO_3^-]}{[H_2CO_3]}$$

Setzt man nun an Stelle von H_2CO_3 die Konzentration des gelösten CO_2 ein, so gilt ein neuer pk-Wert:

$$pH = pk + \log \frac{[HCO_3^-]}{[CO_2]}$$

Da die Menge des gelösten CO_2, wie wir gesehen haben (vgl. S. 124 f.), vom CO_2-Partialdruck und dem Löslichkeitskoeffizienten α abhängt, kann an Stelle von [CO_2] auch der Ausdruck „$\alpha \times P_{CO_2}$" verwendet werden. Damit erhält man:

$$pH = pk + \log \frac{[HCO_3^-]}{\alpha \times P_{CO_2}}$$

Diese Gleichung ist die **Henderson**[27]-**Hasselbalch**[28]-**Gleichung**, angewandt auf den physiologisch wichtigen Bikarbonat-Puffer und unter Berücksichtigung des CO_2-Partial-

---

27 Lawrence Joseph Henderson (1878–1942), amerikanischer Biochemiker, Harvard Medical School.
28 Karl Hasselbalch, dänischer Biochemiker.

4.6 Säure-Basen-Haushalt

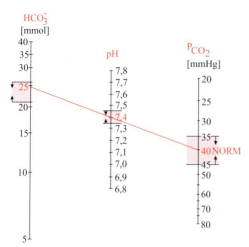

Abb. 4.14: Leiternomogramm für die Henderson-Hasselbalch-Gleichung.

$$pH = pk + \log \frac{[\text{HCO}_3^-]}{\alpha \times P_{\text{CO}_2}}$$

ist nämlich erfüllt, wenn „7,4 = 6,1 + log 20" ist, da 1,3 = log 20 ist.

Beispiel:
Bei einer Blutprobe (z.B. *arterielles Blut aus dem hyperämisierten Ohrläppchen*) mit einem pH-Wert von 7,4, einem P_{CO_2} von 40 mmHg und α = 0,03 mmol/l × mmHg ergibt sich für die gesuchte Bikarbonat-Konzentration X:

$$7,4 = 6,1 + \log \frac{X \text{ mmol/l}}{0,03 \text{ mmol/l mmHg} \times 40 \text{ mmHg}}$$

7,4 = 6,1 + log 24/1,2

Die HCO$_3^-$-Konzentration ist demnach 24 mmol/l.

Da die CO$_2$-Konzentration einer Blutprobe leicht veränderlich ist, nutzt man für die Beschreibung der Bikarbonatkonzentration die folgenden **Standardbedingungen:**

1. P_{CO_2} 40 mmHg (5,3 kPa)

2. **Sauerstoff-gesättigtes (= arterialisiertes) Blut**

3. **37 °C**

Den erhaltenen Wert bezeichnet man entsprechend als **Standardbikarbonat**. Üblicherweise liegt der Wert bei 24 mmol/l. Die Verbindungslinie der Normwerte in Abb. 4.14 läuft durch diesen Wert. Liegen keine Standardbedingungen vor, so misst man lediglich das **aktuelle Bikarbonat** der Blutprobe. Dieser Wert hat jedoch nur geringe diagnostische Bedeutung!

Welche **Puffereigenschaften** sind nun vom Bikarbonat-Puffer zu erwarten? Läge das Bikarbonat/CO$_2$-Verhältnis bei 1, so befänden wir uns (wegen log 1 = 0) am pk-Wert von 6,1, bei dem die *Pufferkapazität* maximal ist. (Die Pufferkapazität ist die Menge der H$^+$-Ionen, die benötigt wird, um den pH-Wert einer Lösung um eine pH-Einheit zu verändern). Das bei pH 7,4 vorliegende Verhältnis von 20:1 erscheint daher im Hinblick auf eine gute Pufferung zunächst ungünstig. Zur Beurteilung der Leistung des Bikarbonatpuffers für den Organismus wollen wir – ausgehend von einem Blut-pH von 7,4 und 24 mmol/l H$_{\text{CO}_3^-}$ – zwei Gedankenexperimente durchführen:

drucks. Der *pk-Wert für dieses Puffersystem beträgt 6,1*. Für α werden *0,03 mmol × l^{-1} × mmHg^{-1}* angegeben. Die Gleichung besitzt eine äußerst zentrale Bedeutung für das Verständnis des Säure-Basenhaushalts, da sich der pH-Wert des Organismus maßgeblich aus dem *alveolären bzw. arteriellen* P_{CO_2} und der Bikarbonatkonzentration der extrazellulären Flüssigkeit bestimmt. Allerdings wird diese Beziehung – wie wir noch sehen werden – auch durch Nicht-Bikarbonatpuffer „überformt".

Mit Hilfe von **Leiternomogrammen** kann der Zusammenhang von HCO$_3^-$-Konzentration, pH und P_{CO_2} – kurzum die Henderson-Hasselbalch-Gleichung – graphisch dargestellt werden. Abbildung 4.14 zeigt ein Beispiel, bei dem auf der mittleren Skala der pH-Wert und auf den äußeren Skalen die Bikarbonat-Konzentration und der CO$_2$-Partialdruck in jeweils logarithmischen Maßstäben aufgetragen ist. Wie die Henderson-Hasselbalch-Gleichung fordert, müssen diese Maßstäbe in entgegengesetzten Richtungen verlaufen. Die Skalen sind so angeordnet, das eine Gerade durch 2 Messpunkte stets den 3. gesuchten Wert als Schnittpunkt mit der letzten Skala anzeigt. Bei einem pH-Wert von z.B. 7,4 ergeben sich daher nur Kombinationen aus Bikarbonat-Konzentration und CO$_2$-Partialdruck, deren Verhältnis den festen Wert 20 hat. Die Henderson-Hasselbalch-Gleichung

1. Zugabe von 1 mmol/l einer vollständig dissoziierten Säure (z.B. HCl) verschiebt die Gleichung

$$CO_2 + H_2O \leftrightarrow H_2CO_3 \leftrightarrow HCO_3^- + H^+$$

nach links. Dabei wird 1 mmol/l Bikarbonat verbraucht, während 1 mmol/l CO_2 entsteht. Dieses CO_2 soll zunächst *nicht* aus dem System entweichen. Für diesen Fall (*geschlossenes Puffersystem*) errechnet sich ein pH von

$$7{,}1 = 6{,}1 + \log 23/2{,}2$$

2. Zugabe der gleichen Säuremenge unter Bedingungen, bei denen das CO_2 entweichen kann, so dass der ursprünglich P_{CO_2} unverändert bleibt. Es ergibt sich

$$7{,}38 = 6{,}1 + \log 23/1{,}2$$

Man erkennt, dass die Säure in einem **offenen Puffersystem** eine tolerable pH-Differenz herbeiführt. Der Organismus erfüllt diese Voraussetzungen dadurch, dass er CO_2 über die Lunge abatmen kann. Zusätzliche Regelmechanismen helfen dabei, den P_{CO_2} weitgehend konstant zu halten (s. S. 258).

CO_2-Transport im Blut

Wir hatten bereits bei der Definition des Standardbikarbonats darauf hingewiesen, dass der *CO_2-Transport im Blut* auch vom *Oxygenierungsgrad* des Hämoglobins abhängt. Abbildung 4.15 verdeutlicht den Weg des CO_2 vom Gewebe in die Erythrozyten und weiter bis zur Abgabe in der Lunge: Zunächst physikalisch gelöst diffundiert CO_2 aus der Zelle und überwindet in dieser Form das Interstitium, die Kapillarwand sowie einen dünnen Plasmasaum der Kapillaren (den sog. „*Plasmarandsaum*"). Die im Vergleich zum Sauerstoff 20 mal größere Löslichkeit erleichtert diesen Vorgang. Die Haupttransporteure des CO_2 sind jedoch die Erythrozyten: Sie enthalten das Enzym **Carboanhydrase** (synonym: Carbonanhydratase, CA), das die Hydratation des CO_2 erleichtert.

$$CO_2 + H_2O \overset{CA}{\Leftrightarrow} H_2CO_3 \Leftrightarrow HCO_3^- + H^+$$

Die durch die Katalyse sehr schnell entstehende Kohlensäure (H_2CO_3) dissoziiert dann

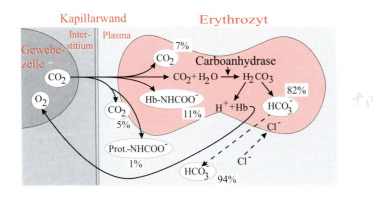

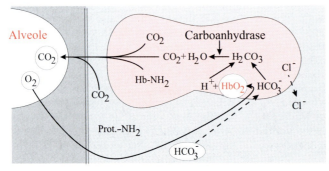

Abb. 4.15: Schematische Darstellung der CO_2-Aufnahme des Blutes im Gewebe (oberer Teil) und der CO_2-Abgabe vom Blut in der Lunge (unterer Teil), für Prozentangaben vgl. Tab. 4.7.

spontan, d.h. ohne Einwirkung des Enzyms, in HCO_3^- und H^+.

Carboanhydrase hat eine sehr hohe Wechselzahl und beschleunigt die sonst zu langsam ablaufende Reaktion. Kurze Kontaktzeiten des Blutes können so optimal für die CO_2-Beladung genutzt werden. Die CA ist ein *zinkhaltiges Protein*, das mit 13 bis 14 mg pro g Hämoglobin mengenmäßig den 2. Platz der Erythrozyten-Proteine einnimmt. Viele Zellen und Gewebe besitzen ebenfalls Carboanhydrase, wohl mit dem Zweck, CO_2 anstelle von Bikarbonat durch Membranen zu transportieren (zur Bedeutung im proximalen Tubulus der Niere vgl. S. 258 u. 269) oder um schnelle Gleichgewichtseinstellungen veränderlicher CO_2-Partialdrucke zu erleichtern. Verschiedene Isoformen der Carboanhydrase werden neuerdings wieder verstärkt als Zielstrukturen pharmakologisch wirksamer Substanzen genutzt, so z.B. zur zentralen Erregungsminderung bei Epilepsie.

Die H^+-*Ionen* können im nächsten Schritt an *Hämoglobin angelagert werden* (insbesondere an Histidin-Reste). *Diese Pufferwirkung ist beim Desoxyhämoglobin besser als beim Oxyhämoglobin, da Desoxyhämoglobin als schwächere Säure mehr H^+ aufnehmen kann*.

Die Bikarbonat-Ionen im Cytoplasma stellen die Zelle jedoch vor Probleme: Zum einen bedingen sie eine intrazelluläre Alkalose. Zum anderen sind sie als negativ geladene Ionen osmotisch wirksam. Daher werden sie im Austausch gegen Chlorid-Ionen aus den Erythrozyten heraustransportiert. Diese *Chloridverschiebung* wird nach ihrem Erstbeschreiber oft als „Hamburger[29]-shift" bezeichnet. Die Chloridionen können die Erythrozyten über Chloridkanäle z.T. wieder verlassen. Dennoch steigt der osmotische Druck im Erythrozyten bei CO_2-Beladung geringfügig an. Je nach Größe des Chlorideinstroms (verstärkt z.B. bei erhöhtem P_{CO_2} = respiratorische Azidose) kann es so zur leichten Schwellung der Erythrozyten kommen, was wiederum die Viskosität des Blutes erhöht.

Ein weiterer Teil des CO_2 wird reversibel in Form von *Carbaminogruppen (Carbamat) an die terminalen Aminogruppen des Hämoglobins* gebunden:

$$CO_2 + HbNH_2 \Leftrightarrow Hb\ NHCOO^- + H^+$$

---

29 Hamburger (1859–1924), holländischer physiologischer Chemiker.

Auch diese Reaktion ist vom P_{CO_2} abhängig und kehrt sich in den Lungenkapillaren um.

Die *drei verschiedenen Transportformen des CO_2* (gelöst, als Bikarbonat, als Carbamino-Hämoglobin) lassen sich mengenmäßig erfassen, z.B. indem man aus Blut, das unter Luftabschluss entnommen wurde, die CO_2-Anteile mit starken Säuren extrahiert. Wie Tabelle 4.7 zeigt, überwiegt in den beiden Lösungsräumen (Plasma und Erythrozyt) der Anteil des Bikarbonats. Im Plasma ist der CO_2-Transport als Carbaminoverbindung mit Plasmaalbuminen praktisch zu vernachlässigen.

Tab. 4.7: CO_2-Verteilung in Plasma und Erythrozyten

	Plasma	Erythrozyten
Physikalisch gelöstes CO_2	5%	7%
CO_2 als Bikarbonat gelöst	94%	82%
CO_2 in Carbaminoverbindungen	1%	11%

In der Lunge wird der gesamte Vorgang bei der CO_2-Abgabe in den Alveolen in umgekehrter Richtung durchlaufen. Durch die einsetzende O_2-Beladung ändert das Hämoglobin seinen Säurecharakter: Es kommt zur Freisetzung von H^+ und – in der Folge – von CO_2 aus Bikarbonat. Auch hier beschleunigt die Carboanhydrase den Vorgang etwa 1000fach. Als mittlere Kontaktzeit von Erythrozyt und Alveole werden etwa 0,3 s angegeben. Die „Austreibung" von H^+ und CO_2 durch O_2 wird als „Haldane[30]-Effekt" bezeichnet. Formal handelt es sich um eine Umkehrung des Bohr-Effektes (gesteigerte O_2-Entladung durch H^+-Bindung). Der veränderliche Säurecharakter des Hämoglobins bestimmt demnach zum einen den Gaswechsel (CO_2, O_2) in Lunge und Gewebe, zum anderen hat er Auswirkungen auf die Puffereigenschaften des Blutes. Um den Säure-Base-Status im Blut bestimmen zu können, ist daher die Angabe des P_{O_2} stets erforderlich!

Betrachten wir nun **CO_2-Bindungskurven** des Blutes in Abhängigkeit vom P_{O_2}, so zeigt

---

30 John Scott Haldane, brit. Physiologe (1860–1936), entwickelte eine ausgezeichnete Apparatur zur Messung der Blutgase, bewies die Wirkung von CO_2 auf die zentrale Atemrhythmik.

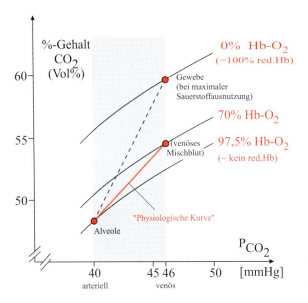

Abb. 4.16: CO_2-Bindungskurven für voll sauerstoffgesättigtes Blut (untere Kurve), für venöses Mischblut (mittlere Kurve) und Blut mit vollständig reduziertem Hämoglobin (obere Kurve).

sich eine *Zunahme der CO_2-Bindungskapazität bei Abnahme der O_2-Sättigung* (Kurven in Abb. 4.16). Von Bedeutung sind hier die sog. *„physiologischen Kurven"* bei denen die O_2-Sättigung des Blutes nicht experimentell konstant gehalten wurde, *sondern die zwischen venösem und arteriellem P_{O_2} aufgespannt sind*. Ausgehend von den üblichen P_{CO_2}-Werten von 46 mmHg (6,1 kPa, venös) und 40 mmHg (5,3 kPa, arteriell) verlaufen sie bei stärkerer O_2-Entladung steiler – eine Folge des Haldane-Effekts. *Bei größeren arteriovenösen Sauerstoff-Differenzen erhöht sich demnach die CO_2-Bindungskapazität erheblich.* Erinnert man sich, dass nur 20 ml Sauerstoff in 100 ml Vollblut gebunden werden können, so wird deutlich, dass die CO_2-Kapazität in jedem Fall doppelt so hoch ist.

Die bedeutsame *Pufferfunktion vom Blutplasma und erst recht vom Hämoglobin* kann man experimentell ermitteln, wenn man Blut mit anderen CO_2-Partialdrucken als gerade 40 mmHg äquilibriert. Die Abb. 4.17 zeigt die Situation bei Erniedrigung des CO_2-Druckes auf 20 mmHg. Wäre das System lediglich mit Bikarbonat gepuffert, würden wir bei gleicher Bikarbonatkonzentration einen pH Wert von ca. 7,7 erwarten (obere Gerade). In Anwesenheit von *puffernden Plasmaeiweißen (Albuminen)* muss die Alkalisierung geringer ausfallen. *Der Effekt auf den pH-Wert wird in Anwesenheit von Hämoglobin weiter verringert.* Die untere Kurve wurde nach experimentell ermittelten Daten gezeichnet (vgl. Siggaard-Andersen, weiterführende Literatur). Dabei wurde ein „normaler" Hämoglobinwert von 15 g/100 ml eingesetzt (vgl. S. 23). Aus praktischen Gründen und für eine bessere Standardisierung werden solche Messungen üblicherweise *mit Oxyhämoglobin durchgeführt* (volle Sauerstoff-Sättigung), obschon – wie wir oben gesehen haben – Oxyhämoglobin weniger H^+-Ionen aufnehmen kann.

Respiratorische Störungen

Wie oben ausgeführt ist der Bikarbonat-Puffer im Blut ein offenes Puffersystem, weil CO_2 über die Atmung abgegeben wird. Dem entsprechend haben Störungen der Ventilation stets Veränderungen des Säure-Basen-Status zur Folge. Der in Abb. 4.17 gezeigte Zustand beschreibt das klinische Bild der **respiratorischen Alkalose**, die stets mit einer **Hypokapnie** (von griech.: Kapnos = Rauch, Dampf), also einer *verminderten CO_2-Konzentration im Blut* einhergeht. *Der Basenüberschuss ist dabei im Normbereich.* Die vermehrte Abatmung von CO_2 beruht auf einer *übermäßigen alveolären Ventilation*. Diese wird als **Hyperventilation** bezeichnet, sofern sie nicht durch körperliche Betätigung

4.6 Säure-Basen-Haushalt

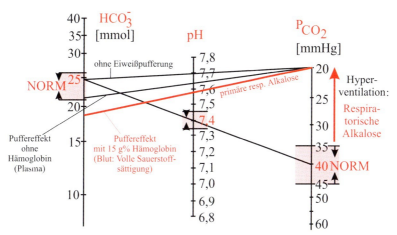

Abb. 4.17: Respiratorische Alkalose (bei Hyperventilation) mit den Puffereffekten des Bikarbonats und der Plasmaeiweiße (mittlere Kurve) sowie den Puffereffekten des Hämoglobins (untere Kurve) auf pH und Bikarbonat.

mit entsprechend vermehrter CO_2-Produktion ausgelöst wird.

Als Gründe für eine Hyperventilation kommen u.a. *Schmerz, psychische Erregungszustände,* sowie *Entzündungen des Gehirns* oder der Hirnhäute in Frage. Eine vertiefte Atmung tritt ferner bei *Sauerstoff-Mangel* auf, z.B. in großen Höhen oder bei Unterdruck (vgl. 164 f.). Auch bei übermäßiger *künstlicher Beatmung* (bei Ausfall der Spontanatmung) können hypokapnische Zustände auftreten. Klinisch sind sie durch *Krampfneigung und Steigerung der zentralen neuronalen Erregbarkeit bis hin zum Auftreten epileptischer Anfälle* gekennzeichnet (bei entsprechender Prädisposition).

 In der Epilepsiediagnostik macht man sich diese Eigenschaft des Nervengewebes zu Nutze, um „interiktale", d.h. zwischen den Anfällen befindliche epileptische Entladungen im EEG darstellen zu können (sog. *Provokationsmethoden*). Die in Folge einer Hyperventilation einsetzende Hypokapnie und Alkalose kann bei entsprechender Disposition Krampfpotentiale im EEG auslösen. Sie führt ferner zur *Vasokonstriktion der Hirngefäße*. Folgt auf eine Hyperventilation im Liegen eine schnelle Aufrichtung des Körpers, so führt die cerebrale Minderdurchblutung sehr schnell zur Ohnmacht.

Umgekehrt bewirkt eine *Verdopplung des CO_2-Partialdrucks* eine pH-Abnahme, die bei reiner Bikarbonat-Pufferung 0,3 pH Einheiten betragen würde (Abb. 4.18). In Anwesenheit von Plasmaeiweißen und Hämoglobin fällt der pH-Wert nur um 0,2 Einheiten. Hier wird die Bedeutung der Nicht-Bikarbonat-Puffer besonders deutlich. Eine weitere wichtige Konsequenz ist, dass aus dem *Zusammenwirken von Bikarbonat- und Nicht-Bikarbonat-Puffern bei Zunahme des P_{CO_2} auch die Bikarbonat-Konzentration ansteigt!* (Umgekehrtes gilt für die Abnahme des P_{CO_2}.) Die Zunahme des P_{CO_2} bei gestörter alveolärer Ventilation ist kennzeichnend für eine **respiratorische Azidose**. Die entsprechende *Erhöhung des alveolären und arteriellen P_{CO_2}* bezeichnet man als **Hyperkapnie**. Eine verminderte alveoläre Ventilation wird *oft durch chronische oder akute Lungenerkrankungen ausgelöst*. Insbesondere das Lungen-Emphysem mit chronischer Emphysembronchitis, schwere Fälle von Asthma bronchiale oder andere Formen obstruktiver Lungenerkrankungen verursachen eine respiratorische Azidose. Zentrale Störungen der Atmungsregulation, des Atemantriebs *(Schlafmittelvergiftungen)*, nervale Leitungsstörungen oder verminderte neuromuskuläre Übertragung können ebenfalls zu respiratorischen Azidosen führen.

Aus Abb. 4.17 und 4.18 erkennen wir, dass bei Verdopplung oder Halbierung der normalen Kohlensäure-Konzentration nur 1/3 der H^+-Ionen-Abweichung mit dem Puffersystem des Blutes aufgefangen werden kann. Die weiterhin ungünstigen Abweichungen vom Soll-pH-Wert können nur

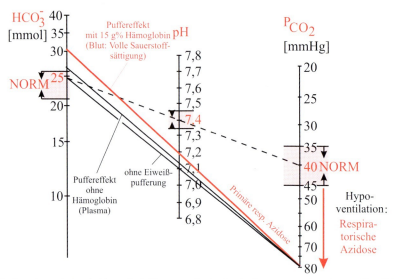

Abb. 4.18: Respiratorische Azidose (bei Hypoventilation) mit den entsprechenden Puffereffekten (vgl. Abb. 4.17).

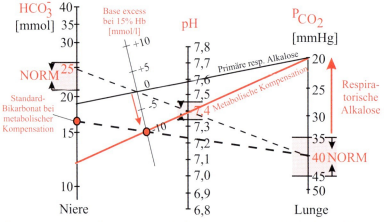

Abb. 4.19: Respiratorische Alkalose mit metabolischer Kompensation; gleichzeitig ist der Base excess sowie das Standardbikarbonat eingetragen (nach Messwerten von Siggaard-Andersen).

durch eine Ausscheidung von Pufferbasen oder H⁺ über die Niere kompensiert werden.

Im Fall der **Kompensation** einer **respiratorischen Alkalose** vermindert die Niere die normalerweise vollständige Rückresorbtion von Bikarbonat (vgl. Abb. 8.34, S. 258). Damit werden vermehrt Basen-Äquivalente ausgeschieden und der Blut-pH-Wert kann schon nach wenigen Stunden durch Abgabe eines alkalischen Urins kompensiert werden. In Abb. 4.19 ist zunächst die primäre respiratorische Alkalose sowie die metabolische Kompensation gezeigt, die notwendig ist, um einen pH-Wert von 7,4 zu erreichen. Durch die Bikarbonat-Ausscheidung vermindert sich der *Base excess*, der auf einer weiteren (empirisch ermittelten) Geraden[31] aufgetragen ist (ebenso in Abb. 4.20–4.23). Es ergibt sich ein BE-Wert von −10 mmol/l,

---

[31] Die Diagramme sind gezeichnet nach Vorlagen von Siggaard-Andersen (siehe Weiterführende Literatur, Kap. 22).

also eine Verringerung der Gesamtpufferkapazität des Blutes von 48 auf 38 mmol/l, der unterhalb der *Toleranzgrenze von ±2,5 mmol/l liegt*. Wegen der Puffereigenschaften des Hämoglobins gilt die hier gezeigte BE-Skala allerdings *nur für sauerstoffgesättigtes Blut* mit einer *Hämoglobinkonzentration von 15 g/100 ml*. Auch das **Standardbikarbonat** der metabolisch kompensierten Blutprobe lässt sich in dieser Graphik ablesen. Wir erinnern uns daran (vgl. S. 147), dass hiermit die Bikarbonatkonzentration bei einem P_{CO_2} von 40 mmHg (volle O_2-Sättigung, 37 °C) gemeint ist. Entsprechend legt man eine Gerade durch den Wert von 40 mmHg der P_{CO_2}-Skala und den ermittelten Basenüberschuss (–10) und gelangt zu einem Standardbikarbonat-Wert von ca. 16 mmol/l (erhalten bei einem pH von 7,23). *Das Standardbikarbonat muss daher in Folge der metabolischen Kompensation einer respiratorischen Alkalose erniedrigt sein!*

Liegt eine **respiratorische Azidose** (vgl. Abb. 4.20) vor, sind die Verhältnisse der **Kompensation** in der Niere komplexer. In diesem Fall wird Bikarbonat zunächst *vollständig reabsorbiert*. Über den *Natrium-Protonen-Austausch* in der apikalen Membran der proximalen Tubuluszellen gelangen vermehrt Protonen ins Tubuluslumen. Letzlich kommt es aber nicht so sehr zur Abgabe freier Protonen, sondern zur vermehrten Ausscheidung von Phosphat, das ja zunächst frei filtriert wird: Der bei azider Stoffwechsellage niedrigere pH-Wert der Tubulusflüssigkeit führt nämlich zur vermehrten Bildung von $H_2PO_4^-$. Da aber Phosphat im proximalen Tubulus der Niere transzellulär von einem Carrier (Na^+-HPO_4^{2-}-Kotransporter) reabsorbiert wird, dessen Affinität für HPO_4^{2-} deutlich größer ist als für $H_2PO_4^-$, findet eine verstärkte **Ausscheidung von H^+ gebunden an $H_2PO_4^-$** statt.

Ein weiterer Mechanismus benötigt einige Tage, und erfordert eine Umstellung des Stoffwechsels in Leber und Niere: *Die Leber scheidet vermehrt Glutamin aus*, das nun über das Blut zur Niere gelangt. Durch eine mitochondriale **Glutaminase**-Reaktion spalten die Nierenepithelzellen des proximalen Tubulus aus dem Glutamin wieder NH_3 ab, das in die Tubulusflüssigkeit gelangt. Dort bildet sich in Abhängigkeit vom pH-Wert der Tubulusflüssigket spontan NH_4^+, das dann vermehrt ausgeschieden wird (der *pk*-Wert der Reaktion $NH_4^+ \leftrightarrow NH_3 + H^+$ liegt bei 9,0). Wiederum verlassen Protonen den Organismus, diesmal als NH_4^+ an NH_3 gebunden. Durch den Abtransport des Glutamins findet in der Leber weniger Harnstoffsynthese statt, die in der Bilanz pH-neutral abläuft. Bei der Azidose-bedingten NH_4^+-Ausscheidung wird der Stickstoff zusammen mit Protonen gewissermaßen „alkalisie-

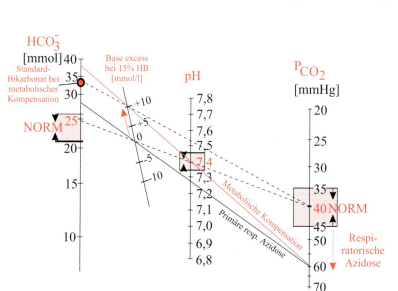

Abb. 4.20: Respiratorische Azidose und metabolische Kompensation (vgl. Abb. 4.18).

rend" ausgeschieden. Weitere Einzelheiten werden wir im Kapitel Niere (s. S. 258 f.) besprechen.

Ein Nebeneffekt der Glutaminase-Reaktion in die Niere ist, dass dort nun vermehrt α-Ketoglutarat als Ausgangsprodukt für die Glukoneogenese zur Verfügung steht. Es sei darauf hingewiesen, dass die Niere „altruistisch" Glukose reabsorbiert, selbst aber Glukoneogenese betreibt, so dass das Nierenvenenblut mehr Glukose enthält als das der Nierenarterie!

Eine dritte Möglichkeit Protonen zu eliminieren besteht in einem aktiven Transport durch **ATP-getriebene H⁺-Pumpen**, die vor allem im Sammelrohr lokalisiert sind. Durch diese Maßnahmen kann nun eine respiratorische Störung ganz oder teilweise **metabolisch kompensiert** werden.

Der Vorteil solcher Diagramme (Abb. 4.19–4.22), die Bestandteil moderner Computerprogramme sind, liegt darin, dass mit Hilfe von pH- und P_{CO_2}-Messungen (über entsprechende Elektroden) sowie Bestimmung der Hb-Konzentration (einschließlich Kenntnis der Sauerstoffsättigung) die Äquilibrierung des Blutes mit CO_2 von 40 mmHg unnötig geworden ist. Einmal erhobene Messdaten erlauben, aus den Nomogrammen Base excess sowie Standardbikarbonat direkt abzulesen. Dennoch ist es unerlässlich, sich die Zusammenhänge klarzumachen, weil der pH-Wert des Blutes allein keine Aussage zur Art der Störung erlaubt. *Erst in der Kombination mit P_{CO_2} und Standardbikarbonat oder genauer – mit dem Base excess kann eine eindeutige Diagnose des Säure-Basenstatus erfolgen* (vgl. Abb. 4.23).

Metabolische Störungen

Bevor wir auf **metabolische Störungen** eingehen, wollen wir zunächst die *Herkunft der Protonen* betrachten. Säuren entstehen im Stoffwechsel *in Abhängigkeit von der Ernährung und der Stoffwechsellage*. Die Verbrennung von Glukose gemäß $C_6H_{12}O_6 + 6\,O_2 \rightarrow 6\,CO_2 + 6\,H_2O$ liefert zunächst, solange CO_2 abgeatmet wird, in der Bilanz *keine überschüssigen Protonen*. Trotzdem muss bei normaler Mischkost-Ernährung *täglich eine H⁺-Menge von 60–100 mmol* abgegeben werden. Diese Protonen stammen vor allem aus Säure-bildenden Phosphaten und Sulfhydryl-Gruppen, die mit proteinreicher Nahrung aufgenommen werden, sowie aus freien Säuren (z.B. Fruchtsäften). Säurebildner sind also vor allem *alimentären* Ursprungs[32].

In 1,5 l Endharn ergäben die o.g. 60 mmol H⁺ einen pH-Wert von ca. 1,4! Tatsächlich beträgt der pH-Wert aber in Folge der Pufferung maximal 4,5. Die H⁺-Ionen sind demnach als HPO_4^{2-} und NH_4^+ sowie, zu einem geringen Teil, an organische Säuren gebunden. *Sie können aber durch Rück-Titration des Harns auf pH 7,4 erfasst werden.* Man spricht deshalb auch von **titrierbaren Säuren**. Um eine Gesamtbilanz der Säureausscheidung zu erstellen, muss noch der Anteil des ausgeschiedenen NH_4^+ hinzugerechnet, der des HCO_3^- (sofern überhaupt ausgeschieden) abgezogen werden. Damit gilt:

$$H^+_{GESAMT} = \text{Titrierbare Säure (pH 7,4)} + NH_4^+ - HCO_3^-$$

Von einer primären **metabolischen Azidose** spricht man bei akutem Abfall der HCO_3^--Ionenkonzentration, wie er bei vermehrtem Anfall von „fixen" Säuren im Organismus auftritt (vgl. Abb. 4.21). Typisches Beispiel hierfür ist der Überschuss von Ketonkörpern beim *diabetischen Koma*, welche durch Bikarbonat neutralisiert werden müssen. Man spricht hier von einer *Ketoazidose*. Daneben kann Milchsäure eine *Laktazidose* hervorrufen, wenn bei anaerober Glykolyse vermehrt Milchsäure aus der Muskulatur in die Blutbahn entlassen wird. Dies kann durch Sauerstoffmangel im Gewebe (z.B. infolge eines Mangels an zirkulierendem Blutvolumen bei hämorrhagischem Schock) ausgelöst sein. Auch der *Verlust von Bikarbonat bei Durchfällen (Subtraktionsazidose)* oder tubuläre Reabsorptionsstörungen (auch infolge übermäßiger Diuretika-Therapie) können eine primäre metabolische Azidose auslösen. Bei der primären *metabolischen Azidose* ist zunächst *die aktuelle und die Standardbikarbonat-Konzentration* gleichermaßen erniedrigt. Die resultierenden Anstiege der H⁺-Ionen-Konzentration aktivieren allerdings sehr rasch periphere und zentrale Chemorezeptoren, die die Atmung regeln (vgl. S. 160 f.),

---

[32] Man beachte aber, dass bei Pflanzenfressern (z.B. Kaninchen) ein alkalischer Urin abgegeben wird, da die ausgeprägte Aufnahme von *Salzen organischer Säuren* (Malat) in der Bilanz zur Alkalose führt.

4.6 Säure-Basen-Haushalt

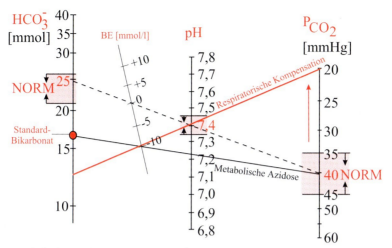

Abb. 4.21: Metabolische Azidose mit respiratorischer Kompensation.

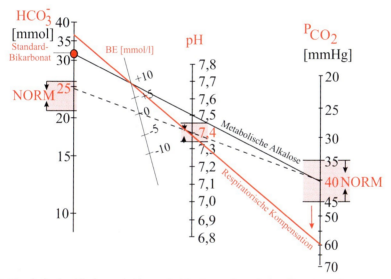

Abb. 4.22: Metabolische Alkalose mit (theoretisch) rein respiratorischer Kompensation.

so dass die nun einsetzende **Hyperventilation** den P_{CO_2} wieder sinken lässt. Während unter diesen Bedingungen die aktuelle Bikarbonat-Konzentration weiter sinkt, wird das *Standardbikarbonat durch* eine *respiratorische Kompensation nicht verändert*. Insgesamt ist damit die Möglichkeit einer (oft nur partiellen) **respiratorischen Kompensation** einer metabolischen Azidose verwirklicht, die durch eine vertiefte sog. **Kussmaulsche**[33] Atmung gekennzeichnet ist.

Schließlich kann es zu einer **metabolischen Alkalose** (vgl. Abb. 4.22) kommen, wenn ein übermäßiger *Verlust von Magensäure* durch gehäuftes *Erbrechen* stattfindet (*Subtraktionsalkalose*). Bilanzmäßig stammt das im Magen sezernierte H⁺ aus der Kohlensäure.

[33] Adolf Kussmaul, geb. 1822, Internist in Heidelberg, Erlangen, Freiburg, Straßburg, gestorben in Heidelberg 1902. Gilt mit seiner „Magenpumpe" auch als Erfinder der Gastroskopie. Zusammen mit seinem Freund L. Eichrodt gab er unter dem Pseudonym *Gottlieb Biedermaier* parodistische Gedichte heraus. Von hier stammt der Begriff „Biedermeier-Zeit" für eine ganze Epoche.

	pH	P_{CO_2}	BE	
Normwerte	7,35-7,45	35-45 mm Hg	-2,5 bis +2,5 mmol/l	Pathophysiologische Beispiele
Respiratorische Azidose	↓	↑	—	Bronchien- und Lungenerkrankungen, Schlafmittelvergiftungen
Metabolische Kompensation	—	↑	↑	
Metabolische Azidose	↓	—	↓	Ketoazidosen, Laktazidosen, Bikarbonatverlust über Niere und Darm
Respiratorische Kompensation	—	↓	↓	
Respiratorische Alkalose	↑	↓	—	Hyperventilation bei zentralen Entzündungen, bei O_2-Mangel
Metabolische Kompensation	—	↓	↓	
Metabolische Alkalose	↑	—	↑	Erbrechen, Hyperaldosteronismus
Respiratorische Kompensation	—	↑	↑	

Abb. 4.23: Übersicht über respiratorische und metabolische Veränderungen des pH, P_{CO_2} und Base excess, die entsprechenden Kompensationen und pathophysiologische Beispiele.

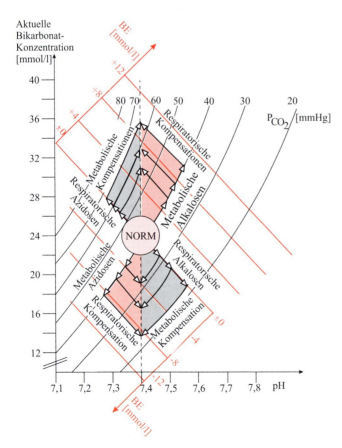

Abb. 4.24: Beziehungen zwischen pH-Wert des Blutes und seiner Bikarbonatkonzentration bei unterschiedlichen P_{CO_2}-Konzentrationen (gebogene Kurven). Zusätzlich sind in diese Grafik der Base excess (für normale Plasmaeiweiß- und Hämoglobinkonzentrationen) bei respiratorischen und metabolischen Veränderungen sowie die unterschiedlichen Kompensationen bei Alkalosen und Azidosen eingetragen.

Erst im Darm erfolgt durch die Wiedervereinigung mit dem Bikarbonat-haltigen Pankreas-Saft die weitgehende Neutralisierung. Auch eine *Überproduktion von Aldosteron* kann durch komplexe Wirkungen auf die Niere zur Alkalose führen. Eine Reduktion des Atemantriebs mit Drosselung der alveolären Ventilation und Anstieg des P_{CO_2} kann eine schwere metabolische Alkalose nur teilweise beheben (Standardbikarbonat sowie BE steigen unter diesen Bedingungen an), da eine Minderventilation die O_2-Versorgung beeinträchtigen würde. In jedem Fall kommt es zur vermehrten Ausscheidung von Bikarbonat.

Die *Kennzeichen* aller genannten Störungen sind in den Abbildungen 4.23 und 4.24 nochmals zusammengefasst. Wichtig für die Klassifizierung respirarorischer und metabolischer pH-Abweichungen sind demnach die drei Parameter pH, P_{CO_2} und BE: Metabolische Störungen werden von Änderungen des BE-Werts, respiratorische Störungen von Änderungen des arteriellen P_{CO_2} angezeigt.

Die Abb. 4.24 stellt die Beziehungen zwischen Bikarbonatkonzentration im Blutplasma und pH des Blutes bei unterschiedlichen Werten von P_{CO_2} dar. Gleichzeitig ist in diese Graphik ein normaler Base excess eingetragen (normale Hämoglobinwerte, normale Plasmaeiweiß-Konzentration). Man erkennt, dass bei akuten respiratorischen Azidosen und Alkalosen ein normaler BE unverändert bleibt. Gleichzeitig kann man in dieser Graphik die Größe der BE-Veränderungen durch metabolische Bikarbonatveränderungen ablesen. Kompensationen des veränderten pH-Werts finden, wie in Abb. 4.24 gezeigt, wechselseitig statt, d.h. respiratorische Störungen werden metabolisch kompensiert und umgekehrt. Dabei kommen in der Klinik auch *partielle Kompensationen* vor. Ferner treten Mischformen auf: bei einem Nierenversagen gefolgt von metabolischer Azidose und zusätzlich beeinträchtigter Atmung spräche man dann von einer kombinierten metabolischen und respiratorischen Azidose.

Als *Haldane-Effekt* bezeichnet man die abnehmende CO_2-Bindungskapazität bei Oxygenierung des Hämoglobins. Mit Hilfe der Henderson-Hasselbach-Gleichung kann aus dem pH-Wert und dem P_{CO_2} des voll oxygenierten Blutes die Bikarbonatkonzentration des Plasmas berechnet werden. Unter *Standardbikarbonat* versteht man die Bikarbonatkonzentration des Plasmas von voll sauerstoffgesättigtem Blut, das bei 37 °C mit einem P_{CO_2} von 40 mmHg äquilibriert ist. Als *Base excess* (BE-Wert) wird die Abweichung der basischen Valenzen von den Gesamtpufferbasen (48 mmol) des Blutes bezeichnet. Bei primär respiratorischen pH-Verschiebungen erfolgt die Kompensation über eine Änderung des Base excess (einschl. *Standardbikarbonat*). Metabolische Kompensationen erfolgen zusätzlich durch veränderte Ausscheidung von HPO_4^{2-} und NH_4^+. Bei primären metabolischen pH-Verschiebungen wird der veränderte Base excess (einschließlich des veränderten Standardbikarbonat) durch respiratorische Kompensation nicht beeinflusst.

4.7 Regulation der Atmung

Entstehung des Atemrhythmus

Ursache der Atembewegung ist eine rhythmische neuronale Netzwerk-Aktivität, die von ventrolateralen Neuronen der Medulla oblongata generiert wird. Die beteiligten Neuronengruppen (u.a. der sog. „Pre-Bötzinger-Komplex") erstrecken sich in longitudinaler Richtung parallel zum N. ambiguus.

Die rhythmische Aktivität der Neurone wird über retikulospinale Bahnen auf die im Rückenmark gelegenen Motoneurone übertragen und gelangt von dort zu den Nerven der inspiratorischen Muskeln (Nn. phrenici, Nn. intercostales externi). Die Entladungssalven führen – je nach Atemform – zur Kontraktion des Diaphragmas bzw. der Intercostalmuskulatur. Die mit Elektroden ableitbaren

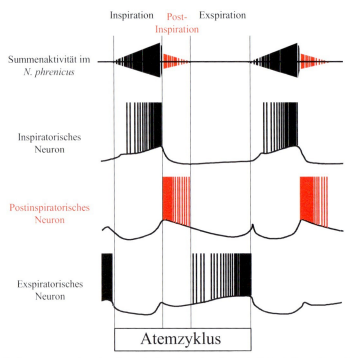

Abb. 4.25: Entladungsmuster eines inspiratorischen, post-inspiratorischen und exspiratorischen Neurons in fester Phasenbeziehung zur Summenaktivität des Nervus phrenicus (schematisch nach Richter u. Mitarbeitern).

Summenaktivitäten z.B. des N. phrenicus spiegeln die Aktivität Rhythmus-generierender neuronaler Netzwerke der ventralen Gruppe wider. Im Gegensatz zur zweiphasigen Atmung (In- und Exspiration) zeigen sich jedoch in der Nervenableitung häufig 3 Phasen (Abb. 4.25): Eine *Zunahme der Aktionspotentialfrequenz im N. phrenicus vermittelt die Inspiration* und entspricht der zeitgleichen Entladung **inspiratorischer Neurone**. **Post-inspiratorische Neurone** schalten deren Aktivität durch *glycinerge* synaptische Hemmung in der folgenden Phase ab. Schließlich entladen die **exspiratorischen Neurone** während der Ausatmung (obschon diese bis zu einem Atemminutenvolumen von 40–50 l/min überwiegend passiv ist). Die Aktivität der exspiratorischen Neurone tritt in der Summenaktivität des N. phrenicus nicht in Erscheinung. *Wechselseitige GABAerge und glycinerge Hemmung sowie glutamaterge Erregung* (über AMPA- und NMDA-Rezeptoren) *halten den neuronalen Atemrhythmus aufrecht*. Durch Mikroelektroden-Ableitung lassen sich weitere Neuronentypen mit festgelegter Phasenlage zur Phrenicus-Entladung unterscheiden, deren Entladungsmuster den Atemrhythmus weiter stabilisieren. Die Entladungsmuster scheinen aber nicht streng festgelegt zu sein, sondern können durch pharmakologische Ausschaltung der synaptischen Hemmung verschoben werden (aus einem post-inspiratorischen wird so per definitionem ein inspiratorisches Neuron). Bei neugeborenen Säugetieren scheinen darüber hinaus einzelne Neurone zur *spontanen Rhythmus-Generierung* befähigt zu sein, bei adulten Tieren ist ihre Bedeutung umstritten. Wichtig für die neuronale Netzwerk-Aktivität ist der synaptische Antrieb aus vorgeschalteten Zentren, der über die *Formatio reticularis* vermittelt wird. Auch dorsal gelegene respiratorische Neurone (ventral von Nucl. tractus solitarius) scheinen inspiratorisch zu entladen. Andere Neurone dieser Region erhalten Afferenzen aus der Lunge und den oberen Atemwegen und sind an der Vermittlung von Hustenreflexen sowie am Hering-Breuer-Reflex (s.u.) beteiligt.

Die Bedeutung des *Stammhirns für die Atmung* wurde erstmals zum Ende des 18. Jahrhunderts durch Schnitt-Experimente aufgedeckt: Erst nach Abtrennung der *Medulla oblongata vom übrigen Rückenmark* kam es nämlich zum sofortigen Atemstillstand[34]. Auch im Bereich *der Brücke* (**Pons**) liegen Neuronenpopulationen (Nucl. parabrachialis, Nucl. Kölliker-Fuse), deren *Abtrennung charakteristische Störungen der Atemrhythmik verursacht. Ohne das obere Drittel der Brückenregion* erhält man (bei durchschnittenen *Nervi vagi*) eine Verstärkung der *Inspiration* bis hin zum Atemstillstand (*Apneusis*). *Im oberen Drittel der Brücke postulierte man daher ein „pneumotaktisches Zentrum"*, das die *Inspiration hemmen kann* („Ausschalter" der Inspiration). Die *Abtragung der gesamten Brücke* hebt zwar die Apneusis wieder auf und erlaubt eine Rhythmogenese, doch beobachtet man eine verlangsamte und unregelmäßige Atmung.

Dass auch übergeordnete Hirnregionen bis hin zum Cortex den Atemrhythmus steuern können, ermöglicht uns, die Atmung willkürlich zu beeinflussen, was u.a. Voraussetzung für die Sprache ist. Abbildung 4.26 zeigt die Komplexität der neuronalen Verschaltungen und ihre Auswirkungen auf die Atmung. Auch zirkadiane und hormonelle Komponenten (Adrenalin, Thyroxin, Progesteron vor allem während der Schwangerschaft) sowie Körpertemperatur üben vielfältige Einflüsse aus. Daher ist es nicht überraschend, dass Atemfrequenz und Atemtiefe nicht nur interindividuell, sondern auch beim selben Probanden von Messung zu Messung stark schwanken können.

Die Aktivität des Rhythmusgenerators wird auch an andere Effektoren weitergeleitet: Über Hirnnerven werden Nasenflügel, Kehlkopf, Zungenmuskulatur und Bronchien versorgt. Direkte Verbindungen bestehen auch „aufwärts" zu pontinen Strukturen.

Rund um die respiratorische Region des Hirnstamms befinden sich auch kardiovaskuläre neuronale Netzwerke, die die Herz-Kreislauf-Funktionen beeinflussen. Sympatho-exzitatorische Neurone werden bei der Inspiration synaptisch miterregt. Solche Kopplungen sind z.B. für die **respiratorische Arrhythmie**, also die Zu- und Abnahme der Pulsfrequenz bei In- und Exspiration, von Bedeutung.

Lungenreflexe

Zahlreiche subepitheliale Nervenfasern finden sich vom oberen Respirationstrakt bis hinunter ins Lungenparenchym. Sie sprechen auf mechanische und chemische Reize an und leiten ihre Informationen (mit Ausnahme der nasalen und laryngealen Fasern) meist über den N. vagus an die Medulla oblongata (vorzugsweise zum Nucl. tracus solitarius). Sie lösen u.a. Nies- und Hustenreflexe aus. Mechanische Irritationen laryngealer oder trachealer Rezeptoren können die Atmung vollständig blockieren. Mechanische Dehnung der Lunge am Ende der Inspiration aktiviert post-inspiratorische Neurone und hemmt dadurch die zunehmende Entladung inspiratorischer Neurone. Durch diese „Inspirationsbremse" wird zunächst die Auslenkung des Thorax begrenzt, allerdings ohne die Exspiration einzuleiten. Nach den Erstbeschreibern bezeichnet man diesen bei jedem Atemzug ablaufenden Vorgang als **Hering**[35]-**Breuer**[36]-**Reflex**. Eine Vagus-Durchschneidung führt entsprechend zu einer vertieften und verlangsamtem Atmung.

Eine schnelle Volumenabnahme der Lunge kann umgekehrt einen **Deflationsreflex** auslösen, bei dem die Inspiration forciert wird. Schließlich führt eine *Erhöhung des extrazellulären Volumens im Lungenparenchym* (z.B. bei Ödembildung) zu einer deutlichen Hemmung der Inspiration und – über eine Mitinnervation kardialer Vagusneurone – zu Bradykardie und Hypotonie.

---

34 Bereits 1760 sah A. C. Lorry (1726–1783) den sofortigen Tod des Versuchstieres bei Verletzung des verlängerten Rückenmarkes. Als eigentlicher Entdecker des „Lebensknotens", des nœud vital (1837) und damit als Entdecker des medullären Atemzentrums gilt der franz. Physiologe Marie Jean Pierre Flourens (1798–1867).

35 Ewald Hering (1834–1918) übernahm 1895 das berühmte Carl Ludwigsche Physiologische Institut der Universität Leipzig.

36 E. Hering und Josef Breuer: Die Selbststeuerung der Atmung durch den Nervus Vagus. (Sitzungsberichte der Akademie der Wissenschaften, Wien 1868).

Atemantriebe und Chemosensibilität

Durch die Atmung beeinflusst der Organismus P_{O_2}, P_{CO_2} *und pH im Sinne einer Regelung*. Die primäre Regelstrecke ist dabei das Blut, das die Verhältnisse im Gewebe mit zeitlicher Verzögerung repräsentiert. Die Regelgröße ist einerseits der pH-Wert des Organismus (vgl. Abb. 4.24), andererseits der O_2-Partialdruck. Entsprechend bezeichnet man die drei Größen auch als **rückgekoppelte Atemantriebe** und grenzt sie von den **nicht-rückgekoppelten** Atemantrieben ab, die nur *steuernd* in die Atmung eingreifen (siehe auch Abb. 4.26). Dazu gehören *Schmerz, psychische Erregungszustände, Afferenzen aus der Skelettmuskulatur und bestimmte hormonelle Einflüsse, die* allesamt *zur Hyperventilation führen können*. Auf der anderen Seite verursacht ein *Druckanstieg* im *Carotissinusgebiet* eine Stimulation der *Pressorezeptoren und damit* eine *„unspezifische"* Hypoventilation.

Die unbewusst (wenngleich nicht unbemerkt) ablaufenden Veränderungen von Atemfrequenz und Atemzugvolumen werden auf verschiedene Weise (und mit z.T. beträchtlicher interindividueller Streuung) ausgelöst. Messfühler für CO_2 und pH befinden sich vor allem in der **ventralen Medulla oblongata (zentrale Chemosensibilität)**, solche für O_2, CO_2 und pH in den Glomera carotica (periphere Chemosensibilität). Erhöhung

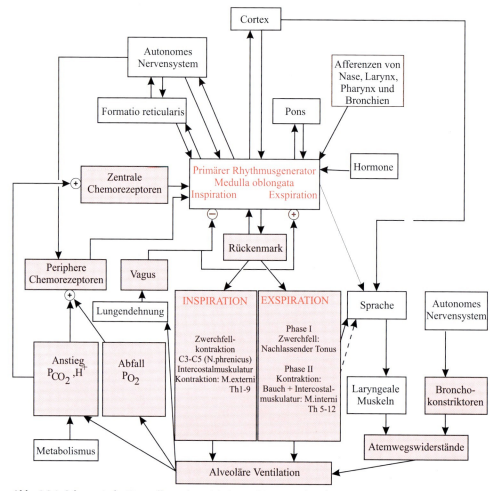

Abb. 4.26: Schematische Darstellung der wichtigsten Vorgänge bei der Atmungsregulation (mit freundlicher Unterstützung durch D. Richter).

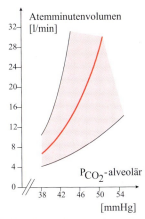

Abb. 4.27: Erhöhung des alveolären P_{CO_2} führt zur deutlichen Steigerung des Atemminutenvolumens. Vornehmlich wird dabei das Atemzugvolumen vergrößert. CO_2-Antwortkurven weisen erhebliche Streuungen auf.

des inspiratorischen P_{CO_2} stellt *im Vergleich zum O_2-Mangel sicherlich den stärkeren Atemantrieb dar*, der im Extremfall Ventilationsanstiege bis auf 80 l/min (normal 6 l/min) auslöst (vgl. Abb. 4.27). Oberhalb eines alveolären P_{CO_2} von 70 mmHg macht sich allerdings die narkotisierende Wirkung von CO_2 bemerkbar, so dass die **CO_2-Antwortkurve** (Abb. 4.27) verflacht oder wieder abfällt. Die Erhöhung des P_{CO_2} geht subjektiv mit dem *Gefühl der Atemnot* einher. Da CO_2 als gelöstes Gas Zellmembranen leicht passieren kann, bildet sich überall im Gewebe Kohlensäure, die den pH-Wert erniedrigt. Man geht heute davon aus, dass nicht das CO_2 *selbst, sondern die durch einen CO_2-Konzentrations-Anstieg bedingte pH-Änderung wirksam wird*. Von den im ventrolateralen Bereich der Medulla oblongata gelegenen chemosensiblen Neuronen weiß man, dass sie bei Hyperkapnie sowie bei Abfall des intrazellulären pH-Werts gleichermaßen vermehrt entladen[37]. Wenngleich noch unklar ist ob chemosensible Neurone selbst Teil des Rhythmus-generierenden Netzwerks sind, scheinen sie das zelluläre Korrelat der zentralen Chemosensitivität zu sein. Auch die H⁺-Ionenkonzentration des *Liquor cerebri* ist für die Aktivität dieser Strukturen wichtig. Liquor hat mit 7,32 einen etwas geringeren pH-Wert als das Blut. Auf Grund seiner geringeren Eiweißkonzentration ist die Pufferkapazität des Liquor geringer. Eine H⁺-Ionenerhöhung im Plasma *ohne* P_{CO_2}-Erhöhung (metabolische Azidose) bewirkt daher ebenfalls eine pH-Erniedrigung des Liquors und eine Atemsteigerung, jedoch setzt die Reaktion im Vergleich zur Hyperkapnie verzögert ein.

Im Unterschied zu zentralen Chemorezeptoren beantworten **periphere Chemorezeptoren** *auch* Veränderungen des P_{O_2}. Bei einem Höhenaufenthalt über 3500 m führt dies zu einer *Hyperventilation*[38]. *Die* **periphere Chemosensibilität** wird durch die beiderseits in der Karotisgabel gelegenen Karotiskörperchen *(Glomera carotica,* Singular: *Glomus caroticum)* vermittelt.

Die Glomera carotica sind nach ihrem Ursprung parasympathische *„Paraganglien"*. Ihre Afferenzen laufen über einen Ast des *N. glossopharyngicus* (den *Carotis-Sinusnerv*) zum medullären „Atemzentrum". Daneben existieren weitere – aber weit weniger bedeutsame – chemosensible Paraganglien im Bereich des Aortenbogens, welche vagale Afferenzen besitzen (Glomus aorticum). Das Glomus caroticum stellt in Anbetracht seiner geringen Gesamtgröße (Durchmesser etwa 2 mm) das am besten mit Blut versorgte Organ des Organismus dar. Größere epitheloide *Typ I-Zellen mit hohem Dopamingehalt* sind zusammen mit kleineren *Typ II-Zellen* eng von Kapillarschlingen umgeben. Die Transmitter-haltigen Typ I-Zellen besitzen als *sekundäre Sinneszellen* kein Axon, sondern stehen in engem Kontakt zu freien Nervenendigungen. Eine Transmitterausschüttung (Dopamin und Noradrenalin) der Typ I-Zellen erfolgt bei ausgeprägter *Hypoxie*, aber auch bei *Hyperkapnie und Azidose* und steigert die Anzahl der Aktionspotentiale im Sinus-Nerven. Kaliumkanäle der Typ I-Zellen öffnen weniger bei intrazellulärer Ansäuerung, was zur Depolarisation des Membranpotentials und zur Öffnung spannungsabhängiger Calciumkanäle führt. Der folgende Calcium-Einstrom bewirkt dann eine Transmitterfreisetzung. Daneben scheinen Faseranteile des peripheren Sinus-Nerven auch selbst chemosensibel zu sein[39].

---

37 M. Wiemann et al. „Activation of chemosensitive neurons by intracellular acidification" (1998). Hemmstoffe neuronaler Natrium-Protonen-Austauscher führten ebenfalls zu Steigerungen der Ventilation (siehe Weiterführende Literatur, Kap. 22).

38 Obwohl diese Mehratmung eine physiologische Reaktion auf O_2-Mangel ist, wird sie häufig als Hyperventilation bezeichnet.

39 Regenerate des Sinusnerven zeigten auch losgelöst vom Glomus caroticum chemosensible Antworten (siehe Weiterführende Literatur, Kap. 22).

Typische **CO$_2$-Antwortkurven** sind in Abb. 4.27 wiedergegeben. Es fällt auf, dass *Ventilationssteigerungen durch Erhöhung des alveolären* P$_{CO_2}$ großen individuellen Schwankungen unterworfen sind. Bereits im Schlaf verlaufen die individuellen CO$_2$-Antwortkurven flacher, so dass höhere P$_{CO_2}$-Werte ohne entsprechende Ventilationszunahme toleriert werden. Steigerungen der *sympathischen Erregung* sowie Fieber-Zustände *(Temperaturempfindlichkeit der Chemorezeptoren)* können Hyperventilationen auslösen. Hormone wie *Adrenalin, Thyroxin, Progesteron* verursachen ebenfalls Verschiebungen der Atemantwortkurven. Häufig wird übersehen, dass auch unter normalen atmosphärischen Bedingungen bereits ein Atemantrieb durch CO$_2$ (s. S. 166) besteht. CO$_2$-Antwortkurven können nämlich durch Hyperventilation auch in den hypokapnischen Bereich ausgedehnt werden. Dabei kann soviel CO$_2$ abgeatmet werden, dass der „interne" Atemantrieb gänzlich ausfällt. Eine erhöhte inspiratorische CO$_2$-Konzentration führt nach mehreren Tagen zur *Adaptation* und zum weitgehenden Ausfall der chemosensitiven Antwort. In solchen Fällen wird ein Abfall des P$_{O_2}$ zum dominanten Atemantrieb. Patienten mit chronischer respiratorischer Azidose können daher bei Bewusstlosigkeit leicht jeden Atemantrieb verlieren, wenn sie mit O$_2$ beatmet werden!

Die *Ventilationszunahmen bei einem Abfall des* P$_{O_2}$ erscheinen zunächst deutlich weniger ausgeprägt als eine CO$_2$-Antwort. Bei dieser **Hypoxieantwort** (Abb. 4.28, untere Kurve) muss man allerdings berücksichtigen, dass wir uns gleichzeitig auf der CO$_2$-Antwortkurve nach unten bewegen, da CO$_2$ vermehrt abgeatmet wird. Dadurch beraubt sich das System gewissermaßen seiner eigenen Atemantriebsgröße. Wenn durch gezielte Beimischung von CO$_2$ zum Inspirationsgemisch der alveoläre P$_{CO_2}$ konstant gehalten

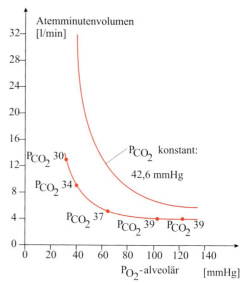

Abb. 4.28: Senkung des alveolären O$_2$-Partialdrucks steigert das Atemminutenvolumen. Die Hypoxie-bedingte Zunahme vermindert jedoch den alveolären P$_{CO_2}$, so dass derjenige Anteil des Atemantriebs verringert wird, der auf einem normalem P$_{CO_2}$ beruht. Entsprechend zeigt die O$_2$-Antwortkurve bei konstant gehaltenem P$_{CO_2}$ einen deutlicheren Anstieg (obere Kurve), der der wahren Hypoxie-Antwort entspricht. Nach H. H. Loeschcke und K. H. Gertz, Pflügers Arch. Ges. Physiol. 267, 460 (1958).

wird, kann dieser Effekt umgangen werden. Erst so wird der eigentliche Effekt des O$_2$-Mangels auf die Ventilationssteigerung sichtbar (Abb. 4.28 obere Kurve).

Ebenfalls geringer als die CO$_2$-bedingte Ventilationszunahme ist der Effekt einer *pH-Wert-Abnahme* (etwa 7–8 l/min bei einer pH-Differenz von 0,1 Einheit). Da durch Zugabe von Protonen vermehrt CO$_2$ freigesetzt wird, muss man auch in diesem Fall den arteriellen P$_{CO_2}$ konstant halten, um auf den genannten Wert zu kommen. Tut man dies nicht, verläuft die Kurve bedeutend flacher.

Der Atemrhythmus entsteht in einem neuronalen Netzwerk innerhalb der Medulla oblongata und wird vor allem durch vagale Afferenzen aus der Lunge moduliert. Rückgekoppelte (pH, P$_{CO_2}$, P$_{O_2}$) und nicht-rückgekoppelte Atemantriebe (Schmerz, Temperatur, psychische Erregung) steigern die Ventilation. Wichtigster zentraler Atemantrieb ist ein erhöhter P$_{CO_2}$, der von chemosensiblen Neuronen an der Ventralseite der Medulla oblongata erfasst wird. Wichtigster peripherer Atemreiz für die Typ I-Zellen im Glomus caroticum ist ein Abfall des P$_{O_2}$ im Blut. Atemantriebe wirken zusammen, was z.B. bei einem Abfall des P$_{O_2}$ und der nur scheinbar geringen Ventilationszunahme deutlich wird.

4.8 Atmung unter pathologischen Bedingungen

Atemstörungen

Die individuelle Atemform ist variabel und keineswegs immer streng periodisch. Vereinzelte tiefe *Seufzer* (engl. sigh) gehören oft mit zum individuellen Muster. Die normale gesunde Atmung bezeichnet man als **Normoventilation**, gekennzeichnet durch einen alveolären CO_2-Partialdruck von ca. 40 mmHg (5,3 kPa). Störungen der Atmung werden durch Begriffe beschrieben, die leider nicht immer scharf gegeneinander abgegrenzt sind. Eine **Hyperventilation** ist immer durch einen *erniedrigten arteriellen P_{CO_2} gekennzeichnet, bei einer* **Hypoventilation** *ist der P_{CO_2} entsprechend erhöht*. In beiden Fällen ist die Atmung dann *nicht* an die Stoffwechselbedürfnisse angepasst. Bei einer *Mehrventilation*, z.B. bei Arbeit, wird die gesteigerte Ventilation hingegen den Stoffwechselbedürfnissen gerecht.

Die im folgenden genannten Ausdrücke sind eher beschreibend und sagen primär nichts über möglicherweise veränderte Blutgaswerte aus: **Eupnoe** (gr. eu = gut, pneo = ich atme) ist die normale Atmung. Eine **Dyspnoe** ist eine Atemstörung, bei welcher Atemnot oder Kurzatmigkeit im Vordergrund stehen. *Abweichungen der Atemfrequenz* vom Normbereich (vgl. Tab. 4.3, S. 130) werden als **Bradypnoe** (Verlangsamung, gr. bradys = langsam), bzw. als **Tachypnoe** bezeichnet (Beschleunigung, gr. tachys = schnell). Ist die Atmung ungewöhnlich vertieft, spricht man von einer **Hyperpnoe** (dabei kann die Frequenz erhöht sein). Das Gegenteil ist dann die **Hypopnoe**.

Apnoe bedeutet Atemstillstand. Dieser geht bei der Apnoe von einem verminderten zentralen Atemantrieb aus (z.B. bei Schlafmittelvergiftungen). Auch eine extreme Hyperventilation führt zum Wegfall des CO_2-bedingten Atemantriebs und zur *Hyperventilationsapnoe*. Bei der **Schlafapnoe** kommt es während des Tiefschlafs wiederholt zu Phasen ohne Atmung, die oft länger als 15 sec sind. Schon wenn pro Stunde 10 Atempausen von ca. 10 sec vorkommen, kann ein Behandlungsbedarf bestehen. Begleitet wird die Schlafapnoe von einer großen Tagesmüdigkeit sowie dem Risiko der Hypertonie.

Geht ein Atemstillstand hingegen eher von einem Herz-Kreislaufversagen aus oder ist eng mit diesem verbunden, so spricht man von **Asphyxie** (wörtlich übersetzt: Pulslosigkeit). Besonders häufig wird der Begriff bei fehlender Atmung des Neugeborenen benutzt (Asphyxia neonatorum), die in Folge einer mangelhaften intrauterinen O_2-Versorgung auftritt (z.B. durch Verlegung der Nabelschnur). Begleitsymptom ist stets die ausgeprägte Zyanose durch den verminderten arteriellen O_2-Partialdruck.

Kommt es zu einer Stauung des Blutflusses in der Lunge, z.B. wenn die Förderleistung des linken Herzens eingeschränkt ist, spricht man von einer **Orthopnoe** (gr. ortho = aufrecht, gerade). Der Ausdruck bezieht sich auf die aufrechte Körperhaltung der Patienten, die zur Linderung der Symptomatik eingenommen wird.

Eine bei *metabolischer Azidose* auftretende Sonderform der Atmung ist die **Kussmaulsche Atmung**, die z.B. beim diabetischen oder urämischen Koma auftritt und durch eine ausgeprägte Hyperventilation gekennzeichnet ist.

Bei der **Cheyne-Stokes**[40]**-Atmung** handelt es sich um ein periodisches Anschwellen des Atemzugvolumens, das etwa alle 20 bis 40 Sekunden stattfindet und von Phasen ganz flacher Atmung (bis hin zur Apnoe) unterbrochen wird. Die arteriellen P_{O_2}-Werte pendeln entsprechend der wechselnden alveolären Ventilation zwischen normalen und bedrohlich niedrigen Werten. Beobachtet wird die Cheyne-Stokes-Atmung u.a. bei Enzephalitiden, Schockzuständen oder Fettsucht.

Als **ataktische** oder **Biot-Atmung** bezeichnet man eine Atemform, die hinsichtlich Rhythmus und Atemzugvolumen unregelmäßig ist. Auch diese Atemform deutet auf Enzephalitis oder eine Verletzung des Stammhirns hin.

Während der Agonie oder bei asphyktischen Zuständen beobachtet man eine stoßweise, tiefe Atmung mit langsamer Periodik, die als **Schnappatmung** bezeichnet wird, und

---

40 John Cheyne, Prof. in Dublin (1777–1836), Will. Stokes, Arzt, Dublin (1804–1878).

meist dem terminalen Atemstillstand vorausgeht.

 Beim **Undine**[41]**-Syndrom** kommt es im Tiefschlaf zum völligen Versagen des Rhythmusgenerators mit Atemstillstand. Nur eine nächtliche Beatmung sichert bei solchen Patienten das Überleben. Umstritten und wahrscheinlich vielfältig sind die Ursachen für das *sudden infant death syndrome* (SIDS, „plötzlicher Kindstod"), das besonders im ersten halben Lebensjahr ein Risikopotential darstellt.

Atmung bei Arbeit

Leistungssportler, z.B. Ruderer, kommen mit erstaunlich normalem arteriellen P_{O_2} und oft leicht *vermindertem* P_{CO_2} ins Ziel. Die *Laktatkonzentration* ist nach Überschreiten der **Dauerleistungsgrenze** erhöht (> 4 mmol/l), der Blut-pH-Wert ist entsprechend erniedrigt. Diese Veränderungen sind charakteristisch für schwere Arbeit. Die anhaltende *Ventilationssteigerung* (auf bis zu *120 l/min* bei einem O_2-Verbrauch von bis zu 6 l/min) kann daher nicht durch Veränderungen der Blutgaswerte erklärt werden. Eine „Mitinnervation" aus der Muskulatur (im Sinne einer *feed forward*-Regelung) sorgt hier mit erstaunlicher Präzision für eine *Anpassung des Atemminutenvolumens an den erhöhten O_2-Verbrauch*. Wenngleich die Mechanismen im einzelnen unbekannt sind, so lässt sich doch feststellen, dass auch eine passive Muskelbewegung am narkotisierten Tier eine Ventilationssteigerung auslöst. Auch ein *gesteigerter Sympathikotonus* ist an der Steigerung der Ventilation beteiligt. Der Anstieg des Blutdrucks im Lungenkreislauf führt zur Druck-passiven Erweiterung der Lungengefäße, verbesserter Ausnutzung des Lungenkapillarnetzes und entsprechenden Veränderungen des *Ventilations-Perfusions-Quotienten*. Das *Atemäquivalent* ($\dot{V}/\dot{V}_{O_2}$ = ventiliertes Volumen/O_2-Aufnahme pro Zeit), das ein gutes Maß für die Sauerstoffausnutzung der ventilierten Luft ist, nimmt bei einsetzender Belastung vorübergehend ab.

---

41 Nach der Nixe Undine, die ihrem ungetreuen irdischen Gatten die autonome Atmung nahm, sodass er nach dem Einschlafen starb.

Höhenphysiologie

Ab einer Höhe von 3000 m (vgl. Tab. 4.2, S. 124) sinkt der inspiratorische P_{O_2} auf ca. 100 mmHg und der alveoläre P_{O_2} erreicht Werte unter 50 mmHg (7 kPa). Damit verlassen wir den flachen Bereich der Sauerstoffbindungskurve (vgl. Abb. 4.13). Von Testpersonen wird die durch diesen O_2-Mangel ausgelöste Mehrventilation kaum bemerkt (die Steigerung des Atemminutenvolumens beträgt hier weniger als 10%), wenngleich messbare Beeinträchtigungen, z.B. des Farbempfindens eintreten können. Ab einer Höhe von 5000 m würde *ohne* eine Mehrventilation der **alveoläre P_{O_2}** unter die **kritische Grenze von etwa 30 mmHg** fallen. Die einsetzende Ventilationssteigerung vergrößert jedoch den alveolären P_{O_2} („Höhengewinn"), so dass 7000–8000 m erreicht werden können.

Die *Steigerung der alveolären Ventilation in der Höhe* steht nun ganz im Dienste der Regelung des P_{O_2}, was unvermeidlich zur vermehrten Abgabe von CO_2 führt. Gemäß der Henderson-Hasselbalch-Gleichung (vgl. S. 146) kommt es durch die Verminderung des HCO_3^-/CO_2-Verhältnisses sehr schnell zur *respiratorischen Alkalose*, zur Linksverschiebung der O_2-Bindungskurve und zur Beeinträchtigung der O_2-Abgabe ins Gewebe. Wie bereits oben besprochen *scheidet die Niere unter diesen Bedingungen vermehrt Bikarbonat aus* (metabolische Kompensation der respiratorischen Alkalose, Abb. 4.19).

Die Grenze der Höhentoleranz hat vor allem Auswirkungen auf die Luftfahrt. Die Flughöhe normaler Düsenflugzeuge liegt bei etwa 11 000 Metern, Überschallflugzeuge (z.B. die „Concorde") verringern ihren Luftwiderstand durch Flughöhen von 18 000–20 000 m. In 11 000 m Höhe beträgt der Sauerstoffpartialdruck der Luft nur noch 35 mmHg (Tabelle 4.2). Aufgrund des alveolären P_{H_2O} von 47 mmHg und eines P_{CO_2} von etwa 30 mmHg (infolge Hyperventilation bereits vermindert) kann aber selbst dieser P_{O_2} die Alveolen nicht erreichen, die Sauerstoffversorgung im Gewebe würde zusammenbrechen. Bei 11 000 m (Luftdruck: 170 mmHg, vgl. Tab. 4.2) muss daher nach etwa einer *halben Minute mit reiner Sauerstoffbeatmung begonnen werden, andernfalls setzt sehr rasch Bewusstlosigkeit ein. Nach etwa 5 Minuten* kommt es in diesen Höhen *ohne*

Sauerstoffbeatmung bereits zu irreversiblen Schäden des Gehirns bzw. zum Tod durch Hypoxie. Diese Zeiten sind sehr ähnlich wie die Hypoxie- oder *Ischämie-Zeiten des Gehirns* beim Ertrinken. Beim Aufenthalt *in noch größeren Höhen bzw. im Weltraum* reicht sehr bald auch der alveoläre P_{O_2} bei *reiner* Sauerstoff-Atmung nicht mehr aus, so dass Druckkapseln oder Weltraumanzüge für genügende Sauerstoff-Drucke sorgen müssen.

Im Gegensatz zum subjektiv unangenehm empfundenen Anstieg des P_{CO_2} im Blut (Gefühl der Atemnot), kann ein P_{O_2}-Abfall zu euphorischen Zuständen führen (*„Höhenrausch"*). Gefahren und eigene Kräfte werden falsch eingeschätzt. Oft gesellt sich eine *hypertone Dehydratation* hinzu, da auch das Durstgefühl trotz des hohen Flüssigkeitsbedarfs schwindet. *Krämpfe und Bewusstseinsverlust* entwickeln sich in Folge der *Dehydratation und Alkalose*. Vermutlich ist der Sauerstoff-Mangel auch für eine *periphere Vasodilatation* verantwortlich. Als Reaktion des Kreislaufs ist die *Zunahme der Pulsfrequenz* wegen des verminderten Füllungsvolumens (ohne deutlichen Blutdruckanstieg) am auffälligsten. Da die Lungengefäße auf Hypoxie mit Vasokonstriktion reagieren (vgl. S. 113) birgt ein Höhenaufenthalt das Risiko einer gefährlichen *Minderperfusion der Lunge* mit Auswirkung auf die Diffusionskapazität (Euler-Liljestrand-Mechanismus, vgl. S. 138). Ein sofortiger Abstieg aus der Höhe kann in solchen Fällen lebensrettend werden.

Der längere Aufenthalt in der Höhe bedingt Veränderungen von Atmung, Säure-Basen-Haushalt, und Blutzusammensetzung, die insgesamt zur Folge haben, dass die Leistungsfähigkeit in großen Höhen zunimmt. Die Fähigkeit zur **Höhenadaptation** ist jedoch individuell verschieden ausgeprägt, und bereits eine Höhe von 5000 m kann nicht vom jedem problemlos bewältigt werden. Höhen-adaptierte Personen besitzen in Folge der renalen Bikarbonat-Ausscheidung ein geringeres Standardbikarbonat im Blut. Ihre dadurch geringer ausgeprägte Alkalose wirkt weniger als „Atembremse", die der Hypoxie-bedingten Atemsteigerung entgegenwirken könnte. In der Folge wird die Ruheventilation bei gleichbleibendem alveolären P_{O_2} gesteigert.

Typisch ist die Zunahme der Erythrozytenzahl: Wenige Tage nach Beginn der Höhenexposition beobachtet man bereits eine *Retikulozytose*, was auf die vermehrte Erythrozyten-Neubildung hinweist. *Erythropoietin*, das bei Hypoxie vor allem in der Niere vermehrt gebildet wird, kann gentechnisch hergestellt werden und stimuliert die Erythropoese (vgl. S. 22) auch ohne vorangehende Höhenexposition. Teil des Induktions-Mechanismus ist eine Stabilisierung zellulärer Expressionsfaktoren (z.B. des O_2-empfindlichen Faktors HIF1α) durch das Hormon. Neben der gesteigerten O_2-Transportkapazität des Blutes beobachtet man auch ein erhöhtes Herzzeitvolumen und eine vergrößerte Diffusionskapazität der Lunge (vgl. S. 126).

Chronische Anpassungen an große Höhen wurden bei der *Anden-Bevölkerung* (4540 m Höhe) untersucht:[42] Dauerbelastung ließ den systolischen Blutdruck von 93 auf nur 97 mmHg ansteigen (Kontrollgruppe aus Lima, Meereshöhe: von 116 auf 138 mmHg). Dabei zeigten die Höhenbewohner doppelte Ausdauer bei Belastung. Bei gleicher Belastung stieg das Atemminutenvolumen der Höhenbewohner von 8,9 auf 66 l/min, während es bei den Kontrollen von deutlich niedrigerem Ausgangswert von 7,8 auf nahezu identische Werte von 64 l/min anstieg. Die Höhenbewohner hatten *6,44 Mill. Erythrozyten pro mm³* Blut gegenüber 5,11, ihr *Hämoglobin-Gehalt* war 201 g/l gegenüber 156 g/l und der *Hämatokritwert* betrug 60% gegenüber 47%. Die Höhenanpassung scheint demnach im Wesentlichen durch eine gesteigerte Erythrozytenzahl bzw. einen erhöhten Hb-Wert zu erfolgen. Die höhere Viskosität des Blutes (Kreislaufbelastung!) wird bei Höhenanpassung vermutlich teilweise durch einen geringeren peripheren Arteriolenwiderstand kompensiert, worauf der niedrige systolische Blutdruck in Ruhe sowie der geringere Blutdruckanstieg bei Belastung hinweisen.

Sauerstoff-Therapie

Wie ein Blick auf die Sauerstoff-Bindungskurve zeigt (vgl. Abb. 4.13), ist der Einsatz von Sauerstoff nur dann sinnvoll, wenn der alveoläre P_{O_2} soweit abgefallen ist, dass es zur O_2-Sättigung des Hämoglobins nicht mehr ausreicht. Dies kann bei *gestörter Ventilation der Fall sein*, wobei allerdings zu berücksichtigen ist, dass Atemgas-Verteilungs-

---

42 A. Hurtado (vgl. Weiterführende Literatur, Kap. 22).

störungen sowie Mikrozirkulationsstörungen in der Lunge eine Sauerstoff-Therapie durchkreuzen können. Fallen ganze Lungenabschnitte für die Belüftung aus, so kann eine Hyperventilation das anfallende CO_2 wegen der hohen CO_2-Diffusionskapazität zwar weitgehend beseitigen, die vollständige Sauerstoffsättigung bleibt jedoch vor allem auf das belüftete Kapillargebiet beschränkt. Schließlich kann massiver *Hämoglobinmangel* oder ein arteriovenöser shunt (z.B. bei Septumdefekt oder offenem Ductus Botalli) eine Erhöhung des physikalisch gelösten Sauerstoffs erforderlich machen. Vergiftung des Hämoglobins, z.B. mit Kohlenmonoxid werden – wegen der kompetitiven Bindung zu O_2 (vgl. S. 140) – mit Sauerstoffgabe in Überdruckkammern behandelt. Bei starkem Blutverlust (Hämorrhagie) steigert die oft angewandte O_2-Beatmung zwar kaum den O_2-Gehalt, doch scheint eine O_2-bedingte Vasokonstriktion der peripheren Blutgefäße an einer Zentralisierung des restlichen Blutvolumens beteiligt zu sein. Diese Umverteilung hat zumindest einen positiven Kreislauf-stabilisierenden Effekt.[43] Zweckmäßigerweise gibt man Sauerstoff (30–40% O_2) mit der angefeuchteten Atemluft über eine Nasensonde.

Beatmung mit O_2 birgt auch deutliche Risiken: Sowohl die Kapillarendothelien der Lunge als auch die *Alveolarepithelien* zeigen Reizungen, entzündliche Reaktionen und *Permeabilitätsveränderungen*, welche letztlich zu einem *Lungenödem* führen können. O_2-Konzentrationen über 50% O_2 können innerhalb von 2 Tagen zu toxischen Zuständen führen, 100% O_2 bereits nach 24 Stunden. (Bei geringerem Gesamtdruck kann man allerdings wesentlich länger mit reinem Sauerstoff leben, wie die Erfahrung mit Astronauten gezeigt hat.) Bei höheren Drucken (ab ca. 2000 mmHg), wie sie beispielsweise beim Tauchen herrschen, kommt bei *reiner* O_2-Atmung die Gefahr epileptischer Anfälle hinzu. Als *besonders gefährlich* gilt es, *Sauerstoff-Therapie im Wechsel mit Normalluft zu betreiben*. Bei chronischen Lungenerkrankungen mit langanhaltender Hyperkapnie (z.B. beim Emphysematiker) oder für mehrere Tage erhöhten inspiratorischen P_{CO_2}-Werten setzt eine **CO_2-Adaptation** ein: Die CO_2-Antwortkurve verflacht und ist nach rechts verschoben. An dieser Adaptation ist vermutlich eine pH-Regulation der Zerebrospinalflüssigkeit oder eine *Desensitisierung der zentralen Chemorezeptoren* beteiligt. Fällt nun der *erniedrigte Sauerstoff-Partialdruck* als Atemantrieb durch Erhöhung des inspiratorischen P_{O_2} plötzlich weg, kann es zum *Atemstillstand* kommen. Unter solchen Bedingungen versucht man, den inspiratorischen O_2-Gehalt – unter Berücksichtigung der Blutgaswerte – langsam zu steigern.

Physiologie des Tauchens

Bei Neugeborenen ist der sog. „**Tauchreflex**" (Diving reflex) besonders ausgeprägt. Wird der Kopf unter Wasser getaucht, stoppt die Atmung, die Herzfrequenz sinkt und es kommt zu einer peripheren Vasokonstriktion.

Hyperventilation vor einem Tauchgang erhöht den alveolären P_{O_2}, weniger die O_2-Sättigung des Blutes. Durch die unvermeidliche Abatmung von CO_2 setzt jedoch das Atemnotgefühl später ein: Die fatale Folge ist, dass der Zeitpunkt zum Auftauchen zu spät erkannt wird und durch den O_2-Mangel eine plötzliche **Ohnmacht** herbeigeführt werden kann.

Beim „Apnoetauchen" ohne Atemhilfen (ohne weitere Schwimmbewegungen werden über 100 m Tiefe erreicht) komprimiert der Wasserdruck zunächst die luftgefüllten Hohlräume des Thorax. Ab einer Tiefe von ca. 40 m widersteht der Thorax weiteren Druckerhöhungen weitgehend, doch verlagert der Außendruck nun einen Großteil des Blutvolumens in die Lunge und die herznahen Gefäße (begleitet von einem Absinken der Herzschlagfrequenz auf bis zu 6/min). Es besteht die Gefahr des **Barotraumas**, bedingt durch Zerreißen der luftgefüllten Organe während des Auftauchens. Im Bereich des Schädels kann die Druckerhöhung im Mittelohr durch Einblasen von Luft (ähnlich dem Valsalva-Versuch) über die Eustachische Röhre ausgeglichen werden. Ein erkältungsbedingter Tubenkatarrh kann deshalb beim Tauchen leicht einen sehr schmerzhaften Riss des Trommelfells auslösen. Beim

---
43 Nach Untersuchungen von A. Honig, Greifswald (siehe Weiterführende Literatur, Kap. 22).

Auftauchen ist zu bedenken, dass der nachlassende Druck auch zu einem Absinken des Blut-P_{O_2} führt, was wiederum fatale Folgen haben kann.

Schnorcheltaucher dürfen den Schnorchel *keinesfalls* über Unterarmlänge verlängern. Zwar entspricht der intrapulmonale Druck dem atmosphärischen Druck, doch lastet der Wasserdruck auf der Thoraxwand und drängt sie zunehmend in Exspirationsstellung. Die Folge ist, dass die Kraft der inspiratorischen Atemmuskulatur für eine Einatmung nicht mehr ausreicht. Der mit zunehmender Tauchtiefe ebenfalls steigende Gefäßdruck führt überdies durch Abpressen von Flüssigkeit in die Lunge sehr schnell zum **Lungenödem** (wenn der Schnorchel z.B. 1 m lang ist). Bei der **Beatmung mit Überdruckgeräten** ist zusätzlich zu bedenken, dass das aktuelle Atemzugvolumen bei zunehmender Tiefe ungefähr gleich bleibt. Größere Tauchtiefen verlangen daher (wegen $P \times V$ = konstant) größere Mengen an Pressluft. In dieser steigt der P_{O_2} und P_{N_2} mit zunehmender Tauchtiefe kontinuierlich an. Die toxischen Eigenschaften des O_2 (s.o.) stellen sich bereits ab einem P_{O_2} von 2 bar ein (2 bar = 200 kPa = ca. 200 cm H_2O). Die Tauchtiefe mit *reinem* O_2 ist entsprechend gering. Aber auch der Stickstoff bereitet Probleme und kann ab einer Tauchtiefe von 40–50 m zu einem narkoseartigen **Tiefenrausch** führen. Tauchtiefen über 50 m lassen sich daher nur mit **Sauerstoff-abgereicherten Helium-Gemischen** bewältigen. (Helium besitzt eine noch geringere Löslichkeit als N_2). Für die Auftauchphase aus bestimmten Wassertiefen (**Dekompression**) sind exakte Zeiten vorgeschrieben, damit die physikalisch in Blut und Gewebe gelösten Gase nicht bläschenförmig freigesetzt werden (Gefahr der Luftembolie), ein Zustand, der als **Caisson-Krankheit** bekannt ist. Nur wenn die N_2-Beladung des Gewebes beim Tauchgang so gering ist, dass das Risiko eines kritischen Missverhältnisses zwischen N_2-Gehalt und Druck vermieden wird, kann ohne Dekompressionszeit aufgetaucht werden. Dadurch ergeben sich sog. Tiefen-abhängige „Null-Zeiten".

Bei schwerer Arbeit mit vermehrter Laktatbildung kann die Ventilationszunahme zu einer geringen Abnahme des P_{CO_2} führen. Höhenaufenthalte über 3500 m oder Hypoxie führen zur Hyperventilation, Bikarbonatausscheidung und, längerfristig, zu gesteigerter Erythropoese. Unterhalb eines kritischen alveolären P_{O_2} von 30 mmHg, kommt es nach etwa ½ min zur Bewusstlosigkeit, nach ca. 5 min zu irreversiblen Gehirnschäden. Reiner Sauerstoff wirkt in Abhängigkeit von Partialdruck und Einwirkdauer toxisch (Gefahr des Lungenödems) und führt bei hohen Drucken zu zentralen Erregungssteigerungen (Krampfanfälle). Beim Tauchen in großen Tiefen nutzt man O_2-angereicherte Helium-Gemische. Zu schneller Druckabfall beim Auftauchen führt zu Luft-Embolien in Gefäßen (Caisson-Krankheit).

5 Arbeits- und Leistungsphysiologie

Muskelarbeit und Sauerstoffschuld

Im Folgenden wollen wir einige Vorgänge zusammenfassen, welche durch die vielfältigen Verknüpfungen von unterschiedlichsten Mechanismen keineswegs einfach zu deuten sind: Warum können wir hinter einer Straßenbahn herlaufen? Warum können wir nicht schneller laufen? Warum sind wir bald erschöpft? Welche Mechanismen begrenzen unsere Muskelarbeit? Was ist überhaupt Müdigkeit?

Fragen, welche von der Theorie des Muskelstoffwechsels über den allgemeinen Energiestoffwechsel, die Atmung, den Kreislauf schließlich bei neurophysiologischen und psychologischen Problemen enden, auf welche wir hier nicht eingehen können. Versuchen wir wenigstens, einige Ansätze zu klären:

In der Biochemie lernt man, dass der Muskel seine Energie *in den ersten 10 bis 15 Sekunden* einer starken Belastung aus seinen Vorräten an *Kreatinphosphat* nimmt. Hier ist auf die schnellste Weise energiereiches Phosphat zu gewinnen, was aus Adenosindiphosphat ATP werden lässt, welches die Muskelarbeit energetisch unterhält. Nach etwa 15 Sekunden können jedoch diese Vorräte bereits aufgebraucht sein, so dass neue Energiequellen erschlossen werden müssen. Der Muskel geht an seine *Glykogenreserven*, wobei selbstverständlich auch die *Glukose* des Blutes „glykolysiert" wird. Diese *Glykolyse* kann bei großem ATP-Bedarf *auch unter Sauerstoff-Mangel* – also anaerob – ablaufen. Erkennbar ist eine *anaerobe Glykolyse* an einem **Anstieg der Milchsäure- bzw. Lactatkonzentration im Plasma.** *Normalerweise* finden sich im venösen Plasma *0,8 mmol/l* Milchsäure, *bei schwerer Muskelarbeit* kann dieser Wert auf *das 10- bis 15fache* ansteigen.

Bei einer mangelhaften Sauerstoffversorgung des Gewebes unter pathophysiologischen Bedingungen (z.B. infolge eines *Kreislaufschocks*, bei diabetischem Koma oder Nierenversagen etc.) können sogar *Laktazidosen mit 20–30 mmol/l* Milchsäure im Blut beobachtet werden.

Der Vorteil der anaeroben Glykolyse für die *Muskelarbeit* liegt darin, dass hierbei schneller mehr Energie, d.h. mehr ATP bereit gestellt werden kann, als der Muskel nur unter Verbrauch des vorhandenen Sauerstoffs zu bilden in der Lage ist.

Der Muskel geht bei einer nicht hinreichenden Sauerstoffversorgung eine „**Sauerstoffschuld**" ein, welche er nach getaner Arbeit wieder einzulösen hat. D.h., nach der Muskelarbeit muss „aerob" – unter zusätzlichem Sauerstoffverbrauch – auch die Milchsäure oxidativ „verbrannt" (oxidiert) werden. Bei mittlerer Arbeit werden Sauerstoffschulden von *4–8 Litern* angegeben, bei *maxi*maler sportlicher Leistung sogar *bis zu 20 Litern.* Dieser Sauerstoff wird nicht nur zum Milchsäureabbau verwendet: Kleinere Sauerstoff-Mengen müssen den Sauerstoff ersetzen, welcher bei stärkerer O_2-Ausnutzung (d.h. größerer arteriovenöser Differenz) zunächst vom Hämoglobin abgegeben wurde, ebenso sind die O_2-Speicher des Myoglobins aufzufüllen. (Darüber hinaus ist nach der Arbeit – vermutlich über erhöhten Sympathikotonus – mit Umsatzerhöhungen durch erhöhten Muskeltonus, vgl. S. 205, zu rechnen.) Die Tilgung der Sauerstoffschuld übersteigt das ursprünglich eingegangene Sauerstoffdefizit. Dies liegt daran, dass beim erwärmten Muskel für die Phosphorylierungsprozesse mehr Energie benötigt wird. Darüber hinaus tritt Kalium aus den arbeitenden Muskelzellen aus und Natrium strömt ein. Daher wird zusätzliche Energie für die Wiederherstellung des Elektrolytgleichgewichts benötigt.

Eine *wesentliche Begrenzung der Muskelleistung* liegt in der Höhe der **Laktazidose**, welche als „metabolische Azidose" unser Bikarbonat „verbraucht". Wir haben bereits dargestellt (vgl. S. 145), in welchem Ausmaß Azidosen toleriert werden können. Auch wurde darauf hingewiesen, dass durch eine Azidose eine *Hyperventilation* ausgelöst wird, welche ihrerseits mit dem dadurch bedingten Abfall des P_{CO_2} diese Azidose wiederum kompensieren kann. *Bei extremen Muskelleistungen reicht diese Kompensation* jedoch *nicht mehr aus*. Auch ein vermehrter O_2-Verbrauch bei Muskelarbeit würde mit einer Zunahme der Ventilation beantwortet werden, wenn es zu einem Abfall des arteriellen P_{O_2} kommen würde, was jedoch meist nicht der Fall ist.

Die Atmung ist selbst *bei* sportlichen *Höchstleistungen* in der Regel *nicht der leistungsbegrenzende Faktor* (vgl. Tab. 5.1), (wenn man nicht gerade Tauchübungen veranstaltet oder ein Spasmus in den Atemwegen vorliegt). Im Vergleich zur Atmung kann das *Herzminutenvolumen bei Muskelarbeit* dagegen *nur etwa 1/4 der Steigerung* erfahren, *welche für das Atemminutenvolumen möglich ist*. Auch hierzu haben wir über die Regelmechanismen bereits berichtet (vgl. S. 115). Wir wollen hier nicht in die Spezialprobleme einer Sportmedizin vordringen, welche inzwischen Trainingsprobleme und Höchstleistungen zu eigener Thematik verarbeitet hat.

Der eigentliche physiologische Hintergrund sportlicher „Kraft"-Leistungen (nicht „Geschicklichkeits"-Übungen) besteht in dem Phänomen, dass *Muskeln hypertrophieren* oder *aber auch degenerieren*, und zwar *in Abhängigkeit von der Größe der Kraft, die ihnen abverlangt wird*. So kann bereits einige Tage nach Anlegen eines Gipsverbandes der Muskelumfang nicht „benutzter" Muskeln deutlich abnehmen. Auf der anderen Seite genügt ein „Krafttraining", bei welchem nur wenige Male – aber dafür täglich – einem Muskel seine Höchstleistung abverlangt wird, um zu einer deutlichen Zunahme des Muskelumfanges innerhalb weniger Wochen zu führen. Histologisch lässt sich dabei eine *Zunahme der Myofibrillen* nachweisen. Keineswegs geklärt ist der Mechanismus einer derartigen Hypertrophie, welche jedoch *im wesentlichen an die nervalen Afferenzen* der Muskeln *gekoppelt* zu sein scheint. Man kann auch durch alleinige *elektrische Stimulation afferenter Muskelnerven* einzelne Muskeln hypertrophieren lassen, wenn auch das übliche Krafttraining an die „Willkürinnervation" der Sportlermuskeln appelliert. Die Mischung von Pausen (Intervalltraining) und Belastung gehört dabei wiederum zu den Spezialproblemen einer Sportmedizin.

Ein trainierter Läufer besitzt schließlich ein hypertrophiertes Herz, welches mit größerem Schlagvolumen deutlich langsamer schlägt und auch nur eine geringere Frequenzzunahme bei akuter Belastung zeigt als dasjenige eines Schreibtisch-Arbeiters in der gleichen Situation. Offenbar ist also auch unser Vegetativum bis zu einem gewissen Grade trainierbar. Das Erreichen bzw. Überschreiten von „*Höchst-* wie *Dauerleistungsgrenzen*" ist zunächst von unserem Willen abhängig, wenn auch zum Teil sogar gegen unseren Willen automatische Mechanismen (insbesondere des Sympathikus) ganz wesentlich daran beteiligt sind. Am deutlichsten mag uns dies beim „Lampenfieber" bewusst werden, einem Zustand sympathi-

Tab. 5.1: Sauerstoffverbrauch sowie Atmungs- und Kreislauf-Messergebnisse in Ruhe sowie während Belastung beim gesunden jüngeren Mann

	in Ruhe	während der Arbeit	
		im Durchschnitt bei Dauerleistung	maximal Höchstleistungsgrenze
O_2-Verbrauch (ml/lmin)	250	2500 –3500	5000
O_2-Schuld (Liter)	0	4 – 8	16–20
Milchsäuregehalt im Blut (mmol/l)	0,8	2 – 6	10–20
Atemfrequenz (Atemzüge × min^{-1})	12 – 16	30	60
Atemzugvolumen *(ml)*	350 –500	2000	2200
Atemminutenvolumen (Liter × min^{-1})	4,5– 6	50 – 70	120
Pulsfrequenz (Pulszahl × min^{-1})	70	120 – 150	200
Schlagvolumen (ml)	60 – 70	90 – 110	150
Herz-Minutenvolumen (Liter × min^{-1})	4 – 5	10 – 20	35
Systolischer Druck (mmHg)	120	160	180
Temperaturänderung °C	0	+ 0,5– + 1	+ 2

scher Stimulation mit Herzfrequenzanstieg zur Bereitstellung eines höheren zirkulierenden Blutvolumens für höheren muskulären Bedarf. So sinnvoll eine derartige „Kreislaufanpassung" für einen anschließenden Wettlauf auch ist, so störend ist diese Anpassung für einen Bühnenauftritt oder gar für einen Examenskandidaten.

In der „angewandten Physiologie" spricht man vom *Überschreiten einer* **Dauerleistungsgrenze**, *wenn die Pulsfrequenz trotz gleichbleibender Muskelleistung* langsam immer mehr in die Höhe *klettert*. Mehr oder minder parallel hierzu steigt die Lactatkonzentration im Plasma an und damit die Sauerstoffschulden, worauf wir bereits hingewiesen haben.

Messung von Leistungsgrenzen

Die Dinge werden auch hier bei genauerer Betrachtung wesentlich komplizierter, als man auf den ersten Blick hin vermutet. Da nur exakte Messungen wissenschaftlich befriedigende Analysen ergeben, müssen wir uns zunächst einmal über die Messmethoden einigen, welche die Bestimmung von Leistungsmöglichkeiten des Organismus und *schließlich* die Festlegung oberer „Leistungsgrenzen" erlauben. Für bettlägerige Patienten ist oft das Aufstehen selbst bereits eine Leistung, welche für den Organismus eine Grenzsituation darstellt, wobei wir auf die Probleme der Orthostase des Kreislaufs bereits hingewiesen haben (vgl. S. 98). Im „klinischen Alltag" bestehen „Leistungstests" im „*Treppen- oder Stufensteigen*", welches den Alltagsanforderungen angepasst ist. Will man die Muskelleistung exakter (normierbarer) prüfen, benutzt man mit Vorliebe ein „*Fahrradergometer*", bei welchem in der Regel – wie auf einem normalen Fahrrad – mit den Beinen ein Schwungrad bewegt wird und das angetriebene „Hinterrad" gebremst werden kann. Aus der Höhe der *Bremskraft* lässt sich bei entsprechender Eichung direkt die *jeweilige Tretleistung in Nm/s oder Watt* angeben.

Es sollte sich von selbst verstehen, dass man einen bereits am „Rande seiner Existenz" arbeitenden Herzmuskel nicht durch Überforderung auf dem Fahrradergometer in eine derartige Sauerstoff-Mangelsituation

treiben darf, dass ein akuter Zusammenbruch seiner bereits minimalen Versorgung mit einem Herzstillstand oder einer akuten Herzinsuffizienz beantwortet wird. Wer Leistungstests bei koronaren Herzerkrankungen durchführt, sollte u.a. auf die Behandlung eines akuten Herzstillstandes mit Hilfe eines Defibrillators vorbereitet sein.

Auf der anderen Seite ist es möglich, den Gesunden bis zu einer oberen Grenze hin zu belasten. Diese Höchstleistungsgrenze ist individuell sehr unterschiedlich, sie hängt u.a. vom Trainingszustand und vom Leistungswillen, aber auch von der Tageszeit ab (vgl. S. 172). „Normalerweise" scheint selbst der Leistungssportler bei Höchstleistungen immer noch eine *Leistungsreserve* zu besitzen, welche er auch „bei bestem Willen" nicht in Anspruch nehmen kann. Diese „autonome Hemmung" zur Mobilisierung letzter Leistungsreserven, deren physiologischer Mechanismus keineswegs geklärt ist, kann in psychischen Ausnahmesituationen durchbrochen werden: So wird schon in der Antike von den Söhnen[1] der delphischen Priesterin berichtet, welche sich – in Ermangelung von Zugpferden – selbst vor den Wagen ihrer Priesterin-Mutter spannen ließen, um diese rechtzeitig zu ihrem großen Auftritt nach Delphi zu ziehen (8 km Gebirgsroute). Da hierbei die biologische Höchstleistungsgrenze der Knaben vermutlich mehrfach überschritten wurde (mit maximaler Hämokonzentration durch den Hitzelauf), erwachten die Söhne aus dem anschließenden Tempelschlaf nicht mehr[2].

Versuchen wir die „**Höchstleistungsgrenze**" auf einem Fahrradergometer abzuschätzen, gilt dafür folgende Faustregel:

> **Maximale Soll-Leistung in Watt**
> für Männer = Körpergewicht in kg mal 3
> für Frauen = Körpergewicht in kg mal 2,5

Das heißt, für einen 70 kg schweren Mann liegt die Höchstleistungsgrenze bei 200 Watt, bei Frauen etwa 15 % darunter. Dies gilt jedoch nur für das „kräftigste" Lebens-

---

1 Kleobis und Biton.

2 Lassen sich die physiologischen Zusammenhänge heute analysieren, die „Glücklichpreisung" der Priesterin-Mutter durch ihre antiken Zeitgenossen dürfte uns verschlossen bleiben.

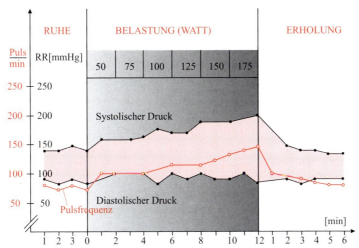

Abb. 5.1: Systolischer und diastolischer Druck sowie Pulsfrequenz in Ruhe, unter Belastung sowie während der Erholungsphase beim gesunden Mann.

jahrzehnt zwischen dem 20. und 30. Lebensjahr. Anschließend ist die maximale Soll-Leistung pro Jahrzehnt um 10 % je Dekade des Lebensalters zu reduzieren. Entsprechende Ergometerversuche sollten unbedingt beendet werden, wenn eine Herzfrequenz von 200 minus Lebensalter in Jahren erreicht ist, wenn eine Herzrhythmusstörung oder eine subjektive Erschöpfung auftreten.

Es ist *üblich, systolischen und diastolischen* **Blutdruck** sowie die **Herzfrequenz** *als Antwort auf eine muskuläre Belastung zu messen.* Zweckmäßigerweise werden die Untersuchungen am liegenden Patienten mit einem entsprechend konstruierten Fahrradergometer durchgeführt. Alle zwei Minuten wird die Leistung hierbei um 25 Watt erhöht. Wie die Abb. 5.1 zeigt, kommt es *mit zunehmender Leistung zu einem deutlichen systolischen Blutdruckanstieg, während der diastolische Druck nicht nennenswert verändert ist oder nur ganz geringfügig steigt.* (Beim trainierten Langstreckenläufer ist der systolische Blutdruckanstieg – bei insgesamt *deutlich niedrigerer Herzfrequenz* – nur unwesentlich geringer als beim Untrainierten.) Die Ursache dieses systolischen Blutdruckanstiegs beruht auf einem Anstieg der Aktivität des Sympathikus, welcher u.a. durch Frequenzsteigerung und Kontraktilitätszunahme des Herzens das Herzminutenvolumen bis um etwa das 4- bis 5fache ansteigen lässt (vgl. Tab. 5.1). Der diastolische Blutdruck bleibt wenig verändert, da der periphere Gefäßwiderstand in den arbeitenden Muskeln abnimmt.

Hierbei sind geschlechts- und altersspezifische Unterschiede zu berücksichtigen. Bei gleicher Sauerstoff-Mehraufnahme ist die Herzfrequenzzunahme bei Frauen größer als bei Männern. Frauen haben in der Regel eine rund 1,5 g % niedrigere Hämoglobinkonzentration als Männer, sie verfügen damit über eine niedrigere Transportkapazität des Blutes für Sauerstoff. Außerdem haben Frauen in der Regel ein kleineres Herz. Bei gleichem Trainingszustand rechnet man für Frauen nur mit etwa 55 % der Größe des Schlagvolumens von Männern. Hieraus ergibt sich die Notwendigkeit, dass Frauen bei gleicher O_2-Aufnahme und gleichem Wirkungsgrad – und für Kinder gilt Ähnliches – mit Männern vergleichbare körperliche Leistungen nur durch höhere Herzfrequenzen (als bei Männern) erreichen können.

Klinisch wird gleichzeitig mit der *Belastung* das **EKG** geschrieben (insbesondere Brustwandableitungen). Beim normalen Herzen wird das *PQ-Intervall sowie das QT-Intervall, nicht jedoch der QRS-Komplex* unter Belastung *kürzer*[3]. Eine Senkung der

---

3 Adrenalin verkürzt die Dauer des Aktionspotentials sowie die Dauer der Kontraktion, nicht jedoch die Anstiegssteilheit der Depolarisation, wodurch bei verkürzter Systolendauer unter erhöhter sympathischer Aktivität eine konstante QRS-Dauer zu erklären ist.

ST-Strecke, insbesondere in der Kombination mit Schmerzen in der Herzgegend, wird je nach Ausmaß als Zeichen einer Verengung der Koronararterien gedeutet (gleichzeitig wird die Belastung abgebrochen).

Bei gesunden Sportlern hat sich die *Messung* der **maximalen Sauerstoff-Aufnahme** (in Litern pro Minute) *unter Belastung* zur Bestimmung einer Höchstleistungsgrenze besonders bewährt. Höchst-trainierte Männer erreichen hierbei Werte von 4,8 l Sauerstoffverbrauch pro Minute, im Gegensatz zu Untrainierten von 3,2 l/min. (Die Werte für Frauen liegen etwa 1/3 niedriger.) Beim Radrennen wurden sogar *Höchstwerte* von 80 *ml pro min und pro kg* Körpergewicht gemessen, beim Handballspiel etwa 60 ml × min^{-1} × kg^{-1}, während für Spitzensportler beim Geräteturnen knapp 40 ml × min^{-1} × kg^{-1} angegeben werden. Unter **Grundumsatzbedingungen werden nur etwa 0,25 l Sauerstoff pro Minute oder 3,5 ml × min^{-1} × kg^{-1} verbraucht** (vgl. S. 204).

Tageszeitliche Schwankungen der körperlichen Leistungsfähigkeit

Wird ärztlicherseits die Leistungsfähigkeit fortlaufend geprüft, um z.B. den Erfolg einer Therapie oder das Fortschreiten einer Erkrankung zu untersuchen, müssen die tageszeitlichen Unterschiede in der Leistungsfähigkeit berücksichtigt und die Messungen zur gleichen Tageszeit durchgeführt werden (z.B. Wiederbestellung vormittags um 11 Uhr).

Es hat sich nämlich gezeigt, dass der Organismus *rhythmische Schwankungen* seiner *Stoffwechselaktivität* aufweist, welche eine 24-Stunden-Periodik besitzen. Bei Untersuchungen unter Abschirmung üblicher Tageszeit-Einflüsse (Benutzung von Luftschutzbunkern nach dem 2. Weltkrieg) zeigte sich, dass diese Periodik oder **„circadiane"**[4] **Rhythmik** auch ohne äußere „Taktgeber" weitgehend – mit individuellen Schwankungen (häufig etwas länger als 24 Stunden) – erhalten bleibt. Außerhalb eines derartigen Bunkers sorgt die Tageszeit selbst für eine exakte 24 Stunden-Periodik. Sind wir gezwungen, unsere „biologische Uhr" z.B. nach transatlantischen Flügen umzustellen, dauert es in der Regel Tage, bis wir wieder in den neuen Rhythmus eingependelt sind, (wobei es meist am störendsten ist, sich dem neuen „Schlaf-Wachrhythmus" anzupassen).

Der eigentliche endogene Schrittmacher für die circadiane Rhythmik liegt im vorderen Hypothalamus, in bilateralen Kernen oberhalb des Chiasma opticums. Er wird synchronisiert über unsere Photorezeptoren entsprechend der Helligkeit (vgl. weiterführende Literatur: F. Wollnik, 1992).

Leistungsmäßig existieren *tageszeitliche Gipfel im Verlauf des Vormittags sowie am späten Nachmittag. Tiefpunkte* der körperlichen (und geistigen) Leistungsfähigkeit werden *unmittelbar nach dem Mittagessen – also am frühen Nachmittag*[5] und *wesentlich ausgeprägter* in den Stunden *nach Mitternacht bis zum frühen Morgen* erreicht. Die Körpertemperatur zeigt am frühen Morgen gegenüber dem Abend um 1° bis 1,5 °C erniedrigte Werte[6]. Als Leistungsbereitschaft wird der *Quotient aus Leistung und Leistungsfähigkeit* verstanden.

Wirkungsgrad

Schließlich wollen wir noch über die *Effektivität* unseres Energieumsatzes nachdenken: Nach dem 2. Hauptsatz der Thermodynamik ist die Umwandlung einer Energieform in die andere nur möglich, wenn ein Teil der ursprünglichen Energie in Wärme verwandelt wird (Entropie). Als Wirkungsgrad (η = gr. etha) oder Nutzeffekt einer Energieumsetzung ist das Verhältnis der geleisteten äußeren Arbeit (= freie Energie) zur insgesamt umgesetzten Energie definiert.

---

4 „circadian" = „ungefähr täglich", „dianus" lat. täglich

5 Seit Jahrzehnten der Beginn des Physiologischen Praktikums (zumindest in Heidelberg) und gleichzeitig der Moment zur Feststellung grandioser Unkenntnisse.

6 Wer diese Zeit benutzt, um auf leeren Autobahnen in den Urlaub fahren zu können, muss bedenken, dass sowohl er wie seine Mitmenschen auf dem Tiefpunkt ihrer Leistungsfähigkeit angekommen sind. Vermutlich ist es doch günstiger, im Stau zu warten, als das Risiko einzugehen, mit am Steuer eingeschlafenen Fahrern zu kollidieren.

Es gilt:

> Wirkungsgrad η (in Prozent)
> $= \dfrac{\text{äußere Arbeit} \times 100}{\text{umgesetzte Energie}}$

Da sich beide Größen z.B. in kcal/min bzw. kJ/min angeben lassen (vgl. S. 201 f.), lässt sich der Wirkungsgrad z.B. für Arbeit am Fahrradergometer leicht ausrechnen. Voraussetzung für derartige Messungen ist allerdings, dass während der Messung nicht nur die Belastung gleich bleibt, sondern dass auch der Organismus (z.B. unterhalb der Dauerleistungsgrenze, vgl. S. 170) eine kontinuierliche Arbeit leistet, d.h., unter *„steady state"-Bedingungen* arbeitet und nicht etwa während der Belastung zunehmend in eine Sauerstoffschuld gerät. *Der Wirkungsgrad am Fahrradergometer liegt* so bei 20–25 % und damit durchaus im Bereich technischer Systeme, bei welchen ebenfalls das Verhältnis aus abgegebener mechanischer Arbeit und zugeführter Wärmeenergie den Wirkungsgrad ergibt. Hierbei hängt der größtmögliche Wirkungsgrad von der Arbeitstemperatur der benutzten Maschine ab (Werte über 50 % sind dabei selten). Optimierte Dampfmaschinen erreichen 27 %, der Dieselmotor 17 %[7]. Unsere üblichen Bewegungen sind keineswegs mit derart günstigen Wirkungsgraden (= Bruttowirkungsgraden) ausgestattet, wie die Bewegung am Fahrradergometer vermuten lässt. Allein der aufrechte Gang erfordert eine Fülle von Muskelkontraktionen, welche den Wirkungsgrad unserer Fortbewegung stark einschränken (der Wirkungsgrad kann hierbei bis auf 3 % absinken). Darüber hinaus müssen biologische Systeme auch „gefüttert" werden, wenn sie „im Stall stehen", so dass *Maschinen* selbst bei ähnlichen Wirkungsgraden *biologischen Systemen energetisch stets überlegen* sind, zumal ihr Arbeitsprogramm auf einen optimalen Nutzeffekt hin konstruiert ist. (Bleibt uns nur die Chance für einen „spezifisch menschlichen Nutzeffekt"?)

Während der **Bruttowirkungsgrad** als Quotient aus Leistung und Gesamtumsatz während der Leistung ermittelt wird, bestimmt man den höheren (!) **Nettowirkungsgrad** als Quotient aus Leistung und Gesamtumsatz abzüglich Halteumsatz (also Zuwachs des Umsatzes durch die Arbeit):

> Bruttowirkungsgrad = $\dfrac{\text{Leistung}}{\text{Gesamtumsatz}}$

> Nettowirkungsgrad = $\dfrac{\text{Leistung}}{\text{Gesamtumsatz} - \text{Halteumsatz}}$

Als Halteumsatz bezeichnet man dabei den Umsatz, währenddessen die Versuchsperson z.B. ruhig auf einem Fahrradergometer sitzt.

Klarer wird z.T. in der Literatur als Maß für die Arbeitsökonomie statt des Wirkungsgrades die verbrauchte Wärmemenge pro geleisteter Arbeit angegeben (cal/mkp bzw. kJ/mkp).

---

[7] Da technische Listen häufig den Prozentsatz des maximal möglichen Wirkungsgrades angeben, findet man so auch ganz andere Wirkungsgrade.

Bei kurzdauernder Muskelarbeit (z.B. Kurzstreckenlauf, 10–15 s) kann ATP aus Kreatinphosphat gewonnen werden.
Bei anhaltender schwerer körperlicher Arbei (Langstreckenlauf) kann Energie insbesondere aus der anaeroben Glykolyse bereitgestellt und eine Sauerstoffschuld von 4 bis max. 20 l eingegangen werden. Die Höhe der Sauerstoffschuld ist am Anstieg des Lactatspiegels auf 2 bis max. 20 mmol × l^{-1} zu erkennen (Normwert 0,8 mmol × l^{-1}).
Krafttraining erzeugt eine Muskelfaserhypertrophie durch Erhöhung der Myofibrillenzahl. Die maximale Solleistung beträgt für Männer rd. 200 W, für Frauen 1/6 weniger.
Unter Grundumsatzbedingungen werden 0,25 l Sauerstoff pro min verbraucht; die maximale Sauerstoffaufnahme bei sportlichen Höchstleistungen kann 10- bis max. 20fach höher sein.
Als Nettowirkungsgrad bezeichnet man das Verhältnis aus geleisteter äußerer Arbeit und dem dazu nötigen Energieverbrauch abzüglich des Halteumsatzes.

6 Verdauungstrakt, Leber

6.1 Mundhöhle und Speichelsekretion

Etwa **1 bis 1 1/2 Liter Speichel** werden *pro Tag* von unseren drei paarig angeordneten Speicheldrüsen *(Glandula parotis, submandibularis* und *sublingualis)* gebildet. Hierbei wird in den Drüsenazini ein *isotoner Speichel gebildet*, welcher, wie in den Schweißdrüsen, während seiner Passage durch die *Speichelgänge hypoton* wird. Je langsamer der Speichelfluss erfolgt, desto hypotoner wird der Speichel – bis etwa 50 mosmol –, während bei größtem Speichelfluss nahezu Plasma-isotone Werte – 300 mosmol – erreicht werden.

Der Sekretionsvorgang selbst ist weder bei den Speicheldrüsen noch bei den übrigen Verdauungsdrüsen im Detail geklärt. Vermutlich ist ein aktiver Natriumtransport, wie in den Harnkanälchen auch, bei den Drüsenzellen die Basis des Flüssigkeitstransportes, wobei auch hier Wasser osmotisch dem Salztransport folgt. Hierfür spricht sowohl der Befund, dass eine Speichelsekretion noch gegen höhere Drucke erfolgen kann, als sie dem systolischen Blutdruck entsprechen, ferner der Befund, dass die Speichelsekretion durch die gleichen Gifte gehemmt wird, welche die Natrium-Kalium-ATPase z.B. auch in der Niere hemmen (Strophantin). Innerhalb der Ausführungsgänge der Speicheldrüse fällt die Natriumkonzentration, dagegen steigt nahezu spiegelbildlich die Kaliumkonzentration (im Mittel 20 mmol pro l); es handelt sich, wie im renalen Tubulussystem, um aktive Ionentransporte. Im Speichel nimmt (im Gegensatz zur Niere) bei hohen Flussraten die Na^+-Konzentration zu, weil dann die Natriumresorptionskapazität in den Speichelgängen übertroffen wird. Da die Na^+-Resorption mit einer Kaliumsekretion gekoppelt ist, nimmt bei niedrigem Speichelfluss die K^+-Konzentration im Speichel zu, die Na^+-Konzentration jedoch spiegelbildlich zum K^+ ab (vgl. Abb. 6.1).

In der Regel ist die Konzentration von HCO_3^--Ionen größer (60 mmol/l) als die der Cl^--Ionen (40 mmol/l). Hierin gleicht der

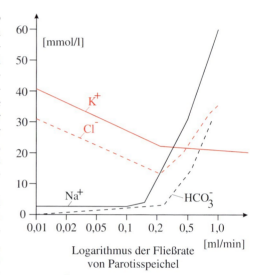

Abb. 6.1: Änderungen der Ionenkonzentrationen im Parotisspeichel in Abhängigkeit von der Fließrate (nach Shannon et al., Saliva: Composition and Secretion, Karger, Basel 1974).

Speichel dem Pankreassaft. Der pH-Wert des Speichels beträgt ca. 7,0.

Es ist die **Aufgabe des Speichels**, unsere Nahrung schlüpfrig zu machen und damit die *Formung einzelner Bissen* zu ermöglichen. Hierfür sind die Glykoproteine sowie die *Mucopolysaccharide* des Speichels von besonderer Bedeutung. Die Ohrspeicheldrüse (Glandula parotis) bildet vorwiegend einen mehr flüssigen (serösen) Speichel, welcher reich an Glykoproteinen ist, während die anderen Speicheldrüsen einen mehr muköse, d.h. mehr schleimigen Speichel bilden (vgl. Tab. 6.1).

Dem Speichel wird auch eine schützende Wirkung vor Karies zugeschrieben, da Patienten mit krankhaft vermindertem Speichelfluss (= „Xerostomie") vermehrt unter Karies leiden.[1]

[1] Trotzdem sollte man nicht allein auf seine physiologische Speichelsekretion vertrauen, sondern regelmäßig nach jeder Mahlzeit Ka-

Tab. 6.1: Charakteristika der sechs Speicheldrüsen des Menschen.

Glandulae	Prozentualer Anteil von 1,5 l Speichel/Tag	Parasympathisch innerviert durch	Sekretionstyp
parotes	ca. 25 %	N. glossopharyngeus	serös
submandibulares	ca. 70 %	N. facialis	mukös/serös
sublinguales	ca. 5 %	N. facialis	mukös

Eine weitere Aufgabe des Speichels besteht darin, den Chemismus der Verdauung in Gang zu setzen. Das Wesen dieses Vorgangs besteht darin, feste Nahrung in eine gelöste und dadurch resorbierbare Form zu verwandeln bzw. von nicht resorbierbaren Anteilen zu trennen. Neben der wässrigen Lösung und der mechanischen Zerkleinerung beim Kauakt mit Kaudrucken bis zu 400 Newton pro Zahn beginnt auch die fermentative Stärkespaltung bereits in der Mundhöhle mit Hilfe des Enzyms **Amylase** (= Ptyalin), welche Stärke bis hin zu den Disacchariden vom Typ der Maltose spalten kann. Diese Spaltung wird innerhalb der Mundhöhle nur eingeleitet, jedoch in den inneren Schichten des Speisebreis innerhalb des Magens noch bis zu 1,5 Stunden nach der Nahrungsaufnahme fortgesetzt. Unterbrochen wird diese fermentative Stärkespaltung erst, wenn auch die inneren Schichten des Speisebreis mit der Salzsäure des Magens und damit H$^+$-Ionenkonzentrationen entsprechend einem pH von 2 vermischt werden. Schließlich wird die Stärkespaltung nach Säureneutralisierung im Duodenum mit Hilfe von Pankreasamylase im Darm fortgesetzt.

Im Gegensatz zur Magensaftsekretion unterliegt die **Steuerung der Speichelsekretion** ausschließlich nervaler Kontrolle. Insbesondere die Glandula parotis sowie die Glandula submandibularis erhöhen bei der Nahrungsaufnahme die Enzymkonzentration ihres Speichels. Als afferente Signale sind für die reflektorische Speichelsekretion nicht nur die Reizung der Geschmacksknospen und damit sensorische Fasern des Nervus facialis, sowie am hinteren Drittel der Zunge des Nervus glossopharyngeus erforderlich; auch der Geruch, der Anblick, ja allein die Vorstellung appetitlicher Speisen können uns „das Wasser im Munde zusammenlaufen" lassen. Die Efferenz dieses „bedingten Reflexes" (vgl. S. 184) erfolgt über parasympathische und sympathische Fasern. Wird der Parasympathikus gereizt, erhöht sich der Speichelfluss, gleichzeitig kommt es zu einer Vasodilatation mit einer Mehrdurchblutung der Speicheldrüsen. Die Sekretionssteigerung erfolgt mit Hilfe des parasympathischen Überträgerstoffes Acetylcholin, während die Vasodilatation einen eigenen Chemismus besitzt. Deutlich wird dies dadurch, dass Atropin bei Parasympathikusreizung zwar die Sekretion, nicht jedoch die Mehrdurchblutung der Speicheldrüsen hemmt. Hier wird ein eigenes Enzym freigesetzt, das **Kallikrein**, welches aus im Blutplasma vorhandenen Kininogenen **Bradykinin** bilden kann. Bradykinin ist ein Oktapeptid mit stark vasodilatatorischen Eigenschaften. Die Bedeutung des Sympathikus bei der Speichelsekretion ist bisher keineswegs geklärt. Zwar kann der Sympathikus die Durchblutung der Speicheldrüsen reduzieren, er fördert jedoch auch die Sekretion. Parasympathikus und Sympathikus können vermutlich bei der Speichelsekretion nicht als Gegenspieler aufgefasst werden. Schließlich wird auch als Neuropeptid die Substanz P (vgl. S. 346) für eine Aktivierung der Speichelsekretion verantwortlich gemacht.

---

riesprophylaxe betreiben, wobei blutendes Zahnfleisch keine Gegenindikation zum Zähneputzen darstellt. Beläge zwischen den Zähnen sollten im Abstand von 1–2 Tagen mit Zahnseide entfernt werden, bevor sie sich so verfestigen, dass der Zahnarzt sie nur noch als Zahnstein mit drastischeren Methoden entfernen kann. Mundatmung (z.B. Schlafen mit offenem Mund) scheint die Zahnsteinbildung durch Austrocknung des Speichels zu erhöhen. Der harte Zahnstein „drängt" das normale „Zahnfleisch" zurück, so dass schließlich scheinbar gesunde Zähne nicht mehr zu retten sind.

Rund 1,5 l Speichel werden täglich zur Formung passagefähiger Bissen sowie zur Einleitung der Stärkespaltung durch Amylase benötigt.
Die efferente nervale Steuerung der Speicheldrüsen erfolgt vorwiegend parasympathisch, wobei eine Sekretionssteigerung über Acetylcholin und eine Vasodilatation über das Kallikreinsystem vermittelt wird.

6.2 Schlucken, Ösophagus

Dem Genie Hermann von Helmholtz[2] wird gern das Wort von der Fehlkonstruktion des menschlichen Auges untergeschoben – wieviel eleganter hätte er die Kreuzung zwischen Atem- und Speisewegen vermieden? Damit (in den biblisch dem Menschen zugesagten 70 Jahren) kein tödlicher Verkehrsunfall an dieser Kreuzung eintritt, hat die Natur das Schlucken bei Ankunft eines geformten Bissens am Zungengrund mit einem äußerst komplizierten **Schluck-Reflex** ausgestattet. Die Afferenzen dieses Reflexes werden über Anteile des *Nervus glossopharyngeus* dem *Schluckzentrum* in der Medulla oblongata gemeldet, während die Efferenzen über 5 verschiedene Gehirnnerven (Trigeminus, Facialis, Glossopharyngeus, Vagus und Hypoglossus) laufen. Beim Schluckakt müssen 6 *verschiedene Mechanismen* ablaufen: 1. Damit der Bissen nicht retrograd in die Nase gelangt, wird das weiche *Gaumensegel gegen die Rachenhinterwand gedrückt*. 2. Damit der Bissen nicht in die Luftröhre gelangt, muss der Kehlkopf *höher* treten. 3. Aus dem gleichen Grund wird der Kehldeckel, die *Epiglottis*, über den *Kehlkopfeingang geklappt*. 4. Zur Verhinderung der Aspiration wird die *Stimmritze verschlossen*. 5. Damit Speisebrei nicht in das Tracheo-Bronchialsystem angesogen wird, wird *reflektorisch die Atmung* beim Schluckreflex *angehalten*. 6. Um den ösophagealen Nahrungstransport einzuleiten wird der obere Ösophagussphinkter relaxiert.

Ist es trotz dieses komplizierten Schutzmechanismus zu einem „Verschlucken" gekommen, befördert ein reflektorischer Hustenstoß aspirierte Nahrungsteilchen aus der Trachea. Ausgelöst wird der **Hustenreflex** durch eine Reizung des Flimmerepithels der Trachea oder des Bronchialsystems, wodurch es zu einer rhythmischen – stoßweisen – Unterbrechung der Exspiration kommt. Wie die Atemrhythmik funktioniert dieser autonome Reflex vom ersten Lebenstag an, wobei die zentrale Umschaltung in der Medulla oblongata erfolgt.

Ebenso autonom und medullär verankert wie der Hustenreflex ist der **Saugreflex** des Säuglings, welcher durch die Berührung seiner Lippen auszulösen ist. Hierbei kommt es zur Senkung des Mundbodens und zur Erzeugung eines Unterdruckes in der Mundhöhle. Erfolgt die Nahrungsaufnahme, schließt sich der Schluckreflex an (s. oben).

Da der Schluckreflex ausschließlich über efferente Hirnnerven gesteuert wird, ist leicht einsehbar, dass neurologische Erkrankungen (wie z.B. cerebrale Durchblutungsstörungen, M. Parkinson, Hirnstammtumoren und periphere Neuropathien, aber auch muskuläre Erkrankungen wie die Myasthenia gravis oder die Poliomyelitis) zu gefährlichen Schluckstörungen führen können.

Der Ösophagus wird in drei anatomische Anteile eingeteilt, den **oberen Ösophagussphinkter**, den **tubulären Ösophagus** sowie den **unteren Ösophagussphinkter**. Die beiden Hauptfunktionen des Ösophagus sind der Speisetransport und die Verhinderung des Rückstroms von Mageninhalt in Richtung Mundhöhle.

Passiert Speisebrei den oberen Ösophagus-Sphinkter, erfolgt der weitere Transport

---

2 Hermann von Helmholtz (1821–1894), Militärarzt in Potsdam, Anatomielehrer an der Berliner Akademie der Künste, Professor für Anatomie und Physiologie in Königsberg und Bonn, ab 1858 *bis* 1871 Physiologe in Heidelberg, anschließend Physiker in Berlin, ab 1888 Präsident der neugegründeten Physikalisch-Technischen Reichsanstalt. Bekannteste Entdeckungen: Leitungsgeschwindigkeiten in Nervenfasern, Augenspiegel (1850/51), Bedeutung der Obertöne für die Klangfarbe, Ophthalmometer, Scherenfernrohr, Energieprinzip (sowie thermodynamische Grundlagen).

von dort in den Magen durch *aktive peristaltische Kontraktionen* des Ösophagus. Im oberen und mittleren Drittel wird diese propulsive Peristaltik durch quergestreifte und glatte Muskulatur bewerkstelligt. Im unteren Ösophagusdrittel findet sich ausschließlich glatte Muskulatur. Auf seiner gesamten Länge ist der Ösophagus aus einer inneren, ringförmig angeordneten Muskelschicht, und einer äußeren Muskelschicht, die in Längsrichtung verläuft, aufgebaut (vgl. Abb. 6.2).

Sowohl am Beginn wie am Ende des Ösophagus sorgen ringförmige Verengungen, „**Sphinkteren**", für eine Abdichtung dieses Transportschlauches. Der *obere Ösophagus-Sphinkter*, der aus einem Teil des M. cricopharyngeus gebildet wird, öffnet sich bereits beim Schluckbeginn. Dagegen öffnet sich der *untere Ösophagus-Sphinkter*, der im Bereich des Durchtritts des Ösophagus durch das Zwerchfell („*Cardia*") lokalisiert ist, wenn die peristaltische Transportwelle Speisebrei vor sich hergeschoben und die Ösophagus-Anteile oberhalb der Cardia gedehnt hat.

Bei einer Gesamtlänge des Ösophagus von ca. 25 cm und einer Geschwindigkeit der propulsiven peristaltischen Welle von ca. 3–4 cm pro Sekunde benötigt der Transport immerhin etwa 5–10 Sekunden.

Bei aufrechter Stellung kann Wasser allerdings bereits nach 1 Sekunde von der Mundhöhle bis in den Magen gelangen. Allerdings kann man auch während eines Kopfstands trinken, wenn man Flüssigkeit z.B. duch einen Schlauch zuführt. Anderenfalls wäre auch ein Essen im Weltraum nicht möglich.

Die ersten Druckmessungen während des Schluckvorganges wurden 1883 von Kronekker und Meltzer mit Hilfe von Ballonkathetern durchgeführt. Inzwischen werden mit Ballonkathetern sowie mit an der Spitze offenen Kathetern und empfindlichen Manometern Druckmessungen im Ösophagus für diagnostische Zwecke in der klinischen Routine durchgeführt. Wichtig ist der Befund, dass im **Ösophagus** selbst **negative Drucke** gemessen werden können, welche bei der Inspiration –5 bis –15 mmHg betragen, während bei der Exspiration Drucke zwischen –2 und +3 mmHg gemessen werden können. Diese Drucke entsprechen weitgehend den intrathorakalen Drucken (vgl. S. 133). Die Konsequenz dieses Soges am und im Ösophagus würde ein ständiges Zurückfluten von Mageninhalt, Magensäure und bei galligem Rückstrom auch von Gallensäuren in den Ösophagus bedeuten („Reflux"), wenn nicht muskuläre Kontraktionen der beschriebenen Sphinkteren das Lumen verschließen würden. Im Bereich der Sphinkteren selbst wird daher außerhalb des Schluckaktes ein positiver Druck gemessen (vgl. Abb. 6.3).

Beim Schluckvorgang beobachtet man charakteristische Veränderungen. Am oberen Sphinkter wird zuerst ein kurzzeitiger Druckabfall mit einem anschließenden Druckanstieg auf Werte zwischen 50 und 100 mmHg registriert. Am unteren Sphinkter setzt der entsprechende Druckabfall etwas später ein, hält länger an und wird mit einem längeren Druckanstieg beantwortet. Der Ruhetonus des unteren Ösophagussphinkters liegt mit etwa 20 mmHg höher als der intragastrale Druck. Ist der *Verschluss der Cardia unvollständig*, kann es zum Reflux kommen, was wir als „*Sodbrennen*" wahrnehmen.

Ausgeprägter und anhaltender Reflux kann zu massiven Wandveränderungen im distalen Ösophagus führen („gastroösophageale Refluxkrankheit") mit Geschwürbildung (Barrett-Ulcus), welche zur Entartung neigt. Die Fehlfunktion des unteren Ösophagus-Sphinkters wird durch eine Reihe von Erkrankungen begünstigt, wie z.B. der disseminierten Sklerodermie, einer Autoimmunerkrankung, die u.a. mit einem bindegewebigen Umbau des Ösophagus einhergeht, aber auch durch die Adipositas oder eine Dislokation der proximalen Magenanteile durch das Zwerchfell (Hiatushernie).

Die nervale Kontrolle der quergestreiften Ösophagusmuskulatur wird wesentlich über efferente Vagus-, Trigeminus-, Facialis- und Hypoglossusanteile vorgenommen, während die glatte Muskulatur nur über den N. vagus innerviert wird. Daneben sind aber auch Afferenzen beteiligt. Zwischen Ring- und Längsmuskulatur findet sich der Plexus myentericus, welcher über den Vagus kontrolliert wird. Die glatte Muskulatur erhält ihre vagalen Informationen über den Umweg der Ganglienzellen dieses Nervenplexus, während die quergestreifte Muskulatur z.T. auch direkt vom Vagus innerviert wird. Zwei Typen von Effektor-Neuronen im Plexus my-

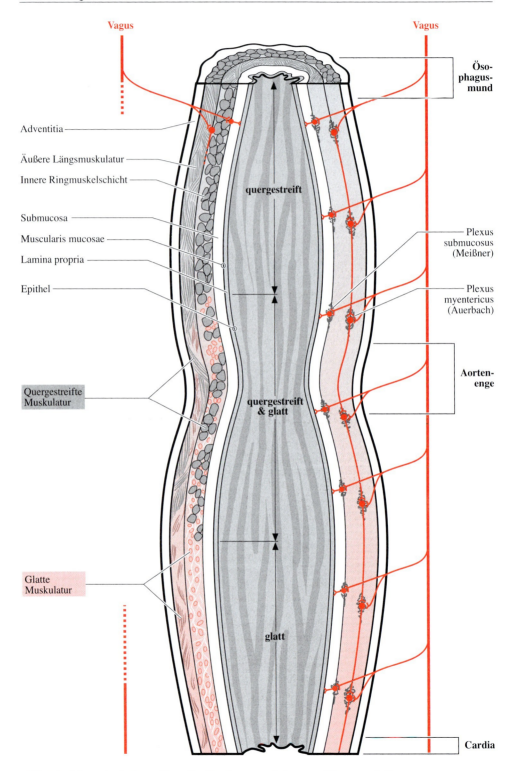

Abb. 6.2: Schematische Darstellung der Ösophagusmuskulatur und ihre nervale Versorgung.

6.2 Schlucken, Ösophagus

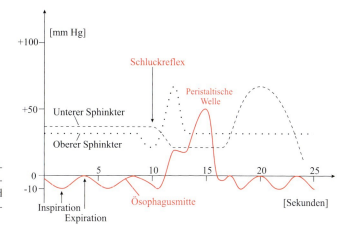

Abb. 6.3: Schematische Darstellung von Drucken im Ösophagus bei Messung am oberen und unteren Sphinkter sowie in Ösophagusmitte.

entericus werden unterschieden: exzitatorische Neuronen, die durch nikotinerge Rezeptoren stimuliert werden und eine cholinerge Exzitation der glatten Muskulatur bewirken sowie inhibitorische Neuronen, die durch nikotinerge und muskarinerge Rezeptoren stimuliert werden und deren Wirkung vermutlich über Stickstoffmonoxid (NO) vermittelt wird.

Der untere Ösophagussphinkter unterliegt aber nicht nur der o.g. neuronalen Kontrolle, sondern wird z.B. auch durch Hormone und Neurotransmitter wie Gastrin, Somatostatin und Histamin, durch Medikamente wie Calciumantagonisten, Nitrate und Benzodiazepine, durch Nahrungsbestandteile wie Alkohol, Kaffee und Fett sowie durch Nikotinabusus beeinflusst, was wichtige klinische Bedeutung haben kann.

Ein Ausfall des Plexus myentericus – begleitet von einem Mangel an inhibitorischen Neurotransmittern wie vasoaktives intestinales Peptid (VIP) und NO – scheint für die sog. „Achalasie"[3], eine Erkrankung mit fehlender Erschlaffung des unteren Ösophagus-Sphinkters, verantwortlich zu sein. Während der Muskeltonus hier zu hoch ist, kommt es in den proximalen Bereichen des Ösophagus zu dessen massiver Erweiterung mit Ausfall der Peristaltik.

Bei einer operativen Durchtrennung der Ösophagusmuskulatur mit erhaltener vagaler Innervation kann eine peristaltische Welle über die Durchschneidungsstelle hinweglaufen, während beidseitige Vagotomie die Ösophagusperistaltik ausschaltet.

[3] Chalasia: Entspannung bzw. Schlaffheit eines Schließmuskels

---

Schlucken, Husten und Saugen erfolgt durch autonome, medullär-verankerte Reflexe. Die Ösophaguspassage des Speisebreis wird durch aktive peristaltische Kontraktionen vermittelt, welche einen Transport auch gegen die Schwerkraft ermöglichen. Im tubulären Ösophagus werden atemabhängig Drucke zwischen −15 bis +3 mmHg gemessen. Große positive Druckschwankungen treten während der peristaltischen Ösophaguskontraktionen auf.
Der untere Ösophagussphinkter verhindert im Bereich der Cardia unter vagaler und hormonaler Kontrolle einen Reflux von Magensäure und damit das sog. Sodbrennen.

6.3 Motorik des Magen-Darm-Traktes, allgemein

Die *glatte Muskulatur des Magen-Darmtraktes* ist zu **spontanen rhythmischen Kontraktionen** befähigt, ohne dass es hierfür eines nervalen Anstoßes bedarf. Am besten kann man dies dadurch zeigen, dass man ein Stück frisch entnommenen Darmes in einer isotonen Nährlösung aufspannt und seine spontanen rhythmischen Kontraktionen registriert. Diese experimentelle Anordnung hat auch den Vorzug, die Wirkung von Pharmaka direkt prüfen zu können. So erhöht z.B. die Zugabe von *Acetylcholin* in die Lösung die Kontraktionsfrequenz, während *Noradrenalin* die peristaltischen Kontraktionen hemmt.

Die **elektrophysiologische** *Ursache* dieser spontanen Kontraktionen liegt darin, dass praktisch alle glatten Muskelzellen des Magendarmkanals zu einer *spontanen Depolarisation* befähigt sind. Sie können daher wie die Zellen des Erregungsbildungssystems des Herzens *Schrittmacherfunktion* übernehmen, wobei offenbar die Fähigkeit hierzu unterschiedlich ausgebildet ist. Für den Magen startet die Erregung z.B. im oberen Teil des Corpus und löst eine wellenförmige Bewegung in Richtung Antrum aus.

Eine zweite Besonderheit dieser glatten Muskelzellen besteht darin, dass sie untereinander mit elektronenoptisch sichtbaren Zellverbindungen *(Nexus)* verbunden sind, welche als *„gap junctions"* imponieren und welche für die schlechte Isolierung der glatten Muskelzellen untereinander verantwortlich gemacht werden. Ionenströme können so die Erregung von Muskelzelle zu Muskelzelle fortleiten (*„myogene Erregungsausbreitung"*).

Das Ruhepotential der glatten Muskelzellen ist deutlich niedriger als bei Skelettmuskelzellen. Die Dauer der einzelnen *Aktionspotentiale* beträgt *etwa 50 ms*, während beim Skelettmuskel nur 1–2 ms gemessen werden. Eine Konsequenz hieraus besteht darin, dass auch die *Refraktärphase beim glatten Muskel sehr lang* ist, so dass schnelle Bewegungen eben nur mit Hilfe der quergestreiften Muskulatur ausgeführt werden können.

Auffällig ist aber bei der elektrischen Ableitung einer großen Zahl von Aktionspotentialen an der glatten Muskulatur – also bei der Ableitung von Summenaktionspotentialen –, dass diese in Schüben auftreten, wobei etwa jede Minute ein Maximum gemessen werden kann (man spricht daher vom *Minuten-Rhythmus*). Die Ursache dieser Rhythmik ist keineswegs aufgeklärt.

Man kann prinzipiell 2 grundsätzlich verschiedene **Kontraktionsformen** unterscheiden:

1. Durchmischungsbewegungen
2. Weiterschiebende „propulsive" Peristaltik.

Bei den **Durchmischungsbewegungen** kann nochmals unterschieden werden in

a) Segmentationsbewegungen und
b) Pendelbewegungen.

Bei den **Segmentationsbewegungen** kommt es zu rhythmischen Kontraktionen zirkulär angeordneter Muskelzellen, welche zu einer lokalen Einschnürung des Magen- bzw. Darminhaltes führen. Fortgeleitete „Schnürwellen" werden ausgelöst durch *Schrittmacherzellen des oberen Teils des Magen-Corpus;* sie haben eine Frequenz von *etwa 3 Wellen pro Minute*.

Pendelbewegungen kommen durch rhythmische Kontraktionen der Längsmuskulatur des Darmes zustande und verschieben, wie der Name andeutet, den Darminhalt in axialer Richtung des Darmes geringfügig nach oben und unten. Beide Kontraktionsformen dienen der Durchmischung des Speisebreies mit den Verdauungssäften. Im Jejunum beträgt die Frequenz der Mischungsbewegungen etwa 18 pro Minute und nimmt zum Ileum hin ab (dort ca. 12 pro Minute).

Die **propulsive Peristaltik** ist verantwortlich für den Transport des Speisebreis durch das Darmrohr. Hierzu ist eine koordinierte Kontraktion und Erschlaffung notwendig, welche eine *nervale Steuerung benötigt*. Erkennbar ist dies daran, dass *Ganglienblocker* diese Form der Peristaltik unterbrechen können. Allerdings können auch noch am herausgeschnittenen Darm propulsive peristaltische Wellen beobachtet werden, so dass – ähnlich wie am Herzen – bei der Peristaltik eine nervale *Autonomie* beteiligt sein muss. Die für die propulsive Peristaltik notwendigen Ganglienzellen findet man im *Auerbachschen[4] Plexus (Plexus myentericus)*, vorwiegend zwischen äußerer Längs- und innerer Ringmuskelschicht gelegen, und im *Meissnerschen[5] Plexus (Plexus submucosus)*, dessen Ganglienzellen unmittelbar unter der Schleimhaut gelegen sind. Dem Auerbachschen Plexus wird mehr motorische Aktivität zugesprochen, während dem Meissnerschen Plexus wohl mehr sensible Funktionen zukommen. Untereinander sind beide Plexus stark verschaltet. Kontrolliert werden sie beide bevorzugt über den Vagus, aber auch in geringerem Umfang über den Sympathikus (in beiden Fällen über deren Afferenzen und Efferenzen). Der **Vagus** stimuliert die **Peristaltik**, während der **Sympathikus hemmend** wirkt.

Maximale Sympathikusaktivität (z.B. bei einer Bauchfellentzündung oder bei einem Schock) kann die Darmmotorik so stark lähmen, dass es hierdurch zu einem *paralytischen Ileus (Darmverschluss)* kommt. Schmerzen – insbesondere durch Überdehnung des Darmes – werden vermutlich über afferente Sympathikusfasern geleitet.

Schließlich gilt praktisch *für alle glatten Muskelzellen*, dass **Dehnung** allein bereits einen **Kontraktionsreiz** für diese Zellen darstellt. Startet also eine Kontraktion und schiebt diese erst einmal Speisebrei vor sich her, dehnt dieser Brei die Darmwand und löst bereits damit eine Kontraktion des gedehnten Darmabschnittes aus. Gleichzeitig wird die Kontraktion des oberen (bereits vom Speisebrei passierten) Darmabschnittes gehemmt, wobei *möglicherweise Verzögerungsrelais* in Form von *Interneuronen* des Auerbachschen Plexus die zeitliche Abstimmung besorgen. Wichtig ist allerdings, dass **die propulsive Peristaltik nur in der Richtung zum Darmausgang** hin erfolgt.

Diese Richtung muss strukturell festgelegt sein, denn die chirurgische Umlagerung von Darmabschnitten in entgegengesetzter Richtung kann katastrophale Folgen für die Darmpassage haben. Der Organismus kann sich hier nicht anpassen, ein *Ileus* kann ohne rechtzeitige erneute chirurgische Intervention zum Tod führen.

Die propulsiven peristaltischen Wellen laufen mit Geschwindigkeiten von etwa 1 cm pro Sekunde über den Dünndarm, wobei der Vorschub jedoch langsamer erfolgt, so dass mit einer *Verweilzeit des Speisebreies (Chymus) im Dünndarm von 6–8 Stunden gerechnet wird (im Colon dagegen mindestens 12 Stunden)*.

---

4 Leopold Auerbach (1828–1897), Anatom und Neurologe in Breslau.
5 Georg Meissner (1829–1905), Anatom in Göttingen.

Acetylcholin (Vagus) erhöht, Adrenalin (Sympathikus) erniedrigt die spontane rhythmische Kontraktionsfrequenz der glatten Magen- und Darmmuskulatur, welche langsame Aktionspotentiale mit einer Dauer von rd. 50 ms und entsprechenden langen Refraktärphasen im sog. Minutenrhythmus bildet.
Eine elektrische Kopplung der Muskelzellen durch Gap junctions ermöglicht im Magendarmtrakt eine myogene Erregungsausbreitung.
Segmentationsbewegungen mit 3 Schnürwellen pro min des Magens und 12–18 Pendelbewegungen pro min des Dünndarms dienen der Durchmischung, während die vorwiegend vagal gesteuerte propulsive Peristaltik den Chymus nur in Richtung Anus treibt.

6.4 Magen

Schematisch sind die wichtigsten Abschnitte des Magens beim stehenden Menschen in Abb. 6.4 dargestellt. Beim Stehenden ist der Magen nahezu steil gestellt, während beim Liegenden der Magen mehr quer zur Körperachse gerichtet ist. Von oben nach unten wird der Magen in 3 Abschnitte unterteilt:

Fundus, Corpus und **Antrum**. Im Röntgenbild ist die strahlendurchlässige *Magenblase* im Fundus leicht zu erkennen. Bei der Nahrungsaufnahme kommt es vorwiegend im Bereich von *Fundus und oberem Corpus* zu einer Erweiterung, welche man als aktive *Relaxation* bezeichnet. Hierbei kann man den menschlichen Magen z.B. mit bis zu 1600 ml Luft füllen, ohne dass sich der Druck im Magen um mehr als 10 mmHg erhöht. Diese Magen-Relaxation wird *über* afferente und efferente *Vagusfasern kontrolliert*, denn nach Vagusdurchtrennung kann der Magen nur noch wesentlich geringer relaxieren.

Aus dieser Fähigkeit zur Erweiterung im Fundus und oberen Corpus-Bereich ergibt sich in diesem Bereich eine *Speicherfunktion mit langen* **Verweilzeiten**, in welchen die enzymatische Verdauung fortgesetzt wird. Die bereits angesprochenen *Schnürwellen* sorgen für eine Durchmischung des *Chymus*, wobei mit einer Frequenz von 3 pro Minute und deren langsamen Fortschreiten auch mehrere Schnürwellen des Magens gleichzeitig im Röntgenbild sichtbar sein können. Trotz dieser Segmentationsbewegungen erfolgt die Durchmischung des Speisebreies so langsam, dass noch 1 1/2 Stunden nach der Nahrungsaufnahme die H$^+$-Ionen der Magensäure die inneren Schichten des Speisebreies kaum erreicht haben, so dass hier noch für längere Zeit die *Stärkespaltung* mit Hilfe der Speichelamylase fortgesetzt werden kann. Die Verweilzeit des Speisebreies im Magen hängt stark von der Menge und der Zusammensetzung der Nahrung ab. Flüssige Nahrung hat Verweilzeiten im Minutenbereich, kohlenhydratreiche Nahrung hat gegenüber eiweiß- und besonders fettreicher Nahrung ebenfalls kürzere Verweilzeiten. Je besser die Nahrung zerkleinert (gekaut) ist, desto kürzer sind die Verweilzeiten. Die maximalen Verweilzeiten für umfangreiche und schlecht gekaute, fettreiche Mahlzeiten können bereits beim Gesunden über 4 bis 5 Stunden liegen.

Dem Antrum des Magens kommt eine besondere *Transportfunktion* zu. Durch rhythmische Kontraktionen des Antrums mit nachfolgender Öffnung des *Pylorussphinkters* wird der Magen entleert. Der Speisebrei wird nach gründlicher Vermischung mit dem Magensaft „portionsweise" in den *Bulbus duodeni* abgegeben. Die Rhythmik dieser Pyloruspassage hängt nicht nur von der Füllungsmenge des Duodenums, sondern ganz besonders von der Zusammensetzung des abgegebenen Mageninhaltes ab. *Der saure Mageninhalt muss im Duodenum neutralisiert werden. Kann dies nicht rasch genug erfolgen*, weil die Alkalisierung (insbesondere durch den Pankreassaft) die Säuremengen nicht schnell genug bewältigen kann, *muss der Entleerungsmechanismus über die Antrumperistaltik und den Pylorussphinkter gestoppt werden*. Gleiches gilt für zu fettreichen Chymus. Für diese Kontrolle verfügt der Organismus über ein eigenes Hormonsystem, welches wir noch ausführlich darstellen werden (vgl. S. 184 f.).

Magensaftsekretion

Mit *2,5 Litern Magensaft pro Tag* ist der Magen des Erwachsenen an der Gesamtproduktion von 8,5 Litern Flüssigkeit im Verdauungstrakt in 24 Stunden mit über einem Viertel beteiligt (vgl. Tab. 6.2). Bei einer Flüssigkeitsbilanz (Ein- und Ausfuhr) des Gesamtorganismus von 2,5 Litern pro Tag (vgl. S. 220) kann man sich leicht vorstellen, dass die Verdauungssäfte wertvolle Flüssigkeitsvolumina darstellen, welche nicht nur bei ihrer Produktion Probleme aufweisen, sondern welche auch wieder zurückgewonnen werden müssen, da sonst der Blutkreislauf in kürzester Zeit in dramatische Volumenmangel-Situationen gelänge. Die Me-

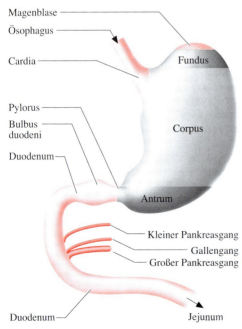

Abb. 6.4: Schematische Zeichnung von Magen und Duodenum beim stehenden Menschen.

Tab. 6.2: Flüssigkeitsproduktion im Verdauungssystem

Organ	In 24 Stunden produziertes Flüssigkeitsvolumen [Liter]
Speicheldrüsen	ca. 1,0
Magen	ca. 2,5
Pankreas	ca. 1,5
Leber (Galle)	ca. 0,5
Dünndarm	ca. 3,0
Summe	**ca. 8,5**

chanismen der Flüssigkeitsresorption werden bei der Besprechung des Darms behandelt, beim Magen stehen die Sekretionsvorgänge im Vordergrund.

a) Salzsäuresekretion

In den Drüsenkanälchen der Magenwand von Fundus und Corpus bilden die *Belegzellen (Parietalzellen)* nahezu 0,1 molare Salzsäure (max. pH = 1, in der Regel pH 1,5 bis 2,0) oder etwa 150–160 mmol pro Liter HCl. Bei einem Blut-pH von 7,4 bedeutet dies eine mehr als millionenfache Konzentrationszunahme, welche nur unter enormer Energie – d.h. ATP-Bereitstellung – möglich ist. Das morphologische Äquivalent hierfür ist in dem großen Mitochondrienreichtum der Parietalzellen zu suchen. Die Salzsäuresekretion selbst erfolgt sehr ähnlich wie die H^+-Ionen-Sekretion in der Niere, ja die Parietalzellen schaffen sich für den Sekretionsvorgang offenbar ihre eigenen „Harnkanälchen". Erhalten die Parietalzellen ihren Stimulus zur Salzsäureproduktion, formen sie sich vom ruhenden Stadium in die Sekretionsform dadurch um, dass Microvilli in die intrazellulären Sekretkanälchen hineinragen. Dieser Vorgang benötigt Zeit – *etwa 10 Minuten*[6]. Schematisch kann man sich die Salzsäureproduktion entsprechend Abb. 6.5 vorstellen: *Unter ATP-Verbrauch* werden H^+-*Ionen* in die neugebildeten Mikrotubuli *aktiv sezerniert* (im Austausch gegen K^+), während im gleichen Ausmaß HCO_3^--*Ionen passiv die Parietalzellen verlassen* und den pH-Wert des venösen Blutes aus der Magenregion ansteigen lassen. Für die Kohlendioxidhydratation ist wie in der Niere das Enzym *Carboanhydrase* in den Parietalzellen des Magens reichlich vorhanden. Schließlich kann das negative Cl^--Ion an die sezernierten H^+-Ionen gebunden werden. Es wird aber auch ein aktiver Cl^--Transport angenommen.

Wasser selbst folgt den sezernierten Ionen über deren osmotische Kräfte (vgl. Tubuläre Flüssigkeitsreabsorption in der Niere, S. 249), wobei der *Magensaft insgesamt plasmaisoton* bleibt.

---

[6] Die gute Küche weiß dies seit altersher: Eine wohlriechende und fein schmeckende Brühe ist ein optimaler Salzsäurestimulus: 10 Minuten später ist genügend Salzsäure zum Verdauungsangriff auf das Steak bereit. Dies ist der falsche Moment für längere Tischreden, da dann die produzierte Salzsäure nur die eigene Magenwand zur Verdauung vorfindet, was je nach Erziehungsgrad an der zunehmenden Unruhe der Zuhörer abzulesen ist.

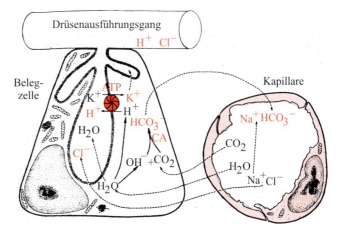

Abb. 6.5: Schematische Darstellung der wichtigsten Schritte bei der Salzsäure-Produktion von Parietalzellen des Magens (mit Hilfe einer Protonenpumpen H^+-K^+-ATPase) und des Enzyms Carboanhydrase (CA).

Wird keine Salzsäure produziert, hat der Magensaft nahezu den gleichen pH-Wert wie das Blutplasma. Unter diesen Umständen enthält er nahezu die gleichen hohen Natrium- und niedrigen Kalium-Konzentrationen wie das Blutplasma.

Die *Aufgabe der Magensalzsäure* besteht neben der *Abtötung von Bakterien* in der *Denaturierung des Nahrungseiweißes* und in der *Umwandlung von Pepsinogen in Pepsin*, welches äußerst wirksam Eiweiß spalten kann.

b) Pepsinogen – Pepsin

Das Proenzym *Pepsinogen* (Molekulargewicht 42 500) wird vorwiegend in den Hauptzellen der Drüsenkanälchen von Fundus und Corpus gebildet, daneben aber auch in den Schleimzellen dieser Drüsenkanälchen, sogar in abgewandelter Form in den Schleimzellen des Pylorus und des Duodenums. Die Sekretion derartiger Makromoleküle erfolgt über die Bildung elektronenoptisch sichtbarer *Enzymgranula*. Die *Magensalzsäure spaltet vom Pepsinogen* ein Peptid ab, so dass die wirksame Stufe, das *Pepsin* (MG 35 000) erst *ab pH 5* im Magensaft entsteht. Pepsin selbst ist ein Konglomerat höchst aktiver Proteasen.

c) Magenschleim

Schließlich produzieren die Schleimzellen des Magens einen gallertartigen *Schleim aus Muco- bzw. Glykoproteiden*, welchem neben einer mechanischen Funktion (Verbesserung der Gleitfähigkeit) möglicherweise auch chemische Schutzfunktion gegenüber einer Selbstverdauung der Schleimhaut zukommt. Zur Erklärung einer **Magenschleimhaut-Barriere** mit minimaler Durchlässigkeit der Schleimhaut für Säuren und Elektrolyte wird aber darüber hinaus der Befund angeführt, dass die innere Magenwand in Ruhe mit -70 mV gegenüber dem Interstitium hohe negative Ladungen trägt, welche sonst nur an der Innenseite von Zellmembranen gemessen werden. Offenbar können die Schleimhautepithelien aktiv *Chlorid* ins Lumen sezernieren, was einerseits die H^+-Sekretion ladungsgemäß unterstützen würde, andererseits aber eine „elektrische Barriere" für das Eindringen von Elektrolyten (insbesondere H^+-Ionen) in das Schleimhautepithel bedeuten würde.

Steuerung der Magensaftsekretion und der Magenmotorik

Die nervale Steuerung der Magensaftsekretion wurde zuerst durch *Pawlow*[7] nachgewiesen, welcher bei Hunden einen künstlichen Ausgang der Speiseröhre („Ösophagusfistel") anlegte und außerdem operativ eine Verbindung zwischen Magenlumen und Bauchdecke herstellte („Magenfistel"). Über die Magenfistel konnten die Tiere „künstlich" ernährt werden, während das natürliche Futter beim Fressen wieder aus der Speiseröhrenfistel zu Boden fiel. Mit einer Latenz von 5–10 Minuten begann nach dieser „*Scheinfütterung*" die Magensaftsekretion für die Dauer von 1–2 Stunden. Nach Vagusdurchschneidung (ebenso nach Gabe des Vagushemmstoffes Atropin) unterblieb diese Magensaftsekretion. Pawlow und seine Schüler haben dieses Experiment in unzähligen Variationen weitergetrieben. Wurde die Fütterung zusammen mit einem optischen Signal (z.B. dem Aufleuchten einer roten Lampe) oder einem akustischen Signal vorgenommen, konnte nach einer Gewöhnungsperiode („**Konditionierungsphase**") schließlich allein durch die äußere „Bedingung" (also allein durch das optische oder akustische Signal) eine massive Magensaftsekretion ausgelöst werden. Pawlow gründete hierauf seine Lehre von den „**bedingten Reflexen**". Heute bezeichnen wir diese Form der Magensaftsekretion als **erste** oder „**kephale**[8] **Phase**", weil sie durch Beteiligung der Hirnnerven über den Vagus als Efferenz auszulösen ist (vgl. Abb. 6.6), wobei der Vagus nicht allein die Magensaftsekretion, sondern auch die Magenmotorik stimuliert. Sympathikusstimulierung führt zu einer Hemmung der Magenmotorik.

---

[7] Iwan Petrowitsch Pawlow, russ. Physiologe (1849–1936), 1877 zu Gast bei Heidenhain (Breslau), 1884–1886 bei Carl Ludwig (Leipzig) und erneut bei Heidenhain (Breslau), bei welchem er Fisteloperationen übte. 1904 I. Nobelpreis für Physiologie.

[8] Kephalae, gr. = Kopf.

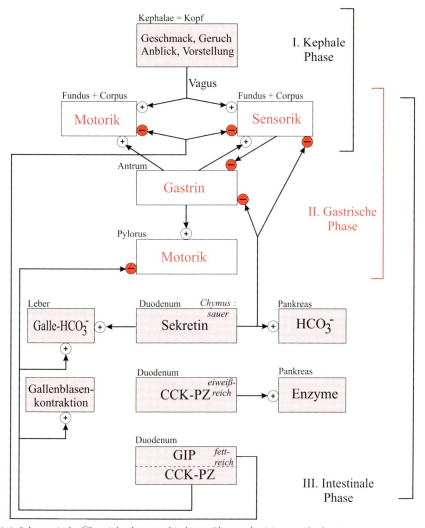

Abb. 6.6: Schematische Übersicht der verschiedenen Phasen der Magensaftsekretion.

Von der ersten Phase abzugrenzen ist eine **zweite**, die **gastrische Phase**, welche vorwiegend über die Vermittlung des Hormons **Gastrin** erfolgt. Allerdings stimuliert bereits eine *Dehnung der Magenwand* (durch Nahrungsaufnahme) die Salzsäureproduktion und die Motorik. Hierbei sind neurale *Dehnungsrezeptoren* beteiligt, welche an ihren Synapsen Acetylcholin freisetzen, welches die Parietalzellen schließlich aktiviert. Dies ist ein Effekt, der nach Vagusdurchschneidung zwar weniger gut funktioniert, aber nicht völlig aufgehoben ist, was dafür spricht, dass auch vagale Afferenzen an ihm beteiligt sind. Auf die ebenfalls vom *Vagus* geförderte Relaxation des Fundus während der Nahrungsaufnahme wurde bereits hingewiesen (vgl. S. 182).

Den Beweis für die *Beteiligung eines* **eigenen Hormonsystems** *an der Magensaftsekretion* erbrachte erst folgendes Experiment in der 2. Hälfte des 20. Jahrhunderts:

Das Antrum eines Hundemagens wurde operativ mitsamt seiner Blutversorgung vom übrigen Magen getrennt und mit einer Fistel in die Bauchwand eingenäht (vgl. Abb. 6.7). Damit konnte die so entstandene „*Antrumtasche*" allein gedehnt, außerdem künstlicher Futterbrei bzw. verschiedene H⁺-Io-

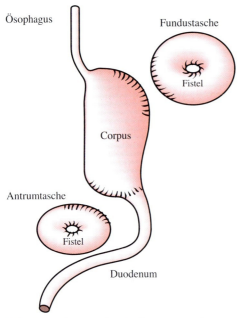

Abb. 6.7: Schematische Zeichnung von Antrum- und Fundus-„Tasche" mit Bauchwandfistel.

nenkonzentrationen auf ihre Wirkung hin isoliert getestet werden. Gleichzeitig musste eine neue Verbindung zwischen Corpus und Duodenum hergestellt werden, damit die Tiere überhaupt überlebten. Schließlich wurde eine *Fundustasche* ebenfalls mit Fistel in die Bauchwand genäht, damit fortlaufend die Magensaftsekretion unbeeinflusst von Speisebrei gemessen werden konnte. Hierbei kann am denervierten wie am nerval intakten Präparat gearbeitet werden. Wird die *Antrumtasche gedehnt* (aber auch durch Vagusreizung sowie durch den Chymus selbst, speziell durch Aminosäuren), entsteht ein inzwischen chemisch aufgeklärtes Peptidhormon **Gastrin** (17 Aminosäuren), welches vom Antrum an das Blut abgegeben wird und über den Blutweg schließlich den Fundus erreicht (vgl. Tab. 6.3). (Gastrin produzierende G-Zellen sind beim Menschen nicht nur im Antrum, sondern auch im Duodenum nachgewiesen). Gastrin stimuliert im Fundus die Parietalzellen, welche nach Antrumdehnung ihre Säureproduktion mit einer Latenz von 15–30 Minuten in Gang bringen. Das System regelt sich dabei selbst. *Wird der Chymus zunehmend saurer, wird allein dadurch die Gastrinproduktion wieder ge-stoppt*. Auch dies war an der Antrumtasche nachzuweisen. Bei einem *pH unter 2 im Antrum wird kein Gastrin* mehr gebildet.

(Experimentelle Dehnung des Antrums im pH-Bereich von 1–2 stellt jedoch immer noch einen Säuresekretionsreiz dar, welcher nerval übermittelt wird.)

Eine **3. Phase**, welche an der Steuerung der Magensaftsekretion beteiligt ist, lässt sich als **intestinale Phase** (vgl. Abb. 6.6) abgrenzen. Der saure Chymus des Magens würde an den Schleimhäuten des Darmes eine Säureverätzung hervorrufen, wenn er nicht zügig neutralisiert würde. Dies ist im wesentlichen die Aufgabe des *Pankreas*, aber auch der Leber, welche für diese *Säureneutralisierung* bikarbonatreiche Verdauungssäfte sezernieren. Gesteuert wird dies wiederum über ein Polypeptidhormon: **Sekretin**, welches im **Duodenum** gebildet wird, und dessen Sequenz von 27 Aminosäuren ebenfalls inzwischen aufgeklärt ist. Der adäquate Reiz für die Sekretinausschüttung ist neben der Gegenwart von Polypeptiden aus der Nahrung die Azidität im Duodenum. Können Pankreas und Leber ihrer Neutralisationsaufgabe nicht schnell genug nachkommen, bremst dieses Hormon die Säure-Produktion des Magens.

Im Duodenum wird ein weiteres Hormon gebildet, das **Cholecystokinin** (CCK), dessen chemische *Identität mit* dem Polypeptid **Pankreozymin** *(PZ)* (33 Aminosäuren) inzwischen aufgeklärt ist. Bei eiweißreichem Chymus fördert **CCK-PZ** die Bildung eines enzymreichen Pankreas-Sekrets und bei fettreichem Chymus regt CCK-PZ einen erhöhten Gallenfluss ins Duodenum an, was im wesentlichen durch Kontraktion der Gallenblase bewirkt wird. Rund 18 weitere *Gewebshormone* des Intestinaltraktes werden gegenwärtig diskutiert.

Das *Gastric Inhibitory Peptide (GIP)* bremst, ähnlich wie Sekretin, die Magenmotorik sowie die Magensaftsekretion, wenn das Angebot an eiweißreichem Chymus im Duodenum zu groß wird.

Daneben ist VIP *(vasoactive intestinal peptide)*, ein Vasodilatator hervorzuheben, welcher ebenfalls die Magensaftsekretion hemmt, darüber hinaus aber die Elektrolyt- und Wasserausscheidung von Pankreas, Leber sowie Darm stimuliert. *Motilin* (22 Aminosäuren) wird im Jejunum freigesetzt, es steigert insbesondere die Magenmotilität.

Intrinsic Factor

Parietalzellen produzieren und sezernieren den Intrinsic factor, ein Mucoprotein (MG 55 000), welches das mit der Nahrung aufgenommene *Vitamin B_{12} = Cobalamin* bindet und so im terminalen Ileum resorbierbar macht. Resorbiertes Vitamin B_{12} kann die Leber für einen Bedarf von 3 Jahren speichern.

Chronischer Ausfall der Parietalzellen führt zur typischen Erkrankung einer Vit.-B_{12}-Avitaminose, der *perniziösen Anämie*. Bei der perniziösen Anämie handelt es sich um eine makrozytäre (vgl. S. 25) Anämie mit Megaloblasten (abnorm große kernhaltige Zellen mit aufgelockertem Chromatin und bereits vorhandenem Hämoglobin). Sie wird meist begleitet von degenerativen Rückenmarkserkrankungen (funikuläre Myelose) mit Erlöschen der Eigenreflexe, evtl. auch einhergehend mit manischen oder depressiven Verstimmungen.

Pharmakologische und pathophysiologische Aspekte

Die Magensaftsekretion ist damit keinesfalls erschöpfend beschrieben: z.B. auch *Histamin* kann an ihrer Regulation beteiligt sein; Die pharmakologische Applikation von H_2-*Blockern* kann die Magensäure-Sekretion bremsen. H_2-*Blocker* verdrängen Histamin von seinem *spezifischen Histamin-2-Rezeptor,* der die *Magensäure-Stimulation* steigert, weil es gelingt, mit speziell entwickelten H_2-*Antihistaminika* (z.B. Cimetidin, Ranitidin) die Magensäure-Sekretion drastisch zu senken. H_2-Blocker waren vor Einführung der Protonenpumpenhemmer (z.B. Omeprazol, Pantoprazol) Mittel der ersten Wahl zur Suppression der Säureproduktion im Magen. Protonenpumpenhemmer inhibieren die K^+-H^+ ATPase direkt und sind heute die potentesten und in der Klinik am breitesten eingesetzten Säurehemmer. Während Histamin über H_2-Rezeptoren die Säuresekretion stimuliert, kann Histamin an H_1-Rezeptoren eine Kontraktion glatter Muskelzellen von Darm, Bronchien und Uterus auslösen.

Dass der Vagusantagonist *Atropin*, welcher Acetylcholin verdrängt, die Magensaftsekretion ebenso wie *Ganglienblocker reduziert*, verwundert nicht. Schließlich sind *Coffein* und die Röstprodukte des Kaffees als starke „Säure-Induktoren" bekannt, wie auch *alkoholische Getränke in niedrigen Dosen* über Geschmack und psychische Wirkung (kephale Phase) die *Säuresekretion stimulieren.*

Erreicht die *Alkoholkonzentration* im Mageninhalt etwa 20 %, wird die *Sekretion des Magensaftes gehemmt.* „Harte" Alkoho-

Tab. 6.3: Bildungsstätte, Wirkung und adäquater Reiz wichtiger Gewebshormone des Magen-Darmtraktes

Bildungsstätte	Hormon	Wirkung	Adäquater Reiz
Antrum + (Duodenum)	Gastrin	Vermehrte Salzsäureproduktion + erhöhte Antrummotorik	Dehnung des Antrums sowie Eiweißreiche Kost
Duodenum	Sekretin	Vermehrte Ausschüttung HCO_3^- reichen Pankreassaftes + Gallensaftsekretion + Hemmung der Magendynamik	Saurer Chymus im Duodenum
Duodenum	Cholecystokinin = Pankreozymin (CCK-PZ)	Gallenblasenkontraktion + Enzymreicher Pankreassaft	Fettreicher Chymus im Duodenum Eiweißreicher Chymus im Duodenum
Duodenum	Gastric Inhibitory Peptide (GIP)	Hemmung der Magensaftsekretion + Hemmung der Magenmotorik	Fettreicher Chymus im Duodenum
Jejunum	Motilin	Stimulation der Peristaltik	Ansäuerung im Duodenum

lika mit 40 % Alkohol und mehr verursachen lokale Hyperämien mit Entzündungen und Plasmaverlusten in den Chymus. Chronische Trinker leiden deshalb häufig an einer chronischen *Gastritis*. Hochprozentiger Alkohol macht die auf S. 184 beschriebene *Magenbarriere für H⁺-Ionen* gefährlich durchgängig. Besonders gefährlich für diese Barriere ist die Kombination von *Salicylaten (z.B. Acetylsalicylsäure, Aspirin)* mit Alkohol.

Wir können hier nur einige Andeutungen zu *pathophysiologischen Problemen* im Intestinaltrakt geben. Erwähnt sei das seltene, 1950 zuerst von Zollinger und Ellison beschriebene und deshalb heute nach ihnen benannte *Syndrom* eines „*Gastrinbildenden Tumors*" mit Zellen, welche histologisch und histochemisch den *Inselzellen des Pankreas* sehr ähnlich sind. Durch die Hypergastrinämie wird soviel Magensäure gebildet, dass sie im Duodenum nicht neutralisiert werden kann. Typisch sind daher therapieresistente, massive peptische Ulzerationen, die sich vom Ösophagus bis in das tiefe Jejunum ziehen können.

Aber auch ohne Tumoren kann eine gesteigerte Magensaftsekretion mit zu viel Salzsäure im Magen und Duodenum zu akuten oder chronischen Entzündungen führen.

In den letzten Jahren führten Untersuchungen des **Helicobacter pylori**, einem in der Magenschleimhaut angesiedelten Keim, zur weitestgehenden Klärung der Pathogenese des *Ulcus ventriculi et duodeni*. Beim akuten und chronischen Ulcus ventriculi, dem „*Magengeschwür*" und Ulcus duodeni liegt zu 70 % bzw. 95 % die Besiedlung mit dem Helicobacter pylori vor. Je nach Alter sind 50–80 % der Bevölkerung infiziert. Die Immunreaktion des Körpers gegen diesen Keim bewirkt eine meist lebenslange chronische Gastritis, auf deren Grundlage sich durch Einwirkung weiterer Noxen Ulzera entwickeln können. Nicht jeder Mensch mit Helicobacter-Besiedlung des Magens entwickelt jedoch ein Ulcus.

Abzugrenzen von diesen Erkrankungen ist das akute „Stress-Ulcus", welches bei schwerer Stresssituation (vgl. S. 100), z.B. nach Schock, zu einer plötzlichen Magenblutung führen kann. Hier muss man sich vorstellen, dass der erhöhte Sympathikotonus im Bereich der Intestinalschleimhäute an umschriebenen Bezirken eine derart starke lokale Vasokonstriktion mit Sauerstoffmangel verursachen kann, dass es auf dem Boden dieser lokalen *Schleimhautischämie* schließlich zu einem umschriebenen Gewebsuntergang mit oft dramatischen Folgen (Blutung, Perforation in die Bauchhöhle etc.) kommen kann.

Erbrechen

Beim Erbrechen (Emesis; Vomitus) kommt es nach tiefer Inspiration mit Hilfe einer Kontraktion der Bauch- und Zwerchfellmuskulatur zur Entleerung des Mageninhaltes über den erschlafften Ösophagus nach außen. Gesteuert wird dieses reflektorische Geschehen über Vagus und Medulla oblongata (sog. „Brechzentrum"). Ausgelöst werden kann dieser Reflex u.a. durch eine Überdehnung der Magenwände, pharyngeale Reizung, entzündliche Prozesse im Intestinalbereich, hormonelle Umstellungen (morgendliche Emesis gravidarum) sowie durch Pharmaka (Emetin).

In der kephalen Phase sezernieren Beleg- oder Parietalzellen nach vagaler Stimulation n/10 normale Salzsäure, welche mit der Nahrung aufgenommenes Eiweiß einschl. Bakterien denaturiert und das von den Hauptzellen gebildete Pepsinogen in Pepsin spaltet.
In der gastrischen Phase erhöht Antrumdehnung über Gastrinbildung die Magenmotorik und die Salzsäureproduktion, welche ihrerseits die Gastrinbildung wieder drosselt.
In der intestinalen Phase bewirkt saurer Chymus die duodenale Sekretinbildung, welche zur Ausschüttung von bikarbonatreichem Pankreassaft und zur Drosselung der Salzsäurebildung des Magens führt.
Eiweißreicher Chymus löst über duodenales CCK-PZ die Bildung von enzymreichem Pankreassaft aus.
Fettreicher Chymus steigert über CCK-PZ den Gallefluss und hemmt über GIP die Magenmotorik und die Magensaftsekretion.

6.5 Pankreas und Leber

Pankreassaft

Aus dem *exokrinen* Anteil des Pankreas werden täglich etwa 0,3 bis 1,5 Liter *Pankreassaft* ins Duodenum sezerniert, während die Langerhans[9]schen Inseln des endokrinen Pankreas ihre Hormone direkt ans Blut abgeben (vgl. S. 291 f.). Wir hatten bereits darauf hingewiesen, dass eine sehr wichtige Aufgabe des Pankreassaftes darin besteht, den sauren Mageninhalt mit Hilfe von Bikarbonat zu neutralisieren. Vermutlich ist die **Bikarbonat-Sekretion** an die zentroazinären Zellen der Drüsenausführungsgänge innerhalb der Drüsenazini gekoppelt. Den Mechanismus muss man sich ähnlich wie bei der H^+-Ionensekretion im Magen bzw. der Bikarbonat-Sekretion in der Niere vorstellen. Die treibende Kraft dieses Mechanismus ist vermutlich auch im Pankreas die H^+-Ionensekretion, welche bei den Pankreaszellen H^+-Ionen sekundär aktiv aus dem Zellinneren ins Interstitium und damit in das abführende Blut sezerniert, während OH^--Ionen mit Hilfe des Enzyms *Carboanhydrase* und CO_2 aus dem Stoffwechsel zu Bikarbonat verbunden werden, welches die Zelle passiv in das Lumen der Drüsenausführungsgänge diffundieren lässt. Damit ist die Transportrichtung der Bikarbonat- und Wasserstoffionen im Pankreas verglichen mit der des Magens umgekehrt. Hierbei kann die *Bikarbonatkonzentration im Pankreas-Sekret bis auf 140 mmol/l* ansteigen (im Mittel 125 mmol/l), also fast das 6fache der Normalplasma-Konzentration erreichen. Schematisch ist der Vorgang mitsamt der Säureneutralisierung im Duodenum in Abb. 6.8 dargestellt. Bei maximaler HCO_3^--Sekretion sinkt die Cl^--Konzentration des Pankreassaftes auf rund 1/3 der Werte für das Blutplasma. (Im Darm gebildetes CO_2 kann schnell über die Ausatmungsluft abgegeben werden, da die Darmgase mit den Blutgasen im Gleichgewicht stehen.)

Neben der Bikarbonat- und Flüssigkeits-Sekretion des Pankreas (auch hier folgt Wasser osmotisch den Elektrolyten) produziert das Pankreas **Verdauungsenzyme**, meist in Form von *Proenzymen für alle Nährstoffe, z.B. eiweißspaltende, fettspaltende und kohlenhydratspaltende Enzyme.* Diese Pro-En-

---

[9] Paul Langerhans (1847–1888), Arzt, hat als Doktorand Virchows die „Inseln" in seiner Doktorarbeit zuerst beschrieben (1869).

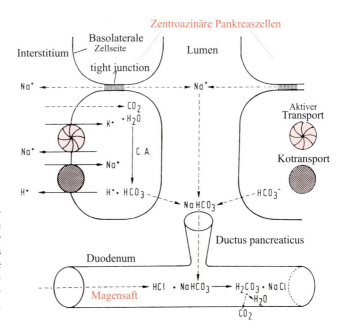

Abb. 6.8: Schematische Zeichnung der Bikarbonat-Sekretion des Pankreas mit anschließender Neutralisierung des Magensaftes im Duodenum. Der gestrichelte Kreis symbolisiert einen sekundär aktiven Transport als Ko-Transport im Antiport (vgl. S. 249).

zyme werden in den Azinuszellen der Drüsen sezerniert. Den Sekretionsvorgang selbst – über endoplasmatisches Reticulum, Golgi-Apparat und Zymogen-Granula – kann man sich so vorstellen, dass an der Lumenseite der Azinuszellen Enzyme in Bläschen gelagert sind, welche auf einen spezifischen Sekretionsreiz hin mit der Zellwand verschmelzen und ihren Inhalt in die Spülflüssigkeit der Drüsengänge abgeben (Exozytose). Im einzelnen handelt es sich um folgende **Enzyme**:

1. **Chymotrypsin, Trypsin** und *Carboxypeptidasen* setzen die *Eiweißspaltung im Dünndarm* fort. Vom *Pankreas* werden nur die Vorstufen dieser Fermente sezerniert, z.B. *Trypsinogen*, welches durch Enterokinase des Duodenalsaftes in Trypsin verwandelt wird. Trypsin aktiviert Trypsinogen und andere Proenzyme und spaltet zusammen mit anderen Peptidasen Eiweiß in Peptide. Das Enzym **Elastase**, aus Proelastase durch Trypsin aktiviert, spaltet Elastin und Kollagen. Ohne Elastase wäre Fleisch nicht zu verdauen. Die Spaltung der kleinsten Peptide, der Dipeptide in Aminosäuren erfolgt in der Regel erst im Bereich des lumenseitigen Dünndarmepithels mit Hilfe „membranständiger" **Dipeptidasen**. Dort existieren auch *für die einzelnen Aminosäuren spezialisierte Transportsysteme*, welche letztlich den Übertritt der Aminosäuren vom Darm in die Blutbahn ermöglichen. Vermutlich funktionieren diese Transportsysteme sehr ähnlich wie die tubulären Reabsorptionsmechanismen für Aminosäuren der Niere (vgl. S. 255 f.).

2. Ferner werden mit dem Pankreassaft *(Pro-)***Lipasen** und *Prophospholipasen* dem Chymus zugesetzt. Diese Lipasen sind Enzyme, welche *Triglyceride in Fettsäuren und Glycerin* spalten können, wobei ein Teil als Mono- oder Diglycerid erhalten bleibt. Darüber hinaus produziert das exokrine Pankreas *Cholesterin-Esterasen*, welche die mit der Nahrung aufgenommenen Cholesterin-Ester spalten.

3. Schließlich produzieren die Azinuszellen auch ein *Stärke spaltendes Enzym*: die **Pankreasamylase**, welches wie die Speichelamylase *Stärke bis zu den Disacchariden* spaltet und damit die im Mund begonnene Stärke-Verdauung fortsetzt, welche durch Ansäuerung des Chymus im Magen unterbrochen wurde. *Im Darm* können jedoch nur einzelne Zuckermoleküle *(Monosaccharide) resorbiert* werden. Die hierzu notwendige, letzte Spaltung der Disaccharide findet ähnlich wie bei der Eiweißresorption *im Bürstensaum* der Darmepithelien mit Hilfe hierfür spezialisierter *Disaccharidasen* statt.

4. Außerdem bildet das Pankreas Ribonuklease (RNase) und Desoxyribonuklease (DNase), welche die in der Nahrung enthaltenen RNA und DNA in Nucleotide zerlegen.

Wie bereits erwähnt, wird die **Ausschüttung des Pankreassaftes** vorwiegend über *Sekretin* und *Cholecystokinin-Pankreozymin (CCK-PZ)* kontrolliert. Darüber hinaus kann aber auch der *Vagus* in erheblichem Umfang die Pankreassaft-Sekretion stimulieren. Die Pankreassaft-Sekretion beginnt bereits während der *kephalischen Phase* der Magensaft-Sekretion. Gastrin soll beim Menschen nur einen geringen Sekretionsreiz für das Pankreas haben.

Leber – allgemein

Seit der Abspaltung aus dem Fach Physiologie und der Bildung eines eigenen Faches „physiologische Chemie" (oder moderner „Biochemie") „gehört" die Leber praktisch den Biochemikern[10]. Die Le-

10 „Landmarken" in der chemischen Betrachtung der Physiologie sind:
1. Lavoisiers berühmtes Tierkalorimeter (1780) und damit die biologische Verbrennung (vgl. S. 201);
2. Wöhlers – 1828 – erste experimentelle Synthese eines organischen Stoffes (Harnstoff) und damit die Basis für eine rationale chemische Analyse organischer Substanzen (ohne irrationale „vitalistische" Kräfte);
3. Liebigs experimentelle und vor allem gedankliche Zusammenfassung des Stoffwechsels von Pflanzen von der Eiweißernährung bis zur Stickstoffdüngung;
4. Pasteurs Entdeckung der Hefefermente (1860) als Grundstein der Bakteriologie;
5. Schließlich die Liste der Nobelpreisträger des 20. Jahrhunderts, welche unter „Chemie" sowie „Medizin und Physiologie" Biochemiker enthält, deren chemische Methoden Bausteine und Funktionen des Stoffwechsels, Fermente, Hormone und Vitamine erstmals auf-

ber, von der Funktion her *Kraftwerk, Energiespeicher, chemische Fabrik und Entsorgungsanlage* in einem, wurde in den letzten Jahrzehnten von den Physiologen vielfach ausgespart. Das liegt im wesentlichen daran, dass die Lebermikrozirkulation relativ schwer modernen Untersuchungstechniken zugänglich ist, zum anderen daran, dass der scheinbar uniforme Aufbau kaum für Physiologen so interessante Ergebnisse erwarten lässt, wie z.B. die kompliziertere Struktur der Niere. Dass aber die Leber doch wichtiger als die Niere sein könnte, belegt schon der Befund, dass Tiere *nur wenige Stunden ein leberloses Dasein überleben*, während das Leben ohne Niere tagelang möglich ist. Aber auch wir wollen den Biochemikern nicht ins Handwerk pfuschen, doch auf scheinbar so primitive Fragen, wie die, *warum stirbt der Mensch eigentlich so rasch ohne Leber*, sollten wir wenigstens eine Erklärung versuchen.

§ Klinisch kennt man das **Leberkoma** (= Koma hepaticum), an welchem Patienten bei massiver Schädigung ihrer Leber, z.B. durch Pilzvergiftung, sterben können. Man könnte vermuten, dass der Tod durch Energiemangel erfolgt, weil schließlich die Leber über Glykogenspeicher verfügt, aus denen je nach Bedarf Glukose geliefert werden kann. Auch ist die Leber zur Glukoneogenese aus Aminosäuren befähigt; und außerdem oxidiert die Leber Fette zu Ketonkörpern, die dem Lebervenenblut beigemischt werden, um als wertvolle Energieträger dem Endverbraucher in der Körperperipherie angeboten zu werden. Wir liegen mit unserem spontanen Verdacht gar nicht so schlecht, denn in der Tat können massive Hypoglykämien bis hin zum hypoglykämischen Schock bei schwerer Leberschädigung beobachtet werden. Leider ist damit das Problem nicht gelöst, denn eine intravenöse Glukoseinfusion wäre sonst eine einfache Therapie des Leberkomas.

Offenbar besteht die noch lebensnotwendigere Aufgabe der Leber darin, den Organismus im Rahmen der „Entsorgung" vor lebensgefährlichen Toxinen zu schützen. Im einzelnen handelt es sich dabei vermutlich an vorderster Stelle um *Ammoniak*, welches als freies NH_3 *äußerst giftig ist* und alle Zellschranken durchbrechen kann. Die Niere benutzt dies sogar als Vorzug, um H^+-Ionen mit Hilfe eines „Tricks" auszuscheiden (vgl. S. 260). Dieses Ammoniak stellt sich aber die Niere selbst her und vermeidet den Übertritt größerer Mengen von freiem NH_3 in die Blutbahn durch Abfangen des NH_3 als NH_4Cl im Harnkanälchensystem. Auch beim Aminosäuren-Abbau vermeidet die Leber tunlichst den Übertritt von freiem Ammoniak ins Blut. Vielmehr benutzt die Leber ein energieaufwendiges System, den Harnstoff-Zyklus, um die lästigen Aminogruppen zu Harnstoff „aufzubereiten", und sie so in einer ungiftigen Form der Niere zur Endausscheidung anzubieten. Nur die Leber ist zur *Harnstoff-Synthese* befähigt, nur sie kann das NH_3 aufarbeiten, welches z.B. unsere *Darmbakterien* produzieren. Diese *Bakterien* sind also die *Mit-Verursacher* der *Bewusstlosigkeit* und schließlich auch des Atemstillstandes beim *Leberkoma*. Ammoniak erreicht (wie andere giftige Darmgase auch) über die Vena porta die Leberzellen. Kann Ammoniak in der Leber nicht mehr entgiftet werden, durchbricht es mit ansteigender Konzentration im Blut leicht die „*Bluthirnschranke*", um u.a. die für die Atemrhythmik verantwortlichen Zellen zunächst ladungsmäßig und damit funktionsmäßig zu zerstören. Diese „Barriere" muss man sich als besonderes, mit Zonulae occludentes (= tight junctions) abgedichtetes, nicht fenestriertes Kapillarendothel und zusätzlicher Auflagerung von Gliafortsätzen vorstellen, welches geladene Teilchen, z.B. NH_4^+-*Ionen nur sehr schlecht permeieren* lässt, NH_3 jedoch viel leichter. Daneben werden von Bakterien aber auch andere Endprodukte des Eiweiß-Stoffwechsels, deren Entgiftung nicht mehr in ausreichender Form durch die Leber vorgenommen werden kann, als Verursacher eines Leberkomas angesprochen (*Phenole* etc.). Aber auch zur „*Entgiftung*" von ganz

zeigten bis hin zur Chemie der Genetik (Nobelpreis 1962 an Crick, Watson und Wilkins für ihre Entdeckungen „über die Molekularstruktur der Nukleinsäuren und ihre Bedeutung für die Informationsübertragung in lebender Substanz").
6. Die praktische Konsequenz war die Errichtung eigener physiologisch-chemischer Institute im 20. Jahrhundert. Dabei kamen manche deutsche Universitäten billig an ihre neuen Institute. Sie brauchten nur die Dienst-Wohnung ihres Physiologen in ein Physiologisch-Chemisches Institut zu verwandeln, zumal zu jener Zeit die Dienstwohnungen etwa gleiche Größe wie die keineswegs kleinen Institute besaßen (z.B. Greifswald 1935).

6 Verdauungstrakt, Leber

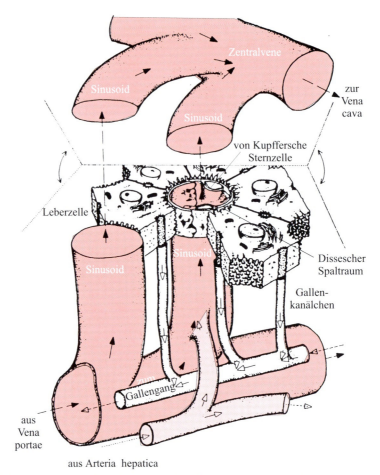

Abb. 6.9: Schematische Darstellung der Blut- und Gallenwege der Leber (nach Hans Elias, gezeichnet von H. Snoei).

anderen Kalibern ist die Leber befähigt. So konnte kürzlich sogar in vivo an der Rattenleber demonstriert werden, in welcher Form die *von Kupffer[11]schen Sternzellen* ganze Latex-Partikel zu *phagozytieren* in der Lage sind, vgl. Abb. 6.9.

Gallensekretion

Die Galle mit ihren Bestandteilen (s. Tabelle 6.4) wird kontinuierlich in den Hepatozyten produziert und über die canaliculäre Membran in die sich zwischen den Hepatozyten befindlichen Gallencanaliculi sezerniert.

Über Canaliculi und die Gallengänge fließt die Galle in den Lebergang (Ductus hepaticus) und nach dem Gallenblasengang (Ductus cysticus) in den Ductus hepatocholedochus weiter zum Sphincter Oddi[12]. Die Galle erreicht das Duodenum nur dann, wenn dort eintreffende Nahrungsstoffe die Freisetzung von *Cholecystokinin-Pankreozymin* (CCK-PZ) bewirken (vgl. S. 185 f., Abb. 6.6). CCK-PZ veranlasst den Sphincter Oddi zu relaxieren. Normalerweise ist dieser *Sphinkter* am Übergang vom *Gallengang* zum Duodenum kontrahiert und sorgt so dafür, dass keine Galle ins Duodenum übertritt und die Galle in die Gallenblase fließt. Allerdings würde

---

11 D. v. Kupffer: Über Sternzellen der Leber, Arch. mikrosk. Anat. 12, 353–358 (1876).

12 Nach Ruggero Oddi (1864–1913), Chirurg in Bologna.

dieser Gallenspeicher bald überfüllt, da die Gallenblase nur etwa 50–70 ml Gallensaft fassen kann, die Tagesproduktion an Lebergalle wird jedoch mit 0,5 bis 1,0 l angegeben. Die Gallenblase konzentriert daher die *Lebergalle* bis *auf das 20fache* ihres ursprünglichen Flüssigkeitsgehaltes und bildet so die „Blasengalle". *CCK-PZ öffnet nicht nur den Sphinkter Oddi, es führt auch zu einer Kontraktion der Gallenblase.* Dies ist ein relativ langsamer Prozess, welcher für einen längeren Zeitraum eine kontinuierliche Gallensaft-Abgabe ins Duodenum garantieren kann: Etwa die Hälfte des Gallenblaseninhaltes wird in einer Stunde abgegeben.

Tab. 6.4: Zusammensetzung der menschlichen Leber- und Blasengalle

Substanz	Lebergalle	Blasengalle
Wasser	98 %	84 %
Gallensalze	0,65–1,4 g%	11,5 g%
Cholesterin	0,08–0,2 g%	0,3–1,6 g%
Phospholipide	0,25 g%	0,35 g%
Bilirubin	12–140 mg%	36–630 mg%

weitere Bestandteile: Proteine, Fettsäuren, Bicarbonat, Natrium, Kalium, Calcium, Chlorid, Mucine

Gallenbildung und Gallenfunktion

Das Ausmaß der Gallenbildung unterliegt zwei unterschiedlichen Regulationsmechanismen. Der eine ist *gallensäurenabhängig*, da die synthetisierten und aus dem Hepatozyten transportierten Gallensäuren einen osmotisch bedingten Wasserausstrom aus den Hepatozyten in die Canaliculi verursachen. Bei gesteigerter Gallensäurenproduktion nimmt auch das Volumen der Lebergalle zu. Die hepatozelluläre Gallensäurenproduktion korreliert über einen Feedback negativ mit der Menge der über die Vena portae zurücktransportierten Gallensäuren. Der andere Mechanismus ist *gallensäurenunabhängig* und wird durch eine *Sekretin-stimulierte Sekretion von Bikarbonationen* reguliert, analog zu dem Prozess im Pankreas (vgl. Abb. 6.6). *Die Konzentrierung der Galle* in der Gallenblase erfolgt *durch aktive Natriumresorption*, ohne dass dabei ein elektrischer Gradient auftritt. Der Mechanismus entspricht weitgehend der Natriumreabsorption im proximalen Tubulus der Niere (vgl. S. 249 f.). Außerdem ist die Gallenblase zur H+-Sekretion befähigt, so dass der pH-Wert der konzentrierten Galle bis 5,6 absinken kann. Mittelwerte für den pH-Wert der Blasengalle liegen zwischen 7,0–7,4, während die Lebergalle mit pH-Werten zwischen 7,8–8,6 alkalisch ist.

Über 90 % der in der Galle vorkommenden Gallensäuren sind die *Glycin- und Taurinkonjugate* der *Cholsäure und Chenodesoxycholsäure*, die aus Cholesterin gebildet werden. Sie werden auch *primäre Gallensäuren* genannt. Diese Gallensäuren werden, wenn sie in das Caecum übertreten, durch anaerobe Bakterien dekonjugiert und 7α-dehydroxyliert und bilden dann die hydrophoben sekundären Gallensäuren Desoxycholsäure und Lithocholsäure.

Die Funktion der Galle erklärt sich aus ihrer Zusammensetzung: Bereits die *Resorption von Fetten* benötigt Galle, ebenso die *Ausscheidung von Cholesterin, Steroidhormonen, Bilirubin* sowie von *Xenobiotika*. Ihre hepatozelluläre *Glucuronisierung* und der Transport über spezifische Transportsysteme *trägt zur hepatischen Entgiftung* bei. Der Gallensäurenverlust ist die einzige physiologische Strategie des Körpers, Cholesterin auszuscheiden.

Enterohepatischer Kreislauf

Gallensäuren sind amphipathische Moleküle, d.h. sie weisen sowohl eine geladene, hydrophile Seite wie auch eine hydrophobe Seite auf. Der „Fett-Lösungstrick" der Gallensäuren besteht darin, sich mit Fettsäuren und Monoglyceriden als sogenannte gemischte **Micellen** mit einem Durchmesser von 4–5 Nanometern (nm) zusammen zu lagern. Micellen sind *außen geladen, damit wasserlöslich* und können Membranen (z.B. die Bürstensaumschicht der Darmwand) ganz oder in Teile zerlegt passieren. Man spricht bei den Gallensäuren deshalb auch von „*Emulgatoren oder Detergenzien*". Außerdem aktivieren Micellen die Pankreaslipase. In den Zellen der *Darmmucosa* wird das Fett in 100 bis 200 mal größere Fetttröpfchen, **Chylomikronen**, neu aufgearbeitet (mit Durchmessern bis zu 1 μm). Hierbei spielen neben Tri-

6 Verdauungstrakt, Leber

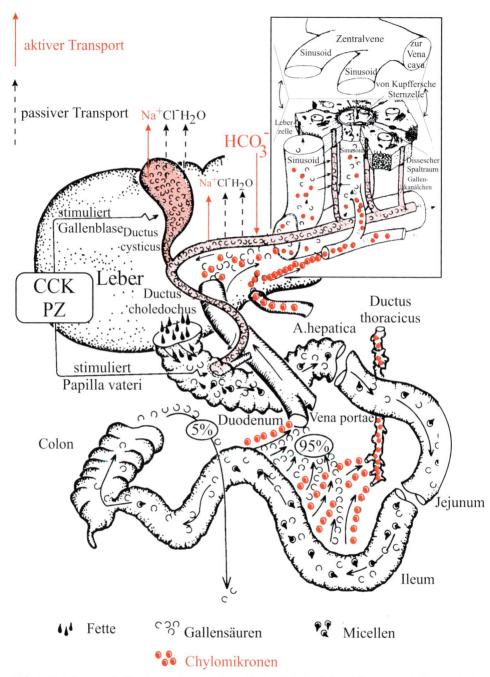

Abb. 6.10: Schematische Zeichnung des enterohepatischen Kreislaufs der Gallensäuren (vgl. Abb. 6.9).

glyceriden, Cholesterin und Phosphoglyceriden *Lipoproteine* die Hauptrolle. Die Chylomikronen werden als Sekretgranula gespeichert bzw. via Exozytose in das Interstitium sezerniert und *über das Lymphgefäß-System* und den *Ductus thoracicus* dem zirkulierenden Blut beigemischt (vgl. Abb. 6.10). Über den Kreislauf gelangen die Chylomikronen z.B. entweder in die Fettdepots oder aber auch in die Leber, wo das transportierte Fett oxidiert werden kann.

Nach einer fettreichen Mahlzeit kann das *Blutplasma* durch den hohen Anteil von Chylomikronen ganz *trübe* sein. Ein Grund, Patienten „nüchtern" zu Blutuntersuchungen zu bestellen.

Bei der Fettresorption werden die Gallensäuren wieder abgekoppelt. Im terminalen Ileum können Gallensäuren über spezifische Transporter und das ileale Gallensäurenbindende Protein (IBABP) in die Enterozyten aktiv resorbiert und an der basolateralen Membran aus den Enterozyten ausgeschleust werden. Über die Pfortader gelangen so etwa 95 % der Gallensäuren wieder zu den Hepatozyten, in die sie ebenfalls über definierte Transportsysteme aufgenommen und anschließend erneut biochemisch verändert sowie konjugiert und ausgeschieden werden. Nur 5 % des Gallensäurenpools erreicht über die Bauhin'sche Klappe das Caecum, wo sie, wie oben erwähnt, bakteriellen Metabolisierungsprozessen unterliegen. Das *Rezirkulieren der sezernierten Gallensäuren*, nennt man den *enterohepatischen Kreislauf*. Bei Bedarf kann der gesamte Gallensäurenpool bis zu 10 mal am Tag rezirkulieren. Nur knapp *0,5 g* Gallensäuren werden täglich mit dem Stuhl ausgeschieden, und nur diese 0,5 g (5 % des Gallensäuren-Pools) müssen täglich neu in der Leber synthetisiert werden. Der Verlust von Gallensäuren kann über einen großen Bereich kompensiert werden.

Die Resektion des terminalen Ileums kann eine ausreichende Resorption von Gallensäuren stören, was dann in einem Gallensäurenverlustsyndrom resultiert.

Einen Mangel an Gallensäuren erkennt der Kliniker am Anstieg des Fettgehaltes des Stuhles, der dann auch Fettstuhl oder Salbenstuhl genannt wird. Man spricht von „*Steatorrhoe*", wenn über 7 g Fett pro Tag im Stuhl erscheint. Auch die Resorption der fettlöslichen Vitamine ist bei Gallensäurenmangel gestört. Zudem treten gehäuft Gallenblasensteine und Nierensteine auf. Bei einer Verlegung des Ductus choledochus kommt es nicht nur zu einer Steatorrhoe, einer Entfärbung der Stuhles, einem Ikterus (Gelbfärbung) der Haut und einer Braunfärbung des Urins sondern insbesondere zu einem Konzentrationsanstieg des an Glucuronsäure gekoppelten direkten Bilirubins. Ein hämolytischer Ikterus unterscheidet sich hiervon durch hohe Plasmakonzentrationen ungekoppelten, indirekten Bilirubins.

Der von zentroazinären Zellen gebildete Pankreassaft kann mit einer bis zu 6fach gegenüber dem Plasma erhöhten Bikarbonat-Konzentration den Magensaft im Duodenum neutralisieren. Vagus, Sekretin und CCK-PZ kontrollieren die azinäre Exozytose von Peptidasen, Lipasen und Amylasen, welche meist als Proenzyme (z.B. Trypsinogen) vom Pankreas abgegeben und durch duodenale Enterokinasen aktiviert werden (z.B. Trypsin). Die gesunde Leber schützt den Organismus vor einem Koma u.a. durch ihre Befähigung zur Harnstoff-Synthese aus bakteriellem Ammoniak.

Als enterohepatischen Kreislauf bezeichnet man die wiederholte Sekretion von Gallensäuren in Hepatozyten nach mizellärer Darmpassage und aktiver Resorption im Ileum unter Chylomicronenbildung.

6.6 Dünn- und Dickdarm

Dünndarm

Die Neutralisierung des sauren Chymus durch bikarbonatreichen Pankreas- und Gallensaft wurde ausführlich dargestellt. Auch die *Brunnerschen*[13] *Drüsen* in der Wand des *Duodenums* tragen zu einer *Alkalisierung des Chymus* bei. Der pH-Wert ihres Schleimes kann immerhin über 8 bis 9 liegen.

Trotz der erheblichen Sekretionsleistung des Dünndarms bestehen dessen *wesentliche Aufgaben* darin, *Flüssigkeit zu resorbieren*, und zwar nicht nur die 3 selbst produzierten Liter, sondern weitere 5 Liter aus Speichel-

---

13 Nach Johann Conrad Brunner (1653–1727), Schweizer Anatom in Heidelberg tätig.

drüsen, Magen und Leber sowie rund 2,5 Liter aus der Nahrungsflüssigkeit (vgl. S. 220, Elektrolytbilanz).

Ist die Netto-*Resorption* gestört oder das Verhältnis zwischen Flüssigkeitsresorption und -Sekretion (s. unten), kommt es zu „*Durchfällen*", welche in Kürze zu einem akuten *Kreislauf-Volumen-Mangel* führen können. Der gesamte Flüssigkeitsverlust über den Darm beträgt normalerweise täglich nicht mehr als 0,2 l, die im Stuhl enthalten sind.

Die enorme Resorptionskapazität bewerkstelligt der Dünndarm über eine Oberflächenvergrößerung. Bei einer *Dünndarmlänge von ca. 2,8 Metern* (in vivo) sorgen zunächst Faltungen *(Kerckringsche[14] Falten)* für eine Oberflächenzunahme. Die Falten sind mit „*Zotten*" besetzt und die Zotten tragen wiederum *Mikrovilli*, so dass man eine innere Oberfläche des Darmes von rund 200 m² ausgerechnet hat. Zum Zweck der besseren Vermischung des Chymus können sich die *Darmzotten aktiv bewegen*. Sie sind mit eigenen glatten Muskelzellen versorgt, welche nerval an den *Meissnerschen Plexus* angeschlossen sind. *Vagusreizung erhöht die Bewegungsfrequenz der Zotten*, während der Sympathikus die Durchblutung der Darmzotten drosseln kann.

Die Resorptionsvorgänge (vgl. Abb. 6.11) selbst laufen *im Darm vielfach ähnlich wie im proximalen Konvolut der Niere* ab, wo wir sie ausführlich besprechen (vgl. S. 249 f.). *Treibende Kraft* der Flüssigkeitsresorption ist hier wie dort ein *aktiver Natriumtransport*, welcher Energie in Form von ATP verbraucht und welcher, wie in der Niere, im Austausch mit K⁺ und unter Verwendung der *Natrium-Kalium-ATPase* an der kontraluminalen Zellseite Na⁺ ins Interstitium pumpt. *Auch Glukose* kann im Darm (wie in der Niere) *gegen einen Konzentrationsgradienten* transportiert werden, wobei es sich in beiden Organen um einen *Kotransport mit Natrium* handelt (vgl. S. 249 f.). Je mehr Natrium aktiv von der Zelle ins Interstitium transportiert wird, desto mehr Glukose soll (mit Hilfe eines Trägermoleküls in der lumenseitigen Zellwand) in die Darmzelle hineingeschleust werden und an der Gegenseite schließlich wieder passiv hinausdiffundieren. So wird mit mehr Glukose schließlich auch mehr Natrium transportiert.

Dies ist eine Erklärung dafür, dass man *Cholera*kranken helfen kann, indem man ihnen nicht nur Wasser und Kochsalz zum Trinken anbietet, sondern zusätzlich Glukose. *Wasser selbst folgt* im Darm wie in der Niere stets passiv den jeweiligen osmotischen Gradienten.

Im Darm kann es Zustände geben, bei denen mehr Wasser aus dem Interstitium in das Darmlumen sezerniert wird als umgekehrt. Hierfür werden heute die Chloridkanäle in den Zellen der Lieberkühnschen Krypten verantwortlich gemacht (vgl. Abb. 6.11b). Den Chloridionen folgt Na⁺ parazellulär über durchlässige Zellverbindungen. NaCl zieht nun seinerseits osmotisch Wasser aus dem Interstitium ins Darmlumen (s.a. unten: Dickdarm).

Für den Darm ist deshalb der Begriff der „*Nettoresorption*" wichtig, d.h. das Ergebnis *einer Bilanz aus resorbierter und sezernierter Flüssigkeitsmenge*. Im Duodenum halten sich beide Flüssigkeitsmengen nahezu die Waage, während im Jejunum und Ileum die Nettoresorption für Flüssigkeiten positive Werte zeigt. Im Ileum und auch im Colon kann die Natriumnettoresorption größer als die Wasserresorption werden, so dass die *Natriumkonzentrationen* von Darmflüssigkeit hier *unter die Natriumwerte des Plasmas sinken können*. Die durch die Nahrungsaufnahme in der Regel hohen Kaliumkonzentrationen im Chymus sinken im Verlauf der Darmpassage, bleiben aber meist über den Plasmawerten. Im Ileum und auch im Colon wird z.T. eine *Nettokaliumsekretion im Austausch mit Natrium* angegeben.

Wir haben bereits bei der Besprechung der Gallensäuren auf die Problematik der *Fettresorption* im Darm hingewiesen (vgl. S. 193 f.). Für die *Kohlenhydrate* haben wir ebenfalls bereits dargestellt, dass die Amylasen von Speichel und Pankreas eine Stärkespaltung nur bis zu den Disacchariden vornehmen, während vom Darm nur Monosaccharide resorbiert werden können. Die Darmwand besitzt eigene Enzyme (z.B. Maltasen), welche Disaccharide in resorbierbare Stücke zerschneiden. Für die *Aminosäurenresorption* im Darm gilt praktisch das gleiche wie für ihre Resorption im proximalen Konvolut der Niere. Auch hier existiert ein *Kotransport*

---
14 Theodor Kerckring (1640–1693), Arzt in Amsterdam.

mit Natrium. Auch hier muss ein Trägermolekül *("Carrier")* vermutet werden, welches im Verein mit Natrium offenbar eine hohe Affinität zu der betreffenden Aminosäure hat. Mit Natrium zusammen wird so die Aminosäure vom Carrier durch die Zellwand in die Zelle eingeschleust. Wird nun das Natrium von der „Pumpe" aktiv ins Interstitium geschafft, löst sich auch der Träger wieder von der Aminosäure. Die Aminosäure kann nun entsprechend ihrem Konzentrationsgefälle ins Interstitium diffundieren, während der Träger erneut für den Transport eines anderen Aminosäuremoleküls zur Verfügung steht.

Quantitativ erfolgt die Resorption von Kohlenhydraten, Aminosäuren und Fetten ebenso wie die Flüssigkeitsresorption überwiegend in den oberen Abschnitten des Dünndarms – speziell im oberen Jejunum. Eine Besonderheit gilt für das Ileum mit eigenen Rezeptoren nicht nur für Gallensäuren (s. oben) sondern auch für die **Vitamin B$_{12}$ = Cobalamin-Resorption**. Wir haben bereits erwähnt, dass die Parietalzellen des Magens den sog. „Intrinsic Factor" sezernieren (vgl. S. 187). Der Mucoproteid-Cobalamin-Komplex lagert sich im Ileum an eigene Rezeptoren und gelangt über Endozytose in die Darmzellen. Hier wird der Intrinsic factor wieder abgekoppelt und Cobalamin an β-Globulin, das Transcobalamin II, gebunden. Im Blutplasma wird Cobalamin so proteingebunden transportiert. Vitamin B$_{12}$ wird bei der Umwandlung von Neutralfetten in Phosphatide, bei der Purinsynthese sowie beim Folsäuremetabolismus benötigt. Bekanntestes Mangelsymptom ist die makrozytäre, perniziöse Anämie (vgl. S. 25 u. S. 187).

Weil die Zellen des Darmepithels zu den besonders schnell erneuerten Zellen unseres Körpers gehören (ihre Lebenszeit beträgt nur 2–5 Tage), ist unser Darm z.B. gegenüber einer Krebstherapie mit Zytostatika ähnlich wie unser Haarwachstum und unsere Blutbildung besonders gefährdet. Unser Darmepithel soll bereits normalerweise täglich rund 250 g seiner Substanz abstoßen. Glücklicherweise können wir aber das Eiweiß dieser abgestorbenen Zellen durch Resorption vor dem Verlust mit dem Stuhl bewahren.

Dickdarm und Enddarm

Im Colon erfolgt die Eindickung des Chymus zur Konsistenz des Stuhles, wobei allerdings die Wasserresorption quantitativ deutlich geringer ist als im Dünndarm. Von den ca. 8,5 l täglich im Verdauungstrakt gebildeten Flüssigkeitsvolumina, ergänzt durch etwa 2 l mit der Nahrung aufgenommener Flüssigkeit, erreicht das Caecum täglich nur etwa 1,5 l. *Im Colon kann die Natrium-Chlorid-Konzentration des Darminhaltes auf 30 bis 40 mmol/l absinken.* Treibende Kraft ist auch hier die Na$^+$-K$^+$-ATPase, welche in die Colonepithelzellen diffundiertes Na$^+$ ins Interstitium transportiert, im Austausch dafür jedoch K$^+$ in die Zelle „pumpt". Ein Teil dieser K$^+$-Ionen diffundiert zurück ins Darmlumen, so dass schließlich sogar eine Netto-Kaliumsekretion entsteht mit Kaliumkonzentrationen im Kot von ca. 90 mmol/l.

Im Colon selbst werden täglich rund 0,5 bis 1,5 l isotoner Flüssigkeit ins Darmlumen sezerniert. Der Mechanismus beruht hierbei ähnlich wie in der Henleschen Schleife (vgl. S. 251 f.) auf einem 2Cl$^-$1Na$^+$1K$^+$-Kotransportsystem, welches Cl$^-$-Ionen von der kontraluminalen Zellseite in die Darmzellen hineinschafft, und auf einem speziellen Chloridkanal, welcher die Cl$^-$-Ionen wieder ins Darmlumen entlässt (vgl. Abb. 6.11b). Dieser Cl$^-$-Kanal steht unter der Kontrolle insbesondere von cAMP. Na$^+$-Ionen folgen dem Cl$^-$ parazellulär.

Da **Cholera**vibrionen durch ihr Toxin cAMP stimulieren, geht man heute davon aus, dass die massiven Durchfälle bei Choleraerkrankungen (aber auch unter Escherichia coli-Toxinen) durch eine Stimulation der beschriebenen Chloridkanäle hervorgerufen sind, so dass nicht nur 1,5 l isotoner Flüssigkeit, sondern ein Vielfaches davon ins Colon gelangt und damit alle Resorptionsvorgänge in diesem Bereich überlastet werden. Als Behandlung empfiehlt die WHO für Cholerapatienten das Trinken entsprechender Flüssigkeitsmengen mit NaCl, Glukose (s. oben) und NaHCO$_3$, da die mit Na$^+$ gekoppelten, kotransportierten Resorptionsprozesse bei der Cholera weitgehend intakt sind. Bikarbonat sollte deshalb dem Getränk beigefügt werden, weil das aus den Lieberkühnschen Krypten sezernierte Chlorid in den oberflächlichen Zellen wieder resorbiert

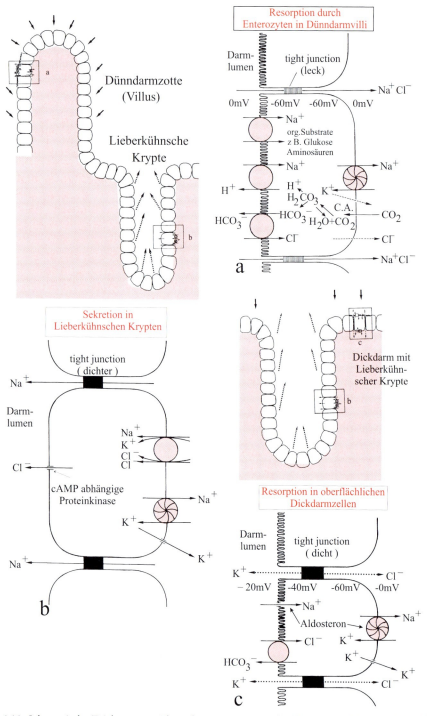

Abb. 6.11: Schematische Zeichnung zur Flüssigkeitsresorption und -sekretion im Dünn- und Dickdarm. Die wichtigsten Transportprozesse für die resorbierenden Enterozyten in den Dünndarmzotten (a) und den resorbierenden oberflächlichen Dickdarmzellen (c) sowie für die sezernierenden Zellen in den Lieberkühnschen Krypten (b) sind gesondert dargestellt.

wird, aber dafür kotransportiertes Bikarbonat im Antiport ins Darmlumen gelangt und mit dem wässrigen Stuhl verloren geht.

Bei der zystischen Fibrose (**Mucoviszidose**) ist im Gegensatz zur Cholera die Öffnungssteuerung der luminalen Chloridkanäle in den Lieberkühnschen Krypten defekt, so dass schließlich keine Flüssigkeit mehr ins Darmlumen sezerniert wird. Da die Flüssigkeitsresorption nicht gestört ist, kommt es zu gefährlichen Viskositätssteigerungen des Chymus. Noch lebensbedrohlicher ist allerdings bei der zystischen Fibrose der gleiche Defekt an Pankreasepithelien mit Eindickung des Pankreassekrets und nachfolgender Zystenbildung und Entzündung. Ebenso kommt es durch die gleiche Störung apikaler Chloridkanäle an Bronchialepithelien zur Verlegung der Atemwege durch zähflüssigen Schleim. Die zystische Fibrose gilt übrigens als die häufigste Erbkrankheit mit infauster Prognose.

Die Resorption von Nährstoffen wird bereits im Ileum weitgehend abgeschlossen, so dass neben der *Koteindickung* als Funktion für den Dickdarm insbesondere die *bakterielle Vitamin-Synthese* – Folsäure und Vitamin B_{12} (*Cyanocobalamin*) – übrig bleibt. Etwa 1/3 der *Trockensubstanz* des Kotes besteht aus Bakterien (Wassergehalt des Kotes 70–75 %, Gesamtmenge nicht mehr als 200–300 g pro Tag bei üblicher Kost). Ein *weiteres* Drittel der Trockensubstanz soll aus abgeschilferten *Epithelien* des Darmes herrühren, so dass schließlich nur 1/3 der Trockensubstanz unverdaut bzw. unverdaulichen Nahrungsresten (insbesondere Zellulose, aber auch – je nach Nahrungszusammensetzung – Eiweißen und Fetten) zuzuschreiben ist. Daneben kommt es auch im Dickdarm zur Sekretion von *Schleimstoffen*, sowie zur Bildung der typischen *Duftstoffe* des Kots: Scatol und *Indol*. Die deshalb duftenden *Darmgase* bestehen im wesentlichen aus einer explosiven Mischung von Sauerstoff, Kohlendioxid und bakteriell gebildetem Wasserstoff, ihr Volumen wird mit 200 bis 2000 ml/Tag angegeben.

Auch im Dickdarm sind – allerdings nur mit einer Frequenz von etwa 1 pro Minute – Mischbewegungen mit tiefen Einschnürungen sowie einzelne Transportbewegungen zu beobachten. Diese *Einschnürungen* dauern etwa 20 bis 60 Sekunden und sind an dem gefalteten Aussehen des Dickdarms, den „Haustren" beteiligt. (Wegen ihrer ständigen Bewegungen spricht man auch von „Haustrenfließen"[15].)

Am Übergang vom Ileum zum Caecum existiert eine *sphinkterartige* Struktur, die sog. *„Ileocaecalklappe"*, welche mit höherem Tonus als die übrige glatte Muskulatur des Darmes ausgestattet ist. Dehnung des Ileums führt zur Relaxation dieses Sphinkters, während Dehnung des Colons eine Zunahme des Sphinktertonus bewirkt. Damit wird ein Rückstrom des Dickdarminhaltes in den Dünndarm (ähnlich einem Rückschlagventil) verhindert. Bereits bei der Nahrungsaufnahme kommt es zu einer Relaxation dieses Sphinkters mit erhöhter Motilität des Ileums. Man spricht vom *„gastrointestinalen Reflex"* welcher z.T. auf Gastrinwirkungen, z.T. auf Vaguseinfluss zurückgeführt wird.

Auch das Colon ist mit einem Plexus *myentericus*, einer Ganglienzellschicht zwischen den glatten Muskelfasern ausgestattet, welche peristaltische Bewegungsabläufe steuern kann. *Vagale Fasern* (afferente und efferente) ziehen darüber hinaus zum Caecum, Colon ascendens und zu Teilen des Colon transversum, während die parasympathische Versorgung des letzten Drittels vom Colon transversum, des Colon descendens, des Sigmoids und des Rektums einschließlich des inneren (glatten) Schließmuskels *aus dem Sakralmark* kommt. Die *sympathische Versorgung* erfolgt entsprechend aus den Mesenterialganglien sowie für das Rektum und den Analkanal aus dem Plexus solaris. Der *äußere Schließmuskel* (aus quergestreifter Muskulatur) wird über einen Spinalnerv *(N. pudendus)* versorgt und gehört damit zur *Willkürmotorik*. Ein- bis mehrmals am Tag schieben große *peristaltische Wellen* den Darminhalt in die letzten Darmabschnitte (Sigmoid und Rektum).

Der letzte Darmabschnitt, das Rektum, ist normalerweise leer. Die Dehnung dieses Darmabschnittes stellt den adäquaten Reiz

---

15 haustrum lat. = Schöpfgefäß. Die Beschreibung des „Haustrenfließens" wird u.a. dem Internisten Gerhard Katsch (1887–1961) zugeschrieben, welcher darüber hinaus zu den „Rettern der Stadt Greifswald" gehört, weil er 1945 die kampflose Übergabe der Stadt an die Sowjetarmee mitorganisierte.

für **Defäkationsreflex** und Stuhlgang dar. Mit Ballonkathetern kann man messen, dass bei einem Druck von 20 bis 25 mmHg in der Ampulla recti der *Defäkationsreflex* ausgelöst werden kann. Das Reflexzentrum für diesen Reflex liegt im Sakralmark. *Dehnung der Ampulla recti* führt zunächst in der Kombination mit dem Gefühl des *„Stuhldranges"* *zur Relaxation des inneren Schließmuskels*. Wird dem Stuhldrang jedoch nachgegeben, öffnet sich auch der äußere Schließmuskel, und eine *propulsive Peristaltik* des Colon descendens, Sigmoids und Rektums führt zu einer Entleerung dieser Darmabschnitte. Zur Unterstützung wird der intraabdominale Druck durch Kontraktion des Zwerchfells sowie der Bauchmuskulatur erhöht (*„Bauchpresse"*), gleichzeitig wird der Beckenboden gesenkt.

Wird dem Stuhldrang durch willkürliche Kontrolle des äußeren Sphinkters nicht nachgegeben, erlischt die Dehnungsempfindung wieder, und es kommt zur Ansammlung von Kot in der Ampulla recti mit weiterer Eindickung. Offenbar ist das System so leicht *adaptierbar*, dass der chronische Zeitmangel des modernen Menschen diesen Reflex gut zu unter„drücken" gelernt hat. Sein Versagen kann eine pathologische *Obstipation* auslösen.

Passagezeiten für den Darm lassen sich mit nicht resorbierbaren Partikeln messen. Hierbei erreicht eine Test-Nahrung bei gesunden Probanden das Caecum in der Regel bereits nach 4 Stunden. 8–9 Stunden nach Nahrungsaufnahme befinden sich nahezu alle nicht resorbierten Nahrungsbestandteile im Colon, dessen Passagezeit jedoch überraschend lang ist. Noch nach 3 Tagen wird ein Viertel der nicht resorbierten Teststoffe im Rektum gefunden, so dass die komplette Rückgewinnung von Testnahrung rund 1 Woche dauern kann. Die Colonpassage kann jedoch stark beschleunigt werden, wenn statt unserer üblichen faserarmen Nahrung faserreiche Kost mit Ballaststoffen (z.B. Vollkornbrot, Sauerkraut etc.) verzehrt wird.

„Natürliche" Abführmittel sind deshalb nicht resorbierbare Stoffe, welche durch Quellung die Colonfüllung steigern und damit die Colonpassagezeit verkürzen (z.B. Leinsamen, AgarAgar, Methylcellulose usw.). Es muss jedoch einem weit verbreiteten Irrtum entgegengetreten werden, dass ein täglicher Stuhlgang speziell bei faserarmer Kost durch Abführmittel (Laxanzien) erzwungen werden muss. Der chronische Abusus von chemischen Laxanzien kann zu chronischen Elektrolytverlusten (Na^+, K^+, Ca^{++}) und u.a. sogar zu Osteoporose führen (mit deutlichen Aufhellungen im Röntgenbild von Knochen).

Für *pathophysiologische Aspekte* ist es wichtig zu wissen, dass dem *Plexus myentericus* offenbar die wesentlichste Bedeutung für die Kontraktionshemmung zukommt. *Angeborenes Fehlen des Plexus myentericus (Morbus Hirschsprung[16])* in distalen Colonabschnitten führt dort zu spastischen Verengungen, so dass die proximalen Colonabschnitte infolge Abflussbehinderung massiv dilatieren (Megacolon).

---

16 Harald Hirschsprung (1830–1916), Arzt in Kopenhagen.

Im Dünndarm müssen täglich rund 3 l Dünndarmsekret, 5 l Flüssigkeit aus Speicheldrüsen, Magen, Pankreas und Leber sowie rund 2,5 l mit der Nahrung aufgenommene Flüssigkeit resorbiert werden.
Die resorbierende Oberfläche des Darms mit Zotten und Mikrovilli beträgt rund 200 m². Treibende Kraft für die Flüssigkeitsresorption ist der aktive Natriumtransport unter Beteiligung der Natrium-Kalium-ATPase. Wie die Niere, so verfügt auch der Darm über sekundär aktive Ko-Transportsysteme. Die Flüssigkeitsresorption erfolgt in den Enterozyten der Dünndarmzotten sowie der oberflächlichen Dickdarmzellen, während die Flüssigkeitssekretion an die Chloridkanäle der Lieberkühnschen Krypten gebunden ist.
Bei der Eindickung des Kotes im Dickdarm kann die NaCl-Konzentration des Darminhaltes auf 30 bis 40 mmol/l absinken.
8–9 Stunden nach Nahrungsaufnahme haben alle nicht resorbierten Stoffe das Colon erreicht, doch können hier die Verweilzeiten mehrere Tage betragen.

7 Energie- und Wärmehaushalt, Ernährung

7.1 Energiehaushalt und Ernährung

Einleitung

Die Vorstellung, dass tierisches Leben durch einen ständigen Verbrennungsvorgang gekennzeichnet ist, stammt von Lavoisier[1], welcher neben Scheele[2] und Priestley[3] als Entdecker des Sauerstoffs gilt. Dass alle drei ihre wissenschaftlichen Lorbeeren nicht persönlich „auskosten" konnten, mag ihre Bedeutung nur unterstreichen: Lavoisier endete unter der Guillotine. Robespierre hatte verkündet: „Frankreich braucht keine Wissenschaftler mehr" (– geradezu lieblich lauten dagegen die Brecht-Zitate 1968/69 an unseren Universitäten: „Die Wissenschaftler sind mietbare Zwerge"). Dem Theologen Priestley brannte der Mob sein Haus in England nieder, er musste nach Amerika auswandern, während es dem Stralsunder Apotheker Scheele unter schwedischer Besatzung wohl noch am besten erging. Er konnte wenigstens seine Apotheke in Schweden eröffnen und wurde sogar Mitglied der schwedischen Akademie der Wissenschaften.

Lavoisier baute 1780 zusammen mit Laplace[4] das erste *Kalorimeter*. Kleine Versuchstiere wurden in einen mit Eis umgebenen Käfig gesetzt, anschließend wurde aus der Menge des entstandenen Schmelzwassers auf die gebildete Wärmemenge geschlossen. In der gleichen Apparatur ließen sich auch Stoffe verbrennen und deren Verbrennungswärme messen. Dies erfolgte immerhin 70 Jahre vor der Entdeckung des „Gesetzes zur Erhaltung der Energie" oder dem *„Thermodynamischen Grundgesetz"*, welches 1845/47 völlig unabhängig voneinander durch *Robert Mayer*[5] sowie von dem 26jährigen *Helmholtz*[6] und *Joule*[7] gefunden wurde. Darüber hinaus geht fast alles, was heute zum Examenswissen bezüglich indirekter Kalorimetrie, Ernährung und Wärmebildung gehört, auf *Max Rubner*[8] zurück, welcher u.a. nicht nur die „Isodynamieregel" (vgl. S. 206) aufstellte, sondern auch die Gründung des Instituts für Arbeitsphysiologie der Kaiser-Wilhelm-Gesellschaft in Berlin veranlasste, welches – später nach Dortmund verlegt – heute als „Max-Planck-Institut für Systemphysiologie" bekannt ist.

Energieumsatz – Kalorimetrie

Betrachten wir mit Lavoisier *Leben als einen Verbrennungsprozess, benötigen wir dafür Sauerstoff und erhalten CO_2, Wasser und Energie.* Die Menge dieser Energie können wir als entstandene Wärmemenge messen.

Zur Bestimmung der Wärmemenge von Stoffen, welche diese bei ihrer Verbrennung abgeben können, wird bevorzugt die *„Berthelotsche*[9] *Bombe"* benutzt: Das Prinzip dieser Apparatur besteht darin, innerhalb eines gut wärmeleitenden Metallmantels in reiner Sauerstoffatmosphäre eine definierte Substanzmenge zu verbrennen und aus der Temperaturerhöhung eines Wasserbades, welches den granatenförmigen Metallmantel oder die „Berthelotsche Bombe" umgibt, die Verbrennungswärme zu messen.

Verbrennen wir so z.B. **Glukose**, läuft folgende Reaktion ab:

$$C_6H_{12}O_6 + 6\,O_2 \rightarrow 6\,CO_2 + 6\,H_2O + 2855\,kJ^{10}\,(= 675\,kcal)$$

---

[1] Antoine Laurent Lavoisier, franz. Chemiker (1743–1794).
[2] Karl Wilhelm Scheele, Apotheker (1742–1786).
[3] Joseph Priestley, engl. Prediger (1733–1804).
[4] Laplace, vgl. S. 105.
[5] Julius Robert Mayer, Heilbronner Arzt u. Physiker (1814–1878).
[6] Hermann von Helmholtz (1821–1894), vgl. S. 176.
[7] James Prescott Joule, engl. Physiker, Brauereibesitzer u. Privatgelehrter (1818–1889).
[8] Max Rubner (1854–1932).
[9] Marcelin Berthelot, franz. Chemiker (1827–1907).
[10] Eine Kalorie (cal) ist diejenige Wärmemenge, welche 1 ml Wasser von 14,5 °C um 1 °C er-

Bei dieser „Grundgleichung" der Kohlenhydratverbrennung wird 1 Mol Glukose oder 180 g Glukose mit 6 Mol Sauerstoff (oder mit 6 × 22,4 Litern Sauerstoff) zu 6 × 22,4 Litern CO_2 verbrannt.

Um nun Einblick in den Energieumsatz des Organismus zu erhalten, sind grundsätzlich 2 verschiedene Wege möglich:

Entweder man misst die abgegebene *Wärmemenge* eines Organismus und schließt daraus auf die Substanzmengen, welche der Organismus hierfür verbrannt haben muss: Diese Technik – von Lavoisier zuerst beschritten – nennen wir „*direkte Kalorimetrie*"; *oder man misst* die *Menge* des vom Organismus *verbrannten Sauerstoffs*, welcher für jede Verbrennung notwendig ist, und schließt von dort aus auf den Energieumsatz. Dieses Verfahren nennt man „*indirekte Kalorimetrie*". Beide Verfahren haben ihre Probleme:

Die **direkte Kalorimetrie** wird technisch immer schwieriger, je größer der untersuchte Organismus ist, so dass Untersuchungen am Menschen für Routine-Verfahren ausscheiden. Hierbei sollte man nicht vergessen, dass die Verbrennung im Organismus keinesfalls mit höheren Temperaturen als 40 bis 41 Grad Celsius ablaufen darf, da sonst unsere sehr thermolabilen Eiweißverbindungen irreversible Schäden erleiden würden. Unser *Stoffwechsel* bedeutet deshalb eine relativ „kalte" Verbrennung, welche den ganzen Aufwand der Biochemie erfordert, wobei die entstehende Energie selbst immer wieder „energiereiche" Verbindungen (ATP) zur Speicherung zugespielt wird. Noch exakter wäre es deshalb, die Menge des gebildeten ATP zu bestimmen, was jedoch technisch nicht möglich ist. (Man schätzt, dass täglich etwa 70 kg ATP vom Menschen gebildet werden.)

Bei der **indirekten Kalorimetrie** fiel (zu unserer Überraschung) Lavoisier bereits vor 200 Jahren auf, dass der Mensch weniger Kohlendioxyd ausatmet, als er Sauerstoff verbraucht. (Hierbei untersuchte er auch die Gasgemische, in welchen Tiere schließlich „erstickten", entfernte daraus das CO_2 mittels Kalkwasser und behielt als Rest „*Stickstoff*"[11], welcher weder brennt noch die Verbrennung unterhalten kann.)

Respiratorischer Quotient (RQ)

Wir sprechen heute vom „*Respiratorischen Quotienten*" und meinen damit das Verhältnis von ausgeatmeter CO_2-Menge zu verbrauchter Sauerstoffmenge:

$$RQ = \frac{\text{ausgeatmete Kohlendioxydmenge}}{\text{verbrauchte Sauerstoffmenge}}$$

Diese dimensionslose Zahl muss 1 betragen, wenn die obige Gleichung der Glukoseverbrennung erfüllt sein soll. Der gleiche *RQ von 1 gilt für alle Kohlenhydrate*. Das Verhältnis von produziertem CO_2 zu verbrauchtem O_2 wird grundsätzlich anders, wenn z.B. statt Kohlenhydraten *Fett* verbrannt wird. Als Beispiel hierfür wird häufig Tripalmitin benutzt, welches wie alle übrigen Fette *zur Oxidation seiner langen aliphatischen Ketten wesentlich mehr Sauerstoff benötigt* als die bereits sauerstoffreichen Kohlenhydratverbindungen:

$$2\, C_{51}H_{98}O_6 + 145\, O_2$$
$$\rightarrow 102\, CO_2 + 98\, H_2O + 63\,830\, kJ$$

Hierfür gilt:
$$RQ = \frac{102\, CO_2}{145\, O_2} = 0{,}703$$

Schließlich ergibt die entsprechende Untersuchung einer Eiweißverbrennung einen RQ von rund 0,8.

---

wärmt, eine „große" Kalorie oder Kilokalorie (kcal) bedeutet entsprechend die 1000fache Wärmemenge. Heute gilt die Einheit Joule (J) bzw. Kilojoule (kJ), wobei folgende Umrechnung gilt: 1 cal = 4,1855 J. Physikalisch handelt es sich dabei um eine Einheit für die Arbeit: 1 Joule = 1 Wattsekunde = 1 Newtonmeter (Nm), wobei Leistung = Arbeit/Zeit ist. Dimensionsmäßig kürzt sich hierbei die Zeit heraus (Ws/s), so dass der Energieumsatz auch in Watt (W) angegeben werden kann. Man vergesse dabei nicht, dass wir in einer „Leistungsgesellschaft" leben, welche z.B. die Beantwortung von Multiple-Choice-Fragen und damit eine gewisse Arbeit in einer bestimmten Zeit erfordert. Die gleiche Gesellschaft verspeist aber Arbeit (kJ) oder verbraucht Arbeit als elektrischen Strom (Kilowattstunden).

11 *Azot*, aus dem Griech. abgeleitet: „Nicht" mit dem „Leben" vereinbar, seit Lavosier franz. Bezeichnung für Stickstoff.

Wir können somit allein *aus dem RQ* bereits einen *Anhalt* dafür gewinnen, *welcher Stoff* vorwiegend vom Organismus *verbrannt wurde*. Allerdings gilt eine derartige Abschätzung nur dann, wenn der RQ auf stabile Gleichgewichte bezogen werden kann.

Kürzere *Hyperventilationen* werden uns – wie wir bei der Betrachtung der Atmung gesehen haben (vgl. S. 150) – *zunächst* einmal *relativ viel* CO_2 aus dem Blut „*abrauchen*" lassen, ohne dass etwa gleichzeitig mehr Sauerstoff gebunden werden könnte, da das Blut bei normaler Atmung bereits zu fast 100 % mit Sauerstoff gesättigt ist. Im Anfang einer Hyperventilation kann also der *RQ deutlich über 1 ansteigen*.

Wird durch kurzzeitige, schwere *Muskelarbeit* mit anaerober Glykolyse eine „*Sauerstoffschuld*" eingegangen (vgl. S. 168), kann der *RQ* ebenfalls *deutlich über 1* ansteigen.

Ferner werden *RQ-Werte über 1* bei der *Kohlenhydrat-Mast* gemessen. Der Organismus wird unter diesen Bedingungen gezwungen, Kohlenhydrate in Fette zu verwandeln, wobei zusätzliches CO_2 entsteht. Bei der Schweinemast wurden deshalb *RQ-Werte bis 1,58* gemessen. *Umgekehrt* werden bei der *Umwandlung von Fetten in Kohlenhydrate*, wie sie insbesondere bei „*winterschlafenden*" Tieren erfolgt, *RQ-Werte um 0,7* gemessen. (Hierbei nimmt nur der Fettbestand der Tiere ab, während ihre Glykogenreserven nicht aufgebraucht werden.)

Physikalischer und physiologischer Brennwert

Unter *Brennwert* verstehen wir allgemein diejenige Wärmemenge, welche bei der Verbrennung eines Grammes einer bestimmten Substanz erzeugt werden kann.

Wir sahen bereits, dass man durch Verbrennung aus 180 g **Glukose** 2855 kJ oder 675 kcal „herausholen" kann. Im Mittel lassen sich 17 kJ bzw. *4,1 kcal pro Gramm Kohlenhydrat* gewinnen. Dieser Wert wird als *physikalischer Brennwert* der Kohlenhydrate bezeichnet. Da der Organismus letztlich Kohlenhydrate ebenso ausschließlich zu CO_2 und H_2O „verbrennt", gewinnt er aus ihnen im Stoffwechsel die gleiche Energiemenge, welche jedoch hier als „*physiologischer Brennwert*" bezeichnet wird (vgl. Tab. 7.1). *Beide Werte sind für Kohlenhydrate identisch.*

Der Brennwert der Fette ist mehr als doppelt so hoch (39 kJ bzw. 9,3 kcal pro Gramm Fett). Bei großem Energiebedarf – insbesondere in der Kälte – ist daher fettreiche Nahrung günstig. Da wir jedoch im allgemeinen nicht unter Eskimo-Bedingungen leben, benötigen wir in der Regel die vielen Kalorien des Fettes gar nicht. Auf der anderen Seite schmecken viele fettige Speisen besonders gut, was der Organismus nun leider nicht (etwa wie die Niere bei übermäßiger Wassereinfuhr) mit vermehrter Ausscheidung von Fett beantwortet: dieses Fett wird vielmehr „zur Reserve" als „Depotfett" eingelagert. Dies stellt für viele Patienten ein beherrschendes Gesundheitsproblem dar[12]. *Auch für Fette ist der physikalische und physiologische Brennwert identisch*, da wir Fette ebenfalls vollständig bis zu CO_2 und H_2O abbauen können.

Im Gegensatz zu Kohlenhydraten und Fetten kann der Organismus **Eiweiß** nur zum Teil zu CO_2 und Wasser verbrennen. Die Stickstoffmoleküle lassen sich keineswegs so leicht abbauen und vielleicht noch abatmen, wie man sich das so schön vorstellen könnte. Im Gegenteil, der Organismus synthetisiert mit relativ großem Energieaufwand zur Stickstoffabgabe *Harnstoff* und benötigt sogar ein eigenes Organ, die Niere, um diesen Harnstoff zusammen mit Wasser und Elektrolyten auszuscheiden. Der ausgeschiedene Harnstoff selbst enthält *immer noch* rund *1/5 der Energie*, welche bei einer vollständigen Eiweiß-Verbrennung in der Berthelot'schen Bombe (s.o.) erzielt worden wäre. Wir müssen deshalb *beim Eiweiß zwischen dem physikalischen und dem um rund 20 % niedrigeren physiologischen Brennwert unterscheiden* (vgl. Tab 7.1).

Das kalorische Äquivalent

Der Gedankengang der indirekten Kalorimetrie besteht darin, *aus dem Sauerstoffverbrauch* des Organismus *auf die entstandenen*

---

[12] Dezent spricht man heute vom „Risikofaktor" (vgl. S. 101). Luther war deutlicher und sprach vom verderblichen „Fressen und Saufen".

Tab. 7.1: Physikalische und physiologische Brennwerte von Grundnahrungsmitteln

	Physikalischer Brennwert kcal kJ pro g verbrannter Substanz		Physiologischer Brennwert kcal kJ pro g verbrannter Substanz	
Kohlenhydrate	4,1	17	4,1	17
Eiweiße	5,5	23	4,1	17
Fette	9,3	39	9,3	39

Wärmemengen zu schließen. Nun haben wir jedoch gerade dargestellt, dass wir unterschiedlich große Wärmemengen zu erwarten haben, wenn unterschiedliche Stoffe verbrannt werden. Umgekehrt benötigen nun wieder die einzelnen Stoffe unterschiedliche Sauerstoff-Mengen zu ihrer Verbrennung. Am einfachsten ist es deshalb, für jede Stoffklasse ihr *„kalorisches Äquivalent"* auszurechnen: Man versteht darunter *diejenige Wärmemenge* für einen bestimmten Stoff, welche im Stoffwechsel *bei Verbrauch* gerade nur *eines Liters Sauerstoff* entstehen kann. Wir wiederholen die Grundgleichung der Kohlenhydratverbrennung (vgl. S. 201):

$$C_6H_{12}O_6 + 6\,O_2 \rightarrow 6\,CO_2 + 6\,H_2O + 2855\,kJ$$
$$(= 675\,kcal)$$

Da 1 Mol eines Gases ein Volumen von 22,4 l besitzt, bedeutet das, dass hier 6 × 22,4 l oder 134,4 l Sauerstoff eine Wärmemenge von 2855 kJ erzeugen.

Das *kalorische Äquivalent für Kohlenhydrate* errechnet sich daher aus:

$$\frac{2855}{134,4}$$
= 21,24 *kJ pro Liter Sauerstoff.*

Für *Fette* ergibt sich das *kalorische Äquivalent* (entspr. S. 202) aus:

$$\frac{63\,829\,kJ}{145 \times 22,4\,l\,O_2}$$
= 19,64 *kJ pro Liter Sauerstoff.*

Mittelwerte der kalorischen Äquivalente für die Grundnahrungsmittel sowie für gemischte Kost sind der Tab 7.2 zu entnehmen. Die Unterschiede sind im einzelnen relativ gering, doch darf man hier nicht übersehen,

Tab. 7.2: Respiratorischer Quotient und kalorisches Äquivalent für Kohlenhydrate, Eiweiße, Fette und gemischte Nahrung

	Respiratorischer Quotient (RQ)	Kalorisches Äquivalent kcal kJ pro Liter verbrauchten Sauerstoffs	
Kohlenhydrate	1,00	5,02	21,0
Eiweiße	0,81	4,48	18,6
Fette	0,70	4,71	19,7
Gemischte Nahrung	ca. 0,85	4,87	20,4

dass bei allen Bilanzen auch Pfennigbeträge enorme Summationsfolgen haben können.

Fassen wir das Vorgehen der indirekten Kalorimetrie zusammen: Es ist zunächst der respiratorische Quotient zu bestimmen, um daraus abzuleiten, welche Stoffe verstoffwechselt werden und welches kalorische Äquivalent eingesetzt werden muss. Ferner ist der Sauerstoffverbrauch über eine definierte Zeit zu messen. Aus dem Produkt aus Sauerstoffverbrauch und kalorischem Äquivalent wird der Energie-Umsatz berechnet. Der Grundumsatz (siehe unten) wird dabei meist auf 24 Stunden bezogen; seine prozentuale Abweichung von der Norm ist aus Tabellen abzulesen.

Grundumsatz

Unter „Grundumsatz" versteht man denjenigen Energie-Umsatz bzw. diejenige Wärmemenge, welche der Organismus zu seiner reinen „Erhaltung" – ohne Leistung irgendeiner äußeren Arbeit – produziert. Praktisch sind deshalb für entsprechende Messungen folgende *„Grundumsatzbedingungen"* einzuhalten:

1. Bett*ruhe* (liegend), mit körperlicher und geistiger *„Entspannung"*
2. *Nüchtern*
3. *Warm* (Behaglichkeits- bzw. Indifferenztemperatur, vgl. S. 216).
4. *Morgens* (Circadiane Rhythmik, vgl. S. 172)

Während die Bedingungen 2. und 3. relativ leicht einzuhalten sind, ist die Bedingung 1. vermutlich die Quelle für die größten Fehler bei Grundumsatzmessungen. *Der „unwillkürliche Muskeltonus"* oder die ständig unabhängig von unserem Willen ablaufenden kleinsten Kontraktionen der quergestreiften Muskulatur führen oft zu erheblichen und kaum normierbaren Steigerungen des Grundumsatzes (bis 30 %). Man hat deshalb auch während der Grundumsatzmessungen Summenpotentiale von großen Muskelgruppen abzuleiten versucht, um entsprechende Korrekturfaktoren zu bestimmen.

Die klinische Bedeutung der Grundumsatzbestimmungen hat jedoch inzwischen deshalb so stark abgenommen, weil man heute *Schilddrüsenüberfunktionen*, welche mit starken Grundumsatzsteigerungen einhergehen, nicht mehr mit Hilfe der indirekten Kalorimetrie diagnostizieren muss, sondern mit *nuklearmedizinischen Tests* oder direkten Hormonspiegelbestimmungen (vgl. S. 285 f.) wesentlich exakter bestimmen kann.

Als **Normwert des Grundumsatzes** für den Erwachsenen gilt: 4,19 kJ pro kg Körpergewicht und pro Stunde. Für einen 70 kg schweren Erwachsenen bedeutet dies

$$24 \times 70 = 1680 \, kcal \, pro \, Tag = 7030 \, kJ \times d^{-1} \, ^{13}$$

Bereits *Rubner* bezog den Grundumsatz jedoch nicht auf das Körpergewicht, sondern auf die *Körperoberfläche*, weil sonst nicht einzusehen war, warum der Elefant nicht direkt proportional zu seinem Körpergewicht gegenüber der Maus einen riesigen Energieumsatz aufweist. Im Gegenteil: Die Maus kann den Energieumsatz eines Elefanten (jeweils bezogen auf das Körpergewicht) bis zu 50fach übertrumpfen. Wahrscheinlich ist allerdings weder Körperoberfläche noch *Körpergewicht* der korrekte Bezugsparameter für den Grundumsatz, sondern ein eigener Parameter zwischen beiden Werten. Trotzdem ist der Bezug auf das Körpergewicht bei den relativ geringen Schwankungen der absoluten Körpergröße des Menschen für praktische Belange ausreichend.

Arbeitsumsatz

Bereits „einfaches im Bett liegen" erfordert mehr Kalorien, als der Grundumsatz erwarten lässt, weil schon ein Hin- und Herbewegen einen *„Leistungszuwachs"* bis zu 20 % des Grundumsatzes erforderlich machen kann. Darüber hinaus liegen wir höchstens 1/3 des Tages im Bett und verbrauchen während des übrigen Tages zusätzliche Energie, wir sprechen jetzt von *„Arbeitsumsatz"*:

Bei beruflicher Schwerstarbeit mit mehrjähriger Belastung kann dieser Arbeitsumsatz das bis zu 3fache des Grundumsatzes (oder das Doppelte des Freizeitumsatzes) betragen. Ein trainierter Langstreckenläufer kann sogar 4200 kJ oder 1000 kcal pro Stunde über mehrere Stunden hin umsetzen. Diese Werte sind deshalb so wichtig, weil sich nach ihnen die Größe der als Nahrung anzubietenden Kalorien richtet.

Die Tab. 7.3 gibt Kalorienmengen an, wie sie für den gesunden Menschen, welcher in klimatisch gemäßigten Zonen lebt, bei mäßiger körperlicher Arbeit empfohlen werden. Die Werte wurden für Standardgrößen und -gewichte nach den Empfehlungen der *National Academy of Sciences* den wissenschaftlichen Tabellen der Documenta Geigy entnommen. Die praktisch wichtigste Konsequenz des Studiums dieser Tabellenwerte kann man sich nicht fest genug einprägen:

Mit dem Wachstum steigt der Kalorienbedarf besonders bei Knaben an, wird aber bei Mädchen bereits zwischen dem 15. und 18. Lebensjahr rückläufig und nimmt für beide Geschlechter mit Erreichen des Erwachsenenalters ständig ab.

Da in der Regel Einkommen und Lebensstandard bei den meisten Menschen sich gegensinnig zum Kalorienbedarf entwickeln und auch für viele mit zunehmendem Lebensalter die physische Arbeit (z.B. zugunsten der Schreibtischarbeit) abnimmt, muss hier „bewusst" gegengesteuert werden, wenn der „Risikofaktor" „Übergewicht" nicht zu groß werden soll. Die Deutsche Gesellschaft für Ernährung empfiehlt bei Schwerarbeit folgende tägliche Zulagen:

---

13 Weil 1 kJ = 1 kWs (Kilowattsekunde!) ist, bedeutet unser täglicher Grundumsatz einen physikalischen Arbeitswert von rund 2 Kilowattstunden bzw. eine Leistung von 80 Watt. Könnten wir den elektrischen Strom essen, lebten wir wesentlich billiger. Allerdings müssen viele Menschen in einem kleinen Raum zusammen sein, wenn sie mit Hilfe ihres Stoffwechsels einen kalten Raum beheizen wollen.

Mittelschwerarbeit + 2500 kJ, Schwerarbeit + 5000 kJ, Schwerstarbeit + 6700 kJ.

Isodynamie der Nahrungsstoffe und spezifisch dynamische Wirkung des Eiweißes

Auf Rubner (vgl. S. 201) geht ebenfalls die Feststellung zurück, dass Nahrungsstoffe energetisch untereinander weitgehend austauschbar sind. Für die Energiebilanz ist es also gleichgültig, ob man die notwendigen Kalorien als Fette oder Kohlenhydrate verfüttert. Rubner verwandte hierfür den Begriff der „*Isodynamie*"[14].

Bei der Eiweiß-Ernährung fiel ebenfalls bereits Rubner auf, dass Eiweiß selbst den Umsatz „anheizt". Seit dieser Zeit spricht man von der „*spezifischen dynamischen Wirkung* des *Eiweißes*". Etwa 1/3 bis 1/4 der zugeführten Eiweißkalorien muss der Organismus zusätzlich aufbringen, um das Eiweiß z.B. zu desaminieren und abzubauen. (Eine Eiweißspeicherung ist nur sehr begrenzt möglich, wenn man von einer Muskelhypertrophie durch Bewegungs„training" ab-

---
14 Isos, griech. = gleich, Dynamis, griech. = Kraft.

sieht). Dass unsere Ernährung trotzdem nicht ausschließlich nach energetischen Gesichtspunkten zusammengestellt werden kann, muss hier nochmals betont werden. So ist der Organismus z.B. zur Auffüllung seines „Eiweiß-Pools" *täglich* an die Zufuhr von mindestens 30 g *Eiweiß* gebunden. Diese Zahl wird auch als **Eiweißminimum** bezeichnet.

Der Organismus ist auf eine Reihe essentieller Aminosäuren angewiesen, deren Synthese ihm allein nicht gelingt. Außerdem ist er nicht in der Lage, seinen Stickstoffumsatz so zu bremsen, dass etwa kein Eiweiß-Abbau mehr erfolgt.

Bei der „*Nulldiät*", der eingreifendsten Form einer „Abmagerungskur", oder dem totalen Fasten wird z.B. die Harnstoffbildung erst im Laufe von einigen Tagen reduziert, aber keineswegs komplett gestoppt. Als „*negative Stickstoffbilanz*" bezeichnet man allgemein eine größere Ausscheidung von Harnstoff-Stickstoff, als sie der Stickstoff-Aufnahme aus dem Nahrungseiweiß entspricht. Daneben ist bei der Nulldiät die Lipolyse erhöht, was schließlich in einer Ketoazidose mündet. (Besonders wichtig ist es deshalb hierbei, den Wasser- und Elektrolythaushalt nicht aus der Balance geraten zu

Tab. 7.3: Kalorienmengen zur täglichen Nahrung empfohlen

	Alter in Jahren	Größe cm	Gewicht kg	Kalorien kcal	kJ
Männer	18–35	175	70	2900	12100
	35–55	175	70	2600	10000
	55–75	175	70	2200	9200
Frauen	18–35	163	58	2100	8800
	35–55	163	58	1900	7900
	55–75	163	58	1600	6700
Kinder	1– 3	87	13	1300	5400
	3– 6	107	18	1600	6700
	6– 9	124	24	2100	8800
Knaben	9–12	140	33	2400	10000
	12–12	156	45	3000	12500
	15–18	172	61	3400	14200
Mädchen	9–12	140	33	2200	9200
	12–15	158	47	2500	10400
	15–18	163	53	2300	9600

7.1 Energiehaushalt und Ernährung

Tab. 7.4: Zusammensetzung von Lebensmitteln (vgl. Geygy-Tabellen)

100 g essbare Substanz enthalten:	g Kohlenhydrat	g Eiweiß	g Fett	Kalorien kcal	kJ	g Wasser	Mineralien in mg Na	K	Ca	Cl	Fe	Vitamine in mg A.I.E.+	B_1	B_2	B_6	C
Äpfel	15	0,3	0,6	58	240	84	1	116	7	4	0,3	90	0,04	0,02	0,03	5
Bananen	22	1,1	0,2	85	360	76	1	420	8	125	0,7	190	0,05	0,06	0,32	10
Bier, hell	5	0,5	3,6a	47	200	91	5	38	–	4	–	–	0,004	0,03	0,05	–
Bohnen grün	7	1,9	0,2	32	130	90	2	256	56	33	0,8	600	0,07	0,11	0,14	19
Brötchen	58	6,8	0,5	269	1120	34	486	115	24	450	0,6	–	0,07	0,04	–	–
Butter	0,7	0,6	81	716	2990	17	10	23	16	–	0,2	3300	Spur	0,01	Spur	Spur
Champignon	3,7	2,8	0,2	22	90	91	5	520	9	25	0,8	–	0,1	0,44	0,05	5
Eigelb, roh	0,6	16	32	360	1500	50	50	123	141	142	7,2	3400	0,32	0,52	0,3	–
Eiweiß, roh	0,8	11	0,2	51	210	88	192	148	9	161	0,2	–	0,02	0,23	0,22	0,3
Forelle	–	19	2	101	420	78	39	470	19	–	1	150	0,09	0,25	–	–
Haselnüsse, trocken	18	13	61	627	2620	6	3	618	250	10	4,5	100	0,47	0,55	0,54	7,5
Hering	–	17	19	243	1020	63	118	317	57	122	1,1	130	0,06	0,24	0,45	0,5
Honig	82	0,3	–	304	1270	17	7	51	5	29	0,5	–	Spur	0,04	0,01	1
Huhn, gebraten	–	21	5,6	138	580	73	83	359	12	85	1,8	30	0,1	0,2	0,5	2,5
Karotten	9,1	1,1	0,2	40	170	89	50	311	37	40	0,7	11000	0,06	0,06	0,12	2–10
Kartoffeln	18	2,1	0,1	76	320	80	3	410	14	35	0,8	Spur	0,11	0,04	0,2	20
Käse, Emmentaler	3,4	28	31	398	1660	35	620b	100	1180	1210b	0,9	1140	0,05	0,33	0,09	0,5
Knäckebrot	79	10	1,4	349	1460	7	463	436	55	–	4,7	–	0,2	0,18	0,3	–
Margarine	0,4	0,5	78	698	2920	20	104	7	5	134	0,05	3000	–	0,15	–	–
Milch, frisch	4,6	3,2	3,7	64	270	89	75	139	133	105	0,04	140	0,04	0,03	0,05	1
Orangen	12,2	1	0,2	49	205	87	0,3	170	41	4	0,4	200	0,1	0,05	0,03	50
Rinderfilet	–	19	4,4	360	1500	75	51	340	22	–	1,6	–	0,1	0,13	0,22	–
Reis, Vollreis ungek.	77	7,5	1,9	122	510	12	9	150	32	–	–	–	0,29	0,12	–	–
Roggenbrot	53	6,4	1	227	950	39	220	100	35	60	1,9	–	0,16	0,07	–	8
Salat	2,5	1,3	0,2	14	60	95	12	140	–	–	2	970	0,06	0,19	0,4	–
Schinken geräuchert	0,3	17	35	389	1630	42	2530	248	10	2060	2,5	–	0,7	0,34	–	–
Schokolade, Milch	57	7,7	33	520	2170	–	86	420	228	154	1,1	270	0,06	0,19	0,48	–
Schweinekotelett	–	15	31	341	1430	54	62	326	14	35	2,3	–	0,8	–	–	–
Sonnenblumenöl	–	–	99,9	883	3690	Spur	–	–	–	–	1,5	–	–	–	–	–
Spaghetti, ungekocht	75	13	1,2	369	1540	10	5	–	22	–	3,1	8100	0,09	0,06	0,2	–
Spinat	4,3	3,2	0,3	26	109	90,7	62	662	106	65	0,6	900	0,1	0,04	0,1	51
Tomaten	4,7	1,1	0,2	22	90	94	3	268	13	51	0,3	145	0,16	0,01	0,09	23
Wein, durchschnittlich	0,2–8	–	8,8–12,5	60–120	250–500	0,9	4–7	20–120	7	2	5	–	0,001	–	–	–
Weißbrot	51	8,2	1,2	253	1060	38	385	132	58	450	0,95	–	0,086	0,06	0,14	–
Weizenmehl, fein	76	11	1	363	1520	12	–	150	16	–	0,8	–	–	0,05	–	–
Wurst, Salami	–	18	50	524	2190	28	1260	302	35	2390	–	–	0,18	0,2	–	2
Joghurt	4,5	4,8	3,8	71	300	86	62	190	150	–	0,2	145	0,045	0,024	0,05	–
Zucker	99,5	–	–	385	1610	Spur	0,3	0,5	–	–	0,04	–	–	–	–	–

a Alkohol; b abhängig vom NaCl-Zusatz; + I.E. = Internationale Einheiten

lassen, vgl. S. 202 f.). Beim **kompletten Fasten** reichen unsere Kohlenhydratreserven nur knapp für einen Tag, während bei normaler Ernährungsausgangslage unsere Fettdepots sowie unser Eiweißbestand ca. 50–80 Tage Energie für unser Leben bei körperlicher Ruhe zur Verfügung stellen können. Voraussetzung ist hierbei aber eine ausgeglichene Flüssigkeits- und Elektrolytbilanz sowie ausreichende Vitaminzufuhr[15]. Ohne Flüssigkeitszufuhr liegt die maximale Überlebensdauer bei normaler Außen- und Körpertemperatur bei 12 Tagen.

Man spricht von einem „**Eiweißoptimum**" der Ernährung und versteht heute darunter die *tägliche Eiweißzufuhr* von 1 g *pro kg Körpergewicht* oder rund 10–15 % der zugeführten Kalorien als Eiweiß. (Für trainierende Sportler wird das Eiweißoptimum mit 1,2 g Eiweiß pro kg Körpergewicht angegeben.) Bei Kindern, Schwangeren und – überraschenderweise – auch bei alten Menschen ist der Eiweißbedarf erhöht. Ferner werden für eine *ausgewogene Ernährung etwa 50 % der Kalorien als Kohlenhydrate* empfohlen und der *Rest als Fett bzw. Lipide*.

Will man sich seinen energetisch ausgewogenen **Diätplan** aufstellen, kann man nach folgendem Beispiel vorgehen: Für einen 20jährigen Medizinstudenten mit einem Körpergewicht von 70 kg und einer Größe von 175 cm sind zur Nahrung entsprechend Tab. 7.3 12 138 kJ (2900 kcal) erforderlich. Bei einer Diät mit 1 g Eiweiß pro kg bedeutet dies:

70 g Eiweiß × 17,18 kJ/g
(physiologischer Brennwert, vgl. Tab. 7.1.)
= 1201 kJ (287 kcal)

50 % der Kalorien sollen als Kohlenhydrate zugeführt werden, dies bedeutet:

6069 kJ (1450 kcal) : 17,18/g (vgl. Tab. 7.1)
= **354 g *Kohlenhydrate*.**

Für die Fette bleibt ein Rest von 4867 kJ (1163 kcal), welche dividiert durch den physiologischen Brennwert für Fette von 38,26 kJ/g (vgl. Tab. 7.1) eine Menge von **125 g *Fett*** ergeben. Wenn wir es ganz genau nehmen, müssen nochmals 300 kJ (= 70 kcal) zusätzlich – wegen der isodynamischen Wirkung der Eiweiße – gereicht werden. Schließlich muss man aus entsprechenden Tabellen (vgl. Tab. 7.4) den Anteil der verschiedenen Nahrungsmittel an Kohlenhydraten, Eiweiß und Fetten entnehmen, um einen konkreten Speiseplan aufstellen zu können.

---

15 Nach der Versuchungsgeschichte hat Christus 40 Tage gefastet (Matth. 4.2).

> Bei der indirekten Kalorimetrie wird der Energieumsatz aus dem Produkt der verbrauchten Sauerstoffmenge mit dem zugehörigen kalorischen Äquivalent des Sauerstoffs berechnet.
>
> Unter Grundumsatzbedingungen ermöglicht der respiratorische Quotient oder das Verhältnis aus abgeatmeter CO_2-Menge zu verbrauchter CO_2-Menge zwischen einer Verbrennung von Kohlenhydraten, Eiweißen und Fetten zu unterscheiden und damit das zu benutzende kalorische Äquivalent des Sauerstoffs festzulegen. Als kalorisches Äquivalent des Sauerstoffs bezeichnet man die Wärmemenge pro Liter verbrauchten Sauerstoffs getrennt nach verstoffwechselter Substanz.
>
> Als physiologischer Brennwert wird die Wärmemenge pro Gramm verstoffwechselter Substanz angegeben. Das Produkt aus Substanzmenge und physiologischem Brennwert ergibt den Kaloriengehalt einer Diät.
>
> Das Eiweißminimum für den Erwachsenen beträgt 30 g pro Tag, das Eiweißoptimum 1 g pro kg Körpergewicht. Wegen der Harnstoff-Bildung und -Ausscheidung ist für Eiweiß der physiologische Brennwert niedriger als der physikalische.
>
> Der stoffwechselsteigernde Effekt des Eiweißes wird als seine „spezifisch dynamische Wirkung" bezeichnet.

7.2 Wärmehaushalt und Temperaturregulation

Allgemein

Es war die Entdeckung von *Claude Bernard* (vgl. S. 218), dass das Blut des rechten Herzens etwas wärmer als das des linken Herzens ist. Damit musste die Vorstellung von *Lavoisier* (vgl. S. 201) falsch sein, dass die Lunge den Verbrennungsplatz des Organismus darstellt. Durch Claude Bernard wurde der Gewebestoffwechsel insbesondere der Leber als Quelle der Wärmeproduktion erkannt. Mit Hilfe konstanter physikalisch-chemischer Bedingungen, insbesondere einer konstanten Wärmeproduktion schafft sich der Organismus so sein adäquates *„Inneres Milieu"* (vgl. S. 218).

Warum allerdings ausgerechnet 37 °C für uns Menschen das scheinbare Temperaturoptimum darstellt, ist bis heute keineswegs geklärt. Immerhin wissen wir spätestens seit *van't Hoff*[16], dass chemische **Reaktionen** mit einer 2–4fach höheren **Geschwindigkeit** bei einer **Temperaturerhöhung** um 10 °C ablaufen *(RGT-Regel)*, während physikalische Vorgänge im Wasser (wie Diffusion, Osmose, Leitfähigkeit, Fluidität) bei einer entsprechenden Temperaturerhöhung um 10 °C (= Q_{10}) nur 1,1- bis 1,4fach schneller erfolgen. Nun laufen in unserem Organismus so viele chemische Reaktionen ab, dass Änderungen der Temperatur die Stoffwechselvorgänge, insbesondere deren Enzymkinetiken etc. empfindlich stören müssen. Vermutlich wurde also unsere Körpertemperatur deshalb auf 37 °C eingestellt, weil diese Temperatur einerseits hoch genug liegt, um chemische Vorgänge in wässrigen Lösungen möglichst rasch aktivieren zu können, andererseits aber noch ein genügender Sicherheitsabstand eingehalten werden kann, damit nicht Temperaturen von 43 bis 44 °C auftreten.

Bei diesen Temperaturen kommt es nämlich *zu irreversiblen Eiweißveränderungen (Hitze-Denaturierung)*, so dass eine Rektaltemperatur von 44° vom Menschen bisher nicht überlebt wurde (allerdings auch ein Fieber von 42 °C (vgl. S. 216) ist bereits kritisch genug).

Der Mensch gehört zur Minderheit der *homöothermen* (= „gleichwarmen") Lebewesen, welche auch allgemein als Warmblüter bezeichnet werden. (Es sind dies die Säuger und Vögel.) Innerhalb der Warmblüter haben die urtümlichen Säugetiere die niedrigsten Temperaturen (Ameisenigel = 30 °C, Igel 33,5–35,5 °C im Gegensatz zum Menschen mit 36,5–37,5 °C, während z.B. Hunde bei etwas höheren Temperaturen leben: 37,5–39,5 °C). Die Temperatur der Vögel liegt sogar bei 40 °C. (Bei kleinsten Vögeln misst man die höchsten Temperaturen: Zaunkönig 42–44 °C.) Das „Haustier der Physiologen", der Frosch, gehört zum Heer der wechselwarmen oder *„poikilothermen" Tiere*, auch als „Kaltblüter" bezeichnet. Die Körpertemperatur dieser Tiere steigt und fällt mit der Umgebungstemperatur. Welche Folgen daraus resultieren, dass der Frosch seine Körpertemperatur der Umgebung anpassen muss, kann man (zum Beispiel im physiologischen Praktikum) sehr gut daran messen, dass man die Herzfrequenz des Frosches in Abhängigkeit seiner Umgebungstemperatur auszählt. Entsprechend der van't Hoffschen Regel sinkt die Herzfrequenz mit abnehmender Temperatur rasch (Q_{10} = 2–3), alle Stoffwechselprozesse werden gedrosselt, und der Sauerstoffverbrauch wird entsprechend reduziert. Winterschlafende Säuger machen sich diesen Effekt zum Zwecke der Energieeinsparung zunutze, wobei die Temperaturabsenkung sehr unterschiedlich ist (Bären „schlafen" bei 31 °C, während Fledermäuse ihre Temperatur bis auf 2 °C absenken können).

Auch die Herzchirurgie hat sich dies zeitweise zunutze gemacht, um bei *„kontrollierter Hypothermie"* des narkotisierten Patienten länger am nicht schlagenden Herzen operieren zu können, ohne dass dabei bleibende Sauerstoffmangel-Schäden im Organismus auftreten.

Kern- und Schalentemperatur

In der Wärmelehre fasst man *Bauch- und Brustraum sowie das Gehirn als Kern* des

---

16 Jacobus Hendricus van't Hoff, niederländischer Chemiker (1852–1911), seit 1896 Professor an der Preußischen Akademie der Wissenschaften in Berlin, erhielt 1901 den 1. Nobelpreis für Chemie.

Organismus zusammen und grenzt davon den *Rest* als *Körperschale* ab. Der Körperkern mit seinen wärmeproduzierenden Organen besitzt eine weitgehend homogene Temperatur, die sog. *Kerntemperatur*, welche für den praktischen Gebrauch am einfachsten und zuverlässigsten über die *Rektaltemperatur* erfasst wird. Der *Normbereich* wird *zwischen 36,0 und 37,5 °C* angegeben. Die niedrigsten Werte werden am Morgen, die höchsten am späten Nachmittag gemessen (Circadiane Rhythmik, vgl. S. 172). (Für zyklusbedingte Schwankungen der „Basaltemperatur" vgl. S. 314). Temperaturschwankungen innerhalb des Kerns kommen dadurch zustande, dass das Blut von den Organen aufgeheizt wird, so dass das arterielle Blut der Organe ein wenig (< 0,5 °C) kühler als das venöse ist.

Das *Temperaturgefälle zwischen dem wärmeren Körperkern und* der äußeren kühleren *Körperschale* beträgt *bei Zimmertemperatur etwa* 6 °C. Mit steigender Raumtemperatur breitet sich das homogene, homöotherme Temperaturfeld immer weiter zur Schale hin aus. Die *Sublingualtemperatur (= eine Spezialform der Oraltemperatur)* ist 0,2 bis 0,5 °C niedriger als die Rektaltemperatur, während die *Axillartempera*tur die *Kerntemperatur* mindestens um 0,5 °C zu *niedrig* angibt und dabei stets stärkeren Messfehlern ausgesetzt ist.

Wärmebildung durch innere Organe

Nachdem Claude Bernard zuerst die Wärmebildung durch die Leber erkannt hat (s. o.), können wir heute aus der Höhe des Sauerstoffverbrauchs (vgl. Kreislaufkapitel, Tab. 3.3, S. 113) ableiten, wo im Organismus die wichtigen „Heizkörper" installiert sein müssen. In der Tat *produziert die Leber unter Grundumsatzbedingungen etwa 1/4 der gesamten Wärme, ebensoviel wie* die gesamte *Skelettmuskulatur (in Ruhe)*. Gewichtsmäßig ist die Skelettmuskulatur aber 20mal schwerer als die Leber, so dass die lokale Wärmeproduktion der Muskulatur (wie der lokale Sauerstoffverbrauch) 20mal niedriger ist. Als *zweitwichtigster Wärmeproduzent* gilt das *Gehirn*, es liefert rund 2/3 der Wärmemenge der Leber. Das *Herz* stellt wegen seines *höchst lokalen Sauerstoffverbrauchs* sogar den wärmsten „Ofen" unseres Organismus dar. Doch ist das Herz nur ein Fünftel so schwer wie die Leber, so dass sein Anteil der gesamten Wärmeproduktion des Organismus weniger als ein Zehntel ausmacht. Ebensoviel Wärme liefern auch beide Nieren zusammen. Insgesamt produzieren unsere *inneren Organe* zusammen mit dem Gehirn unter Grundumsatzbedingungen 70 % aller Wärme.

Wärmebildung durch Muskelkontraktion

Neben der stoffwechselbedingten Wärmeproduktion (auch des Muskels) besteht eine *Möglichkeit, diese Wärmebildung* durch *Erhöhung des Muskeltonus* (d.h. durch vermehrte motorische Innervation) zu steigern. Hierbei treten zunächst noch keine sichtbaren Muskelkontraktionen auf. Verstärkung dieses Mechanismus führt jedoch zu sichtbarem „*Kältezittern*". Andererseits kann aber auch durch „willkürliche" *Muskelarbeit* soviel Wärme produziert werden, dass nicht nur (trotz niedriger Außentemperatur) das Temperaturgefälle zwischen Körperkern und -schale verschwindet, sondern dass es auch zu einer *Erhöhung der Kerntemperatur* (je nach Arbeitsbelastung und Außentemperatur) *bis* auf Werte um *38,5 °C* kommt. Bei extremer körperlicher Arbeit (z.B. Dauerlauf, Marathonlauf) werden Rektaltemperaturen bis 40 °C angegeben. Hierbei kehrt sich das normale Verhältnis der Wärmeproduktion von Schale und Kern zugunsten der Schale um. Plötzlich *übernimmt – bei mittelschwerer Arbeit – die Schale*, d.h. die arbeitende Muskulatur 3/4 *der gesamten Wärmeproduktion*.

Wärmebildung durch braunes Fettgewebe

Eine Sonderform der „zitterfreien" Wärmebildung über das sog. „braune Fettgewebe" erfolgt beim Neugeborenen (vgl. S. 216).

Wärmeabgabe

Alle messbaren Temperaturen im Organismus stellen das Ergebnis aus Wärmebildung und Wärmeabgabe dar. Bevor wir uns mit den Problemen der Thermoregulation auseinandersetzen, sollten wir deshalb zunächst die Möglichkeit der Wärmeabgabe kennenlernen.

In 4 verschiedenen Formen kann der Organismus Wärme abgeben:

1. Wärmetransport durch Wärmeleitung

Wärme kann durch *Wärmeleitung* (**Konduktion**) an die Umgebung abgegeben werden. Bei diesem Wärmeabstrom handelt es sich um einen *reinen Energietransport* (also ohne Materietransport). Die transportierte Wärmemenge wird hierbei durch die Größe des untersuchten Gebietes, durch das *Temperaturgefälle* innerhalb dieses Gebietes sowie durch eine Stoffkonstante, die sog. *Wärmeleitzahl (λ)* bestimmt. Es gilt hierfür:

$$Q_{Konduktion} = \lambda \times F \frac{t_1 - t_2}{l}$$

$Q_{Konduktion}$ stellt hierfür die transportierte Wärmemenge pro Sekunde dar, λ entspricht der Wärmeleitzahl (vgl. Tab. 7.5), F steht für die betrachtete Querschnittsfläche und l für die untersuchte Strecke, an deren Enden t_1 und t_2 die jeweilige Temperatur angibt.

Weil Eisen ein so guter Wärmeleiter ist (100mal größeres λ als für Wasser), fühlt sich Eisen bei Zimmertemperatur kalt an, Holz dagegen warm. Blut ist wie Wasser ein *relativ schlechter Wärmeleiter*. Noch besser isoliert allerdings – wie jeder weiß – eine gute Speckschicht, obwohl λ für Wasser nur 3mal größer als für Fett ist. Soweit unsere Kleidung uns vor Auskühlung schützen soll, bewirkt sie dies durch eine Reduktion der Wärmekonduktion mit Hilfe des besonders schlechten Wärmeleiters: Luft.

Muss man sich vor *Auskühlung im Wasser* schützen, sollte man bei entsprechenden Unglücksfällen (oder Rettungsaktionen) seine Kleidung keinesfalls ausziehen, da man sich dann der wäßrigen „Isolationshülle" beraubt. Der Fachmann spricht von „*Grenzschicht*" z.B. zwischen Haut und Umgebung, deren Dicke und Konstanz wesentlich für die Wärmegabe ist. Wird diese Grenzschicht ständig weggeweht oder weggespült, kann sie nicht für eine Wärme-Isolation eingesetzt werden. Hierin liegt der Grund, warum wir im Wasser so leicht frieren.

2. Wärmetransport durch Wärmekonvektion

Unter *Wärmekonvektion* versteht man den *Wärmetransport*, soweit er *durch* einen *Stofftransport* bewerkstelligt wird. Mit Hilfe des Kreislaufs wird die im Stoffwechsel gebildete Wärme durch Wärmekonvektion zur Körperperipherie gebracht. Allerdings erfolgt hierbei die Wärmeaufnahme aus den Organen ins Blut sowie die Wärmeabgabe aus dem Blut an das Gewebe der Haut wiederum durch Konduktion.

Wegen der Schwierigkeit, die Anteile von Konduktion und Konvektion beim Wärmetransport vom Körperkern zur Peripherie („der Schale") auseinander zu halten, fasst man meist 1. und 2. als „*innerer Wärmestrom*" zusammen.

Es gilt daher:

$$Q_{Innerer\ Wärmestrom} = \alpha\,(T_k - T_H)$$

T_k ist hierbei die Kerntemperatur, T_H die Hauttemperatur. Q ist hierbei der innere Wärmestrom in kcal pro Stunde und pro Fläche (m²). Der Faktor α wird als *Wärmedurchgangszahl* bezeichnet, wobei häufiger $1/\alpha$ als *Wärmedurchgangswiderstand* benutzt wird und als Maß für die Wärmeisolation der Körperschale gilt. Im Gegensatz zum „inneren Wärmestrom" versteht man unter „äußerem Wärmestrom" die Wärmeabgabe von der Haut an die Umgebung. Hierzu genügt aber nicht die Bestimmung von Konduktion und Konvektion, sondern

Tab. 7.5: Wärmeleitzahlen unterschiedlicher Stoffe

Stoff	Wärmeleitzahl λ (cal × K⁻¹ × cm⁻¹ × s⁻¹)
Eisen	1400×10^{-4}
Wasser	14×10^{-4}
Blut	12×10^{-4}
Fett	4×10^{-4}
Holz	3×10^{-4}
Luft	$0{,}56 \times 10^{-4}$

wir müssen dazu noch zwei weitere Mechanismen (Strahlung und Verdunstung) addieren.

3. Wärmetransport durch Wärmestrahlung

An Körperoberflächen wird Wärme auch durch *Strahlung* abgegeben. Es handelt sich wie bei der Wärmekonduktion um einen reinen *Energietransport*, hier allerdings *im Infrarotbereich*. Subjektiv können wir uns selbst am schnellsten von dieser Form der Wärmeabgabe überzeugen, wenn wir die innere Handfläche gegen die Backe halten ohne jedoch die Backe zu berühren.

Bei Zimmertemperatur und Grundumsatzbedingungen übertrifft die Wärmeabgabe durch Strahlung alle anderen bei weitem (ca. 60 %). Die Temperatur der strahlenden Flächen (z.B. Haut, Fußboden, Wände, aber nicht Luft, wohl aber Sonnenstrahlen) geht nach dem Stefan[17]-Boltzmann[18]schen Gesetz sogar mit der 4. Potenz in die transportierte Wärmemenge ein. Es gilt:

$$Q_{Strahlung} = \sigma \times \varepsilon \, (T_o^4 - T_w^4) \, F$$

$Q_{Strahlung}$ entspricht hier der durch Strahlung transportierten Wärmemenge, σ der *Strahlungskonstanten*, T_o der Temperatur der strahlenden Fläche *(F)* und T_u der Umgebungstemperatur. ε steht hier sowohl für die *Emissionskonstante* eines strahlenden Körpers, als auch für die *Absorptionskonstante* eines Strahlung aufnehmenden Körpers. Beide Konstanten sind aber *keineswegs identisch*. Für die *Emissions*konstante ist die *Hautfarbe unerheblich*, weil sie im Infrarotbereich erfolgt, so dass wir uns hierin kaum von schwarzen Körpern unterscheiden. Die *Temperaturstrahlung* kann aber *auch (genau wie Konduktion und Konvektion) in umgekehrter Richtung* zu einer *Wärmeaufnahme* des Organismus führen, wenn wir uns z.B. in die Sonne begeben. Hier zeigt sich, dass die *Wärmeabsorption um so größer* ist, *je dunk-*

---

17 Josef Stefan (1835–1893), Wiener Physiker, welcher 1879 das mit nach ihm benannte Gesetz experimentell aus der Strahlung schwarzer Körper begründete.
18 Ludwig Eduard Boltzmann (1844–1906), Wiener Physiker, welcher 1889 das mit nach ihm benannte Gesetz theoretisch – unter thermodynamischen Gesichtspunkten – ableitete.

ler ein *Körper* ist. Für die Absorption schwarzer Körper ist $\varepsilon = 1$, für dunkle Hautfarbe $\varepsilon = 0{,}8\text{–}0{,}85$, für den „weißen Mann" ist $\varepsilon = 0{,}7\text{–}0{,}5$. Für die Temperaturregelung in den Tropen ist die dunkle Hautfarbe demnach keineswegs zweckmäßig. Die Natur hatte trotzdem einen Grund, die Menschen in den Tropen mit einer starken *Pigmentschicht* zu versehen: Dieser *Strahlungsfilter* schützt tiefere Regionen vor Ultraviolett- (UV), Licht- und Wärmestrahlen nach dem Motto: lieber schwitzen als verbrennen.

Schließlich mag noch auf ein Phänomen hingewiesen werden, welches nur über Wärmestrahlung zu erklären ist. Wir frieren oft in steinernen Gemäuern, selbst wenn sie kurzfristig aufgeheizt wurden und die Raumtemperatur behagliche Werte anzeigt. Die noch nicht erwärmten Steinwände können unsere Wärmestrahlung nicht bremsen, wie wir es sonst von zimmerwarmen Wänden gewöhnt sind. Der „*zusammengekauerte*" Mensch schützt sich dann gegen Auskühlung durch *Reduktion* seiner *strahlenden Oberfläche*, wenn er nicht gar ein ebenso frierendes „Gegenüber" findet, an das er sich anlehnen und damit ganz erheblich seine Wärmeabstrahlung reduzieren kann.

4. Wärmeabgabe durch Schweißsekretion

Steigt die Umgebungstemperatur über die Hauttemperatur, ist weder durch Konduktion noch Konvektion oder Strahlung eine Wärmeabgabe möglich. Im Gegenteil: Im warmen Bad kommt es zu einer Wärmeaufnahme durch Konduktion und Konvektion, während wir die Wärmeaufnahme beim Sonnenbaden durch Strahlung bereits erwähnt haben. Befinden wir uns nicht im Wasserbad, kann dem Organismus bei steigenden Temperaturen über die Verdunstung des Schweißes Wärme entzogen werden (= evaporative[19] **Wärmeabgabe**). Je niedriger hierbei die Luftfeuchtigkeit ist, um so leichter erfolgt die Verdunstung, (was die Touristen als trockene Hitze zu schätzen wissen). Allerdings kann bei einer Wasserdampfsättigung der Luft (= 100 % Luftfeuchtigkeit) spätestens dann keine Wärmeabgabe mehr durch Verdunstung des Schweißes erfolgen, wenn die Hauttemperatur eine Außentemperatur von rund 36 °C erreicht hat. Dies ist

---

19 vapor (lat.) = Dampf.

der Grund dafür, dass feuchte Hitze so leicht als unerträglich empfunden wird. Durch die Verdunstung von 1 Liter Schweiß auf der Haut kann der Organismus 2790 kJ (580 kcal) abgeben. In den Schweißdrüsen wird der Schweiß zunächst isoton sezerniert, durch aktive Natriumresorption in den Drüsengängen jedoch hypoton ausgeschieden. Unter „Normalbedingungen" beträgt die Schweißsekretion im gemäßigtem Klima etwa 0,5 Liter pro Tag. Bei Hitze kann die Schweißmenge bis auf etwa 8 Liter pro Tag ansteigen (als Extremwerte werden 4 Liter Schweiß pro Stunde angegeben). Die Schweißdrüsen werden über cholinerge sympathische Fasern erregt. Atropin verdrängt auch hier Acetylcholin von seinem Rezeptor und hemmt damit die Schweißsekretion. Hemmung der Acetylcholinesterase (z.B. durch Physostigmin) führt umgekehrt zu einer vermehrten Schweißsekretion.

Viele Tiere (z.B. Hunde, auch Ratten) besitzen keine Schweißdrüsen. Bei Hitze können diese Tiere ihre Wärme nur über Wasserverdunstung ihrer Atemluft abgeben (sie „hecheln"). Dieser Faktor darf auch bei der quantitativen Erfassung unserer Wärmeabgabe nicht vernachlässigt werden.

Die *Tropenfestigkeit* oder eine *„Hitzeanpassung"* besteht im wesentlichen darin, möglichst große Mengen eines möglichst hypotonen Schweißes zu sezernieren. Männer können offenbar fast doppelt so gut schwitzen wie Frauen, d.h. sie können praktisch mehr Durst für früher einsetzendes, elektrolytärmeres Schwitzen entwickeln (vgl. S. 222 f.). Zur echten Tropenanpassung scheinen gelegentliche Saunabesuche nicht ausreichend. Man muss wohl mindestens 2–3 Wochen in den Tropen körperlich arbeiten, um gut hitzeadaptiert bereits bei mäßig erhöhten Außentemperaturen und niedrigeren Kerntemperaturen kräftig schwitzen zu können. Hitzeadaption verbessert dazu auch die Kreislaufbelastung bei Hitzearbeit (ein vermehrtes Blutvolumen erlaubt ein größeres Schlagvolumen ohne stärkere Schlagfrequenzzunahme).

Die beim Schwitzen auftretenden NaCl-Verluste müssen mit salzhaltigen Speisen und reichlicher Flüssigkeitsaufnahme ersetzt werden, um einem **Hitzekollaps** – d.h. meist einem Volumenmangelschock (vgl. S. 99) – zu entgehen. Unter „**Hitzschlag**" versteht man im Gegensatz zum Hitzekollaps eine *akute Überwärmung des Gehirns* (= „Hyperpyrexie"). Die *Schweißbildung sistiert*, der Patient hat eine *trockene Haut*, er leidet an *Bewusstseinstrübung*, und es können Krämpfe auftreten. Bei Kerntemperaturen von 40,5–41,5 °C beobachtet man *Bewusstlosigkeit*, spätestens bei 43,5 °C tritt der Tod ein.

Als **insensiblen Wasserverlust** oder **Perspiratio insensibilis** (= nicht spürbare Hautatmung) wird derjenige Teil der Flüssigkeitsabgabe durch Haut und Schleimhäute bezeichnet (einschließlich der Befeuchtung der Atemluft), welcher **nicht durch Schweißdrüsen** bedingt ist. Je trockener die äußere Luft und je wärmer die Haut ist, desto größer wird dieser Anteil. Unter unseren Normalbedingungen rechnet man mit 0,5–0,8 Litern pro Tag für die Perspiratio insensibilis, wobei rund 0,5 Liter über die Anfeuchtung der Atemluft abgegeben werden.

Thermoregulation

Nachdem wir die einzelnen an der Wärmebildung und -abgabe beteiligten Mechanismen besprochen haben, müssen wir jetzt fragen, wie das Zusammenspiel dieser Mechanismen „geregelt" ist (vgl. Abb. 7.1). *Voraussetzung für jede Regelung* sind *„Fühler"*; d.h. Messinstrumente eines „Messwerkes", welche die *zu regelnde Größe* (= „Regelstrecke") erfassen. In der Sinnesphysiologie nennt man diese Fühler „Rezeptoren". Ein *Regelwerk* muss die Messgrößen mit dem „Sollwert" vergleichen und entsprechende Korrekturanweisungen an das *Stellwerk* mit seinen *Stellgliedern* geben.

Vor mehr als 100 Jahren (1882) gelang es erstmals, an der Haut des Menschen *„Kalt- und Warmpunkte"* voneinander abzugrenzen. Bei diesen Experimenten wurden spezifische Rezeptorareale gefunden, welche entweder nur auf warme oder nur auf kalte Reize (Metallstifte) ansprechen. Hierbei wurden in der Handfläche rund 10mal häufiger Kaltpunkte als Warmpunkte festgestellt. Im Gesicht ist die Flächendichte der Thermorezeptoren am größten. (Die Temperatur eines Babyfläschchens wird deshalb am zweckmäßigsten mit der Backe geprüft.) 1936 wurden erstmals Potentiale von *thermosensiblen*

Nervenfasern der Katzenzunge abgeleitet, während 1960 sogar die elektrophysiologische Potentialableitung thermosensibler Nervenfasern am Menschen gelang. Hierbei wurden einzelne Hautnerven unter mikroskopischer Kontrolle freigelegt[20].

Bei den *„äußeren Thermorezeptoren"* der Haut handelt es sich um freie Nervenendigungen, welche sich histologisch z.B. von Schmerzrezeptoren nicht unterscheiden lassen. *Die Kaltrezeptoren* stoßen bis an die Basalzellen der Epidermis vor, während die *Warmrezeptoren* meist etwas tiefer gelegen sind. Die fortleitende Nervenfaser ist in der Regel unmyelinisiert, doch gibt es auch „Kaltfasern" mit einer dünnen Myelinscheide. (Bei Durchmessern von 24 μm betragen die Leitungsgeschwindigkeiten 2–20 m × s^{-1}.) Neben den „äußeren Thermorezeptoren" sind „innere Thermorezeptoren" vor allem in umschriebenen Arealen des Hypothalamus, im Mesencephalon, im Rückenmark, aber auch in der Muskulatur und in inneren Organen beschrieben worden. Die histologische Differenzierung ist hier noch schwieriger, so

---
20 Hieran war führend beteiligt: Herbert Hensel (1920–1983), Physiologe bis 1955 in Heidelberg, anschl. in Marburg.

dass nur die elektrophysiologische Antwort auf spezifische Wärmereize die Erkennung als Thermorezeptor ermöglicht. Für eine *Temperaturempfindung* (über *aufsteigende sensible Bahnen*) sind 3 Größen wichtig:

1. Die *absolute Temperatur*
2. Die *Geschwindigkeit einer Temperaturänderung*
3. Die Größe des Areals *(Hautfläche)*, auf welche die Reiztemperatur einwirken kann.

Kaltrezeptoren haben – bei langfristig veränderter Temperatur – ihr *Aktivitätsmaximum* bei *Hauttemperaturen* von *etwa* 27 °C. Sowohl bei Temperaturabnahmen im Bereich der Rezeptoren (bis 5 °C) wie auch Zunahmen (bis 42 °C) nimmt ihre Entladungsfrequenz ab. *Warmrezeptoren* senden ihre meisten Aktionspotentiale *bei* einer Hauttemperatur von *etwa* 46 °C aus. Sie beginnen erst bei etwa 30 °C zu „feuern" und stoppen kurz nach ihrem Maximum. (Bei höheren Temperaturen – ab etwa 48 °C – melden Schmerzrezeptoren die Verbrennungsgefahr.)

Grundsätzlich anders verhalten sich die Thermorezeptoren bei *sprunghaften Tempe-*

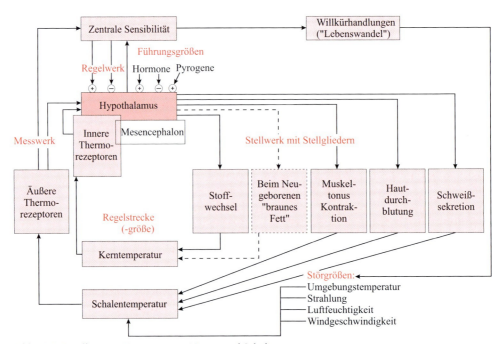

Abb. 7.1: Regelkreis zur Steuerung von Kern- und Schalentemperatur.

raturänderungen. Unmittelbar nach einem Temperatursprung antworten *Kaltrezeptoren* mit einer Zunahme der Entladungsfrequenz bei Temperaturabnahmen und Abnahme der Entladungsfrequenz bei Erwärmung. Warmrezeptoren antworten *spiegelbildlich.* Allerdings dauert diese Frequenzzunahme nur kurz. Sie steigt aber „*proportional*" zum Ausmaß der Abkühlungsgeschwindigkeit (dem „Differentialquotienten" nach der Zeit), so dass man hier von **PD-Rezeptoren** spricht. Problematisch ist die relativ rasche Adaptation der Kaltrezeptoren, welche uns die Temperaturempfindung kalt eigentlich viel länger und intensiver vermitteln sollten. Vermutlich liegt hierin ein Grund für viele Erkältungskrankheiten, da wir gern die schwachen Signale des Frierens überhören. Die wichtigste Temperaturregelung liegt nämlich – trotz aller „autonomer" Temperaturregelung unseres Organismus – in unserem eigenen Verhalten, weil der Mensch nach allgemeiner Auffassung als tropisches Wesen geboren wurde und nur mit Hilfe ganz besonderer Aufwendungen außerhalb der Tropen überleben kann[21].

Wie die schematische Abb. 7.1 zeigt, vermitteln äußere und innere Thermorezeptoren der *zentralen Sensibilität* eine Temperaturempfindung, welche die Basis einer willkürlichen Änderung unserer Wärmesituation darstellt. (Hier summarisch als „Le-

---

[21] Alte Sprüche lauten deshalb so richtig: „Gesundheit kauft man nicht im Handel, sie liegt im eigenen Lebenswandel", oder: „Wer friert ist arm, dumm oder Soldat". Dumm ist dies insbesondere deshalb, weil eine massive thermoregulatorische Gegensteuerung sich einer keineswegs gefahrlosen Vasokonstriktion bedient, auf deren Boden entzündliche Prozesse vorzüglich gedeihen. Ganz besonders gilt dies für die ableitenden Harnwege und auch für die Niere, welche bei hohem sympathischen Tonus genauso wie die Haut von einer Minderdurchblutung betroffen werden kann. Wer also lange genug mit kalten Füßen herumsitzt, die Füße vielleicht sogar noch länglich ins kalte Wasser steckt oder mit nasser Badehose bei kühler Witterung lange genug seine Thermoregulation stimuliert, muss sich nicht wundern, wenn Coli-Bakterien die Gelegenheit ausnützen und eine Cystitis oder gar Pyelonephritis auslösen. Bei unzureichender Ausheilung können sich dann Erkrankungen entwickeln, welche schließlich nur noch mit Hilfe der künstlichen Niere zu behandeln sind.

benswandel" bezeichnet.) Für die autonome Temperaturregelung arbeiten Abschnitte des *Hypothalamus als Regelwerk* (bei Abtrennung des Hypothalamus können auch andere Abschnitte des Mesencephalon diese Funktion übernehmen). Abweichungen von Schalen- oder Kerntemperatur, welche die Thermorezeptoren dem Hypothalamus melden, werden von dort mit einer veränderten Steuerung der „*Stellglieder*" zu kompensieren versucht. Erreicht den Hypothalamus die Meldung „es ist zu kalt", wird von dort sehr rasch und effektiv *der Muskeltonus erhöht,* wobei der Hypothalamus mit Hilfe direkter Verbindungen zu den extrapyramidalen Kerngebieten und den Basalganglien die gesamte quergestreifte Muskulatur nach Bedarf „zittern" lassen kann. Gleichzeitig wird durch den Hypothalamus über eine *Erhöhung des sympathischen Tonus* – durch α-adrenerge *Vasokonstriktion* – die **Hautdurchblutung** gedrosselt, so dass der konvektive Wärmetransport vom Körperkern zur Schale reduziert und damit die Wärmeabgabe durch die Haut gedrosselt wird. Hervorzuheben sind dabei die Enden der Extremitäten, in welchen die Durchblutung in extremster Weise verändert werden kann (für die Finger werden Durchblutungsabnahmen bis zum 600fachen angegeben[22]). Auf der anderen Seite können gerade die Hände durch ihre im Vergleich zum Volumen besonders große Oberfläche auch vorzüglich zur Abgabe überschüssiger Wärme genutzt werden. Als *weiteres Stellglied* in diesem Regelkreis funktionieren die *Schweißdrüsen* (vgl. S. 212) ebenfalls auf hypothalamisches Kommando über sympathische Aktivierung. (Besondere Bedeutung scheint hierbei den *Thermorezeptoren im Stellwerk selbst – also im Hypothalamus –* zuzukommen, da es im Tierexperiment gelang, durch lokale Wärmeapplikation im Hypothalamus eine Schweißsekretion auszulösen.)

Langsamer – dafür langfristiger – kann aufgrund hypothalamischer Meldungen die Kerntemperatur selbst durch *hormonelle Steuerung des Stoffwechsels* beeinflusst wer-

---

[22] Derartige Angaben sind allerdings immer sehr problematisch, weil bei einer Minimaldurchblutung, welche kaum von Null verschieden ist, alle bekannten Messtechniken sehr unzuverlässig werden.

den. Im Kapitel „Hormone" (vgl. S. 287 f.) besprechen wir, in welcher Form insbesondere die Hormone der Schilddrüse, aber auch der Nebenniere den Stoffwechsel steigern und damit die *„zitterfreie Wärmebildung"* erhöhen.

Im Tierexperiment zeigt sich, dass bei *tagelanger Kälteexposition* das *Kältezittern abnimmt* und der Grundumsatz – oder die *zitterfreie Wärmebildung* – erhöht ist. Ähnliche Beobachtungen sind *auch am Menschen* gemacht worden, so dass sicher eine gewisse *Kälteadaptation* möglich ist.

Die Grundumsatzsteigerungen bei Kälteadaptation des Erwachsenen sind jedoch niedrig im Vergleich zum **Neugeborenen**, welches kurzfristig bei Senkung seiner Umgebungstemperatur von 28 °C auf 16 °C seinen Umsatz um 100 % steigern kann. Über *β-adrenerge Sympathikusaktivität* wird unter diesen Bedingungen das nur *beim Neugeborenen* vorhandene „braune Fettgewebe" verbrannt. Hierbei ist diese Sicherheits-Heizung dringend notwendig, denn das Neugeborene ist durch seine *relativ große Körperoberfläche* – im Vergleich zu seinem noch geringen Volumen (Kugelvolumen 4/3 π r^3, -oberfläche 4 π r^2) – und seiner *geringen Wärmeisolationsschicht (dünne Unterhautfettschicht)* gegen Auskühlung äußerst empfindlich. Die „kritische Temperatur" liegt beim Neugeborenen bei etwa 32–34 °C (und höher), beim unbekleideten Erwachsenen etwa bei 26 °C, *d.h. bei niedrigeren Umgebungstemperaturen* als die genannte kritische Temperatur *muss zusätzliche Stoffwechselenergie zur Temperaturregelung eingesetzt werden.* Hierzu ist ein gesunder Säugling nur bis zu Umgebungstemperaturen von 23 °C in der Lage. Der Regelbereich des Erwachsenen reicht dagegen fast bis an den Gefrierpunkt.

Als **Indifferenztemperatur** bezeichnet man diejenige Umgebungstemperatur, bei welcher der ruhende Erwachsene keine zusätzliche Wärme (durch Muskelzittern) produzieren muss, aber auch nicht zu einer Wärmeabgabe durch Schweißsekretion gezwungen ist. *Beim Unbekleideten* liegt diese Temperatur, welche auch als *thermische Neutralzone* bezeichnet wird, *bei 28–30 °C*, beim Bekleideten bei etwa 20–22 °C. Synonym zur „Indifferenztemperatur" wird auch der Ausdruck „Behaglichkeitstemperatur" benutzt, wobei eine Zunahme der Luftfeuch-

tigkeit von einer Abnahme der Behaglichkeitstemperatur begleitet ist. Im Wasser liegt die Indifferenztemperatur für den unbekleideten Menschen – selbst bei vollständiger Ruhe – bei 35–36 °C, weil insbesondere die Wärmeleitfähigkeit und die Wärmekapazität des Wassers gegenüber der Luft um ein Vielfaches höher ist (vgl. Tab. 7.5).

Fieber

Fieber wird seit über 100 Jahren als eine *Verstellung des Sollwertes* interpretiert. Hierfür werden „*Pyrogene*"[23] verantwortlich gemacht, welche im wesentlichen *„endogen"* durch körpereigene *Phagozyten* gebildet werden. Hierbei können die Phagozyten „exogen" oder „endogen" aktiviert werden. Hierbei kommt es zu einer Freisetzung von **Interleukin 1** (vgl. S. 40), welches vermutlich die Aktivierung von **Prostaglandinen** (vgl. S. 426) veranlasst, die nun ihrerseits zentral eine Verstellung des Sollwertes bewirken[24].

Von *exogener Aktivierung* spricht man bei bakteriellen Infektionen, Viren etc., von endogener Aktivierung bei Stimulation durch körpereigene Faktoren (u.a. *Gewebsuntergang = Nekrosen*).

Ein *Fieberanstieg* kann je nach Pyrogenfreisetzung „schleichend" oder akut-dramatisch verlaufen. Im letzten Fall kann man einen „Schüttelfrost" beobachten, d.h. die Sollwertverstellung ist so stark, dass die Temperaturerhöhungen nur durch ein massives *Muskelzittern* in der Kombination mit starker Drosselung der peripheren Wärmeabgabe, also starker *Vasokonstriktion* erreicht werden kann. (Schüttelnde Patienten klagen über Frostgefühl, zeigen eine *blasse*

---

23 „Pyrogen" wird als Name für fiebererzeugende Substanzen verwendet. „Exogene Pyrogene" lassen sich aus gramnegativen Bakterienmembranen gewinnen. Sie bestehen aus Lipopolysacchariden. Man benutzt sie tierexperimentell zur Testung fiebersenkender Pharmaka.

24 Als Beweis für die Richtigkeit dieses Konzepts gilt der Befund, dass Aspirin (seit 1899 erfolgreich zur Fiebersenkung und Schmerzlinderung benutzt) die Prostaglandin-Synthese (speziell die hierfür notwendige Cyclooxygenase) hemmt. Auch andere Cyclooxygenasehemmer (z.B. Indometacin) haben einen fiebersenkenden Effekt.

Hautfarbe (bis zur Zyanose), einen kleinen, frequenten Puls sowie beschleunigte Atmung.) Hohe Temperaturen über 39,5 °C stellen auch eine Gefahr für die empfindlichen Strukturen des Gehirns – insbesondere des Kleinkindes – dar *(„Fieberkrämpfe")*.

Ein akuter *Fieberabfall* (eine „Krisis") geht umgekehrt mit starkem *Schweißausbruch* und einer massiven peripheren Vasodilatation einher, welche besonders für den Kreislauf des Patienten belastend ist *(Kollapsgefahr)*.

Ungeklärt ist die Frage, ob das Fieber als Selbsthilfe des Organismus gegen eingedrungene Krankheitserreger von Vorteil ist. Im Zeitalter der Antibiotika sind eindeutige Aussagen aus Beobachtungen am Menschen kaum möglich. Außerhalb des Patienten zeigen die meisten Bakterien ein Wachstumsoptimum bei 36–37 °C und viele einen Teilungsstop bei Temperaturen über 40 °C. Für Viren gilt Ähnliches. Auch die Antikörperproduktion des Menschen ist bei höheren Temperaturen vermehrt. Das Fieber könnte also durchaus mehr Freund als Feind des Menschen sein. Sicher hat es – ähnlich wie der Schmerz – die Aufgabe, den Menschen vor einer bestehenden Gefahr zu warnen[25].

---

[25] „Schweig, damit Dich niemand warnt" ist der Rat des Bösen im „Freischütz", woran man sich vielleicht erinnern könnte, wenn man später in Versuchung ist, zu großzügig mit fiebersenkenden Mitteln umzugehen.

In Ruhe erfolgt die Wärmeproduktion zu rund 70 % im Körperkern, besonders in Leber, Gehirn, Herz und Nieren; diese Organe geben jeweils um rund 0,5 °C erwärmtes, venöses Blut ab.

Die Kerntemperatur entspricht der Rektaltemperatur (Normbereich 36,0–37,5 °C) mit circadianen und bei Frauen zyklusbedingten Schwankungen. Die Körperschale hat in der Regel gegenüber dem Kern ein Temperaturgefälle von ca. 6 °C.

Bei mittelschwerer Arbeit übertrifft die Körperschale die Wärmeproduktion des Körperkerns durch Muskelkontraktionen, so dass auch die Kerntemperatur ansteigt.

Die Wärmeabgabe erfolgt durch Wärmeleitung (entsprechend spezifischer Wärmeleitzahlen unterschiedlichen Gewebes), durch Wärmekonvektion des Kreislaufs, durch Wärmestrahlung (mit der 4. Potenz der Temperaturdifferenz) und durch Schweißverdunstung dann, wenn die 3 zuerst genannten Formen der Wärmeabgabe durch Anstieg der Umgebungstemperatur (gleich oder über Hauttemperatur) nicht mehr wirksam sein können.

Äußere und innere Thermorezeptoren messen Schalen- und Kerntemperatur.

Ein Regelwerk in Hypothalamus steuert die Wärmeproduktion des Stoffwechsels, den Muskeltonus, die Hautdurchblutung sowie die Schweißsekretion und beim Neugeborenen die Wärmebildung durch braunes Fettgewebe.

Fieber stellt eine Sollwertverstellung im hypothalamischen Temperaturregelwerk dar, welche über Pyrogene, Phagozytenaktivierung und Interleukin I durch Prostaglandine ausgelöst wird.

8 Wasser- und Elektrolythaushalt, Nierenfunktion

8.1 Wasser- und Elektrolythaushalt

Allgemein

Die Aufgabe der paarig angelegten *Nieren* besteht darin, bei der *Konstanthaltung des „Inneren Milieus"*[1] mitzuwirken. Insbesondere der Elektrolythaushalt wird durch die Niere reguliert, die Ionenkonzentrationen *des Plasmas* werden über die Nieren auf weitgehend konstante *Größen* eingestellt, man nennt dies: *Isoionie* (vgl. Tab. 8.1). Da alle Erregungsvorgänge Konzentrationsdifferenzen von Elektrolyten an Zellmembranen zur Voraussetzung haben, *muss* die Niere dafür Sorge tragen, dass z.B. mit der Nahrung aufgenommene Elektrolyte wieder im „richtigen" Umfang ausgeschieden werden. Ebenso wie unsere eigenen Zellen enthalten tierische und pflanzliche Zellen, welche wir *mit der Nahrung* aufnehmen, *sehr viele Kaliumionen*. In *der* Abhängigkeit von dem Kaliumgehalt unserer Nahrung kann die Niere den *Kaliumgehalt des Harnes variieren* (vgl. Tab. 8.2).

Bei einem vollständigen *Ausfall der Nierenfunktion* (z.B. „Akutes Nierenversagen", vgl. S. 238) ist der Anstieg der *Plasma-Kaliumkonzentration besonders gefürchtet*, weil dies bis zum Herzstillstand führen kann.

Aber nicht nur die Konzentration einzelner Ionen, sondern auch die *Gesamtheit aller im Plasma gelösten Teilchen* wird *über die* Niere konstant gehalten: damit gehören zum „Inneren Milieu" auch *gleichbleibende osmotische Drucke*. Die Niere ist also auch für die **Isotonie** verantwortlich.

Ferner sind zwar kurzfristige pH-Verschiebungen des Plasmas leicht durch Variation der pulmonalen CO_2-Abgabe möglich, *langfristige pH-Einstellungen* werden aber sehr wesentlich von der Niere mitbestimmt, sie ist also auch für die **Isohydrie** zuständig.

Dass die *Konstanthaltung des Plasmavolumens selbst* ebenfalls eine ganz ausschlaggebende Aufgabe der Niere darstellt, vergisst man leicht: *Wir* sprechen hierbei von **Isovolämie**. Entwicklungsgeschichtlich ist dies vermutlich sogar die primäre Aufgabe nephrogener Strukturen. Alle anderen Aufgaben wurden der Niere erst im Laufe ihrer Evolution aufgebürdet.

Neben diesen Regulationsfunktionen muss die Niere auch sog. „harnpflichtige **Substanzen"**, in erster Linie **Endprodukte des Eiweißstoffwechsels ausscheiden**. Während Kohlenhydrate und Fette als Endprodukte CO_2 und Wasser ergeben, (wobei CO_2 über die Lunge abgegeben wird und das entstehende Oxydationswasser notfalls transpiriert = ausgeschwitzt (vgl. S. 212) werden könnte), muss der Organismus zur Umwandlung toxischer Stickstoffverbindungen noch Energie aufwenden, um in der Form von **Harnstoff** ein ausscheidungsfähiges Endprodukt des Eiweißstoffwechsels zur Verfügung zu haben. Bei einer *Plasma-Harnstoffkonzentration* von 25–40 mg% werden immerhin etwa *20–35 g Harnstoff täglich mit dem Harn ausgeschieden*.

Eiweißüberernährung, ebenso wie *vermehrter Eiweißabbau* durch Gewebeeinschmelzung bei *Hunger, entzündlichen Prozessen, Fieber* sowie schwerer körperlicher Arbeit (unter ungenügender Kalorienzufuhr) führen zu *vermehrter Harnstoff-Ausscheidung*, während *Eiweißmangelernährung*, bakterielle *Harnstoff-Zersetzung* in den

---

1 Der Begriff des „Inneren Milieus" stammt von Claude Bernard (1813–1878), dem vermutlich größten Physiologen Frankreichs, welches ihn als ersten französischen Wissenschaftler sogar mit einem Staatsbegräbnis ehrte. (In Deutschland wurde diese Ehre 1859 zuerst Alexander von Humboldt zuteil.) Das Bernardsche Konzept vom „Inneren Milieu" war insofern bahnbrechend, als es die Basis für unser heutiges Verständnis der Selbstregulation vitaler Vorgänge darstellt. Bei Claude Bernard ist dieses Konzept nicht auf die Nieren bezogen (vielmehr auf die allgemeine Temperaturregulation), doch ist der Einfluss dieses Konzepts auf die allgemeine Wissenschaftsentwicklung kaum hoch genug anzusetzen.

Tab. 8.1: Extra- und intrazelluläre Ionenkonzentrationen (Skelettmuskel des Warmblüters)

Extrazelluläre Ionenkonzentrationen Plasmakonzentrationen[a] (P) [mmol/l]		Intrazelluläre Ionenkonzentrationen [mmol/l]
KATIONEN		
Na^+	143 (138–146)	12
K^+	4 (3,7–4,2)	155
Mg^{++}	0,8 (0,7–0,9)	15
Ca^{++}	2,4 (2,2–2,7)	0,00012
ANIONEN		
Cl^-	103 (98–110)	3,8
HCO_3^-	25 (23–28)	8
HPO_4^-	1 (0,7–1,4)	50
SO_4^-	0,5 (0,3–0,6)	10
org. Säuren	5	60
Protein	0,8	ca. 3

[a] Man unterscheidet hiervon die Konzentration im „Plasmawasser": Bei 7 g% Eiweiß im Plasma wird für den eiweißfreien Anteil eine höhere Ionenkonzentration erreichnet.

Harnwegen, Leberzirrhose (d.h. Gewebsuntergang des Harnstoff-synthetisierenden Organs) wie auch ein Nierenversagen die *ausgeschiedene Harnstoff-Menge herabsetzen.*

Neben Harnstoff werden noch andere Abbauprodukte des Eiweißstoffwechsels im Harn ausgeschieden, allerdings in deutlich geringeren Mengen (vgl. Tab. 8.3). Ist die renale Ausscheidung gestört, steigt die Plasmakonzentration oder der „Plasmaspiegel" dieser Substanzen an. Neben Harnstoff hat sich inzwischen **Kreatinin** als *sehr empfindlicher Indikator* für eine *normale Nierenfunktion* erwiesen, (zumal der Kreatininspiegel geringer als der Harnstoffspiegel mit der Eiweißzufuhr ansteigt). *Als Normalwert* für die Plasmakonzentration des *Harnstoffes* gelten *25 bis 40 mg%* (= mg pro 100 ml), für *Kreatinin Obergrenze ca. 1 mg%.*

Bei chronischen Nierenerkrankungen sind Harnstoffspiegel von 50 bis 80 mg% oder Plasmakreatininspiegel um 2 mg% mit relativ langen Überlebenszeiten (3–4 Jahre) vereinbar = chronische Niereninsuffizienz. Akute Erhöhungen der Harnstoffspiegel über 200 mg% bzw. Kreatininkonzentrationen im Plasma über 4 mg% weisen auf ein komplettes Nierenversagen hin. Ein akutes Nierenversagen kann ohne Einsatz von Dialysemaßnahmen (vgl. S. 236) – innerhalb weniger Tage zum Tode führen, obwohl weder Harnstoff noch Kreatinin giftig sind. (Auf die Gefährlichkeit einer Hyperkaliämie beim Nierenversagen wurde bereits hingewiesen.) Bei chronischen Nierenerkrankungen wird in der Regel erst bei Plasmakreatininspiegeln von 6 bis 8 mg% dialysiert.

Flüssigkeitsbilanz und Verteilungsräume des Wassers

„Haushalt", „Ein- und Ausfuhr" sowie „Bilanzen" sind Methoden der Wirtschaft, welche aber auch in der Anwendung auf biologische Systeme und besonders auf das Claude Bernardsche Konzept vom inneren Milieu (vgl. S. 218) äußerst zweckmäßig sind. Derartige Bilanzstudien sind nicht nur von theoretischem Interesse, sondern von äußerster praktischer Wichtigkeit, wenn z.B. Patienten ihre Nahrungs- und Flüssigkeitsaufnah-

Tab. 8.2: Harnkonzentration sowie der Quotient aus Harnkonzentration (U) und Plasmakonzentration (P) (vgl. auch Tab. 8.8) und die ausgeschiedenen Substanzmengen für Kalium-, Natrium-, Chlorid- und Magnesium-Ionen

Substanz	Harnkonzentration (U) [mmol/l]	$\dfrac{U}{P}$	In 24 Stunden ausgeschiedene Menge [g]
K^+	20–200 Sehr vom Kaliumgehalt der Nahrung abhängig	5–50	2,5–3,5
Na^+	20–280 Besonders niedrig bei Wasserdiurese sowie kochsalzarmer Ernährung	0,2–2	4–6
Cl^-	ca. 50–150	0,5–1,5	6–9
Mg^{++}	ca. 7	ca. 9	0,2–0,3

Tab. 8.3: Mit dem Harn ausgeschiedene Abbauprodukte des Eiweißstoffwechsels und deren Plasmakonzentrationen

Substanz		Plasmakonzentration		Im Harn ausgeschiedene Menge
		(mmol/l)	(mg%)	(g pro 24 h)
Harnstoff	männl.	5,08 ± 1,07	31	20–35
	weibl.	3,96 ± 0,97	24	
Kreatinin	männl.	0,080 ± 0,0011	0,9	1–2
	weibl.	0,061 ± 0,007	0,7	
Harnsäure	männl.	0,302 ± 0,060	5,1	0,1–2,0
	weibl.	0,234 ± 0,052	3,9	
Ammoniak		0,029 ± 0,008		0,5–1,0
Aminosäuren		3,43 ± 0,31		0,5
Hippursäure				0,7
Phenole				0,1–0,3
Proteine			70 ± 3,4 g/l	0,003–0,006

me nicht mehr selbst regeln können und künstlich ernährt werden müssen.

Eine grobe Abschätzung der **täglichen Flüssigkeitsaufnahme und -abgabe** mit rund 2,5 Litern gibt Abb. 8.1. Je nach Form der Festnahrung enthält diese wesentlich mehr Flüssigkeit als man gemeinhin annimmt. Bei allen Verbrennungsvorgängen entsteht im Energiestoffwechsel neben CO_2 auch *Oxidationswasser* in nicht unbeträchtlichem Umfang. Bei der *Flüssigkeitsabgabe* kann der Harn in der Regel *nur zur Hälfte* in die *Gesamtbilanz* eingesetzt werden, während die andere Hälfte sich zum kleineren Teil auf die Flüssigkeitsanteile des Stuhls, zum überwiegenden Anteil auf den „*insensiblen Wasserverlust*" beziehen. Hierbei ist der Wasserverlust mit der angefeuchteten **Exspirationsluft** relativ konstant, während Wasserverluste über die Haut stark von der Hauttemperatur und der Luftfeuchtigkeit abhängen. (Die Schweißabsonderung wird in der Regel nicht zur Perspiratio insensibilis gerechnet, vgl. S. 212.)

In grober Vereinfachung enthält Abb. 8.1 auch den Hinweis, dass der Wasserumsatz bei einem Säugling im Verhältnis zu seinem Körpergewicht wesentlich höher als beim Erwachsenen ist (10 % vs. 3,5 %).

Einschränkungen der Wasserzufuhr beim Säugling oder nicht ersetzte Abgabeverluste bei einem Säuglings-Durchfall können sehr

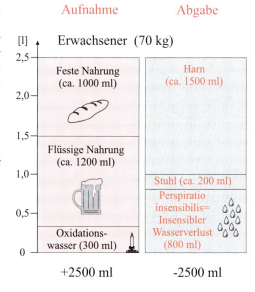

Abb. 8.1: Flüssigkeitsbilanz beim Erwachsenen und Säugling.

schnell zum Bankrott dieses Haushalts führen. Bei Cholera-Epidemien sterben die Patienten ohne Therapie ebenfalls relativ rasch an einem Wasser- und Elektrolyt-Defizit, weil hierbei die Flüssigkeitsverluste mit dem Stuhl beängstigende Ausmaße annehmen können (vgl. S. 196).

Wir werden zunächst die **Verteilungsräume des Wassers** besprechen, um uns anschließend zu fragen, wie kann der Organismus hier eine gleichmäßige Bilanz organisieren. Abb. 8.2 gibt eine Übersicht über die *Wasserverteilung* in % des Körpergewichtes. Wie kommt man zu derartigen Ergebnissen? Auch hier gelten einfache Mengenüberlegungen. (Die Menge eines gelösten Stoffes ist das Produkt aus Konzentration und Lösungsvolumen. Eine Konzentration stellt den Quotienten aus der Stoffmenge und dem Lösungsvolumen dar!! vgl. S. 17) Hat man einen Teststoff, welcher sich gleichmäßig in einem Volumen verteilt, kann man aus der Kenntnis der injizierten Teststoffmenge dividiert durch die Teststoff-Konzentration nach der Verteilung in einem unbekannten Volumen das neue Lösungsvolumen leicht errechnen (vgl. S. 17).

Zur Bestimmung des *Gesamtkörperwassers* wird entweder **Deuterium-haltiges Wasser (D₂O)** oder **³H (Tritium)-markiertes Wasser** benutzt, welches sich nach kurzer Zeit gleichmäßig in allen von der Zirkulation leicht erreichbaren Geweben verteilt. Das kleine Wassermolekül diffundiert hierbei sehr leicht aus den Blutgefäßen ins interstitielle Gewebe und von dort aus in die Zellen. Lediglich in Knochensubstanz, verhornten Strukturen und Fett-Tröpfchen diffundiert Wasser nicht. Je nach Alter, Körperbau und Fettanteil beträgt der *Verteilungsraum des Gesamtkörperwassers ca. 50–85 % des Körpergewichtes* (vgl. Tab. 8.4). Allerdings sind derartige Wasserbestimmungen mit Fehlern für Wasserräume behaftet, welche von der Zirkulation nur sehr mangelhaft erreicht werden: z.B. Teile des Glaskörpers des Auges oder Wasser in Gelenkspalten. Derartige Fehler betragen jedoch kaum mehr als 1 bis 3 %. Man spricht hierbei von „*transzellulärem*" *Wasser*.

Um den intrazellulären Verteilungsraum des Wassers vom extrazellulären abzugrenzen, benötigt man Substanzen, welche sich nur im **Extrazellulärraum** verteilen. Als besonders geeignet hierfür hat sich Inulin erwiesen, so dass man geradezu vom **Inulin-Raum** spricht. Die kapilläre Inulin-Filtration ist zwar quantitativ nur in der Niere exzellent, doch etwa innerhalb einer Stunde verteilt sich Inulin durch Kapillarfiltration nahezu gleichmäßig auch im *interstitiellen Raum* (= zwischen Gefäßen und Zellen). Die messtechnische Schwierigkeit liegt allerdings darin, dass Inulin bereits mit der renalen Filtration kräftig ausgeschieden wird, bevor es sich gleichmäßig im interstitiellen Raum verteilt hat. Praktisch geht man deshalb so vor, dass man über mehrere Stunden eine Inulin-Infusion so einreguliert, bis sich ein gleichmäßiger Plasmaspiegel für Inulin eingestellt hat. Sorgt man dann für eine vollständige Entleerung der Harnblase, kann man die Infusion abrupt unterbrechen und nun das gesamte im Körper verteilte Inulin mit dem jetzt gebildeten Harn auffangen. Aus der aufgefangenen Inulin-Menge und dem zuvor gemessenen, stabilen Plasmaspiegel lässt sich wiederum durch einfache Division das Volumen errechnen, in welchem das aufgefangene Inulin zuvor enthalten gewesen sein muss. Rund *20 % des Körpergewichtes* entspricht diesem „*Inulin-Raum*" oder dem *extrazellulären Raum*. Die Abhängigkeit der genannten Räume vom Lebensalter sowie vom Geschlecht (Unterhautfettgewebe) sind der Tab. 8.4 zu entnehmen.

Innerhalb des Extrazellulärraums lässt sich der **intravasale Raum** (= *Gesamtblutmenge*) durch Testsubstanzen abgrenzen,

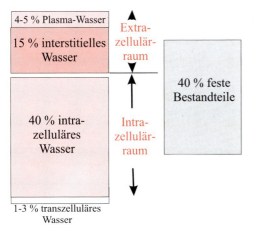

Abb. 8.2: Wasserverteilung in den verschiedenen Räumen des Körpers.

welche ausschließlich innerhalb der Blutbahn bleiben. Man verwendet hierzu entweder *radioaktiv markiertes Eiweiß* oder mit Vorliebe den Farbstoff *Evans blue*, welcher eine so hohe *Plasmaeiweißbindung* besitzt, dass er nach intravenöser Infusion bereits an Plasmaeiweiße gebunden ist, bevor er aus den Kapillaren hinaus diffundieren kann. Hierbei erhält man das Plasmawasser-Volumen, welches (korrigiert mit dem Hämatokrit) die Größe des intravasalen Raumes zu errechnen erlaubt. Entsprechende Bestimmungen des intravasalen Raums sind auch mit Hilfe *markierter Erythrozyten* (z.B. mit Chrom-51 oder mit Fluoreszenzfarbstoffen) möglich. Die Größe dieses Raumes beträgt etwa 7 bis 8 % *des Körpergewichtes.* (Im einzelnen bereits dargestellt, vgl. S. 19)

Wasserverschiebung und osmolare Konzentrationsänderungen von Intra- und Extrazellulärraum unter Belastung

Nachdem über die Ionen-Zusammensetzung des extra- und intrazellulären Raumes bereits auf Seite 218 berichtet wurde, soll hier erklärt werden, in welcher Form **Eingriffe in den Wasser- und Elektrolythaushalt** Volumen und Konzentration der genannten Räume beeinträchtigen können. Die wichtigste Überlegung hierbei ist, dass *Wasser* relativ *rasch zwischen intra- und extrazellulärem Raum ausgetauscht* werden kann, dass jedoch *für die Elektrolyte* die speziellen Eigenschaften der *Zellmembran* eine erhebliche *Diffusions-Barriere* darstellen, sodass besondere Transport- und Kanalsysteme notwendig sind.

Wie in Abb. 8.3 und 8.4 dargestellt ist, kann ein akuter Wassermangel, wie er z.B. durch Wasserentzug entsteht, zu einer gleichmäßigen Abnahme des extra- und intravasalen Raumes führen. Dabei kommt es zunächst zu einem Anstieg der Elektrolytkonzentrationen im Extrazellulärraum, diese führen zu einem osmotischen Sog von Wasser aus den Zellen, so dass diese regelrecht schrumpfen können = *hypertone Dehydratation* (auch „Dehydration"). Solche Zustände können z.B. auch bei Wassermangel nach starkem *Schwitzen* auftreten. Die Bedeutung des Schweißes für die Temperaturregulation wurde auf Seite 212 besprochen.

Hier muss erneut darauf hingewiesen werden, dass der **Schweiß** selbst hypoton ist (Gefrierpunktsdepression des Schweißes zwischen 0,05 bis 0,35 °C, des Serums 0,56 °C). Je nach Fähigkeit zur Hitzeanpassung kann der Organismus die Hypotonizität des Schweißes weiter senken. Unter normalen Umständen produzieren wir etwa einen halben Liter Schweiß pro Tag. Innerhalb der Schweißdrüse wird der Schweiß isoton sezerniert, jedoch in den Schweißdrüsengängen wird mehr Natrium als Wasser reabsorbiert, wodurch es zu einem hypotonen Schweiß kommt. Der Schweiß enthält bei niedrigen Fließraten rund doppelt so hohe K^+-Konzentrationen wie das Plasma (ca. 9 mmol/l). Bei hohen Fließraten sinkt die K^+-Konzentration, so dass möglichen K^+-Verlusten entgegengesteuert wird.

Zustände des *Wassermangels* können ebenfalls beim *Diabetes insipidus* auftreten, wenn die mit dem Harn verlorenen Wassermengen nicht ersetzt werden. Auch *Diuretika im Übermaß*, speziell osmotische Diuretika (s. unten, auch renale Zuckerausschei-

Tab. 8.4: Veränderungen des Gesamtwassergehaltes sowie der Wasserverteilung auf Intra- und Extrazellulärraum von Mann und Frau im Verlauf des Lebens (ca.-Werte in % des Körpergewichtes).

	Gesamtwassergehalt	Anteil des Wassers	
		Intrazellulärraum	Extrazellulärraum
Embryo	85	70	15
Säugling	75	60	15
Junger Mann	65	45	20
Junge Frau	60	40	20
Alter Mann	55	30	25
Alte Frau	50	25	25

8.1 Wasser- und Elektrolythaushalt

	EXTRAZELLULÄR		INTRAZELLULÄR	
	Osmot. Konz.	Volumen	Osmot. Konz.	Volumen
H₂O-Mangel: **HYPERTONE DEHYDRATION** z.B. Durst, Diabetes insipidus, osmotische Diurese	⇧	⇩	⇧	⇩
H₂O-Überschuss **HYPOTONE HYPERHYDRATION** z.B. Infusion hypotoner NaCl-Lösung, isotone Glukose	⇩	⇧	⇩	⇧
Isotoner H₂O- und NaCl-Mangel: **ISOTONE DEHYDRATION** z.B. chron. Erbrechen, Durchfall, Blutverlust, Verbrennungen, Diuretica	▭	⇩	▭	▭
Isotoner H₂O- und NaCl-Überschuss: **ISOTONE HYPERHYDRATION** z.B. Infusion physiol. Kochsalzlösung	▭	⇧	▭	▭
NaCl-Mangel: **HYPOTONE DEHYDRATION** z.B. Schwitzen und Trinken ohne NaCl	⇩	⇩	⇩	⇧
NaCl-Überschuss: **HYPERTONE HYPERHYDRATION** z.B. Infusion hypertoner NaCl	⇧	⇧	⇧	⇩

Abb. 8.3: Osmotische Konzentrations- und Volumenänderungen im Intra- und Extrazellulärraum nach unterschiedlicher Belastung.

dung beim Diabetes mellitus) können zu Wassermangelzuständen führen.

Der gegenteilige Effekt kann dadurch ausgelöst werden, dass **Wasser im Überschuss** (= *hypotone Hyperhydratation*) eingeführt wird. Praktisch erfolgt dies durch intravenöse *Infusion hypotoner Kochsalzlösungen*. Sogar durch die Infusion isotoner Lösungen kann der gleiche Effekt ausgelöst werden, wenn man dabei gelöste Substanzen verwendet, welche der Organismus schnell im Stoffwechsel verbrennt (z.B. *isotone Glukoselösungen*). Unter diesen Umständen kommt es zu einer Vergrößerung des extrazellulären Raumes mit gleichzeitigem Absinken seiner osmolaren Konzentration. Die Folge hiervon ist, dass Wasser von den hohen osmolaren Konzentrationen in den Zellen angesogen wird, die *Zellen* selbst *schwellen*, und ihre osmolare Konzentration sinkt. Besonders gefährlich sind derartige Zellschwellungen dort, wo die Strukturen mechanisch keine Ausdehnungsmöglichkeiten besitzen. Wir erkennen so die Gefahr eines *Gehirnödems* als Folge falscher Infusionstherapie.

Ein **Zuviel oder Zuwenig an isotonen Kochsalzlösungen** *belastet* nahezu ausschließlich den *Extrazellulärraum*. Typische Beispiele für die Ursachen derartiger Mangelzustände sind chronisches Erbrechen (wobei mit dem Säureverlust gleichzeitig eine metabolische Alkalose ausgelöst wird), ferner starke Durchfälle, Blutverlust, Hautverbrennungen (gekennzeichnet durch starke Verluste von Plasma und vor allem interstitieller Flüssigkeit) sowie übermäßiger Gebrauch moderner Diuretika. Bei diesen Zuständen wird vorwiegend der Kreislauf belastet, wobei eine *Hämokonzentration* (erkennbar am Anstieg des Hämatokrits, vgl. S.

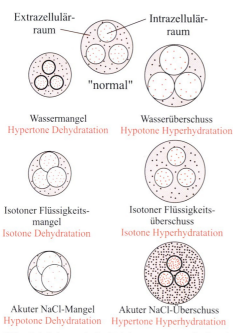

Abb. 8.4: Schematische Zeichnung von Zellschwellung und -schrumpfung bei unterschiedlichen Störungen im Wasser- und Elektrolythaushalt.

19) schließlich zu so hohen Strömungswiderständen des viskoseren Blutes führt, dass die Schubkraft des Herzens für eine ausreichende Gefäßperfusion nicht mehr ausreicht. Auch der *umgekehrte* Fall, die Übertransfusion mit isotonen Lösungen führt schließlich zu einer derartigen *Volumenbelastung des Herzens*, dass auch diese Maßnahme speziell bei einem vorgeschädigten Herzen zu dessen Versagen führen kann.

Ein **akuter Kochsalzmangel** (= *hypotone Dehydratation*) kann dadurch ausgelöst werden, dass bei starkem Schweiß nur Wasser getrunken wird. Hierbei ist zu beachten, dass *selbst hypotoner Schweiß* noch Natrium-Chlorid enthält. Bei starker Hitze können bis zu 8 Liter Schweiß pro Tag produziert werden, was selbstverständlich *erhebliche Kochsalzverluste* bedeutet. (Beim Besuch von „heißen Ländern" ist deshalb darauf zu achten, dass nicht nur die Flüssigkeit, sondern auch der Natriumchloridverlust ersetzt wird.) Eine Abnahme der Kochsalzkonzentration im Extrazellulärraum führt zum Wassereinstrom in die höher osmotisch konzentrierten Zellen, welche dadurch schwellen. Es besteht also auch hier wieder die Gefahr des *Gehirnödems*. Gleichzeitig nimmt hierbei der extrazelluläre Raum ab, so dass schließlich auch hier wieder eine *Hämokonzentration* mit Viskositätsanstieg des Blutes zu einer Belastung des Herzens werden kann. (Mit Fruchtsäften lässt sich zwar der Kalium- nicht aber der Natriumverlust ausgleichen!).

Der umgekehrte Fall, ein **akuter NaCl-Überschuss** (= *hypertone Hyperhydratation*), kann beispielsweise dadurch auftreten, dass *hypertone Kochsalzlösungen* infundiert werden. Diese Lösungen saugen osmotisch Wasser aus dem Intrazellulärraum an, der Extrazellulärraum nimmt zu, während die *Zellen* selbst *schrumpfen*. Es gehört nicht viel Phantasie dazu, um sich vorstellen zu können, dass schrumpfende Gehirnzellen wohl kaum ihre normale Funktion aufrecht erhalten können. Sehr ähnliche Zustände erhält man, wenn Schiffbrüchige stark hypertones Meerwasser trinken.

Kontrolle der Wasserzufuhr: Durst – Osmorezeptoren

Es ist sicher *nicht nur* unsere „Trockenheit im Munde", welche unsere „Allgemeinempfindung" Durst auslöst, da Tiere auch noch nach operativer Entfernung ihrer Speicheldrüsen oder medikamentöser Hemmung der Speichelsekretion, also mit sehr trockenem Mund ihre Wassereinfuhr unter Kontrolle halten können. Zwar spielt vermutlich die orale, pharyngeale Trinkphase sowie die Dehnung des Magens bei der Bestimmung der Trinkmenge eine gewisse Rolle. Tiere hören schon auf zu trinken, wenn ihr Magen gefüllt ist, also noch bevor die Flüssigkeit resorbiert ist. Ferner scheint das Trinken selbst (bei Hunden wenigstens) eine zeitweise Durststillung zu verursachen, selbst wenn das getrunkene Wasser über eine Ösophagusfistel wieder ausgeschieden wird, bevor es überhaupt den Magen erreicht hat. Trotzdem besitzt der Organismus wesentlich feinere Rezeptoren zur Kontrolle seiner Elektrolytkonzentrationen und sogar zur Kontrolle seines Extrazellulärvolumens. Versuchstiere beginnen spontan zu trinken, wenn ihnen eine hypertone Kochsalzlösung in die Arteria carotis interna infundiert wird. Gleichzeitig wird die Wasserausscheidung

8.1 Wasser- und Elektrolythaushalt

Tab. 8.5: Tabellarische Übersicht zur Bedeutung der wichtigsten Elektrolyte für den Organismus

	Natrium	Kalium	Calcium	Phosphat	Chlorid	Magnesium
Verteilung im Körper vgl. Tab. 8.1	ca. 80 % *extrazellulär*	ca. 99 % *intrazellulär*	über 99 % im Knochen	ganz überwiegend *intrazellulär* 85 % Knochen 8 % Muskel	ca. 88 % *extrazellulär*	2/3 im Knochen, 1/3 *intrazellulär*, weniger als 1 % *extrazellulär*
Gesamtbestand (g)	100	90–150	1000–1500	700	80	21–28
Symptome bei Überschuss	Hypertonie (Zunahme des Extrazellulärvolumens)	Herzflimmern Hyperreflexie	Störung in der Erregungsausbreitung, Ca-Steine	Pathologische Gewebeverkalkungen		Erbrechen, Adynamie, Bradycardie
Mangelsymptome	Zellschwellungen (Zunahme des Intrazellulärvolumens) Hypotonie	Herzrhythmusstörung, Darmlähmung (Ileus), Blasenlähmung, Muskelschwäche (Adynamie) bei metabolischer Alkalose	Tetanie, Störungen der Erregungsausbreitung, verminderte Herzkraft, Adynamie, Knochenabbau (Osteomalazie)	Adynamie, Herzinsuffizienz, Osteomalazie	Metabolische Alkalose gefolgt von Hypokaliämie, Adynamie	Krämpfe Hyperreflexie Tachycardie
Vorkommen in der Nahrung (vgl. Tab. 7.4, S. 207)	Als Kochsalzzusatz im „täglichen Brot" etc. (Wurst, Käse)	Pflanzliche und tierische Zellen	Vorwiegend Milch und Milchprodukte	Pflanzliche und tierische Zellen (Obst, Gemüse, Fleisch, Fisch)	Gesalzene Speisen (vgl. Natrium)	Pflanzliche und tierische Zellen
Zur täglichen Einfuhr empfohlen (g, für Erwachsene)	2–3	2–3	0,7–0,8	0,7–0,8	3–5	0,22–0,26
An der Regulation vorwiegend beteiligte Hormone	Aldosteron (Renin-Angiotensin-System)	Aldosteron	Parathormon, Calcitonin, 1,25 (OH)$_2$-Vit. D$_3$	Calcitonin, Parathormon, 1,25 (OH)$_2$-Vit. D$_3$		

225

gedrosselt, es kommt zur Antidiurese. Hierfür sind **Osmorezeptoren** im Bereich des *Nucleus supraopticus* und des *Nucleus paraventricularis* des *Hypothalamus* verantwortlich, welche mechano-sensitive Ionenkanäle besitzen. Diese werden durch das Schwellen der Zellen gesteuert. Ganglienzellen in diesen Kerngebieten senden ihre Axone zum Hypophysenhinterlappen. Entlang dieser Axone wird das **antidiuretische Hormon (Adiuretin)** zum Hypophysenhinterlappen gebracht, aus dem Adiuretin schließlich freigesetzt wird (vgl. S. 282).

Möglicherweise sind die Dinge jedoch noch komplizierter, so dass spezielle Natrium-Rezeptoren am Boden des 3. Ventrikels angenommen werden. Durch lokale Applikation des Oktapeptids Angiotensin II in dieser Region werden Tiere überraschenderweise zum Trinken veranlasst.

Neben diesen Osmo-(oder eventuellen Natrium-)Rezeptoren im Bereich des Hypothalamus verfügt der Organismus auch über **Volumenrezeptoren** im Bereich der Vorhöfe des Herzens. Ein geringer Druckanstieg in diesem Gebiet des Niederdrucksystems wird mit einer Wasserdiurese beantwortet, welche überwiegend durch eine **Hemmung der Adiuretin-Ausschüttung** des Hypophysenhinterlappens verursacht ist. Nach ihren ersten Beschreibern Gauer und Henry (vgl. S. 103) wird dieses Phänomen auch als **Gauer-Henry-Reflex** bezeichnet. Der Reflex reagiert auch in der umgekehrten Richtung, d.h. eine Druckabnahme im Niederdrucksystem der Vorhöfe führt zu einer Ausschüttung von ADH und damit zu einer Antidiurese.

Inzwischen weiß man, dass die Vorhöfe selbst ein Peptid synthetisieren, welches einen akuten Anstieg der Natriumausscheidung im Harn, eine **Natriurese** auslösen kann. Dieses Peptid mit bekannter Aminosäuresequenz (28 Aminosäuren) wird als **Atrionatriuretischer Faktor (ANF)** = Atrionatriuretisches Peptid (ANP) bezeichnet. Experimentelle Vorhofdehnung führt zur Freisetzung von ANF. Intravenöse Applikation von ANF bewirkt – zumindest in höheren Dosen – eine Durchblutungszunahme der Nieren mit Filtratsteigerung (s.u.) und Natriurese (vgl. S. 264).

Im Harn wurde das ebenfalls natriuretisch wirksame **Urodilatin** isoliert, welches sich von ANP nur durch 4 zusätzliche Aminosäuren (insgesamt 32) unterscheidet. Es wird deshalb vermutet, dass die Niere selbst ihr eigenes natriuretisches Hormon produziert.

Wichtigste Elektrolyte

Für die wichtigsten Elektrolyte gibt Tab. 8.5, S. 225 eine Übersicht ihrer Verteilung im Körper, Folgen von Überschuss und Mangel sowie die wesentlichsten an ihrer Regulation beteiligten Hormonsysteme.

Zu den wichtigsten Aufgaben der Niere gehört die Kontrolle der Isoionie, Isotonie, Isohydrie, Isovolämie sowie die Ausscheidung der Endprodukte des Eiweißstoffwechsels.
Täglich werden mit fester und flüssiger Nahrung sowie durch ca. 300 ml Oxidationswasser rund 2,5 l Flüssigkeit aufgenommen und mit 1,5 l Harn, 0,8 l perspiratio insensibilis und 0,2 l Kot wieder abgegeben. (Wasserverlust durch Schwitzen ist zusätzlich zu berücksichtigen.)
Der Gesamtwassergehalt ist mit 85 % des Körpergewichts beim Embryo am höchsten und mit 50 % bei der alten Frau am niedrigsten.
Beim Jugendlichen ist die Wasserverteilung zwischen Intra- und Extrazellulärraum etwa 2:1, im Alter rund 1:1.
Der Extrazellulärraum entspricht dem Inulinverteilungsraum.
Hypertone Dehydratation und hypertone Hyperhydratation erzeugen Zellschrumpfungen, hypotone Dehydratationen und hypotone Hyperhydratationen erzeugen Zellschwellungen.
Isotone De- und Hyperhydratationen belasten nur das Extrazellulärvolumen.
Die Kontrolle der Wasserzufuhr erfolgt in erster Linie durch Osmorezeptoren im Hypothalamus, in zweiter Linie durch Volumenrezeptoren in den Vorhöfen des Herzens.

8.2 Morphologie der Niere

Die meisten modernen Ergebnisse zur Nierenphysiologie sind *an der Ratte* gewonnen, deshalb erscheint zunächst ein Vergleich dieser Niere mit der menschlichen notwendig. Die Ordnung in Abb. 8.5 erhebt keineswegs Anspruch auf eine entwicklungsgeschichtliche Reihe (etwa eine vom Einfachen zum Komplizierten), da nicht einmal festliegt, *wo* eigentlich die kompliziertere Niere zu suchen ist. Auf den ersten Blick könnte dies die Delphin-Niere mit ihren vielen Einheiten sein, während der Kenner in der *langen Papille des Wüstennagers* Psammomy eine Spitzenentwicklung erkennt, welche eine *maximale Harnkonzentrierung* ermöglicht. Die menschliche Niere – im Mittelfeld unserer Nierenreihe – verfügt über ein *verzweigtes Nierenbecken-Kelch-System mit mehreren Papillen*. Das ausgedehnte Gebiet der *Nierenrinde* ist von den gestreckten Anteilen des *Nierenmarkes* schematisch abgegrenzt. Volumenmäßig verhält sich Nierenrinde zu Nierenmark etwa wie 2,6 zu 1.

Die **Blutversorgung** der Niere ist in Abb. 8.6 schematisch dargestellt. Der Übersicht halber ist das *nahezu parallel verlaufende arterielle und venöse Gefäßsystem* getrennt dargestellt. In der oberen Bildhälfte ist der arterielle Zufluss bis zu den Glomerula gezeichnet, in der unteren Bildhälfte der anschließende venöse Gefäßanteil. Man beachte, dass die **Glomerula** *nur im Bereich der Nierenrinde* zu finden sind.

Für die Niere typisch sind *zwei hintereinander geschaltete Kapillarsysteme* (vgl. Abb. 8.7): Die vom **Vas afferens** ausgehenden Kapillarschlingen des glomerulären Netzwerkes (vgl. S. 240), welche sich im **Vas efferens** sammeln, bilden das erste Kapillarsystem. Anschließend verzweigen sich die Gefäße noch einmal als *peritubuläre Kapillaren der Nierenrinde* oder als *Vasa recta des Nierenmarkes*. (An der Nierenoberfläche der Ratte ist die Verzweigungsstelle des Vas efferens – der „*Quellpunkt*" – besonders gut sichtbar.)

An jedes Glomerulum ist ein eigenes, charakteristisches Kanälchensystem angeschlossen. Hierzu gehören proximale und distale Tubulusschlingen, welche ihre gewundenen Bahnen ebenfalls nur in der Nierenrinde ziehen. Die gestreckten Anteile dieses Systems, Henle[2]'sche *Schleifen* und *Sammelrohre* bilden zusammen mit den hier ebenfalls gestreckt verlaufenden Gefäßen – den Vasa recta – das Nierenmark. Als „Ne-

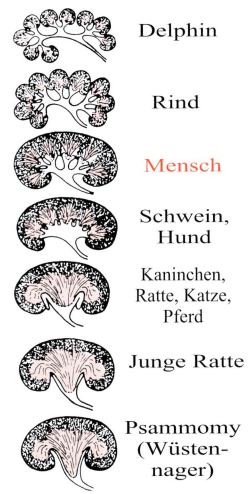

Delphin

Rind

Mensch

Schwein, Hund

Kaninchen, Ratte, Katze, Pferd

Junge Ratte

Psammomy (Wüstennager)

Abb. 8.5: Schematische Querschnitte durch verschiedene Nierenformen, geordnet nach der Anzahl der Papillen und ihrer Länge (ohne Berücksichtigung der natürlichen Größe). Das Nierenmark mit seinen gestreckten Anteilen und die Papille ist jeweils durch besondere Schraffur gezeichnet. (Nach H. Elias, I. E. Pauly und E. R. Burns, verändert).

---

[2] Friedrich Gustav Jacob Henle (1809–1885), Anatom in Zürich, Heidelberg und Göttingen.

8 Wasser- und Elektrolythaushalt, Nierenfunktion

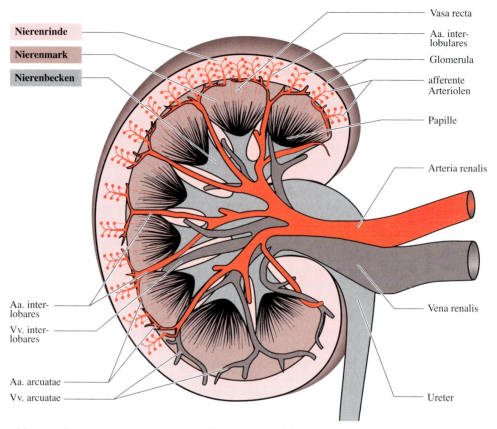

Abb. 8.6: Schematischer Querschnitt durch die menschliche Niere.

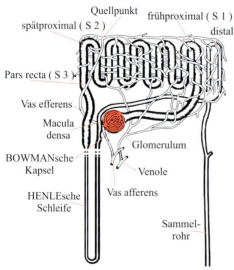

Abb. 8.7: Schematische Darstellung eines Nephrons mit Gefäß- und Tubulussystem.

phron" bezeichnet man die Kanälcheneinheit vom Glomerulum bis zu Beginn des Sammelrohres (vgl. Abb. 8.7).

Eine Rattenniere (Gewicht ca. 1 bis 1,5 g) besitzt rund 33 000 Nephrone (bestimmt aus der Zahl der Glomerula). Der *Mensch* besitzt mit 2 Nieren *rund 2 000 000 Glomerula*, wobei die einzelne menschliche Niere etwa 125 bis 150 g wiegt.

Einzelne, an der Grenze zum Nierenmark (= juxtamedullär) gelegene Glomerula sind deutlich größer als die übrigen in der Nierenrinde gelegenen Glomerula (vgl. Abb. 8.8.). Auffallend für diese juxtamedullären Glomerula ist ihr extrem langes Vas efferens, welches die Henleschen Schleifen bis in die Papille verfolgen kann. Diese Gefäße werden auch als Vasa recta bezeichnet. Die Bedeutung dieser Glomerula für die Harnkonzentrierung (s.u.) ist noch nicht abschließend geklärt.

8.2 Morphologie der Niere

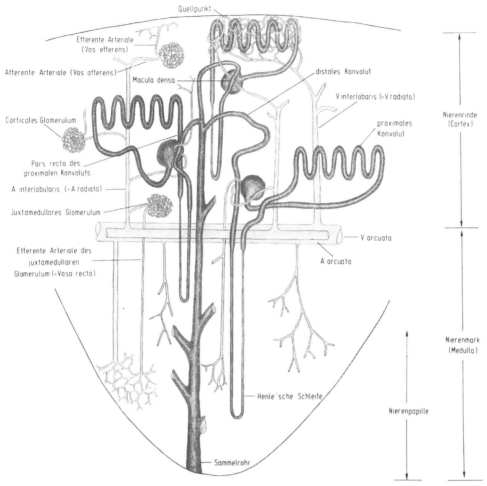

Abb. 8.8: Schematische Zeichnung von corticalen und juxtamedullären Nephronen der Säugerniere mit zugehöriger Gefäßversorgung.

Histologisch (Abb. 8.9) handelt es sich beim proximalen Konvolut um einschichtiges Epithel mit einem dichten, luminal gelegenen hohen **Bürstensaum** (bis ca. 3 μm hoch) sowie starken basalen (äußeren) Einfaltungen (Interdigitationen). Basal liegen auffällig viele Mitochondrien. Das gesamte Nephron ist darüber hinaus schlauchartig von einer Basalmembran umgeben. Die radiär vom Tubuluslumen zur basolateralen Wand verlaufenden, lateralen Interzellulärräume sind lumennah mit **tight junction** oder **zonulae occludentes** abgegrenzt, wobei die „Dichtigkeit" dieser Zellverbindungen speziell für größere Moleküle gilt.

Während man in der Mikropunktionstechnik je nach Glomerulumnähe von früh- bzw. spätproximalen Harnkanälchen spricht, unterscheidet man histologisch zwischen Segment S 1 bzw. S 2, oder auch P_1 bzw. P_2, weil glomerulumnah (S 1 oder P_1) die basolateralen Interdigitationen am größten sind, ebenso der Bürstensaum am längsten. Früh- und spätproximale Tubuli sind bei Säugern der Intravitalmikroskopie und Mikropunktion (s.u.)

Abb. 8.9: Elektronenmikroskopische Aufnahmen von Nephronabschnitten der Rattenniere (freundlichst überlassen durch W. Kriz, Heidelberg). **a:** Querschnitt durch proximales Konvolut. **b:** Querschnitt durch dünne Henlesche Schleife. **c:** Längsschnitt durch aufsteigendes dickes Segment der Henleschen

8 Wasser- und Elektrolythaushalt, Nierenfunktion

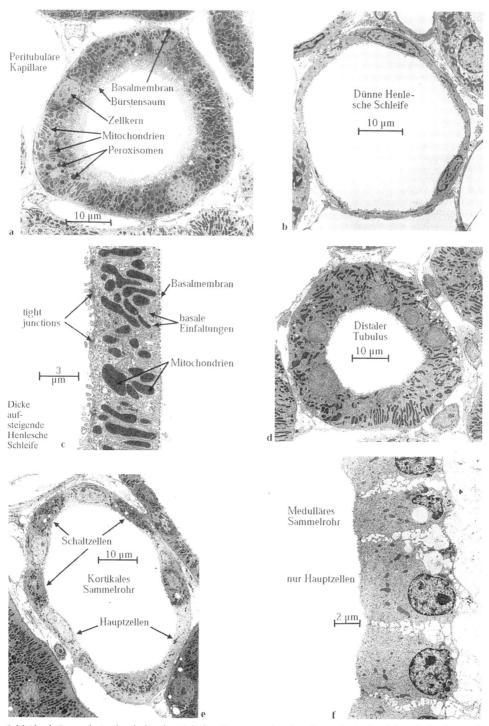

Schleife. **d:** Querschnitt durch distalen Tubulus (Pars convoluta). **e:** Querschnitt durch kortikales Sammelrohr: Schaltzellen (dunkler) und Hauptzellen (heller). **f:** Längsschnitt durch medulläres Sammelrohr mit breiten Interzellularspalten (nur Hauptzellen im Bereich der Innenzone).

zugänglich, nicht jedoch die absteigende Pars recta des proximalen Konvoluts (= S 3 bzw. P_3), deren Gehalt an Peroxisomen am höchsten ist.

Henlesche Schleifen (= Pars recta des proximalen Tubulus + intermediärer Tubulus + Pars recta des distalen Tubulus) sind in der Regel „kurz", nur die juxtamedullären Glomerula besitzen „lange" Henlesche Schleifen, welche erst in der Innenseite des Nierenmarks, zum Teil sogar erst in der Papille umkehren und dort z.B. bei jungen Ratten oder Goldhamstern nach Eröffnung des Nierenbeckens der Intravitalmikroskopie zugänglich sind. Die Pars descendens oder die dünne absteigende Schleife besitzt ein auffallend flaches Epithel ohne Bürstensaum.

Der **distale Tubulusabschnitt** besteht zum Teil aus der dicken aufsteigenden Henleschen Schleife, ferner der **Macula densa** (einem Bereich von 20–30 Zellen, welche mit auffällig eng nebeneinanderliegenden Zellkernen dem Gefäßpol ihres eigenen Glomerulums angelagert sind) sowie dem gewundenen Anteil (pars convuluta), dem eigentlichen distalen Konvulut, welches wiederum bei vielen Säugern der Intravitalmikroskopie und der Mikropunktion zugänglich ist. Das ebenfalls einschichtige Epithel der distalen Harnkanälchen ist insgesamt schmaler als beim proximalen Konvolut, besitzt aber auch viele basale Interdigitationen mit ebenfalls großem Mitochondrienreichtum. Auffallend sind vor allem in der Pars recta stärker ausgeprägte tight junctions (zonulae occludentes), welche auf eine geringere Wasserpermeabilität hinweisen (Haarnadelgegenstromprinzip, s.u.). Die Pars convoluta ist zwar mit mehr Mikrovilli als die Pars recta ausgestattet, doch fehlt ein echter Bürstensaumbesatz.

Die **Sammelrohre** – ebenfalls als einschichtiges Epithel aufgebaut – besitzen 2 verschiedene Zelltypen: Hauptzellen und **Schaltzellen**. Schaltzellen (= **Intercalated cells**) besitzen ein auffällig dunkleres Zytoplasma als die Hauptzellen; ihre Zahl ist nur etwa halb so groß wie die der Hauptzellen.

8.3 Methoden zur Beurteilung der Nierenfunktion

Allgemein

Nicht nur Veränderungen der Plasmaelektrolytspiegel oder ein Anstieg des Plasmakreatininspiegels weisen auf eine eingeschränkte Nierenfunktion hin, sondern auch der **Harn selbst** erlaubt Krankheiten der Nieren sowie der ableitenden Harnwege zu erkennen.

Der frisch gelassene Harn des Gesunden hat eine hellgelbe Farbe. Das **Harnzeitvolumen** oder die **Diurese beträgt** unter Kontrollbedingungen (d.h. **Antidiurese** s.u.) rund 1,5 Liter pro 24 Std. = 1 ml/min. Je nach Flüssigkeitszufuhr kann die Diurese auf mehr als 20 Liter pro Tag ansteigen (**Wasserdiurese** s.u.).

Eine wichtige klinische Methode ist die Prüfung des Harns auf den Gehalt an mikroskopisch sichtbaren, festen Bestandteilen oder die Untersuchung des **Harn-Sediments**:

Praktisch werden dazu 10 ml frischen Harnes (sog. „Nativharn") *3–5 Minuten* bei 1500 bis 2000 Umdrehungen pro Minute *zentrifugiert*, der Überstand dekantiert, der Bodensatz aufgeschüttelt und davon 1 Tropfen auf einem Objektträger mit einem Deckglas abgedeckt und bei *100facher Vergrößerung mikroskopiert*. Für die Klinik hat sich dabei folgendes – *halb quantitative – Rezept* bewährt:

Der Harn eines Gesunden darf *nicht mehr als 1 bis 2* **Erythrozyten** *pro Gesichtsfeld* enthalten, welche als schwach gelbrote Scheiben mit „Doppelrandkontur" erkennbar sind (Ausnahme: menstruierende Frauen). Bei hypotonem Harn können die Erythrozyten zu „Blutschatten" aufquellen, bei hypertonem Harn „stechapfelförmig" schrumpfen.

Für **Leukozyten** gilt, dass bis zu 4 Leukozyten in verschiedenen Gesichtsfeldern bei der gesunden Frau auftreten können. Finden sich jedoch regelmäßig 3 und mehr Leukozyten pro Gesichtsfeld, gilt dies als pathologisch. Beim Mann gilt nur *0 bis 1 Leukozyt pro Gesichtsfeld* als normal. Da der Harn in der Regel nicht steril entnommen wird, finden sich bereits nach kurzem Stehen zahlreiche *Bakterien* im Harn, welche aber noch keineswegs zur Diagnose einer Harnwegsinfektion berechtigen. Dagegen praktisch immer *pathologisch* ist das Auftreten sog. Harnzylinder: z.B. *Erythrozytenzylinder,*

Epithelzylinder, Hämoglobinzylinder etc. Es handelt sich dabei um Strukturen, welche sich im Kanälchensystem der Niere „verklumpt" haben oder einmal „zusammengesintert" schließlich mit dem tubulären Harnstrom in das Nierenbecken geschoben wurden.

Ferner untersucht man den Patientenharn auf seinen Gehalt an *Zucker, Eiweiß,* Blutfarbstoffen etc. (der Harn eines Gesunden soll praktisch zucker- und eiweißfrei sein) und bestimmt das *spezifische Gewicht des Harnes* oder seine **Osmolarität** mittels Aräometer oder Gefrierpunktosmometer (vgl. Mechanismen der Harnkonzentrierung S. 261 f.). *Die osmotische Konzentration des menschlichen Harnes* kann zwischen *50 und 1400 mosm/l* schwanken, dies entspricht einem spezifischen Gewicht von *1,001 bis 1,050 kg × l⁻¹*. Eine sehr effektive Methode, über den Funktionszustand der Nieren Aufschluss zu erhalten, ist *der Konzentrationsversuch nach Volhard*[3], Normalwerte vgl. Tab. 8.6. Als **Isosthenurie** bezeichnet man den Zustand des renalen Verlustes der Konzentrierfähigkeit mit identischen osmolaren Konzentrationen von Plasma und Harn trotz 24stündigem Durst.

Clearance-Methoden

Das Prinzip der Clearance-Methoden besteht in einem quantitativen Vergleich zwischen der ausgeschiedenen Menge einer Substanz und ihrer Plasmakonzentration während einer definierten Zeit. Wie beim Fickschen Prinzip (vgl. S. 65) werden *Mengen miteinander verglichen,* die sich in Produkte aus Konzentration und Volumen zerlegen lassen. (Es gilt: Menge gleich Konzentration mal Volumen, Konzentration gleich Menge pro Volumen!).

Der Gedankengang der Clearance-Messung basiert darauf, die *Größe eines Plasmavolumens zu berechnen, in dem die ausgeschiedene Substanz vor ihrer Ausscheidung – bei bekannter Plasmakonzentration – enthalten gewesen sein könnte.* Es handelt sich also um ein rein rechnerisch ermitteltes Volumen pro Zeiteinheit:

$$\text{Clearance der Substanz X} = \frac{\text{Im Harn } \textbf{ausgeschiedene Menge} \text{ der Substanz X}}{\textbf{Plasmakonzentration} \text{ der Substanz X}}$$

oder

$$C_x = \frac{\textbf{Harnkonzentration} \text{ der Substanz X mal } \textbf{Harnzeitvolumen}}{\textbf{Plasmakonzentration} \text{ der Substanz X}}$$

Es ergeben sich folgende Dimensionen:

$$C_x = \frac{\left[\frac{mg}{ml}\right] \times \left[\frac{ml}{min}\right]}{\left[\frac{mg}{ml}\right]}$$

gekürzt:

$$C_x = \left[\frac{ml}{min}\right]$$

Zur Veranschaulichung des Clearance-Begriffes dient Abb. 8.10. Die Teilchen der Substanz X sind als rote Punkte dargestellt, der Abstand der Punkte untereinander soll ihre Konzentration symbolisieren. Vergleichen wir die Konzentration der Teilchen im Harn mit ihrer Plasmakonzentration, ist der Schluss sicher nicht falsch, die ausgeschiedenen Teilchen hätten zuvor ein bestimmtes Plasmavolumen eingenommen, welches nun – in der Beobachtungszeit – von ihnen befreit oder „geklärt" worden sei. In Wirklichkeit ist natürlich nicht dieses errechnete Plasmavolumen vollständig von der untersuchten Substanz befreit worden, sondern ein viel größeres Volumen ist jeweils zu einem kleinen Teil geklärt worden.

Grundsätzlich lässt sich von jeder Substanz ein Clearance-Wert berechnen[4], sofern nur die Konzentration dieser Substanz im Harn und im Plasma bestimmt werden kann.

---

3 Franz Volhard (1872–1950), Frankfurter Internist. (Der Volhardsche *Verdünnungsversuch* – Trinken von 1,5 l Flüssigkeit mit halbstündlicher Ausscheidungskontrolle über 4 Stunden – hat inzwischen wegen seiner geringeren Aussagekraft und der durch die Trinkmenge verursachten nicht unerheblichen Kreislaufbelastung seine klinische Bedeutung eingebüßt.)

4 Die ersten Clearance-Berechnungen stammen von Rehberg (1926), welcher im Selbstversuch die ausgeschiedenen Harnstoffmengen mit der Plasmakonzentration verglich, man sprach zuerst deshalb auch von der „Rehberg"-Zahl. Inulin für Clearance-Messungen verwendete Richards zuerst 1934 im Tierexperiment, H. W. Smith 1935 zuerst am Menschen.

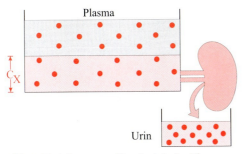

Abb. 8.10: Schema zum Verständnis des Clearance-Begriffes: Die roten Punkte sollen eine Substanz (z.B. Inulin) darstellen, ihr Abstand untereinander entspricht der Substanz-Konzentration. Aus der Zahl der Punkte im Urin lässt sich angeben, in welchem Plasmavolumen sie gelegen haben könnten (nach M. Steinhausen, Physiologie, Kohlhammer, Stuttgart 1989).

Systematische Untersuchungen ergaben dabei 3 grundsätzlich verschiedene Verhaltensmuster je nach verwendeter Substanz:

1. Bei einer Gruppe von Stoffen (hierzu gehört insbesondere **Inulin**, mit gewissen Einschränkungen auch *Kreatinin*[5]) ist die *im Harn ausgeschiedene Menge* beim Gesunden stets linear *proportional zur Plasmakonzentration* (vgl. Abb. 8.11a). Inulin selbst ist ein Polyfruktosan mit einem Molekulargewicht von ca. 5000. Für Clearance-Untersuchungen muss Inulin intravenös infundiert werden. Um konstante Plasma-Inulinspiegel zu erreichen, muss zunächst eine größere Menge schnell infundiert werden, um den gesamten Inulin-Verteilungsraum (ca. 20 % des Körpergewichtes) gleichmäßig mit Inulin anzureichern. Anschließend muss die Infusionspumpe so eingestellt werden, dass nur die jeweils renal ausgeschiedene Inulin-Menge ersetzt wird. Errechnet man die Clearance von Inulin, dividiert man also die ausgeschiedene Inulin-Menge durch die jeweilige – für die entsprechende Harnsammelperiode geltende – Plasmakonzentration, stellt man fest, dass die *Clearance von Inulin für alle Plasmaspiegel nahezu gleich* bleibt (Abb. 8.11b). *Normwerte* der *Inulin-Clearance* des Menschen betragen *120 bis 130 ml/min*. (Dies gilt aber nur unter der Bedingung, dass der Plasmaspiegel von Inulin für die Dauer der Harnsammelperiode, d.h. der zugehörigen Clearance-Periode nicht verändert wird!)

2. Bei einer zweiten Stoffgruppe – insbesondere von schwachen organischen Säuren, vor allem **Paraaminohippursäure (PAH)** und Phenolrot – zeigt sich, dass bei niedrigen Plasmakonzentrationen (etwa 1 mg%) vergleichsweise große Substanzmengen im Harn erscheinen. Untersucht man *bei diesen niedrigen Plasmaspiegeln* die arteriovenöse Differenz z.B. für PAH, stellt sich sogar heraus, dass das *venöse Blut der Niere praktisch PAH frei ist*. (PAH muss wie Inulin infundiert werden.) Errechnet man unter diesen Bedingungen die Clearance von PAH, ist sie nahezu fünfmal größer als die von Inulin. Erhöht man die PAH-Plasmaspiegel, wird die *PAH-Clearance* immer kleiner und *unterscheidet sich bei hohen Plasmakonzentrationen* schließlich *kaum noch von der Inulin-Clearance*. Die *Normwerte* für die *PAH-Clearance* bei niedrigen Plasmaspiegeln liegen bei *600 bis 650 ml/min*.

3. Eine dritte Stoffgruppe – hierzu gehört insbesondere die **Glukose** – zeigt ein völlig entgegengesetztes Verhalten: *Bei niedrigen Plasmakonzentrationen* findet man zunächst praktisch *keine Glukose im Harn*. Steigert man die Konzentrationen, finden sich

---

[5] Kreatinin wird bei verschiedenen Tierarten (z.B. Hühnern und Primaten) und auch beim Menschen zusätzlich tubulär sezerniert, so dass die Kreatinin-Clearance um rund 10–40 % die Inulin-Clearance übersteigt. (Bei Fröschen, Kaninchen, Hunden, Katzen u.a. findet keine – proximale – Kreatin-Sekretion statt.)

Tab. 8.6: Spezifisches Gewicht und osmolare Konzentration des Harns nach Volhardschem Konzentrationsversuch

		Spez. Gewicht (kg/l)	m osm/l Harn
normal ca.	18 Std. Durst:	1,028–1,030	940–1000
Hyposthenurie	24 Std. Durst:	1,022–1,028	720–940
Isosthenurie	24 Std. Durst:	1,010–1,011	330–360
Asthenurie	trotz Durst:	1,001–1,009	30–300

schließlich ebenfalls erhebliche Mengen Glukose im Harn, so dass sich *bei* sehr *hohen Plasma-Glukose-Konzentrationen die Glukose-Clearance der Inulin-Clearance angleichen* kann.

Die **Interpretation** dieser Befunde ist inzwischen einheitlich: *Inulin* wird *ausschließlich glomerulär filtriert* und *weder tubulär sezerniert noch reabsorbiert*. Der Konzentrationsunterschied von Inulin in Harn und Plasma ist durch alleinige Resorption seines Lösungsmittels innerhalb der Niere bedingt. Damit wird das **U/P von Inulin** (d.h. der Quotient *aus* Urin- und Plasmakonzentration von Inulin) **zum Maß der renalen Konzentrierleistung**. Je höher das U/P von Inulin, desto besser konzentriert die Niere (vgl. Tab. 8.8, S. 247). Die **Clearance von Inulin** selbst oder das U/P mal $\dot{V}$ (d.h. das Konzentrationsverhältnis von Inulin im Harn und Plasma multipliziert mit dem Harnzeitvolumen $\dot{V}$ oder der „Diurese") wird unter der gleichen Voraussetzung (nämlich der alleinigen glomerulären Filtration von Inulin) zum **Maß des filtrierten Volumens oder zum Maß der glomerulären Filtrationsrate (GFR)**. Da Inulin unter Kontrollbedingungen am Menschen im Harn etwa 100fach konzentrierter als im Plasma vorliegt, folgt aus unseren Behauptungen, dass das Filtratvolumen in der Regel 100fach größer als die Diurese sein muss. Es hat länger gebraucht, bis diese einigermaßen erstaunliche Vorstellung allgemein akzeptiert wurde, dass nämlich die Niere die gesamte glomerulär filtrierte Inulinmenge mit dem Harn ausscheidet, aber offenbar immer – wenn nicht ganz besondere Umstände vorliegen – 99 % ihres glomerulär filtrierten Harnes wieder in ihrem Tubulussystem reabsorbiert. Die moderne Nephrologie mit Intravitalmikroskopie und Mikropunktionstechnik hat jedoch die auf der Inulin-Clearance basierenden Konzepte voll bestätigt.

Hat man jedoch erst einmal eine Basis für quantitative Konzepte (hier: für die glomeruläre Filtration), ist es relativ einfach, die übrigen Ergebnisse danach einzuordnen:

Substanzen mit einer größeren Clearance als Inulin müssen neben der Filtration über einen speziellen Mechanismus verfügen, um zusätzlich in den tubulären Harnstrom zu gelangen. Dieser Vorgang heißt **„tubuläre Sekretion"**. Hierzu sind Transportmechanismen notwendig, welche durch höhere Plasmakonzentrationen schließlich überladen werden können, sie besitzen also ein *tubuläres Transportmaximum* (T_M). Die Sekretions-Mechanismen können auch pharmakologisch geblockt werden (die PAH-Sekretion z.B. durch Probenecid), dann gleicht selbst unterhalb des T_M-Bereichs die PAH-Clearance der Inulin-Clearance. Auf der anderen Seite wird das kleine Glukosemolekül genauso gut filtriert wie PAH, unter physiologischen Bedingungen aber wieder vollstän-

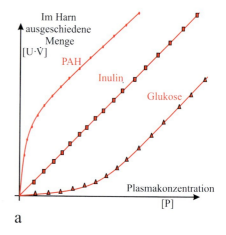

a

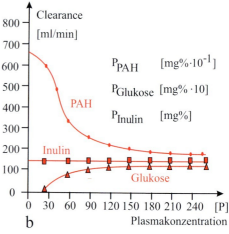

b

Abb. 8.11 a: Die Beziehung zwischen Plasmakonzentration und ausgeschiedener Substanzmenge im Harn für Inulin, Glukose und PAH. **b:** Clearancewerte für Inulin, PAH und Glukose (man beachte die unterschiedlichen Plasmakonzentrationen für die angegebenen Substanzen).

dig dem tubulären Harnstrom entnommen. Es müssen also tubuläre **„Reabsorptions-Mechanismen"** vorhanden sein. Übersteigt das tubuläre Glukoseangebot (oder das Glukose „load") die tubuläre Reabsorptions-Kapazität – also wiederum ein System mit einem T_M (Transportmaximum) – kommt es zum Auftreten von Glukose im Harn, wie es als Zeichen eines Diabetes mellitus bekannt ist. Die Glukose-Clearance (physiologischerweise praktisch = null) nähert sich mit höheren Plasmaglukosespiegeln immer mehr der Inulin-Clearance (vgl. Abb. 8.11b).

Quantitativ lassen sich mit Inulin als Standard die sezernierten Anteile von PAH bzw. die reabsorbierten Glukosemengen von ihren filtrierten Anteilen leicht abtrennen (vgl. Abb. 8.12 a und b). Die *filtrierten* PAH- bzw. *Glukosemengen* erhält man dadurch, dass die *Plasmakonzentrationen* dieser Substan-

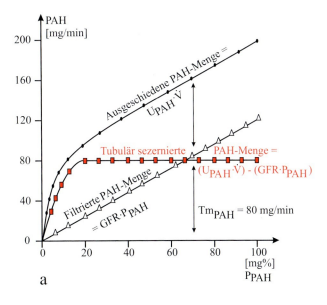

Abb. 8.12 a u. b: Es wurden hier 1. die im Harn ausgeschiedenen PAH- bzw. Glukosemengen bei unterschiedlichen Plasmaspiegeln gemessen. 2. wurden mit Hilfe der **Inulin-Clearance** und den jeweiligen Plasmakonzentrationen die filtrierten Mengen beider Substanzen bestimmt. Aus der Differenz beider Messungen wurden 3. die tubulär sezernierten PAH-Mengen sowie die tubulär reabsorbierten Glukosemengen berechnet. *Tm* = tubuläres Transportmaximum. (Nach R. F. Pitts).

zen *mit* der Clearance von Inulin (= *GFR*) *multipliziert werden*. Da die ausgeschiedenen Mengen leicht aus dem Produkt der Harnkonzentration und dem Harnzeitvolumen zu bestimmen ist, ist es nur nötig die Differenz zwischen filtrierter und ausgeschiedener Menge einer Substanz zu bilden, um zu wissen, in welchem Umfang eine Substanz sezerniert oder reabsorbiert wurde.

Als **„fraktionelle Ausscheidung"** einer Substanz x wird das *Verhältnis zwischen der ausgeschiedenen Menge dieser Substanz ($U_X \times \dot{V}$ = Urinkonzentration der Substanz multipliziert mit dem Harnzeitvolumen $\dot{V}$) und der filtrierten Substanzmenge ($P_X \times C_{IN}$ = Plasmakonzentration der Substanz x multipliziert mit der glomerulären Filtrationsrate oder der Clearance von Inulin*) bezeichnet. Es gilt:

$$\frac{\text{Ausgeschiedene Menge}}{\text{Filtrierte Menge}} = \frac{U_x \times \dot{V}}{P_x \times C_{IN}} = \frac{C_x}{C_{IN}}$$

$$= \text{fraktionelle Ausscheidung}$$

Als fraktionelle Ausscheidung einer Substanz gilt deshalb *auch der Quotient aus Clearance der Substanz und Clearance von Inulin*. Ist dieser Quotient = 1 wird die Substanz x vermutlich wie Inulin nur durch Filtration ausgeschieden, bei Werten < 1 kann man auf tubuläre Resorption, bei Werten > 1 auf tubuläre Sekretion schließen (s. unten).

Unter pathophysiologischen Bedingungen kann die Konzentration von Kreatinin im Plasma (von Normwerten um 1 mg/dl) ansteigen (vgl. Abb. 8.13). In der Regel ist dies ein Hinweis auf eine Einschränkung der glomerulären Filtration (in Ausnahmefällen kann ein erhöhter Kreatininspiegel auch auf einer Muskelzerstörung beruhen). Bei gleichbleibender Kreatininproduktion bedeutet eine Verdoppelung der Plasma-Kreatinin-Konzentration bereits eine Reduktion der glomerulären Filtrationsrate um 50 %. Ein Anstieg von Plasmakreatinin auf 4 mg/dl zeigt entsprechend eine Einschränkung der Filtration auf rund 1/4 des Normwertes an. Unter diesen Umständen kann die im Harn ausgeschiedene Kreatininmenge praktisch unverändert bleiben. (Es gilt dann $U_{Kreat} \times \dot{V}$ = GFR × P_{Kreat} = constant.)

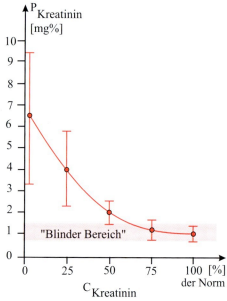

Abb. 8.13: Abhängigkeit des Plasmakreatininspiegels von der Kreatininclearance in % des Normalwertes. Wegen der erheblichen Streuungen sprechen Kliniker für die Diagnostik von Filtrateinschränkungen im flachen unteren Abschnitt der Kurve auch von einem Kreatinin-„blinden"-Bereich.

Dialyse

Wenn auch Kreatinin selbst nicht toxisch ist, so signalisiert jedoch ein akuter Anstieg der Plasma-Kreatinin-Konzentration über 4 mg% die Notwendigkeit einer Dialyse mit Hilfe der sog. „Künstlichen Niere" (bei chronischen Nierenerkrankungen ab 6 bis 8 mg%). Das Prinzip dieser Behandlung besteht darin, das Blut der Patienten für etliche Stunden (im Abstand von 2–3 Tagen) durch künstliche Membranen zu pumpen. Die Dialysemembranen sind für kleinmolekulare Stoffe (einschl. Peptide) durchlässig und werden auf der dem Blut abgewendeten Seite mit großen Mengen von Elektrolytlösungen gespült. Hierbei kommt es zum Konzentrationsausgleich zwischen Plasma und Spülflüssigkeit für alle Substanzen, welche durch die Poren der Dialysemembran diffundieren können. Bei der sog. Peritonealdialyse stellt das Peritoneum selbst die Dialysemembran dar, während die Spülflüssigkeit über Katheter direkt in die Bauchhöhle geleitet wird.

Nierendurchblutungsmessung

Wir haben bereits dargestellt (vgl. S. 65), in welcher Form das *Ficksche Prinzip* die Bestimmung des Herzminutenvolumens erlaubt. Mit Hilfe des gleichen Prinzips lässt sich auch die **Nierendurchblutung** bestimmen, wenn man statt des von der Lunge aufgenommenen und in den Kreislauf abgegebenen Sauerstoffs einen Teststoff verwendet, welcher *vom Kreislauf in die Niere abgegeben und mit* dem Harn ausgeschieden wird. Wiederum muss die Menge des Teststoffs, welche von der Niere aufgenommen wird, gleich derjenigen Teststoffmenge sein, welche mit dem Harn ausgeschieden wird.

Es gilt:

$$\text{Renal aufgenommene Menge} = \text{Ausgeschiedene Menge}$$

oder

$$\begin{array}{l}\text{Gesuchtes Blutvolumen pro Minute multipliziert mit der arterio-venösen Konzentrationsdifferenz der verwendeten Testsubstanz in den Nierengefäßen} = \\ \text{Harnkonzentration der Testsubstanz (U) multipliziert mit dem Harnzeitvolumen oder der Diurese } (\dot{V}).\end{array}$$

Benutzen wir als Testsubstanz PAH, können wir das Verfahren sehr vereinfachen, wenn wir PAH-Konzentrationen im Plasma *unterhalb des tubulären Transportmaximums* wählen. Unter diesen Bedingungen ist das Nierenvenenblut praktisch PAH-frei. Wir können uns die lästige Entnahme von Nierenvenenblut sparen, brauchen also nur die ausgeschiedene PAH-Menge durch die Plasmakonzentration von PAH zu dividieren, d.h. die **PAH-Clearance** zu messen und benutzen diese *als Maß für das Plasmavolumen*, welches während der Clearance-Periode die Nieren durchströmt hat. Da das Nierenvenenblut in Wirklichkeit trotz niedriger arterieller Plasma-PAH-Konzentrationen immer noch ca. 10 % der arteriellen PAH-Konzentration enthält, die renale Extraktion von PAH also nur 90 % beträgt, bezeichnet man einschränkend die *PAH-Clearance als effektiven renalen Plasma Fluss*:

$$C_{PAH} = ERPF$$

Der Ausdruck „effektiv" ist allerdings missverständlich, besser, aber ungebräuchlich wäre stattdessen „nominaler" renaler Plasmafluss. Für den wahren renalen Plasmafluss (RPF) gilt:

$$RPF = ERPF + ca. \ 10 \ \%$$

Will man die Durchblutung der Niere messen, muss man den Hämatokrit (Hkt) berücksichtigen. Für den effektiven renalen Blutfluss gilt:

$$ERBF = ERPF \times \frac{1}{1-Hkt}$$

Als *Filtrationsfraktion (FF)* bezeichnet man den prozentualen Anteil der glomerulären Filtration am effektiven Plasmafluss:

$$FF = \frac{GFR}{ERPF} = \frac{C_{IN}}{C_{PAH}}$$

In der Regel beträgt dieses Verhältnis beim Menschen etwa 1:5 oder 20 %. Im Tierexperiment (bei Ratten) messen wir Kontrollwerte bis 40 %.

Im Tierexperiment lässt sich die Nierendurchblutung kontinuierlich mit Flowmetern messen, welche um die Nierenarterie angelegt werden. Darüber hinaus existieren zahlreiche Methoden (von Edelgasauswaschverfahren bis zur radioaktiven Microspheres, vgl. S. 110), um im Tierexperiment in verschiedenen Regionen den Blutfluss zu bestimmen, ohne dass diese Methoden bei den komplizierten Strukturen der Niere bisher voll befriedigen. Durchmesseränderungen des renalen Gefäß-Systems (einschließlich der Vasa afferentia und efferentia) lassen sich an der „gespaltenen hydronephrotischen Rattenniere" intravitalmikroskopisch sichtbar machen. Das Prinzip dieser Methode besteht darin, einen Ureter für die Dauer von ca. 8 Wochen zu unterbinden. Durch eine sofort einsetzende kompensatorische Hypertrophie kann die andere gesunde Niere alle physiologischen Aufgaben der gestauten Niere, deren Harn nicht mehr abfließen kann, übernehmen. Der Mechanismus dieser kompensatorischen Hypertrophie ist bis heute ungelöst. Dabei kommt es in der gestauten Niere zu einer nahezu vollständigen Atrophie der Harnkanälchen, während die Nierengefäße mit ihren Glomerula trotz Stauung nahezu unverändert erhalten bleiben. Bei größeren Säugern (z.B. Hund oder Mensch) erfolgt eine Tubulusatrophie nach Ureterblockade wesentlich langsamer. Eine operative Spaltung einer derartig hydronephrotischen Rattenniere erlaubt, z.B. druckabhängige Durchmesseränderungen von Gefäßen, d.h. Autoregulationsantworten direkt zu beobachten. Ebenso ist die Wirkung vasoaktiver Substanzen in den verschiedensten Nierengefäßen direkt nachzuweisen. (Beim Institut für den Wissenschaftlichen Film, Nonnenstieg 72, 37075 Göttingen kann ein entsprechender Unterrichtsfilm von M. Steinhausen ausgeliehen werden.)

Eine Sonderstellung in der Nierendurchblutung nehmen diejenigen Glomerula ein, welche dicht an der Grenze zum Nierenmark gelegen sind und deshalb als „juxtamedulläre"[6] Glomerula zu den „juxtamedullären Nephronen" gehören. Ihre Zahl ist geringer als 5 % (im Vergleich zu den übrigen Nephren der Nierenrinde, den sog. corticalen Nephronen). Die Besonderheit dieser größeren Glomerula liegt darin, dass ihre efferenten Arteriolen als lang gestreckte Gefäße (= vasa recta) in Begleitung von Henleschen Schleifen bis zur Papillenspitze ziehen. Insgesamt ist die Nierenmarkdurchblutung wegen des hohen Widerstandes der langen Vasa recta *deutlich geringer als* die *Nierenrindendurchblutung*. (Zur Bedeutung der Markdurchblutung für das Gegenstromsystem des Nierenmarkes vgl. S. 263. Ein Unterrichtsfilm zur lebenden Nierenpapille mit Vasa recta, Henleschen Schleifen und Sammelrohren von M. Steinhausen kann ebenfalls beim Institut für den Wissenschaftlichen Film, Nonnenstieg 72, 37075 Göttingen ausgeliehen werden).

Der *Bayliss-Effekt* oder die arterioläre Gefäßkontraktion bei erhöhten intravasalen Drucken (genauer: bei erhöhten transmuralen Druckgradienten) wurde bereits besprochen (vgl. S. 104), ein Phänomen, welches durch *„autoregulatorische" Erhöhung des Gefäßwiderstandes bei intravasalen Druckzunahmen* eine Zunahme der Organ-Durchblutung verhindern kann. Die Niere ist lange Zeit als Musterbeispiel für gut funktionierende Autoregulation präsentiert worden, das typische Beispiel ist in Abb. 8.14 dargestellt. Im sog. *„renalen Autoregulationsbereich"* zwischen *etwa 80 bis 180 mmHg* arteriellen Mitteldrucks bleibt nämlich sowohl der renale Plasmafluss wie auch die glomeruläre Filtrationsrate weitgehend konstant. Dieses Verhalten ist sowohl bei „spontanen" Blutdruckschwankungen am narkotisierten Tier sichtbar, wie auch bei der künstlichen Perfusion isolierter Nieren. Unter physiologischen Bedingungen sind jedoch die Dinge

---

6 juxta lat. = neben, medulla lat. = Mark.

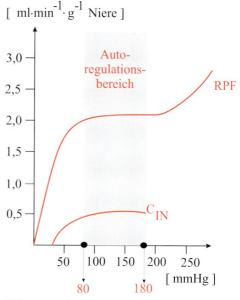

Abb. 8.14: Schematische Zeichnung der Clearance von Inulin und des renalen Plasmaflusses in Abhängigkeit vom arteriellen Druck.

wesentlich komplizierter. Die Niere ist sicher nicht das passive Organ, welches seine Durchblutung nur an die im großen Kreislauf herrschenden Drucke anpasst. Sowohl über ihre *reiche sympathische Innervation* wie über die ihr eigenen vasoaktiven Hormone (insbesondere Renin, vgl. S. 265) können die renalen Widerstände massiv geändert werden.

Im Extremfall, z.B. im *Schock* durch Unfall, Blutverlust etc. kann der *Gefäßwiderstand der Niere* zur Aufrechterhaltung der Durchblutung in noch wichtigeren Organen (Herz und Gehirn) über den Sympathikus so *erhöht* werden, dass die Niere selbst durch Sauerstoffmangel Schaden nimmt. Nach Überstehen der akuten Gefahr für den Kreislauf kann es sogar später zu einem *„Akuten Nierenversagen"* kommen, welches je nach Dauer des Sauerstoffmangels reversibel sein kann (evtl. unter zeitweisem Einsatz einer künstlichen Niere). Unter Normalbedingungen dagegen ist die vasokonstriktorische Sympathikusaktivität gering. Denervierung der normalen Niere ist nicht etwa von einer massiven Durchblutungszunahme gefolgt.

Mit rund 21 % *des Herzminutenvolumens* (für beide Nieren zusammen) gehört die *Niere zu den am besten durchbluteten Organen* (nur das Glomus caroticum (vgl. S. 161) und die Schilddrüse (vgl. S. 285) erhalten mehr Blut). *Nach dem Herzen hat die Niere den zweitgrößten lokalen Sauerstoffverbrauch* (vgl. S. 113). Mit nur knapp 0,5 % des Körpergewichtes, verbraucht die Niere immerhin rund 7 % des gesamten Sauerstoffs. Als Substrat werden in der Nierenrinde bevorzugt freie Fettsäuren (weniger Glukose) verbrannt, während umgekehrt das Nierenmark bevorzugt Glukose (aerob und anaerob) als Energielieferant verstoffwechselt. Die Hauptmenge der Energie wird für aktive Transportprozesse (vgl. S. 249) benötigt, wobei sich tierexperimentell zeigen ließ, dass der *Sauerstoffverbrauch der Niere signifikant mit der Menge des transportierten Natriums* (wiederum bezogen auf die Inulin-Clearance) *zunimmt*.

Harnsediment und Harnosmolarität erlauben schnellste Orientierung zum Funktionszustand der Nieren und/oder der ableitenden Harnwege.

Die renale Clearance eines Stoffes (berechnet als Menge einer pro Zeiteinheit ausgeschiedenen Substanz dividiert durch deren Plasmakonzentration) entspricht dem Plasmavolumen, welches pro Zeiteinheit von diesem Stoff befreit wurde.

Werden Stoffe nur glomerulär filtriert (ohne tubuläre Resorption oder Sekretion) entspricht die Clearance dieser Stoffe der glomerulären Filtrationsrate (wichtigster Vertreter: Inulin, mit Einschränkungen auch Kreatinin). Als Beweis für die alleinige glomeruläre Filtration eines Stoffes gilt der Befund, dass hier die ausgeschiedene Menge des Stoffes linear mit dessen Plasmakonzentration wächst. Bei diesen Stoffen bleibt deshalb ihre Clearance trotz unterschiedlicher Plasmaspiegel konstant.

Ist die fraktionelle Ausscheidung einer Substanz größer als 1, ist von einer zusätzlichen tubulären Sekretion, ist sie kleiner als 1, von einer tubulären Reabsorption auszugehen.

Weil bei PAH-Plasmakonzentrationen unterhalb seines tubulären Transportmaximums PAH in der Niere nahezu vollständig extrahiert wird, entspricht unter diesen Bedingungen die PAH-Clearance dem renalen Plasmafluss.

Die Filtrationsfraktion beim Menschen beträgt rund 20 %.

Im Blutdruckbereich zwischen 80 und 180 mmHg ist die renale Durchblutung beim Gesunden über eine Anpassung des Gefäßwiderstands an den transmuralen Druckgradienten autoreguliert, wodurch in diesem Druckbereich auch die glomeruläre Filtrationsrate gleich bleibt.

8.4 Glomeruläre Filtration

Die Idee einer glomerulären Filtration in Kombination mit tubulärer Reabsorption wurde zuerst in der Habilitations-Schrift von Carl Ludwig[7] (1842) dargelegt, zu einer Zeit, als die eigentliche Entdeckung der Malpighi[8]schen Körperchen (1666) bereits fast 200 Jahre zurücklag. **Das Glomerulum** selbst besitzt eine ausgedehnte *Netzwerkstruktur* (Abb. 8.15), welche einerseits die filtrierende Oberfläche maximal vergrößert, andererseits durch viele Querverbindungen genügend Umleitungen ermöglicht, falls es zu korpuskulär bedingten Verstopfungen innerhalb des Strömungssystems kommen sollte.

Vom Gefäßlumen bis in den tubulären Harnstrom – beginnend im Bereich der Bowman[9]schen Kapsel – passiert das Filtrat zunächst die *Lamina fenestrata des Gefäßendothels*, welches mit Porendurchmessern bis zu 100 nm (= 0,1 μm) zwar für Blutzellen,

---

[7] Carl Ludwig (1816–1895), Mitbegründer der modernen Physiologie in Leipzig, über 200 Schüler aus aller Welt.

[8] Marcello Malpighi (1628–1694), Bologna, Arzt, kein Anatom, aber Begründer der Histologie, entdeckt 1661 mit Hilfe der Intravitalmikroskopie auch die Kapillaren.

[9] Sir William Bowman (1816–1892), Augenkliniker, Physiologe und Anatom, London.

8 Wasser- und Elektrolythaushalt, Nierenfunktion

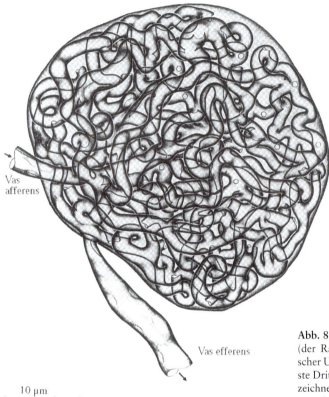

Abb. 8.15: Das glomeruläre Netzwerk (der Ratte) nach intravitalmikroskopischer Untersuchung. Es ist nur das oberste Drittel des gesamten Netzwerkes gezeichnet (nach H. Snoei, Inauguraldissertation, Heidelberg 1987).

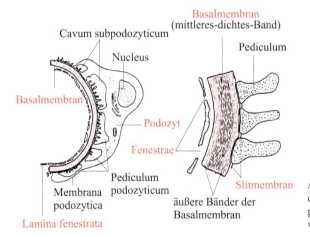

Abb. 8.16: Schematischer Querschnitt durch die Wand einer Glomerulum-Kapillare (rechts bei stärkerer Ausschnittsvergrößerung).

nicht jedoch für irgendwelche gelösten Bestandteile des Blutes ein Hindernis darstellt (vgl. Abb. 8.16). Die eigentliche *Filtrationsbarriere* ist die *glomeruläre Basalmembran* sowie die daran angrenzende *Schlitzmembran* zwischen den Füßchen der Podozyten.

Die Aufgabe der Podozyten (vgl. Abb. 8.16 und 8.17) selbst ist unklar, wenn auch in den letzten Jahren nachgewiesen werden konnte, dass eine Schädigung der Podozyten zu einer erhöhten Eiweißpermeabilität des glomerulären Filters führt. Podozyten exprimieren ein spezifisches Protein, das Nephrin, welches ein wichtiger Bestandteil

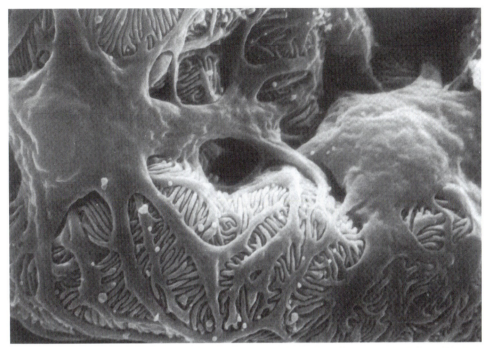

Abb. 8.17: Rasterelektronenmikroskopische Aufnahme von glomerulären Kapillaren bei 7500facher Vergrößerung (freundlichst überlassen von W. Kriz, Heidelberg).

der Schlitzmembran ist. Ein Defekt des Nephrin-Gens wird für angeborene nephrotische Syndrome mit Proteinurie verantwortlich gemacht.

Ob und gegebenenfalls wie Angiotensin II über Rezeptoren in den Podozyten die Eiweiß-Permeabilität kontrolliert, ist bisher ungelöst.

Die Tabelle 8.7 mit für die glomeruläre Filtration wichtigen Molekülen ist nach Literaturangaben zusammengestellt. Neben den Molekülgrößen ist in der letzten Spalte das Verhältnis von Filtrat und Plasmakonzentration angegeben. Mit zunehmendem Molekülradius nimmt die glomeruläre Filtrierbarkeit ab. Hämoglobin liegt mit rund 3 % Filtratkonzentration gegenüber dem Plasma an der Grenze der Filtrierbarkeit, was jedoch ausreicht, um bei einer Hämolyse des Blutes (z.B. nach Infusion stark hypotoner Lösun-

Tab. 8.7: Für die glomeruläre Filtration wichtige Molekülgrößen (nach R. F. Pitts).

	Molekulargewicht	Durchmesser [nm]	Länge [nm]	Filtratkonz./ Plasmakonz.
Wasser	18	0,197	–	1,00
NaCl	58	0,244	–	1,00
Harnstoff	60	0,27	–	1,00
Glukose	180	0,36	–	1,00
Inulin	5000	1,48	–	0,98
Myoglobin	17000	1,95	5,4	0,75
Hämoglobin	68000	3,25	5,4	0,03
Serumalbumin	69000	3,55	15,0	0,01
γ-Globuline	156000	4,40	23,5	0,00
α-Globulin	200000	5,00	30,0	0,00
Fibrinogen	400000	3,80	70,0	0,00

(1 Nanometer [nm] = 1 mμm = 0,001 μm = 10^{-9} m)

gen, vgl. S. 25) den Harn trotzdem rot zu färben. Auf der anderen Seite wird Inulin praktisch ungehindert filtriert. Inulin als Testsubstanz zur Messung der glomerulären Filtrationsrate (GFR), sowie der Filtrationsfraktion (FF) wurde bereits bei der Besprechung der Inulin-Clearance ausführlich dargestellt (vgl. S. 233).

Das glomeruläre Filtrat selbst stellt ein „Ultrafiltrat" dar, wie man es auch mit Celluloseester-Filtern (z.B. Kollodium) erhalten kann, welche die „Kolloide" zurückhalten. Als Kolloide des Blutplasmas werden die Plasma-Eiweißkörper von der Filtermembran des Glomerulums zurückgehalten, so dass das *glomeruläre Ultrafiltrat praktisch eiweißfrei* ist. Wenn sich Substanzen an Plasmaeiweiße binden (z.B. Evans blue vgl. S. 17 und 87 oder auch diverse Pharmaka), entziehen sie sich damit einer kapillären Filtration.

(Bei Mikropunktionsversuchen wurde eine Albuminkonzentration von nur noch 1,5 mg pro 100 ml im glomerulären Ultrafiltrat von Ratten gemessen.) (vgl. 4 g / 100 ml)

Die **glomeruläre Filtrationsrate (GFR)** wird im wesentlichen durch 3 Größen bestimmt:

1. Durch den für die Filtration zur Verfügung stehenden Druck, den sog. mittleren **effektiven Filtrationsdruck** ($\bar{P}_{EFF}$). Dieser Druck wird zunächst bestimmt vom Blutdruck, d.h. dem *hydrostatischen Druck in den glomerulären Kapillarschlingen* (P_G). Für den Filtrationsvorgang selbst steht jedoch der hydrostatische Druck jenseits der glomerulären Kapillarschlinge, also der Druck am Harnpol nicht mehr zur Verfügung. Dieser Druck wirkt jetzt vielmehr der Filtration entgegen. Praktisch identisch mit diesem Druck am Harnpol oder innerhalb der Bowmanschen Kapsel jenseits der Kapillarlumina ist der *intratubuläre proximale Druck* (P_T).

Man vergisst leicht, dass auch dieser Druck vom Herzen aufgebaut werden muss, um den Harn noch durch das lange Nephron zu drücken.

Zur Ermittlung von $\bar{P}_{EFF}$ muss also P_T von P_G subtrahiert werden. Darüber hinaus wirken die wasserbindenden Kräfte der Kolloide der Filtration entgegen, d.h. *der kolloidosmotische Druck des Plasmas (π_G) muss zur Ermittlung des effektiven Filtrationsdruckes vom glomerulären Kapillardruck ebenfalls subtrahiert werden.* Würde das Filtrat selbst *nennenswerte Mengen von Eiweiß enthalten, würde der kolloidosmotische Druck der Tubulusflüssigkeit (π_T) die Filtration unterstützen* (praktisch ist jedoch π_T zu vernachlässigen). Es gilt daher:

$$\bar{P}_{EFF} = P_G - P_T - \pi_G + \pi_T$$

Welche Zahlen sind nun in diese Gleichung einzusetzen? Der glomeruläre Kapillardruck (P_G) ist an oberflächlich liegenden Glomerula der Ratte inzwischen direkt messbar geworden, die Werte liegen zwischen 45 und 60 mmHg. Der proximale intratubuläre Druck (P_T) beträgt (bei Ratten) etwa 12–14 mmHg. Der kolloidosmotische Druck der Plasmaeiweiße (π_G) steigt mit deren Konzentration – in nicht-linearer Form (vgl. Abb. 8.18) – an. Für den Menschen werden etwa 25 mmHg als kolloidosmotischer Druck des Plasma angesetzt. Somit bleibt schließlich für den effektiven Filtrationsdruck ein Wert bis 20 mmHg übrig, welcher vermutlich auch beim Menschen nicht wesentlich höher ist. *Durch den nicht-linearen steilen Anstieg des kolloidosmotischen Druckes mit zunehmender Proteinkonzentration nimmt der effektive Filtrationsdruck entlang filtrierender Kapillaren ab*, da der Filtratverlust zu einem Konzentrationsanstieg der nicht filtrierten Eiweißmoleküle im Kapillarlumen führt. Allerdings führt dies

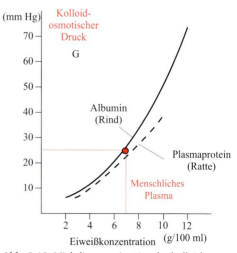

Abb. 8.18: Nichtlinearer Anstieg des kolloidosmotischen Druckes (in mmHg) mit zunehmender Eiweißkonzentration.

8.4 Glomeruläre Filtration

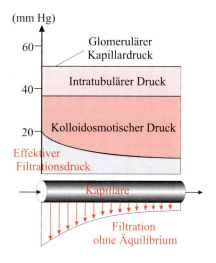

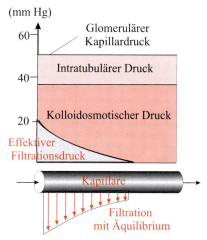

Abb. 8.19: Schematische Zeichnung der Filtration entlang einer einzelnen glomerulären Kapillarschlinge. Bei **a** erfolgt die Filtration über die gesamte Kapillarstrecke (kein Äquilibrium), bei **b** sistiert die Filtration am Ende der Kapillarstrecke (Äquilibrium).

unter physiologischen Bedingungen vermutlich nicht zu einem *Filtrationsäquilibrium*, d. h. nicht zu Zonen innerhalb des glomerulären Kapillargebietes, in welchem der effektive Filtrationsdruck gleich Null wird (vgl. Abb. 8.19a und 8.19b).

2. Für die glomeruläre Filtration ist ferner die Größe der **filtrierenden Kapillar-Oberfläche (S)** von entscheidender Bedeutung. Hierin liegt geradezu der Existenzgrund des Glomerulums, mit vielen Schlingen eine maximale Filterfläche herzustellen. Aus intravitalmikroskopischen Beobachtungen heraus müssen wir davon ausgehen, dass die *Filterfläche selbst weitgehend konstant* gehalten wird. Die *Regelung* der glomerulären Filtration erfolgt vielmehr *über Widerstandsänderungen am Vas afferens und Vas efferens*, wobei z.B. Angiotensin II den Strömungswiderstand der afferenten und efferenten Arteriole erhöhen kann. Andererseits kann es bei einer generellen Abnahme des glomerulären Blutflusses früher – im Verlauf langer Kapillarschlingen – zu einem Anstieg des kolloidosmotischen Druckes kommen. An diesen Stellen ist bei einem effektiven Filtrationsdruck Null ein Filtrationsäquilibrium zu erwarten.

3. Schließlich hängt das Maß jeder kapillären Filtration von der **hydraulischen Filtrationspermeabilität (k)** der Gefäßwand ab. Diese Größe ist für Glomerulumkapillaren mindestens 100mal größer als für jede andere Kapillare (ca. $2{,}7 \times 10^{-5}$ ml × min^{-1} × μm^{-2} × mmHg^{-1}). Ob sich unter Hormoneinflüssen (z.B. durch Angiotensin II) die hydraulische Permeabilität ändern kann, ist bisher nicht eindeutig entschieden.

Zusammengefasst gilt daher für das glomeruläre Filtrat eines einzelnen Nephrons (**SNGFR** = **S**ingle **n**ephron **g**lomerular **f**iltration **r**ate):

$$\text{SNGFR} = k \times S \times \bar{P}_{EFF}$$

Aus methodischen Gründen wird häufig auch das Produkt (K_F) aus Permeabilität (k) und Oberfläche (S) gebildet:

$$K_F = k \times S$$

Daher findet man häufig auch:

$$\text{SNGFR} = K_F \times \bar{P}_{EFF}$$

Plasmaalbumine mit einem Molekulargewicht von 69 000 Dalton können nur in einem minimalen Umfang die glomeruläre Filtermembran passieren.
Der effektive glomeruläre Filtrationsdruck entspricht dem hydrostatischen Druck in den Glomerulumkapillaren abzüglich des hydrostatischen Drucks außerhalb der glomerulären Kapillaren (= Bowmanscher Kapseldruck bzw. proximaler Tubulusdruck) sowie abzüglich des kolloidosmotischen Druckes innerhalb der Kapillaren.
Da das glomeruläre Filtrat nahezu eiweißfrei ist, beträgt der kolloidosmotische Druck der Tubulusflüssigkeit nur wenig mehr als Null.
Physiologisch zeichnen sich die Kapillaren des Glomerulums gegenüber den Kapillaren des übrigen Körpers durch ihre mindestens 100fach höhere Wasserdurchlässigkeit oder ihre hohe „hydraulische Filtrationspermeabilität" aus.
Die Filtrationsgröße eines einzelnen Nephrons (= Einzelnephronfiltrat) entspricht dem Produkt aus K_f (= hydraulische Filtrationspermeabilität mal filtrierender Kapillaroberfläche) und dem mittleren effektiven glomerulären Filtrationsdruck.

8.5 Tubulärer Transport I: Resorption, Sekretion

Das Produkt der glomerulären Filtration, das Ultrafiltrat passiert als **tubulärer Harnstrom** das proximale Konvolut, die Henlesche Schleife, das distale Konvolut und das Sammelrohr. Im Tierexperiment lässt sich diese Passage besonders gut mit dem Intravitalfarbstoff **Lissamingrün** demonstrieren. Dieser Farbstoff wird genau wie Inulin nur glomerulär filtriert, aber nicht tubulär reabsorbiert oder sezerniert. Injiziert man eine kleine Menge dieses Farbstoffes als Bolus, d. h. im Stoß in die Blutbahn, kann man eine grüne Farbstoffwelle durch das ganze Nephron verfolgen und damit Passagezeiten für die einzelnen Abschnitte messen (vgl. Abb. 8.20). Da an der Nierenoberfläche in der Regel nur peritubuläre Kapillaren sowie proximale und distale Tubuli gelegen sind, macht man sich deren charakteristische Anordnung zunutze, um intravitalmikroskopisch Passagezeiten zu messen (vgl. Abb. 8.21). Mit der Bestimmung der proximalen Passagezeit gewinnt man einen sofortigen direkten Anhalt für die glomeruläre Filtrationsrate (GFR) des untersuchten Areals. Allerdings variieren die Passagezeiten nicht nur von Tierart zu Tierart mit der unterschiedlichen Länge des Nephrons, sie werden auch durch das Ausmaß der tubulären Resorption beeinflusst. Bei der Ratte beträgt so z.B. die proximale Passagezeit = unter antidiuretischen Kontrollbedingungen – etwa 10 s, beim Hund 16 s. Beim Menschen liegt vermutlich die proximale Passagezeit in sehr ähnlicher Größenordnung.

Aus der Inulin-Clearance leiten wir bereits ab (vgl. S. 234), dass rund 99 % des Fil-

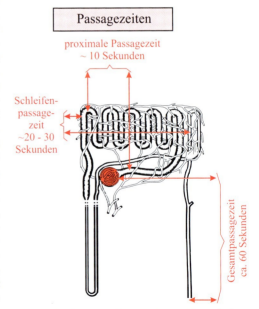

Abb. 8.20: Schematische Zeichnung für tubuläre Passagezeiten. Praktisch ist der Beginn der Filtration mit der Ankunft des Farbstoffs in peritubulären Kapillaren identisch, so dass die proximale Passagezeit zwischen Farbstoffankunft in peritubulären Kapillaren und spätproximalen Tubuli gemessen wird.

8.5 Tubulärer Transport I: Resorption, Sekretion

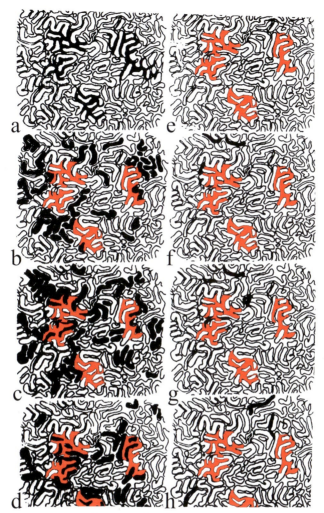

Abb. 8.21: Ein identischer Abschnitt der Nierenoberfläche wird zu verschiedenen Zeiten nach Injektion eines Bolus von Lissamingrün beobachtet. **a:** Ankunft des Farbstoffs in peritubulären Kapillaren = Beginn der Farbstofffiltration im Nephron. **b:** Zwei Sekunden später Farbstoff in frühproximalen Tubulusschlingen. **c:** Drei Sekunden später Farbstoff in der Mitte des proximalen Konvoluts aller Nephren. **d:** Rund zehn Sekunden nach Farbstoffankunft in peritubulären Kapillaren Färbung spätproximaler Tubulusschlingen. **e:** 15–20 Sekunden nach der Farbstoffankunft in der Niere ist die Nierenoberfläche wieder entfärbt. **f, g, h:** 30–40 Sekunden nach der ersten Färbung der Niere erfolgt die Farbstoffpassage durch distale Tubulusschlingen. Zur besseren Orientierung sind die zum Zeitpunkt a gefärbten und später entfärbten Kapillargebiete von b bis h rot markiert. (Entsprechende Unterrichtsfilme von M. Steinhausen zur Struktur und Funktion der lebenden Niere können beim Institut für den Wissenschaftlichen Film, Nonnenstieg 72, 37075 Göttingen ausgeliehen werden).

tratvolumens tubulär reabsorbiert werden müssen. Wie *können wir eine derartige* **tubuläre Resorption** *direkt beobachten?*

1. Am überzeugendsten lässt sich die tubuläre Reabsorption sichtbar machen, wenn man die glomeruläre Filtration plötzlich unterbricht und intravitalmikroskopisch beobachtet, wie durch anhaltende Resorption das Tubuluslumen geleert wird und die Innenwände, d.h. die Bürstensäume der proximalen Tubuli aufeinander fallen (vgl. Abb. 8.22).

8 Wasser- und Elektrolythaushalt, Nierenfunktion

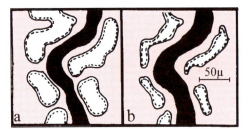

Abb. 8.22: Schematische Zeichnung der Nierenoberfläche in vivo a) vor, b) nach plötzlichem Stoppen der Nierendurchblutung (Aortenabklemmung). Man erkennt die Lumenabnahme proximaler Tubulusschlingen, hier weiß gezeichnet, deren Bürstensäume intravitalmikroskopisch als weiße Linien erkennbar sind (hier gestrichelt). Die distalen Tubulusschlingen kollabieren nicht (hier schwarz).

Die *Halbwertszeit* dieses **Tubuluskollaps** oder *Tubulusocclusion* liegt unter 10 s. Die Konsequenz dieses Vorganges besteht darin, dass der Pathologe im histologischen Schnitt meist nur kollabierte proximale Tubuli – ohne Lumen – beobachtet, (es sei denn, die Niere war bereits zu Lebzeiten in ihrer Resorptionsfähigkeit eingeschränkt). Im Tierexperiment lässt sich ein Tubuluskollaps z.B. durch „intravitale" Fixierung verhindern.

2. Eine weitere Methode zur optischen Darstellung der *tubulären Resorption* ist die Beobachtung (und mikrophotographische Registrierung) *eines gespaltenen Öltropfens* nach *Gertz*[10], welche trotz deutschsprachiger Herkunft nur noch als **„Split-drop"-Methode** bekannt ist (vgl. Abb. 8.23). Das Prinzip dieser Methode besteht darin, mit Hilfe einer doppelläufigen Mikropunktions-Glaskapillare zunächst schwarz gefärbtes Rizinusöl in eine proximale Tubulusschlinge zu füllen, anschließend über den anderen Schenkel der Kapillare einen „künstlichen Harn" (meist physiologische Kochsalzlösung) in den Tubulus zu füllen und diesen Testtropfen wiederrum mit Öl abzuschließen. In *11 bis 12 Sekunden* ist jeweils etwa die Hälfte der Testflüssigkeit resorbiert (= Split-drop Halbwertszeit).

3. Quantitativ beruhen die Angaben über die *tubuläre Flüssigkeits-Resorption* in verschiedenen Abschnitten des Nephrons in der

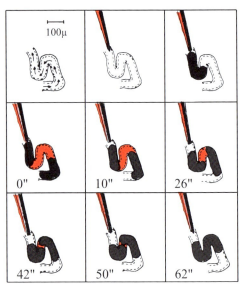

Abb. 8.23: Messung der Halbwertszeit der tubulären Reabsorption mit Hilfe des gespaltenen Öltropfens nach Gertz: Split-drop-Methode (auch hierzu kann ein entsprechender Unterrichtsfilm von M. Steinhausen beim Institut für den Wissenschaftlichen Film, Nonnenstieg 72, 37075 Göttingen ausgeliehen werden).

Regel auf *Mikropunktionsanalysen mit Inulin* als Standard. In der gleichen Form, wie das U/P von Inulin im Harn (U) und Plasma (P) als Maß für die tubuläre Resorption der gesamten Niere gilt (vgl. S. 234), kann aus dem **TF/P von Inulin** (dem Verhältnis der Inulinkonzentration in der Tubulusflüssigkeit (TF) und dem Plasma (P)) auf die Flüssigkeits- oder Wasserresorption bis zu der jeweiligen Punktionsstelle im Nephron geschlossen werden (vgl. Tab. 8.8). Die Abb. 8.24 stellt das Ergebnis derartiger Analysen der Flüssigkeitsresorption nach zahlreichen Mikropunktionsmessungen von Inulin im proximalen und distalen Tubulus dar. (Am Ende des proximalen Konvolutes wurden nämlich TF/P Werte von Inulin zwischen 2 und 3 gemessen, TF/P Inulin = 2 bedeutet 50 % Resorption, TF/P Inulin = 3 entsprechen 66 % Resorption, 10 → 90 %, 100 → 99 % etc.) *Rund 60 % des Filtrates wird proximal resorbiert*, 20 % zwischen proximalem und distalem Konvolut und nochmals *20 % in distalen Tubuli sowie im Sammelrohr*.

---

[10] Karl Heinz Gertz, Physiologe, Hannover (1920–1979).

Tab. 8.8: Ergebnisse von Mikropunktionsanalysen an Ratten sowie Messungen von Plasma- und Harnkonzentrationen am Menschen nach unterschiedlichen Literaturangaben. TF/P = Quotient aus Konzentration in der Tubulusflüssigkeit (TF) und Plasmakonzentration (P). U/P = Quotient aus Urinkonzentration (U) und Plasmakonzentration (P)

	TF/P spätproximal	TF/P distal	U/P Harn
INULIN (KREATININ)			
Kontrolle = Antidiurese	ca. 2	ca. 10	ca. 100–400
Wasserdiurese	ca. 2	ca. 5–10	ca. 5–20
NATRIUM	1	0,6–0,2	0,2–2,0
KALIUM			
K$^+$-reiche Kost	1	10–15	20–50
K$^+$-arme Kost	1	1	5–10
CHLORID	1,25	ca. 0,25	ca. 0,5–1,5
OSMOLARITÄT			
Antidiurese	1	früh: 0,5 spät: 1,0	4–6
Wasserdiurese	1	0,5	0,5–1,0
H$^+$-IONEN	1–10	1–100	0,1–1000
PAH-ANTIDIURESE	ca. 6	ca. 60	ca. 600

Überraschend ist folgendes Phänomen: Ändert sich die glomeruläre Filtrationsrate, passt sich die tubuläre Resorption der veränderten Situation weitgehend an, so dass man bei Durchblutungsschwankungen kaum Änderungen z.B. des spätproximalen TF/P-Inulin findet. Dieses Anpassungsphänomen bezeichnet man „**glomerulär-tubuläre Balance**", doch ist der hierfür verantwortliche Mechanismus bisher nicht aufgeklärt.

Nur im distalen Bereich und im Sammelrohr steht die *Wasser-Resorption unter der Kontrolle von* **ADH**, dem antidiuretischen Hormon des Hypophysenhinterlappens (vgl. S. 282 f.). Osmorezeptoren vorwiegend im Hypothalamus steuern die ADH-Ausschüttung. Das Hormon *erhöht* im distalen Tubulus sowie im Sammelrohr die *Wasserpermeabilität*. Unter Hemmung der ADH-Freisetzung bei **Wasserdiurese** lässt sich experimentell etwa 15 % des glomerulären Filtrates als Harn gewinnen.

Ähnlich erhöht (bis zu 20 Litern Harn pro 24 Stunden und mehr) sind die Diuresen bei pathologischem ADH-Mangel *(Diabetes insipidus)*. Die Patienten müssen dann praktisch die gleichen Volumina trinken, welche sie als Harn ausscheiden, wenn sie nicht durch Verdursten in einen Schock geraten wollen (vgl. S. 283).

Ferner zeigt die gleiche Abb. 8.24, dass mit dem Einsatz *osmotischer Diuretika* (z.B. Mannitol, aber auch Glukose in hoher Konzentration) die Harnflut experimentell sogar kurzfristig bis auf 40 % des Filtrates gestei-

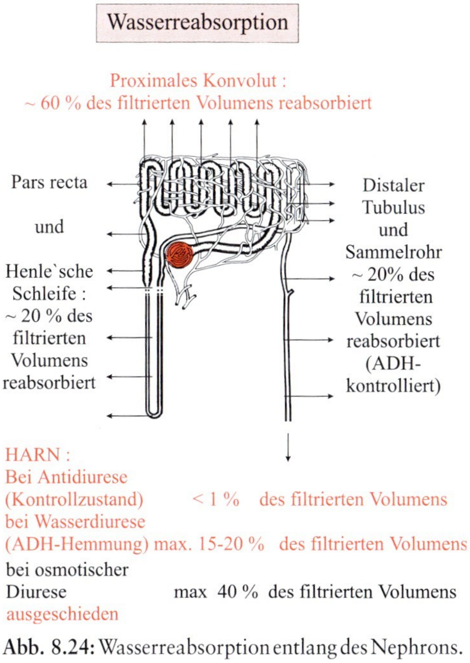

Abb. 8.24: Wasserreabsorption entlang des Nephrons.

gert werden kann, was nur durch eine zusätzlich weiter proximal gelegene Hemmung der Resorption zu erklären ist (vgl. 8.9 Diuretika, S. 269).

Nettoresorption von Natrium und Kalium

Nachdem es gelingt, mit Hilfe der lokalen Inulinkonzentration die resorbierte Wassermenge zu bestimmen, erlaubt die zusätzliche Konzentrationsbestimmung anderer Substanzen im tubulären Harnstrom, auch deren transportierte Mengen auszurechnen. Für Natrium zeigte sich bei derartigen Konzentrationsbestimmungen (mit Hilfe von Mikroflammenphotometern), dass *am Ende des proximalen Konvolutes das TF/P für Natrium = 1* ist, d.h. tubulärer Harnstrom und Plasma haben hier die gleichen Natriumkonzentrationen. Hieraus folgt, dass im proximalen Konvolut der gleiche Anteil von filtriertem Wasser wie filtriertem Natrium resorbiert wird, also auch rund 60 %, vgl. Abb. 8.25. Man spricht deshalb hier auch von *isotoner Natriumresorption*. Die Henlesche Schleife – bevorzugt deren dicker aufsteigender Schenkel –, aber auch das distale Konvolut können dagegen mehr Natrium als Wasser resorbieren, so dass das TF/P für Natrium nach der Henleschen Schleife unter 1 absinken kann. Aufmerksam wurde man auf diese Fähigkeit durch Beobachtung hypoosmolarer Konzentrationen in frühdistalen Tubulusschlingen. Bei der Besprechung der Harnkonzentrierung werden wir auf dieses Phänomen zurückkommen.

Aldosteron (das Mineralocorticosteroid der Nebennierenrinde, vgl. S. 298) kontrolliert im distalen Tubulus und besonders im Sammelrohr zwar nur einen geringen Anteil der Natriumresorption (vgl. Abb. 8.25), für langfristige Regulationsmechanismen muss man sich aber angesichts der großen filtrierten Natriummengen klar machen, dass eine Änderung von wenigen Prozenten sehr schnell außerordentlich große Gesamtmengen für den Natrium- und Wasserhaushalt bedeuten können.

Die *Netto-Kaliumresorptionen* sind in Abb. 8.26 dargestellt. Hierbei fällt auf, dass jenseits der Henleschen Schleife der K^+-Transport außerordentlich stark von der zugeführten K^+-Menge abhängt. Bei K^+-reicher Ernährung kann die ausgeschiedene K^+-Menge gegenüber der filtrierten verdoppelt werden, ohne dass die proximale K^+-Resorp-

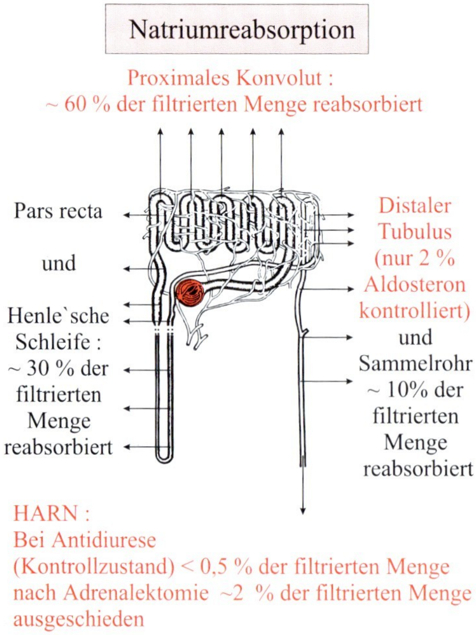

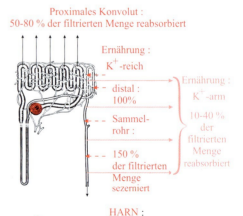

Abb. 8.25: Natriumreabsorption entlang des Nephrons.

Abb. 8.26: Kaliumreabsorption und Kaliumsekretion entlang des Nephrons.

tion wesentlich verändert wird. Über die K^+-Sekretion in distalen Tubuli und im Sammelrohrsystem vgl. S. 252.

Für Inulin, Natrium, Kalium, sowie für die osmolare Konzentration, H^+-Ionen und Paraaminohippursäure sind einige *TFIP*- bzw. *UIP*-Werte in Tab. 8.8 zusammengefasst.

Transtubuläre Transportmechanismen

Bei tubulär reabsorbierten wie sezernierten Substanzen unterscheidet man zunächst grundsätzlich zwischen aktivem und passivem transtubulären Transport.

Aktiv nennt man den *Transport*, der mit *ATP-Verbrauch* einhergeht und deshalb auch mit *Stoffwechselgiften* hemmbar ist, z.B. mit Ouabain (Strophantin), SH-Reagenzien u.a. Ein weiteres Zeichen für einen aktiven Transport eines Elektrolyten besteht darin, dass er *entgegen einem elektrochemischen Konzentrationsgradienten* erfolgen kann.

Von *passivem Transport* spricht man, wenn die betrachteten Substanzen ihren *physikalischen Gradienten* (wie *Diffusion*, *Filtration* etc.) folgen.

Das gegenwärtige Konzept der **proximalen Flüssigkeitsresorption** kann man etwa wie folgt *zusammenfassen:*

1. *Wasser* wird grundsätzlich – wie vermutlich überall in der Biologie – *nur passiv* transportiert, es folgt bei der tubulären Reabsorption den transportierten Teilchen (insbesondere Na^+).

2. Die **treibende Kraft** für die Flüssigkeitsresorption liegt im **aktiven Natriumtransport**. Er wird veranlasst durch *Na^+ und K^+-ATPasen*, Enzyme, welche *an der „kontraluminalen" Tubulusmembran* gelegen sind. Die Abb. 8.27 symbolisiert dieses Enzym-System als Kreiselpumpe, welche *Natrium entgegen seinem Konzentrationsgradienten aus der Zelle* herausschafft (wie in allen Zellen ist auch in den Nierenzellen im Gegensatz zum Plasma die Natriumkonzentration mehr als 10fach niedriger vgl. Tab. 8.1, S. 219). Im Austausch gegen Na^+ wird K^+ ebenfalls entgegen seinem elektrochemischen Gradienten *in die Zelle* hinein „gepumpt".

3. Da die Zelle bei den großen Nettotransportraten mit K^+ überlaufen würde, muss K^+ nach seinem aktiven Transport in die Zelle *wieder passiv hinaus* diffundieren.

4. *Von der Lumenseite* – aus dem tubulären Harnstrom – diffundiert Na^+ *zum großen Teil passiv entsprechend seinem Konzentrationsgefälle* in die proximalen Tubuluszellen. *Zum Teil* wird es *gegen* ins Lumen *sezernierte H^+-Ionen ausgetauscht* (s. unten).

5. Wir hatten unter 1. bereits erwähnt, dass das Wasser osmotisch den gelösten Teilchen, d.h. praktisch den Na-Ionen folgt. Bei diesem osmotischen Wasserfluss treibt nun das strömende Wasser selbst wieder gelöste Teilchen (also vor allem Natrium) mit sich fort. Diese Transportform „im Lösungsstrom" nennt man „*solvent drag*". Da Na^+ vermutlich vorzugsweise in die Interzellularspalten gepumpt wird, scheint es dort auch „Vorzugsstraßen" für den Wasserfluss und damit für den solvent drag zu geben (vgl. Abb. 8.27). Allerdings ist dieser Transport nun wieder keineswegs für alle „mitgerissenen" Ionen gleich, sie werden unterschiedlich stark an der Zellwand zurückgeworfen, d.h. sie haben *unterschiedliche Reflexionskoeffizienten*.

6. Schließlich soll noch der Begriff der „erleichterten" oder „begünstigten" Diffusion (engl. „*facilitated diffusion*") erwähnt werden. Hierbei wird die Diffusion durch eine vorübergehende Anlagerung an einen – in der Membran befindlichen – Träger (engl. *carrier*) begünstigt, wobei der *Substrat-Trägerkomplex schneller* als das Substrat allein *durch die Membran* wandert. Eine Sonderform dieses Transportes ohne ATP-Verbrauch, welcher aber mit Carriern arbeitet, ist der sog. **Kotransport**, wobei die betreffende Substanz nur dann durch die Membran wandern kann, wenn gleichzeitig z.B. auch Na^+ durch die Membran geschleust wird. Als *typisches Beispiel* für einen Kotransport gilt heute die *proximale* **Glukoseresorption** an der luminalen Membran (bzw. dem Bürstensaum), welche mit dem Natriumeinstrom in die Zelle gekoppelt ist. (Ebenso wird der K^+-Einstrom vom proximalen Tubuluslumen in die Zelle heute als Kotransport gedeutet.)

Man verwendet bei Kotransporten auch die Begriffe „Symport" und „Antiport". **Symport** beschreibt ein Transportphäno-

8 Wasser- und Elektrolythaushalt, Nierenfunktion

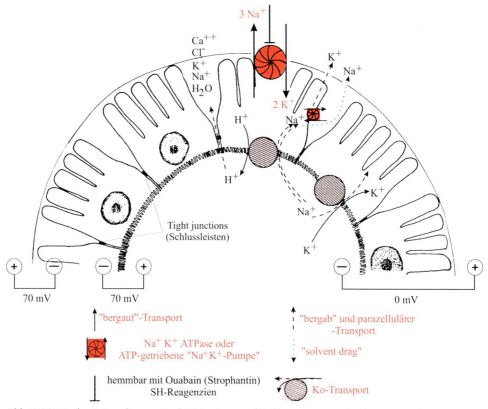

Abb. 8.27: Mechanismen des proximalen Natrium- und Kaliumtransportes in einem angeschnittenen proximalen Harnkanälchen.

men, bei welchem z.B. Natrium und der in seinem Schlepp transportierte Stoff (z.B. Glukose) in der gleichen Richtung transportiert werden, während man als **Antiport** einen Transport einer Substanz in entgegengesetzter Richtung zum Natrium versteht. Darüber hinaus wird der Kotransport auch als „sekundär aktiver" Transport bezeichnet. Hierbei wandert Na^+ zwar entlang seines Konzentrationsgradienten in die Zelle, aber die evtl. in seinem Schlepp transportierten Ionen können sich gegen ihren elektrochemischen Gradienten bewegen, was sonst nur dem aktiven Transport vorbehalten ist.

Die **H^+-Sekretion** wird heute überwiegend als Kotransport im Antiport-System verstanden. Es muss aber angemerkt werden, dass gerade bei der H^+-Sekretion die Auffassungen sich häufig geändert haben. Wenigstens für einen Teil der H^+-Ionen-Sekretion wurde doch ein aktiver (also ATP-verbrauchender) Mechanismus gezeigt.

Wir haben bereits früher darauf hingewiesen, dass bei normalen Plasmaglukosekonzentrationen die **Glukose**-Clearance praktisch null ist, d.h. die filtrierte Glukose wird vollständig tubulär reabsorbiert. Diese Reabsorption erfolgt vorwiegend in den frühproximalen Tubulusschlingen mittels des erwähnten *Kotransportes mit Na^+* bis zu Plasma- bzw. Filtratkonzentrationen von 180 $mg\% = 10\ mmol/l$. Diese Konzentration nennt man deshalb auch *Schwellenkonzentration*. Höhere Konzentrationen erschöpfen das proximale Transportsystem, es kommt zur Glukoseausscheidung, wobei die Glukose selbst osmotisch Flüssigkeit „an sich reißt" und damit den tubulären Harnstrom erhöht, d.h. eine „**osmotische Diurese**" verursacht.

7. Ferner geht man heute davon aus, dass ein Teil der transportieren Ionen bei der tubulären Reabsorption gar nicht in die Tubuluszellen gelangt, sondern die Interzellularspal-

ten trotz der Schlussleisten (tight junctions) passieren können. In welchem Umfang man heute eine **parazelluläre** Passage (also an den Zellen vorbeilaufend) im Vergleich zum Transport durch die Zellen hindurch (transzellulär) annimmt, erläutert Tab. 8.9.

Bikarbonat (vgl. S. 258) wird zwar einerseits in erstaunlichen Mengen *aktiv reabsorbiert*, es kommt dabei aber wieder zu einer erheblichen *Rückdiffusion* in den tubulären Harnstrom. **Harnstoff** wird vermutlich ausschließlich passiv transportiert (vgl. S. 254).

Die Abb. 8.27 zeigt ferner, dass die proximalen Tubuluszellen zwar – wie praktisch alle Zellen unseres Organismus – innen gegen außen ein negatives Membranpotential (von ca. 70 mV) aufweisen, dass jedoch zwischen proximalem Tubuluslumen und Interstitium keine Potentialdifferenz besteht.

Das **Chlorid-Anion** wird vorwiegend *passiv transportiert*. Ein spätproximales TF/P-Chlorid von 1,25 (vgl. Tab. 8.8) zeigt an, dass proximal deutlich weniger Chloridionen als Natriumionen (TF/P = 1) reabsorbiert werden. Die Na^+-Ionen müssen deshalb bei ihrer Reabsorption von HCO_3-Ionen begleitet werden (s. unten). Neuerdings wird aber auch an nahezu allen Zellmembranen ein Carrier-vermittelter Chloridtransport gefunden. Dieser Transport hat seine besondere Bedeutung für die aufsteigende Henlesche Schleife (vgl. S. 262). Die Abb. 8.28 demonstriert das gegenwärtige Konzept des 2 Chlorid-, 1 Kalium- und 1 Natriumion transportierenden Kotransportsystems an der luminalen Membran der dicken aufsteigenden Henleschen Schleife. Treibende Kraft ist auch hier die aktive Natrium-Kaliumpumpe an der basolateralen Zellseite.

Es soll hier vermerkt werden, dass Schleifendiuretika (z.B. Furosemid) an diesem $2Cl^--1Na^+1K^+$-Carrier angreifen und damit die Natriumresorption hemmen können. Furosemid (Lasix®) kann hier deshalb so gut angreifen, weil es nicht nur gut filtriert, sondern auch wie PAH sezerniert wird. Bis zur aufsteigenden dicken Henleschen Schleife ist deshalb die Furosemid-Konzentration im Harnkanälchenlumen mindestens 50fach höher als im Plasma, was seine gute Wirksamkeit bei intakter Nierenfunktion erklärt.

Tab. 8.9: Quantitative Aspekte transzellulärer und parazellulärer Resorption

	Anteil der tubulären Resorption		Schlussleisten-permeabilität
	Parazellulär %	Transzellulär %	+ hoch – gering
Proximaler Tubulus			
Na^+	30	70	+
Cl^-	50	50	+
HCO_3^-	0	100	–
H_2O	ca. 40	ca. 60	+
K^+	80	20	+
Ca^{++}	100	0	+
Mg^{++}	100	0	+
Aminosäuren	–	100	–
Glukose	–	100	–
Phosphat	–	100	–
Dicker Anteil der aufsteigenden Henleschen Schleife			
Na^+	50	50	+
K^+	–	100	(–)
Cl^-	–	100	–
H_2O	–	–	–
HCO_3	–	–	–
Sammelrohr			
Na^+	–	100	–
K^+	–	100	–
Cl^-	100	–	+
H_2O	–	100	–
HCO_3^-	–	100	–

8 Wasser- und Elektrolythaushalt, Nierenfunktion

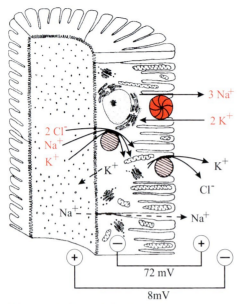

Abb. 8.28: 2Cl⁻-1K⁺-1Na⁺-Ko-Transportsystem im dicken Teil der aufsteigenden Henleschen Schleife (vgl. S. 269).

Distaler Tubulus und Sammelrohr: Kaliumsekretion und Natriumreabsorption

Im Gegensatz zum proximalen Tubuluslumen (mit dem Potential nahe Null) zeigt das distale Tubuluslumen eine bis zu 50 mV negative Potentialdifferenz gegenüber außen (vgl. Abb. 8.29). Der Weg positiver Na⁺-Ionen aus dem Lumen ins Interstitium erfolgt hier also gegen einen elektrischen Gradienten. Vermutlich nicht ohne Grund: hier wird nur wenig Na⁺ transportiert (vgl. S. 248). Dafür erfolgt hier die *feinere Regulierung unter der Kontrolle von* **Aldosteron**, welches die Netto-Menge der resorbierten Na⁺-Ionen erhöht, dabei gleichzeitig auch die Menge des ausgeschiedenen Kaliums vergrößert. Kalium gelangt dabei „passiv" vermehrt in den tubulären Harnstrom. Aktiv wird Kalium nur in die Zelle hinein gepumpt, die *Kaliumsekretion* ins Tubuluslumen selbst ist also *kein aktiver Transport*. Die *Kaliumsekretion ist abhängig:*

1. *Von der Menge des mit der Nahrung zugeführten Kaliums, und damit von der Extra- und Intrazellulären K⁺-Konzentration.*
2. *Vom Harn-pH: Eine Alkalose erhöht die K⁺-Sekretion.*
3. *Von der hormonellen Situation: Die Plasma-Aldosteron-Konzentration erhöht die K⁺-Sekretion.*

Aldosteron erhöht die Zahl **luminaler Na⁺-Kanäle** insbesondere im Bereich der Hauptzellen der Sammelrohre, so dass **vermehrt Na⁺ in die Zellen einströmen** kann. Wie bei Nerven und Muskelzellen (vgl. Kap. 11) führt dies hier zu einer Depolarisation der Sammelrohrzellen mit **vermehrtem K⁺-Ausstrom ins Lumen**. Außerdem wird unter Aldosteron vermehrt Na⁺/K⁺-ATPase in der basolateralen Zellwand gebildet, so dass vermehrt Na⁺ aus der Zelle und K⁺ in die Sammelrohrzelle gepumpt wird. Unter Aldosteron können so die letzten 3–4 % des filtrier-

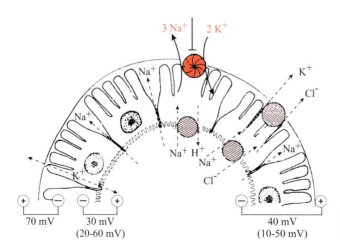

Abb. 8.29: Schematische Zeichnung des Natrium- und Kaliumtransportes im distalen Tubulus.

ten Na$^+$ reabsorbiert werden, so dass bei Na$^+$-Mangel der Harn nahezu Na$^+$-frei sein kann. Die Aldosteronsekretion der Nebennierenrinde (vgl. S. 268) wird ihrerseits durch eine erhöhte K$^+$-Konzentration im Plasma stimuliert. Außerdem führen sowohl erniedrigte Plasma-Na$^+$-Konzentrationen wie ein vermindertes Plasmavolumen zu einer vermehrten Aldosteron-Konzentration im Plasma.

Für den Thiazid-sensitiven Na$^+$Cl$^-$-Kotransport im distalen Tubulus und zum Amilorid-sensitiven Na$^+$-Kanal im Sammelrohr vgl. 8.9 Diuretika.

Schließlich stimuliert Aldosteron neben der Na$^+$-Reabsorption und der K$^+$-Sekretion in relativ geringem Umfang auch die H$^+$-Sekretion im Sammelrohr.

Bei hohen Aldosteronspiegeln (primärer Hyperaldosteronismus, vgl. S. 267) kommt es nicht nur zu einem K$^+$-Mangel sondern auch zu einer metabolischen Alkalose, weil im Gefolge der massiven H$^+$-Sekretion vermehrt alkalische Valenzen zurückbleiben.

Calcium- und Phosphattransport

Zu den *tubulär reabsorbierten* Substanzen gehören auch *Calcium und Phosphat*, deren Resorption *über Parathormon gesteuert* wird. Die quantitativen Aspekte gibt Abb. 8.30a und 8.30b wieder.

Der größte Teil des im proximalen Tubulus resorbierten Calciums wird parazellulär im solvent drag mitgerissen oder in der aufsteigenden Henleschen Schleife auch durch das lumenpositive Potential ausgetrieben (vgl. Abb. 8.32). Für den kleineren proximal transtubulär transportierten Calcium-Anteil werden luminale Calcium-Kanäle benutzt, während basolateral sowohl ein aktiver Calciumtransport mit Hilfe von Calcium-ATPasen als auch der Weg über Calcium-Natrium-Austauschpumpen benutzt wird. Distal erfolgt die Calcium-Resorption überwiegend transtubulär, wobei der Calcium-Einstrom in die distalen Tubuluszellen über luminale Calcium-Kanäle humoral gesteuert wird und basolateral der Calcium-Ausstrom aktiv erfolgt.

Phosphat wird im Kotransport mit Na$^+$ durch die proximale luminale Membran transportiert, diffundiert von dort in das In-

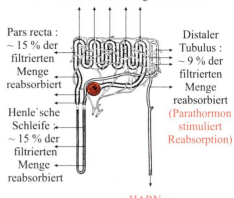

Abb. 8.30a: Schematische Zeichnung der Calciumresorption entlang des Nephrons.

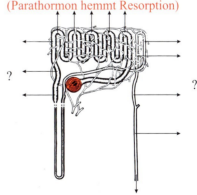

Abb. 8.30b: Schematische Zeichnung der Phosphatreabsorption entlang des Nephrons. Nach Entfernung von Schilddrüse und Nebenschilddrüse werden nur 2 % der filtrierten Phosphatmenge im Harn gefunden.

terstitium, ein kleinerer Teil aber auch zurück ins Tubuluslumen.

Das von den Nebenschilddrüsen gebildete *Parathormon* erhöht die *distale Ca^{++}-Resorption (Öffnung distaler Calcium-Kanäle)*, während es die *proximale Phosphatresorption hemmt*. Parathormon stimuliert auch die Calcium-Phosphat-Freisetzung aus den Knochen. Gegenspieler bei dieser $Ca_{10}(PO_4)_6(OH)_2$ (= Hydroxylapatit)-Mobilisierung ist das *Calcitonin* aus den C-Zellen der Schilddrüse (vgl. Abb. 8.31), welches *auch bei der distalen Ca^{++}-Resorption* als *Gegenspieler zum Parathormon* auftritt und dadurch (ebenso wie bei der Calciummobilisation) für niedrige Plasma-Calciumspiegel sorgt (vgl. auch Abb. 9.7, S. 290). Bei der Hemmung der proximalen Phosphatresorption wirkt es synergistisch zum Parathormon (vgl. Abb. 8.31). Akute und chronische metabolische Azidose hemmen die proximale Phosphatresorption und bewirken eine Phosphaturie (s. unten).

Renaler Magnesiumtransport

Zu Vorkommen und Bedeutung von Magnesium (Mg^{++}) mit Symptomen bei Überschuss oder Mangel vgl. Tab. 8.5. Wegen seiner Plasma-Eiweißbindung beträgt die Mg^{++}-Konzentration im Ultrafiltrat nur 70–80 % seiner Plasmakonzentration. Nur rund ein Viertel der filtrierten Mg^{++}-Menge wird proximal und in der absteigenden Henleschen Schleife reabsorbiert, während der größte Teil des filtrierten Magnesiums in der aufsteigenden dicken Henleschen Schleife – vermutlich parazellulär – reabsorbiert wird. Eine Hemmung der Na^+-Resorption im Bereich der aufsteigenden Schleife (z.B. durch Schleifendiuretika wie Furosemid oder osmotische Diuretika wie Mannitol) führt zu renalen Mg^+-Verlusten. Sowohl erniedrigte Mg^{++}- wie erniedrigte Ca^{++}-Spiegel im Plasma bewirken eine vermehrte tubuläre Mg^{++}-Reabsorption. Ebenso wirkt PTH, Glukagon, Calcitonin und ADH stimulierend auf die renale Mg^{++}-Reabsorption.

Harnstoffausscheidung

Das kleine *Harnstoffmolekül* wird wie Zukker anstandslos filtriert, anschließend wird es im proximalen Konvolut zusammen *mit Wasser passiv reabsorbiert* (vgl. Abb. 8.33). Die dicke aufsteigende Henlesche Schleife, der distale Tubulus sowie das corticale Sammelrohr ist praktisch impermeabel für Harnstoff. Dagegen ist die Harnstoffpermeabilität im medullären Sammelrohr gesteigert. Hier befinden sich Carrier (sog. UT1 Harnstoff-Transporter), welche eine deutliche Harnstoff-Resorption im Nierenmark unterstützen. Der zurückströmende Harnstoff diffundiert dabei vorwiegend in die dünnen absteigenden Henleschen Schleifen und kann mit den aufsteigenden Schleifen erneut ins Sammelrohr rezirkulieren. Unter Antidiurese, d.h. unter Kontrollbedingungen (U/P Inulin 100–200) werden schließlich 30–40 % des filtrierten Harnstoffes mit dem Harn ausgeschieden. Bei Wasserdiurese – d.h. Blockade der Adiuretinausschüttung (U/P Inulin 10) – findet man sogar bis zu 60 % des filtrierten Harnstoffs im Harn, was man sich unschwer mit einer verringerten Harnstoff-Rückdiffusion erklären kann. (Bei starker

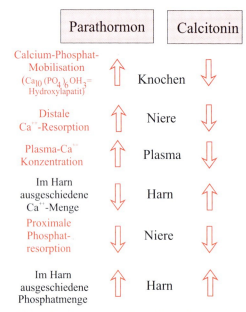

Abb. 8.31: Schematische Darstellung des Parathormon- und Calcitonineffektes auf Plasma und Harn, Calcium- und Phosphatkonzentrationen: Beide Hormone sind Antagonisten bei der Knochenmobilisierung sowie bei der distalen Calciumresorption, während sie bei der Hemmung der proximalen Phosphatresorption synergistisch wirken.

8.5 Tubulärer Transport I: Resorption, Sekretion

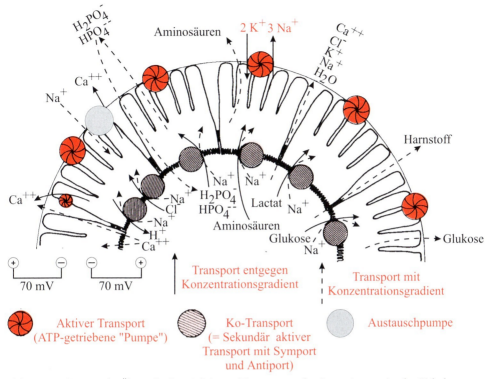

Abb. 8.32: Schematische Übersicht der wichtigsten Transportmechanismen im proximalen Tubulus.

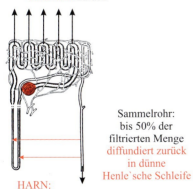

Abb. 8.33: Schematische Zeichnung der Harnstoffbehandlung im Nephron.

osmotischer Diurese (U/P Inulin bis ca. 2) können sogar bis zu 80 % des filtrierten Harnstoffes ausgeschieden werden.) Die *Harnstoffausscheidung* ist also eindeutig *diureseabhängig*.

Aminosäurenresorption

Aminosäuren werden wegen ihres kleinen Molekülradius frei filtriert und ähnlich wie Glukose im *proximalen* Konvolut fast *vollständig* wieder *reabsorbiert*. Gegenwärtig sind bereits 7 bis 10 *eigene Transportsysteme* für Aminosäuren beschrieben, welche sich gegenseitig beeinflussen können. Als Mechanismus dieser Transportsysteme wird – ähnlich wie für Glukose – ein *Kotransport mit Na^+* an der luminalen Membran angenommen.

Die einzelnen Transportsysteme oder „Carrier" sind spezialisiert auf:

I. Basische Aminosäuren (Diamino-Monocarbonsäuren: z.B. Lysin, Ornithin, Arginin) (Sättigung des gemeinsamen Carriers – z.B. durch eine erhöhte Plasmaargininkonzentration – führt nicht nur zu einer vermehrten Argininausscheidung im Harn sondern auch zu einer vermehrten Lysinausscheidung, selbst wenn die Plasmalysinkonzentration nicht erhöht ist.)

II. Saure Aminosäuren (Monoamino-Dicarbonsäuren: z.B. Glutamin, Asparagin)
III. Neutrale Aminosäuren (Monoamino-Monocarbonsäuren: z.B. Phenylalanin)
IV. Iminosäuren (z.B. Prolin, Hydroxyprolin, Glycin, Cystin)

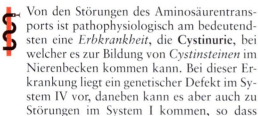

Von den Störungen des Aminosäurentransports ist pathophysiologisch am bedeutendsten eine *Erbkrankheit*, die **Cystinurie**, bei welcher es zur Bildung von *Cystinsteinen* im Nierenbecken kommen kann. Bei dieser Erkrankung liegt ein genetischer Defekt im System IV vor, daneben kann es aber auch zu Störungen im System I kommen, so dass auch Lysin, Ornithin und Arginin im Harn gefunden werden.

Ebenfalls angeboren ist die **Phenylketonurie (PKU)**, bei welcher durch das Fehlen von Phenylalaninhydoxylase Phenylalanin nicht in Tyrosin umgewandelt werden kann. Rechtzeitige Diagnostik mit phenylalaninarmer Diät können heute schwerste körperliche und geistige Entwicklungsstörungen verhindern[11].

Proteinresorption durch Endozytose

Obwohl das Ultrafiltrat wenig Protein enthält, findet sich darin doch noch rund 1 mg% Albumin. Die Plasmakonzentration beträgt dagegen 4500 mg% oder 4,5 g pro 100 ml. Da aber pro Tag 180 l Ultrafiltrat gebildet werden, bedeutet dies immerhin eine tägliche Albuminfiltration von 1,8 g. Im Harn des Gesunden erscheinen täglich insgesamt nur 0,003 bis 0,06 g Proteine (vgl. Tab. 8.3), so dass nahezu alles filtrierte Protein tubulär resorbiert werden muss. Die Re-

---

11 Dem Heidelberger Kinderkliniker Horst Bickel (1918–2000) gebührt das Verdienst, die Welt auf diese gar nicht so seltene Krankheit besonders aufmerksam gemacht zu haben. Durch seine Initiative wird heute weltweit – leider nicht in Entwicklungsländern – jedes Kind schon in den ersten Lebenstagen auf eine PKU hin untersucht.

sorption der Proteine erfolgt bereits im proximalen Tubulus durch Endozytose (Pinozytosevesikel). Lysosomen verbinden sich schließlich mit den Endozytosevesikeln für den enzymatischen Abbau mit den Endozytosevesikeln, welche in ihrem Innern die reabsorbierten Eiweiße oder auch Polypeptide bergen.

Endozytose ist aber nicht auf Nierenzellen beschränkt, sie ist eine allgemeine Zelleigenschaft. Besonders auffallende Endozytosevorgänge bezeichnet man als Phagozytose (vgl. Granulierte Leukozyten, Monozyten etc. S. 12 ff). Spezielle Rezeptoren in der Plasmamembran der verschiedensten Zellen erkennen „ihre" Moleküle (z.B. Megalin, der Endozytose-Rezeptor für Albumin). Proteine werden z.T. mit Hilfe des Proteins Clathrin in eine Membraneinstülpung (endozytotisch) eingeschlossen und so in die Zelle zur lysosomalen Weiterverarbeitung gebracht.

Entzündliche Veränderungen der Glomerulummembran (z.B. Glomerulonephritis) können deren Eiweißpermeabilität stark erhöhen. Da die tubuläre Kapazität der endozytotischen Reabsorption hierbei rasch erschöpft ist, kommt es zu Proteinurien mit 5–20 g Eiweiß pro Tag im Harn (in seltenen Fällen bis zu 50 g pro Tag). Derartige Eiweißverluste führen zu renalen Ödemen (vgl. S. 10). Seltener sind tubuläre Erkrankungen, bei welchen insbesondere β-Mikroglobuline im Harn erscheinen.

Renale Sekretion

Wir haben bereits bei der Darstellung der PAH-Clearance auf die Fähigkeit der Niere hingewiesen (vgl. S. 233 f.), *Paraaminohippursäure zu sezernieren*. Hierbei haben die proximalen Tubuluszellen, insbesondere die spätproximalen Abschnitte die Fähigkeit, von der Blutseite her (an ihrer basalen Außenseite) **α-Ketoglutarat, Zitrat sowie freie Fettsäuren** für ihren Stoffwechsel aufzunehmen. Über diesen Mechanismus werden auch *schwache organische Säuren aktiv* ins Tubuluslumen *sezerniert*, wobei die passive Rückdiffusion ins Kapillargebiet gering ist. Charakteristisch für diesen *Transport* ist seine **Hemmbarkeit durch Probenecid („Benemid")**, sowie die Hemmung des Transportes

8.5 Tubulärer Transport I: Resorption, Sekretion

durch bestimmte Substanzen untereinander (= „*kompetitive Hemmung*").

Neben PAH gehört zu den bekanntesten sezernierten Substanzen **Harnsäure** außerdem **Penicillin, Phenolrot sowie Sulfonfluorescein.**

Harnsäure wird jedoch zum größten Teil wieder (sekundär aktiv) reabsorbiert. Nur etwa 10 % der filtrierten Harnsäure (einschließlich Urat) gelangt normalerweise in den Harn. Für die Resorption wird ein sog. „**Anionenaustauscher**" verantwortlich gemacht, durch den zunächst mit Hilfe eines sekundär aktiven, Na^+-gekoppelten Transports ein Anion in die Tubuluszelle gelangt, um dann z.B. gegen Harnsäure (Urat) wieder aus der Tubuluszelle herausgeschleust zu werden und so Harnsäure den Weg in die Tubuluszelle zu erlauben.

Da Harnsäure im Überschuss sowohl in der Niere, den Harnwegen wie z.B. auch in Gelenkspalten ausfallen kann, verhindert man bei zu hohen Harnsäurespiegeln im Plasma (**Gicht** = Hyperurikämie vgl. Tab. 8.3) am zweckmäßigsten die Harnsäuresynthese z.B. durch Allopurinol, welches die Xanthinoxydase hemmt. Probenecid erhöht die Harnsäureausscheidung durch gleichzeitige Hemmung der Harnsäuresekretion und -reabsorption und senkt damit ebenfalls den Harnsäurespiegel im Plasma.

Auch **Barbitursäure**, ebenfalls eine schwache organische Säure, wird wie PAH sezerniert, allerdings wird normalerweise ein größerer Teil wieder reabsorbiert. Der Grund dieser Reabsorption liegt darin, dass die pK-Werte der Barbiturate zwischen 7 und 8 liegen, so dass beim normalerweise leicht sauren Harn der undissoziierte Anteil hoch ist. Gleichzeitig sind diese undissoziierten Barbiturate gut fettlöslich. Da im Verlauf des Nephrons die Barbituratkonzentration durch die tubuläre Wasserresorption ansteigt, können nicht dissoziierte Barbiturate leicht die Lipidmembranen passieren, um zurück ins Blut zu diffundieren: man nennt dies **Non-Ionic-Diffusion**. Eine starke *Alkalisierung des Harns* mit Bikarbonat, sowie eine starke Diurese können bei Barbiturat-Vergiftung die *Gift-Ausscheidung verbessern*.

Die proximale Passagezeit des tubulären Harnstroms beträgt rund 10 s, die Gesamtpassagezeit ca. 60 s.

Als Maß für die tubuläre Wasserresorption einzelner Nephronabschnitte benutzt man den Quotienten aus Tubulus- und Plasma-Konzentration von Inulin (TF/P-Inulin), als Maß für die Harnkonzentrierleistung das U/P-Inulin (= Quotient aus Inulinkonzentration im Urin dividiert durch Plasmakonzentration von Inulin).

Das spätproximale TF/P-Inulin beträgt 2–3, das distale TF/P ca. 10. Das U/P-Inulin beträgt bei Antidiurese 100 bis 400 (d.h. 99 % und mehr Wasserresorption), bei Wasserdiurese 5 bis 20.

Treibende Kraft für die tubuläre Na^+-Reabsorption ist die Na^+K^+-ATPase im Bereich der basolateralen Zellwand.

Als „solvent drag" bezeichnet man den passiven Na^+-Transport im osmotisch getriebenen Wasserfluss.

Ko-Transporte beschleunigen einen transmembranösen Substanztransport mit vorübergehender Anlagerung an einen Carrier nur dann, wenn gleichzeitig eine andere Substanz (meist ein Na^+-Ion) entweder in gleicher Richtung (Symport) oder in Gegenrichtung (Antiport) die Membran passiert (= sekundär aktiver Transport).

Für einzelne Ionen sind die „parazellulär" gegenüber den „transtubulär" transportierten Mengen erheblich (bei Na^+ rund 30 % parazellulär).

Mehr als die Hälfte des filtrierten Na^+, K^+ und Wassers werden proximal resorbiert.

Nur rund 2 % des tubulär reabsorbierten Na^+ wird distal von Aldosteron kontrolliert.

Eine Netto-Kaliumsekretion erfolgt distal und im Sammelrohr in Abhängigkeit vom Kaliumreichtum der Ernährung.

Schleifendiuretica werden glomerulär filtriert, tubulär sezerniert und konzentriert. Wegen ihrer deshalb gegenüber dem Plasma stark erhöhten Konzentration in der aufsteigenden Henleschen Schleife hemmen sie dort den $Na^+2Cl^-K^+$-Kotransport.

Parathormon mobilisiert Ca^{++} und H$_2$PO$_4^-$ aus dem Knochen und erhöht die distale Ca^{++}-Resorption. Calcitonin hemmt die Ca^{++} und H$_2$PO$_4^-$-Freisetzung im Knochen. Beide Hormone hemmen die proximale H$_2$PO$_4^-$-Resorption.
Die Harnstoff-Clearance ist rund halb so hoch wie die Inulin-Clearance, sie steigt mit der Diurese.
Die glomerulär filtrierten Aminosäuren werden sekundär aktiv (über verschiedene Ko-Transportsysteme) nahezu vollständig proximal reabsorbiert.
Schwache organische Säuren (z.B. Paraaminohippursäure, Harnsäure, aber auch Barbitursäure, Penicillin, Furosemid u.a.) werden vor allem spätproximal von der basalen Zellseite aus tubulär sezerniert.

8.6 Tubulärer Transport II: Renale Ausscheidung von Säuren und Basen

Die Grundlagen des Säure-Basen-Haushaltes wurden mit der Atmung (vgl. S. 144 f.) besprochen. Aus gutem Grund: Die Lunge ist mit der Ausatmung von CO$_2$ im Tagesverlauf über 200mal stärker an der Abgabe saurer Valenzen und damit der pH-Regelung beteiligt als die Niere. So werden täglich etwa 14 Mol H$^+$-Ionen durch die CO$_2$-Ausatmung neutralisiert, aber nur 0,04–0,08 Mol als „fixe Säuren" mit dem Harn abgegeben. Schnelle H$^+$-Ionenregelungen müssen deshalb über die Lunge erfolgen, während langfristig auch die Niere in dieses System eingreifen kann, weil eben auch halbe Prozente sich summieren.

Die Niere kann prinzipiell in dreierlei Weise den Säure-Basen-Haushalt beeinflussen:

1. Durch Änderung der **Natrium-Bikarbonat-Resorption**
2. Durch Variation der **H$^+$-Sekretion** und damit auch der **PO$_4$-Pufferausscheidung**
3. Durch unterschiedlich starke **Ammoniumchlorid-Ausscheidung**

Zu 1: Jedes filtrierte *Bikarbonat-Ion* wird *proximal* wegen starker Rückdiffusion sogar in der Regel gleich 2mal *reabsorbiert*. Die wichtigsten Teile dieses Mechanismus sind in Abb. 8.34 dargestellt. Es handelt sich dabei um einen Kotransport oder eine sekundär *aktive H$^+$-Ionensekretion*, welche H$^+$-Ionen gegen einen elektrochemischen Konzentrationsgradienten aus der Zelle ins Tubuluslumen pumpt und im Austausch mit Na$^+$ als „Bikarbonatfänger" dient, wobei schließlich CO$_2$ in die Zelle diffundieren kann. Mit Hilfe des Enzyms *Carboanhydrase* (vgl. S. 148), welche in der proximalen Tubuluszelle reichlich vorhanden ist, wird daraus intrazellulär wieder sehr schnell Kohlensäure gebildet,

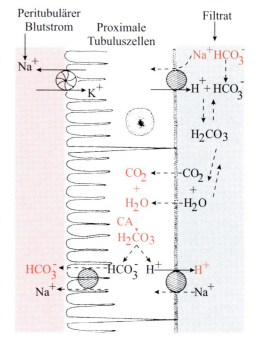

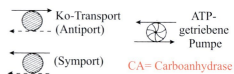

Abb. 8.34: Schematische Zeichnung der Natriumbikarbonatreabsorption mit H$^+$-Sekretion (CA = Carboanhydrase).

deren H⁺-Ionen zur erneuten Sekretion ins Tubuluslumen bereitstehen und deren Bikarbonat-Anion zurück in den peritubulären Blutstrom diffundiert.

Praktisch muss man davon ausgehen, dass unter Kontrollbedingungen nur 90 % des filtrierten Bikarbonats bis zum Ende des proximalen Konvolutes reabsorbiert werden (bei einem Gesamtfiltrat von 180 Litern pro Tag und einer Plasma-, d.h. Filtratkonzentration von etwa 24 mmol sind das immerhin rund 4 Mol). Eine *Azidose* mit einem erhöhten intrazellulären P_{CO2} und vermehrter H⁺-Ionenkonzentration *treibt den „Bikarbonat-Fänger"* an, während umgekehrt eine Alkalose die H⁺-Ionensekretion bremst. Dadurch wird das filtrierte Bikarbonat in zunehmendem Umfang nicht resorbiert mit dem tubulären Harnstrom ausgeschieden.

Zu 2: Die *H⁺-Ionensekretion* ist nicht nur im proximalen Konvolut für die HCO_3^--Resorption tätig, sie kann auch im *distalen* Konvolut und im *Sammelrohr* zur Steuerung des Säure-Basen-Haushaltes eingesetzt werden. Insbesondere können die Schaltzellen (intercalated cells = dunkle Zellen = Zwischenzellen) der kortikalen Sammelrohre H⁺-Ionen sezernieren (hierbei unterscheidet man sogar Typ A-Zellen mit einer H⁺-Sekretion von Typ B mit einer HCO_3^--Sekretion). Die wichtigste Rolle spielt dabei die mögliche *Rückgewinnung basischer Valenzen*, d. h. von Na⁺-Ionen, welche *sonst* zusammen *mit* **Phosphat** *ausgeschieden* werden. Wir hatten früher bereits dargestellt (vgl. S. 253), dass unter Kontrollbedingungen bis zu 20 % des filtrierten PO_4^{3-} nicht reabsorbiert werden. Dieses Phosphat kann je nach tubulärem pH in unterschiedlichen Mengen als *primäres* (NaH_2PO_4) oder *sekundäres Phosphat* (Na_2HPO_4) ausgeschieden werden. Es handelt sich dabei um ein Puffersystem:

$$\frac{[H^+] \times [HPO_4^-]}{[H_2PO_4^-]} = K,$$

in welchem wir das sekundäre Phosphat als stark dissoziiertes Salz auffassen können (pH = 9,5), und das primäre Phosphat (pH = 4,5) als schwach dissoziierte Säure. Bei einem Blut-pH von 7,4 haben wir ein Verhältnis von sekundärem zu primärem Phosphat wie 4:1, beim pK-Wert dieses Puffers von 6,8 wie 1:1, bei einem Harn-pH von 5,4 jedoch wie 1:25, bei einem extremen Harn-pH[11] von 4,4 sogar wie 1:250 (vgl. Abb. 8.35). Man bedenke, dass derartig extreme pH-Werte des Harnes, welche die Niere bei schwerster Azidose produzieren kann, eine 1000fache Steigerung der H⁺-Ionenkonzentration gegenüber der normalen Plasmakonzentration bei 7,4 bedeuten (vgl. Tab. 8.8).

Je mehr H⁺-Ionen distale Tubuli und Sammelrohr produzieren, desto weniger sekundäres Phosphat wird ausgeschieden. Bei einer Ausscheidung als primäres Phosphat ist nur *eine* alkalische Valenz, sprich *1* Na⁺-Ion notwendig, das andere Na-Ion kann für die Kompensation einer azidotischen Stoffwechsellage reabsorbiert werden. Umge-

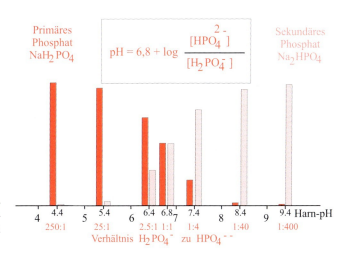

Abb. 8.35: Verteilung von primärem und sekundärem Phosphat in Abhängigkeit vom Harn-pH.

kehrt kann allein durch Reduktion der H⁺-Ionensekretion und die Produktion eines alkalischen Harns vermehrt sekundäres Phosphat ausgeschieden werden. Damit können überschüssige alkalische Valenzen, also Na⁺-Ionen abgegeben werden. Unter physiologischen Bedingungen ist deshalb der *Phosphat-Puffer* unbestritten das *wichtigste Puffersystem des Harnes*.

Da bei metabolischen Azidosen die proximale Phosphatreabsorption gehemmt wird (vgl. S. 254), steht gerade dann dieses Puffersystem in ausreichender Menge zur Verfügung, wenn es dringend gebraucht wird.

Klinisch kann man den Patientenharn mit Hilfe von Natronlauge auf den pH-Wert des Blutes (7,4) zurücktitrieren und erhält damit einen Wert für die **„titrierbare Säure"** des Harns: Normalwerte 10 bis 30 mmol pro 24 Stunden. Entscheidend für diesen Wert ist der Gehalt des Harnes am Phosphatpuffer, in geringem Umfang puffert allerdings auch Urat und Citrat den Harn.

Zu 3: Schließlich sind die Tubuluszellen in der Lage, *aus Aminosäuren Ammoniak* (NH₃) *zu produzieren*. Vorwiegend erfolgt dies *aus* **Glutamin** mit Hilfe einer **Glutaminase** (vgl. Abb. 8.36). Das Ammoniak selbst würde toxische Kreislauf-Reaktionen u.a. hervorrufen, wenn nicht folgender Mechanismus seine renale Ausscheidung ermöglichen würde: Als *NH₃* ist Ammoniak leicht *lipid-löslich* und diffundiert (passiv) durch die Lipidmembranen der Nierenzellen und damit auch in den tubulären Harnstrom. Dort erfolgt jedoch mit Hilfe der sezernierten H⁺-Ionen eine Umwandlung zum NH₄⁺-Kation. Dieser Vorgang erfolgt um so rascher, je niedriger der Harn-pH ist. Als NH₄⁺-Kation ist das Ammoniak nun seinerseits im tubulären Harnstrom gefangen und wird *als Ammoniumchlorid (NH₄Cl) ausgeschieden*. Damit wird wiederum ein Na⁺-Ion zur Rückresorption als alkalische Valenz freigegeben, welches sonst als NaCl ausgeschieden worden wäre.

Dieses System funktioniert offenbar deshalb so gut, weil durch Umwandlung von NH₃ in NH₄⁺

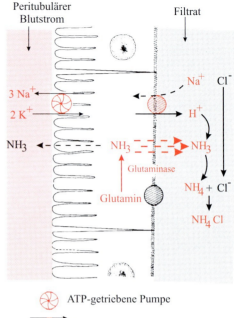

Abb. 8.36: Schematische Zeichnung der Ammoniumchlorid-Ausscheidung.

im tubulären Harnstrom für die passive Auswärtsdiffusion aus der Ammoniak produzierenden Zelle das extrazelluläre NH₃ verschwunden ist und damit erneut ein optimales Diffusionsgefälle von innen nach außen hergestellt wird.

Die Ammoniumchlorid-Ausscheidung ist also auch ein Mechanismus, mit welchem z.B. respiratorische Alkalosen oder Azidosen metabolisch kompensiert werden können (vgl. S. 153).

Glutamin selbst wird vorwiegend im Muskel synthetisiert. Bei alkalotischer Stoffwechsellage produziert die Leber bevorzugt aus Glutamin Harnstoff, welchen die Niere (vgl. Abb. 8.33) entsorgt.

Bei azidotischer Stoffwechsellage gelangt dagegen mehr Glutamin in die Nierenzellen, die Glutaminase-Aktivität ist gesteigert und die renale Ammonium-Ausscheidung kann bis auf 250 mmol/Tag ansteigen.

Unter Beihilfe der tubulären Carboanhydrase bewirkt eine Azidose mit erhöhtem intrazellulärem P_{CO_2} eine verstärkte tubuläre H$^+$-Ionensekretion (sekundär aktiver H$^+$-Transport mit Na$^+$-Resorption im Antiport) und eine vermehrte HCO_3^--Reabsorption.
Durch eine Ansäuerung des Harns wird vermehrt statt sekundärem (Na_2HPO_4) primäres (NaH_2PO_4) Phosphat ausgeschieden, wodurch ein Na$^+$-Ion zur Kompensation einer metabolischen Azidose freigestellt wird.
Die Tubuluszellen können aus Glutamin mit Hilfe ihrer Glutaminase NH_3 produzieren, dessen Diffusion in den tubulären Harnstrom durch Umwandlung in NH_4^+-Ionen bei einer Azidose beschleunigt wird, wodurch ebenfalls ein Na$^+$-Ion für eine Kompensation metabolisch freigestellt wird.

8.7 Harnkonzentrierung

Bereits zu Beginn des 20. Jahrhunderts ist K. Peter[12] aufgefallen, dass bei Tieren mit *der Länge der Henleschen Schleifen*, d.h. mit der Länge der *Nierenpapille* auch die Fähigkeit zunimmt, den Harn immer stärker zu konzentrieren. Allerdings erst der theoretische Physiker Kuhn[13] und der Physiologe Wirz legten die theoretischen und experimentellen Grundlagen für die *Gegenstromtheorie der Harnkonzentrierung*. Wichtigste Befunde hierbei waren eine zunehmende osmolare Konzentration in Henlescher Schleife, Interstitium und Sammelrohr und zwar in Richtung auf die Papillenspitze hin, sowie eine hypotone Konzentration des tubulären Harnstroms im Beginn des distalen Konvolutes (vgl. Abb. 8.37).

Die entscheidende Aussage der Gegenstromtheorie besteht darin, dass ein *kleiner Konzentriereffekt* zwischen den beiden Schenkeln der Henleschen Schleife durch deren haarnadelförmige Struktur beim Fluss in entgegengesetzter Richtung zu immer größeren Konzentrationsunterschieden führt. Schließlich werden am Scheitelpunkt der Schleifen höchste osmotische Konzentrationen erreicht. Man spricht deshalb von der *Gegenstrommultiplikation eines Einzelkonzentriereffektes*. Wie man sich einen derartigen Mechanismus vorstellen kann, wurde in Abb. 8.38 dargestellt. Hierbei wurde in Anlehnung an R. F. *Pitts aus didaktischen Gründen Strömung und Harnkonzentrierung in einzelne Schritte zerlegt*. Abb. 8.38/1 zeigt schematisch eine Henlesche Schleife, in welcher sich gerade Harn mit isotoner Konzentration (= 300 mosm) befinden soll. (In der Tat ist am Ende des proximalen Konvolutes der tubuläre Harn isoton.)

---

12 Karl Peter (Anatom in Greifswald): Untersuchungen über Bau und Entwicklung der Niere, Gustav Fischer, Jena, 1909
13 H. Wirz, B. Hargitay, W. Kuhn: Lokalisation des Konzentrierungsprozesses in der Niere durch direkte Kryoskopie, Helv. physiol. pharmacol. Acta 9, 196, 1951.

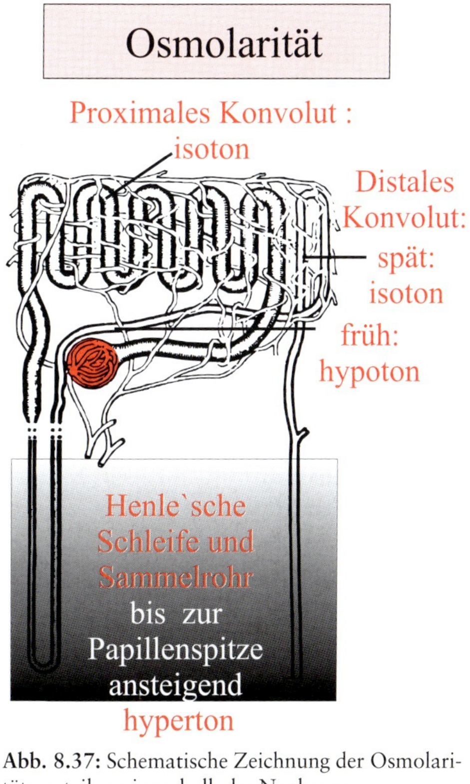

Abb. 8.37: Schematische Zeichnung der Osmolaritätsverteilung innerhalb des Nephrons.

Besitzt nun die aufsteigende Schleife gegenüber ihrer Umgebung die Fähigkeit, einen geringen Konzentrationsunterschied herzustellen, z.B. dadurch, dass aus dem aufsteigenden Schleifenschenkel mehr Natrium als Wasser heraus transportiert wird, so mag bei einem angenommenen Strömungsstillstand ein Zustand erreicht werden, in welchem die osmotische Konzentration der aufsteigenden Schleife nur 200 mosm beträgt, während ihre Umgebung und damit die absteigende Schleife 400 mosm aufweist (Situation Abb. 8.38/1a). Jetzt soll es dem Harnstrom erlaubt sein, wieder neu ins System mit 300 mosm hinein zu strömen: wir lassen aber nur die oberen zwei Sechstel der absteigenden Schleife sich mit neuem Harn füllen, der übrige Harn läuft entsprechend aus dem System heraus (Abb. 8.38/2). In dieser Situation lassen wir den Harn wieder anhalten und die aufsteigende Schleife die gleiche Konzentrierarbeit mit einer Differenz von 200 mosm leisten (Abb. 8.38/2a). Das Spiel wiederholt sich in Abb. 8.38/3 bzw. 3a. Das Ergebnis zeigt eine Konzentrationszunahme zum Schleifenscheitel hin bei isotonem Einstrom und hypotonem Ausstrom aus dem System. Die Theorie deckt sich also mit der Beobachtung der Isotonie am Ende des proximalen Konvolutes, einer osmotischen Konzentrationszunahme zur Papillenspitze hin und einer Hypotonie im Beginn des distalen Tubulus. *Voraussetzung* für das Funktionieren eines solchen Systems wäre ein aktiver *Substanztransport aus der aufsteigenden Henleschen Schleife* sowie eine relative Wasserimpermeabilität dieses Schleifenteiles, da anderenfalls wie im proximalen Konvolut das Wasser den transportierten Ionen folgen würde[14].

Der Zweck einer Gegenstromkonzentrierungsanlage besteht offenbar darin, durch *hohe Konzentrationen an den Schleifenscheiteln* die **Wasserreabsorption aus den Sammelrohren** zu erhöhen, wie dies Abb. 8.39 schematisch andeutet. Dabei werden die gelösten Teilchen (insbesondere Harnstoff) je nach Permeabilität der Sammelrohre in deren Lumen zurückgehalten. Es wäre gewiss am sinnvollsten, wenn das resorbierte Wasser über die langen Vasa recta zurück in den Kreislauf gelangte. Eindeutig

---

[14] Das ursprüngliche Modell des Einzelkonzentriereffektes von Kuhn u.a. arbeitete umgekehrt: Der hydrostatische Druck in der absteigenden Schleife sollte Wasser aus der absteigenden Schleife ins Interstitium bringen, aber keine osmotisch wirksamen Substanzen. Die hydrostatischen Drucke reichen aber für solch ein System nicht aus. Die Multiplikation dieses Effektes würde jedoch genauso verlaufen wie nach heutiger Auffassung.

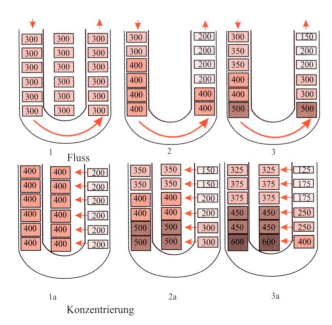

Abb. 8.38: Schematische Aufteilung der Gegenstromkonzentrierung in Strömung (1, 2, 3) und Einzelkonzentriereffekt (1a, 2a, 3a) nach R. F. Pitts.

8.7 Harnkonzentrierung

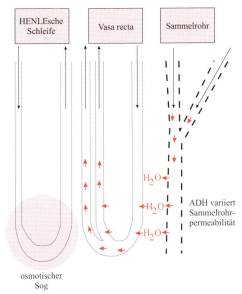

Abb. 8.39: Schematische Zeichnung des Effekts einer papillären Gegenstromkonzentrierung.

Beweise hierfür – wie überhaupt für den ganzen Gegenstrom-Konzentrierungsmechanismus – sind trotz vielfältiger experimenteller Ansätze sehr schwer zu führen. Dass neben der Größe des Einzelkonzentriereffektes auch die Größe des tubulären Harnstromes durch die Henlesche Schleife für die Effektivität eines derartigen Gegenstrommultiplikators von Bedeutung ist, kann man sich leicht vorstellen. Ein zuviel an Strömung mag zum „Überfahren" bzw. „Auswaschen" eines einmal erzeugten Gradienten führen. Die gleiche Problematik gilt für die Markdurchblutung. Die Vasa recta der Papille scheinen zudem eine besonders hohe Permeabilität zu besitzen, so dass Auswascheffekte für hohe osmolare Konzentrationen bei einer Zunahme der Nierenmarkdurchblutung möglich sind. (Die experimentellen Ergebnisse hierzu sind allerdings bisher keineswegs eindeutig.) Unbestritten ist das Phänomen, dass **ADH (Antidiuretisches Hormon,** in hypothalamischen Kerngebieten gebildet und im Hypophysenhinterlappen freigesetzt, vgl. S. 283) die Wasserpermeabilität des Sammelrohres sowie des distalen Konvolutes erhöht, so dass bei vermehrter ADH-Ausschüttung die Harnkonzentration beim Menschen das *4- bis 6fache der Plasmaosmolarität* erreichen kann (vgl. S. 247), wobei diese Konzentrierung nicht etwa 4fache Elektrolytkonzentration bedeutet, sondern überwiegend durch die Konzentrierung von Harnstoff bedingt ist.

Aquaporine

Zwar ging man früher davon aus, dass bereits unter normalen Umständen die Lipid-Doppelschichten von Zellwänden bis zu einem gewissen Grad für Wasser durchlässig seien, doch weiß man seit 1992, dass durch den Einbau von **Aquaporinen** in Zellwände als sog. „**Wasserkanäle**" die Wasserdurchlässigkeit massiv gesteigert werden kann. Aquaporine wurden zuerst in Erythrozyten entdeckt. Es handelte sich dabei um Eiweiße mit einer Größe von 28 000 Dalton (= AQP1 = Aquaporin 1). Inzwischen ist bereits das Gen für die 269 Aminosäuren dieses Proteins kloniert. Bei Säugern kennt man heute 10 verschiedene Isoformen (AQP0 bis AQP9). AQP1 findet man in Erythrozyten, im proximalem Tubulus, in Auge, Gehirn, Lunge sowie in allen Muskelzellen (glatt und quergestreift). AQP2, AQP3 und AQP4 ist charakteristisch u.a. für renale Sammelrohre aber auch den Endolymphschlauch des Innenohres.

Die Wasserkanäle des AQP2 werden in die luminale (= apikale) Membran der Hauptzellen der Sammelrohre eingebaut. ADH stimuliert über V_2-Rezeptoren an der basolateralen Zellwand die Proteinkinase A (cAMPabhängige Proteinkinase), welche dafür sorgt, dass in der Zelle gespeicherte AQP2-Vesikel sofort in die luminale Zellwand eingebaut werden. Damit wird die luminale Wasserpermeabilität zum Zweck einer vermehrten Wasserreabsorption erhöht. Außerdem wird durch die gleiche Proteinkinase auch längerfristig die zelluläre Transkription zur Bildung von AQP2 stimuliert. In der basolateralen Zellwand sind Aquaporine des Typs AQP3 und 4 gelegen, welche ihrerseits den Wasserabfluss beschleunigen.

Der genetische Verlust von AQP1 führt bei Mäusen zu einer Störung der proximalen Wasserreabsorption, wodurch die nachfolgende Harnkonzentrierung in der Henleschen Schleife gestört ist.

Abb. 8.40 fasst die heute am häufigsten geäußerten Hypothesen zur Funktionsweise des renalen Gegenstromsystems *schematisch* zusammen. Treibende Kraft ist der aktive Na^+-Transport im dicken Teil der aufsteigen-

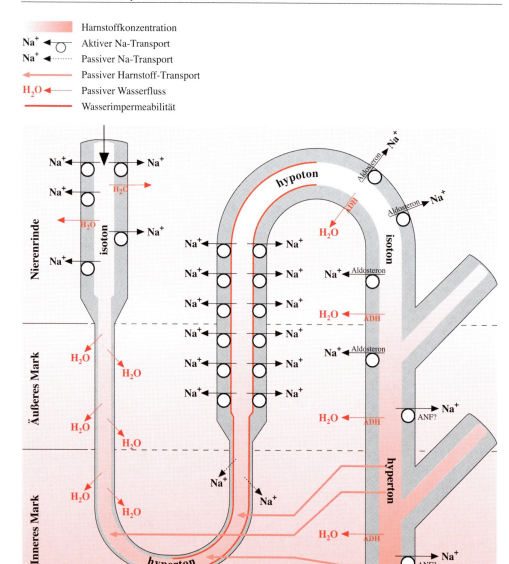

Abb. 8.40: Schematische Darstellung zur hypothetischen Funktion des Gegenstromsystems im Nierenmark.

den Henleschen Schleife kombiniert mit einer geringen Wasserpermeabilität im aufsteigenden Schleifenschenkel und im Anfang des distalen Konvoluts. Gleichzeitig ist der Bereich der von ADH kontrollierten Wasserrückresorption, des von Aldosteron kontrollierten Na⁺-Transportes sowie der vermutliche Bereich der Hemmung der Na⁺-Resorption durch ANF (Atrionatriuretischer Faktor, vgl. S. 226) eingezeichnet.

> Am Ende des proximalen Konvoluts ist der Harn isoton, am Beginn des distalen sogar hypoton, während im Bereich der Papille je nach Konzentrierleistung hypertone Osmolaritäten gemessen werden.
> Die Haarnadel-Gegenstromtheorie besagt, dass in der aufsteigenden Henleschen Schleife mehr Natrium als Wasser resorbiert wird, wobei ein Einzelkonzentriereffekt zur Papillenspitze hin multipliziert wird.
> Osmorezeptoren im Hypothalamus stimulieren die ADH-Ausschüttung des Hypophysen-Hinterlappens in Abhängigkeit vom osmotischen Druck des Plasmas.
> ADH erhöht die Wasserpermeabilität des distalen Konvoluts und des Sammelrohrs durch den Einbau von Aquaporinen (AQP2 luminal), so dass hohe osmotische Drucke im Papillengewebe eine Wasserresorption aus den letzten Abschnitten des Nephrons bewirken können.

8.8 Zur Regulation der Nierenfunktion (Renin – Angiotensin – Aldosteron)

Seit es H. *Goldblatt* und Mitarbeitern 1934 gelungen war, durch *Nierenarteriendrosselung* einen anhaltenden systolischen *Hochdruck zu* produzieren (vgl. S. 100), ist die Niere in zunehmendem Umfang das Ziel für die Hochdruckforschung geworden, obwohl bereits vor 1900[15] Blutdruck erhöhende Substanzen aus der Niere extrahiert wurden. Allerdings muss man heute (etwas enttäuscht) zur Kenntnis nehmen, dass nur ein geringer Prozentsatz aller Hochdruck-Patienten an einem „*renalen Hochdruck*" leidet, während bei der überwiegenden Mehrheit der Patienten die pathophysiologische Ursache des Hochdrucks bisher unklar geblieben ist. Im folgenden sollen unsere gegenwärtigen Vorstellungen zum **Renin-Angiotensin-System** zusammengefasst werden:

Im *Vas afferens* befinden sich spezialisierte Muskelzellen (granulierte, epitheloide Zellen), in welchen u.a. mit immunhistologischen Methoden *Renin* nachgewiesen wurde[16].

Renin (MG etwa 40–50 000) ist ein Enzym, welches die *Umwandlung von Angiotensinogen in Angiotensin I* (ein Dekapeptid) bewirkt (vgl. Abb. 8.41). Angiotensinogen – ein Glykoprotein – wird von der Leber synthetisiert und ans Blutplasma abgegeben (MG 55 000, wandert in der α_2-Globulinfraktion). Die Plasmakonzentration von Angiotensinogen beträgt beim Menschen etwa 50–80 µg/ml.

Die eigentlich blutdruckwirksame Substanz ist **Angiotensin II**, ein Oktapeptid, welches bereits bei einer um mehrere Zehner-Potenzen *geringeren Konzentration als Noradrenalin vasokonstringierend* wirkt. Neben der direkten vasokonstriktorischen Wirkung *setzt* Angiotensin II das Mineralocorticoid *Aldosteron* (vgl. S. 298 f.) aus der Nebennierenrinde *frei*. (Die normalen Plasma-Renin-Konzentrationen liegen beim Menschen bei 10–30 pg/ml.) Angiotensin II wird aus Angiotensin I mit Hilfe des fast ubiquitär anzutreffenden *Converting enzyme (C. E.)* gebildet. Vorwiegend findet sich C. E. allerdings in den Endothelien der Lungengefäße, aber auch im Vas afferens und efferens.

Als Argument für die Beteiligung von Angiotensin II an der normalen – akuten – Kreislaufregulation wird angeführt, dass durch Blockade des Renins mit Renin-Antagonisten sowie durch Angiotensinogen-Antagonisten Blutdrucksenkungen erzielt werden können, welche jedoch keineswegs von Dauer sind.

Der Organismus ist in der Lage mit Hilfe von Angiotensinasen = Peptidasen (bevorzugt im Nierengewebe und in der Leber, aber auch im Blut) Angiotensin II sehr schnell (Minutenbereich) zu spalten und damit zu

---

[15] Tigerstedt u. Bergmann, Scand. Arch. Physiol. 8, 223, 1898.

[16] Allerdings findet sich Renin auch an anderen Orten: z.B. in der Arteria interlobularis der Niere, daneben aber auch im Uterus (in besonders hohen Konzentrationen im graviden Uterus), in der Speicheldrüse der Maus sogar in höheren Konzentrationen als in der Niere und in niedrigen Konzentrationen in vielen Strukturen des Zentralnervensystems (z.B. Hypothalamus, Hypophyse, Pons, Cortex u.a.). Warum?

8 Wasser- und Elektrolythaushalt, Nierenfunktion

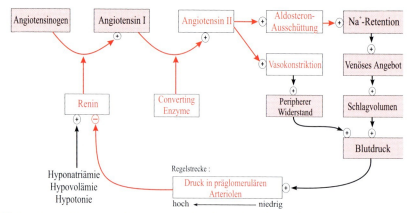

Abb. 8.41: Das Renin-Angiotensin-System, seine Regelung über den Druck in präglometulären Arteriolen und seine Beteiligung an der Kreislaufregulation.

inaktivieren. In der Behandlung von Hochdruckerkrankungen hat sich inzwischen die Hemmung der Umwandlung von Angiotensin I in Angiotensin II mit Hilfe von Converting-Enzyme-Hemmern (= *ACE-Hemmer*, z.B. Captopril, Enalapril, Quinapril) vielfach bewährt.

Problematisch, d.h. keineswegs unumstritten, ist der physiologische bzw. patho-physiologische Stimulus zur **Reninfreisetzung**.

Unbestritten führt eine *Durchblutungsabnahme der Niere* (Hypotonie, Hypovolämie) zu einer Reninfreisetzung. Barorezeptoren in Vas afferens und efferens werden daher für diesen Reninstimulus verantwortlich gemacht (vgl. Abb. 8.42).

Es ist anzunehmen, dass der adäquate Reiz für eine Reninfreisetzung bevorzugt eine Lumenzunahme der afferenten Arteriolen (= afferente Dilatation) in Kombination mit einer Abnahme des intravasalen Druckes unmittelbar am Eingang des Glomerulums ist, während afferente Vasokonstriktion bzw. Druckzunahme in der afferenten Arteriole die Reninfreisetzung hemmt. Allerdings konnte bei intravitalmikroskopischer Beobachtung des kurzen reninreichen Abschnittes der afferenten Arteriole unmittelbar vor dem Glomerulum im Gegensatz zu den übrigen präglomerulären Gefäßen bei Perfusionsdruckänderung keine Lumenänderung festgestellt werden. Deshalb könnte gerade dieser Abschnitt als Drucksensor für die Reninfreisetzung fungieren.

Sinkt der renale Perfusionsdruck durch systemischen Druckabfall oder auch durch eine arteriosklerotisch veränderte Nierenarterie (ebenso durch eine Klammerung nach Goldblatt s.o.), wird gegenregulatorisch durch vermehrte Angiotensin-II-Bildung der periphere Widerstand erhöht und über eine Aldosteronausschüttung das venöse Angebot erhöht. Ein Anstieg des Plasmaspiegels von Angiotensin II wirkt ebenso wie ein Anstieg des alpha-Sympathikotonus hemmend auf die Reninfreisetzung, während der Sympathikus über beta1-Rezeptoren die Reninfreisetzung stimulieren kann (vgl. Abb. 8.42).

Der atrionatriuretische Faktor (ANF, vgl. S. 226) kann über eine präglomeruläre Vasodilatation in Kombination mit einer efferenten Konstriktion die Reninfreisetzung stimulieren. Allerdings gibt es hierzu auch kontroverse Befunde, welche als Hemmung der Reninfreisetzung durch ANF gedeutet werden.

Langfristig ist sicher auch Hyponatriämie ein Stimulus für die Reninausschüttung. Wird experimentell im Bereich der Macula densa die Natriumkonzentration gesenkt, kann man eine Reninfreisetzung im Vas afferens induzieren.

Wie man sich die Konsequenzen einer Nierendurchblutungsabnahme für die Kreislaufregulation vorstellen könnte, soll Abb. 8.41 demonstrieren.

Dass eine Angiotensin-II-Ausschüttung zugleich einen Stimulus für die **Aldosteronfreisetzung** darstellt, ist inzwischen vielfältig bestätigt worden. Allerdings wird für die Aldosteronfreisetzung neben Angiotensin II eine Fülle anderer Faktoren benannt (vgl. Abb. 8.42). Im Zentrum der Aldosteronwirkung steht unbestritten die **Natriumreten-**

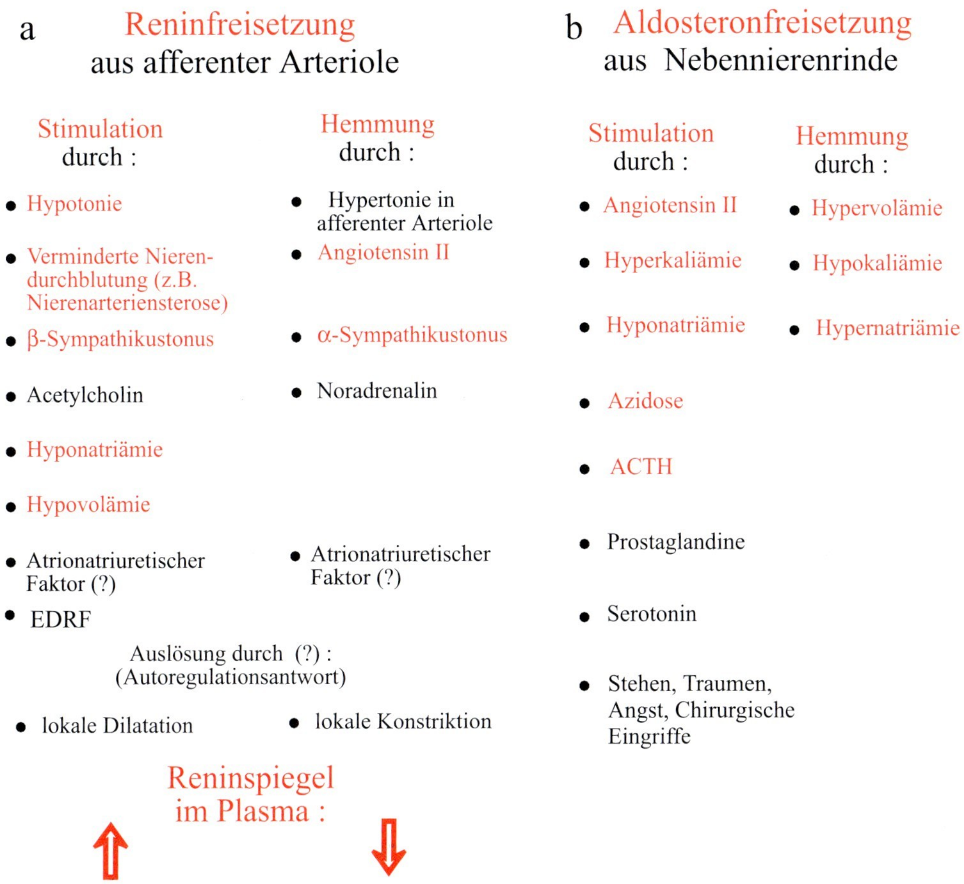

8.8 Zur Regulation der Nierenfunktion (Renin – Angiotensin – Aldosteron)

a	Reninfreisetzung aus afferenter Arteriole		b	Aldosteronfreisetzung aus Nebennierenrinde	
	Stimulation durch:	**Hemmung durch:**		**Stimulation durch:**	**Hemmung durch:**
	• Hypotonie	• Hypertonie in afferenter Arteriole		• Angiotensin II	• Hypervolämie
	• Verminderte Nierendurchblutung (z.B. Nierenarterienstenose)	• Angiotensin II		• Hyperkaliämie	• Hypokaliämie
	• β-Sympathikustonus	• α-Sympathikustonus		• Hyponatriämie	• Hypernatriämie
	• Acetylcholin	• Noradrenalin		• Azidose	
	• Hyponatriämie			• ACTH	
	• Hypovolämie				
	• Atrionatriuretischer Faktor (?)	• Atrionatriuretischer Faktor (?)		• Prostaglandine	
	• EDRF			• Serotonin	
	Auslösung durch (?): (Autoregulationsantwort)			• Stehen, Traumen, Angst, Chirurgische Eingriffe	
	• lokale Dilatation	• lokale Konstriktion			

Reninspiegel im Plasma:

Abb. 8.42: Faktoren zur Stimulation und Hemmung der Reninfreisetzung aus granulierten Zellen der afferenten Arteriole und der Aldosteronfreisetzung aus der Zona glomerulosa der Nebennierenrinde.

tion mit erhöhter Kaliumausscheidung. Zur Regelung der Plasmakonzentration von K$^+$ und Na$^+$ mit Hilfe von Aldosteron vgl. auch das Regelschema mit negativer Rückkopplung Abb. 8.43.

Als *Tubululo-glomerulärer-Feedback (TGF)* wird das experimentelle Phänomen bezeichnet, dass eine Erhöhung des distalen Natriumchlorid-Angebotes zu einer Abnahme der glomerulären Filtrationsrate führt und umgekehrt eine distale Erniedrigung des NaCl-Loads die GFR erhöht. Hierbei erfolgt vermutlich eine afferente Konstriktion über Adenosinfreisetzung, zumal bei Mäusen nach Entfernung des Adenosin A1-Rezeptors kein TGF mehr ausgelöst werden kann.

Die **Pathophysiologie** gibt hierzu einige interessante Perspektiven: Man kennt dort das Krankheitsbild des *primären Hyperaldoste-*ronismus (genannt *Conn*[17]*-Syndrom*), ausgelöst durch ein vermehrt Aldosteron produzierendes Adenom in der Nebennierenrinde. Der Renin-Plasmaspiegel ist dabei niedrig, es kommt trotzdem zu einem erhöhten Blutdruck, welcher auf eine vermehrte Natrium-Retention bezogen wird. Daneben leiden die Patienten an einer Hypokaliämie, welche bis zur Muskelschwäche führen kann.

Ferner kennt man das Krankheitsbild des *sekundären Hyperaldosteronismus*, wie es zum Beispiel durch eine Nierenarterienstenose ausgelöst werden kann. Hierbei wird das Renin-Angiotensin-System maximal stimuliert, schließlich entwickelt sich ebenfalls eine Hochdruckerkrankung. In diesem Fall

---

[17] J. W. Conn: Primary aldosteronism. II. A new clinical syndrome. J. Lab. clin. Med. 45, 661, 1955.

8 Wasser- und Elektrolythaushalt, Nierenfunktion

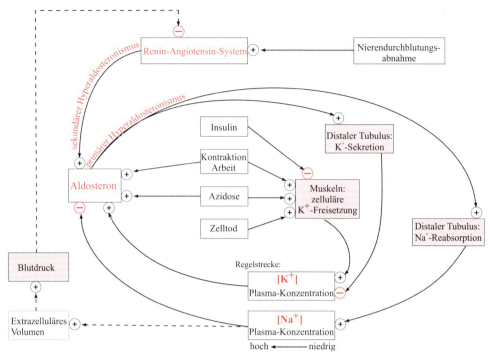

Abb. 8.43: Regelkreisschema mit negativer Rückkopplung für die Regelung der K⁺- und Na⁺-Konzentration des Plasma durch Aldosteron.

sind sowohl die Plasmareninspiegel wie auch die Aldosteronspiegel erhöht. Somit können chronische Verengungen der Nierenarterie mit renaler Minderdurchblutung wie im Tierexperiment (Goldblatt-Hochdruck s.o.) auch beim Menschen zu einer Hochdruckerkrankung führen. Weitgehend ungelöst ist bisher allerdings die Frage, warum die große Mehrzahl der „Hochdruckpatienten" trotz einer normalen Nierendurchblutung und trotz normaler Angiotensin-II-Blutspiegel an einem hohen Blutdruck leidet.

Zum Problem des **Natrium-Verlustes bei Aldosteron-Mangel** vgl. S. 299 f.

Angiotensin-II wird noch eine ganze Reihe anderer Wirkungen nachgesagt: Tonuserhöhung am Hirnstamm mit Sympathikusaktivierung, wodurch die lokale Angiotensin-II-Wirkung auf die Arteriolen verstärkt wird. Möglicherweise ist Angiotensin-II auch ein Durst-Stimulator (vgl. S. 226) und setzt darüber hinaus Hypophysenhormone frei.

Wird bei wachen Hunden der Perfusionsdruck der Nieren gedrosselt, kommt es zuerst (ab 92 mmHg) zu einer Reninfreisetzung (messbar als steigender Angiotensin-I-Spiegel im Plasma), später (ab 83 mmHg) zu einem Abfall der glomerulären Filtrationsrate und noch später (ab 67 mmHg) zu einer Abnahme der Nierendurchblutung (vgl. Abb. 8.44).

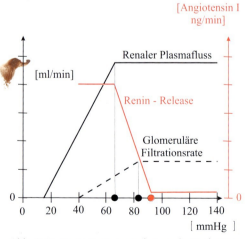

Abb. 8.44: Renin-Freisetzung bei renaler Perfusionsdrucksenkung mit renalem Plasmafluss und glomerulärer Filtrationsrate (nach H. Kirchheim, H. Ehmke, E. Hackenthal, W. Löwe und P. Persson, 1987).

Die Niere hat wichtige hormonelle Aufgaben für die Ca^{++}-Resorption des Darms durch die Aktivierung von Vitamin-D$_3$ (vgl. S. 289 f.), für die Blutbildung durch die Bereitstellung von Erythropoetin (vgl. S. 22 u. 165) und für den Kreislauf durch die Umwandlung von Angiotensinogen in Angiotensin I mit Hilfe seines Renins. Die Umwandlung von Angiotensin I in das massiv vasokonstriktorische Angiotensin II erfolgt durch das ubiquitär vorhandene Converting Enzyme.

Eine Reninfreisetzung erfolgt insbesondere bei einer Druckabnahme in der afferenten Arteriole, während eine Druckerhöhung sowie Angiotensin II oder die Stimulation von alpha-Rezeptoren (Noradrenalin) die Reninfreisetzung hemmen.

8.9 Diuretika

Diuretika d.h. Substanzen, welche die Diurese oder das Harnzeitvolumen erhöhen, sind Themen der Pharmakologie. Hier kann nur eine kurze Zusammenfassung (in historischer Gliederung) erfolgen.

Quecksilber: Von Paracelsus (vgl. S. 78) zur Behandlung der Syphilis und als Diuretikum eingeführt, war bis in die Mitte des 20. Jahrhunderts in organischer Verbindung in Gebrauch, obwohl bereits 1580 die Heidelberger Medizinische Fakultät von ihren Doktoranden die eidliche Versicherung verlangt hatte, weder Antimon noch Quecksilber zu verordnen. Heute gilt der Einsatz quecksilberhaltiger Diuretika wieder als Kunstfehler, weil Quecksilber bevorzugt mit freien SH-Gruppen von Enzymen (speziell von Nierenzellen) reagiert und schließlich zum Untergang von Tubuluszellen führt. Die natriuretische Wirkung von Quecksilber wird deshalb meist mit einer Hemmung der aktiven Na$^+$-Resorption erklärt. (Vielleicht sind aber auch die erst jüngst entdeckten Aquaporine (vgl. S. 263) zu allererst durch Quecksilber zu schädigen.)

Osmotische Diuretika: Auch die harntreibende Wirkung osmotischer Teilchen ist seit langem bekannt. Eine osmotische Diurese wurde noch in der Mitte des 20. Jahrhunderts mit großen Gaben von Harnstoff empfohlen. Heute wird für diesen Zweck intravenös bevorzugt Mannit (= Mannitol, ein 6-wertiger Alkohol) infundiert. Mannit wird nur sehr langsam verstoffwechselt, hemmt aber in hohen intratubulären Konzentrationen die Natrium- und Wasserreabsorption wie hohe intratubuläre Glukose-Konzentrationen bei Diabetes mellitus. (In das Tubuluslumen gelangt das kleine Alkoholmolekül Mannitol durch glomeruläre Filtration ungehindert wie Harnstoff oder Glukose.)

Carboanhydrase-Hemmstoffe: Als Nebenwirkung von Sulfonamiden fiel bald nach ihrer Entdeckung durch Domagk[18] auf, dass es bei chronischer Sulfonamidtherapie zu einer metabolischen Azidose kommen kann. Von der luminalen Tubulusseite aus hemmt insbesondere Acetazolamid (Diamox) die Carboanhydrase. Ihre größte Drosselung der Bikarbonat-Resorption entfalten Carboanhydrasehemmer an der luminalen Membran des proximalen Konvoluts. Es kommt zu einem Diureseanstieg mit einem alkalischen Harn. Da es inzwischen wesentlich wirksamere Diuretika gibt, wird heute mit Carboanhydrase-Hemmern nur noch die Kammerwasser-Produktion im Auge bei Glaukom (vgl. S. 443) therapeutisch gedrosselt.

Schleifendiuretika: Bei der Verbesserung der Carboanhydrase-Hemmer stieß man in den sechziger Jahren des 20. Jahrhunderts ebenfalls auf ein Sulfonamid, das Furosemid (Lasix®), welches heute neben anderen schwachen organischen Säuren (z.B. Etacrynsäure) zu den meist gebrauchten (weil besonders diuretisch wirksamen) Schleifendiuretika zählt. Über den Wirkungsmechanismus (Hemmung des 2Cl$^-$1K$^+$1Na$^+$-Kotransport) wurde S. 251 ausführlich berichtet.

Thiazide: Thiazide (ebenfalls Sulfonamidderivate) wirken – wie praktisch alle Diureti-

---

[18] Gerhard Domagk (1895–1964). Pathologe an der Universität Münster sowie Abt.-Leiter der IG-Farben-Industrie. Forschungslab. Wuppertal-Elberfeld, erhielt den Nobelpreis 1939 für die Entdeckung der antibakteriellen Wirkung des Prontosils. Verleihung 1947 (vgl. S. 302).

ka – ebenfalls von der luminalen Zellseite. Auffallend ist ihre Steigerung der Chloridausscheidung. Thiazide hemmen offenbar den distalen Na⁺Cl⁻-Kotransport.

Sog. **Kaliumsparende Diuretika**: In dieser Gruppe werden Aldosteronantagonisten (z.B. Spironolacton) sowie sog. Na⁺-Kanalblocker (z.B. Amilorid) zusammengefasst. Amilorid blockiert spätdistal und im Sammelrohr vor allem Na⁺-Kanäle. Weil unter diesen Substanzen am Ende des Nephrons weniger Na⁺ resorbiert wird, nimmt auch die K⁺-Sekretion ab.

8.10 Ureter und Harnblase, Miktion

Bereits im Nierenmark beginnen die Züge glatter Muskelfasern, welche sich zum Nierenbecken und Ureter formieren. Rhythmische Ureterkontraktionen, welche schließlich als peristaltische Wellen den Harn in die Harnblase treiben, beginnen bereits in der Niere.

Diese Ureterkontraktionen können (speziell bei Nagern mit nur einer Nierenpapille) die Papille regelrecht „melken". Es wird vermutet, dass dieses Papillenmelken für die Harnkonzentrierung (u.a. durch eine gleichmäßige Verteilung des konzentrierten Harnes auf die gesamte äußere Papillenwand) von Bedeutung ist.

Die Frequenz der Ureterperistaltik, für welche ein Schrittmacher in den obersten intrarenal gelegenen Ureterabschnitten anzunehmen ist, liegt bei 5–6 min⁻¹ (mit Schwankungen von 0,5 bis 10). Die Wellengeschwindigkeit beträgt etwa $3\ cm \times s^{-1}$. Der Parasympathikus stimuliert die Ureterperistaltik, der Sympathikus wirkt hemmend. Verlegung des Ureterlumens (z.B. durch einen Ureterstein) führt zu äußerst schmerzhaften **Koliken** (schmerzlindernd wirken Parasympathikolytika, vgl. S. 357).

Eine Sammlung des Harns erfolgt in der glattmuskulären **Harnblase**, welche unter willkürlicher Kontrolle entleert werden kann. In Abhängigkeit von Körpergröße und Trainingszustand werden bei unterschiedlichen Füllungszuständen (beim Erwachsenen etwa ab 150–200 ml) Dehnungsrezeptoren stimuliert, welche den Miktionsreflex (s. unten) einleiten können.

Abb. 8.45 zeigt schematisch die nervale Verschaltung der Harnblase. Die nervalen Vorgänge bei der Miktion sind allerdings keineswegs abschließend aufgeklärt. Die normale Blase des Jugendlichen kann (bei großen individuellen Schwankungen) bis zu 600 ml Harn ohne wesentliche intravesikuläre Drucksteigerungen (ca. 10 cm H₂O) aufnehmen (Maxima liegen bei 1 l, bei Tonusverlust auch darüber hinaus). Während des Beginns der **Blasenfüllung** (50–250 ml) wird der glatte Blasenmuskel (Musculus detrusor) elastisch gedehnt. Bei leichten intravesikulären Drucksteigerungen kommt es zunächst über afferente Fasern des N. pelvinus und synaptische Übertragung im unteren Thorakalbereich reflektorisch zu einer Verstärkung der Blasenfüllung auf dreierlei Weise:

1. Eine Sympathikusaktivierung über den Plexus pelvinus stimuliert beta-adrenerge Rezeptoren in der Blasenmuskulatur. Dies führt zur Entspannung (Relaxation) des M. detrusors und damit zu einer Zunahme der Füllungskapazität der Blase.

2. Eine Sympathikusaktivierung kann auch über eine alpha-Stimulation und Kontraktion des inneren (proximalen) Blasensphinkters einen Harnausfluss aus der Blase bei intravesikaler Drucksteigerung verhindern. Allerdings wird die Existenz dieses inneren Sphinkters neuerdings bestritten. Unbestritten wird die Gefäßmuskulatur der Blase vom Sympathikus auch efferent innerviert.

3. Möglicherweise erfolgt auch eine Hemmung des Parasympathikus (auf Ganglionebene), wodurch der Miktionsreflex (s.u.) gehemmt wird.

Als **Miktionsreflex** (Blasenentleerungsreflex) wird folgender Reflexbogen bezeichnet: Viszerale Afferenzen ziehen zu einem eigenen Blasenreflexzentrum im Hirnstamm nahe des Locus coeruleus der Brücke. Efferente descendierende Bahnen erreichen das Sakralmark, von welchem parasympathische Fasern zum M. detrusor ziehen und eine

8.10 Ureter und Harnblase, Miktion

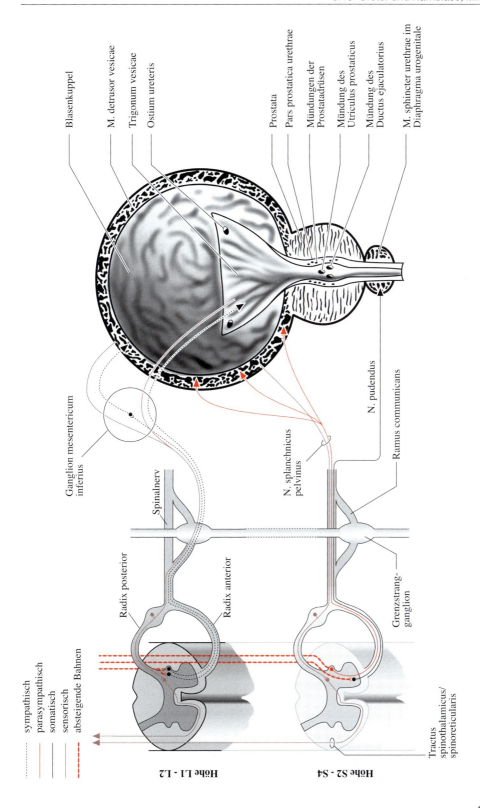

Abb. 8.45: Schematische Zeichnung zur nervalen Steuerung der Harnblase.

Blasenkontraktion auslösen können. Außerdem kommt es zu einer motorischen Kontraktionshemmung des äußeren Blasensphinkters.

Beim Neugeborenen läuft dieser Reflex 20–30mal am Tag ungehemmt ab. Mit zunehmendem Lebensalter wird die Hemmung dieses Reflexes durch corticale Kontrolle des Miktionsreflexzentrums im Hirnstamm und im Sakralmark geübt.

Nach **Rückenmarksdurchtrennung** oberhalb des Sakralmarks (z.B. durch Wirbelfraktur oberhalb von Thorakale 11) kommt es zunächst zu einem vollständigen Tonusverlust der Blase mit „Harnsperre" (vgl. spinaler Schock S. 394). (Das sakrale Miktionszentrum ($S_2 - S_4$) liegt in Höhe der Wirbelkörper Th12 bis L1). Nach Abklingen des spinalen Schocks, welcher beim Menschen bis zu einem halben Jahr anhalten kann, ist die Ausbildung einer „Reflexblase" möglich. Man geht hierbei davon aus, dass auf Sakralmarkebene eine direkte Umschaltung der somatischen Afferenz auf die parasympathische Efferenz möglich ist. Querschnittsgelähmte Patienten können nämlich erneut lernen (z.B. durch leichtes Beklopfen ihrer gefüllten Harnblase), den Miktionsreflex rechtzeitig direkt auszulösen.

Bei der Untersuchung von **Bewusstlosen** gehört der „Griff zur Blase" zu den wichtigsten Aufgaben des erstbehandelnden Arztes, um ggf. durch Katheterisierung eine **Blasenruptur** mit Erguss des Blaseninhaltes in den Bauchraum zu verhindern.

Bei **geriatrischen** Patienten bereitet (neben der Abflussbehinderung z.B. durch ein Prostataadenom) die „nicht-inhibierte neurogene Blase" ein besonderes Problem. Zwar erreicht hier über die Vorderseitenstrangbahnen (vgl. S. 427) noch die Meldung über eine gefüllte Blase das Bewusstsein, aber es scheinen in den Seitenhörnern des Rückenmarks die absteigenden Bahnen bevorzugt zu degenerieren, wodurch die Hemmung des Miktionsreflexes auf spinaler Ebene gestört ist, so dass ein „Einnässen" oft nicht zu verhindern ist.

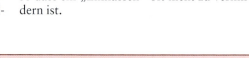

> Die Miktion erfolgt über eine Kontraktion des glattmuskulären M. detrusor vesicae, welcher parasympathisch innerviert ist, und über eine Dilatation des M. sphincter urethrae durch Hemmung der motorischen Efferenzen des N. pudendus.

9 Hormonale Regulation

9.1 Allgemeine Grundlagen

Der Begriff **Hormon**[1] wurde 1905 von Starling[2] für Stoffe geprägt, welche von inkretorischen Drüsen in das Blut abgegeben werden, mit dem Blutstrom an ihr Zielgewebe gelangen und dort eine spezifische Wirkung auslösen. Damals ging es darum, Hormone von Enzymen[3] abzugrenzen. Der Begriff Enzym war von Kühne[4] geprägt und zuerst auf das von ihm entdeckte Trypsin (vgl. S. 190) angewandt worden. Die klassische Definition für Hormone ist heute wesentlich erweitert worden. Nach der erweiterten Definition gehören auch solche Substanzen zu den Hormonen, die nicht über den Blutweg an ihr Zielorgan gelangen, sondern nach Freisetzung aus einer Drüsenzelle auf unmittelbar benachbarte Zielzellen wirken. In diesem Fall spricht man von **parakriner Wirkung**. Wirkt das Hormon auf seine eigene Ursprungszelle zurück, liegt eine **autokrine Wirkung** vor. Unabhängig von diesen Überlegungen sind Hormone chemische Nachrichtenträger, die in spezialisierten Drüsenzellen produziert und daraus freigesetzt werden. Für den Empfang der Nachricht sind an oder in den Zielzellen spezielle Rezeptoren erforderlich. Der Begriff Rezeptor wird in der Physiologie für zwei unterschiedliche Dinge verwendet. In der Sinnesphysiologie versteht man unter einem Rezeptor eine Sinneszelle. In der Endokrinologie handelt es sich bei Rezeptoren dagegen um membranständige, zytosolische oder intranukleäre Proteine, die spezifische Liganden (Hormone) erkennen und von diesen aktiviert werden können.

Nach ihrer chemischen Struktur lassen sich die Hormone in drei Gruppen einteilen:

1 Hormon, griech. hormáo = ich treibe an, ich rege an.
2 vgl. S. 10 und 70
3 Enzym, griech. en = in und griech. zymae = Sauerteig, Gärstoff.
4 Willy Kühne (1837–1900) Physiologe, ab 1871 als Nachfolger von Helmholtz in Heidelberg tätig.

Peptide, **Steroide** und **Abkömmlinge von Aminosäuren**. So leiten sich beispielsweise vom Tyrosin die **Catecholamine** und **Schilddrüsenhormone** ab, deren spezifische Rezeptoren unterschiedlich lokalisiert sind (membranständig bzw. intrazellulär). Die Peptidhormone stellen die zahlenmäßig größte Gruppe dar. Hormone dieses Typs werden unter anderem im ZNS, im autonomen Nervensystem, in der Hypophyse, in der Niere, in den Vorhöfen des Herzens, im Inselapparat des Pankreas und in den inkretorischen Drüsen des Magen-Darm-Traktes synthetisiert. Die Produktion der übrigen Hormone ist jeweils auf wenige dazu befähigte Gewebe beschränkt. So werden Catecholamine im Nebennierenmark, den sympathischen Nervenendigungen und im ZNS, Steroidhormone in der Nebennierenrinde sowie den Gonaden und Schilddrüsenhormone ausschließlich in der Schilddrüse gebildet. Die hormonproduzierenden Zellen können entweder eine endokrine Drüse bilden oder als Einzelzellen in den verschiedenen Organen verteilt sein. Zu den klassischen endokrinen Drüsen gehören die Adenohypophyse, die Schilddrüse, die Nebenschilddrüse, die Nebennierenrinde, das endokrine Pankreas, die Ovarien und die Testes. Zu den Organen, in denen hormonproduzierende Zellen als Einzelzellen verteilt sind zählen der Magen-Darm-Trakt, das Herz und die Nieren. Darüber hinaus sind auch die Leber, das Bronchialepithel und die Haut an der Hormonproduktion beteiligt. Die Plazenta bildet ebenfalls eine Vielzahl von Peptid- und Steroidhormone (s. Kapitel 10). In Anspielung auf ihren Syntheseort bezeichnet man die in endokrinen Drüsen gebildeten Hormone auch als glanduläre Hormone. Sämtliche Steroid- und Schilddrüsenhormone sowie viele Peptidhormone gehören in diese Gruppe.

Die **Freisetzung der Hormone** aus den hormonproduzierenden Zellen erfolgt entweder durch Exozytose von Sekretgranula (Peptidhormone und Catecholamine), durch kontinuierliche Sekretion (basale, nicht stimulierte Freisetzung von Hormonen; Peptidhormone der Plazenta), oder per diffusionem (Schilddrüsen- und Steroidhormone). Hydrophile Hormone wie die Peptidhormone und Catecholamine können frei im Blutplasma transportiert werden, während lipophile Substanzen wie die Schilddrüsen- und Steroidhormone im Plasma zum weit überwiegenden Teil an spezielle Transportproteine beziehungsweise Albumin gebunden werden. Biologisch aktiv ist jeweils nur das freie Hormon. Die Halbwertszeiten der Hormone im Plasma, das heißt die Zeiten, bis der Plasmaspiegel auf die Hälfte des Ausgangswertes abgefallen ist, wenn keine Neubildung des Hormons stattfindet, unterscheiden sich je nach chemischer Gruppe teilweise erheblich voneinander. Am kürzesten sind die Halbwertszeiten im Plasma mit wenigen Sekunden bei den Catecholaminen. Bei den Peptidhormonen liegen die Halbwertszeiten im Bereich von Minuten bis Stunden, bei den Steroidhormonen im Bereich von Stunden und bei den Schilddrüsenhormonen im Bereich von Tagen. Die Wirkungsdauer der Hormone liegt in etwa der gleichen zeitlichen Größenordnung wie die Plasmahalbwertszeiten.

Von entscheidender Bedeutung für die hormonelle Informationsübertragung sind neben den beteiligten chemischen Botenstoffen die spezifischen **Rezeptoren** in den Zielzellen (Abb. 9.1). Diese können entweder in der äußeren Zellmembran, im Zytosol oder im Zellkern lokalisiert sein. Alle Peptidhormone und die Catecholamine besitzen Plasmamembran-ständige Rezeptoren. Im Gegensatz dazu erreichen die Steroidhormone ihre spezifischen Rezeptoren zunächst im Zytosol und werden dann als Steroidhormon/Rezeptor-Komplex in den Zellkern transloziert, während sich die Rezeptoren für die Schilddrüsenhormone von vornherein im Zellkern befinden. Entsprechend unterschiedlich sind die molekularen Wirkungsmechanismen. Während es bei den Peptidhormonen und den Catecholaminen zur Aktivierung von **Second messenger**-Systemen kommt, wirken die Steroid- und die Schilddrüsenhormone über die Kontrolle der DNA-Transkription und mRNA-Stabilität.

Einige wichtige Second messenger-Systeme sind in Abb. 9.1 eingezeichnet. Im einzelnen handelt es sich dabei um

1. **G-Protein[5]-gekoppelte Rezeptoren**, die über **cAMP** als Second messenger wirken,
2. G-Protein-gekoppelte Rezeptoren, die über **Diacylglycerol** und **Inositoltrisphosphat (IP$_3$)** als Second messenger wirken und
3. Rezeptoren, die **Guanylatcyclaseaktivität** besitzen und über **cGMP** als Second messenger wirken.

In vielen Fällen kann ein und dasselbe Hormon ein bestimmtes **Second messenger-System** stimulieren oder hemmen. Welche Wirkung in einer gegebenen Zelle durch das Hormon tatsächlich ausgelöst wird, hängt von der Art der Rezeptoren ab, welche die Zelle in ihrer Membran exprimiert. So wirkt etwa Adrenalin auf fünf verschiedene Rezeptorsubtypen, die als α_1-, α_2-, β_1-, β_2- und β_3-Rezeptoren bezeichnet werden. Mit molekularbiologischen Methoden lassen sich diese Rezeptorsubtypen noch weiter unterteilen. Eine weitergehende Subklassifizierung der adrenergen Rezeptoren ist jedoch vorerst medizinisch nicht relevant. In manchen Fällen können Hormone über den selben Rezeptorsubtyp mehrere Second messenger-Systeme beeinflussen. So kann zum Beispiel Angiotensin II über den AT1-Rezeptor sowohl die cAMP-Bildung hemmen als auch die IP$_3$-Synthese stimulieren. Weiterhin können unterschiedliche Rezeptoren gleichartige Signaltransduktionswege benutzen (receptor crosstalk). Letzteres ist sogar ein häufiges Phänomen, da der Vielzahl von Hormonen und der noch größeren Zahl von Rezeptorsubtypen nur eine begrenzte Auswahl unterschiedlicher Signaltransduktionswege gegenübersteht.

Zahlreiche membranständige Rezeptoren sind über heterotrimere G-Proteine an die Adenylatcyclase, ein membranständiges Enzym, welches ATP in cAMP umwandelt, gekoppelt (siehe Beispiel I in Abb. 9.1). Die G-Proteine können die Adenylatcyclase entweder stimulieren (G_s) oder inhibieren (G_i). Sie bestehen aus drei Untereinheiten (α-, β- und γ-Untereinheit), wovon die α-Untereinheit im nichtaktivierten Zustand ein GDP bindet,

---

[5] Für die Entdeckung der G-Proteine erhielten 1994 der amerikanische Biochemiker Martin Rodbell (geb. 1925) und der amerikanische Pharmakologe G. Gilman (geb. 1941) Nobelpreise.

welches bei Aktivierung gegen ein GTP ausgetauscht wird (daher der Name G-Protein). Bei der Signaltransduktion über G_s-Proteine laufen folgende Schritte ab: (1.) Das Hormon bindet an einen spezifischen Rezeptor und aktiviert diesen. (2.) Der aktivierte Rezeptor aktiviert seinerseits das G_s-Protein. (3.) Das aktivierte G_s-Protein dissoziiert in seine Untereinheiten und die GTP-bindende α-Untereinheit aktiviert die Adenylatcyclase. (4.) Intrazellulär wird vermehrt cAMP gebildet. (5) cAMP aktiviert eine Proteinkinase (Proteinkinase A). (6.) Die Proteinkinase phosphoryliert Proteine, die in der Zelle spezifisch exprimiert werden. Die Proteine werden dadurch in ihrer Funktion entweder stimuliert oder gehemmt. (7.) Es tritt eine gewebespezifische Reaktion auf. Bei der Signaltransduktion über G_i-Proteine laufen die Prozesse in analoger Weise ab, mit dem Unterschied, dass die intrazelluläre cAMP-Konzentration geringer wird, statt anzusteigen. Bei der Signaltransduktion kann es an zwei Stellen zu einer wesentlichen Verstärkung des Signals kommen. Erstens kann ein einzelnes Rezeptormolekül zahlreiche G-Proteinmoleküle aktivieren und zweitens kann die aktivierte Adenylatcyclase reichlich cAMP bilden.

Zu den Hormonen, welche die intrazelluläre cAMP-Bildung stimulieren können, gehören Adrenalin und Noradrenalin (alle β-Rezeptorsubtypen), Dopamin (D_1-Rezeptoren), Adiuretin (V_2-Rezeptoren), Glukagon, ACTH, MSH, TSH, LH/FSH, hCG, Parathormon, CRF, TRH, GnRH sowie Calcitonin. Wie bereits erwähnt, können einige dieser Hormone die intrazelluläre cAMP-Produktion auch hemmen. Die Liste der hemmenden Hormone umfasst unter anderem Adrenalin und Noradrenalin (α_2-Rezeptoren), Dopamin (D_2-Rezeptoren), Adiuretin (V_1-Rezeptoren), Angiotensin II, Somatostatin sowie Bradykinin.

Andere membranständige Rezeptoren sind über aktivierende G-Proteine an die Phospholipase C gekoppelt (siehe Beispiel II in Abb. 9.1). Dieses Enzym bildet aus Phosphatidylinositolbisphosphat (PIP_2) die beiden Second messenger Diacylglycerol (DAG) und Inositoltrisphosphat (IP_3). DAG aktiviert eine Proteinkinase (Proteinkinase C). IP_3 setzt Calcium aus intrazellulären Speichern frei. Das freigesetzte Calcium ist ein wichtiges Signal für zahlreiche Zellfunktionen. Über dieses Second messenger-System wirken zum Beispiel Angiotensin II, Adiuretin (V_1-Rezeptoren) sowie Adrenalin und Noradrenalin (α_1-Rezeptoren).

Membranständige Hormonrezeptoren, die nicht über G-Proteine an Enzyme gekoppelt sind, können selbst Enzymaktivität besitzen. Beispiele hierfür sind die Rezeptoren für ANP und für Urodilatin (siehe Beispiel III in Abb. 9.1) sowie der Insulinrezeptor. Der ANP-Rezeptor besitzt Guanylatcyclaseaktivität und katalysiert die Umwandlung von GTP zu cGMP, welches als Second messenger eine Proteinkinase (Proteinkinase G) aktiviert. Der Insulinrezeptor (in Abb. 9.1 nicht dargestellt) besitzt Tyrosinkinaseaktivität. Die Bindung von Insulin an seinen Rezeptor führt zu mehreren Autophosphorylierungen an Tyrosylresten des Rezeptorproteins, sowie spezifischer Proteine, den Insulinrezeptor-Substraten. Die phosphorylierten Tyrosylreste der Rezeptoren sind wichtige Erkennungssignale für intrazelluläre Proteine und dienen so der Weiterleitung des Signals in das Zellinnere.

Ein völlig anderes Prinzip der Signaltransduktion ist bei den Steroid- und Schilddrüsenhormonen (siehe Beispiel IV in Abb. 9.1) sowie bei dem Steroidabkömmling Calcitriol realisiert. In diesen Fällen befinden sich die Rezeptoren im Zytosol beziehungsweise im Zellkern. **Zytosolische Rezeptoren** werden nach Bindung des Hormons in den Zellkern transloziert. Dort lösen sie die Transkription bestimmter Gene aus und verändern dadurch das Muster der von der Zelle gebildeten Proteine.

Endokrine Funktionen unterliegen der Regulation durch negative Rückkopplung, das heißt der Erfolg der Funktion eines Hormons wird über humorale oder neuronale Mechanismen an die hormonproduzierenden Zellen zurückgemeldet und führt dort zu einer Hemmung der Hormonproduktion. Einzelheiten dazu werden in den folgenden Abschnitten beschrieben.

9 Hormonale Regulation

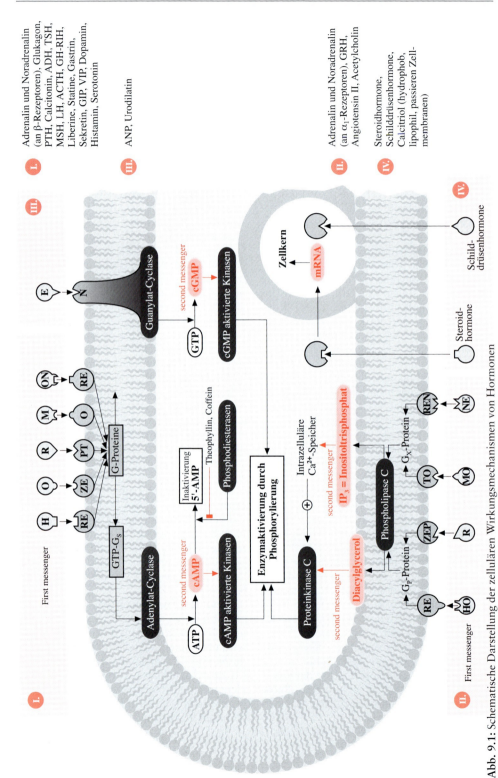

Abb. 9.1: Schematische Darstellung der zellulären Wirkungsmechanismen von Hormonen

> Hormone sind chemische Nachrichtenträger, die in spezialisierten Drüsenzellen gebildet werden und mit dem Blutstrom (klassische Definition) beziehungsweise durch lokale Diffusion (parakrin) an ihren Wirkungsort gelangen. Nach ihrer chemischen Struktur unterscheidet man Peptidhormone, Catecholamine, Steroidhormone und Schilddrüsenhormone. Alle Hormone wirken an ihren Zielzellen über spezifische Rezeptoren, die an der Zellmembran (Peptidhormone und Catecholamine), im Zytosol (Steroidhormone) oder im Zellkern (Schilddrüsenhormone) lokalisiert sind. Membranständige Rezeptoren sind über G Proteine an Second messenger-Systeme (zum Beispiel Adenylatcyclasesystem, Phospholipase C-System) gekoppelt oder besitzen selbst Enzymaktivität (Guanylatcyclase, Tyrosinkinase). Intrazellulär lokalisierte Rezeptoren beeinflussen als nukleäre Transkriptionsfaktoren das Genexpressionsmuster der Zelle.

9.2 Hypothalamus

Bei dem Versuch, das Zusammenwirken der Organe zu erfassen, das heißt integrierende Mechanismen der Physiologie zu entdecken, spielte der „Zuckerstich" von Claude Bernard (vgl. S. 218) eine große Rolle. Der französische Physiologe beobachtete im 19. Jahrhundert, dass ein Stich ins verlängerte Rückenmark von Versuchstieren die Blutzuckerkonzentration steigen ließ. Eine schlüssige Erklärung für diese Beobachtung drängt sich auch heute nicht unmittelbar auf. Sie lässt sich vielleicht am ehesten finden, wenn man davon ausgeht, dass der Stich bis in den Hypothalamus reichte, also bis in eine Region, die wir heute als Bindeglied zwischen nervaler und hormoneller Regulation betrachten. Den Namen Hypothalamus erhielt diese Region erst 1893 durch Wilhelm His (vgl. S. 53). Zu aufsehenerregenden Ergebnissen gelangte der Züricher Physiologe Walter Rudolf Hess (1881–1973) als er Katzen Reizelektroden ins Zwischenhirn implantierte und später – nach Einheilung dieser Elektroden – an wachen Tieren nicht nur Blutdruck- und Atmungsantworten auf elektrische Reizungen hin registrierte, sondern auch Verhaltensänderungen von Haarsträuben, Fressen, Fluchtreaktionen bis hin zu Schlaf sowie Änderungen von Stoffwechselvorgängen exakten Messungen unterzog. Als Hess 1949 den Nobelpreis „für die Entdeckung der funktionellen Organisation des Zwischenhirns für die Koordination der Tätigkeit von inneren Organen" erhielt – seine wesentlichsten Arbeiten stammen aus Jahrzehnten davor – begann allerdings erst die eigentliche Aufklärung der genauen Zusammenhänge insbesondere derjenigen zwischen den Funktionen des Hypothalamus und der Hypophyse.

Erst in den 50er Jahren wurden die so genannten **Releasing-Hormone** entdeckt: Hormone, welche im Hypothalamus gebildet werden und die Bildung und Freisetzung der **Hypophysenvorderlappenhormone** kontrollieren (vgl. Abb. 9.2). Hierbei machen sich die Releasing-Hormone eine Besonderheit der Blutversorgung dieses Gebietes zunutze: Der Hypothalamus wird arteriell aus der Arteria hypophysialis superior versorgt. Das zugehörige Kapillargebiet mündet in Portalvenen, die mit dem Hypophysenstiel zum Hypophysenvorderlappen ziehen und dort ein zweites Kapillargebiet bilden, welches nun endgültig an das Venensystem angeschlossen ist (vgl. Abb. 9.3). Die Releasing-Hormone können so auf dem direkten Blutweg vom Hypothalamus an den Ort ihrer Wirkung im Hypophysenvorderlappen gelangen. Dies hat unter anderem den Vorteil, dass die Konzentrationen der Releasing-Hormone im Blut um ein Vielfaches niedriger ausfallen können als dies bei anderen Hormonen der Fall ist, die den großen Kreislauf benutzen, um ihren Wirkort zu erreichen.

Beim **Hypophysenhinterlappen** ist die Verzahnung mit dem Hypothalamus noch enger. Die Hypophysenhinterlappenhormone **Oxytocin** und **antidiuretisches Hormon (ADH = Adiuretin = Vasopressin)** werden im Hypothalamus gebildet und gelangen in den Axonen von Nervenzellen des Hypothalamus in

9 Hormonale Regulation

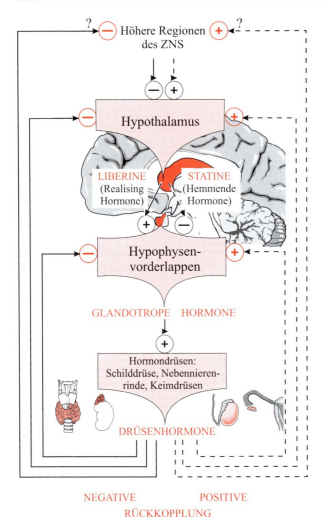

Abb. 9.2: Schematische Darstellung der Beziehungen zwischen Releasing-Hormonen, glandotropen Hormonen und Drüsenhormonen.

den Hypophysenhinterlappen, wo sie in das Blut abgegeben werden.

Leider ist die Bezeichnung der Hormone trotz internationaler Nomenklaturabsprachen immer noch nicht einheitlich, so dass für ein und dasselbe Hormon häufig mehrere unterschiedliche Namen und die daraus abgeleiteten Abkürzungen gebräuchlich sind. Der früher häufig verwendete Begriff **Faktor** für Substanzen mit hormoneller Wirkung aber noch unbekannter chemischer Struktur kann heute dank zunehmender Erkenntnisse über die chemische Natur der Botenstoffe in den weitaus meisten Fällen durch die Bezeichnung **Hormon** ersetzt werden. Im Hypothalamus werden unter anderem folgende Releasing-Hormone gebildet, welche die Hormonausschüttung des Hypophysenvorderlappens stimulieren:

Thyroliberin = Thyrotropin-Releasing-Hormon (TRH) (vgl. Schilddrüsenhormone, S. 280 und 285)

Gonadoliberin = Gonadotropin-Releasing-Hormon (GnRH) = Luteinisierendes Hormon-Releasing-Hormon (LHRH) und zugleich Follikel-stimulierendes Hormon-Releasing-Hormon (FSHRH) (vgl. Kapitel 10 Fortpflanzung, S. 302 f. und 311)

Corticoliberin = Corticotropin-Releasing-Hormon (CRH) (vgl. S. 280 und Nebennierenrindenhormone, S. 298)

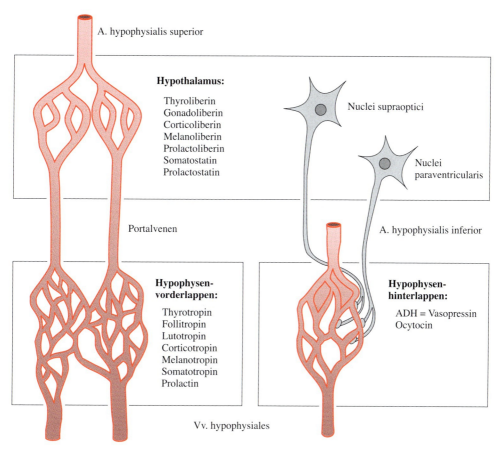

Abb. 9.3: Schematische Darstellung der Blutversorgung des Hypophysenvorder- und Hinterlappens.

Somatoliberin = Growth Hormone-Releasing-Hormon (GHRH) (vgl. S. 281)
Prolactoliberin = Prolaktin-Releasing-Hormon (PRH) (vgl. S. 282)
Daneben werden im Hypothalamus auch Hormone gebildet, welche die hypophysäre Hormonausschüttung hemmen. Am wichtigsten sind:
Somatostatin = Growth Hormone-Inhibiting-Hormon (GHIH) (vgl. S. 281)
Prolactostatin = Prolaktin-Inhibiting-Hormon (PIH). Die wichtigste PIH-Aktivität stellt Dopamin dar. Daneben gibt es weitere endogene Substanzen mit PIH-Aktivität.

Es wurde bereits darauf hingewiesen, dass der Hypothalamus das Bindeglied zwischen humoraler und neuronaler Steuerung darstellt. Afferente und efferente Verschaltungen erfolgen von hier aus insbesondere zum limbischen System (Hippocampus, Nucleus amygdalae) sowie zum Thalamus und Mesencephalon. Da diese Strukturen auch mit dem Großhirn verschaltet sind, ist es nicht verwunderlich, dass die Freisetzung von Hormonen einer gewissen Beeinflussung durch psychische Vorgänge unterliegt, was besonders in Stresssituationen (vgl. S. 99 f.) massive Folgen haben kann. Aber auch eine Prolaktinausschüttung bei Berührung einer laktierenden Brust mit anschließender Milchabsonderung (vgl. S. 282) ist ohne Nervenleitung bis zum Hypothalamus kaum vorstellbar.

9.3 Hypophysenvorderlappen (Adenohypophyse)

Die Hypophyse – nur 0,5 Gramm schwer – ist eine so auffällige Struktur (am Stiel), dass sie bereits 1543 von *Vesalius* (vgl. S. 78) als Glandula pituitaria beschrieben wurde. Heute kann man histologisch mit Hilfe der Immunfluoreszenztechnik einzelnen Zelltypen in der Adenohypophyse die von ihnen produzierten Hormone direkt zuordnen. Es lassen sich so genannte glandotrope Hormone, also solche die die Aktivität einer nachgeordneten hormonproduzierenden Drüse steuern, von nichtglandotropen Hormonen unterscheiden. Zu den **glandotropen Hormonen** gehören:

1. Thyrotropin = Thyreoidea-stimulierendes Hormon (TSH), ein *Glykoprotein* (Molekulargewicht 28 000), welches in den basophilen Zellen des Hypophysenvorderlappens gebildet wird. Thyrotropin stimuliert die Produktion und Freisetzung von Triiodthyronin (T_3) und Thyroxin (T_4) in der Schilddrüse. Die TSH-Freisetzung aus der Hypophyse und die TRH-Freisetzung aus dem Hypothalamus unterliegen der negativen Feedback-Kontrolle durch die Schilddrüsenhormone im Plasma. Darüber hinaus hemmt TSH die TRH-Freisetzung. Die Freisetzung von TRH und damit indirekt auch diejenige von TSH wird durch Kälte stimuliert und durch Stress gehemmt.

2. Follitropin = Follikel-stimulierendes Hormon (FSH) und

3. Lutotropin = Luteinisierendes Hormon (LH) sind ebenfalls Glykoproteine und werden wie TSH in den basophilen Zellen des Hypophysenvorderlappens gebildet. Beide Hormone werden gemeinsam als **Gonadotropine** bezeichnet. Unmittelbar vor der Ovulation kommt es bei der Frau zu einem drastischen Anstieg der LH-Konzentration im Plasma, welcher jedoch nur 1–2 Tage anhält. (Auch in der Menopause ist die LH-Konzentration erhöht.) Beim Mann sind die Plasma-FSH und LH-Konzentrationen – abgesehen von den natürlich nur bei der Frau auftretenden Zyklus-bedingten Schwankungen – sehr ähnlich wie bei der Frau (vgl. S. 304 f.).

4. Corticotropin = Adrenocorticotropes Hormon (**ACTH**) ist ein Polypeptid aus 39 Aminosäuren mit einem Molekulargewicht von fast 4500. Es entsteht aus einem großen Vorläufermolekül, dem Proopiomelanocortin (POMC), aus dem auch weitere Hormone, darunter das Melanozyten-stimulierende Hormon (MSH) und das β-Endorphin, synthetisiert werden können. Die ACTH-produzierenden Zellen in der Adenohypophyse werden deshalb auch als POMC-Zellen bezeichnet. Für die biologische Wirkung an der Nebenniere entscheidend sind die Aminosäuren 1–24, deren Sequenz innerhalb der Vertebraten hoch konserviert ist. Für therapeutische Zwecke ist ein Präparat (Synacthen®) mit der Aminosäuresequenz ACTH 1–24 erhältlich. Unterschiede zwischen den Spezies finden sich vor allem bei den Aminosäuren 25–39.

ACTH stimuliert in der Nebennierenrinde die Synthese und Ausschüttung von Steroidhormonen, insbesondere von Glukocorticoiden (Cortisol und Cortison) und Androgenen (Dehydroepiandrosteron), in wesentlich geringerem Umfang auch diejenige von Aldosteron. Im Gegensatz etwa zur Schilddrüse oder auch zum Nebennierenmark ist die Nebennierenrinde nicht in der Lage, einmal produzierte Hormone zu speichern. Es handelt sich also bei den freigesetzten Steroiden stets um neu synthetisierte Hormone. ACTH stimuliert über spezifische membranständige Rezeptoren die intrazelluläre cAMP-Bildung (vgl. S. 276). In der Folge kommt es zur vermehrten Bildung einiger für die Steroidproduktion wichtiger Enzyme und Cholesterinimportsysteme in die Mitochondrien (gesteigerte Umwandlung von Cholesterin in Pregnenolon).

Unter dem ACTH-Tonus wachsen die Zona fasciculata und die Zona reticularis der Nebennierenrinde (Bereiche der Glucocorticoid- und Androgen-Produktion, vgl. S. 298), während ein Ausfall der ACTH-Produktion zu einer Atrophie der Nebennierenrinde führt, wie dies bei der Simmondsschen Krankheit beobachtet wird (vgl. S. 301). Die ACTH-Ausschüttung wird im wesentlichen über das hypothalamische Releasing-Hormon CRH gesteuert und unterliegt einer ausgeprägten circadianen Rhythmik. Höchste Plasmakonzentrationen werden am Morgen gemessen. Darüber hinaus treten Schwankungen in einem 2–5stündigen Rhythmus auf. Neben CRH können auch ADH, das in denselben hypothalamischen Zellen synthetisiert wird wie CRH, sowie Adrenalin, Histamin, Angiotensin II und andere Hormone die ACTH-Ausschüttung stimulieren. Die ACTH-Sekretion ist bei Stress und Schmerzzuständen erhöht. Besonders stark wird die ACTH-Freisetzung bei massivem Blutverlust stimuliert.

5. **Melanotropin** = Melanocyten-stimulierendes Hormon (MSH) kommt beim Menschen in einer α-Form mit 13 Aminosäuren und einer β-Form mit 22 Aminosäuren vor. Die α-Form ist mit der Aminosäuresequenz ACTH 1–13 identisch. Beim Säuger wird MSH vorwiegend im Zwischenlappen der Hypophyse – also zwischen Adeno- und Neurohypophyse – gebildet. An der Froschhaut führt MSH (wie auch ACTH) zu Pigmentverschiebungen in den Melanocyten, was ihm zu seinem Namen verholfen hat. Die physiologische Bedeutung dieses Hormons beim Menschen ist noch nicht genau bekannt. Die starke Pigmentierung bei Patienten mit Morbus Addison (vgl. S. 300) wird auf die erhöhte MSH-Konzentration im Blut dieser Patienten zurückgeführt. Bei dieser Erkrankung liegt eine Nebennierenrindeninsuffizienz mit verminderter Cortisolproduktion vor. In der Folge kommt es zu einer vermehrten Freisetzung von CRH, welches wiederum die MSH-produzierenden POMC-Zellen in der Hypophyse aktiviert.

6. **Somatotropin (STH) = Growth Hormone (GH) = Wachstumshormon** ist ein Protein aus knapp 200 Aminosäuren mit einem Molekulargewicht von rund 20 000. Die Freisetzung von GH wird durch je ein hypothalamisches Releasing- (GHRH) und Inhibiting-Hormon (GHIH = Somatostatin) reguliert. Auffällig sind nächtliche Sekretionsmaxima für GH während tiefer Schlafphasen. Darüber hinaus wird GH bei hypoglykämischen Zuständen, bei körperlicher Arbeit und unter bestimmten Stressbedingungen vermehrt freigesetzt. GH beeinflusst in vielfältiger Weise den Stoffwechsel in verschiedenen Geweben. Seine Wirkung geht somit weit über die bloße Förderung des Knorpel- und Knochenwachstums hinaus.

Die Wirkungen von GH lassen sich in direkte und indirekte Effekte unterteilen. Letztere werden durch **Somatomedine** vermittelt, die unter dem Einfluss von GH in der Leber gebildet werden. Wegen ihrer strukturellen Ähnlichkeit mit Insulin (etwa 40%ige Homologie der Aminosäuresequenz) und ähnlicher biologischer Wirkungen werden die Somatomedine auch **Insulin like growth factors (IGF)** genannt. Die Somatomedin-vermittelten und die direkten Wirkungen von GH sind zum Teil gegensätzlich. So kommt es durch die Insulin-ähnliche Wirkung der Somatomedine zu einem Absinken des Blut-Glukosespiegels, während GH selbst die Glykogenolyse fördert und infolge dessen den Blut-Glukosespiegel erhöht. Im Tierexperiment gelingt es sogar durch anhaltende GH-Applikation einen manifesten Diabetes mellitus auszulösen, weil die Inselzellen den unter diesen Bedingungen erhöhten Insulinbedarf offenbar nicht mehr decken können. Beim Menschen ist die Akromegalie (s. unten) häufig mit einem Diabetes mellitus vergesellschaftet. Die im Blut vorhandene IGF-Konzentration unterliegt nicht der Kontrolle durch die herrschende Blut-Glukosekonzentration, wie dies beim Insulin der Fall ist, da die IGF-sezernierenden Leberzellen, im Unterschied zu den β-Zellen des Pankreas, nicht über einen Glukosesensor verfügen. Dies bedeutet aber, dass wir andauernd unter schweren hypoglykämischen Zuständen zu leiden hätten, wenn nicht die Hauptmenge des zirkulierenden IGFs durch Bindung an ein spezielles Protein, dem IGF-Bindungsprotein (IGFBP) gebunden wäre. Nur das freie, nichtgebundene IGF ist wirksam. Die Regulation der verfügbaren IGF-Aktivität erfolgt in erster Linie auf der Ebene der Regulation der Genexpression des IGFBPs. Die wachstumsfördernden Wirkungen von GH auf das Knorpel- und Knochengewebe werden überwiegend durch Somatomedine vermittelt. Im übrigen ist eine anhaltende GH-Wirkung auf das Wachstum an ausreichende Konzentrationen von Glukocorticoiden und Thyroxin gebunden. Einseitige Nephrektomie löst ein kompensatorisches Wachstum der verbleibenden Niere aus. Woher die verbleibende Niere ihren plötzlich auftretenden Wachstumsreiz erhält, ist bisher völlig unklar. Interessant ist aber der Befund, dass bei Fehlen von GH dieses kompensatorische Wachstum ausbleibt.

Bei **Hypophysentumoren** kann ein **Riesenwachstum** beobachtet werden. GH stimuliert dabei nicht nur das Knorpel- und Knochenwachstum, sondern auch das Wachstum der Eingeweide. Sind die Epiphysenfugen bereits verknöchert, kommt es bei erhöhter GH-Produktion (zum Beispiel durch Hypophysentumoren) insbesondere an den Akren (Spitzen), also z.B. am Kinn oder den Fingern, zur Anlagerung von weiterer Knochenmatrix (appositionelles Wachstum). Auch die Weichteile, wie z.B. Ohren, Nase und Zunge sind von vermehrtem Wachstum betroffen. Entsprechend dem äußeren Erscheinungsbild der Patienten wird die Erkrankung als **Akromegalie** bezeichnet. Neben dem dysproportionellen Wachstum können bei Akromegalie-Patienten auch hormonelle, z.B. Diabetes mellitus, und psychische Störungen auftreten.

Therapeutisch wird GH (neuerdings auch GHRH) zur Behandlung von Wachstumsrückständen bei Kindern (zum Beispiel hypophysärer Zwergwuchs durch GH-Mangel) eingesetzt[6].

7. **Prolaktin** ähnelt in seiner Primärstruktur dem GH. Während sich die Prolaktinkonzentrationen im Serum von Mann und Frau normalerweise kaum unterscheiden, kommt es während der Schwangerschaft zu einem Konzentrationsanstieg auf das 20fache. Allerdings bildet auch die Plazenta Hormone mit Prolaktinwirkung. In Verbindung mit Somatotropin vermag Prolaktin sowohl das Wachstum der Brustdrüse zu fördern als auch die Milchsekretion auszulösen. Berührung der Brustwarzen – speziell während des Saugaktes -führt zu sprunghaftem, kurzdauerndem Prolaktinanstieg im Serum. Hierfür wird vor allem eine nerval ausgelöste Hemmung der Prolaktin-Inhibiting-Hormon (= Dopamin)-Freisetzung im Hypothalamus verantwortlich gemacht. Vor der Geburt wird die Milchsekretion durch Östrogene und Progesteron gehemmt. Nach der Ausstoßung der Plazenta und dem dadurch bedingten Abfall der plazentaren Steroidhormone (vor allem von Progesteron) wird unter dem Einfluss von Prolaktin die Milchproduktion stimuliert. Da ein hoher Prolaktinspiegel im Serum die LH-Empfindlichkeit der ovariellen Zielzellen vermindert, tritt während der Stillzeit in der Regel kein Eisprung auf (vgl. S. 314), was die Stillzeit zu einer natürlichen Periode der Unfruchtbarkeit macht.

Eine pathologische Hyperprolaktinämie durch Stress, Pharmaka, Hypophysentumoren oder infolge einer primären Hypothyreose lässt sich mit Dopaminrezeptoragonisten (zum Beispiel Bromocriptin (Pravidel®)) behandeln, welche die Prolaktinfreisetzung hemmen. Allerdings stammt nicht die gesamte zirkulierende Prolaktinaktivität aus der Hypophyse, weshalb auch unter Bromocriptin die Prolaktinaktivität teilweise erhalten bleibt (s. S. 302).

---

6 Für therapeutische Zwecke wurde GH früher aus Leichenhypophysen gewonnen. Mittlerweile stehen gentechnologisch gewonnene Präparate zur Verfügung. Tierisches Somatotropin ist beim Menschen aufgund der hohen Speziesspezifität der Wachstumshormone nicht wirksam.

9.4 Hypophysenhinterlappen (Neurohypophyse)

In der Neurohypophyse werden das **antidiuretische Hormon** (**ADH** = Adiuretin = Vasopressin) und **Oxytocin** freigesetzt. ADH und Oxytocin sind Nonapeptide (besitzen also 9 Aminosäuren) und haben ein Molekulargewicht von rund 1000. Das menschliche ADH (und dasjenige von Pferden, Rindern und Schafen) enthält in Position 8 ein Arginin. Es wird deshalb auch als Arginin-Vasopressin (AVP) bezeichnet. Bei einigen anderen Spezies (zum Beispiel Schweinen) enthält das ADH an Position 8 ein Lysin (Lysin-Vasopressin, LVP)[7].

ADH und Oxytocin werden in den **hypothalamischen**, magnozellulären Kerngebieten des **Nucleus supraopticus** und des **Nucleus paraventricularis** gebildet. Von hier aus gelangen sie – in histologisch erkennbare Transportgranula verpackt – über axonalen Transport in die Neurohypophyse, wo sie in das Blut freigesetzt werden. Neben ADH beziehungsweise Oxytocin enthalten die Granula weitere hochmolekulare Peptide, die Neurophysine, welche Bestandteil größerer Vorläufermoleküle sind, aus denen ADH beziehungsweise Oxytocin enzymatisch abgespalten werden. Die Freisetzung von ADH und Oxytocin in das systemische Blut erfolgt durch Exozytose und wird über fortgeleitete Aktionspotenziale aus dem Hypothalamus gesteuert.

Entwicklungsgeschichtlich stellt die Neurohypophyse eine Ausstülpung des Diencephalons dar, entspricht also einem vorge-

---

7 Diese Nonapeptide stellen die ersten Peptidhormone dar, welche im Labor synthetisiert werden konnten, wofür der amerikanische Biochemiker Vincent du Vigneaud 1955 einen Nobelpreis erhielt: V. du Vigneaud, D. T. Gish, P. G. Katsoyannis: A synthetic preparation possessing biological properties, associated with arginin-vasopressin. J. Amer. chem. Soc. 76, 475, 1954.

schobenen Gehirnteil. Die genannten Axone bilden im Hypophysenstiel den Tractus supraopticohypophysialis. Im Gegensatz zur Neurohypophyse stammt die Adenohypophyse embryologisch aus dem Ektoderm.

Antidiuretisches Hormon (ADH, Vasopressin)

ADH wird bei einem Anstieg der Osmolalität und bei Volumenmangel freigesetzt. Dazu gibt es im Körper an verschiedenen Stellen Osmo- und Volumenrezeptoren. **Osmorezeptoren** kommen unter anderem im Hypothalamus und im Gebiet um den dritten Ventrikel vor. Die genauen Zusammenhänge sind noch nicht vollständig geklärt. Möglicherweise sind die ADH-produzierenden Zellen selbst osmosensitiv. Daneben wurden Osmorezeptoren auch für die Leber beschrieben. Bereits geringe Schwankungen der Konzentration der Osmolyte im Plasma um ca. 1 % (das entspricht etwa 3 mosmol/l) werden von den Osmorezeptoren registriert und beeinflussen die ADH-Sekretion. Volumenrezeptoren mit Meldefunktion für die ADH-produzierenden Neurone sitzen in den Wänden der großen herznahen Venen und in den Herzvorhöfen. Über diese Rezeptoren wird der Henry-Gauer-Reflex ausgelöst (siehe Kreislaufkapitel). Darüber hinaus sind die arteriellen Barorezeptoren im Karotissinus und im Aortenbogen an der Regulation der ADH-Freisetzung beteiligt. Alkohol kann die ADH-Freisetzung aus der Neurohypophyse hemmen, was die besonders starke Diurese bei Zufuhr alkoholhaltiger hypotoner Flüssigkeiten erklärt.

An der Niere stimuliert ADH über membranständige Rezeptoren die Adenylatcyclase in den Tubuluszellen des distalen Konvolutes und im Sammelrohr. In der Folge kommt es zum Einbau von **Wasserkanälen** (**Aquaporin-2**) in die luminale (= apikale) Membran dieser Zellen, wodurch die Wasserpermeabilität des Tubulusepithels erhöht wird und die Wasserrückresorption steigt (vgl. Nierenkapitel S. 263). Der Organismus verfügt somit über einen sehr wirkungsvollen Mechanismus zur Anpassung der Wasserausscheidung an den aktuellen Volumenbedarf. Steigt der osmotische Druck des Plasmas durch verminderte Wasserzufuhr (Durst) oder vermehrte Wasserausscheidung (hypotoner Schweiß) können durch ADH-Freisetzung 10–15 % der glomerulären Filtrationsrate (am Tag sind das immerhin rund 20 Liter) im Bereich des distalen Konvolutes und des Sammelrohrs resorbiert werden. Diese Resorption erfolgt unabhängig von der – viel größeren – Resorption in den weiter proximal gelegenen Abschnitten des Nephrons. Umgekehrt werden bei ADH-Mangel große Mengen eines hypotonen Harns ausgeschieden, ohne dass sich die glomeruläre Filtrationsrate dabei zwangsläufig ändert. Abb. 9.4 stellt die Regelung des osmotischen Drucks im Blutplasma als Regelkreis mit negativer Rückkopplung dar.

Ein durch ADH-Mangel gekennzeichnetes Krankheitsbild ist der **Diabetes insipidus** centralis, welcher zum Beispiel infolge eines Hypophysentumors auftreten kann. Bei dieser Erkrankung werden pro Tag bis zu 20 Liter Harn ausgeschieden. Wird diesen Patienten nicht gestattet, ihr großes Harnvolumen durch entsprechende Trinkmengen zu ersetzen, geraten sie in kürzester Zeit in lebensbedrohliche Volumenmangelsituationen. Mit Hilfe von ADH, das als Nasenspray verabreicht werden kann, gelingt es schnell, diese Patienten wieder auf normale Flüssigkeitsbilanzen zurückzuführen. Daneben gibt es den Diabetes insipidus renalis, bei dem die Ansprechbarkeit der renalen Tubuluszellen auf ADH gestört ist. Diesen Patienten kann mit einer ADH-Behandlung nicht geholfen werden. Schließlich existiert ein Krankheitsbild, welches durch einen Überschuss an ADH gekennzeichnet ist, das so genannte **Schwartz-Bartter**[8]-Syndrom. Hierbei kann Vasopressin auch von Zellen außerhalb des Hypothalamus gebildet werden, zum Beispiel von den Tumorzellen eines Bronchialkarzinoms. Die vermehrte Wasserresorption führt zu einer bedrohlichen Hyponatriämie mit einem Absinken des osmotischen Druckes bei sonst normaler Nierenfunktion und Ausscheidung eines natriumreichen, konzentrierten Harns.

---

[8] W. B. Schwartz, W. Bennet, S. Curelop, F. C. Bartter: A syndrome of renal sodium loss and hyponatremia probably resulting from inappropriate secretion of antidiuretic hormone. Amer. J. Med. 23, 529, 1957.

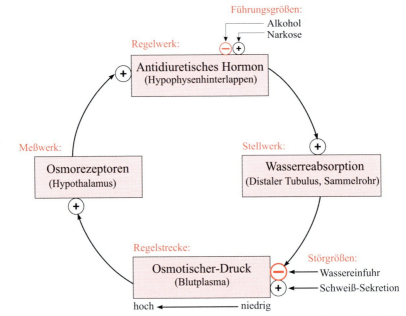

Abb. 9.4: Regelkreisschema für die Regelung des osmotischen Drucks im Blutplasma durch ADH mit negativer Rückkopplung.

Der besonders im angloamerikanischen Schrifttum verbreitete Name Vasopressin spielt auf die vasokonstriktorische Wirkung des Hormons an, die an isolierten Gefäßpräparaten leicht nachzuweisen ist. Unter physiologischen Bedingungen stehen jedoch die renalen Effekte im Vordergrund, was nicht ausschließt, dass ADH nicht nur durch die Beeinflussung des Blutvolumens, sondern auch über seine vaskulären Effekte an der Blutdruckregulation beteiligt sein könnte.

Oxytocin

Oxytocin erreicht während der Schlussphase der Geburt Spitzenkonzentrationen im Plasma und wirkt dann auf die **Uterusmuskulatur stark kontrahierend**. Die Geburtseinleitung beziehungsweise der Wehenbeginn werden nicht auf Oxytocin zurückgeführt. Es ist bisher nicht geklärt, auf welchen initialen Stimulus hin die vermehrte Oxytocin-Freisetzung zu Beginn der Geburt erfolgt. Im Verlauf der Geburt werden durch das Tiefertreten der Leibesfrucht Mechanorezeptoren in der Cervix uteri und der Vagina stimuliert, was über nervale Afferenzen zu einer gesteigerten Oxytocin-Freisetzung führt. Die Uteruswirksamkeit von Oxytocin ist vom Östrogenspiegel abhängig, so dass Oxytocin vor der Pubertät keinerlei Wirkung auf den Uterus zeigt.

Darüber hinaus wirkt Oxytocin kontrahierend auf das Myoepithel der Brustdrüse und führt damit während der Lactationsphase zur **Milchejektion**. Während des Saugaktes kommt es zu einer intensiven mechanischen Reizung der Mamille. Diese Reizung löst einen neurohumoralen Reflex mit vermehrter Oxytocin-Freisetzung aus. Über die gleichen nervalen Afferenzen wird auch die Sekretion von Prolaktin stimuliert. Der Reflex unterliegt vielfältigen Beeinflussungen. So kann die Oxytocinsekretion auch durch das Schreien des Säuglings ausgelöst werden, was als konditionierter Reflex im Sinne der Verhaltenspsychologie verstanden werden kann.

Der Hypothalamus ist das wichtigste Integrationszentrum für neuronale und humorale Steuerungsmechanismen der verschiedensten Körperfunktionen. Liberine und Statine des Hypothalamus gelangen über ein Portalvenensystem zur Hypophyse und kontrollieren dort die Freisetzung der Hypophysenvorderlappenhormone. Glandotrope Hormone des Hypophysenvorderlappens steuern Schilddrüsen-, Ovarial- und Nebennierenrindenhormone, welche ihrerseits über ihren Blutspiegel die Hormonsekretion von Hypothalamus und Hypophysenvorderlappen regulieren (Feedback-Kontrolle). Neben glandotropen Hormonen produziert der Hypophysenvorderlappen insbesondere Wachstumshormon und Prolaktin. ADH (= Vasopressin) und Oxytocin werden in den Nuclei supraoptici und paraventriculares des Hypothalamus gebildet und gelangen über axonalen Transport in den Hypophysenhinterlappen. ADH wird bei einem Anstieg der Osmolalität und bei Volumenmangel freigesetzt. Es steigert die Wasserpermeabilität im distalen Tubulus und Sammelrohr der Niere und fördert dadurch die Wasserrückresorption. Oxytocin wirkt kontrahierend auf Uterus und lactierende Mammae.

9.5 Epiphyse

Die Epiphyse oder das **Pinealorgan** hat am Gehirn einen so hervorgehobenen Platz, dass Descartes[9] hier den Sitz der Seele vermutete. Bei Amphibien führt die Bestrahlung der Epiphyse mit Licht definierter Wellenlänge zur Freisetzung des Tryptophan-Abkömmlings **Melatonin**. Als Hormon kann Melatonin, ähnlich wie MSH, Pigmentverschiebungen hervorrufen. Beim Säuger bestehen enge neuronale Verbindungen zwischen der Epiphyse und der Retina. Bei Belichtung der Retina kann es in der Epiphyse zur Bildung von Melatonin aus der Vorstufe Serotonin kommen. Melatonin übt zwar beim Säuger keinen Einfluss auf die Hautpigmente aus, scheint aber die Gonadotropine zu hemmen. Die (umstrittene) Bedeutung der Epiphyse für den Menschen wird deshalb heute meist darin gesehen, eine vorzeitige Geschlechtsentwicklung zu verhindern. Gestützt wird diese Auffassung durch klinische Beobachtungen von Epiphysentumoren mit gleichzeitiger Pubertas praecox.

9.6 Schilddrüse

Die beim Erwachsenen etwa 25–30 g schwere Schilddrüse gehört zu den am stärksten durchbluteten Organen. Ihre spezifische Durchblutung ist mit ca. 5 ml pro min und g Gewebe sogar höher als die der Niere. Die Schilddrüse enthält etwa 3 Millionen Follikel, deren Wand aus einem einschichtigen Epithel aufgebaut ist und die im Innern mit der Speicherform der Schilddrüsenhormone, dem **Kolloid**, gefüllt sind. Auf der dem Follikelinneren zugewandten Seite tragen die Epithelzellen Mikrovilli, wodurch die Zelloberfläche erheblich vergrößert wird. Neben den Epithelzellen besitzt die Schilddrüse so genannte parafollikuläre Zellen oder C-Zellen. Es handelt sich um helle, mitochondrienreiche Zellen, die überwiegend zwischen den Follikeln lokalisiert sind. Die C-Zellen haben ihren Namen von ihrer Fähigkeit das Hormon **Calcitonin** zu bilden. Dieses Hormon wird trotz seines Bildungsortes nicht zu den eigentlichen Schilddrüsenhormonen gerechnet.

Als Schilddrüsenhormone werden die Tyrosinabkömmlinge **Thyroxin** (T_4, **Tetraiodthyronin**) und **Triiodthyronin** (T_3) bezeichnet. Wegen des hohen Atomgewichts von Iod (127 Da) beträgt der Iodanteil am Gesamt-

---

[9] Rene Descartes (*1596–1650*), franz. Philosoph und Mathematiker (Cogito ergo sum = ich denke, also bin ich).

9 Hormonale Regulation

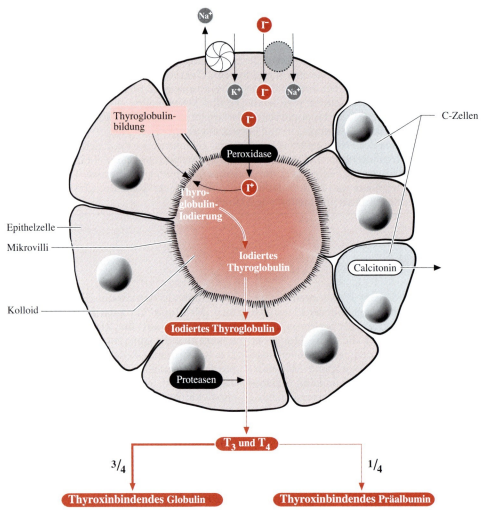

Abb. 9.5: Schematischer Schnitt durch einen Schilddrüsenfollikel

gewicht der Schilddrüsenhormone ca. 60 %. Die biologische Aktivität von T_3 ist etwa zehnmal stärker als diejenige von T_4.

Die Schilddrüse sezerniert hauptsächlich T_4, das in den Zielgeweben teilweise zu T_3 deiodiert wird. Die verschiedenen Isoenzyme der Deiodase sind an der Regulation der Aktivität der Schilddrüsenhormone in den unterschiedlichen Geweben beteiligt. Die Plasmakonzentration von T_4 ist um ein Vielfaches höher als diejenige von T_3. Beide Hormone werden im Plasma zu über 99 % an Proteine gebunden. Biologisch wirksam sind jeweils nur die freien, nicht an Proteine gebundenen Schilddrüsenhormone. Die wich-

tigsten Schilddrüsenhormon-bindenden Proteine sind thyroxinbindendes Globulin (TBG), thyroxinbindendes Präalbumin (TBPA) und Albumin. Die Plasmahalbwertszeit von Thyroxin beträgt ca. 7 Tage, diejenige von Triiodthyronin ca. 1 Tag.

Iod muss als Iodid mit der Nahrung aufgenommen werden. Der tägliche Iod-Bedarf beträgt ca. 150 mg. Bei Iodmangel kommt es häufig zu einer Vergrößerung der Schilddrüse (Iodmangelkropf). Geographisch ist das Iodangebot sehr unterschiedlich verteilt, so dass der Iodmangelkropf schon zu Beginn des 19. Jahrhunderts auffiel. Besonders iodarme Gebirgsgegenden der Schweiz und der

Steiermark sind als endemische Kropfgebiete bekannt geworden. Zur Kropfprophylaxe wird dem Speisesalz mit gutem Erfolg Kaliumiodid zugesetzt (vgl. auch Fußnote 12).

Bildung, Speicherung und Freisetzung der Schilddrüsenhormone

Bei der Bildung, Speicherung und Freisetzung der Schilddrüsenhormone handelt es sich um komplexe Vorgänge, an deren Regulation TSH auf mehreren Ebenen beteiligt ist. Die Follikelzellen synthetisieren das iodtyrosinhaltige Protein **Thyroglobulin**, welches im Follikellumen gespeichert wird. Das Globulin wird durch Exozytose in das Follikellumen abgegeben. Iodid wird über einen Na$^+$/I$^-$-Symporter an der basolateralen Membran in die Follikelzelle aufgenommen und an der apikalen Membran über einen Anionenaustauscher in das Kolloid abgegeben. An der apikalen Membran befindet sich ein membranständiges Enzym, die Thyroperoxidase, welche Iodid zu Iod oxidiert und in Tyrosylreste des Thyroglobulins einbaut. Dabei entstehen diiodinierte und in geringerem Maße monoiodinierte Tyrosylreste, aus denen durch intramolekulare Kopplung Tetra-(Thyroxin) bzw. Triiodthyronin gebildet werden. Thyroxin und Triiodthyronin bleiben vorerst noch Bestandteil der Peptidkette. Nach Wiederaufnahme des im Follikellumen gespeicherten Prohormons in die Epithelzelle durch Endozytose kommt es zur Fusionierung der Vesikel mit Lysosomen und das Thyroglobulin wird durch Proteolyse abgebaut. Die dadurch freigesetzten Schilddrüsenhormone werden in das Blutplasma sezerniert. Bereits beim Gesunden gelangt immer auch etwas Thyroglobulin ins Plasma, während bei einer Schilddrüsenentzündung (auch gelegentlich bei Hyperthyreosen) erhebliche Thyroglobulinmengen im Plasma gemessen werden können.

In welcher Form der Hypothalamus und die Hypophyse die Ausschüttung von T$_3$ und T$_4$ kontrollieren, wurde bereits ausführlich dargestellt (vgl. S. 280). Das Tripeptid Thyrotropin-Releasing-Hormon (TRH) war der erste hypothalamische Releasing-Faktor, dessen Struktur aufgeklärt werden konnte. TRH stimuliert die Freisetzung von Thyreoidea-stimulierendem Hormon (TSH) aus der Adenohypophyse und dieses wiederum stimuliert die Produktion von T$_3$ und T$_4$ sowie deren Freisetzung aus der Schilddrüse. Die Schilddrüsenhormone wirken auf den Hypothalamus und die Hypophyse im Sinne einer negativen Rückkopplung zurück. Dabei ist wahrscheinlich T$_4$ im Plasma das entscheidende Signal für die TSH-Sekretion. Die hemmende Wirkung des zirkulierenden T$_4$ auf die TSH-Freisetzung aus der Adenohypophyse hängt von der Deiodierung von T$_4$ zu T$_3$ in den TSH-bildenden Zellen ab.

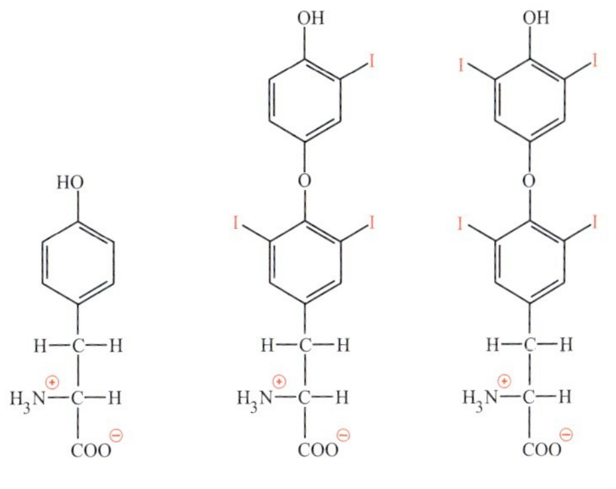

TYROSIN **TRIIODTHYRONIN (T3)** **THYROXIN (T4)**

Abb. 9.6: Struktur des Tyrosins sowie der Schilddrüsenhormone Triiodthyronin und Thyroxin

Wirkungen der Schilddrüsenhormone

T$_4$ wird in peripheren Geweben zu etwa 30 % in T$_3$ umgewandelt. Für T$_3$ existieren mehrere Rezeptortypen, die im Zellkern lokalisiert sind und an die Regulatorelemente bestimmter Gene binden. Nach Aktivierung wirken die T$_3$-Rezeptoren als Transkriptionsfaktoren und führen zur Zu- oder Abnahme der Expression verschiedener Gene.

Die biologischen Wirkungen der Schilddrüsenhormone sind mannigfaltig. Die Schilddrüsenhormone steigern die Aktivität zahlreicher Enzyme und greifen dadurch in den Intermediärstoffwechsel ein. Es kommt unter anderem zu einer vermehrten Glykogenolyse und Lipolyse. Gleichzeitig werden die Proteinbiosynthese, die Glukoneogenese und die Lipidbiosynthese gefördert. Eine wichtige Funktion der Schilddrüsenhormone ist die Erhöhung des Grundumsatzes. Dabei wird der Sauerstoffverbrauch in fast allen Geweben, außer dem Gehirn, den Gonaden und der Milz, erhöht, und die Körpertemperatur steigt an. Diese Wirkung kann zumindest teilweise durch die Erhöhung der Aktivität der Na^+/K^+-ATPase erklärt werden, auf die ca. ein Drittel des Sauerstoffverbrauchs ruhender Zellen entfällt. Die Wirkung der Schilddrüsenhormone auf den Sauerstoffverbrauch hat eine Latenz von Stunden bis zu mehreren Tagen, was durch den komplexen Wirkungsmechanismus erklärt werden kann.

Bei Kindern fördern die Schilddrüsenhormone das körperliche Wachstum über eine Stimulierung der Biosynthese von Wachstumshormon in der Hypophyse und über einen direkten Effekt auf den Knochen. Darüber hinaus sind sie unerlässlich für die normale fetale und postnatale Hirnentwicklung.

Am Herzen führen die Schilddrüsenhormone zu einer Zunahme der Kontraktilität und der Schlagfrequenz. Diese Wirkungen sind wahrscheinlich auf Interaktionen mit dem Sympathikus zurückzuführen. Durch die Schilddrüsenhormone wird im Herzen und in anderen Geweben die Anzahl der β-adrenergen Rezeptoren erhöht und deren Empfindlichkeit gegenüber Catecholaminen gesteigert. Bei Hyperthyreosen kann es dadurch zu potentiell gefährlichen Tachyarrhythmien kommen.

Schilddrüsenerkrankungen

Die häufigsten Schilddrüsenerkrankungen sind diffuse oder knotige Vergrößerungen der Schilddrüse (Struma beziehungsweise Kropf), die insbesondere in den endemischen Iodmangelgebieten auftreten. Durch den Iodmangel kann nicht genügend Thyroxin gebildet werden und die Hypophyse setzt vermehrt TSH frei, welches das Wachstum der Schilddrüse stimuliert. Neben TSH sind an der Strumaentwicklung noch weitere Wachstumsfaktoren beteiligt. Die Vergrößerung der Schilddrüse allein sagt noch nichts über die periphere Stoffwechsellage aus, welche bei einer Struma eu-, hypo- oder hyperthyreot sein kann.

Eine Überfunktion der Schilddrüse (**Hyperthyreose**) wird am häufigsten durch die Bildung von stimulierenden Autoantikörpern gegen den TSH-Rezeptor verursacht. Diese Autoantikörper wirken wie TSH und fördern die Bildung und Freisetzung von Schilddrüsenhormonen. Die klassische Beschreibung des Krankheitsbildes stammt von dem Merseburger Arzt Basedow[10] aus dem Jahr 1840. Charakteristische Symptome sind Tachykardie, Struma (Kropf) und ein starkes Hervorquellen der Augäpfel (Exophthalmus)[11]. Allerdings sind Struma und Exophthalmus keineswegs obligatorisch für eine Hyperthyreose.

Eine Unterfunktion der Schilddrüse (**Hypothyreose**) kann im frühen Kindesalter zu schweren Wachstumsstörungen und erheblicher geistiger Retardierung (Kretinismus[12]) führen. Beim Erwachsenen kommt es bei einer Hypothyreose zur Verlangsamung vieler Stoffwechselprozesse mit herabgesetztem Grundumsatz und erhöhter Kälteempfindlichkeit. Weitere Symptome sind Bradykardie, eine teigige Konsistenz der Haut (Myxödem) sowie allgemeine Antriebsarmut und Konzentrationsschwäche. Die Erkrankung beginnt meist schleichend und wird deshalb oft erst spät erkannt. Ursache ist häufig eine Autoimmunthyreoiditis.)

---

10 Karl Adolf von Basedow (1799–1854), Arzt in Merseburg. Nach ihm wird die Erkrankung im deutschen Sprachraum auch als Morbus Basedow bezeichnet. Im angelsächsischen Sprachraum spricht man von Graves disease, nach dem irischen Arzt Robert James Graves (1797–1853), der bereits 1835 ein ähnliches Krankheitsbild beschrieben hat.

11 Die genannten Symptome werden auch als Merseburger Trias bezeichnet. Weitere Zeichen bei Basedowscher Erkrankung sind: 1. das Zurückbleiben des oberen Lides beim Blick nach unten (Graefesches Zeichen), 2. erschwerte Konvergenz (Moebiussches Zeichen) und 3. seltener Lidschlag (Stellwagsches Zeichen).

12 Der Kretinismus ist auf endemische Iodmangel-Kropfgebiete beschränkt. Nachdem die Schweiz 1922 das *Speisesalz iodierte*, konnte dort der Kretinismus zum Verschwinden gebracht werden. (Übrigens gibt es noch heute Entwicklungsgebiete mit Kretinismus, u.a. dort, wo die Einwohner die lästige Salzgewinnung aus eigenen iodhaltigen Salinen aufgaben und billiges iodfreies Salz importierten.)

> Zur Bildung von Thyroxin (T$_4$) und Triiodthyronin (T$_3$) benötigt die Schilddrüse Iodid, welches mit der Nahrung aufgenommen werden muss. T$_3$ und T$_4$ werden als Prohormon (Thyroglobulin) im Follikellumen gespeichert. Bildung und Freisetzung der Schilddrüsenhormone unterliegen der Kontrolle durch negative Rückkopplung über die hypothalamohypophysäre Achse. Die biologischen Wirkungen der Schilddrüsenhormone sind mannigfaltig und betreffen unter anderem den Intermediärstoffwechsel und die Herzfunktion. Bei Kleinkindern sind die Schilddrüsenhormone unerlässlich für die normale körperliche und geistige Entwicklung. In endemischen Iodmangelgebieten kommt es häufig zur Entwicklung einer Struma (Iodmangelkropf), die mit einer eu-, hypo- oder hyperthyreoten peripheren Stoffwechsellage einhergehen kann. Die häufigste Ursache für eine Hyperthyreose ist die Bildung von aktivierenden Autoantikörpern gegen den TSH-Rezeptor (Morbus Basedow).

9.7 Epithelkörperchen (= Nebenschilddrüsen = Glandulae parathyroideae)

Die unauffälligen Glandulae parathyroideae sind vor ca. 100 Jahren zum ersten Mal beschrieben worden. Um die vorletzte Jahrhundertwende wurde erstmals beobachtet, dass Hunde nach Entfernung der Nebenschilddrüsen (Parathyreoidektomie) tetanische Krämpfe entwickelten. Diese Symptome wurden bald auf ein Absinken des Plasmacalciumspiegels zurückgeführt. Ursache dafür ist die nach Parathyreoidektomie ausbleibende Parathormonwirkung. Das **Parathormon** wurde in den 20er Jahren als solches entdeckt und seine Struktur 1970 aufgeklärt.

Parathormon wird in den Nebenschilddrüsen gebildet und ist ein Polypeptid aus 84 Aminosäuren. Seine Freisetzung wird hauptsächlich durch die extrazelluläre Calciumkonzentration reguliert (vgl. Abb. 9.7). In der Membran der Zellen der Nebenschilddrüsen befindet sich ein Calcium-Rezeptor, der auch als Calcium-Sensor bezeichnet wird. Es handelt sich um den Typ eines G-Protein-gekoppelten 7-Transmembrandomänen-Rezeptors. Ein Abfall der Konzentration des ionisierten Calciums im Plasma führt zu einer vermehrten Parathormon-Freisetzung.

Die wichtigste Wirkung des Parathormons ist die Erhöhung der Plasmacalciumkonzentration. Weiterhin bewirkt Parathormon einen Abfall der Konzentration des anorganischen Phosphats im Plasma. Die normale **Plasmacalciumkonzentration** liegt bei **2,2–2,7 mmol/l**, wobei etwa die Hälfte des Plasmacalciums an Proteine gebunden ist. Trotz erheblicher Schwankungen in der täglichen Calciumaufnahme wird die Plasmacalciumkonzentration bemerkenswert konstant gehalten. An der Regulation des Calciumspiegels sind neben Parathormon auch **Calcitonin** und **Calcitriol** beteiligt.

Parathormon erhöht die Plasmacalciumkonzentration durch seine Wirkungen am Knochen, an den Nieren und am Dünndarm. Am Knochen führt Parathormon über eine Aktivierung der Osteoklasten zum Abbau von Knochengrundsubstanz, wobei u.a. Calcium und anorganisches Phosphat mobilisiert werden. An der Niere beeinflusst Parathormon die tubuläre Resorption von Calcium und Phosphat in unterschiedlicher Weise. Während die Calciumresorption im distalen Tubulus stimuliert wird, wird die Phosphatresorption gehemmt. Außerdem stimuliert Parathormon in der Niere die Bildung von 1,25-Dihydroxycholecalciferol (Calcitriol, Vitamin D$_3$-Hormon), welches wiederum eine verstärkte renale Calciumresorption bewirkt. An der Dünndarmschleimhaut stimuliert Parathormon die Calciumresorption. Dieser Effekt ist jedoch im Vergleich zu den anderen Wirkungen von untergeordneter Bedeutung.

Calcitonin ist ein Polypeptid aus 32 Aminosäuren, das in den C-Zellen der Schilddrüse gebildet wird (vgl. S. 286). Es wird bei Hypercalcämie freigesetzt, hemmt die Osteoklastentätigkeit und stimuliert den Knochenaufbau. Darüber hinaus hemmt das Hormon die tubuläre Resorption von Calcium und Phosphat in der Niere. Als funktioneller Gegenspieler zu Parathormon ist Calcitonin

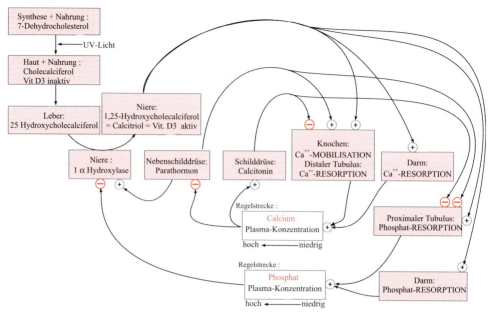

Abb. 9.7: Regelkreisschema für die Regelung der Plasmacalcium- und Phosphatkonzentration durch Parathormon, Calcitonin und Calcitriol

mitverantwortlich für die Feinregulation der Plasmacalciumkonzentration.

Neben den beiden Peptidhormonen, Parathormon und Calcitonin, ist der Cholesterinabkömmling 1,25-**Dihydroxycholecalciferol (Calcitriol, Vitamin D$_3$-Hormon)** maßgeblich an der Regulation der Plasmacalciumkonzentration beteiligt. Calcitriol entsteht über mehrere Zwischenschritte aus 7-Dehydrocholesterin. Dieses wird in der Haut unter dem Einfluss des UV-Anteils des Sonnenlichts in Cholecalciferol umgewandelt. Zunächst wird in der Leber an Position 25 und anschließend in der Niere an Position 1 hydroxyliert, wodurch das biologisch aktive Hormon Calcitriol entsteht. Da Calcitriol (bei ausreichender Sonnenlichtexposition) in hinreichenden Mengen vom erwachsenen Organismus hergestellt werden kann, handelt es sich im strengen Sinn nicht um ein Vitamin. Die Bildung von Calcitriol wird durch Calcium und Phosphat gehemmt und durch Parathormon stimuliert, wobei vor allem der letzte Schritt der Biosynthese in der Niere reguliert wird.

Hauptangriffsort von Calcitriol ist die Dünndarmschleimhaut, wo das Hormon die Bildung des calciumbindenden Proteins Calbindin und damit die Calciumresorption fördert. In der Niere stimuliert Calcitriol in Anwesenheit von Parathormon die Calcium- und Phosphatresorption. Die Wirkungen von Calcitriol auf den Knochen sind vielfältig; sowohl die Osteoblasten als auch die Osteoklasten können aktiviert werden. Durch die Zunahme der Plasmacalcium- und -phosphatkonzentration wird die Mineralisierung des Knochens gefördert.

Pathophysiologische Aspekte

Eine Überproduktion von Parathormon (Hyperparathyreoidismus, zum Beispiel infolge eines Nebenschilddrüsenadenoms) kann zu massiv erhöhten Calciumspiegeln im Plasma führen. Neben einer Demineralisierung des Knochens (Osteoporose) kommt es dabei zu Kalkeinlagerungen in den Gefäßen sowie zur Bildung von Nierensteinen.

Schon bei geringfügigem Abfall der freien Calciumkonzentration im Plasma (Hypoparathyreoidismus) kommt es zu einer Steigerung der neuromuskulären Erregbarkeit bis hin zu **tetanischen** Krämpfen. Die Bindung von Calcium an Plasmaproteine ist pH-abhängig. Bei einer Alkalose – zum Beispiel infolge willkürlicher Hyperventilation – ist sie erhöht; die freie Calciumkonzentration sinkt und es kann zu Krämpfen kommen.

> Die Epithelkörperchen bilden Parathormon, welches zusammen mit Calcitonin aus der Schilddrüse und Calcitriol an der Regulation der Plasmacalciumkonzentration beteiligt ist. Parathormon erhöht die Plasmacalciumkonzentration durch seine Wirkungen auf den Knochen und die Niere sowie durch die Stimulation der Calcitriolsynthese. Calcitonin wirkt am Knochen und an der Niere als Gegenspieler des Parathormons und senkt die Plasmacalciumkonzentration. Calcitriol wirkt vor allem auf die Darmschleimhaut, wo es die Calciumresorption fördert. Bei Calciummangel kann es zu Krämpfen kommen.

9.8 Inselorgan des Pankreas

Bereits in der Antike war der Diabetes mellitus bekannt. Den antiken Ärzten ist dabei nicht nur das große Harnvolumen aufgefallen, sondern sie haben sich offenbar auch nicht gescheut, den Harn auf seinen Geschmack hin zu testen. Dieser Harn war eindeutig süß. Galen[13] hielt deshalb den Diabetes mellitus für eine Nierenerkrankung. Heute ist klar, dass es sich beim Diabetes mellitus um eine Stoffwechselerkrankung handelt, bei der die Glukosekonzentration im Blutplasma erhöht ist. Glukose wird in der Niere frei filtriert und normalerweise vollständig tubulär resorbiert. Bei erhöhter Plasma-Glukosekonzentration wird das tubuläre Transportmaximum für Glukose überschritten und die Substanz erscheint im Harn. Das erhöhte Harnvolumen bei Diabetes mellitus ist auf eine Glukose-bedingte osmotische Diurese zurückzuführen.

Die beiden wichtigsten Hormone bei der Regulation des Blut-Glukosespiegels sind **Insulin**[13a] und **Glukagon**. Das Hormon wird in den β-Zellen (oder B-Zellen) der 1869 von **Langerhans** (vgl. S. 189) entdeckten und nach ihm benannten, bis zu 300 μm großen Pankreasinseln gebildet. Etwa 80 % der Zellen der Langerhansschen Inseln sind β-Zellen. Bei den restlichen 20 % der Zellen handelt es sich je etwa zur Hälfte um Glukagon-produzierende α-Zellen (oder A-Zellen) und δ-Zellen (oder D-Zellen), die das auch im Hypothalamus vorkommende Peptidhormon Somatostatin synthetisieren (vgl. S. 279).

Insulin

Insulin ist ein Proteohormon, welches aus zwei Peptidketten besteht, die als A-Kette mit 21 Aminosäuren und als B-Kette mit 30 Aminosäuren bezeichnet werden. Die beiden Ketten sind durch zwei Disulfidbrücken miteinander verbunden. Eine weitere Disulfidbrücke befindet sich innerhalb der A-Kette.

Der wichtigste Reiz für die Auslösung der **Insulinsekretion** aus den β-Zellen der Langerhansschen Inseln besteht in einer Erhöhung der Plasma-Glukosekonzentration. Das Signal wird den β-Zellen dadurch mitgeteilt, dass Glukose über ein spezifisches Transportprotein (Glut-2) mit hoher Effektivität in die Zellen aufgenommen wird, so dass die intrazelluläre Glukosekonzentration in den β-Zellen weitgehend der extrazellulären Glukosekonzentration entspricht. Ein erhöhter intrazellulärer Glukoseumsatz führt zu vermehrter ATP-Bildung und zur Hemmung ATP-empfindlicher K^+-Kanäle in der Zellmembran. Es kommt zur Depolarisation der Membran und zur Aktivierung spannungsabhängiger Ca^{++}-Kanäle. Die Erhöhung der intrazellulären Calciumkonzentration ist der Auslöser für die Insulinfreisetzung. Die Antwort der β-Zellen auf den Glukosereiz kann durch verschiedene Substanzen moduliert werden. So können Aminosäuren, Fettsäuren und Ketonkörper sowie einige gastrointestinale Hormone (zum Beispiel Glukagon-ähnliches Peptid und gastrisches inhibitorisches Peptid) in Anwesenheit von Glukose die Insulinfreisetzung stimulie-

---

[13] Galen (129–199 n. Chr.), vgl. S. 78.
[13a] Zur Entdeckungsgeschichte des Insulins: I. Mering (1849–1908, Pharmakologe und Internist, ab 1890 Prof. in Halle) entfernte zusammen mit O. Minkowski zwischen 1886–1890 Hunden das Pankreas. Dies führt zu einer massiven Diurese mit Zuckerausscheidung (Glykosurie) als Zeichen eines entstandenen Diabetes mellitus. Erst 1921 isolierte der 30jährige kanadische Arzt Banting (Nobelpreis 1923) zusammen mit dem Studenten Best das Insulin. Für die Aufklärung der Aminosäuresequenz des Insulins erhielt schließlich der Cambridger Chemiker Frederick Sanger 1958 einen Nobelpreis.

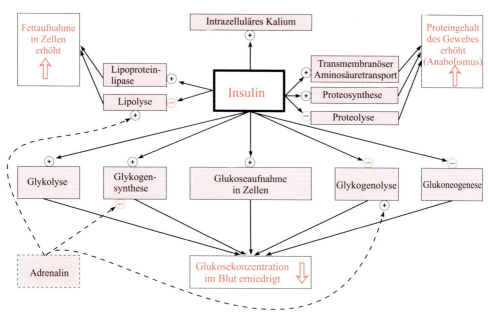

Abb. 9.8: Schematische Darstellung der vielfältigen Insulinwirkungen.

ren, während Catecholamine die Insulinsekretion hemmen.

Die vielfältigen **Wirkungen von Insulin** (Abb. 9.8) lassen sich wie folgt zusammenfassen: Insulin fördert die Speicherung der Grundnahrungsstoffe Glukose, Proteine und Fette und ist somit das wichtigste anabole Hormon im Organismus. Die wichtigsten Zielgewebe für die Insulinwirkung sind die Skelettmuskulatur, das Fettgewebe und die Leber.

In der Muskulatur und im Fettgewebe fördert Insulin die Glukoseaufnahme indem es die Konzentration des Glukosetransporters Glut-4 in der Plasmamembran erhöht. Die Plasma-Glukosekonzentration wird dadurch rasch und wirkungsvoll gesenkt. Leberzellen verfügen mit Glut-2 über einen Insulin-unabhängigen Glukosetransporter. Bei niedrigen Insulinkonzentrationen ist das Sarkolemm der Muskelfasern normalerweise impermeabel für Glukose. Die arbeitende Muskulatur kann jedoch auch über einen im einzelnen noch nicht genau bekannten Insulin-unabhängigen Mechanismus Glukose aufnehmen. Dies haben sich Ärzte schon lange zunutze gemacht, indem sie Diabetiker Muskelarbeit verrichten ließen, um ihren Insulinbedarf zu senken. Umgekehrt muss der Insulin verordnende Arzt/die Ärztin bedenken, dass der Patient weniger Insulin benötigt, wenn er plötzlich zum Beispiel intensiv Sport betreibt. Andernfalls kann er durch ein Zuviel an Insulin in einen hypoglykämischen Schock (vgl. S. 293) geraten. Durch die gesteigerte Glukoseaufnahme werden unter dem Einfluss von Insulin die Glykogensynthese und die Glykolyse in der Skelettmuskulatur stimuliert. Im Fettgewebe kommt es ebenfalls zu einer Steigerung der Glykolyse und darüber zu einer erhöhten Triacylglycerinsynthese.

Insulin fördert nicht nur die Glukoseaufnahme in die Skelettmuskulatur, sondern beeinflusst darüber hinaus direkt die Aktivität zahlreicher Enzyme des Intermediärstoffwechsels. So wird in der Skelettmuskulatur und in der Leber die Glykogensynthese über eine Aktivierung der Glykogensynthase und die Glykolyse durch Induktion entsprechender Schlüsselenzyme gesteigert. Darüber hinaus senkt Insulin in vielen Geweben über die Aktivierung der cAMP-spezifischen Phosphodiesterase den cAMP-Spiegel. Als Folge davon werden im Fettgewebe die Lipolyse sowie in der Leber und in der Skelettmuskulatur die Glykogenolyse gehemmt. Außerdem kommt es in Leber und Niere zu einer Hemmung der Glukoneogenese.

Auf die Proteinbiosynthese wirkt Insulin stimulierend, indem es die Aminosäureaufnahme in die Skelettmuskulatur fördert.

Auf molekularer Ebene werden die Insulinwirkungen über einen spezifischen membranständigen Insulinrezeptor vermittelt. Es handelt sich um ein tetrameres Molekül aus je zwei identischen Untereinheiten (zwei α- und zwei β-Untereinheiten), die über Disulfidbrücken miteinander verbunden sind. Der Insulinrezeptor gehört zur Familie der Tyrosinkinaserezeptoren, wobei die β-Untereinheit für die Tyrosinkinaseaktivität verantwortlich ist (vgl. S. 13 f.).

Glukagon

Glukagon ist ein Polypeptid aus 29 Aminosäuren. Außer in den α-Zellen der Langerhansschen Inseln wird Glukagon auch in der Darmmukosa und im Zentralnervensystem gebildet. Die Glukagonsekretion erfolgt, wie diejenige von Insulin, in Abhängigkeit von der extrazellulären Glukosekonzentration. Allerdings ist im Falle des Glukagons ein Abfall der Glukosekonzentration der auslösende Stimulus für eine vermehrte Sekretion.

Glukagon ist in vielerlei Hinsicht ein funktioneller Antagonist des Insulins (vgl. Abb. 9.9 und 9.10). Unter seiner Wirkung kommt es zu einem Anstieg des Plasma-Glukosespiegels. Hauptwirkort für Glukagon ist die Leber, wo das Hormon die Glykogenolyse steigert und die Glykogensynthese hemmt. Darüber hinaus kommt es zu einer Hemmung der Glykolyse und zu einer Stimulierung der Glukoneogenese. Glukagon wirkt über einen G-Protein-gekoppelten Rezeptor mit sieben Membrandurchgängen stimulierend auf die Adenylatcyclase.

Pathophysiologische Aspekte (Diabetes mellitus)

Sowohl ein Insulinmangel mit zu hohen Blutzuckerwerten als auch ein Überschuss an Insulin mit zu niedrigen Blutzuckerwerten können zu akutem Bewusstseinsverlust führen: Wir sprechen im ersten Fall vom **diabetischen Koma**, im zweiten vom **hypoglykämischen Schock** bzw. hypoglykämischen Koma. Für den Patienten ist die Diagnose des zu Hilfe gerufenen Arztes, welche Art eines Komas vorliegt, von entscheidender Bedeutung. Handelt es sich um einen Diabetiker mit hohem Blutzuckerspiegel, ist er vermutlich durch eine osmotische Diurese stark dehydriert; er kann sogar allein hierdurch in ein hyperosmolares Koma geraten sein. Die Haut ist trocken, durch Hochziehen gebildete Hautfalten bleiben wesentlich länger stehen als beim Gesunden. Ferner hat der Diabetiker infolge des Insulinmangels vermehrt Lipide und Ketonkörper im Se-

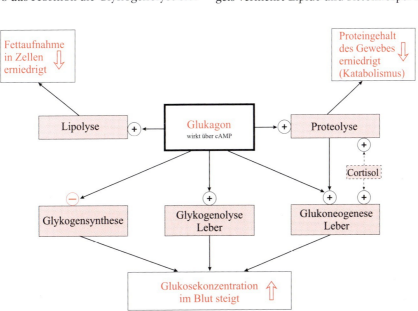

Abb. 9.9: Schematische Darstellung der Glukagon-Wirkungen

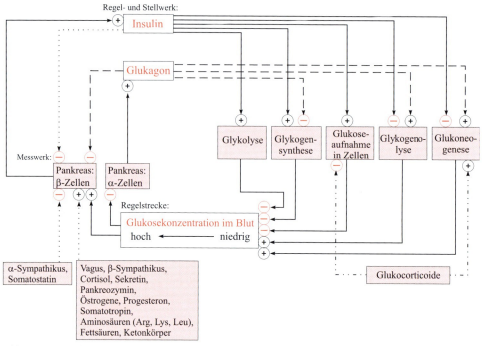

Abb. 9.10: Regelkreisschema für die Regelung der Plasma-Glukosekonzentration

rum. Im diabetischen Koma können diese Ketonkörper sogar zum Hauptenergielieferanten der Muskulatur werden. Als Indiz für eine vermehrte Ketonkörperproduktion im Stoffwechsel fällt beim diabetischen Koma der Azetongeruch der Ausatemluft des Patienten auf. Die erhöhte Ketonkörperkonzentration im Plasma führt zu einer Ketoazidose, welche wiederum die Ursache für die im diabetischen Koma typische kompensatorische Hyperventilation ist (Kussmaulsche Atmung, vgl. S. 155). Die Diagnose lässt sich mit einer sofortigen Blutzuckerbestimmung vergleichsweise einfach sichern. Ist dies nicht möglich und bestehen immer noch Zweifel, um welche Form eines Komas es sich handelt, ist die intravenöse Applikation einer Zuckerlösung immer vorzuziehen. Handelt es sich um einen hypoglykämischen Schock, tritt die therapeutische Wirkung sehr schnell ein. Handelt es sich um ein diabetisches Koma, wird durch diese Maßnahme dem Patienten kein zusätzlicher Schaden zugefügt. Umgekehrt würde ein hypoglykämischer Schock durch die Gabe von Insulin unter Umständen lebensbedrohlich verschlimmert.

> Im Inselorgan des Pankreas werden die beiden Peptidhormone Insulin (β-Zellen) und Glukagon (α-Zellen) gebildet. Insulin ist das wichtigste anabole Hormon im Organismus. Es senkt die Plasma-Glukosekonzentration indem es die Aufnahme von Glukose in die Zelle fördert (Muskulatur, Fettgewebe) und die Glykogensynthese stimuliert (Leber, Muskulatur). Weiterhin hemmt Insulin die Lipolyse und steigert die Proteinbiosynthese. Glukagon ist in vielerlei Hinsicht ein Gegenspieler des Insulins. Es erhöht die Plasma-Glukosekonzentration indem es die Glykogenolyse und die Glukoneogenese in Leber und Niere steigert. Sowohl die Insulin- als auch die Glukagonsekretion werden von der Plasma-Glukosekonzentration beeinflusst, wobei ein Anstieg der Glukosekonzentration die Insulinsekretion fördert und die Glukagonsekretion hemmt. Ein relativer oder absoluter Insulinmangel führt zum Krankheitsbild des Diabetes mellitus.

9.9 Nebennierenmark

In den chromaffinen Zellen des Nebennierenmarks werden die Catecholamine **Noradrenalin** und **Adrenalin** etwa im Verhältnis 1:4 gebildet und freigesetzt. Auf die Struktur und Funktion der Catecholamine wurde bereits bei der Besprechung des Kreislaufs eingegangen (vgl. S. 108 f.). Ihren Namen haben die Catecholamine wegen ihrer chemischen Verwandtschaft mit Catechol (1,2-Dihydroxybenzol). Ausgangspunkt für die Catecholaminbiosynthese ist die Aminosäure Tyrosin (siehe Abb. 3.18 und 9.11). Außerhalb des Zentralnervensystems werden Catecholamine außer im Nebennierenmark auch in den postganglionären sympathischen Nervenfasern gebildet. Dort endet der Syntheseweg bereits beim Noradrenalin. Das Adjektiv *chromaffin* bezieht sich auf die Eigenschaft der Catecholamin-bildenden Zellen, bei histologischer Anfärbung mit Chrom braune Granula sichtbar werden zu lassen, in denen Noradrenalin beziehungsweise Adrenalin zusammen mit ATP und Proteinen (unter anderem das Enzym Dopamin-β-Hydroxylase und so genannte Chromogranine) gespeichert sind. Da sich die an der Catecholaminbiosynthese beteiligten Enzyme in unterschiedlichen Kompartimenten der Zelle befinden, müssen die Zwischenprodukte bis zum fertigen Adrenalin mehrere Transportschritte durch intrazelluläre Membranen durchlaufen. Bis zum Dopamin verläuft die Synthese im Zytosol. Dopamin wird über einen spezifischen Carrier in die **chromaffinen Granula** aufgenommen und dort durch die **Dopamin-β-Hydroxylase** zu Noradrenalin umgewandelt. In zur Adrenalinsynthese befähigten Zellen verlässt das Noradrenalin die Granula und wird im Zytosol zu Adrenalin methyliert, welches erneut in die Granula aufgenommen und dort bis zu seiner Freisetzung gespeichert wird.

Bildung und Freisetzung der Catecholamine im Nebennierenmark werden durch nervale und humorale Faktoren reguliert. Entwicklungsgeschichtlich kann das Nebennierenmark als ein **sympathisches Ganglion** aufgefasst werden, dessen postganglionäre Zellsomata (chromaffine Zellen) ihr Axon verloren haben und statt dessen ihre Überträgerstoffe (Adrenalin und Noradrenalin) direkt in das Blut abgeben. Wie alle sympathischen Ganglien wird das Nebennierenmark über präganglionäre Fasern aus dem Rückenmark cholinerg innerviert, wobei die Erregungsübertragung auf die chromaffinen Zellen über nikotinerge Acetylcholin-Rezeptoren erfolgt. Die Stimulation dieser Rezeptoren führt zu erhöhter Catecholaminsynthese und -freisetzung. Der wichtigste, die Catecholaminsynthese stimulierende humorale Faktor sind Glukocorticoide.

Das Nebennierenmark bildet zusammen mit den adrenergen Nervenendigungen das adrenerge System, welches bei körperlicher und psychischer Belastung aktiviert wird. Die Catecholamine beeinflussen die Funktion des Herzens, der glatten Muskulatur, exkretorischer und inkretorischer Drüsen sowie verschiedene Stoffwechselvorgänge (siehe Tabelle 3.2). Auf diese Wirkungen wird im Einzelnen in den entsprechenden Kapiteln dieses Lehrbuches eingegangen. Wichtig ist darüber hinaus, dass die Catecholamine zur Deckung des erhöhten Substratverbrauchs die zellulären Energiespeicher mobilisieren, indem sie die Glykogenolyse, die Gluconeogenese und die Lipolyse stimulieren. Weiterhin hemmen sie die Insulinsekretion und wirken dadurch einer Wiederauffüllung der zellulären Energiespeicher entgegen. Durch diese Wirkungen tragen die Catecholamine dazu bei, dass die Substratversorgung der in Stresssituationen vermehrt in Anspruch genommenen Gewebe gewährleistet ist.

Auf zellulärer Ebene wirken Adrenalin und Noradrenalin über G-Protein-gekoppelte Siebentransmembran-Domänen-Rezeptoren, die in α- und β-Rezeptoren unterteilt werden. Innerhalb dieser Gruppen lassen sich weitere Rezeptorsubtypen (α_1- und α_2-Rezeptoren sowie β_1-, β_2- und β_3-Rezeptoren) unterscheiden. Die Stimulation von **α_1-Rezeptoren** führt über die Aktivierung der **Phospholipase C** zur Bildung von **Inositoltrisphosphat** und zur Freisetzung von **Calcium** aus intrazellulären Speichern, während es bei Stimulation von α_2-Rezeptoren über die **Hemmung der Adenylatcyclase** zur **Senkung** des intrazellulären **cAMP-Gehaltes** kommt. Alle **β-Rezeptorsubtypen** sind über stimulierende **G-Proteine** an die Adenylatcy-

9 Hormonale Regulation

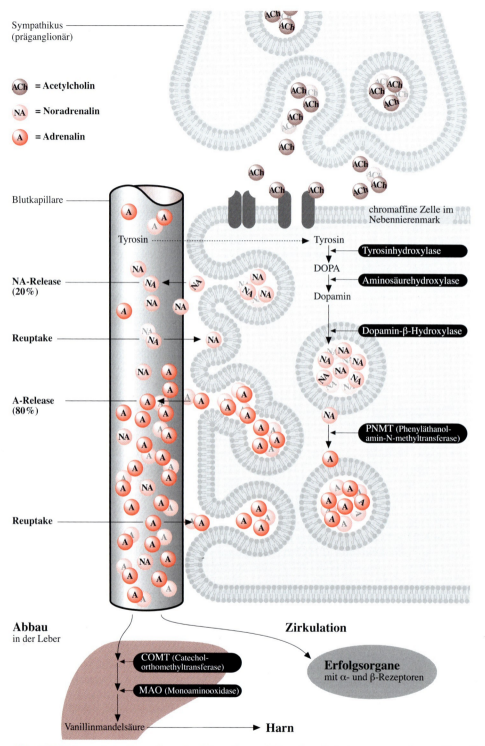

Abb. 9.11: Schematische Darstellung der Adrenalin- und Noradrenalinfreisetzung aus chromaffinen Zellen des Nebennierenmarks

clase gekoppelt und **steigern** den intrazellulären **cAMP-Gehalt**. In vielen Geweben können über die Stimulation verschiedener adrenerger Rezeptortypen unterschiedliche Wirkungen ausgelöst werden. Die meisten Zielgewebe des adrenergen Systems exprimieren sowohl α- als auch β-Rezeptoren. Die Subtypen der adrenergen Rezeptoren haben unterschiedliche Empfindlichkeit für Adrenalin und Noradrenalin. Wichtig ist vor allem, dass Noradrenalin β_2-Rezeptoren unter physiologischen Bedingungen praktisch nicht aktiviert. Die Wirkung der Catecholamine auf ihre Zielgewebe hängt also nicht nur von der Art (Adrenalin oder Noradrenalin) und Konzentration des betreffenden Catecholamins, sondern auch von der Verteilung und Dichte der adrenergen Rezeptortypen im Gewebe ab.

Die normalen Plasmaspiegel der Catecholamine in Ruhe sind mit etwa 1 nmol/l für Noradrenalin und etwa 0,2 nmol/l für Adrenalin außerordentlich niedrig. Bei starker Stimulation kann der Adrenalinspiegel jedoch rasch bis etwa zum 1000-fachen des Ruhewertes ansteigen. Das Nebennierenmark ist normalerweise die einzige Quelle für Adrenalin im Plasma, während Noradrenalin zusätzlich aus den sympathischen Nervenendigungen in das Blutplasma gelangt (spill over). Der Abbau von zirkulierendem Adrenalin und Noradrenalin erfolgt vorwiegend in der Leber unter Beteiligung der **Monoaminoxidase (MAO)** und der **Catechol-O-Methyltransferase (COMT)**. Als Hauptabbauprodukt wird Vanillinmandelsäure (3-Methoxy-4-Hydroxymandelsäure) im Harn ausgeschieden. Die Bestimmung der Vanillinmandelsäureausscheidung im 24-Stunden-Urin kann Anhaltspunkte für die Aktivität des adrenergen Systems liefern. In – allerdings seltenen – Fällen können Patienten an episodisch auftretenden starken Blutdruckanstiegen (so genannten Blutdruckkrisen) leiden, welche durch Adrenalin- beziehungsweise Noradrenalin-produzierende Tumoren (Phäochromozytome) ausgelöst werden können. In solchen Fällen kann der sprunghafte Anstieg der Harnkonzentration von Vanillinmandelsäure während des Blutdruckanstiegs die Diagnose sichern.

Die chromaffinen Zellen des Nebennierenmarks produzieren und sezernieren die Catecholamine Noradrenalin und Adrenalin etwa im Verhältnis 1:4. Das Nebennierenmark kann entwicklungsgeschichtlich als ein sympathisches Ganglion aufgefasst werden und bildet zusammen mit den sympathischen Nervenendigungen das adrenerge System. In den sympathischen Nervenendigungen endet die Catecholaminsynthese bereits beim Noradrenalin. Die Freisetzung von Adrenalin und Noradrenalin aus den Speichergranula des Nebennierenmarks kann sowohl nerval (Sympathikusaktivierung) als auch humoral (vor allem durch Glukocorticoide) stimuliert werden. Auf zellulärer Ebene wirken Adrenalin und Noradrenalin über G-Protein-gekoppelte Siebentransmembran-Domänen-Rezeptoren, die in α- und β-Rezeptoren (mit jeweils weiterer Subklassifizierung) unterteilt werden. Der Abbau der zirkulierenden Catecholamine erfolgt vorwiegend in der Leber unter Beteiligung der Monoaminoxidase (MAO) und der Catechol-O-Methyltransferase (COMT). Hauptausscheidungsprodukt im Urin ist Vanillinmandelsäure.

9.10 Nebennierenrinde

Vier Fünftel des Nebennierengewebes entfallen auf die Rinde. Histologisch lassen sich von außen (unterhalb der Kapsel) nach innen drei Schichten abgrenzen: **I. Zona glomerulosa, II. Zona fasciculata, III. Zona reticularis**. In der Zona glomerulosa werden überwiegend Mineralocorticoide gebildet, während die Zona fasciculata hauptsächlich Glukocorticoide produziert. Die Zona reticularis synthetisiert vor allem Androgene, aber auch Glukocorticoide.

Chemisch leiten sich die Nebennierenrindenhormone vom Cholesterin ab und besitzen wie dieses ein Steran-Grundgerüst. Die Sammelbezeichnung Corticosteroide für die Nebennierenrindenhormone spielt auf den

Syntheseort (Cortex, lat. Rinde) und das Sterangerüst an. Das zur Hormonproduktion benötigte Cholesterin kann in den Nebennierenrindenzellen entweder durch Neusynthese aus Acetyl-CoA gewonnen werden oder es wird aus Low-density-Lipoproteinen (LDL) aus dem Extrazellulärraum aufgenommen. Die Aufnahme von Cholesterin aus dem Extrazellulärraum ist an das Vorhandensein von LDL-Rezeptoren an der Zelloberfläche gebunden. Bei anhaltender Stimulation nimmt die Zahl dieser Rezeptoren in den steroidhormonproduzierenden Zellen zu, so dass vermehrt Cholesterin aus dem Extrazellulärraum aufgenommen werden kann. Bezüglich der Einzelheiten der Steroidhormonsynthese sei auf die Lehrbücher der Biochemie verwiesen. Die wichtigsten von der Nebennierenrinde synthetisierten Steroide sind **Cortisol** als Glukocorticoid, **Corticosteron** und besonders **Aldosteron** als Mineralocorticoide und das zur Gruppe der androgen wirkenden Steroide gehörende **Dehydroepiandrosteron**. Nur diese Hormone werden in physiologisch wirksamen Konzentrationen von der Nebennierenrinde freigesetzt.

Im Gegensatz zum Nebennierenmark wird die Nebennierenrinde praktisch nicht innerviert, so dass die Ausschüttung der Nebennierenrindenhormone vorwiegend durch humorale Faktoren gesteuert wird. Die Hormone werden in der Nebennierenrinde nicht gespeichert. Eine vermehrte Nebennierenhormonsekretion ist deshalb gleichbedeutend mit einer vermehrten Syntheserate. Die Synthese der Gluko- und Mineralocorticoide unterliegt unterschiedlichen Einflüssen. ACTH aus der Adenohypophyse stimuliert vor allem die Cortisolsynthese in der Zona fasciculata. Cortisol wirkt im Sinne einer negativen Rückkopplung auf die ACTH-Synthese in der Hypophyse zurück. Außerdem hemmt es die CRH-Synthese im Hypothalamus. Die Plasmacortisolkonzentration unterliegt tageszeitlichen Schwankungen (circadiane Rhythmik) mit einem Maximum in den frühen Morgenstunden. Synthese und Freisetzung von Aldosteron werden durch Angiotensin II, das Effektorpeptid des Renin-Angiotensin-Systems stimuliert. Darüber hinaus wirken ein Abfall der Plasmanatriumkonzentration und ein Anstieg der Plasmakaliumkonzentration direkt aktivierend auf die aldosteronproduzierenden Zellen in der Zona glomerulosa.

Praktisch alle Zellen unseres Organismus verfügen über Cortisolrezeptoren. Entsprechend vielfältig sind die Wirkungen des Hormons (vgl. Abb. 9.12). Wichtig sind vor allem die Effekte auf den Intermediärstoffwechsel, von denen die Bezeichnung Glukocorticoide abgeleitet ist und die Rolle des Hormons als Modulator des Immunsystems. Im Kohlenhydratstoffwechsel erhöht Cortisol die Plasma-Glukosekonzentration. Es wirkt damit ähnlich wie Glukagon und die Catecholamine und antagonistisch zum Insulin. Allerdings tritt die Wirkung von Cortisol wesentlich langsamer ein als die der übrigen genannten Hormone. Der Grund hierfür ist der Wirkungsmechanismus, welcher die Neusynthese von Proteinen erfordert (siehe unten). Die Erhöhung der Plasma-Glukosekonzentration durch Cortisol beruht auf einer **Hemmung der Glukoseaufnahme** besonders im Muskel- und Fettgewebe sowie auf einer **Aktivierung der Glukoneogenese** in der Leber. Darüber hinaus wirkt Cortisol auf den Fett- und Proteinstoffwechsel indem es die **Lipo- und Proteolyse fördert** und die **Proteinbiosynthese hemmt**. Auch diese Wirkungen sind entgegengesetzt zu denen des Insulins.

Auf das Immunsystem wirkt Cortisol allgemein hemmend, wobei sowohl die humorale als auch die zelluläre Immunabwehr betroffen sind. Cortisol hat **entzündungshemmende Wirkungen** indem es eine Reihe grundlegender Prozesse bei entzündlichen Reaktionen, wie zum Beispiel die Erhöhung der Kapillarpermeabilität, die Einwanderung von Leukozyten in das Entzündungsgebiet und die Freisetzung von Zytokinen unterdrückt. Für die immunsuppressiven und antiinflammatorischen Wirkungen von Cortisol sind höhere Plasmakonzentrationen des Hormons erforderlich als für die Stoffwechselwirkungen. Die Wirkungen der Glukocorticoide auf das Immunsystem werden therapeutisch genutzt, um allergische Reaktionen des Organismus und immunologische Abwehrreaktionen, zum Beispiel bei Organtransplantationen oder im Rahmen so genannter Autoimmunerkrankungen, zu reduzieren[14].

---

14 Häufig wird Cortison verwendet, welches sich vom Cortisol nur dadurch unterscheidet, dass es an C11 statt einer Hydroxy- eine Ketogruppe besitzt. Der Organismus hydroxiliert das inaktive Cortison zum aktiven Cortisol.

Cortisol wird bei körperlichem und psychischem **Stress** vermehrt freigesetzt. Die physiologische Bedeutung dieser Reaktion auf Stress ist im einzelnen noch nicht genau bekannt. Klar ist, dass Cortisol die Wirkung der bei Stress ebenfalls vermehrt freigesetzten Catecholamine auf die glatte Muskulatur der Gefäße fördert.

Die Wirkungen des Aldosterons wurden bereits im Nierenkapitel ausführlich dargestellt. Das Hormon bewirkt in der Niere eine verstärke tubuläre **Natriumresorption** und **Kaliumsekretion**. In den Schweiß- und Speicheldrüsen sowie im Intestinaltrakt vermindert Aldosteron die Natriumausscheidung. Die Aldosteron-bedingte Natriumretention führt im Organismus zu einer entsprechenden Wasserresorption, was zur Bildung von Ödemen und zur Entstehung eines Bluthochdrucks führen kann.

Der **Wirkungsmechanismus** der Steroidhormone unterscheidet sich grundlegend von dem der Peptidhormone; er ähnelt vielmehr demjenigen des Thyroxins. Steroide können ohne Schwierigkeiten die Zellmembranen passieren und erreichen ihre spezifischen Rezeptoren im Zytosol. Diese Rezeptoren sind Proteine, welche über eine Ligandenbindungsregion und eine DNA-Bindungsregion mit Zinkfingerarchitektur verfügen und im aktivierten Zustand – also dann, wenn das Hormon an den Rezeptor gebunden ist – in den Zellkern eindringen. Dort regulieren sie die Expression bestimmter Gene und lösen so ihre spezifischen Wirkungen aus. Alle Steroidrezeptoren gehören zu einer gemeinsamen Proteinsuperfamilie. Da auch die verschiedenen Steroidhormone einander strukturell ähnlich sind, ist es nicht verwunderlich, dass Rezeptoren eines Typs von mehreren Steroidhormonen aktiviert werden können. So ist zum Beispiel Cortisol unter in vitro Bedingungen ein potenter Aktivator des Mineralocorticoidrezeptors. In vivo beträgt die mineralocorticoidartige Wirkung des Cortisols auf die Niere allerdings weniger als ein Tausendstel derjenigen des Aldosterons. Dies liegt daran, dass Cortisol in den Tubuluszellen der Nieren durch das Enzym 11β-Hydroxysteroiddehydrogenase zu (am Mineralocorticoidrezeptor unwirksamem) Cortison abgebaut wird, bevor es den Rezeptor erreichen kann.

Pathophysiologische Aspekte

Eine Überfunktion der Nebennierenrinde mit vermehrter Cortisolproduktion auf Grund einer Nebennierenrindenhyperplasie (zum Beispiel bei tumorbedingter Mehrproduktion von CRH im Hypothalamus oder von ACTH in der Hypophyse oder in extrahypophysären Tumoren) oder eines Nebennierenrindentumors führt zu charakteristischen Symptomen einschließlich Glukoseintoleranz, Hypertonie, Osteoporose, Stammfettsucht und Vollmondgesicht. Dieser Symptomenkomplex wird unabhängig von seiner Genese nach seinem Erstbeschreiber als **Cushing-Syndrom**[15] bezeichnet. Auch durch die therapeutische Gabe von Glukocorticoiden in hohen Dosen über lange Zeiträume (zum Beispiel zur Immunsuppression bei Organtransplantationen) kann ein Cushing-Syndrom ausgelöst werden. Vom Cushing-Syndrom begrifflich zu unterscheiden ist der Morbus Cushing im engeren Sinn, worunter man die Überfunktion der Nebennierenrinde auf Grund eines ACTH-produzierenden Hypophysentumors versteht.

Für die Cortisolsynthese ist die Nebennierenrinde auf die anhaltende Stimulation durch ACTH angewiesen. Wird die ACTH-Sekretion aus der Hypophyse durch exogene Zufuhr von Glukocorticoiden unterdrückt, produziert die Nebennierenrinde kein eigenes Cortisol mehr. Beim plötzlichen Absetzen einer Glukocorticoidtherapie kann es einige Zeit dauern bis die normale Cortisolproduktion in der Nebennierenrinde wieder in Gang kommt. Aus diesem Grund wird eine Glukocorticoidtherapie nicht plötzlich, sondern durch allmähliche Dosisreduktion über einige Tage (so genanntes Ausschleichen) beendet.

Der Regelkreis zwischen Nebennierenrinde und Hypophyse beziehungsweise Hypothalamus kann auch dadurch gestört sein, dass die Nebenniere zu wenig Cortisol (und Aldosteron) bildet. In diesem Fall ist die negative Rückkopplung auf die Hypophyse geschwächt und es wird vermehrt ACTH gebildet. Wie oben dargestellt entsteht aus dem ACTH-Vorläufermolekül POMC auch MSH.

---

15 Harvey Cushing (1869–1939), Harvardprofessor für Gehirnchirurgie, Erstbeschreibung des nach ihm benannten Syndroms 1932.

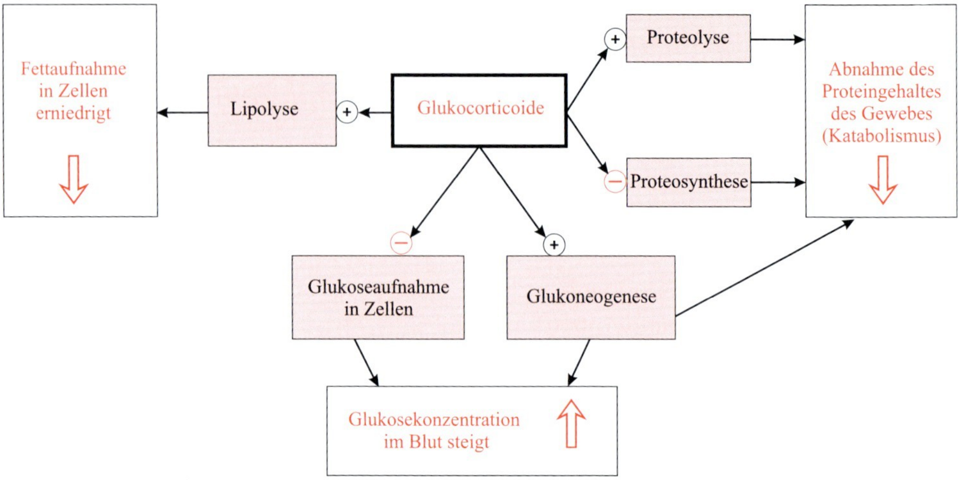

Abb. 9.12: Schematische Darstellung der wichtigsten Glukocorticoidwirkungen

Da MSH in äquimolaren Mengen mit ACTH ausgeschüttet wird, ist auch die Plasma-MSH-Konzentration hoch, und das Hormon bewirkt eine verstärkte Pigmentierung der Haut. Die Hauptsymptome der als **Morbus Addison**[16] bezeichneten Krankheit sind neben der bronzeartigen Verfärbung der Haut (daher auch die Bezeichnung Bronzekrankheit) Hyponatriämie, Hyperkaliämie, Hypovolämie, Hypotonie und Hypoglykämie. Im Vordergrund des klinischen Bildes stehen die durch den Aldosteronmangel bedingten Symptome. Tierexperimentell kann die Erkrankung durch beidseitige Entfernung der Nebennieren (Adrenalektomie) nachgeahmt werden. Von den dabei ausfallenden Hormonen muss vor allem das Aldosteron durch Zufuhr von außen ersetzt werden.

Eine Nebennierenrindenüberfunktion mit vermehrter Aldosteronproduktion wird als **Conn**[17]**-Syndrom** bezeichnet. Es kommt zu Hypernatriämie, Hypokaliämie und Hypertonie. In seltenen Fällen kann ein genetischer Defekt der 11β-Hydroxysteroiddehydrogenase trotz niedriger Aldosteronspiegel zu ähnlichen Symptomen führen, weil der Mineralocorticoidrezeptor in den Tubuluszellen der Niere durch Cortisol ungehindert stimuliert werden kann (siehe oben). Das Enzym kann auch durch von außen zugeführte Hemmstoffe (zum Beispiel die in Lakritze enthaltende Glycyrrhetinsäure) inhibiert werden, mit unter Umständen (zum Beispiel beim Verzehr großer Mengen von Lakritze) ähnlichen Folgen für den Elektrolythaushalt und den Blutdruck.

Ein Ausfall des Hypophysenvorderlappens ruft klinisch sehr unterschiedliche Krankheitsbilder hervor, wobei je nach Ausmaß des Ausfalls von **Hypophysenvorderlappeninsuffizienz** oder **Panhypopituitarismus** gesprochen wird. Die Pathogenese des Hypophysenausfalls ist von besonderer Bedeutung, weil akute Ausfälle (z.B. Traumen) insbesondere die Funktionen der Nebennierenrinde bei der Bewältigung von Stresssituationen beeinträchtigen, während chronische Ausfälle (z.B. langsam wachsende Tumoren) zu Störungen des Stoffwechsels, des Wachstums und der Sexualfunktion führen.

Am berühmtesten ist in diesem Zusammenhang das **Simmonds**[18]**sche Syndrom** (früher Simmondsche Kachexie) bei chronischem Hypophysenausfall mit extremer Magersucht, Potenzverlust, Libidoverlust, Amenorrhö und Ausfall der Bart-, Achsel- und Schambehaarung durch Fehlen der Gonadotropine. Man vermeidet heute den Ausdruck Kachexie, weil die Krankheit häufig nicht mit einer Magersucht, sondern mit einer

---

16 Thomas Addison (1793–1860), engl. Arzt.
17 Jerome W. C. Conn (geb. 1907), amerik. Endokrinologe, Michigan.

18 Moris Simmonds, Hamburger Pathologe (1855–1925).

Fettsucht verbunden ist. (Als *Sheehan-Syndrom* sind Ausfälle insbesondere der hypophysären Prolactinsynthese unmittelbar nach der Geburt bekannt. Hier kommt es aus keineswegs geklärter Ursache zu einem Gewebsuntergang in der Hypophyse, wobei später sehr ähnliche Symptome wie bei der Simmondsschen Krankheit auftreten können.)

Die Nebennierenrinde produziert in der Zona glomerulosa Mineralocorticoide, in der Zona fasciculata Glukocorticoide und in der Zona reticularis vor allem Androgene. Wichtigstes Mineralocorticoid ist das Aldosteron, welches die Natriumresorption und die Kaliumsekretion in der Niere fördert. Die Glukocorticoide haben vielfältige Wirkungen, von denen vor allem die Effekte auf den Intermediärstoffwechsel und das Immunsystem bedeutsam sind. Wichtigster Vertreter ist das Cortisol. Das Hormon erhöht die Plasma-Glukosekonzentration indem es die Glukoseaufnahme in die Zelle hemmt und die Glukoneogenese in der Leber fördert. Weiterhin stimuliert Cortisol die Lipo- und Proteolyse. Auf das Immunsystem wirkt Cortisol allgemein hemmend. Die Freisetzung von Aldosteron wird vor allem durch Angiotensin II sowie die Plasmanatrium- und Kaliumkonzentration beeinflusst. Die Cortisolfreisetzung wird durch ACTH stimuliert. Umgekehrt hemmt Cortisol die ACTH-Ausschüttung (Regelkreis mit negativer Rückkopplung). Bei Überfunktion der Nebennierenrinde mit vermehrter Cortisolproduktion kommt es zum Cushing-Syndrom; bei vermehrter Aldosteronproduktion tritt das Conn-Syndrom auf. Eine primäre Unterfunktion der Nebennierenrinde wird als Morbus Addison bezeichnet.

10 Fortpflanzung

Allgemein

Es überrascht sicher zu erfahren, dass eigentlich erst der berühmte, allerdings alternde französische Physiologe *Brown-Séquard*[1] die wissenschaftliche Welt mit Hilfe aufsehenerregender Selbstversuche auf die Sexualhormone stieß. Durch Hodenextrakte meinte er eine verjüngende Wirkung zu spüren. Meilensteine in der wissenschaftlichen Forschung sind jedoch nicht allein subjektive Konzepte, sondern neue Methoden, welche diese Konzepte objektivieren lassen. Für die Sexualhormone waren dies zunächst biologische Methoden (Bioassays), mit denen die Wirksamkeit von Sexualhormonen getestet werden konnte. Zu den berühmtesten zählt die 1927 veröffentlichte Aschheim-Zondeksche Reaktion[2], welche als früher Schwangerschaftsnachweis darin besteht, infantilen weiblichen Mäusen den Harn von schwangeren Frauen zu applizieren. Das darin enthaltene *Choriogonadotropin* (hCG) verursacht bei diesen Mäusen eine Gelbkörperbildung mit starker Vaskularisierung (hämorrhagische Gelbkörper) sowie eine Frühreife des gesamten Genitale. Auf dem Boden biologischer Konzepte und Methoden konnte die Chemie ihren Siegesmarsch antreten. So gelang fast zu gleicher Zeit (1929) dem 26jährigen *A. Butenandt* in Göttingen und dem Amerikaner *E. A. Doisy* in St. Louis die Kristallisation des Östrons. Der Grundstein für die Steroidhormon-Chemie war damit gelegt, welcher 1939 mit einem ersten Nobelpreis belohnt wurde. Allerdings erzwangen die Nationalsozialisten hier die Ablehnung des Preises, ebenso wie die beim Heidelberger Vitamin-Chemiker *Richard Kuhn* und dem Entdecker der Sulfonamide *Gerhard Domagk*. Diese Preise wurden jedoch nach dem Krieg überreicht. Kleine Kränkungen im Vergleich dazu, dass für die Aschheims und Zondeks Deutschland zu jener Zeit nicht einmal Luft zum Atmen anzubieten hatte.

---

1 Charles Éduard Brown-Séquard (1818–1894), als Nachfolger von Claude Bernard (vgl. S. 218) wurde er insbesondere durch Durchschneidungsexperimente am Rückenmark – im Rahmen von Reflexstudien – bekannt.

2 Selmar Samuel Aschheim (1878–1965), Laborleiter an der Charité-Berlin bis 1935. Bernhard Zondek (1891–1966), Gynäkologe in Berlin bis 1933.

10.1 Gonadotropine und Prolaktin

Als wir Hypothalamus und Hypophyse zu besprechen hatten, haben wir bereits die *Gonadotropine* der Adenohypophyse, die Glykoproteine *FSH* (= Follikel *s*timulierendes *H*ormon) und *LH* (*L*uteinisierungs*h*ormon) dargestellt (vgl. S. 280 und Tab. 10.1).

Auch das Peptidhormon **Prolaktin (= mammotropes oder laktogenes oder laktotropes Hormon)** des Hypophysenvorderlappens wurde bereits erwähnt (vgl. S. 282). Prolaktin steht zur Wirkung der Gonadotropine in enger Beziehung, obwohl es primär nicht auf die Gonaden – die Keimdrüsen – wirkt, sondern auf die Brustdrüsen. Darüberhinaus zeigt es eine außerordentliche Vielfalt an biologischen Wirkungen.

Insgesamt wurden mehr als 300 verschiedenartige Wirkungen nicht nur auf die Fortpflanzung, sondern auch auf die Osmoregulation, auf Gehirnfunktionen und Verhalten, sowie auf das Immunsystem beschrieben. Die Wirkung auf den Elektrolyt- und Wasserhaushalt (vermehrter Salzappetit) dürfte, evolutionsbiologisch gesehen, wohl die älteste Wirkung sein.

Für die Fortpflanzungsphysiologie der Frau ist es deshalb von Bedeutung, weil es verschiedene Einflüsse auf Eireifung und Ei-

Tab. 10.1: Zusammenstellung der wichtigsten Proteohormone mit Wirkung auf die Fortpflanzung.

Hormon	Bildungsort	Wirkung und sonstige Bedeutung
FSH Follikel stimulierendes Hormon, Follitropin	Hypophyse	Follikelreifung, Spermatogenese
LH Luteinisierungshormon, Lutropin	Hypophyse	Follikelreifung, Ovulation, Entwicklung und Funktion des Corpus luteum Spermatogenese (indirekt durch Stimulation der Testosteronsynthese)
PRL Prolaktin	Hypophyse	Laktopoese, Einfluss auf LH-Aktivität und Freisetzung
hPL Human Placental Lactogen	Plazenta	Mitglied einer Familie von plazentaren Hormonen mit Prolaktin-/Wachstumshormon-ähnlicher Wirkung, Unterstützung des embryonalen Wachstums, Stimulation der IGF und Insulin-Produktion und der von Surfactant, Stimulation des Brustdrüsenwachstums der Mutter; möglicherweise Ursache der Insulinresistenz in der Schwangerschaft.
hCG Human Choriogonadotropin	Plazenta	wie LH, Stimulation des Corpus luteum graviditatis, Geschlechtsdifferenzierung, Tumormarker
hMG Human Menopausal Gonadotropin	Hypophyse	Kombinierte Wirkung wie von FSH und LH

sprung hat. Prolaktin unterdrückt die Wirkung von LH auf das Ovar. Außerdem vermindert Prolaktin die hypophysäre Gonadotropinsynthese und Freisetzung. Da bei erhöhtem physischem und psychischem Stress Prolaktin freigesetzt wird, führt man manche Infertilitätszustände bei Frauen auf eine zu hohe Prolaktinaktivität zurück. Es kann zu *Libido- und Potenzstörungen*, Zyklusstörungen bis hin zu *Amenorrhöen* kommen.

Bei ausgeprägten Störungen der genannten Art sollte ausgeschlossen werden, dass ein erhöhter Prolaktinspiegel nicht durch einen Prolaktin-produzierenden Tumor, (ein Prolaktinom) verursacht wird. Die hypophysäre Prolaktinbildung wird durch viele Faktoren beeinflusst. Die Wichtigsten sind der als Liberin wirkende Prolaktin-Releasing-Faktor und Dopamin als Statin-wirkender Faktor. Dies sind aber keineswegs die einzigen Faktoren, die negativ oder positiv steuernde Einflüsse auf die Prolaktinbiosynthese und Freisetzung haben. Mit Bromocriptin, einem Mutterkornalkaloid mit Dopamin-ähnlicher Wirkung existiert ein Pharmakon, das die hypophysäre Prolaktinfreisetzung hemmt. Die Hypophyse ist allerdings nicht die einzige Quelle für Prolaktin, das auch von zahlreichen anderen Organen gebildet wird. Außerdem gehört Prolaktin zu einer größeren Familie von Proteinen mit sehr ähnlicher Wirkung. Der nicht-hypophysäre Anteil der Prolaktinaktivität steht natürlich nicht unter hypothalamischer Kontrolle. Durch eine Behandlung mit Bromocriptin wird man daher nicht alle Prolaktinaktivität unterdrücken können. Dieser Gesichtspunkt ist in jüngster Zeit besonders im Zusammenhang mit der Chemotherapie des Mammakarzinoms in den Vordergrund gerückt, dessen Wachstum bei bestimmten Formen durch das Prolaktin gefördert wird und das man durch Gabe von Bromocriptin reduzieren wollte.

LH und FSH werden zusammengenommen auch als (hypophysäre) Gonadotropine bezeichnet. Das plazentare hCG gehört ebenfalls zu den Gonadotropinen, hat aber normalerweise nur eine Funktion in der Schwangerschaft.

Schließlich bildet die Hypophyse noch das **Human Menopausal Gonadotropin = hMG**, welches nach der Verminderung der ovariellen Hormonproduktion verstärkt gebildet wird. In seiner Wirkung entspricht hMG einer Mischung von FSH und LH.

Zu den Gonadotropinen gehört auch das *Choriogonadotropin* (*human chorionic gonadotropin,* hCG), ein Glykoproteinhormon der *Plazenta* mit sehr ähnlichen Eigenschaften wie das Luteinisierungshormon (LH). Beide Hormone wirken über den gleichen G-Protein-gekoppelten Rezeptor (LH/hCG-Rezeptor), dessen Aktivierung zu einem intrazellulären cAMP-Anstieg führt. Bereits die Blastozyste kann hCG bilden. Der *Trophoblast* beginnt etwa 10 Tage *nach der Befruchtung* mit der Produktion dieses Hormons. *Spitzenwerte von hCG werden zwischen dem 2. und 3. Schwangerschaftsmonat* erreicht. Danach kommt es wieder zu einem drastischen Abfall der hCG-Biosynthese durch die Plazenta. Die wesentlichste *Aufgabe* des Choriogonadotropin besteht offenbar darin, den zyklusbedingten Abbruch der Uterusschleimhaut zu verhindern, wenn eine Schwangerschaft eingetreten ist. Weiterhin stimuliert es die Testosteronproduktion in den Leydigzellen männlicher Feten und sorgt so für die Ausbildung der männlichen Geschlechtsorgane. Außer seiner Wirkungsgleichheit mit LH besitzt hCG noch eine intrinsische thyrotrope Aktivität (aufgrund der strukturellen Verwandschaft mit TSH). Damit induziert das hCG in der fetalen Schilddrüse die Bildung von Schilddrüsenhormon, zu einem Zeitpunkt, wo die hypothalamisch-hypophysäre Achse des Embryos noch nicht ausgebildet ist. Dies ist von Bedeutung, da die Schilddrüsenhormone für die Entwicklung des fetalen Gehirns unabdingbar sind und die mütterlichen Schilddrüsenhormone die Blut-Plazenta-Schranke nicht passieren können. Bei hohen hCG-Spiegeln, wie sie zum Beispiel häufig bei Mehrlingsschwangerschaften auftreten, ist deshalb auch eine transiente Hyperthyreose der Schwangeren zu beobachten, da die mütterliche Schilddrüse zusätzlich (zum TSH) stimuliert wird (ca. 95 % des hCG's befinden sich im mütterlichen Kreislauf).

Da Choriongonadotropin *mit dem Harn ausgeschieden* wird, besteht in seinem Nachweis dort auch die Möglichkeit, *frühzeitig eine Schwangerschaft festzustellen.*

10.2 Sexualhormone, allgemein

Die Sexualhormone sind Steroide, wie die Nebennierenrindenhormone. Sie wirken über Rezeptoren, die im Cytosol lokalisiert sind, als Induktoren oder Repressoren der im Zellkern stattfindenen Transkription sexualhormonabhängiger Gene. Bei der Aktivierung der Steroidhormonrezeptoren erfolgt eine Translokation des Hormon-Rezeptor-Komplexes aus dem Cytosol in den Zellkern, wo die Bindung an entsprechende DNA-Abschnitte und die Regulation der Transkription erfolgt. Es mehren sich aber Hinweise, dass es neben diesem klassischen Wirkungsmechanismus auch schnelle, durch Steroidhormone ausgelöste Effekte (im Bereich weniger Sekunden oder sogar im Millisekundenbereich) auf der Ebene der Plasmamembran gibt, für die der wesentlich langsamere klassische Wirkmechanismus nicht als Erklärung herangezogen werden kann.

Die Sexualhormone werden beim Mann überwiegend als *Testosteron in den Leydigschen*[3] *Zwischenzellen des Hodens* gebildet,

---
3 Franz Leydig (1821–1908), Zoologe in Tübingen und Bonn.

bei der Frau als *Östrogene* und *Gestagene in* den *Follikeln* des Ovars. Daneben werden in der Nebennierenrinde bei beiden Geschlechtern Androgene und Progesteron gebildet, auch von den Leydigschen Zwischenzellen werden geringe Mengen Östrogene und Gestagene produziert, und schließlich gibt auch das Ovar geringe Mengen Androgene an das Blut ab. Dies ist deshalb nicht verwunderlich, weil der Syntheseweg der Sexualhormone für beide Geschlechter wie bei den Nebennierenrindensteroiden nicht nur von gleichen Ausgangsprodukten beginnt (Acetyl-Coenzym A bzw. Cholesterin) und über Zwischenstufen bis zum Pregnenolon läuft, sondern weil der weitere Syntheseweg *von Pregnenolon bzw. Progesteron zu den Androgenen in beiden Geschlechtern gleich erfolgt* (vgl. Abb. 10.1).

Welches sind wesentliche Aufgaben der Sexualhormone? Sie werden bereits im **Embryonalstadium** benötigt, um die Ausbildung unterschiedlicher Geschlechtsorgane zu garantieren. Die Entwicklung der Geschlechtsorgane verläuft grundsätzlich zu ei-

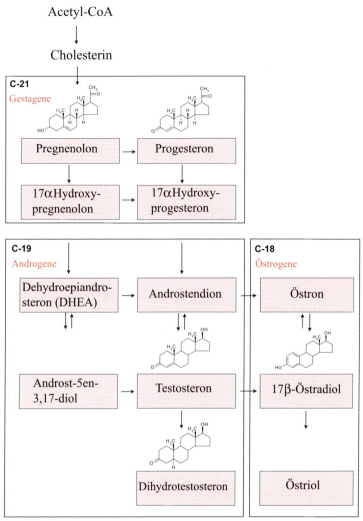

Abb. 10.1: Steroidhormonsynthese in den Gonaden.
Die Gonaden sind, wie die Nebennieren zur Cholesterinsynthese aus Acetyl-CoA fähig, beziehen aber den größeren Teil des für die Steroidhormonsynthese benötigten Cholesterins aus dem LDL (*low density lipoprotein*).

nem weiblichen Erscheinungsbild, auch beim Vorhandensein eines männlichen Kerngeschlechts (intakte X-, Y-Chromosomen). Die Ausbildung einer männlichen Gonade während der Embryogenese erfolgt nur, wenn die Leydigzellen des männlichen Feten, unter dem Einfluss von hCG, das männliche Geschlechtshormon Testosteron bilden, aus dem dann 5α-Dihydrotestosteron entsteht. Unter dem Einfluss dieser beiden Androgene formen sich die männlichen Geschlechtsorgane aus. Bei einem Funktionsausfall der Androgene resultieren (infertile) äußere weibliche Geschlechtsorgane z.B. neben dem Vorhandensein von Hodengewebe (Pseudohermaphrotidismus).

Mit der **Pubertät** *steigen die Konzentrationen der* Gonadotropine und der *Sexualhormone im Blut deutlich an.* Dies geht mit dem Einsetzen einer verstärkten und jetzt pulsatilen Ausschüttung der Gonadotropine einher, durch die Aktivierung des Pulsgebersystems. Die Eminentia mediana und der Nucleus arcuatus des Hypothalamus sind wesentliche

Bereiche, die für die pulsatile GnRH-Ausschüttung verantwortlich sind. Die Synthese und Freisetzung der Sexualhormone aus den Gonaden folgt im Wesentlichen dem rhythmischen Stimulus durch die Gonadotropine. Die rhythmische Ausschüttung von GnRH (aus dem Hypothalamus) und damit auch der Gonadotropine (aus der Hypophyse) ist wesentlich für die Fruchtbarkeit bei beiden Geschlechtern. Sie liegt bei 1–1,5 Stunden pro Puls (Puls bedeutet hier den jeweiligen statistisch signifikanten Anstieg einer Hormonausschüttung); bei Frauen 3–4 Stunden/Puls während der Lutealphase und 1 Stunde pro Puls (statistisch signifikanter transienter Anstieg von LH) während des LH-Peaks in Zyklusmitte. Störungen der Pulsatilität (Ausbleiben, zu hohe oder zu niedrige Amplituden, falsche Frequenz) können Ursache für Infertilität sein. Sie können organisch bedingt sein aber auch durch Lebensumstände (Störungen im Essverhalten, übermäßige sportliche Betätigung, Drogenkonsum, Schlafentzug, verschiedene Stressbedingungen) hervorgerufen werden.

In der Pupertät und auch im Erwachsenenalter beeinflussen die Sexualhormone die *Ausbildung* der *sekundären Geschlechtsmerkmale, Körperbau, Stimme, Behaarung und Verhalten ganz wesentlich*. Das Knochenwachstum wird mit der Pubertät gebremst, die *Epiphysenfugen* beginnen unter Sexualhormoneinfluss *zu verknöchern*. Je früher die Pubertät einsetzt, um so geringer erscheint das individuelle Längenwachstum. Bei der vorzeitigen Pubertät (Mädchen vor dem 8. Lebensjahr, Knaben vor dem 10. Lebensjahr), der sog. *Pubertas praecox* sind *die Betroffenen auffallend klein*, während das *Fehlen der Sexualhormone zu verstärktem Längenwachstum* führen kann. *Kastration vor der Pubertät* führt in der Regel zu einem verspäteten Epiphysenschluss insbesondere der langen Röhrenknochen (bekannt als „eunuchoides Riesenwachstum"), vermindertem Wachstum der äußeren Geschlechtsorgane mit Zeugungsunfähigkeit (Impotentia generandi und coeundi) sowie weitgehendem Fehlen der sekundären Geschlechtsmerkmale[4].

Die *Kastration des Mannes* (nach der Pubertät) führt äußerlich nur zu geringen Veränderungen (geringe Abnahme des Bartwuchses, Größenabnahme der Prostata), während mit dem Fehlen der Potentia generandi auch die Potentia coeundi und der Geschlechtstrieb in den meisten Fällen massiv abnehmen, was insbesondere für den Problemkreis der „Triebtäter" von besonderer Bedeutung ist. Für unsere heutige Gesamtbevölkerung gilt allerdings, dass die Menschen zwar früher in die Pubertät kommen, aber trotzdem größer als ihre Vorfahren werden, was auf eine Längenzunahme bereits vor der Pubertät zurückgeführt wird.

Androgene erscheinen inaktiviert durch die Leber als **17-Ketosteroide** (C_{19}-Steroide, die an C_{17} eine Ketogruppe tragen) z.T. konjugiert als Sulfate oder Glucuronide im Harn. Auffällig sind erhöhte Harnspiegel von 17-Ketosteroiden während der Pubertät und der Schwangerschaft sowie Tag-Nachtrhythmen mit Maximalwerten am Morgen. Körperliche Arbeit erhöht ebenfalls die l7-Ketosteroidausscheidung; sie sinkt im Alter.

Bei der Hormonersatztherapie, die in der Menopause aber auch bei Männern, sowie bei Fertilitätsstörungen Anwendung findet, ist zu beachten, dass oral verabreichte Steroidhormone immer über die Leberpassage gehen und dabei zum Teil chemisch verändert und damit auch teilweise inaktiviert werden. Damit müssen auch höhere Dosen eingesetzt werden, als bei der heute ebenfalls verfügbaren transdermalen Anwendung (Hormonpflaster, Gele, Nasalsprays). Neben der transdermalen Anwendung kennt man auch die Anwendung von Hormonimplantaten, die unter die Haut eingepflanzt werden. Die transdermale und die orale Anwendung unterscheiden sich damit auch deutlich in der Pharmakokinetik und in den im Urin bzw. Blut oder Speichel nachweisbaren diagnostisch interessanten Steroidverbindungen.

Die Sexualhormonsynthese in den weiblichen und männlichen Gonaden steht unter der Kontrolle der gonadotropen Hormone. Umgekehrt gibt es auch eine negative bzw. positive Rückkopplung durch die Sexualhormone auf die LH- und FSH-Biosynthese und Freisetzung (vgl. Abb. 10.2, 10.3). Auch die *Testosteronproduktion* wird über das Prinzip der *negativen Rückkopplung* gesteuert. *Steigt die Testosteronkonzentration*, führt dies zu einer Hemmung der *hypothalamischen Ausschüttung von LHRH = GnRH =*

---

 4 Der ausbleibende Stimmbruch sängerisch begabter Kinder hat im 18. Jahrhundert zur Kastration als Basis einer Karriere geführt.

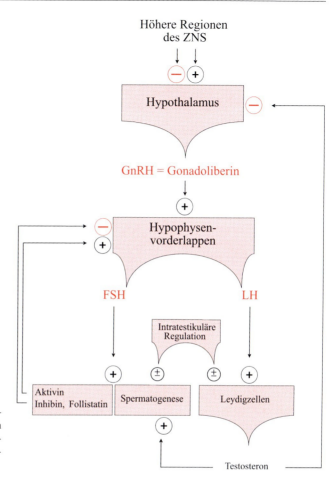

Abb. 10.2: Schematische Zeichnung der Beziehungen zwischen Hypothalamus, Hypophysenvorderlappen sowie männlichen Geschlechtsorganen.

Gonadoliberin und *damit zu* einer *Verminderung der FSH- und LH-Konzentration im Blut, wodurch* die *Testosteronproduktion gedrosselt wird.*

Neben dieser Regulation gibt es eine weiteres wichtiges Steuerungsprinzip durch die Aktivine, Inhibine und Follistatin. Bei den Aktivinen und Inhibinen handelt es sich um Proteine, die in den Gonaden beider Geschlechter synthetisiert werden und die jeweils aus zwei Untereinheiten aufgebaut sind, die Aktivine als Homodimere: Aktivin A ($\beta_A\beta_A$), Aktivin B ($\beta_B\beta_B$) und Aktivin AB ($\beta_A\beta_B$) und die Inhibine als Heterodimere: Inhibin A ($\alpha\beta_A$) und Inhibin B ($\alpha\beta_B$). Die Aktivine erhöhen die FSH-Biosynthese auf hypophysärer Ebene durch direkte Wirkung auf die Transkription, während die Inhibine den FSH-Spiegel senken. In Gegenwart von Aktivin gibt die Hypophyse weitaus mehr FSH ab, als unter dem Einfluss von GnRH alleine. Darüberhinaus scheinen Aktivine und Inhibine bedeutenden Einfluss auch auf die Embryonalentwicklung u.a. der Gonaden zu besitzen. Die Inhibine sind auch als diagnostische Marker für die diagnostische Beurteilung der Gonadenfunktionen interessant geworden. Follistatin ist nicht mit Aktivinen und Inhibinen verwandt. Es kommt bei beiden Geschlechtern vor. Follistatin bindet und inaktiviert Aktivine und erniedrigt auf diesem Wege die FSH-Plasmaspiegel.

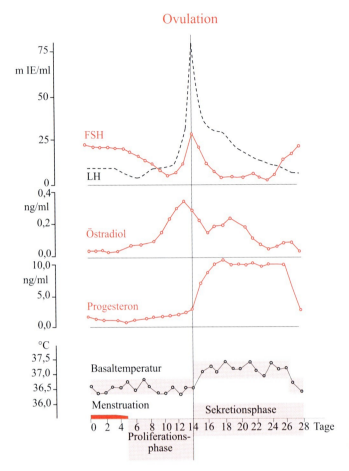

Abb. 10.3: Hormonspiegel und Basaltemperatur während des weiblichen Zyklus (nach unterschiedlichen Literaturangaben).

10.3 Spermatogenese

In den Samenkanälchen (Tubuli seminiferi) des Hodens lagern Spermatogonien oder unreife Keimzellen, welche die Vorstufen unserer Samenzellen oder der Spermatiden darstellen. Mit 46 Chromosomen verfügen diese Spermatogonien wie alle übrigen Körperzellen über einen vollen diploiden Chromosomensatz. Die Spermatogonien unterliegen während der Geschlechtsreife einer ständigen mitotischen Teilung, d.h. es werden immer wieder identische Spermatogonien redupliziert. Jeweils eine Spermatogonie beschreitet jedoch nach nochmaliger mitotischer Teilung als primäre Spermatozyte einen Sonderweg. Eine Verdopplung ihres Chromosomensatzes wird durch eine erste meiotische Teilung (= Reduktions- bzw. Reifeteilung) wieder aufgefangen. Es entstehen so sekundäre Spermatozyten. Eine 2. meiotische Teilung führt schließlich zur Produktion der Spermatiden, welche nur einen halbierten (haploiden) Chromosomensatz mit nur 23 Chromosomen besitzen.

Von der Spermatogenese wird die **Spermiogenese** abgetrennt oder die Umwandlung der Spermatiden in eigenbewegliche Spermien oder Spermatozoen. Hierbei wird die Samenzelle zum Kopf der Spermatozoe, welche an ihrer Spitze noch ein Akrosom ausbildet, und an der gegenüberliegenden Seite entsteht der Mittelteil mit Zentriolen und Mitochondrien als Energielieferanten für die Bewegungen des ebenfalls neu zu entwickelnden Schwanzes. Für die Dauer der Bildung von Spermatozoen aus Spermatogonien werden rund 2,5 Monate angegeben. Allerdings sind die Spermatozoen im Hoden noch nicht selbst bewegungsfähig. Sie werden aus den Tubuli seminiferi in den Nebenhoden gespült, welcher selbst einen ca. 5 m langen, gefalteten, aber zusammenhängenden glattmuskulären Schlauch darstellt und in welchem offenbar die endgültigte Reifung der Spermatozoen erfolgt.

10.4 Männliche Geschlechtshormone

Während die *weniger wirksamen androgenen Sexualhormone*, die Vorstufen des Testosterons, *Androstendion* und *Dehydroepiandrosteron bei Mann und Frau in ähnlicher Konzentration* vorhanden sind, liegt das androgene Sexualhormon *Testosteron beim Mann* in etwa *20fach höherer Konzentration* als bei der Frau vor. Testosteron wird in einigen Geweben durch das Enzym Steroid-5α-Reduktase in das *5α-Dihydrotestosteron* (1968 erstmals nachgewiesen) umgewandelt. Dieses Androgen ist für Wachstum und Erhaltung von Penis, Scrotum und Prostata notwendig, während für Samenleiter, Nebenhoden und Samenblasen die Stimulation durch Testosteron notwendig ist. Die meisten anderen androgenen Wirkungen werden durch Testosteron und 5α-Dihydrotestosteron verursacht, wobei die biologische Wirkung von 5α-Dihydrotestosteron meist doppelt so groß wie die von Testosteron ist, in anderen Geweben dagegen dieselbe biologische Aktivität wie Testosteron hat. Dazu zählen insbesondere Einflüsse auf die Ausbildung der sekundären männlichen Geschlechtsmerkmale (Körperbau, männlicher Behaarungstyp, Stimme) und die *„anabolen" (stoffaufbauenden)* Wirkungen (Stärkung des Muskelproteinaufbaus, Verstärkung der Energiereserven). Die *Testosteronproduktion* in den interstitiell gelegenen Leydigzellen steht unter der hypophysären *Kontrolle von LH* (= Luteinisierungshormon, vgl. Abb. 10.2). Früher meinte man, dass hierfür ein eigenes Hypophysen-Hormon notwendig sei, das *ICSH* (Interstitial *c*ell stimulating *h*ormon), welches sich aber inzwischen als mit LH identisch herausgestellt hat. Die *Spermatogenese in den Tubuli seminiferi* steht vorwiegend unter der Kontrolle von *FSH* (Follikel stimulierendes Hormon). *LH* scheint für die Spermatogenese, über seine stimulierenden Einfluss auf die Testosteronbiosynthese in den Leydigzellen hinaus, allerdings ebenfalls von Bedeutung zu sein. *FSH und Testosteron stimulieren auch die Sertolizellen* des Hodens. Diese Zellen sind deshalb von besonderem Interesse, weil sie das *Androgen-bindende Protein (ABP)*, sowie Aktivine, Inhibine und Follistatin bilden. Das ABP bindet den überwiegenden Teil des Testosterons im Hoden und im Plasma, so dass *nur ein kleiner – nicht an Proteine gebundener – Testosteron-Anteil als wirksames Hormon* zur Verfügung steht. Es reguliert innerhalb des Hodens die Verteilung des Testosteron, die keineswegs gleichförmig ist. Neben den Gonadotropinen und Testosteron bzw. beeinflussen eine Reihe von *parakrinen* Faktoren die Spermatogenese (einige lokal wirksame Zytokine, Wachstumsfaktoren, Aktivine, Inhibine und Östrogene) im Sinne einer intra-testikulären Regulation. Etwa *mit dem 25. Lebensjahr* erreichen die mit Beginn der Pubertät ansteigenden *Konzentrationen von* freiem *Testosteron im Plasma* ihr *Maximum*, um dann langsam und individuell keineswegs einheitlich bis ins hohe Alter abzusinken. Generell gibt es für Männer keine Normalwerte für Testosteron. Während bei der Frau die Sexualhormone während des Zyklus aber auch in den unterschiedlichen Lebensphasen sich in individuell nicht sehr stark abweichenden Normwertgrenzen bewegen, zeigen sich bei Männern extrem große individuelle Unterschiede. So kann ein 25jähriger Mann einen Testosteronspiegel aufweisen, der so niedrig ist wie bei einem 80jährigen, ohne infertil zu sein. Demgegenüber kann ein 80jähriger Spiegel haben, wie im Mittel nur bei sehr jungen Erwachsenen zu beobachten sind. Das *Absinken* der *freien Testosteronkonzentration* im Alter wird u.a. auf eine vermehrte Bindung von Testosteron an Plasmaeiweißkörper zurückgeführt.

10.5 Oogenese und weiblicher Zyklus

Von rund 600 000 bei der Geburt vorhandenen Primordialfollikeln wachsen während des gesamten Lebens der Frau nur ganze 300 bis 400 zu sprungreifen Graafschen Follikeln mit befruchtungsfähigen Eizellen heran. Das Heranwachsen einer Eizelle erfolgt in *28- ± 3tägigen Zyklen*. Die Zyklen beginnen während der Pubertät mit *der Menarche*, der 1. Regelblutung von *13- ± 3jährigen Mädchen* (Pubertas praecox: vgl. S. 306). Die Zyklen enden mit der *Menopause:* Bei 25 % der Frauen im Alter von 47 Jahren, bei 50 % bis zum 50., bei 75 % bis zum 52. und bei 95 % bis zum 55. Lebensjahr. Die Zählung innerhalb eines einzelnen Zyklus beginnt mit dem ersten Tag der Regelblutung (= Menstruationsbeginn) und endet entsprechend mit dem letzten Tag vor der neuen Blutung. Die Menstruations-Blutung selbst dauert *im Mittel 4-5 Tage (± 2 Tage)*. Während dieser Menstruations-Phase wird die äußere Schicht der Uterusschleimhaut (die Zona compacta und Teile der Zona spongiosa des Endometriums) abgestoßen. Man spricht deshalb auch von der *Desquamationsphase*. Während des *4. bis 14. Tages des Zyklus*, der *Proliferationsphase*, erfolgt der erneute Aufbau der Schleimhaut. Histologisch sichtbar ist dies an der großen Häufigkeit der Mitosen und der zunehmenden Schichtdicke. Die zunächst gestreckt verlaufenden Drüsenschläuche der Schleimhaut zeigen zunehmende Verzweigung und beginnende Schlängelung. Bis zur *Ovulation* erreicht die Zona functionalis eine Schichtdicke von 3–4 mm. *Während der Proliferationsphase steht die Uterusschleimhaut unter der zunehmenden Wirkung von Östrogenen* (Östradiolspiegel vgl. Abb. 10.3). *Nach der Ovulation gerät die Uterusschleimhaut unter zunehmenden Progesteron-Einfluss*. Es beginnt (bis zum Ende des Zyklus) die *Sekretionsphase*, sichtbar an den weiten *schleimgefüllten Drüsen-Lumina*, welche sich jetzt *spiralig winden*. Der histologische Schnitt durch derartige Spiralen verleiht ihnen ihre charakteristische – *sägezahnartige – Form*. Dieser Umbau der Uterusschleimhaut ist offenbar für die evtl. Einnistung (Nidation) eines befruchteten Eis notwendig. Progesteron hemmt außerdem die Uterusmotilität, fördert das Uteruswachstum und wirkt derartig auf das Zervixsekret, dass Spermien diese Sekretbarriere nicht mehr permeieren können. Ist es nicht zu einer Nidation gekommen, kann das Ende der Sekretionsphase der Schleimhaut durch Sauerstoffmangel eingeleitet werden. Diese Hypoxie wird auf Vasokonstriktionen einzelner Spiralarterien zurückgeführt, wodurch Gewebsuntergänge (Nekrosen) eingeleitet werden. Schließlich wird die Schleimhaut während der Desquamationsphase abgestoßen. Durch fibrinolytische Enzyme (vgl. S. 36) ist das – durch eröffnete Kapillaren austretende – *Menstruationsblut* weitgehend ungerinnbar, seine Menge beträgt pro Zyklus etwa 25 bis 50 ml.

10.6 Weibliche Geschlechtshormone

Östrogene, wie 17β-Östradiol und das schwächer wirksame Östron werden aus Androgenen durch Aromatisierung gebildet. Östriol entsteht aus Östradiol. Die verantwortlichen Enzyme für die Bildung von Östron und Östradiol, die Aromatasen, kommen nicht nur in den Gonaden, sondern auch in zahlreichen anderen Organen vor. Östrogene werden daher auch außerhalb der Gonaden aus Androgenen gebildet. Besonders bemerkenswert ist dabei die Bildung im ZNS, wo die dort gebildeten Östrogene geschlechtstypisches Verhalten (vor allem beim Mann) steuern sollen. Auch das Fettgewebe ist mit Aromatasen ausgestattet. So können bei korpulenten Männern dadurch beträchtliche Östrogenspiegel verursacht werden, die bis zur Einschränkung der Fertilität führen können. Östrogene stimulieren die Ausbildung der weiblichen sekundären Geschlechtsmerkmale, sie erhöhen die Gefäßpermeabilität und verursachen damit eine Einlagerung von Flüssigkeit ins Gewebe (siehe auch die zum Teil beträchtlichen Gewichtsschwankungen im weiblichen Zyklus, in Abhängigkeit zum Östrogenspiegel), was zu einen glatten, von wenig Falten gekennzeichneten Gesichtsausdruck führt. Allerdings ist die kosmetische Anwendung dieses Prinzips mit Vorsicht zu betrachten. Weiterhin stimulieren die Östrogene ihre eigene Synthese im Ovar und sorgen für geeignete Bedingungen im Uterus für den Spermientransport, sie bereiten den Uterus für die Progesteroneffekte vor und sie stimulieren das Brustwachstum. In einigen Spezies, darunter auch beim Menschen, sollen sie Einfluss auf das Sexualverhalten haben.

Für Östrogene kennt man, ebenso wie für Progesteron, zwei **Rezeptortypen**, *α*- und *β*-Rezeptoren. Es handelt sich um klassische Steroidrezeptoren, die im Cytosol lokalisiert sind. Sie kommen in unterschiedlichen Verhältnissen in vielen Organen vor. Interessanterweise scheinen sie vielfach antagonistische Wirkungen hervorzurufen (z.B. wachstumsfördernde und wachstumshemmende Effekte) und ihr Konzentrationsverhältnis entscheidet dann über die tatsächliche Wirkung. Neben den eigentlichen Östrogenen, die sich von Cholesterin ableiten, kennt man heute zahlreiche Substanzen in der **Umwelt**, die an den Östrogenrezeptoren wie Östrogene wirken, von ihrem chemischen Aufbau jedoch völlig verschieden sind. Dadurch sind wir heute in großem Ausmaß östrogenen Einflüssen ausgesetzt, die von manchen Autoren für die steigenden Fälle von Infertilitätszuständen und der Zunahme der Mammakarzinome verantwortlich gemacht werden. Zu diesen östrogen wirksamen Substanzen gehören einerseits in der Natur vorkommende Verbindungen, wie beispielsweise die *Phytoöstrogene* (u.a. in der Soja-Pflanze) als auch durch den Menschen in den Nahrungskreislauf gebrachten *Xenoöstrogene* (z.B. einige Weichmacher in Kunststoffartikeln, DTT und ähnliche Pestizide). Darüberhinaus gibt es auch noch Substanzen, die die Wirkung der endogenen Östrogene an den Östrogenrezeptoren modulieren *(SERMs, selective estrogen receptor modulators)*.

Im Gegensatz zum Testosteron, welches allein über eine negative Rückkopplung (oder ein negatives Feed-back-System) auf konstante Plasmaspiegel einreguliert werden kann, muss der weibliche Zyklus **rhythmisch kontrolliert** werden. Auch hier erfolgt zentral vom Hypothalamus aus die Steuerung über Gonadotropin-Releasing-Hormone (GnRH = Gonadoliberin, vgl. Abb. 10.4). FSH stimuliert die *Östrogenbildung* in den **Granulosazellen** der **frühen Follikel**. Unter dem Einfluss dieser (geringen) Östrogenbildung wird in den **Thekazellen** des Follikels die Anzahl der LH-Rezeptoren heraufreguliert. Dadurch werden die Thekazellen jetzt sensitiv gegenüber den aktuell herrschenden LH-Spiegeln. Unter dem Einfluss von LH wird die Androgenbiosynthese in den Thekazellen beträchtlich erhöht. Die Androgene werden im Ovar (vorwiegend in den Granulosazellen) durch Aromatasen in Östrogene umgewandelt, die wiederum ihre eigene Synthese stimulieren. Dadurch und durch das FSH-bedingte Wachstum der Granulosazellen kommt es zu exponentiell ansteigenden Östrogenspiegeln und zur Ausbildung eines **Graafschen Follikels**. Östrogene üben, im Unterschied zu den Androgenen, einen biphasischen Effekt auf die Hypophyse aus: Niedrige Konzentrationen, so wie sie in der frühen Follikelphase auftreten, wirken insgesamt inhibitorisch auf LH-Biosynthese und Freisetzung. Hohe Östrogenwerte, wie sie präovulatorisch beobachtet werden, bewirken (zusammen mit Progesteron) einen starken Anstieg der Gonadotropinausschüttung *(Hohlweg-Effekt[5])* (durch einen sensitierenden Effekt auf die Hypophyse gegenüber GnRH) und damit (vor allem) erhöhte LH-Spiegel im Blut. Dadurch wird die **Ovulation**, d.h. die Ausstoßung des befruchtungsfähigen Eis in die Tube *ausgelöst*. Frühere Vorstellungen, es käme dabei zum Platzen des *Graafschen Follikels*, gleichsam durch einen zu hohen Innendruck, sind nicht mehr haltbar. Vielmehr handelt es sich um einen sehr komplexen, genau gesteuerten Vorgang, wobei gezielt u.a. LH die Aktivität proteolytischer Enzyme (Metalloproteinasen) erhöht. Nach der Ovulation kommt es sehr schnell zu einer Umstellung der Zellaktivitäten und der Umwandlung der verbleibenden Zellmasse in das *Corpus luteum* = Gelbkörper. Aus den Granulosazellen werden dabei die **großen Lutealzellen**, die vor-

---

[5] Hohlweg beobachtete 1934/35, dass bei infantilen weiblichen Ratten eine einmalige Östrogenapplikation ovarielle Gelbkörper entstehen lässt.

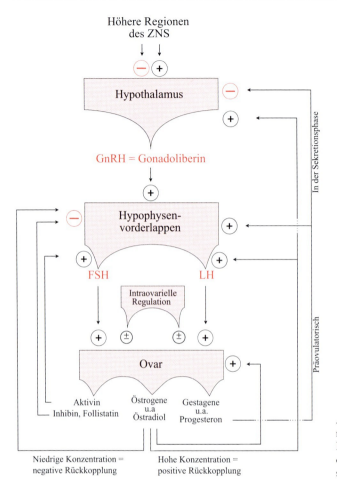

Abb. 10.4: Schematische Zeichnung der Beziehungen zwischen Hypothalamus, Hypophysenvorderlappen sowie weiblichen Geschlechtsorganen.

wiegend Prostaglandine produzieren. Die Thekazellen werden zu den **kleinen Lutealzellen**, die LH/hCG-Rezeptoren besitzen und in denen die von LH stimulierte Synthese von Östrogenen und Gestagenen, vorwiegend von Progesteron, abläuft. Endothelzellen synthetisieren Substanzen, wie beispielsweise VEGF, *(vascular endothelial growth factor)*, die für eine starke Vasularisierung des Corpus luteum führen. *FSH steigt* im Gegensatz zu LH *gegen Ende des Zyklus erneut an* und kann nun die Kontrolle der nächsten Proliferationsphase übernehmen. Neben der hypothalamisch-hypopysären Kontrolle der Ovarialfunktion existiert auch eine intra-ovarielle Steuerung, die sehr vielfältig und noch weitgehend ungeklärt ist. Dabei werden im Ovar Substanzen (wie z.B. IGF-I, das Renin-Angiotensinsystem, verschiedene Zytokine, Aktivine, Inhibine) produziert, die parakrine Wirkungen innerhalb des Organs ausüben.

Kommt es zur **Befruchtung**, übernimmt offenbar der *Trophoblast – nach der* **Nidation des** befruchteten Eis in die Uterusschleimhaut – mit Hilfe seiner *Choriogonadotropinsekretion* die Kontrolle über die Uterusschleimhaut und *verhindert* ihre *Desquamation*. Hierbei stimuliert das hCG das mütterliche Corpus *luteum gravitatis, so* dass dessen *Progesteronproduktion* über das Ende der normalen Zykluslänge hin *anhält*. Im *Verlauf der Schwangerschaft* übernimmt *die Plazenta selbst die Bildung von Progesteron*, so dass der Embryo von der mütterlichen Progesteronbildung unabhängig wird. *Ebenso* werden vom Synzytium der Plazenta in zunehmendem Umfang *Östrogene* (Östradiol und Östron, vor allem aber Östriol) gebildet.

10.7 Kopulation und Konzeption

Das Volumen des *normalen Ejakulates*, welches bei einer Fertilitätsprüfung nach 4- bis 6tägiger Karenz durch Masturbation gewonnen wird, *soll 2–6 ml* betragen. Es besitzt einen spezifischen *Geruch* (ähnlich wie Kastanienblüten), eine *grau-weißliche Farbe* und eine *zähflüssige Konsistenz*, welche sich *innerhalb* von 15–30 Minuten *in eine flüssige Form verwandelt*. Bei mikroskopischer Zählung soll die Zahl der **Spermatozoen** über *40 Millionen pro ml* betragen (Mittelwert 90 Millionen pro ml). *Etwa die Hälfte der Spermatozoen soll sich sehr lebhaft bewegen*, nur maximal ein Drittel darf unbeweglich erscheinen. Für die Verflüssigung des Ejakulats sind *Prostataenzyme* verantwortlich. Insgesamt sind die Sekrete der Prostata und der Samenblase wesentliche Bestandteile des Ejakulats, welche zunächst die Überlebenszeit der aus den Nebenhoden – den Samenspeichern – beigemischten Spermien verlängern. In der Regel müssen die wanderungs- und überlebensfähigen, bereits durch den Uterus in den **Tubenkanal** aufwärts geschwommenen Spermien dort auf die befruchtungsfähige Eizelle warten. (Die Schwimmgeschwindigkeit wird mit 3 mm/min angegeben.) Neben dieser eigenen Beweglichkeit der Spermien scheint aber im Uterus ein schneller Spermientransport zu erfolgen, mit dem die Spermien durch aktive Bewegungen der Uterusoberfläche innerhalb von wenigen Sekunden über sehr große Strecken befördert werden. Die *Überlebensfähigkeit der Spermien beträgt im leicht sauren Vaginalmilieu nur wenige Stunden*, dafür *im basischeren Zervixschleim vor der Ovulation etwa 2–3 Tage* (im Extremfall werden sogar 5–6 Tage angegeben). Die Befruchtungsfähigkeit der Eizelle ist wesentlich kürzer, sie beträgt nach der Ovulation etwa 2–6 (maximal 24) Stunden.

Für die **Befruchtung** einer Eizelle in der Tubenampulle müssen die Spermien eine spezielle Präparation durch die weibliche Tubenflüssigkeit erfahren, welche als **Kapazitation** bezeichnet wird. Anfängliche Misserfolge bei der künstlichen Befruchtung haben diesen Vorgang bekannt gemacht. Durch experimentelle Spermienwaschungen lässt sich dieser Vorgang nachahmen. Kapazitierte Spermien können die **Zona pellucida** der Eizelle durchdringen, wobei Enzyme im Akrosom des Spermiums bei seinem „Tunnelbau" helfen. Ist es schließlich einem Spermium gelungen, mit der Eizelle zu fusionieren, verhindert die sog. „**Zonareaktion**" durch Härtung der Zona pellucida das Eindringen weiterer Spermien.

Die Potentia coeundi ist an das Funktionieren des **Erektionsreflexes** gebunden, welcher eine *Durchblutungszunahme der Corpora cavernosa bei gleichzeitiger Abflussdrosselung* innerhalb derselben bewirkt. Das *parasympathische Reflexzentrum* liegt *im Sakralmark* unter Beteiligung des *Lumbalmarkes*. *Afferente Fasern* des N. pudendalis erlauben eine Reflexauslösung über mechanische Reize der Glans penis. Der *efferente Reflexbogen* verläuft über die *Nn. erigentes*. Der Erektionsreflex kann aber auch durch Sinneseindrücke, ja allein durch sexuelle Vorstellungen ausgelöst, verstärkt und gehemmt werden. Da nach einer anhaltenden Reizung des Nervus pudendalis schließlich eine *Ejakulation* ausgelöst werden kann, muss das *lumbale Reflexzentrum* eine Informationsspeicherung im Sinne einer „*Summation*" vornehmen. Die Steuerung der Ejakulation selbst erfolgt über das Lumbalmark, den Grenzstrang und *sympathische* Efferenzen, welche eine rhythmische *Kontraktion des Ductus deferens* bewirken. Hierdurch gelangt das Sperma in die Harnröhre und löst nun seinerseits durch Dehnung des *Musculus bulbocavernosus* dessen *rhythmische Kontraktionen* aus, welche zu einem Hinausschleudern des Ejakulats führen. Hierbei kommt es gleichzeitig generell zu einer kurzzeitigen *Stimulation des gesamten sympathischen Nervensystems mit Herzfrequenzsteigerung, Blutdruckanstieg, Pupillenerweiterung* und maximaler emotionaler Erregung. Man bezeichnet diesen gesamten Vorgang als *Orgasmus*, ohne dass man jedoch über den Mechanismus dieses Vorganges eindeutige Erklärungen geben könnte.

Der weibliche Orgasmus als Höhepunkt genitaler Stimulation steht ebenfalls im Zeichen maximaler sympathischer Aktivierung mit rhythmischen Kontraktionen im Bereich der Vagina und des Uterus sowie Herz- und Atemfrequenzanstieg, Blutdruckerhöhung und maximaler emotionaler Erregung.

10.8 Konzeptionsverhütung

Es wird heute kaum noch jemand die Notwendigkeit einer *Familienplanung* bestreiten, nicht zuletzt weil die Segnungen der Medizin Säuglingssterblichkeit und Infektionsepidemien erfolgreich zurückgedrängt haben.

Grundsätzlich muss man davon ausgehen, dass jede Konzeptionsverhütung reversibel sein muss. Dies hat ethische und praktische Hintergründe. Bei den längst nicht mehr stabil voraussehbaren Lebensplanungen ergibt sich nicht selten ein wiedererwachender Kinderwunsch. Der Erfolg von Verhütungsmethoden wird in der Regel mit Hilfe des *Pearl-Index* angegeben, welcher *die Zahl der ungewollten Schwangerschaften pro 1200 Anwendungsmonate, d.h. 100 „Frauenjahre" angibt.* Hierbei werden die Beobachtungsmonate der kontrollierten, geschlechtsreifen Patientinnen summiert.

Am „physiologischsten" dürfte die *Bestimmung „unfruchtbarer" Tage* mit Erfassung des **Ovulationstermins** mit Hilfe der Bestimmung der **Basaltemperatur** sein. Hierzu wird zweckmäßigerweise die Rektaltemperatur morgens *vor* dem Aufstehen – nach mindestens 6-stündigem Schlaf – gemessen. Als Zeichen für eine stattgefundene Ovulation gilt ein Temperaturanstieg von 0,4 bis 0,6 °C innerhalb 1 bis 2 Tagen. Während der Proliferationsphase liegt die Basaltemperatur in der Regel zwischen 36,3 und 36,8 °C, während für die Sekretionsphase im Mittel Werte zwischen 36,9 und 37,4 °C angegeben werden (vgl. Abb. 10.3). Unmittelbar vor der Menstruation fällt nahezu parallel zur Progesteronkonzentration im Blut auch die Basaltemperatur wieder ab. Berücksichtigt man eine Überlebenszeit der Spermien von maximal 6 Tagen, so sind zur Konzeptionsverhinderung 6 *Tage vor der Ovulation und – aus Sicherheitsgründen – 2 Tage* danach als Karenztage anzusetzen. Allerdings ist diese Methode unsicher, weil sich unter den heutigen Lebensumständen die Anzahl der irregulären Zyklen deutlich erhöht hat und zahlreiche Faktoren die Basaltemperatur individuell beeinflussen.

Bei der Besprechung der Prolaktinwirkung wurde bereits darauf hingewiesen, dass während der Stillperiode Unfruchtbarkeit besteht. Diese Methode hängt von vielen Faktoren ab, z.B. ob die Mutter regelmäßig, auch nachts stillt. Für diese Methode gibt die WHO (Weltgesundheitsorganisation), bei „üblicher Anwendung" eine Rate von 2 Schwangerschaften/100 Frauen und einer Anwendungsdauer von 12 Monaten an, die sich auf den Wert von 0,5 bei korrekter geübter Anwendung reduziert.

Übernimmt der Mann die alleinige Verantwortung für die Geburtenregelung, so wird häufig der *Coitus condomatus* angewendet. Hierbei handelt es sich allerdings um eine relativ unsichere Methode, bei der, „normale" Anwendung vorausgesetzt, 14 Schwangerschaften/100 Frauen und 1 Anwendungsjahr gefunden werden (3, nach korrekter und dauernder Anwendung). Der Coitus interruptus ist eine noch unsicherere Methode (s. Tabelle 10.3). Unbestritten wird die sicherste Konzeptionsverhütung – neben der Sterilisation – durch die im Handel befindlichen *Ovulationshemmer und Intrauterinspiralen* erzielt. Das Prinzip der Ovulationshemmer besteht darin, durch Applikation von Sexualhormonen Hypophyse und Hypothalamus über den tatsächlichen Hormonspiegel so zu täuschen, dass die „*LH-Spitze*" oder der *drastische Konzentrationsanstieg* des *Luteinisierungshormons* unterbleibt. Dadurch unterbleibt die Ovulation. Prinzipiell ist eine Ovulationshemmung *sowohl mit Östrogenen* (synthetische Östrogene: Äthinylöstradiol und Mestranol) *wie auch mit Gestagenen* (u.a. Testosteronabkömmlinge: Norethisteron, Lynestrenol u.a.) möglich, wobei *man meist Kombinationen beider Wirkprinzipien* verwendet. Daneben werden aber auch sog. „Sequentialpräparate" benutzt, in welchen der physiologische Zyklus dadurch nachgeahmt wird, dass in der 1. Hälfte des Zyklus Östrogenpräparate und in der 2. Hälfte eine Kombination von Östrogenen und Gestagenen verordnet werden. Es mag aber noch angemerkt werden, dass man unter der „*Minipille*" niedrig dosierte Gestagen-Präparate versteht, welche nicht die Ovulation verhindern, aber bei kontinuierlicher, äußerst disziplinierter Einnahme über eine Veränderung des Zervikalsekrets und der Uterusschleimhaut eine

Tab. 10.2: Weltweite Verbreitung der wichtigsten Verfahren zur Empfängnisverhütung und Geburtenregelung: 1970 versus 1977 (aus: Population Reports. Special Topic Monographs, 1978/2. M – 38). Zitiert nach J. Hammerstein in: F. Gross, A. Schretzenmayr, 1981 und World Health Organisation, Genf, Juli 1994:

	1970	1977 [Millionen]	1990
Freiwillige Sterilisation	20	80	♀ 163 ♂ 45
Intrauterinpessar	12	15	110
Orale Kontrazeption	30	55	91
Kondom	25	35	49
Spermizide, Diaphragma, Coitus interruptus, Rhythmus	60	60	32
Insgesamt	147	245	550
Schwangerschaftsabbrüche (jährlich)	40	40	?

Tab. 10.3: Effektivität von Methoden der Familienplanung
Auszugsweise zitiert mit Modifikationen aus dem Report der Weltgesundheitsorganisation, „Selected practise recommendations for contraceptive use", 2002, unter ISBN 92 4 154566 6 im Web frei verfügbar.

Beurteilung	Methode	Schwangerschaften pro 100 Frauen in den ersten 12 Monaten der Anwendung	
		Wie üblicherweise angewandt	Korrekte, eingeübte Anwendung
Immer sehr sicher	Sterilisation des Mannes	0,2	0,1
	Sterilisation der Frau	0,5	0,5
	Kupferspirale (2. Generation)	0,8	0,6
Effizient, wenn üblicherweise verwendet	Lactationsbedingte Amenorrhoe	2	0,5
	Kombinierte orale Kontrazeptiva	6–8	0,5
Relativ effizient, nur bei korrekter Anwendung	Kondom (Mann)	14	3
	Coitus interruptus	19	4
	Kondom (Frau)	21	5
	Spermizide	26	6

Schwangerschaft verhindern. Als „Mikropille" werden dagegen Kontrazeptiva benannt, deren Östrogengehalt weniger als 50 µg beträgt. Ansonsten stellen sie meist Kombinationspräparate mit Gestagenen dar.

Wir können hier auch nicht ausführlich auf die *Nebenwirkungen* der Ovulationshemmer eingehen. Ihre Rolle bei der Entstehung von Venenthrombose ist umstritten. Die niedrig dosierten Kombinationspräparate der neuen Generation haben Risiken allerdings stark reduziert, sie steigen jedoch sprunghaft an, wenn unter Ovulationshemmern geraucht wird. Daneben werden von vielen Frauen Übelkeit, Erbrechen, Nervosität, Kopfschmerzen, Abnahme der Libido, Appetitsteigerung, Gewichtszunahme, Akne, Zwischenblutungen etc. als Nebenwirkungen mit der Einnahme von Ovulationshemmern in Verbindung gebracht. Allerdings werden auch unter Plazebos überraschend viele dieser Symptome beobachtet und häufig hilft hier auch ein Wechsel des Präparats. Zur weltweiten Verbreitung von Methoden zur Familienplanung vgl. Tab. 10.2.

Die hypophysären Gonadotropine FSH und LH stimulieren die Follikelreifung und die Spermatogenese. Das in der Plazenta gebildete Choriogonadotropin verhindert den Abbruch der Uterusschleimhaut mit Maximalkonzentrationen zwischen dem 2. und 3. Schwangerschaftsmonat. Prolaktin stimuliert das Brustwachstum und die Milchsekretion. Es unterdrückt bei der Frau die LH-Wirkung auf das Ovar. Prolaktin wird auch außerhalb der Hypophyse gebildet.

Beim Mann wird das Androgen Testosteron überwiegend in den Leydigschen Zwischenzellen unter LH-Kontrolle gebildet, während bei beiden Geschlechtern Androgene mit geringerer biologischer Aktivität auch in der Nebennierenrinde synthetisiert werden und inaktiviert als 17-Ketosteroide im Harn erscheinen. Die Spermatogenese steht unter FSH- und Testosteron-Kontrolle, sie erfolgt in den Tubuli seminiferi des Hodens aus Spermatogonien. Durch 2 mitotische und 2 meiotische Teilungen entstehen Spermatiden mit haploidem Chromosomensatz, welche im Rahmen der Spermiogenese in bewegliche Spermatozoen verwandelt werden.

Im weiblichen Zyklus steht die Uterusschleimhaut während der Proliferationsphase unter zunehmender Östrogen- und während der Sekretionsphase unter Progesteronwirkung. FSH stimuliert die Östrogenbildung in der frühen Follikelphase. Östrogene zeigen einen biphasischen Effekt: Niedrige Konzentrationen (wie in der frühen Proliferationsphase) üben eine negative Rückkopplung auf LH und dessen ovulationsauslösende Wirkung aus, während hohe Konzentrationen (in der späten Proliferationsphase) eine positive Rückkopplung bewirken und so einen LH-Peak hervorrufen.

Bei beiden Geschlechtern werden aus den Gonaden Proteine in Form der Aktivine, Inhibine und Follistatin freigesetzt, die durch ihre Wirkung auf zentraler Ebene die FSH-Spiegel im Blut erhöhen (Aktivine) oder erniedrigen (Inhibine), bzw. die Aktivine inaktivieren (Follistatin). Neben der Steuerung der Gonadenaktivitäten durch die hypothalamisch-hypophysäre Kontrolle existiert, in den Gonaden selbst, eine parakrine Steuerungsebene in Form der intra-testikulären bzw. intra-ovariellen Regulation.

Konnte ein kapazitiertes Spermium mit Hilfe seines Akrosoms die Zona pellucida penetrieren und mit der Eizelle fusionieren, blockiert die Zonareaktion das Eindringen weiterer Spermien.

Teil II Animalische Physiologie

11 Grundlagen der Erregungs- und Neurophysiologie

Allgemein

Nach *Galens*[1] Vorstellung fließt durch die Nerven das „Pneuma psychikon" vom Gehirn zu den Muskeln, wobei die Muskeln über eine eigene Fähigkeit verfügen, sich selbst zu verkürzen. Noch fast eineinhalb Jahrtausende später sind nach Descartes[2] Ansicht die Nerven hohl und leiten vom Gehirn zu den Muskeln den „Spiritus animalis". Weitere 100 Jahre später (zu Johann Sebastian Bachs Zeiten) hat man bereits mechanistischere Vorstellungen und lässt die Nerven ihren „Saft" in die Muskeln hineindrücken, um eine Kontraktion auszulösen[3]. Jedoch erst 1791 durch *Galvanis* berühmt gewordene Kontraktionsexperimente an Froschmuskeln und -nerven mit Hilfe der 1745 erfundenen Leydener Flasche und Elektrisiermaschine (d.h. mit Kondensatorentladung) wurde die Aufgabe der Nerven erkannt, elektrische Signale vom Gehirn an die Muskeln weiterzuleiten[4]. Es gehört zu den vielen Verdiensten von *Helmholtz*[5], *1850 auch eine Methode entwickelt zu haben, mit der er erstmals Nervenleitungsgeschwindigkeiten* messen konnte. Diese waren überraschend niedrig (am Frosch 20–30 m/s). Das Ruhe- und Aktionspotential selbst war kurz zuvor (1840–1843) entdeckt worden[6].

Ein weiterer Höhepunkt in der Geschichte der Neurophysiologie war die Entwicklung der *Membrantheorie* durch den Helmholtz-Schüler *Bernstein*[7] 1902, welcher die Membran im Ruhezustand nur für Kalium permeabel hielt, aber bei ihrer Erregung eine plötzliche hohe Permeabilität insbesondere für Anionen annahm. Ausgerüstet mit dem richtigen experimentellen Modell, dem Riesenaxon des Tintenfisches, konnten schließ-

---

1 Claudius Galenos (129–199 nach Christi Geburt, vgl. S. 78) postuliert auf der Basis der Beschreibungen des Alexandriner Arztes Erasistratos (ca. 250 vor Chr.) und der Bücher eines der letzten alexandrinischen Anatomen Marinos (ca. 130 nach Chr.) erstmals den einheitlichen Zusammenhang zwischen Gehirn, Rückenmark und Nervensystem. In für uns heute unvorstellbar grausamen Tierexperimenten klärt er mit Hilfe von Durchschneidungen die Bedeutung der verschiedensten Abschnitte des Rückenmarks.
2 Rene Descartes (1596–1650, vgl. S. 285).
3 Hermann Boerhaave (1668–1738), Inhaber der Leydener Lehrstühle für Botanik, praktische Medizin und Chemie in Personalunion.
4 Luigi Galvani (1737–1798), Professor an der Universität Bologna, verglich den Muskel mit einer Leydener Flasche, wobei das Innere des Muskels in Ruhe positiv, das Äußere negativ geladen sei. Durch die vom Gehirn über den Nerven in den Muskel gelangende Elektrizität komme es zum Ladungsausgleich und zur Kontraktion.
5 vgl. S. 176.
6 Emil du Bois-Reymond (1818–1896), Professor der Physiologie in Berlin.
7 Julius Bernstein (1839–1917), Physiologe in Halle.

lich *Hodgkin*[8] und *Huxley*[9] ab *1939* die wesentlichen Ionenprozesse an erregbaren Membranen aufklären.

Während des gesamten 19. Jahrhunderts hatte man indessen keine gedanklichen Schwierigkeiten, eine elektrische Ionenleitung entlang der verschiedenen Nerven anzunehmen, wobei sich höchstens die Verfechter der neuen Zelltheorie gegen ihre Gegner zu verteidigen hatten. Nach älterer Vorstellung sollten die Nerven durch Protoplasmabrücken verbunden sein.

(Der Begriff „*Neuron*" stammt dabei von Waldeyer[10], der Nachweis für das Fehlen eines Synzytiums für die Verbindung von Neuronen wurde von Ramon y Cajal[11] erbracht, der Terminus „*Synapse*" wird Sherrington[12] zugeschrieben.)

Geradezu sensationell und unglaubwürdig wirkte dann als Alternative zur Theorie der elektrischen Leitung das Konzept der *chemischen Erregungsübertragung*, welchem sich zu Beginn unseres Jahrhunderts Dale[13] und Loewi[14] verschrieben hatten. Am überzeugendsten war Loewis Experiment von 1921, den Vagus eines Froschherzens zu reizen und in der Spülflüssigkeit des so gereizten Froschherzens einen chemischen Stoff nachzuweisen, welcher an einem zweiten isolierten Froschherzen Vaguswirkungen hervorbrachte. (Später wurde dieser Stoff als Acetylcholin identifiziert.) Dass die moderne Elektrophysiologie schließlich doch auch eine elektrische Erregungsübertragung an „gap junctions" (s. unten) nachweisen konnte, nachdem man gerade allgemein die ausschließlich chemische Erregungsübertragung an Synapsen akzeptiert hatte, mag als Hinweis darauf gelten, wie kompliziert und wie schwierig physiologische Vorgänge im Detail sind.

Dass schließlich rund 10 Milliarden kompliziertester Nervenzellen (mit jeweils Tausenden von Synapsen) die Leistungen des menschlichen Gehirns ermöglichen, deutet Aufgabe und Aussichtslosigkeit zugleich an, das Zusammenspiel dieser Zellen aufzuklären. Diese Aufgabe hat in zunehmendem Umfang Menschen angezogen, die Funktionsweise nervaler Strukturen zu ergründen. Im Folgenden müssen wir uns deshalb einen Überblick über den derzeitigen Stand dieser Bemühungen machen. Die scheinbar grenzenlose Ansammlung von Detailwissen wird uns jedoch nicht darüber hinwegtäuschen, dass wir über so spezifisch menschliche Eigenschaften wie „Wille", „Spontaneität" oder auch „nur" Gedächtnis, ganz zu schweigen von emotionalen oder gar moralischen Kategorien, mit Hilfe physiologischer Methoden und Ergebnisse praktisch keine Aussagen machen können. Zwar gehört es zu dem Einmaligen, was den Menschen vom Tier unterscheidet, über seine Existenz, sein Wesen, seine Sinne, und dazu gehört auch seine Neurophysiologie, nachzudenken, doch wie sollte je ein System sich selbst erklären? Begreifen wir uns als geschaffenes System, liegt allein in der Unmöglichkeit, uns selbst zu schaffen, auch die prinzipielle Grenze unserer Selbsterkenntnis. Verstehen wir uns dagegen als alleiniges Produkt der Evolution, verzweifeln wir meist an der Kürze unseres Lebens im Vergleich zu den schier endlosen Zeiten zwischen dem Anfang der biologischen Evolution und dem Beginn unserer menschlichen Erkenntnismöglichkeit. De facto ergibt sich auch hier die Aussichtslosigkeit unseres Selbsterklärungsversuches, so dass gerade die bedeutendsten Neurophysiologen immer wieder zum Offenbarungseid gezwungen waren: „Ignorabimus[15]!"

---

8 Alan Lloyd Hodgkin (1914–1998), Physiologe in Cambridge.
9 Andrew Fielding Huxley (geb. 1917), Physiologe in London, 1963 Nobelpreis zusammen mit Hodgkin und Eccles (vgl. S. 340).
10 Heinrich Wilhelm Gottfried von Waldeyer-Hartz (1836–1921), Berliner Anatom.
11 Santiago Ramon y Cajal (1852–1934), Professor der Histologie, Histochemie und pathologischen Anatomie in Madrid, erhielt 1906 den Nobelpreis (zusammen mit Golgi) für seine Arbeiten über den Bau des Nervensystems.
12 Sir Charles Scott Sherrington (1857–1952), Physiologe in Oxford, 1932 Nobelpreis (zusammen mit E.D. Adrian) „für ihre Entdeckung auf dem Gebiet der Funktionen der Neuronen".
13 Sir Henry Hallet Dale (1875–1968), Direktor des Nat. Inst. of Med. Research in London, Nobelpreis 1936 zusammen mit Loewi.
14 Otto Loewi (1873 Frankfurt am Main – 1961 New York), Nobelpreis 1936. Aus Österreich durch Rassenwahn vertrieben 1938. Es wird berichtet, dass Loewi die Idee zu diesem Experiment im Traum gekommen sein soll. Er sei in der Nacht aufgewacht und habe den Traum aufgeschrieben, ohne jedoch am nächsten Morgen seine Aufzeichnungen entziffern zu können. Zum Glück habe sich der Traum wiederholt, dieses Mal habe er anschließend noch in der Nacht das Experiment begonnen.

---

15 lat. = „Wir werden es nie erkennen".

11.1 Ruhepotential der Membran

Alle Zellen unseres Körpers sind mit einer *doppelschichtigen Phospholipidmembran* umgeben (vgl. Abb. 11.1), wobei die hydrophoben Lipidschwänze gegeneinander gelagert sind, während die hydrophilen Phosphatidenden sowohl nach außen wie zum Zellinneren die Membran begrenzen. In die Membran eingelagert sind Proteine, welche z.T. durch die ganze Membran reichen, z.T. aber auch nur bis zu ihrer Mitte. Lipidstrukturen können gut von fettlöslichen Substanzen durchquert werden, während wasserlösliche Substanzen, speziell Elektrolyte die Proteine als Passagewege benutzen müssen. Erstaunlicherweise kann das kleine Wassermolekül trotz seiner Dipolstruktur eine Bilayermembran gut passieren.

Wie wir aus der Besprechung des Elektrolythaushaltes wissen, ist die *Ionenverteilung zwischen Extra- und Intrazellulärraum sehr unterschiedlich* (vgl. Tab. 8.1). Der auffälligste Unterschied besteht in der gegenüber dem Extrazellulärraum fast *40fach höheren intrazellulären Kaliumkonzentration* und der *12fach niedrigeren intrazellulären Natriumkonzentration*. Für dieses Phänomen, das bei praktisch allen Warmblüterzellen auftritt (Kaltblüter ja sogar Pflanzenzellen zeigen prinzipiell sehr ähnliche Konzentrationsunterschiede), werden vor allem **aktive Transportprozesse** in allen Zellmembranen verantwortlich gemacht. Man spricht von „Pumpen", welche *unter ATP-Verbrauch Ionen gegen einen elektrochemischen Gradienten* transportieren können. Wie derartige Pumpen im einzelnen funktionieren, ist keineswegs geklärt. Prinzipiell stellt man sich den Mechanismus folgendermaßen vor: Im Bereich aller Zellmembranen (besonders reichlich in Nerven-, Muskel- und Nierenzellen) kann man ein spezielles Enzym finden, die **Natrium-Kalium-ATPase**, welche – durch steigende Natriumkonzentrationen aktiviert – ATP spaltet, wodurch Energie frei wird (Abb. 11.2).

Diese Energie (bzw. das energiereiche Phosphat des ATP, welches selbst zu ADP wird) veranlasst eine Bindung von Natrium mit dem Enzym (oder auch seinen Vorstufen). In dieser Verbindung wird Natrium von der inneren auf die äußere Seite der Zellmembran transportiert. An der äußeren Zellmembran angelangt, kommt es (vermutlich unter Beteiligung von Magnesium) zur Ablösung von Natrium von seinem Enzym, wodurch Natrium in den Extrazellulärraum abgegeben werden kann. Bei diesem Ablösungsvorgang soll sich die Konfiguration der Natrium-Kalium-ATPase ändern, so dass jetzt Kalium angelagert werden und das Enzym ohne zusätzlichen ATP-Verbrauch an seinen Ausgangsort zurückwandern kann. Mit erneuter Konfigurationsänderung des Enzyms wird Kalium abgelöst, und der gesamte Vorgang kann von neuem beginnen. Bei einem 1:1 Austausch von Natrium gegen Kalium erfolgt ein *elektroneutraler Transport*. Von *einer „elektrogenen* Pumpe"

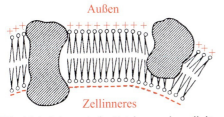

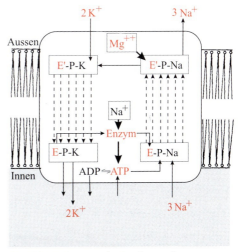

Abb. 11.1: Schematische Zeichnung der zellulären doppelschichtigen Phospholipidmembran mit eingelagerten Proteinen (gestrichelt).

Abb. 11.2: Schematische Zeichnung des transmembranären Kalium-Natrium-Austausches mit Hilfe des Enzyms (E) Natrium-Kalium-ATPase.

spricht man dagegen, wenn der Transport der geladenen Ionen ladungsmäßig verschieden ist. Bei dem häufigsten Na$^+$K$^+$-Austausch im Verhältnis 3:2 (vgl. Abb. 11.2) erfolgt deshalb dieser Austausch elektrogen.

Eine weitere Modellvorstellung für den aktiven transzellulären Na$^+$K$^+$-Austausch zeigt Abb. 11.3, wobei ein Öffnen und Schließen von Eiweißstrukturen unter Energieverbrauch mit jeweils unterschiedlichen Affinitäten für die verschiedenen Ionen verbunden ist. In der schematischen Zeichnung ist die unterschiedliche Ionen-Affinität durch unterschiedliche Passformen angedeutet.

Als spezieller *Hemmer der Natrium-Kalium-ATPase gilt* **Ouabain** (= g-Strophanthin), während eine Hemmung der Energiebereitstellung, d.h. *Hemmung der Phosphorylierung* z.B. durch **DNP** (*Dinitrophenol*), Blausäure (bzw. **KCN** = Kaliumcyanid), Phlorizin oder auch allein durch *Abkühlung* erfolgen kann.

Elektrische Potentialdifferenzen zwischen Zellinnerem und der Umgebung hat man (seit ihrer Entdeckung in der Mitte des 19. Jahrhunderts bis zur Mitte des 20. Jahrhunderts) durch den Anschnitt vieler Zellen als sog. „Verletzungspotentiale" gemessen. Inzwischen kann man mit Mikroelektroden einzelne Zellen anstechen (vgl. Abb. 11.4). Das Ergebnis ist in beiden Fällen prinzipiell gleich: Man misst unter Kontroll- bzw. Ruhebedingungen eine Potentialdifferenz. Hierbei zeigt die *Innenseite* der Membran eine *negative Ladung*. Beim Säuger beträgt diese Potentialdifferenz nahezu in allen Zellen (also keineswegs nur in erregbaren Strukturen wie Nerven- und Muskelzellen) rund -40 bis -80 mV. Diese Potentialdifferenz wird **Ruhepotential** der Membran genannt (vgl. Abb. 11.5).

Potentialdifferenzen in Elektrolytlösungen wurden von **Nernst**[16] als **Diffusionspotentiale** beschrieben: Befinden sich in einer Lösung unterschiedliche Konzentrationen von Elektrolyten, so haben sie einerseits das Bestreben, sich überall hin gleichmäßig – per diffusionem – auszubreiten. Andererseits können aber z.B. Kationen höhere Wanderungsgeschwindigkeiten als Anionen haben,

---

16 Walther Hermann Nernst (1864–1941), Physikalischer Chemiker in Berlin, erhielt 1920 Nobelpreis für Chemie (für seine thermochemischen Arbeiten).

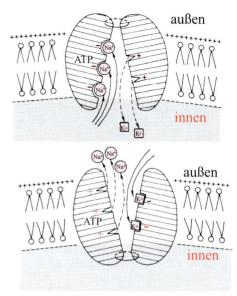

Abb. 11.3: Modell für eine aktive Na$^+$K$^+$-Pumpe (vgl. M. Steinhausen, Physiologie, Kohlhammer 1989).

so dass es innerhalb derartiger Lösungen zu unterschiedlichen Ladungsverteilungen kommen kann, welche als Diffusionspotentiale messbar sind. Kennt man die einzelnen Wanderungsgeschwindigkeiten, kann man bei bekannten Konzentrationsunterschieden mit Hilfe der Nernstschen Gleichung die Größe eines Diffusionspotentials ausrechnen. Der Gedankengang ist dabei folgender:

In einem Gleichgewichtszustand muss die nach gleichmäßiger Verteilung strebende Diffusionsarbeit (= osmotische Arbeit = Produkt aus infinitesimalem Druck [p] und Volumen [V] = $dp \times V$) quantitativ gleich groß sein wie die elektrische Arbeit, welche gleiche Ladung tragende Ionen abstößt. Diese ergibt sich als das Produkt aus Ladung (F = Faradaykonstante), infinitesimaler Spannung (dE) und Wertigkeit des betrachteten Ions (z). Es gilt daher:

$$dE \times F \times z = dp \times V$$

Weil nach Boyle-Mariotte (vgl. S. 121)

$$p \times V = RT$$

beträgt bzw.

$$V = \frac{RT}{p}$$ ist (R = allgemeine Gaskonstante, T = absolute Temperatur),

können wir auch schreiben:

$$dE \times F \times z = \frac{dp}{p} RT$$

11.1 Ruhepotential der Membran

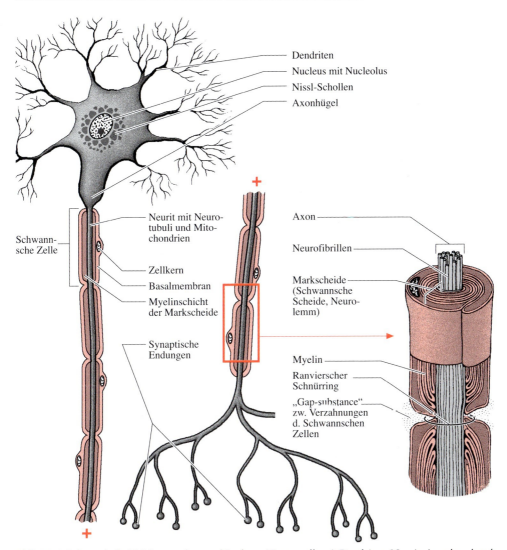

Abb. 11.4: Schematische Zeichnung einer multipolaren Nervenzelle mit Dendriten, Neurit, Axonkegel und Myelinscheide einschließlich Ranvierschem Schnürring.

oder: $dE = \dfrac{RT}{Fz} \times \dfrac{dp}{p}$

oder: $E = \dfrac{RT}{Fz} \int \dfrac{dp}{p} = \dfrac{RT}{Fz}(\ln p_2 - \ln p_1)$

oder: $\quad E = \dfrac{RT}{Fz} \ln \dfrac{p_2}{p_1}$

Für Lösungen können statt der Gasdrucke die osmotischen Konzentrationen C_2 und C_1 eingesetzt werden. Außerdem werden die Konstanten in der Regel bereits verrechnet, für den Warmblüter eine Temperatur von 37 °C angenommen und statt na-

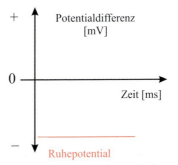

Abb. 11.5: Schematische Zeichnung der konventionellen Registrierung des Ruhepotentials.

türlicher Logarithmen eine Umrechnung für dekadische Logarithmen vorgenommen.

Für den Warmblüter ist deshalb folgende **Nernstsche Gleichung** für die Spannung (E) in Millivolt gebräuchlich[17].

$$E_{(mV)} = 61 \times z^{-1} \times \log \frac{C_2}{C_1}$$

Praktisch hielten es die Physiologen meist umgekehrt wie Nernst: Sie haben eine *Potentialdifferenz gemessen und mit Hilfe der Nernstschen Gleichung errechnet, welche Ionenkonzentrationsdifferenzen für das gemessene Potential verantwortlich sein können.* Anstatt unterschiedliche Wanderungsgeschwindigkeiten für einzelne Ionen anzusetzen, gingen die Physiologen meist davon aus, dass die Membran unter bestimmten Bedingungen nur für bestimmte Ionensorten durchlässig (permeabel) ist. *Unter Ruhebedingungen* hat man guten Grund anzunehmen, dass die Membran praktisch nur für Kalium durchlässig ist. Früher sprach man zur Erklärung dieser Permeabilitäten von *Poren*, heute kennt man spezifische *Kanäle* (mit eigener Kinetik). Die Kanäle stellen Membranproteine dar und können mit Hilfe von Toren *("gates")* den Ionenaus- und -eingang kontrollieren.

(Man hat inzwischen zahlreiche Transmembransegmente von Proteinen identifiziert, deren hydrophobes Ende z.T. in den Phospholipidfilm eingebaut ist, deren hydrophiles Ende aber in den Extrazellulärraum reicht. Für einen Kalium-Kanal kennt man z.B. inzwischen sogar 4 Proteine mit jeweils 2 Transmembransegmenten, die sich zu einem Tetramer zusammenlagern und eine zentrale Pore für den Ionendurchtritt offen halten können.)

Abb. 11.6 gibt den Ruhezustand einer Zellmembran mit geöffneten Kanälen für Kalium *schematisch* wieder. Die hohe intrazelluläre Kaliumkonzentration muss Kaliumionen veranlassen, die Gelegenheit zu nutzen, durch die offenen Kanäle einen Konzentrationsausgleich mit dem Extrazellulärraum zu suchen. Diese positiven Ionen werden von negativ geladenen Anionen (Protein) nur bis zu den Membrantüren „begleitet". Die Molekülstruktur dieser im Vergleich zum Kalium riesigen Proteinanionen verhindert ihre gemeinsame Passage durch die Membran. Das Ergebnis ist deshalb eine Anreicherung negativer Ladungen an der Innenseite der Membran und von dort aus eine elektrostatische Anziehung positiver Kaliumionen an der Außenseite der Membran.

Setzen wir allein die Konzentrationsdifferenzen für (einwertiges!) Kalium zwischen intra- und extrazellulärem Raum in die Nernstsche Gleichung ein, können wir das sog. **Kaliumgleichgewichtspotential** errechnen, wobei wir annehmen, dass die Wanderungsgeschwindigkeit der negativen Ionen Null ist: siehe Tab. 11.1.

Vergleichen wir das errechnete Kaliumgleichgewichtspotential mit dem *tatsächlich gemessenen Ruhepotential*, so finden wir, dass dieses stets *geringer als das errechnete Kaliumgleichgewichtspotential ist.* Wir müssen deshalb davon ausgehen, dass die ursprüngliche Annahme der alleinigen Kaliumpermeabilität der Membran selbst unter Ruhebedingungen *nicht* zutrifft. Um zu prüfen, welchen Einfluss Membranpermeabilitäten für *andere* Ionen auf das Ruhepotential aus-

---

17 Bei Angaben vom Kaltblüter findet man meist statt des Faktors 61 den Faktor 58 entsprechend Zimmertemperatur von 20 °C. Für Anionen muss eine negative Wertigkeit eingesetzt werden.

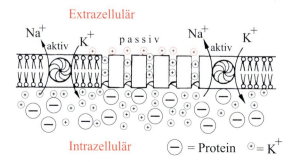

Abb. 11.6: Schematische Zeichnung zur Erklärung des negativen Ruhemembranpotentials (vgl. Text).

11.1 Ruhepotential der Membran

üben können, müssen wir zunächst die Gleichgewichtspotentiale der wichtigsten anderen Ionen berechnen (vgl. Tab. 11.1). Hierbei zeigt sich, dass das *Chloridgleichgewichtspotential* dem *Kaliumgleichgewichtspotential* sehr *ähnlich* ist, so dass das Ruhepotential prinzipiell auch durch eine hohe Chloridpermeabilität der Membran bedingt sein könnte. In der Tat hat man an Muskelmembranen eine höhere Permeabilität für Chlorid als für Kalium gefunden, während die Nervenmembranen unter Ruhebedingungen eindeutig für Kalium stärker permeabel sind. Dagegen liegen die Natrium- und Calciumgleichgewichtspotentiale in völlig anderen Bereichen.

Die *niedrigen intrazellulären Chloridkonzentrationen* werden in der Regel nicht einem aktiven Chloridtransport zugeschrieben. Vielmehr begünstigt das negative Ruhepotential den passiven Diffusionsausstrom negativer Chloridionen aus der Zelle über spannungsgesteuerte Chloridkanäle (ClC-Kanäle). Darüber hinaus kann die niedrige intrazelluläre Chloridkonzentration zum Teil auch als „Begleiterscheinung" des aktiven Natriumtransportes aufgefasst werden. Wir haben bereits bei der Wirkung der Schleifendiuretika auf den $2Cl^-1K^+1Na^+$-Carrier hingewiesen. Dieses Ko-Transportsystem ist nicht allein in der Niere zu finden, sondern offenbar kann ubiquitär mit Hilfe dieses Carriers ein sekundär aktiver Cl^--Transport im Schlepp von aktiv transportiertem Na^+ erfolgen. Eine Verarmung der Zellen an Anionen würde dies nicht bedeuten, da intrazellulär genügend anionische Proteine vorhanden sind, so dass ladungsmäßig intra- und extrazellulärer Raum ausgeglichen bleibt.

Die Wirkung inhibitorischer Transmittersubstanzen (z.B. GABA und Glycin, vgl. S. 343) wird schließlich auf eine erhöhte Chloridleitfähigkeit mit Einstrom von Cl^- in die Zelle durch ligandengesteuerte Chloridkanäle (sog. NKCC-Kanäle mit $GABA_A$- und Alyzinrezeptoren) und dadurch bedingte Hyperpolarisation (s. unten) bezogen.

Als Beweis der gegenüber Natrium **hohen Kaliumpermeabilität**[18] der Zellmembran unter Ruhebedingungen wird gern folgendes Experiment angeführt: Man messe das Ruhepotential einer Nervenzelle und erhöhe bzw. erniedrige die Kaliumkonzentration der extrazellulären Flüssigkeit. Setzt man in die nach Nernst gebildete Gleichung für die Errechnung des Kaliumgleichgewichtspotentials andere extrazelluläre Kaliumkonzentrationen ein, erhält man die in Abb. 11.7 dargestellte Gerade[19]. Variiert man nun im Experiment die extrazellulären Kaliumkonzentrationen, stimmen die erhaltenen Messwerte (für biologische Messungen erstaunlich gut) mit der errechneten Kurve überein. Allerdings ergeben sich *bei sehr niedrigen K-Werten* immer stärkere Abweichungen, d.h. immer geringere Negativitäten des Ruhepotentials gegenüber den für Kalium errechneten Werten. Für diese Abweichungen des gemessenen Ruhepotentials vom errechneten K^+-Gleichgewichtspotential wird eine zwar geringe, aber doch *nicht zu vernachlässigende Permeabilität* der Zellmembran *für Natrium* verantwortlich gemacht, welche mit Abnahme der extrazellulären K^+-Konzentration mehr ins Gewicht fällt.

Als Beweis für diese Behauptung gilt der Befund, dass bei Austausch des extrazellulären Natriums durch das größere Ion *Strontium* (Sr, Atomgewicht 87,6) z.B. als Strontiumchlorid ($SrCl_2$) die besprochene experimentelle Abweichung von der errechneten Kurve verschwindet.

Tab. 11.1: Gleichgewichtspotentiale nach der Nernstschen Gleichung für Kalium-, Natrium-, Chlorid-, Bikarbonat- und Calciumionen für Skelettmuskulatur des Warmblüters

$$E_{K^+} = 61 \log \frac{4}{155} = 61 \log \frac{1}{39} = -97 \text{ mV}$$

$$E_{Na^+} = 61 \log \frac{143}{12} = 61 \log \frac{12}{1} = +66 \text{ mV}$$

$$E_{Cl^-} = \frac{61}{-1} \log \frac{103}{3,8} = -61 \log \frac{27}{1} = -87 \text{ mV}$$

$$E_{HCO_3^-} = \frac{61}{-1} \log \frac{25}{8} = -61 \log \frac{3}{1} = -29 \text{ mV}$$

$$E_{Ca^{++}} = \frac{61}{2} \log \frac{2,4}{0,00012} = \frac{61}{2} \log \frac{20\,000}{1} = +131 \text{ mV}$$

---

18 Im Vergleich zu einer Wasserschicht von der Dicke einer Zellmembran ist die Zellwand allerdings 10^7mal undurchlässiger für Kalium!

19 Man geht dabei *so* vor, dass man z.B. für die extrazelluläre K^+-Konzentration 10 oder 100 einsetzt (es gilt der Faktor 58 für Kaltblüter sowie eine intrazelluläre K^+-Konzentration von 139). Es folgt:

$$E_{K^+} = 58 \log \frac{10}{139} = 58(1{,}0 - 2{,}14) = -66{,}1 \text{ mV}$$

$$E_{K^+} = 58 \log \frac{100}{139} = 58(2{,}0 - 2{,}14) = -8{,}3 \text{ mV}$$

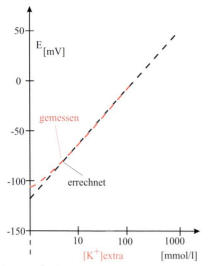

Abb. 11.7: Änderung des Ruhepotentials einer Nervenzelle in Abhängigkeit von der extrazellulären Kaliumkonzentration.

Grundsätzlich hat die Membranphysiologie zwei verschiedene Möglichkeiten der Analyse: Entweder sie misst vorwiegend die elektrophysiologischen Phänomene an der Membran und schließt von dort auf die dabei ablaufenden Ionentransporte, oder sie versucht, die Ionenvorgänge direkt zu verfolgen. In praxi hat die Kombination beider Ansätze bisher die überzeugendsten Erfolge gebracht. Gegen das direkte Verfolgen von Ionenprozessen an Membranen sprachen zunächst methodische Probleme. Einerseits werden *quantitativ* meist nur relativ wenig Ionen transportiert (etwa 12 Pikomol pro g und min), andererseits erfolgen viele Vorgänge *zu schnell*, um sie mit den vorhandenen Techniken erfassen zu können. Es war deshalb ein großer methodischer Fortschritt, als Hodgkin und Huxley (vgl. S. 318) das **Tintenfischaxon** als experimentell geeignete Nervenmembran einzusetzen begannen. Der Tintenfisch besitzt so dicke Axone, dass ihr Achsenzylinder (wie eine Leberwurst) ausgepresst werden kann und die Nervenmembranen (wie Wursthüllen) für das Experiment zur Verfügung stehen, so dass sie z.B. mit radioaktivem NaCl gefüllt werden können. Anschließend kann der $^{24}Na^+$-*Aus-* und -*Einstrom* (in sog. Efflux- bzw. *Influxstudien*) gemessen werden. Diese Versuche dauern oft Stunden und haben besonders Aufschlüsse über den Effekt von Stoffwechselgiften sowie Stoffwechselhemmungen (z.B. Dinitrophenol, Abkühlung etc.) gegeben, also Phänomene erklärt, welche wir bereits unter dem Stichwort „aktiver Transport" beschrieben haben. Wird z.B. der *aktive Natriumtransport pharmakologisch blockiert*, nimmt der $^{24}Na^+$-*Efflux* für die Dauer der Blockade drastisch *ab*. Für schnelle Änderungen der Membranpermeabilitäten, wie sie uns im Folgenden bei der Besprechung des Aktionspotentials beschäftigen werden, sind derartige Messungen viel zu träge, zumal die de facto transportierten Ionenmengen extrem gering sind. Zwar verfügt man heute auch über „*ionensensitive Mikroelektroden*", doch basieren unsere Vorstellungen der Elektrolytverschiebungen an Membranen nach wie vor auf elektrophysiologischen *Potentialmessungen*, da auch für diese Elektroden die akut transportierten Ionenmengen in der Regel zu gering sind. Es ist deshalb nicht verwunderlich, dass die Elektrophysiologen ihre *Analogien* aus der *Elektrotechnik* bezogen haben. Elektrochemische Kräfte verursachen in einer Batterie eine Ladungstrennung und damit ein Potential. Warum sollte man deshalb nicht eine Ladungstrennung, wie sie an der Membran erfolgt, als „*Kaliumbatterie*" betrachten? Ebenso können z.B. Natriumionenkonzentrationsdifferenzen zwischen Extra- und Intrazellulärraum als „*Natriumbatterie*" aufgefasst werden etc. Die Potentialdifferenz, welche durch eine Batterie aufrechterhalten wird, fällt in einem Stromkreis entlang eines Widerstandes ab. Nach dem *Ohmschen Gesetz* (vgl. S. 79) ist dieser Widerstand (R) proportional der Spannung (E) und umgekehrt proportional dem fließenden Strom (I):

$$R = \frac{E}{I}$$

In der Membranphysiologie bedeutet z.B. eine Durchlässigkeitszunahme der Membran für ein spezielles Ion, d.h. eine Permeabilitätserhöhung für dieses Ion, eine Abnahme des elektrischen Widerstandes für den Stromkreis der betreffenden „*Ionenbatterie*". In der Membranphysiologie ist es allerdings üblich, Zunahmen der Permeabilität nicht als Abnahmen des elektrischen Widerstandes zu bezeichnen, sondern als Zunahmen des *reziproken Widerstandes (1/R)*, d.h. als Zunahmen der *elektrischen Leitfähigkeit (g)*[20]:

$$\frac{1}{R} = g = \frac{I}{E}$$

Mit Hilfe dieser „**Batteriehypothese**" (besser: „Batterieanalogie") können wir nun das *Ruhepotential als überwiegende Wirkung der „Kaliumbatterie"* mit hoher Kaliumleitfähigkeit deuten, wobei die umgekehrt gepolte Natriumbatterie daran mit nahezu zehnfach geringerer Natriumleitfähigkeit beteiligt ist. Die Abb. 11.8 zeigt die Parallelschaltung einer derartigen Kalium- und Natriumbatterie mit entgegengesetzter Polung. Wäre z.B. $g_K = g_{Na}$, würden wir eine Potentialdifferenz von -15 mV erwarten[21]. Bei einem gemessenen Ruhepotential von -75 mV muss bei dieser Schaltung $g_{K^+} \gg g_{Na^+}$ sein.

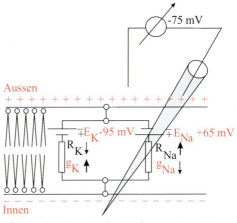

Abb. 11.8: Schematische Zeichnung einer „Ionenbatterie" zur Erklärung des Ruhepotentials (vgl. Text).

---

20 Um korrekt zu sein, müssen wir darauf hinweisen, dass Permeabilität und Leitfähigkeit keine identischen Größen sind, da für die Permeabilität auch noch andere, thermodynamisch definierte Größen bestimmend sind. Nur am Ruhepotential können beide Größen gleich gesetzt werden.

21 weil: $\frac{-95 + 65}{2} = -15$

Als „**elektrochemische Triebkraft**" (T) für ein bestimmtes Ion kann man auch die Differenz zwischen dem jeweils gemessenen Ruhepotential und dem – für dieses Ion mit Hilfe der Nernstschen Gleichung errechneten – Gleichgewichtspotential bezeichnen (z.B. $T_{K^+} = -80 - (-97) = +17$ mV, $T_{Na^+} = -80 - (+66) = -14$ mV).

Alle lebenden Zellen sind intrazellulär gegenüber extrazellulär durch hohe K$^+$- und niedrige Na$^+$-Konzentrationen charakterisiert.
Für die zelluläre K$^+$/Na$^+$-Konzentrationsdifferenz ist primär die zelleigene, energieverbrauchende, mit Ouabain-hemmbare K$^+$/Na$^+$-ATPase sekundär die gegenüber Na$^+$ höhere K$^+$-Leitfähigkeit der ruhenden Zellmembran verantwortlich.
Die Nernstsche Gleichung erlaubt aus intra- und extrazellulärer Ionenkonzentration eine transmembranöse Potentialdifferenz zu berechnen, welche ein Ionenungleichgewicht stabilisiert, solange eine Membran nur für die jeweils betrachtete Ionensorte als durchlässig angesehen wird (= Gleichgewichtspotential).
Das intrazelluläre negative Ruhepotential ist einerseits Folge der hohen K$^+$-Leitfähigkeit der Membran, welche K$^+$ seinem Konzentrationsgradienten entsprechend aus der Zelle ausströmen lässt, andererseits Folge der Undurchlässigkeit der Membran für größere Anionen (insbesondere intrazelluläre Eiweißanionen), welche die ausgetretenen K$^+$-Ladungen an der äußeren Zellmembran festhalten.

11.2 Erregung von Nerv und Muskel, Ionentheorie

Allgemein

Im Gegensatz zu allen anderen Zellen des Körpers haben die *Zellmembranen von Nerven- und Muskelzellen* die Fähigkeit, auf einen bestimmten Reiz hin ihr negatives Ruhepotential für kurze Zeit zu verändern, sogar ein positives Potential zu bilden, um dann – unterschiedlich schnell – wieder zum negativen Ruhepotential zurückzukehren. Diese reversible Potentialänderung bezeichnet man als **Aktionspotential**. Durch die Fähigkeit, Aktionspotentiale auszubilden, unterscheiden sich „*erregbare*" Strukturen von nicht erregbaren. Wir werden uns zunächst mit dem Mechanismus der Bildung von Aktionspotentialen auseinanderzusetzen haben. Dabei vergisst man allerdings leicht, dass dieses recht einförmige Geschehen die *Bildung eines Signals* bedeutet, welches am Ort seiner Bildung nichts bewirkt, und welches nur dadurch interessant wird, dass es selbst in seiner Umgebung wieder ein Aktionspotential auslösen und damit (wie eine Botschaft innerhalb einer Menschenkette von einem Menschen zum anderen) *weitergereicht* werden kann. Die Aktionspotentiale stellen im Gegensatz zu den Hormonen **genormte elektrische Signale** dar, welche (z.B. im physiologischen Praktikum durch einen elektrischen Reizgenerator ausgelöst werden, sonst in der Regel) **von Rezeptorzellen** der verschiedenen Sinnesorgane *auf* **adäquate Reize** *hin* **gebildet werden.** „Adäquate" Reize entsprechen den natürlichen (spezifischen) Reizen, für welche die einzelnen Sinnesorgane jeweils spezialisiert sind, also Lichtreize fürs Auge, Schallreize fürs Ohr etc. Aktionspotentiale können über (afferente) Nervenkabel weitergeleitet, nach ihrer Wichtigkeit von dafür besonders geeigneten Strukturen (Synapsen) gefiltert und schließlich in immer komplizierteren nervalen Strukturen gegeneinander verrechnet werden. Das Rechenergebnis ist wieder eine Botschaft in Form unterschiedlich vieler Aktionspotentiale, welche entlang anderer Kabel (Efferenzen) dorthin weitergeleitet werden, wo die Botschaft Handlung oder Unterlassung (Hemmung) auslösen soll.

Aktionspotentiale

Abb. 11.9 zeigt die typische Form des Aktionspotentials einer Nervenzelle. Das Aktionspotential kann von Gewebe zu Gewebe variieren, wobei der erste Teil, der „Aufstrich" oder die Depolarisation praktisch überall gleichförmig verläuft, aber die Repolarisation verschieden ist. Beim Skelettmuskel sind die Aktionspotentiale sehr ähnlich wie in der Abb. 11.9, die Dauer der Repolarisation beträgt jedoch 4–5 ms. Am auffälligsten ist die lange Dauer des Aktionspotentials des Myocards (200 bis 300 ms, vgl. S. 50).

Der **Mechanismus des Aktionspotentials** wird heute folgendermaßen gedeutet: Ein „*depolarisierender*" Reiz aus einer Rezep-

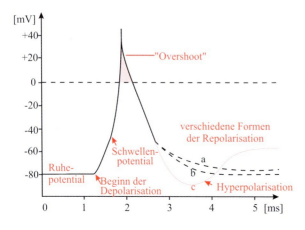

Abb. 11.9: Schematische Zeichnung des Aktionspotentials eines Neurons mit verschiedenen Formen der Repolarisation. Das Aktionspotential mit der Variante a ist typisch für eine Skelettmuskelfaser, jedoch ist das Aktionspotential am Skelettmuskel insgesamt um den Faktor 5 langsamer als am Nerven. Die Variante b ist typisch für das Aktionspotential eines Axons, während die Variante c typisch für das Soma einer Nervenzelle ist.

torzelle, einer Synapse oder einem benachbarten Aktionspotential (wie wir bei der Erregungsfortleitung darstellen werden) *erhöht die Permeabilität* der ruhenden Membran *für Natrium*, hierdurch strömt etwas Natrium in die Zelle ein und führt zu einer Abnahme des Ruhepotentials (= **Depolarisation**). Diese Depolarisation erhöht weiter die Natriumpermeabilität.

Gleichzeitig bewirkt die Depolarisation aber einen Ausstrom von Kaliumionen aus der Zelle, weil die Entfernung vom K$^+$-Gleichgewichtspotential der elektrischen Kraft entgegenwirkt, welche unter Ruhebedingungen den Kaliumionenausstrom verhindert (vgl. Abb. 11.6). So kann zunächst bis zu einer bestimmten Schwelle der Na$^+$-Einstrom durch einen entsprechenden K$^+$-Ausstrom kompensiert werden.

Ist schließlich ein *Schwellenwert* der Depolarisation erreicht, verläuft der Vorgang geradezu mit explosiver Dynamik, wobei die Depolarisation die Permeabilität für Natrium immer mehr erhöht und damit die Depolarisation immer weiter getrieben wird. Die Schwelle selbst wird durch sog. „einwärtsgleichrichtende Kaliumkanäle" (Kir-Kanäle) erzeugt. Depolarisation und Repolarisation werden durch die nachfolgende Aktivierung und Inaktivierung spannungsgesteuerter Natriumkanäle (Na$_v$) und Kaliumkanäle (K$_v$- oder verzögert gleichrichtender Kanäle) hervorgerufen. Schließlich nähert sich das Membranpotential dem positiven Natriumgleichgewichtspotential. Das *Natriumgleichgewichtspotential* wird jedoch *nicht erreicht*, weil

1. die schnelle Zunahme der Natriumpermeabilität wieder gebremst wird – man spricht von einer *Inaktivierung des schnellen Natriumsystems*, welche ebenfalls potentialabhängig bei einer bestimmten Stufe der Depolarisation einsetzt – und

2. bereits die normale Kaliumpermeabilität der Zellmembran dem entgegensteht und zusätzlich mit einer geringen Verzögerung die *Permeabilität* der Membran *für Kaliumionen* plötzlich *erhöht* und damit die **Repolarisation** eingeleitet wird.

Basis für diese Deutung des Aktionspotentials sind die **Voltage clamp-Versuche** (= Spannungsklemme), welche nach dem Vorschlag von Cole (1949) Hodgkin, Huxley und Katz (1952)[22] durchführten, und welche in vielfältiger Modifikation seither immer wieder die Elektrophysiologen beschäftigt haben. Als experimentelles Modell diente dabei das Tintenfischaxon (vgl. Abb. 11.10), in das man zwei Elektroden einführen konnte. Der Gedankengang war Folgender: Wenn man schon die Wanderung der Ionen durch die Membran während des Aktionspotentials nicht verfolgen kann, so sollte es doch möglich sein, die durch Ionenbewegungen verursachten Ströme zu erfassen. Im Voltage clamp-Experiment wird deshalb das Membranpotential auf einen vorgewählten, konstanten Wert eingestellt („geklemmt"), weil jede eintretende Potentialänderung selbst die Membranströme beeinflusst. Mit Zunahme der Membranpermeabilität für das betreffende Ion wächst die Anzahl der Ionen, welche die Membran passieren, und deshalb im gleichen Ausmaß auch die Stromstärke. Hierbei muss um so mehr Strom fließen, je weiter sich das Membranpotential vom Gleichgewichtspotential des jeweiligen Ions entfernt. *Umgekehrt spielt eine Permeabilitätszunahme* (hier gleichbedeutend mit einer Leitfähigkeitszunahme, vgl. S. 325) *direkt am Gleichgewichtspotential eines Ions für den*

---

[22] J. Physiol. 116, 424–448, 1952.

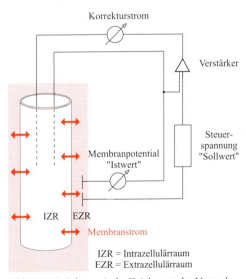

Abb. 11.10: Schematische Zeichnung des Versuchsaufbaus zur Durchführung von Spannungsklemmen (Voltage clamp-Versuche).

Nettostrom dieser Ionensorte keine Rolle, weil hier der durch *Diffusion* bedingte Ausstrom z.B. des K$^+$ dem durch das *Potential* bedingten K$^+$-Einstrom gerade die Waage hält.

Die Entfernung vom Gleichgewichtspotential bedeutet so eine Abnahme des potentialbedingten K$^+$-Einstroms in die Zelle, während der diffusionsbedingte K$^+$-Ausstrom gleichbleibt. *Für den Nettotransport resultiert so ein K$^+$-Ausstrom*, welcher z.B. am Ruhepotential größer ist als am K$^+$-Gleichgewichtspotential.

Es gilt für die *einen bestimmten Ionenstrom* z.B. des Kaliums (I_K) in Anwendung des Ohmschen Gesetzes

$$I_K = \frac{E - E_K}{R_K}$$

Hierbei stellen E das gemessene Membranpotential und E_K das Gleichgewichtspotential für Kalium dar. R ist der Widerstand der Membran für Kalium. Wir haben schon früher darauf hingewiesen, dass man in der Regel den reziproken Widerstand ($1/R$) als Leitfähigkeit (g) für die jeweilige Ionensorte angibt.

Die Gleichung heißt daher üblicherweise

$$I_K = g_K (E - E_K)$$

und entsprechend für Natrium

$$I_{Na} = g_{Na} (E - E_{Na})$$

Der „Trick" besteht nun darin, mit Hilfe der in Abb. 11.10 dargestellten Anordnung den durch Ionenwanderung verursachten Strom I zu messen, wenn plötzlich ein ganz bestimmtes Membranpotential eingestellt („geklemmt"), d.h. die Membran künstlich auf einen bestimmten Betrag hin depolarisiert wird. Mit anderen Worten: Der erste Teil eines Aktionspotentials wird technisch induziert. Zu diesem Zweck wird *über die eine Elektrode*, welche innerhalb des Axons (oder entsprechend *intrazellulär*) gelegen ist, *fortlaufend* das *Membranpotential gemessen* und *über die andere* dicht *daneben liegende Elektrode* gerade *diejenige Stromstärke in das Axon* (bzw. die Zelle) *appliziert, welche bei* einer ganz bestimmten *Depolarisationsstufe* den dabei ablaufenden *Ionenstrom kompensiert*.

Auch hier ist das Detail komplizierter: Man benötigt nicht nur schnelle Verstärker, sondern auch eine entsprechende elektronische Verrechnung, welche dafür sorgt, dass für eine vorher festgelegte Depolarisationsstufe – die gewählte Klemmspannung – gerade die notwendige Stromstärke appliziert wird, um dieses Klemmpotential stabil *zu* halten. Es zeigt sich nämlich, dass in den ersten Millisekunden einer derartigen künstlichen Potentialänderung je nach vorgewählter Depolarisationsstufe ganz charakteristische Stromstärken erforderlich sind.

Im Beispiel der Abb. 11.11 wurde ein *Klemmpotential von etwa –10 mV* gewählt (vgl. Abb. 11.11a). Die Stromkurve (vgl. Abb. 11.11b) zeigt zuallererst einen kurzen positiven Ausschlag, welcher nur einige Mikrosekunden dauert und dem Zusammenbruch des elektrischen Feldes (d.h. der Membrankapazität) entspricht. Man spricht deshalb von *kapazitivem Strom und gating current (für Kanalöffnungen)*. (Für unsere Überlegungen ist diese Stromkomponente unerheblich.) Anschließend ist zuerst ein *negativer – in die Zelle gerichteter – Strom* nötig, welcher so gedeutet wird, dass jetzt der Einstrom positiver Natriumionen (entsprechend dem Anfangsteil des Aktionspotentials) durch diesen Stromfluss kompensiert werden muss. Schließlich ist ein *positiver*

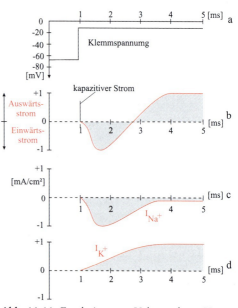

Abb. 11.11: Ergebnisse von Voltage clamp-Versuchen nach Hodgkin und Huxley (vgl. Text).

Strom zur Aufrechterhaltung des Klemmpotentials notwendig. Hier bietet sich die Deutung an, dass während dieser Phase des Klemmpotentials die Membranpermeabilität für Kalium zugenommen hat und nun der Ausstrom positiver Ionen aus der Zelle durch einen *nach auswärts gerichteten Strom* kompensiert werden muss. Entsprechend dieser Deutung wurde der gemessene Strom aus Abb. 11.11b graphisch in zwei Teilströme zerlegt: als zuerst einsetzender Na-Einwärtsstrom (Abb. 11.11c) und später folgender K-Auswärtsstrom (Abb. 11.11d).

Wie war die Schlüssigkeit dieser **Hypothese zu prüfen?**

1. Hodgkin und Huxley *ersetzten* sukzessive die *natriumhaltige äußere Spülflüssigkeit*, welche das Tintenfischaxon umgab, *durch* **natriumfreie Cholinchloridlösung** und wiederholten im übrigen das gleiche Experiment. *Jetzt* wurde *kein Natriumeinwärtsstrom* mehr gemessen, *sondern nur ein positiver Auswärtsstrom, welcher* in seinem Anfangsteil als reiner Natriumausstrom und anschließend als Summe von Natrium- und Kaliumausstrom wie im ursprünglichen Experiment angesehen werden konnte.

2. Eine *zweite Variation* des Experiments bestätigte ebenfalls die Hypothese. Wurde die *Klemmspannung* nicht mit einem Potential von etwa –10 mV gewählt, sondern immer mehr *in den positiven Bereich verschoben, verlor sich* ebenfalls der *Natriumeinwärtsstrom*, so dass bei einer Klemmspannung, welche dem **Natriumgleichgewichtspotential** entsprach, nur noch ein **Kaliumausstrom** registriert werden konnte. Auch dies bestätigte die Hypothese, da im Bereich des Gleichgewichtspotentials eines Ions keine Ionen transportiert werden müssen, um das Potential aufrechtzuerhalten (s. oben). Eine weitere Bestätigung dieses Konzepts wurde später durch den Einsatz von Pharmaka, speziell von **Tetrodotoxin**[23] (**TTX**) am Tintenfischaxon gewonnen. Wird diese hochgiftige Substanz aus Haut, Eingeweiden und vor allem Rogen ostasiatischer Pufferfische (Kugelfische, Tetraodontiden) von außen an die Membran gebracht, *entfällt* bei den gleichen Voltage clamp-Versuchen der *primäre Natriumeinstrom*, während der auswärtsgerichtete – spätere – Kaliumausstrom unverändert bleibt (von der Innenseite der Membran ist TTX unwirksam). Im Gegensatz dazu ist durch **Tetraäthylammonium** (**TEA**) sowohl am Tintenfischaxon wie auch an myelinisierten Froschnerven *selektiv* die *Kaliumpermeabilität blockierbar*. Unter TEA ist bei den gleichen Spannungsklemmversuchen nur der primäre Natriumeinstrom zu registrieren, während der Kaliumausstrom entfällt. (Allerdings wirkt TEA am Tintenfischaxon nur von innen an der Zellmembran, muss also in das Axon appliziert werden.)

Aus der systematischen Auswertung von Voltage clamp-Versuchen lässt sich *somit* folgern, dass **während eines Aktionspotentials zuerst die Leitfähigkeit der Membran für Natrium (g_{Na}) kurzzeitig erhöht** wird, weil spannungsabhängige Na$^+$-Kanäle geöffnet werden. **Anschließend** wird durch Öffnung von K$^+$-Kanälen die **Leitfähigkeit für Kalium (gK) erhöht** (vgl. Abb. 11.12). Die verzögerte Leitfähigkeitsänderung für Kalium ist nicht nur die Ursache der schnell einsetzenden „**Repolarisation**" (der Rückkehr zum negativen Ruhepotential), welche durch die alleinige Inaktivierung der Leitfähigkeitszu-

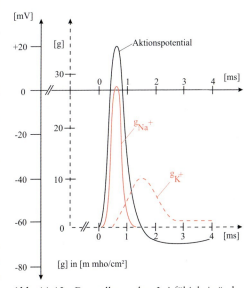

Abb. 11.12: Darstellung der Leitfähigkeitsänderung einer Nervenmembran während eines Aktionspotentials nach Voltage clamp-Versuchen von Hodgkin und Huxley.

---

23 J. W. Moore, M. P. Blaustein, N. C. Anderson, T. Narahashi: J. Gen. Physiol. 50, 1401–1411, 1967.

nahme für Natrium (also des *schnellen*[24] Natriumsystems) nicht erklärt wäre, sondern kann auch der Anlass für sog. „*Nachpotentiale*" sein. Unter diesen Nachpotentialen versteht man z.B. eine „überschießende" Rückkehr zum Ruhepotential, was einer „*Hyperpolarisation*" entspricht (= „Nachhyperpolarisation").

Hyperpolarisierende Nachpotentiale (AHP) werden in 3 Klassen eingeteilt:

1. Durch die Deaktivierung von Kv-Kanälen hervorgerufene AHPs (wenige Millisekunden Dauer).
2. Durch Calcium aktivierte BK-Kanäle hervorgerufene AHPs (wenige Millisekunden bis wenige 10 Millisekunden).
3. Durch Calcium aktivierte SK-Kanäle hervorgerufene AHPs (wenige 10 Millisekunden bis wenige Sekunden).

Allerdings muss nicht jedes Aktionspotential mit einer Hyperpolarisation verbunden sein, auch „Nachdepolarisationen" werden speziell für den Skelettmuskel beschrieben.

Wichtiger ist dagegen das Phänomen der „**Refraktärität**" oder der Phase *der Nichterreg*barkeit einer Nervenmembran nach depolarisierendem Reiz, weil hiervon die (später zu besprechende) Fortleitungsrichtung der Erregung abhängt. Hierbei unterscheidet man eine absolute Refraktärphase, d.h. eine Phase, in welcher trotz stärksten Reizes kein Aktionspotential auszulösen ist, von einer relativen Refraktärphase, in welcher selbst mit verstärkten Reizen nur kleinere Aktionspotentiale auszulösen sind. Die **absolute Refraktärphase** besteht während des gesamten Aktionspotentials (allerdings nicht beim Aktionspotential der Herzmuskulatur, bei welcher die absolute Refraktärphase mit der Plateauphase beendet ist, vgl. Kapitel 2), die **relative Refraktärphase** dauert (ebenfalls mit Ausnahme des Aktionspotentials des Herzens) 2- bis 3mal so lange wie das eigentliche Aktionspotential. Die Refraktärität ist an die Dauer der Inaktivierung des schnellen Na$^+$-Systems gekoppelt, d.h. an die Dauer des Übergangs der Kanäle vom inaktivierten in den aktivierbaren (geschlossenen) Zustand.

---

24 Man spricht bei der potentialabhängigen Änderung von gNa vom schnellen Na$^+$-System. An verschiedenen Säugerneuronen wurden aber auch langsame Na$^+$-Kanäle mit lang anhaltenden Na$^+$-Strömen gefunden.

Während der Inaktivierung des schnellen Na$^+$-Systems ist keine erneute Depolarisation möglich. Die Erhöhung der K$^+$-Leitfähigkeit während der Repolarisation zeigt dagegen keine Refraktärität.

Für Nervenzellen und Skelettmuskelfasern werden absolute **Refraktärzeiten** von ca. 2 ms angegeben. (Nachpotentiale erfolgen meist in der relativen Refraktärphase.) Wegen dieser langen Refraktärzeiten können Reizfrequenzen über 500–1000 Hz neuronal nicht verarbeitet werden. Müssen Sinnesorgane höherfrequente Reize verarbeiten, sind dafür entweder spezielle Strukturprobleme zu lösen (z.B. die Basilarmembran der Schnecke des Innenohrs) oder es muss ein spezieller Chemismus zwischengeschaltet werden (z.B. Sehfarbstoffe). Für Aktionspotentiale gilt die „Alles-oder-Nichts-Regel" bzw. das „**Alles-oder-Nichts-Gesetz**", welches besagt, dass von erregbaren Membranen durch überschwellige Reize stets gleichförmige Aktionspotentiale gebildet werden oder – bei unterschwelligen Reizen – keine Aktionspotentiale entstehen. Das Wort „Nichts" ist in diesem Zusammenhang etwas irreführend, denn ein unterschwelliger Reiz kann – in Abhängigkeit von seiner Stärke – zu einer sog. „lokalen Antwort", einer begrenzten Depolarisation gerade nur des gereizten Membranbezirkes führen, ohne dass es in diesem Bezirk zur Auslösung eines Aktionspotentials kommt. Es kommt dabei zu einer geringen Erhöhung von g_{Na}, wobei jedoch der Natriumeinstrom nicht ausreicht, um den „explosionsartigen", steilen Teil des Aktionspotentials auszulösen. Auch das „Alles" kann verschieden ausfallen, wie die kleineren Aktionspotentiale während der relativen Refraktärphase zeigen. Hier muss man davon ausgehen, dass jeweils unterschiedliche Ausgangsbedingungen die Reaktivierung des schnellen Natriumsystems bestimmen. Schließlich muss darauf hingewiesen werden, dass ein **Mangel an extrazellulären Calciumionen** die Auslösung einer Depolarisation und damit eines Aktionspotentials bereits mit geringeren depolarisierenden Reizen (oder geringeren Spannungsänderungen) erlaubt. Dies ist die Erklärung für die lange bekannte klinische Beobachtung, dass ein Absinken des Plasmacalciumspiegels unter 1,75 mmol/l (d.h. unter 7,0 mg/dl) zu Krämpfen oder **Tetanie** führen können. Alkalose (z.B. durch Hyperventilation) verstärkt die Krampfbereitschaft, was auch auf eine Abnahme des ionisierten Calcium-Anteils im Plasma bezogen werden kann.

Inzwischen ist es gelungen[25], mit Hilfe geeigneter Verstärker diejenigen Ströme direkt zu messen, welche dadurch entstehen, dass Ionen bei kurzzeitiger Öffnung einzelner Kanäle diese passieren. Das Prinzip dieser Technik besteht darin, mit Hilfe von glatt geschliffenen Mikroelektroden (Glaspipetten bzw. Kapillaren mit Durchmessern von ca. 1 μm) einen kleinen Bereich einer Zellmembran so gut anzusaugen, dass eine nahezu komplette Dichtung zwischen Zellmembran und Elektrode entsteht. Die notwendigen elektrischen Widerstände bei dieser Abdichtung oder Versiegelung (engl. seal) liegen im Gigaohmbereich (10^9 Ohm). Der angesaugte Membranteil (= Membranfleck, engl. patch) kann aus der Zellwand herausgerissen werden. Legt man zwischen der Außen- und Innenseite der herausgetrennten Membran eine Spannung an, so kann man auch sehr ähnliche voltage clamp-Versuche machen (= patch clamp), wie sie oben für Axone beschrieben wurden. Inzwischen kann man mit der **Patch clamp-Technik** verschiedenste Kanäle unterscheiden (u.a. Na^+-, K^+- und Ca^{++}-Kanäle, auch Kanäle für Anionen). Die Kanäle können sich entweder in Abhängigkeit vom angelegten Potential öffnen und schließen (Potential gesteuerte Kanäle) oder aber auch spezielle chemische Substanzen können eine vorübergehende Öffnung (bzw. Schlie-

---

25 E. Neher and B. Sakmann: Single-channel currents recorded from membrane of denervated frog muscle fibres, Nature (Lond.) 260, 799–802, 1976. Beide Autoren wurden hierfür 1991 mit dem Nobelpreis ausgezeichnet.

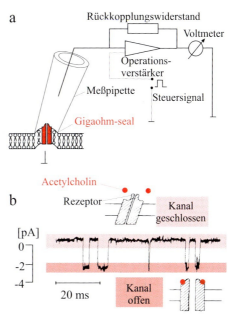

Abb. 11.13a: Stark vereinfachtes Schaltbild für Kanalstrom- und patch clamp-Messungen. – **b:** Öffnungseffekte von Acetylcholin-gesteuerten Na^+-Kanälen an der Muskelendplatte des Frosches (nach B. Sakmann).

ßung) von Kanälen bewirken (Rezeptor- bzw. Liganden-gesteuerte Kanäle).

Abb. 11.13a zeigt ein stark vereinfachtes Prinzipschaltbild für Kanalstrommessungen und für patch clamp-Messungen. Abb. 13b zeigt die Ergebnisse von Kanalstrommessungen an der Muskelendplatte des Frosches. Bei 0 Pikoampere ist der Kanal geschlossen. Durch Acetylcholin-Anlagerung an den Rezeptor hat sich der Kanal geöffnet, erkennbar an einem Kanalstrom von ca. –3 pA. Die Kanalöffnung erfolgt jeweils nur für wenige ms.

Nerven- und Muskelzellen sind erregbare Strukturen, weil sie auf adäquate Reize hin ihr Membranpotential kurz und standardisiert ändern und so elektrische Signale als Aktionspotentiale schnell weiterleiten können.
Aktionspotentiale werden durch depolarisierende Reize ausgelöst, wodurch ein Na^+-Einstrom in die erregbare Zelle das negative Ruhepotential relativ langsam zum Schwellenpotential verschiebt.
Bei Erreichen eines Schwellenpotentials (ca. –45 mV) werden die schnellen, spannungsabhängigen Na^+-Kanäle rasch eröffnet und die Depolarisation in Richtung auf das Na^+-Gleichgewichtspotential vollendet.
Die Repolarisation erfolgt sowohl durch eine Inaktivierung des schnellen Na^+-Systems wie durch eine verzögerte Öffnung von K^+-Kanälen.

> Spannungsgesteuerte, schnelle Na$^+$-Kanäle sind durch Tetrodotoxin, K$^+$-Kanäle durch Tetraäthylammonium zu blockieren.
> Die Dauer der Refraktärzeit von Nerven- und Skelettmuskeln entspricht der Dauer des gesamten Aktionspotentials.
> Die absolute Refraktärzeit endet mit dem Aktivierungsschluss des schnellen Na$^+$-Systems, bei der Herzmuskulatur mit dem Ende des Ca^{++}-gesteuerten Plateaus.
> Extrazellulärer Ca^{++}-Mangel erhöht die Aktivierbarkeit des schnellen Na$^+$-Systems.

11.3 Fortleitung der Erregung, sowie Membranwirkungen und Nervenerregung durch elektrische Reize

Kabeleigenschaften des Nerven und elektrotonische Erregungsausbreitung

Grundsätzlich haben Nerven gleiche Aufgaben wie elektrische Kabel, aber bereits Helmholtz fiel auf, dass die Fortleitungsgeschwindigkeit elektrischer Signale in Nerven sehr langsam ist (max. 120 m/s) im Vergleich zu Kupferleitungen (300 000 km/s). Dabei sind bei Nervenfasern wie bei Kupferdrähten *für* die *Menge* des im Axon *transportierten Stromes Querschnitt und Isolation der „Kabel" bestimmend*. Wir müssen uns deshalb zunächst mit den sog. „Kabeleigenschaften" der Nerven auseinandersetzen. Hierbei steht das Problem der *elektrotonischen* Erregungsausbreitung („**Elektrotonus**") im Vordergrund. Man versteht darunter die *Spannungsausbreitung* entlang eines Nerven, welche *ohne Leitfähigkeitsänderung der Membran* – also „passiv" – allein aufgrund der elektrischen Eigenschaften des Gewebes hin erfolgt. Für einen schnellen Informationsfluss wäre die elektrotonische Erregungsausbreitung sicher am günstigsten, da sie fast mit Lichtgeschwindigkeit erfolgt. Leider ist aber die *Isolationshülle* unserer Nerven, selbst wenn sie mit einer „*Markscheide*" (als markhaltige Nerven) ausgestattet sind, so „schlecht" und der elektrische Widerstand des Achsenzylinders so groß, dass ein einmal entstandenes Aktionspotential einer lokalen „Na$^+$-Batterie" bereits in der Entfernung von ca. 2–4 mm meist nicht mehr messbar ist.

Auch für Kupferleitungen besteht prinzipiell das gleiche Problem. Auch Kupferkabel haben einen endlichen Widerstand, so dass im Abstand vieler Kilometer eingebaute Verstärker die Weiterleitung über lange Strecken (z.B. bei transozeanischen Kabeln) gewährleisten müssen.

Zur Lösung dieses Problems trug die Benutzung von Krabbennerven (ebenfalls durch Hodgkin und Mitarbeiter[26]) Entscheidendes bei. Die Abb. 11.14 zeigt, wie mit einer Mikroelektrode Strom in das Innere eines Axons kontinuierlich eingespeist wird und anschließend in unterschiedlicher Entfernung vom Punkt Null die dort herrschende Spannung gemessen wird. Abb. 11.14c zeigt das Messergebnis: die exponentiell vom Punkt Null abfallende Spannung. Versucht man diesen Spannungsabfall mit Kabeleigenschaften zu erklären (vgl. Abb. 11.14b), so muss man sowohl mit einem Spannungsabfall über die Nervenmembran selbst rechnen (also einem Isolationsverlust, welcher von den Eigenschaften der Membran abhängt) als auch mit einem Spannungsabfall über den Widerstand des Achsenzylinders. Die Spannung fällt also einerseits über den Widerstand (RM) der Membran ab. Je kleiner dieser Widerstand ist, desto größer ist dieser für die Erregungsfortleitung verlorene Strom. Andererseits fällt die Spannung über den **Widerstand des Achsenzylinders** (R_i) ab. Hierbei gilt: *Je dicker der Achsenzylinder, desto geringer sein Widerstand (R_i)*, d.h. die Ausbreitung des Potentials erfolgt um so besser, je größer die Querschnittsfläche (πr^2) eines Achsenzylinders und je kürzer er ist. Als Maß für diese elektrotonische Potentialausbreitung wird die **Längskonstante** (λ)[27] benutzt, d.h. die Entfernung vom Punkt Null (in Millimetern), bis zu welcher das Potential

---

[26] A. L. Hodgkin and W. A. H. Rushton: Proc. R. Soc. Lond. B *133, 444–479, 1946.*

[27] = gr. lambda.

11.3 Fortleitung der Erregung, sowie Membranwirkungen und Nervenerregung durch elektrische Reize

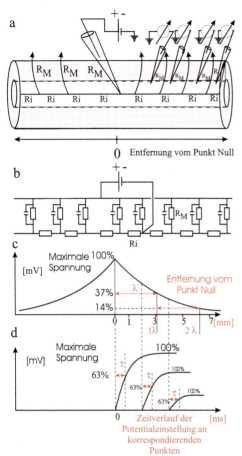

Abb. 11.14a–d: Schematische Darstellung der Kabeleigenschaften eines Nerven (vgl. Text). λ = Längskonstante, τ = Membranzeitkonstante.

auf 37 % $(= 1/e)^{28}$ seines Ausgangswertes (V_0) abgesunken ist. (Je nach axonaler Struktur werden Werte für λ zwischen 0,1 und 5 mm angegeben.)

Schließlich müssen wir die Dinge noch ein wenig genauer betrachten. Bezog sich die bisherige Darstellung auf kontinuierlich applizierte (= stationäre) Ströme, muss beim Einschalten eines Stromes (und ohne „On" und „Off" kein Informationsfluss) zusätzlich die Membrankapazität berücksichtigt werden. Die Membrankapazität wird um so kleiner, je dicker die umhüllende Markscheide ist. Man benutzt dabei τ (gr. tau) als **Membranzeitkonstante** (= Produkt aus Membrankapazität und Membranwiderstand) oder diejenige Zeit, welche verstreicht, bis

37 % $(= 1/e)^{28}$ weniger als die maximale Spannung am jeweiligen Messpunkt erreicht werden (= 63 % der maximalen Spannung). (τ wird an verschiedenen Membranen mit Werten von 10 bis 50 ms angegeben.) Die Membranzeitkonstante wird nicht nur dann kürzer, wenn der Achsenzylinder dicker wird, sondern auch wenn die umhüllende Markscheide dicker wird. Der Grund für diesen überraschenden Befund liegt darin, dass bei einer dickeren Markscheide die Membrankapazität stärker abnimmt als der transmembranöse Widerstand ansteigt. Die Konsequenz hieraus ist, dass selbst die elektrotonische Erregungsausbreitung nicht mit Lichtgeschwindigkeit (auch nicht über einige Millimeter hin), sondern wegen der genannten Membraneigenschaften wesentlich langsamer erfolgt.

Erregungsfortleitung

Nachdem wir gesehen haben, dass

1. die Auslösung eines Aktionspotentials vom Erreichen eines *Schwellenpotentials* abhängt, dass
2. eine *elektrotonische Potentialausbreitung* (eines Aktionspotentials) abhängig ist von den kapazitiven Verhältnissen der Membran und von der Dicke des Achsenzylinders des Axons und dass
3. absolute und relative *Refraktärzeiten* zu beachten sind,

können wir nun verstehen, warum ein Aktionspotential nur innerhalb eines begrenzten Bereiches der Membran ein Schwellenpotential erreicht, welches wiederum ein Aktionspotential auslösen kann. Wegen der erwähnten Refraktärität kann das neue Aktionspotential nur im noch nicht erregten Gebiet entstehen, die *Richtung* ist damit *festgelegt*. Ferner gilt: Je dünner die Faser ist, in desto engerer Nachbarschaft zum ursprünglichen Aktionspotential muss das neue entstehen. Da aber jede Bildung eines Aktionspotentials relativ viel Zeit benötigt (selbst wenn es nur Millisekunden sind), so ist die Fortleitung eines Aktionspotentials durch ständige Bildung neuer Aktionspotentiale (vergleichbar dem Geschehen entlang einer

---

28 e = Eulersche Zahl 2,718281...

Tab. 11.2: Einteilung der Nervenfasertypen nach Erlanger und Gasser sowie Lloyd und Hunt. Die unterschiedliche Einteilung beruht darauf, dass Lloyd und Hunt ihre Ergebnisse aus Studien an der Hinterwurzel erzielten, während Erlanger und Gasser überwiegend an peripheren Nerven arbeiteten. In der Sensorik wird heute vorwiegend die Einteilung von Erlanger und Gasser benutzt, während in der Motorik häufig die Einteilung von Lloyd und Hunt Anwendung findet (vgl. J. Erlanger and H. S. Gasser: Electrical Signs of Nervous Acting. University of Pennsylvania Press, Philadelphia, 1937).

Fasertyp nach Erlanger und Gasser	Lloyd und Hunt		Durchmesser (μm)	Leitungsgeschwindigkeit (m s^{-1})
A-Fasern mit Untergruppen:			bis zu 20	20–120
Aα (Motaxone)	Ia	Fasern (primäre Muskelspindelafferenzen)		
	Ib	Fasern (Sehnenorganafferenzen)		
Aβ (Hautafferenzen)	II	Fasern (sekundäre Muskelspindelafferenzen)		
Aγ (Muskelspindelefferenzen)				
Aδ	III	(dünn myelinisiert: Schmerz und Temperatur)	ca. 3	ca. 10
B-Fasern (präganglionäre sympathische und parasympathische Fasern)			ca. 1–3	3–15
C-Fasern (nicht myelinisierte Fasern)	IV	(marklose Schmerzfasern)	ca. 1	bis 2

abbrennenden Zündschnur) immer noch relativ langsam. Je dünner die Axone sind, desto langsamer wird daher ihre Leitungsgeschwindigkeit. *Man teilt deshalb die Nervenfasern nach Durchmesser und Leitungsgeschwindigkeit ein* (vgl. Tab. 11.2).

Das Konzept des Stromflusses von einem Aktionspotential zum nächsten (die 1899 von L. Hermann[29] konzipierte „Strömchentheorie") ist noch heute bei Nervenmembranen und langen Muskelzellmembranen nicht überholt. Ergänzt werden muss eigentlich nur (wiederum von Huxley zusammen mit Stämpfli[30] 1949 erarbeitet), dass alle *markhaltigen* dicken (A- und B-)Fasern, welche durch sog. **Ranviersche**[31] Schnürringe ausgezeichnet sind (vgl. Abb. 11.4), mit Hilfe einer „**saltatorischen**"[32] **Erregungsleitung** relativ hohe Leitungsgeschwindigkeiten produzieren. Nach unseren Ausführungen über die Bedeutung der Membrankapazität sollte sofort ersichtlich sein, dass eine *Isolationshülle die Membrankapazität herabsetzen muss*[33] – elektrophysiologisch kann die Markscheide selbst keine andere Bedeutung haben –, so dass dadurch die *Längskonstante* λ größer werden muss und ein einmaliges Potential sich entsprechend weiter elektrotonisch ausbreiten kann. Die *elektrotonische Ausbreitung* der Erregung erfolgt (unter Berücksichtigung von τ) um ein Vielfaches *rascher* als durch ständige Bildung neuer Aktionspotentiale. Die Entfernung der Schnürringe ist nun gerade in einem solchen Abstand von der Natur angebracht worden (ca. 2–3 mm), dass von einem Schnürring zum anderen der Strom für eine elektrotonische Erregungsausbreitung gerade ausreicht. In der Region des Schnürringes wird ein neues Aktionspotential gebildet, welches wiederum praktisch ohne Zeitverlust zum nächsten Schnürring „springen" kann.

---

29 Ludimar Hermann (1838–1914), Physiologe (Berlin, Zürich, Königsberg).

30 A. F. Huxley and R. Stämpfli: Evidence for saltatory conduction in peripheral myelinated nerve fibres. J. Physiol. 108, 315–339, 1949.

31 Louis Ranvier (1835–1922), Anatom, Paris.

32 salta = lat. Sprung.

33 Weil die Kapazität (C) sich umgekehrt proportional zur Membrandicke (d) verhält: es gilt $C = \dfrac{F \cdot \varepsilon}{d}$, wobei F die Fläche und ε die Dielektrizitätskonstante ist.

Das Ergebnis ist eine etwa *20mal schnellere Erregungsleitung einer markhaltigen Faser* gegenüber einer „marklosen" Nervenfaser sonst gleicher Dimensionen. Da für Tintenfische das Prinzip der Schnürringe noch nicht „erfunden" war, mussten hier die besprochenen Riesenaxone (bis zu 1 mm Durchmesser) „konstruiert" werden, um wenigstens Leitungsgeschwindigkeiten bis zu 20 m/s (ohne saltatorische Erregungsleitung) zu ermöglichen.

Gleich- und Wechselstromwirkungen auf Nerven

Pflüger[34] beschrieb 1860 das nach ihm benannte „*Zuckungsgesetz*". Hierbei wurde der Nervus ischiadicus eines Frosches gereizt und (in Ermangelung eines Kathodenstrahloszillographen) der Reizeffekt – oder die fortgeleitete Erregung – danach beurteilt, ob der noch mit dem Nerv verbundene Muskel zuckte oder nicht. Hierbei zeigte sich, dass bei Einschaltung eines Gleichstromes die Kathode am wirkungsvollsten war *(= Kathodenschließungszuckung, KSZ)*. Größere Strommengen werden benötigt, wenn statt der Kathode die Anode zur entscheidenden differenten Elektrode gemacht wird und die Kathode entweder in muskelferner Position auf den Nerven gesetzt oder (wie bei Untersuchungen am Menschen) als *indifferente* großflächige Elektrode auf den Muskel selbst gelegt wird (= Anodenschließungszuckung, ASZ). Umgekehrt ist bei Unterbrechung des Stromes die Anode (= Anodenöffnungszuckung, AÖZ) wirksamer als die Kathode (Kathodenöffnungszuckung, KÖZ):

$$KSZ < ASZ < AÖZ < KÖZ$$

D.h. in der genannten Reihenfolge sind immer größere Gleichstrommengen erforderlich, um eine Muskelzuckung auszulösen.

---

34 Eduard Friedrich Wilhelm Pflüger (1829–1910), Bonner Physiologe, begründete 1868 das heute nach ihm benannte „Pflügers Archiv". Auch heute noch aktuell sein Satz: „So ist ein der physiologischen Bildung entbehrender Arzt einem Uhrmacher vergleichbar, der den regelwidrigen Gang eines Uhrwerkes korrigieren soll, aber die Bedingungen des normalen Ganges nicht kennt, den er doch wiederherstellen will."

Mit Hilfe der beschriebenen Ionentheorie der Erregung lassen sich dies Zuckungsphänomene erklären: Da die Außenseite der Nervenmembran in Ruhe positiv geladen ist, muss das Anlegen einer negativen Kathode *depolarisierende* Wirkung haben, man spricht von einem „**Kathelektrotonus**". Hierbei wird die Aktivierung des schnellen Natriumsystems beschleunigt, während *umgekehrt* die Anode oder ein „*Anelektrotonus*" *hyperpolarisierend* wirkt und damit von der Schwelle wegführt. Dass schließlich auch die Anodenschließung die Auslösung eines Aktionspotentials bewirkt, liegt daran, dass neben dem eigentlichen Stromfluss Potentialdifferenzen auftreten, welche schließlich – bei ausreichendem Stromfluss – wieder für eine Depolarisation genügen (man nennt diese Regionen virtuelle Reizkathoden). Ebenso muss die Unterbrechung eines länger fließenden Gleichstroms zum Zusammenbruch von Hyperpolarisierungen bzw. Depolarisierungen führen, bei welchen schließlich ebenfalls depolarisierende Potentialdifferenzen entstehen.

Vor dem klinischen Einsatz exakter Strommessgeräte war die „Entartungsreaktion" oder ein abweichendes Verhalten vom Pflügerschen Zukkungsgesetz für die Diagnostik degenerativer Nervenschädigungen von großer Bedeutung.

Heute nutzt man den Vorteil, im *Verlauf der Regeneration eines Nerven* nach Verletzung (Quetschung, Zerrung etc.) seine Restitution anhand des veränderten *Verhaltens gegenüber elektrischen Reizen* auch quantitativ messen zu können. Man benutzt hierfür („rechteckförmige") **Gleichstromstöße**. Abb. 11.15 zeigt die Abhängigkeit des Reizerfolges, d.h. einer Muskelkontraktion von Reizdauer und Reizstromstärke am entsprechenden Nerven. Wegen des hyperbelartigen Kurvenverlaufes ist die notwendige *Einwirkungszeit einer Schwellenstromstärke* (= **Rheobase**) kaum exakt bestimmbar. Hier treten Phänomene auf, welche „Einschleichen" genannt werden, wobei sich die Membranen der einzelnen Nervenfasern an unterschwellige Reize *adaptieren*, *ihr schnelles Natriumsystem inaktiviert* wird und es nicht zur Bildung fortgeleiteter Aktionspotentiale kommt. Man benutzt deshalb einen *Stromstoß von doppelter Rheobasenstärke* und kann nun die Zeit bestimmen, in welcher der Strom einwirken muss, um eine Kontraktion auszulösen. Diese „*Nutzzeit*" des Stromes *bei doppelter Rheobase* wird **Chronaxie** genannt. Sie beträgt bei einem gesunden, markhaltigen Nerven des Menschen etwa 0,1–1 ms.

11 Grundlagen der Erregungs- und Neurophysiologie

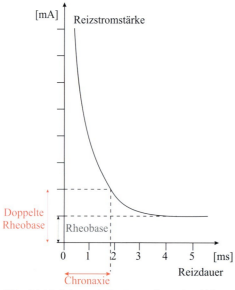

Abb. 11.15: Schematische Darstellung der Abhängigkeit eines Reizerfolges von Reizstromstärke (Ordinate) und Reizdauer (Abszisse).

Bei der *Reizung mit* **Wechselströmen**, für welche der gerade nicht rechteckförmige, aber wechselnd gepolte Stromanstieg charakteristisch ist, sind *Frequenzoptima* für eine Erregungsleitung auffallend. Diese Frequenzoptima ergeben sich insbesondere aus der besprochenen Refraktärität, sie liegen bei *markhaltigen Nerven des Menschen zwischen 50 und 100 Hz*.

Die praktische Konsequenz besteht in der Gefahr von *Elektrounfällen*, da unser Haushaltsstrom (bei 220 V) mit 50 Hz wechselt und bei Stromführung durch den Organismus während beidhändiger Berührung defekter Kabel bzw. einhändiger Berührung und gleichzeitiger Erdung (barfüßig auf feuchtem Gras bzw. Badewanne etc.) so gute Stromleitungen erfolgen, dass ausreichende *Ströme* fließen, um einen *Herzstillstand* auszulösen.

Hochspannungsunfälle sind durch mehr oder minder ausgedehnte *lokale Verbrennungen* charakterisiert, da die großen Ströme unter gleichzeitig hoher Spannung an den ebenfalls hohen Hautwiderständen zu lokaler Hitzeentwicklung führen. Ausgenutzt wird diese Wärmewirkung hochfrequenter Ströme (ca. 100 kHz) von *„Diathermie"*-Geräten, welche mit Hilfe großflächiger Elektroden Wärmewirkungen in tieferen Gewebsregionen erzeugen können. Unsere Nerven sind für diese Frequenzen refraktär (s. oben). Bei der chirurgischen *„Hochfrequenzkauterisation"* wird eine Elektrode entsprechend spitz ausgebildet, so dass sie lokale Verbrennungen erzeugen und für Schnitte mit gleichzeitiger Koagulation kleiner Blutgefäße benutzt werden kann.

Die Längskonstante Lambda (λ) gibt die Nervenlänge in mm an, bis zu der ein elektrotonisches Potential auf rd. 1/3 seines Maximalwertes abgesunken ist. Je dicker ein Axon und je besser seine isolierende Markscheide ist, desto länger ist λ.
Die Membranzeitkonstante Tau (τ) oder das Produkt aus Membrankapazität und Membranwiderstand gibt die Zeit in ms an, welche verstreicht, bis ein elektrotonisches Potential rd. 2/3 seines Maximalwertes erreicht hat. Je besser die isolierende Markscheide eines Axons ist, desto geringer ist die Membrankapazität und desto kürzer ist τ.
Die Geschwindigkeit einer Erregungsleitung in erregbaren, nicht refraktären Strukturen ist vom Erreichen eines Schwellenpotentials zur Auslösung eines Aktionspotentials und damit von der Ausbreitungsentfernung (Längskonstante) und dem Zeitverlauf (Membranzeitkonstante) eines elektrotonischen Potentials abhängig.
Markscheiden verlängern die Ausbreitungsentfernung eines elektrotonischen Potentials, so dass nur im Bereich der Ranvierschen Schnürringe Aktionspotentiale entstehen müssen (saltatorische Erregungsleitung).
Bei Gleichstromreizung am Gesunden wird unter der Kathode das schnelle Na^+-System am leichtesten aktiviert (Katelektrotonus).
Bei einer Gleichstromreizung des Nervens mit doppelter Rheobasenstärke misst man als Chronaxie die Nutzzeit bis zur Auslösung einer Muskelkontraktion.

11.4 Allgemeine Synapsenlehre, Muskelendplatte, Motorische Vorderhornzelle, Transmittersubstanzen, Axonaler Transport

Allgemein

Seit Sherrington (vgl. S. 318) bezeichnet man als **Synapse**[35] die *Verbindungsstelle einer Nervenendigung* entweder mit einer anderen Nervenzelle, einer Muskelzelle oder mit jeder anderen Zelle, welche „innerviert" ist. Als *axosomatische Synapse* wird dabei die Verbindung eines Neuriten (Axon) mit dem Zellkörper (Soma) einer anderen Nervenzelle benannt. Die meisten Nervenzellen sind mit Tausenden derartiger Synapsen übersät. Jede motorische Vorderhornzelle soll allein rund 6000 Synapsen auf sich vereinen. (Für die Katze wurden sogar 18 000 Synapsen an einer motorischen Vorderhornzelle gezählt, während für eine Betzsche Riesenzelle in der Großhirnrinde 80 000 Synapsen angegeben werden.) Daneben gibt es aber auch alle anderen denkbaren Verbindungen der Nervenfasern untereinander: insbesondere axodendritische Synapsen.

Morphologisch können grundsätzlich zwei Typen von Synapsen unterschieden werden:

1. Es besteht ein echter Spalt zwischen den benachbarten Zellmembranen der beteiligten Zellen, der sog. *subsynaptische* Spalt (vgl. Abb. 11.16). Die Spaltbreite beträgt etwa 20–30 nm. Die Zellmembranen beiderseits dieses Spaltes erscheinen elektronenmikroskopisch dichter. Man spricht von *präsynaptischer und postsynaptischer Membran* bzw. prä- und postsynaptischer Seite einer Membran und hat damit bereits die Richtung festgelegt, in welcher eine derartige Synapse die Erregung weiterzuleiten hat[36]: Elektronenmikroskopisch fällt im präsynap-

---

35 syn gr. = zusammen, haptein gr. = fassen, haften.

36 Präsynaptisch heißt die Endigung derjenigen Nervenzelle, welche der postsynaptischen Seite ihre Information weiterzugeben hat.

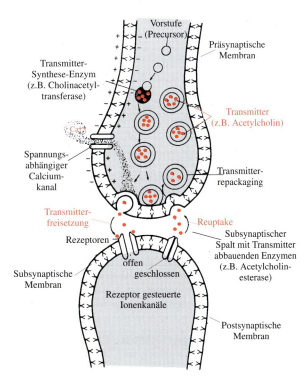

Abb. 11.16: Schematische Zeichnung zur Transmitterfreisetzung an Synapsen (eine Membrandepolarisation an der präsynaptischen Membran hat einen spannungsabhängigen Calciumkanal geöffnet, so dass ein Calciumeinstrom die Transmitterfreisetzung einleiten kann).

tischen Bereich der Synapse meist ein Reichtum an *Vesikeln* auf, welche vermutlich die jeweilige Übertragersubstanz beinhalten. Bei Ankunft eines Aktionspotentials kann die Übertragersubstanz aus den Vesikeln in den subsynaptischen Spalt ausgeschüttet und damit die *chemische Erregungsübertragung* auf die postsynaptische Membran eingeleitet werden. Es handelt sich also hier um den Typ der **chemischen Synapsen** (vgl. Abb. 11.16).

Hierbei steuern **Übertragerstoffe = Transmitter** (z.B. Acetylcholin, Glutamat, GABA, Glycin) an der subsynaptischen Membran die Öffnung oder Schließung von Ionenkanälen, welche ihrerseits jeweils für einen bestimmten Übertragerstoff spezialisiert sind, d.h. ihren „Rezeptor" für diesen Übertragerstoff besitzen. Benannt nach ihren Rezeptoren sind Acetylcholin-, Glutamat-, GABA- und Glycin-Kanäle inzwischen molekularbiologisch weitgehend aufgeklärt und sogar kloniert. *Allgemein wird als Transmitter eine Substanz dann bezeichnet, wenn sie an der Synapse eines Neurons freigesetzt wird und anschließend entweder ein anderes Neuron oder eine andere „Effektorzelle" in einer definierten Weise beeinflusst.*

2. Ein anderer Typ von Synapsen (zuerst nachgewiesen an niederen Tieren, wie Fische und Krebse, aber morphologisch u.a. auch im menschlichen Gehirn nachweisbar) besitzt nur eine entsprechende Spaltbreite von 2 nm. Hier existieren *echte Eiweißbrücken von Zelle zu Zelle*, welche elektronenmikroskopisch als *gap junctions* imponieren. Diese Synapsen ermöglichen die direkte Fortleitung eines Ionenstromes von Zelle zu Zelle, man spricht deshalb von **elektrischen Synapsen**.

Der Vorteil *elektrischer Synapsen* besteht darin, praktisch *ohne zeitliche Verzögerung* eine Erregung weiterleiten zu können, während chemische Synapsen mindestens *0,3 ms* „Synapsenzeit" (gelegentlich sogar 1 bis 5 ms, ja sogar länger) für die Sekretion der synaptischen Bläschen und die Diffusion der Transmittersubstanz bis zum Rezeptor an der subsynaptischen Membran benötigen. Der **Vorteil chemischer** gegenüber elektrischer **Synapsen** ist ein dreifacher:

a) *Chemische Synapsen* leiten (ähnlich „*Ventilen*") die Erregung *nur in einer Richtung*, während elektrische Synapsen prinzipiell die Erregung in beiden Richtungen weiterleiten können.

b) *Mit Hilfe unterschiedlicher Übertragerstoffe* können chemische Synapsen die postsynaptische Membran entweder depolarisieren oder hyperpolarisieren, wobei erregende (ACh, Glutamat) oder hemmende (GABA, Glycin) Wirkungen auftreten. Hemmung und Bahnung sind jedoch Grundlagen der Informationsverarbeitung im Zentralnervensystem.

c) Chemische Synapsen könnten durch häufigen Gebrauch in ihrem Mechanismus zur Bereitstellung von Übertragersubstanz beeinflusst werden und damit *Information speichern*, d.h. ein Korrelat für „*Gedächtnis*" beinhalten. Umgekehrt kann ein Nichtgebrauch zu einem Funktionsverlust führen (z.B. Sehverlust bei nicht behandelten Schielkindern, vgl. S. 467).

Muskelendplatte

Als *Sonderform einer Synapse* betrachtet man die **Muskelendplatte** oder die Verbindung eines Axons mit einer Zelle der quergestreiften Muskulatur (der „Muskelfaser", vgl. Kapitel 13.1). Diese Synapse ist sowohl wegen ihrer Größe (ihre Oberfläche kann einige 1000 μm^2 der Muskelfaser bedecken), als auch wegen ihrer guten Abgrenzbarkeit (jede Muskelfaser besitzt in der Regel nur eine Muskelendplatte) besonders gut untersucht. Bevor chemische und morphologische Untersuchungen unsere heutige Vorstellung von der Arbeitsweise der Muskelendplatten festigten, hat die Elektrophysiologie die ersten Anhaltspunkte für den Mechanismus dieser Struktur gebracht.

1938 wurde das **Endplattenpotential**[37] (EPP) entdeckt. Hierbei handelt es sich um Potentialschwankungen, welche *postsynaptisch* – also aus der Sicht des eintreffenden Signals *jenseits der Synapse* – in der quergestreiften Muskulatur mit Hilfe einer eingestochenen Mikropunktionselektrode gemessen werden können. Endplattenpotentiale

---

[37] H. Göpfert, H. Schaefer: Über den direkt und indirekt erregten Aktionsstrom und die Funktion der motorischen Endplatte. Pflügers Arch. 239, 592, 1938.

fallen durch folgende Besonderheit auf: *Neben echten Aktionspotentialen* kann man auch ohne jede elektrische Stimulation des zuführenden Axons kleine *spontane Potentialschwankungen* in der Muskelfaser nahe der Endplatte beobachten (sog. „*Miniaturendplattenpotentiale*"). Diese Miniaturpotentiale zeichnen sich dadurch aus, dass sie stets als ganzzahlige Vielfache eines kleinsten Miniaturpotentials (= Minimalpotential) auftreten. Unter **Curare**[38]-Applikation lassen sich *unterschwellige Endplattenpotentiale* erzeugen, dabei löst ein – über das zuführende Axon eintreffendes – Aktionspotential unter der Endplatte nur eine geringe Depolarisation aus, welche nicht von einem regulären Aktionspotential gefolgt ist.

Wir werden folgende Interpretation des Endplattenpotentials erst beim Studium der nachfolgenden Seiten akzeptieren können: *Aktionspotentiale in zuführenden Axonen setzen an der Muskelendplatte Acetylcholin in kleinen Portionen frei. Acetylcholin erhöht die Permeabilität an der subsynaptischen Membran für Natrium- und Kaliumionen, es kommt zu einer Depolarisation unter der Muskelendplatte. Das Potential breitet sich zunächst elektrotonisch in der Umgebung der Muskelendplatte aus. Hierdurch werden wiederum Aktionspotentiale ausgelöst, welche sich über die Muskelzelle (genauso wie bei einem marklosen Nerven, s. oben) ausbreiten. Diese Aktionspotentiale lösen ihrerseits eine Kontraktion des Muskels aus.*

Warum wurde durch die Natur dieser komplizierte Umweg zur Muskelerregung über die Muskelendplatte gewählt? Offenbar um sicherzugehen, dass im notwendigen Augenblick auch wirklich die ganze – lange – Muskelzelle erregt wird. Technisch handelt es sich dabei um eine betriebssicher berechnete Verstärkeranlage. Unter physiologischen Bedingungen wird nämlich stets rund fünfmal soviel Acetylcholin freigesetzt, wie zur Auslösung von Aktionspotentialen notwendig ist. (Wie dies im einzelnen erfolgt, wird uns noch unter dem Stichwort „elektromechanische Kopplung" beschäftigen, vgl. Kapitel 13.1.)

Curare kann die *für Acetylcholin* bestimmten *Rezeptorplätze* an der subsynaptischen Membran *besetzen*. Man *spricht* von einer kompetitiven Blockade durch Curare. Dies ist der Grund, warum unter Curare-Applikation nur „kleine" Endplattenpotentiale zu beobachten sind. Gereinigtes Curare (insbesondere das rechtsdrehende d- bzw. (+)-Tubocurarin) wird heute in der Narkosetechnik – als Muskelrelaxans – eingesetzt, da sich damit eine dosisabhängige Erschlaffung der Muskulatur erreichen lässt (vgl. Tab. 11.3).

(Die kleine – schnelle – Fingermuskulatur erschlafft unter Muskelrelaxanzien schneller als die große Extremitätenmuskulatur. Die Zwerchfell- und Interkostalmuskulatur erschlafft zuletzt. Durch Reizung des N. ulnaris bei gleichzeitiger Beobachtung der Kontraktion der Daumenmuskulatur lässt sich unter Curare der Grad der Muskelrelaxation und damit die Narkosetiefe bestimmen.)

Der *Vorteil* des Einsatzes von *Muskelrelaxanzien* liegt darin, Narkotika einsparen zu können, also insgesamt eine „flachere" und damit risikoarme Narkose anzuwenden.

Die Vorstellung, dass Acetylcholinportionen zu lokaler Depolarisation an der subsynaptischen Membran führen, ist aber nur dann gerechtfertigt, wenn es sich dabei um ganz kurzzeitige – reversible – Vorgänge handelt[39]. Anderenfalls würde eine Dauerdepolarisation keine Wiederholung eines Kontraktionsvorganges ermöglichen, da hierbei die Entstehung und Ausbreitung von Aktionspotentialen verhindert wird (vgl. Depolarisationskontrakturen, Kapitel 13.2). Durch die Identifizierung der **Acetylcholinesterase** im subsynaptischen Spalt ließ sich

---

38 1857 hat Claude Bernard (vgl. S. 218) mit dem indianischen Pfeilgift Curare die neuromuskuläre Erregungsübertragung erstmals blockiert, ohne allerdings Schlüsse auf eine chemische Erregungsübertragung zu ziehen, weil an einer elektrischen Erregungsübertragung zu jener Zeit niemand zweifelte. Als man an das Studium der Endplattenpotentiale heranging, war die Entdeckung der chemischen Erregungsübertragung an vegetativen Nerven bereits mit Dale und Loewi nobelpreisgekrönt (vgl. S. 318).

39 Man darf dabei nicht übersehen, dass bisher niemand die Ausschüttung von Vesikeln in den subsynaptischen Spalt direkt beobachtet hat. Elektronenmikroskopische Beobachtungen sind stets statisch, selbst wenn einmal offene Vesikel innerhalb einer Membran angeschnitten sein sollten. Trotzdem sprechen viele Befunde für die Richtigkeit dieser Vorstellung.

das Konzept weiter bestätigen. Diese Esterase spaltet in Millisekunden das aus den Vesikeln der Endplatte freigesetzte Acetylcholin, so dass Depolarisationen selbst nur für kürzeste Zeit erfolgen können.

Einen weiteren Beweis erhielt man durch den Einsatz von reversiblen **Acetylcholinesterase-Hemmstoffen**: z.B. durch das natürliche Alkaloid *Physostigmin (= Eserin)* sowie durch synthetische Cholinesterasehemmer Neostigmin, Pyridostigmin u.a. Diese Stoffe können als Gegengift (Antidot) gegen Curare eingesetzt werden. Ihr Wirkungsmechanismus besteht darin, die Acetylcholinkonzentration im subsynaptischen Spalt der Muskelendplatte zu erhöhen, wodurch Curare von den Acetylcholinrezeptoren kompetitiv verdrängt wird.

Außer Muskelrelaxanzien vom Typ des Curare, welche Acetylcholin vom subsynaptischen Rezeptor verdrängen, aber „nicht depolarisierend" wirken (man spricht von „stabilisierenden" Muskelrelaxanzien), werden in der Narkosetechnik auch *depolarisierende Muskelrelaxanzien* eingesetzt, welche wie Acetylcholin wirken, aber wesentlich langsamer abgebaut werden. Am bekanntesten ist Suxamethonium (= Succinylbischolin, Handelsnamen Pantolax®, Succinyl® u.a.). Suxamethonium wird durch Cholinesterasen zu Succinylmonocholin abgebaut, welches rund 10fach geringer wirksam ist. (Schließlich erfolgt ein Abbau zu Cholin und Bernsteinsäure.)

Pathophysiologische Mechanismen an der Muskelendplatte

(vgl. Tab. 11.3)

Wir haben festgestellt, dass Curare Acetylcholin kompetitiv von den Acetylcholinrezeptoren (AChR) der subsynaptischen Membran verdrängt (s.o.). Ein curarisiertes Lebewesen ist bei vollem Bewusstsein nur in der Bewegung gelähmt und überlebt nur bei entsprechender künstlicher Beatmung. Keinesfalls darf bei einem allein curarisierten Versuchstier davon ausgegangen werden, dass es etwa keine Schmerzen empfände.

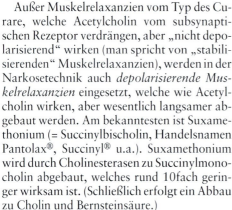
Eine Erkrankung, bei welcher der **präsynaptische Freisetzungsmechanismus für Acetylcholin gestört** ist, stellt der **Botulismus** dar. Patienten mit Botulismus-Vergiftungen sind wie durch Curare Gelähmte in der Regel so lange bei vollem Bewusstsein, wie die Atemmuskulatur nicht gelähmt ist. Für diese *Nahrungsmittelvergiftung* mit *Clostridium botulinum-Toxin* sind zunächst besonders Schlucklähmungen (Befall im Bereich der Hirnnerven IX und XII) charakteristisch. Allerdings sollte diese Erkrankung heute vermeidbar sein (kein Verzehr verdorbener Lebensmittel, mindestens 15minütiges Kochen zweifelhafter Lebensmittel führen zur Zerstörung des thermosensiblen Clostridium botulinum-Toxins). Die Therapie dieser Erkrankung ist leider nach wie vor mit hoher Mortalität belastet.

Ebenfalls an der Muskelendplatte angreifend ist die schwere Muskelerkrankung **Myasthenia gravis**. Man nimmt heute an, dass es sich hierbei um eine *Autoimmunerkrankung* handelt, bei welcher der Organismus selbst *Antikörper gegen* seine eigenen *Acetylcholinrezeptoren* an der subsynaptischen Membran bildet.

Ausgangspunkt dieses Konzeptes war der Befund, dass ein muskellähmendes *Schlangengift* – das α-Bungarotoxin – eine *irreversible Bindung mit subsynaptischen Acetylcholinrezeptoren* eingeht. Die Rezeptoren wurden dabei durch Auflösung der Membranstrukturen und anschließende Ultrazentrifugation getrennt. Die Versuche wurden am elektrischen Aal (= Torpedo) durchgeführt. Damit war *erstmals* die *Isolierung dieser Rezeptoren* sowie eine anschließende Gewinnung entsprechender Antikörper möglich. Menschliche Endplatten von Myasthenia gravis-Patienten zeigten u.a. eine geringere α-Bungarotoxin-Bindung gegenüber den Kontrollen.

Motorische Vorderhornzelle (EPSP und IPSP)

Eine andere äußerst intensiv untersuchte Synapsenregion ist die der motorischen Vorderhornzelle[40]. Wir werden bei der Bespre-

---

[40] Die wesentlichen Ergebnisse stammen aus Canberra/Australien aus der Arbeitsgruppe von Sir John Eccles (geb. 1903 in Melbourne – 1997). Eccles war Schüler von Sherrington in Oxford, erhielt 1963 zusammen mit Huxley und Hodgkin einen Nobelpreis „für Entdeckungen über den Ionen-Mechanismus, der sich bei der Erregung und Hemmung in den peripheren und zentralen Bereichen der Nervenzellmembran abspielt".

Tab. 11.3: Übersicht: Muskelrelaxantien, Muskelerkrankungen, Intoxikationen (Botulinustoxin, Organophosphate, Strychnin, Tetanustoxin) sowie Calciummangel

Substanzen/Erkrankungen	Wirkungsort	Wirkungsmechanismus	Symptome	Antidot
Muskelrelaxanzien a) nicht depolarisierend: +(d)-Tubocurarin b) depolarisierend: Suxamethonium (= Succinylbischolin)	Muskelendplatte (postsynaptische Membran)	Kompetitive Verdrängung von Acetylcholin vom Rezeptor a) ohne Eigenwirkung auf AChR, b) mit Eigenwirkung auf AChR	Schlaffe Lähmung	Cholinesterasehemmstoffe: Physostigmin (= Eserin), Neostigmin, Pyridostigmin
Myasthenia gravis (vgl. S. 378)	Muskelendplatte	Antikörper gegen eigene AChR	Abnorme Ermüdbarkeit einzelner oder aller Skelettmuskeln	Besserung durch Cholinesterasehemmstoffe (abnorme Empfindlichkeit gegen (+)d-Tubocurarin)
Myotonie (vgl. S. 378)	Muskelfasermembran	verlängerte (repetitive) Depolarisation (Nachentladungen)	Versteifungen, verzögerte Erschlaffung, EMG: Myotone Reaktion	
Progressive Muskeldystrophie (vgl. S. 378)	Muskelfaser	zelluläre Defekte (Ersatz durch Bindegewebe)	Abnehmende Muskelkraft, EMG: verkleinerte Amplituden	
Botulinustoxin	Muskelendplatte (zuerst motorische Hirnnerven befallen)	Präsynaptischer Freisetzungsmechanismus für Acetylcholin gestört	Schlaffe Lähmung	
Organische Phosphorsäureester (= Organophosphate, z.B. E 605)	Muskelendplatte, Parasympathikusendigungen, vegetative Ganglien	Hemmung der Acetylcholinesterase	Krämpfe	Atropin (hohe Dosen)
Strychnin	Mot. Vorderhorn	Verdrängung der hemmenden Transmitter von der postsynaptischen Membran, Glycinantagonist	Krämpfe	
Tetanustoxin	Mot. Vorderhorn	Präsynaptischer Freisetzungsmechanismus für Transmitter gestört	Krämpfe	Prophylaxe: Tetanus-Schutzimpfung
Hypocalcämie (z.B. Hypoparathyreoidismus, vgl. S. 290, und Hyperventilationstetanie)	Muskel- und Nervenzellmembran	„Membrandestabilisierung" Erniedrigung der Erregungsschwelle	Krämpfe	Calcium

chung der Dehnungsreflexe (vgl. Kapitel 14.1) ausführen, dass Informationen von gedehnten Muskelspindeln über afferente, sensible Bahnen die motorischen Vorderhornzellen erreichen und dort Aktionspotentiale bilden, welche schließlich für die Auslösung der Reflexantwort verantwortlich sind. Darüber hinaus sind aber für den Informationseingang an motorischen Vorderhornzellen „supraspinale" Einflüsse – über vom Zentrum absteigende Bahnen mit ihren Synapsen am Vorderhorn (vgl. Kapitel 14.2) – mit entscheidend.

Hier wollen wir uns mit Ergebnissen auseinandersetzen, welche man dadurch erhalten hat, dass man intrazelluläre Ableitungen an Vorderhornzellen des freigelegten Rückenmarkes der narkotisierten Katze durchgeführt hat (vgl. Abb. 11.17). Der entscheidende Befund bestand darin, dass man *nach Reizung des sensiblen Nervenastes* sowohl **Depolarisationen wie Hyperpolarisationen** *in motorischen Vorderhornzellen* erhalten konnte. Je nach Anzahl der gereizten Nervenfasern (= „*räumliche Summation*") oder nach Höhe der Reizfrequenz (= „*zeitliche Summation*") waren nur die Depolarisationen von einem Aktionspotential gefolgt. Im Gegensatz zu den unterschiedlichen Effekten in der motorischen Vorderhornzelle löste jede überschwellige Reizung des sensiblen Nervenastes in den zugehörigen Zellen des Spinalganglions stets ein Aktionspotential aus.

Bei näherer Analyse zeigte sich, dass die Hyperpolarisationen in den motorischen Vorderhornzellen nur dann auftraten, wenn die sensiblen Nervenfasern keine direkten Synapsen zum motorischen Vorderhorn besaßen und innerhalb des Rückenmarkes noch eine Nervenzelle mit kurzem Axon, ein sog. **Interneuron**, zwischengeschaltet war (vgl. Abb. 11.17 unten).

Intrazelluläre Ableitungen am Interneuron zeigten hier wie im Spinalganglion nach entsprechender Reizung des sensiblen Nerven stets Aktionspotentiale. Man musste also davon ausgehen, dass gleiche Aktionspotentiale, die von unterschiedlichen Zellen stammen, hinter der Synapse entgegengesetzte Wirkungen erzeugen können. Im Fall der Hyperpolarisation ist diese Wirkung hemmend, wir sprechen von einem *inhibitorischen postsynaptischen Potential* (**IPSP**). Depolarisationen können dagegen in ein Aktionspotential münden, sie heißen deshalb

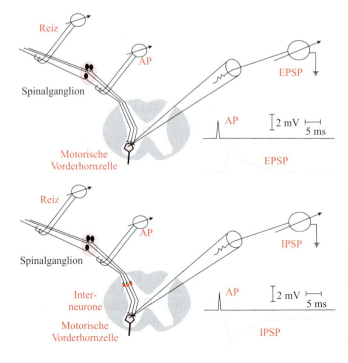

Abb. 11.17: Schematische Zeichnung zur Entstehung exzitatorischer postsynaptischer Potentiale (EPSP) und inhibitorischer postsynaptischer Potentiale (IPSP) nach Reizung und fortgeleiteten Aktionspotentialen (AP), vgl. Text.

exzitatorische postsynaptische Potentiale (EPSP).

Wir werden später bei der Besprechung der Reflexe sehen, wie zweckmäßig es ist, wenn eine motorische Vorderhornzelle in ihrer Aktion sowohl gefördert wie gehemmt werden kann (vgl. Antagonistenhemmung, Kapitel 14.1). Hier interessiert der synaptische Mechanismus als solcher. Eine einzelne Synapse übt allerdings nur relativ geringe Effekte auf das Potentialverhalten der motorischen Vorderhornzelle aus und kann keinesfalls ein Aktionspotential auslösen. Erst eine Fülle ähnlich wirkender axosomatischer Synapsen ist hierzu in der Lage. Wir haben auf solche Summationseffekte bereits oben hingewiesen.

Die Ursache für den prinzipiellen Gegensatz zwischen EPSP und IPSP liegt in chemisch *unterschiedlichen Stoffen an den prä-synaptischen Nervenendigungen*, welche gegensätzliche Informationen an die subsynaptische Membran weitergeben, sowie an unterschiedlichen Rezeptoreigenschaften der subsynaptischen Membran selbst. Man spricht von **Überträgerstoffen** oder **Transmittern**. Es liegt nahe, für die Auslösung von EPSP wie bei der motorischen Endplatte **Acetylcholin** verantwortlich zu machen, während für die meisten übrigen erregenden Synapsen im ZNS **Glutamat** als Überträgerstoff gilt. **Glycin** und **γ-Aminobuttersäure (GABA)** sind hemmende Überträgerstoffe (z.B. an den Synapsen der hemmenden Interneurone) vgl. Tab. 11.4.

Elektrophysiologisch wird heute davon ausgegangen, dass während des EPSP die subsynaptische Membran gleichzeitig sowohl für Na^+- wie auch für K^+-Ionen stärker permeabel wird. Ausgehend von einem Ru-

Tab. 11.4: Wirkungsort sowie spezifisches Syntheseenzym unterschiedlicher Transmitter

Transmitter	Spezifisches Syntheseenzym	Wirkungsort
1. *Acetylcholin*	Cholinacetyltransferase	Motorische Vorderhornzelle; Muskelendplatte; autonomes Nervensystem: präganglionär, Parasympathikus: auch postganglionär; an einigen Stellen im Gehirn, insbesondere Nucleus basalis Meynert, Neostriatum, Hirnstamm, Thalamus, Hippocampus und Neocortex
Biogene Amine:		
2. *Dopamin*	Tyrosinhydroxylase	Substantia nigra mit Verbindung zum Striatum Mittelhirn mit Verbindung zum limbischen Cortex Hypothalamus, außerdem enthalten sympathische Ganglien z.T. dopaminerge Zellen
3. *Noradrenalin*	Tyrosinhydroxylase und Dopamin-β-Hydroxylase	Autonomes Nervensystem; Sympathikus (postganglionär), Hirnstamm (locus coeruleus) mit ubiquitärer Projektion
4. *Serotonin*	Tryptophanhydroxylase	Hirnstamm (Raphekerne) mit ubiquitärer Projektion
5. *Histamin*	Histidindecarboxylase	Hypothalamus
Aminosäuren:		
6. *γ-Aminobuttersäure (GABA)*	Glutaminsäuredecarboxylase	Neurone des Groß- und Kleinhirns und präsynaptische Hemmung im Rückenmark
7. *Glycin*		Postsynaptische Hemmung im Rückenmark
8. *Glutamat, Aspartat* und ähnliche erregende Aminosäuren		Ubiquitär im ZNS erregend

hepotential von −60 bis −65 mV wird die Schwelle für die Auslösung eines Aktionspotentials bei etwa −45 mV erreicht. Für das IPSP wird eine Erhöhung der Membranpermeabilität entweder für K^+- oder für Cl^--Ionen angenommen.

Die subsynaptische Membran selbst ist eine *„nicht konduktile" Membran*, d.h. sie selbst leitet keine Aktionspotentiale fort. Vielmehr führt ihre Depolarisation über elektrotonische Erregungsausbreitung *zu* fortgeleiteten Aktionspotentialen außerhalb der subsynaptischen Membran. Muskel- und Nervenmembranen, welche Aktionspotentiale fortleiten, heißen entsprechend „konduktil". Hierbei werden für die EPSPs in der subsynaptischen Membran *andere Kanäle* benutzt als für den Natriumeinstrom während des Aktionspotentials. Eine Differenzierung einzelner Kanäle ist heute dadurch möglich geworden, dass mit Mikroelektroden einzelne Membranteile ausgestochen werden können, welche nur einen einzelnen Kanal besitzen („patch clamp technique" s. oben). Mit molekularbiologischen Methoden konnten diese Kanäle inzwischen sogar kloniert werden.

Schließlich müssen wir uns noch mit den Vorgängen befassen, welche an der präsynaptischen Membran für die **Freisetzung des Übertragerstoffes** verantwortlich sind (vgl. Abb. 11.16): Wir haben früher dargestellt, dass Tetrodotoxin (TTX) selektiv die Na^+-Permeabilität, d.h. die Na^+-Kanäle der Membran blockieren kann, während Tetraäthylammonium (TEA) die K^+-Kanäle blockiert. Da unter TTX keine Aktionspotentiale mehr ausgebildet werden können, verschwindet erwartungsgemäß unter TTX auch an der präsynaptischen Membran das Aktionspotential, welches dort nach Reizung normalerweise auftritt; ebenso verschwinden die EPSPs als Zeichen dafür, dass jetzt keine Übertragersubstanz freigesetzt wird. Wird nun künstlich (mit Hilfe von Mikroelektroden) die präsynaptische Membran depolarisiert, erscheinen erneut EPSPs, d.h. jetzt muss wieder Übertragersubstanz freigesetzt worden sein, obwohl die Na^+-Kanäle blockiert wurden. Ebenso ließ sich auch mit Hilfe von TEA ein Kaliumeinstrom als Ursache für die Freisetzung des Übertragerstoffes ausschließen. Durch Erniedrigung der extrazellulären Calciumkonzentration ließ sich dagegen nachweisen, dass während der präsynaptischen Depolarisation **Ca^{++}-Ionen** in *die präsynaptischen Terminalen* einströmen und die Freisetzung von Übertragerstoff veranlassen. Dass die Freisetzung des Übertragerstoffes in Quanten erfolgt, hatten wir bereits an der Muskelendplatte gesehen. Jetzt lernen wir, dass offenbar *die Menge des einströmenden Ca^{++}* auch die *Menge des freigesetzten Übertragerstoffes bestimmt*. Wird die präsynaptische Membran künstlich *hyperpolarisiert* und anschließend über eine entsprechende Nervenreizung an dieser Membran wieder ein Aktionspotential ausgelöst, so beobachtet man ein niedrigeres EPSP als ohne diesen Eingriff. Umgekehrt führt präsynaptische *Vordepolarisation* im gleichen Experiment nach einem entsprechenden präsynaptischen Aktionspotential zu einem höheren EPSP, welches nun sogar selbst ein Aktionspotential in der motorischen Vorderhornzelle auslöst. Durch die Vordepolarisation muss also der präsynaptische Calciumeinstrom erhöht worden sein.

Ähnlich wie im Experiment „Vordepolarisation" und „Vorhyperpolarisation" an der präsynaptischen Membran wirken, muss man sich die Aufgabe dort existierender *axoaxonischer Synapsen* vorstellen. Diese Synapsen können **präsynaptisch hemmen** *oder* **bahnen** und mit Hilfe ihrer unterschiedlichen Übertragerstoffe, welche vermutlich ebenfalls über den Weg einer geringen Änderung des Potentials im präsynaptischen Bereich dort den Ca^{++}-Einstrom kontrollieren, die Freisetzung des Übertragerstoffes aus den Vesikeln stimulieren oder blockieren.

Führt man eine „tetanische Reizung" des sensiblen Nerven durch, d.h. wird mit hoher Frequenz gereizt, sieht man anschließend unter normalen Reizen höhere EPSP als zuvor. Man spricht von „**posttetanischer Potenzierung**". Auch dieses Phänomen wird darauf zurückgeführt, dass während der tetanischen Reizung ein vermehrter Calciumeinstrom in die präsynaptischen Terminalen erfolgt und damit für spätere Reize eine günstigere Voraussetzung zur Freigabe von Übertragerstoffen geschaffen ist. (Man mag hierin erste Ansätze für Mechanismen sehen, welche beim Phänomen des Gedächtnisses beteiligt sein könnten.)

Wie **wichtig für den Organismus das Prinzip** „**Hemmung**" ist, kann man z.B. am **Strychnin** *vergifteten Frosch* erkennen, der scheinbar ruhig auf dem Operationstisch liegt, bei welchem aber allein durch Berüh-

11.4 Allgemeine Synapsenlehre ...

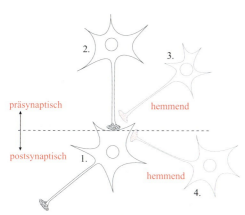

Abb. 11.18: Schematische Zeichnung prä- und postsynaptisch hemmender Synapsen (vgl. Text).

rung der Tischplatte „zittrige" Krämpfe auszulösen sind.

Strychnin (aus den Samen eines indischen Baumes) als kompetitiver Hemmer des Glycinrezeptors verdrängt den hemmenden Überträgerstoff Glycin von der subsynaptischen Membran und wirkt dabei im Effekt sehr ähnlich wie das **Tetanustoxin**, das die Freisetzung von Überträgerstoffen blockiert.

Allerdings sind auch hier die Dinge im Detail viel komplizierter, da man inzwischen zahlreiche spezielle Proteine im Bereich der Synapsen kennt: z.B. Synapsin, Synaptobrevin, Synaptophysin sowie synapsen-assoziierte Proteine (SNARE) wie SNAP 25 und Syntaxin. Durch Tetanustoxin aber auch durch Botulinustoxin wird z.B. Synaptobrevin gespalten.

Strychnin und Tetanustoxin (auch als Rückenmarks„konvulsiva" bezeichnet) führen zu Krämpfen, wobei Tetanustoxin in niedrigen Konzentrationen vorwiegend ebenfalls an inhibitorischen Synapsen wirkt. (Im Gegensatz zu jeder anderen bekannten neuropharmakologischen Substanz benutzt Tetanustoxin hierbei von peripheren Nervenendigungen aus den axonalen Transport – s. unten –, passiert die motorische Vorderhornzelle sowie den synaptischen Spalt und befällt vorwiegend die inhibitorischen Nervenendigungen.) Durch die Blockade der Hemmung kann jeder äußere Reiz (Berührungsreize, Lichtreize, akustische Reize etc.) nun bei vollem Bewusstsein der betroffenen Patienten zu äußerst schmerzhaften Krämpfen führen. Während Strychnin im Organismus relativ schnell inaktiviert wird, dauert eine Tetanusvergiftung wesentlich länger und endet heute immer noch in etwa einem Drittel der Fälle mit dem Tod des Patienten, weshalb die Tetanusschutzimpfung sehr ernst zu nehmen ist.

Die Unterschiede zwischen prä- und postsynaptischer Hemmung fassen wir schematisch in Abb. 11.18 zusammen (ohne die jeweiligen Größenverhältnisse zu berücksichtigen). Die Zelle 1 soll mit der Zelle 2 synaptisch verbunden sein. Über die Zelle 4 soll eine postsynaptische Hemmung erfolgen. Zelle 4 vermindert also die Fähigkeit der Zelle 1, auf eine ausreichende Menge von Transmittersubstanz aus Zelle 2 mit einem Aktionspotential zu antworten. Die Zelle 3 ändert dagegen nicht die Zahl der Aktionspotentiale, welche die Synapse der Zelle 2 erreichen, sie vermindert aber die Wahrscheinlichkeit, dass das in der Synapse 2 ankommende Aktionspotential auch Transmittersubstanz freisetzt (präsynaptische Hemmung).

Organische Phosphorsäureester (Alkylphosphate, bekanntester Vertreter **E 605**) gehören wie die **chlorierten cyclischen Kohlenwasserstoffe (DDT)** zu den **Insektiziden**, deren Bedeutung man nicht hoch genug einschätzen kann. Nach wie vor stellt die Malaria (durch Insekte übertragen) eine der häufigsten Krankheiten auf der Erde dar. Der Vorteil der organischen Phosphorsäureester als Insektizide gegenüber den polychlorierten Kohlenwasserstoffen besteht darin, dass sie ohne Rückstände biologisch abgebaut werden können, dagegen ist jedoch ihre akute Toxizität wesentlich höher (häufige Todesfälle durch Unfall und Suizid). Während die chlorierten cyclischen Kohlenwasserstoffe vorwiegend die Na^+-Kanäle der Nervenmembranen blockieren (dabei kommt es unabhängig davon auch zu Krämpfen), wirken die *organischen Phosphorsäureester* im wesentlichen über eine *Hemmung der Acetylcholinesterase* an parasympathischen Nervenendigungen, aber auch an vegetativen Ganglien und an der motorischen Endplatte. Die Therapie einer akuten Vergiftung mit Organophosphaten besteht in *hohen* (anhaltenden) *intravenösen Atropingaben*. *Ach-Antagonist*

Hypocalcämie (z.B. durch Hypoparathyreoidismus vgl. Kapitel 9.7 und durch Hyperventilation, weil respiratorische Alkalose eine Erniedrigung des ionisierten Calciums verursachen kann) kann ebenfalls tetanische Krämpfe – **Tetanie** – auslösen. Der Mechanismus wird einer allgemeinen „Membrandestabilisierung" zugeschrieben, welche die Erregungsschwelle herabsetzt (vgl. Tab. 11.3).

Transmittersubstanzen
(vgl. Abb. 11.16)

Über die Zahl der Transmitter, welche das Nervensystem wirklich benutzt, besteht bisher noch keine Klarheit, immerhin ist die Bedeutung der acht in Tab. 11.4 aufgeführten Transmitter unbestritten, da sie nicht nur in entsprechenden Nervenendigungen nachgewiesen sind, sondern auch bei experimenteller Applikation an der subsynaptischen Membran die gleichen Wirkungen wie bei natürlicher Reizung entfalten. Im synaptischen Spalt existieren dabei Mechanismen, welche die Transmitter entweder durch **enzymatische Spaltung oder Wiederaufnahme** in die präsynaptische Nervenendigung (**reuptake**) unwirksam machen. So wird z.B. durch Acetylcholinesterase abgespaltenes Cholin über Carrier reabsorbiert und steht dann zur Resynthese zur Verfügung. Pharmakologisch ist die Hemmung des Reuptake speziell für Katecholamine von besonderer Bedeutung, wodurch die Wirkungsweise mancher Antidepressiva zu erklären ist. Für die meisten dieser Transmitter finden sich zugleich in den präsynaptischen Nervendigungen spezifische Enzyme, die für ihre Synthese verantwortlich sind. Schließlich ist die Wirkung eines Transmitters von unterschiedlichen postsynaptischen Rezeptoren abhängig, so dass man sich nicht vorstellen darf, dass ein Transmitter nur zur Öffnung eines speziellen Kanaltyps spezialisiert ist (z.B. nur für Na^+-Kanäle). Vielmehr kann der gleiche Transmitter an unterschiedlichen Strukturen ganz gegensätzliche Effekte hervorrufen. (Zum Beispiel wirkt Acetylcholin an der Muskelendplatte depolarisierend, am Atrioventrikularknoten des Herzens dagegen hyperpolarisierend.)

Neben den acht in der Tabelle 11.4 genannten Transmittern sind gegenwärtig viele *neuroaktive Peptide* bekannt, welche z.T. über sehr ähnliche Eigenschaften wie Transmitter verfügen. Hierbei handelt es sich um sehr unterschiedliche Substanzen vom Vasoactive Intestinal Polypeptide (**VIP**), über **Substanz P, Neurotensin, Enkephaline, Endorphine** bis zu bekannten Hormonen wie Insulin, Glukagon, Angiotensin, Vasopressin, welche z.T. in Nervenzellen des Gehirns gefunden werden und dort möglicherweise ebenfalls Transmitteraufgaben besitzen. (Im Gegensatz zu den tabellierten acht Transmittern können Polypeptide nicht in Nervenendigungen synthetisiert werden. Sie benötigen hierfür die ganze Zelle und müssen gegebenenfalls über ein axonales Transportsystem an den Ort ihrer Freisetzung gelangen.)

Axonaler Transport

Bei der Besprechung des antidiuretischen Hormons wurde bereits darauf hingewiesen, dass ADH in hypothalamischen Kernen gebildet und durch axonalen Transport in den Hypophysenhinterlappen gelangt (vgl. Kapitel 9.2 u. 9.4). Einen axonalen Transport gibt es aber nicht nur in der Hypophyse, sondern offenbar in allen Axonen, wobei dieser Stofftransport überraschenderweise durch die elektrische Signalübermittlung entlang der Axone nicht beeinflusst wird. Grundsätzlich gilt, dass auch bei Nervenzellen nur das Zellsoma zur Eiweißsynthese befähigt ist. Rund 1 Meter lange Axone müssten wegen Eiweißmangels verhungern, wenn sie auf die – in die Peripherie – diffundierenden Moleküle ca. 5 Jahre warten müssten. Durch Mikropunktion von fluoreszierenden Farbstoffen und auch von radioaktiv markierten Substanzen kann ein „schneller" axonaler Transport vom Zellsoma in die Peripherie (= **anterograd**) nachgewiesen werden. Der Transport von Lipiden und Glykoproteinen sowie von Substanzen, welche schließlich an Synapsen sezerniert werden (Transmitter), erfolgt mit einer Geschwindigkeit von knapp 2 cm pro Stunde oder rund 40 cm pro Tag in Vesikeln. Dieser schnelle axonale Stofftransport ist auf **ATP** angewiesen und benutzt offenbar sehr ähnliche physikalisch-chemische Mechanismen wie die intrazellulären Stoffbewegungen bei der Zellteilung. Hierbei geht man davon aus, dass spezielle asymmetrische Eiweißketten mit unterschiedlichen Ladungen mikrotubuläre Transportbänder errichten. Als Motor gilt das Polypeptid **Ki-**

nesin (300 000 Dalton, mit 2α- und 2β-Ketten), welches für den schnellen anterograden axonalen Transport verantwortlich sein soll, während das noch größere Dynein (1 200 000 Dalton) den etwas langsameren retrograden axonalen Transport treiben soll. Daneben kennt man auch einen sehr **langsamen axonalen Transport** (1 mm und weniger pro Tag), mit welchem Proteine des Zytoskeletts selbst und Enzyme des Zytosols in die Peripherie gelangen.

Pathophysiologisch ist der axonale Transport für den Transport z.B. von Tetanustoxinen aus der Peripherie ins ZNS verantwortlich. Herpesviren benutzen ebenfalls mit Vorliebe den retrograden axonalen Transport.

Um ein elektrisches Signal gerichtet weiterzuleiten, benutzen chemische Synapsen depolarisierende (erregende) oder hyperpolarisierende (hemmende) Transmitter aus präsynaptischen Vesikeln zur Modulation rezeptorgesteuerter Ionenkanäle an subsynaptischen Membranen. Elektrische Synapsen (gap junctions) können elektrische Signale ohne zeitliche Verzögerung weiterleiten.
An der subsynaptischen Membran der motorischen Endplatte erhöhen depolarisierend wirkende Kationen-Kanäle ihre Permeabilität, wenn ihre Rezeptoren mit Acetylcholin beladen werden.
Aus präsynaptischen Vesikeln freigesetztes Acetylcholin wird rasch durch Acetylcholinesterase inaktiviert.

11.5 Membranprozesse an Rezeptoren

Wenn die Physiologen von „Rezeptoren" sprechen, meinen sie im allgemeinen nicht die früher besprochenen Membranrezeptoren für Hormone (vgl. Kapitel 9.1) oder die synaptischen Rezeptoren für Transmitter bzw. deren Hemmstoffe, sondern die Rezeptoren unserer Sinnesorgane. Wir werden diese Rezeptoren ausführlich in den Kapiteln 14 bis 20 besprechen, hier wollen wir uns nur mit den **allgemeinen Membranprozessen an Sinnesrezeptoren** beschäftigen.

Das **Grundprinzip unserer Sinneszellen** ähnelt stark dem einer motorischen Vorderhornzelle mit ihrer Synapse. Die „*spezifische Sinnesenergie*", z.B. Druck, Temperatur, Änderung des chemischen Milieus u.a., ändert an der für diesen Reiz spezifisch empfindlichen Membran die Permeabilität insbesondere für Na$^+$ (aber auch K$^+$). Sehr ähnlich verändert ein chemischer Transmitter die Permeabilität der nicht konduktilen Membran einer motorischen Vorderhornzelle. In Abhängigkeit von der Reizintensität kommt es bei einer Sinneszelle zu einer Veränderung des Ruhepotentials in dem gereizten Membranabschnitt, z.B. im Inneren des am besten untersuchten Pacinischen Körperchens (vgl. Kapitel 16.1). *Diese reizabhängige Depolarisation* wird **Rezeptorpotential** oder auch **Generatorpotential** genannt.

Bei Mechanorezeptoren kann ein mechanischer Zug an der Membran nicht selektive Kationenkanäle (Stretch-Rezeptoren) aktivieren und damit das Membranpotential zu verändern. Erreicht das sich elektrotonisch ausbreitende Rezeptorpotential eine Schwelle, veranlasst der Rezeptor z.B. an der Nervenfaser die Entstehung eines (grundsätzlich zur Fortleitung befähigten, deshalb „fortgeleiteten") Aktionspotentials. Das Besondere des Rezeptorpotentials besteht nun darin, dass mit dem Ausmaß der Depolarisation, d. h. *mit der Höhe des Rezeptorpotentials die Anzahl der vom Rezeptor induzierten Aktionspotentiale zunimmt*, wobei sogar eine ganze Salve von Aktionspotentialen gebildet werden kann. Erst das Rezeptorpotential ist somit in der Lage, spannungsgesteuerte, schnelle Na$^+$-Kanäle (Na$_v$) zu aktivieren (vgl. S. 327).

Schematisch gibt die Abb. 11.19 die Beziehung zwischen Änderung des Rezeptorpotentials und der von ihm „generierten" Aktionspotentiale wieder (deshalb auch „Generatorpotential"). Lord Adrian (Nobelpreis 1932) bestimmte zuerst in den 20er Jahren

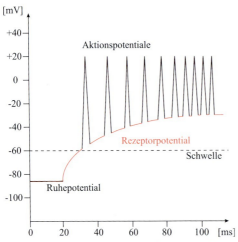

Abb. 11.19: Schematische Darstellung der Abhängigkeit der Aktionspotentialfrequenz vom Rezeptorpotential (Frequenzcodierung) nach Guyton.

die Zunahme der Aktionspotentiale mit der Reizintensität, welche heute als „**Frequenzkodierung**" bezeichnet wird und die Basis aller Sinnesinformationen darstellt (vgl. Kapitel 15). Wir werden auf einzelne Rezeptortypen später eingehen. Hier wollen wir nur darauf hinweisen, dass für die „höheren Sinne" wie Sehen, Hören aber auch Schmecken die eigentliche Rezeptorzelle von der das Aktionspotential bildenden Struktur getrennt ist. In diesem Fall wird zwar das Rezeptorpotential z.B. durch Zerfall von Sehfarbstoff in den „Stäbchen"rezeptoren der Netzhaut gebildet (mit der Besonderheit, dass Lichtreize sogar eine Hyperpolarisation der Lichtrezeptoren bewirken), die Information aber über „Bipolare", „Amakrine" und „Horizontale" Zellen verstärkt oder gehemmt (vgl. Kapitel 17.3) und schließlich an die Ganglionzellschicht weitergegeben, welche für die Bildung fortleitbarer Aktionspotentiale verantwortlich ist. Bei den Stäbchen und Zapfen der Netzhaut spricht man deshalb wie bei den Haarzellen in der Cochlea oder den Geschmacksrezeptoren von „**sekundären Sinneszellen**", im Gegensatz zu freien Nervenendigungen oder sonstigen „**primären Sinnesrezeptoren**" der Haut (z.B. Merkel-Zellen, Meissnersche Körperchen, Pacinische Körperchen etc.) oder den Geruchsrezeptoren, welche ein eigenes Axon besitzen und damit Aktionspotentiale fortleiten können (vgl. Kapitel 20.3). Auch bei sekundären Sinneszellen bestimmt die Amplitude des Rezeptorpotentials die Anzahl der zu bildenden Aktionspotentiale, doch liegt hier zwischen Rezeptorpotential und Aktionspotential mindestens eine chemische Synapse, welche als Verstärkung des ursprünglichen Reizes dienen kann.

Charakteristikum aller Sinnesrezeptoren ist das Phänomen der **Adaptation**, d.h. der Anpassung an einen dauerhaft dargebotenen, spezifischen Sinnesreiz bis hin zu dessen völliger „Nichtbeachtung". Völlige Adaptation bedeutet, dass der Sinnesreiz entweder nicht mehr zur Entwicklung eines Rezeptorpotentials oder fortgeleiteter Aktionspotentiale oder jedenfalls nicht mehr zu einer Sinneswahrnehmung führt. Die *Adaptationszeit ist von Rezeptortyp zu Rezeptortyp sehr verschieden*. Zu den besonders schnell adaptierenden Rezeptoren gehören die Pacinischen Körperchen, welche bereits nach Millisekunden adaptiert sind, während Dehnungsrezeptoren von Muskeln und Sehnen, Schmerzrezeptoren oder die für die Kreislaufregulation wichtigen Barorezeptoren zu den besonders langsam adaptierenden Rezeptoren zählen. Man spricht hier auch von „*tonisch*" reagierenden Rezeptoren, im Gegensatz zu „*phasischen*" Rezeptoren, welche für schnell aufeinander folgende Reizvorgänge zur Verfügung stehen.

Auch hier lassen sich die Phänomene leichter beschreiben als die dahinter stehenden Adaptationsmechanismen erklären, zumal diese Mechanismen weitgehend „rezeptorspezifisch" sind. So kann man sich z.B. vorstellen, dass das visköse (eiförmige) Pacinische Körperchen nach mechanischer Reizung im lockeren Bindegewebe der Haut schnell wieder seine alte Form annimmt (vielleicht dient der Lamellenaufbau aber auch als *Diffusionsschutz*), während z.B. die Stäbchen des Auges entsprechend der Dauer des Lichteinfalls ihren Sehfarbstoff verbrauchen. Daneben müssen aber auch besondere neuronate Anpassungsmechanismen angenommen werden, welche keineswegs geklärt sind.

Rezeptor- oder Generatorpotentiale werden an Sinnesrezeptoren dadurch ausgelöst, dass adäquate Reize die Membranpermeabilität abgestuft verändern.

Bei Mechanorezeptoren kann ein mechanischer Zug an der Membran nicht selektive Kationenkanäle (Stretch-Rezeptoren) aktivieren.

Je nach Reizstärke und dadurch bedingtem Depolarisationsgrad des Rezeptorpotentials kann es bei primären Sinneszellen zur Aktivierung schneller spannungsabhängiger Natriumkanäle (Na_v) kommen, wodurch in Abhängigkeit von der Amplitude des Rezeptorpotentials mehr oder weniger Aktionspotentiale gebildet werden.

Bei sekundären Sinneszellen bewirkt die Veränderung des Rezeptorpotentials eine abgestufte Transmitterfreisetzung, welche nach der Synapse die Bildung von mehr oder weniger Aktionspotentialen auslöst.

Als Adaptation bezeichnet man die rezeptorspezifische Anpassung eines Rezeptors auf adäquate Sinnesreize.

Als Frequenzkodierung bezeichnet man bei Sinneszellen die Beantwortung steigender Reizstärken mit einer zunehmenden Anzahl von Aktionspotentialen.

12 Vegetatives (autonomes) Nervensystem

Im ersten Teil dieses Buches, speziell in der Vegetativen Physiologie, haben wir bei den einzelnen Organen bereits die wesentlichen Aufgaben des **Sympathikus** und **Parasympathikus** dargestellt, die beide für die nervale Steuerung besonders des Kreislaufs, des Magen-Darmtraktes, des Stoffwechsels und der Genitalfunktionen eine herausgehobene Bedeutung besitzen. Hier müssen wir nun das **vegetative Nervensystem**[1] im Zusammenhang betrachten, ohne dass wir alle Details wiederholen wollen. Zugleich klammern wir in der nachfolgenden Betrachtung das Darmnervensystem aus, das als eigenständiger Teil des vegetativen Nervensystems gilt.

Sympathikus

Der **Sympathikus**[2] beginnt mit seinen vom Zentrum in die Peripherie ziehenden Neuronen im *Seitenhorn* des Rückenmarks ab Cervicalsegment 8 (C_8) bis zum Lumbalsegment 2 (L_2) (vgl. Abb. 12.1).

Im Gegensatz zum „somatischen" Nervensystem, dessen Efferenz von der motorischen Vorderhornzelle bis zur bereits beschriebenen motorischen Endplatte (vgl. S. 338) aus einem einzigen Neuron mit einem entsprechend langen markhaltigen Axon besteht, sind die Bahnen des *vegetativen Nervensystems stets aus zwei Neuronen zusammengesetzt*. Das erste „**präganglionäre**" **Neuron** zieht mit einem *markhaltigen Axon* vom Seitenhorn bis zu seinem „*Ganglion*" und bildet hier eine Synapse mit dem zweiten „postganglionären" Neuron (vgl. Abb. 12.2). Jedes präganglionäre Neuron innerviert etwa 10 postganglionäre Neurone, die dann mit zahlreichen *marklosen Fasern* synaptischen Anschluss an ihr Erfolgsorgan, z.B. eine glatte Muskelzelle suchen. Die ausgeprägte Divergenz steht im Dienst der koordinierten Steuerung eines Organsystems. Im Gegensatz zur Muskelendplatte, an der die synaptische Übertragung im Bereich spezialisierter Zonen stattfindet, was eine gezielte Innervation erlaubt, erfolgt die Transmitterausschüttung der postganglionären Neurone aus „*perlschnurartigen*" Auftreibungen (Varikositäten) ihrer marklosen Axone, die das Zielorgan wie eine Sprinkleranlage umgeben.

Die ersten (zentrumnächsten) Ganglia des Sympathikus sind als strickleiterförmige, vernetzte Ganglionkette beiderseits der Wirbelsäule ausgebildet, sie werden als **Grenzstrang** bezeichnet. Hier beginnen die postganglionären Neurone, welche die sympathische Versorgung insbesondere der *Körperwand* und der *Extremitäten* übernehmen. Die *sympathische Versorgung des Kopfes* (speziell der Gefäße, nur das Zentralnervensystem selbst besitzt keine sympathische Versorgung) erfolgt aus den „**Cervicalganglien**" (Ganglion cervicale inferius, medius und superius), welche (von unten nach oben) aus den Seitenhörnern von C_8 bis Th_2 gespeist werden. Aus diesen Ganglien ziehen die postsynaptischen Fasern vorwiegend mit den Gefäßen zu ihrem Ziel (z.B. auch zum Musculus dilatator pupillae).

---

1 Der Begriff „Vegetatives" Nervensystem geht auf den deutschen Arzt und Physiologen Johann Christian Reil (1759–1813) zurück. Reil gab zusammen mit Johann Heinrich Ferdinand von Autenrieth die erste deutschsprachige Zeitschrift für Physiologie heraus (Archiv für Physiologie, 1795–1815), in der er 1807 seine Vorstellungen zum vegetativen Nervensystem zusammenfasste (Reil, J.C.: Über die Eigenschaften des Ganglien-Systems und sein Verhältniss zum Cerebral-System, Bd. 7, S. 189–254).

2 Der Begriff Sympathikus entstammt der Vorstellung des griechischen Arztes Claudius Galenus von Pergamon (130 – ca. 200 n. Chr.), dass über das Netz der peripheren Nerven eine „Sympathie" im Sinne eines Miteinanders oder Gleichklangs der verschiedenen Organsysteme erreicht würde. Die begriffliche Trennung von Sympathikus und Parasympathikus erfolgte erst durch den englischen Physiologen John Newport Langley (1852–1925), der mit seinen systematischen morphologischen und physiologischen Untersuchungen die Grundlage für unser heutiges Verständnis des vegetativen Nervensystems legte. Auch den Begriff des „autonomen", d.h. unserem Willen weitgehend nicht unterworfenen Nervensystems, der häufig als Synonym gebraucht wird, hat Langley geprägt.

12 Vegetatives (autonomes) Nervensystem

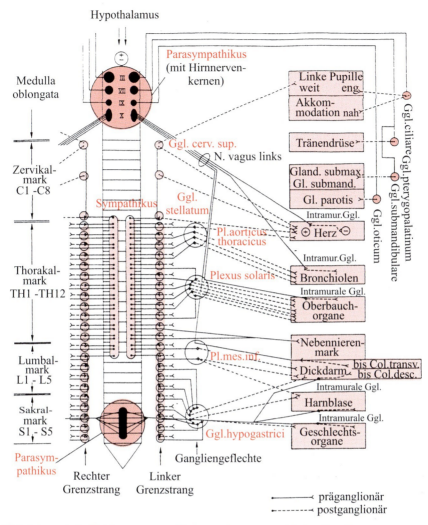

Abb. 12.1: Schematische Zeichnung sympathischer und parasympathischer Ganglien.

Bei Zerstörung eines Ggl. cervicale sup. kommt es zum Ausfall der sympathischen Versorgung der betreffenden Seite des Kopfes, bekannt als **Hornerscher**[3] **Symptomenkomplex** mit Miosis (Lähmung des M. dilatator pupillae) sowie Ptosis (Herabhängen des Oberlides durch Ausfall des ebenfalls sympathisch innervierten M. tarsalis) und *Enophthalmus* (Zurücksinken des Augapfels, welches auf eine Lähmung glatter retrobulbärer Muskulatur in der Orbita zurückgeführt wird.)

---

3 Johann Friedrich Horner (1831–1886), Ophthalmologe in Zürich.

Aus den Cervicalganglien ziehen auch postganglionäre Fasern zum Herzen (Nervi cardiaci). Speziell für die *Baucheingeweide* (z.T. auch für die Brusteingeweide) ziehen die präganglionären Fasern des Sympathikus *ohne Synapsenbildung durch den Grenzstrang hindurch* und bilden erst in den sog. „**prävertebralen Ganglien**" Synapsen mit den postganglionären Neuronen: z.B. Plexus aorticus thoracicus sowie Plexus coeliacus und Plexus mesentericus superior, welche beide (kaum trennbar) auch als Plexus solaris (= Sonnengeflecht) bezeichnet werden, und Plexus mesentericus inferior. Als Sonderform eines vorgeschobenen sympa-

12 Vegetatives (autonomes) Nervensystem

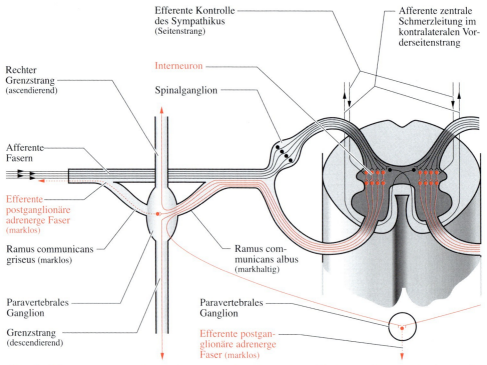

Abb. 12.2: Schematische Zeichnung der synaptischen Verschaltung des Sympathikus auf Rückenmarksebene.

thischen Ganglions hatten wir das Nebennierenmark bereits besprochen (vgl. Teil 1, S. 295). Für den *sakralen Bereich* ziehen die sympathischen Fasern *aus* dem *lumbalen Kerngebiet* (im Seitenhorn des Rückenmarkes) durch den absteigenden Grenzstrang bis zu den Plexus hypogastrici superior und inferior, von wo aus die postsynaptischen Fasern des Sympathikus zu Colon descendens, Sigmoid, Rektum, Harnblase sowie zu Prostata, Samenstrang und Schwellkörper bzw. Uterus und Vagina ziehen.

Parasympathikus

Die Fasern des Parasympathikus haben ihre „Ursprungsnervenzellen" entweder im Bereich der Hirnnervenkerne des *Oculomotorius (III)*, *Facialis (VII)*, *Glossopharyngeus (IX)*, *Vagus (X)* oder für die Beckenregion im Bereich des *Sakralmarks*. Im Unterschied zum Sympathikus ist das *erste präganglionäre Neuron* des Parasympathikus meist *wesentlich länger als das zweite*. Das 2. Neuron *beginnt* im Bereich des Kopfes *in speziellen Ganglien: Ggl. ciliare (III)*, *Ggl. pterygopalatinum* und *Ggl. submandibulare (VII)* sowie *Ggl. oticum* (IX), während der *Vagus* erst in den Erfolgsorganen selbst (also Herz, Lunge, Magen, Darm etc.) *intramurale Ganglien* bildet, so dass das postganglionäre Neuron hier extrem kurz ist. Ein Teil der Vagusfasern zieht auch zum *Plexus solaris*, doch zieht wohl die Mehrheit dieser Fasern ohne Synapsenbildung auch von hier zu den intramuralen Ganglien des Darmes, welche wir bereits früher dargestellt haben (vgl. S. 181). Die Divergenz ist im Parasympathikus weniger stark als im Sympathikus ausgeprägt, das Verhältnis prä- zu postganglionärer Neurone beträgt 1:3.

Die Ursprungszellen des *sakralen Parasympathikus* liegen in der Substantia intermedia centralis und lateralis der Rückenmarksegmente S_1 bis S_4. Auch diese Fasern ziehen durch die Ggl. hypogastrici und bilden hier z.T. Synapsen mit postganglionären parasympathischen Neuronen, doch zieht die Mehrzahl der Fasern ohne Synapsenbildung direkt zu Darm (ab Colon descendens), Harnblase und Genitale und bildet dort – wie in den übrigen Organen – kurze intramurale Ganglien.

Viscerale Afferenzen – vegetative Reflexe

Langley[2] hatte das autonome Nervensystem als rein efferentes System ohne eigenen sensorischen Zustrom konzipiert. Andererseits liegt die Hauptaufgabe des vegetativen Nervensystems offensichtlich darin, die einzelnen Organfunktionen derart auszubalancieren, dass sie jeweils im optimalen Bereich arbeiten können. Die Aufrechterhaltung einer derartigen Homöostase verlangt freilich extensive afferente Rückmeldungen aus den Zielorganen des vegetativen Nervensystems. Diese Bahnen werden als viscerale Afferenzen bezeichnet und erreichen, wie die übrigen sensorischen Afferenzen, das Rückenmark über die Hinterwurzeln. Es handelt sich dabei um *mechanosensible Afferenzen* zur Registrierung beispielsweise des Blasenvolumens oder des Dehnungszustands im Magen-Darm-Trakt und um *chemosensible Afferenzen*, deren Chemorezeptoren beispielsweise Osmolarität, pH oder arterielle Sauerstoffspannung messen. Ob diese visceralen Afferenzen als genuiner Anteil des autonomen Nervensystems anzusehen sind (im Sinne eines afferenten Schenkels), ist umstritten. In jedem Fall lassen sich die visceralen von den somatischen Afferenzen unterscheiden. Auf dem Zusammenspiel von visceralen Afferenzen und den Fasern des autonomen Nervensystems beruhen viele sog. vegetative Reflexe, die auf spinaler Ebene oder supraspinal, d.h. unter Einschaltung zentraler Kontrollsysteme des vegetativen Nervensystems, ablaufen. Dazu gehören cardiovaskuläre, urogenitale, glanduläre, gastrointestinale und okuläre Reflexe wie etwa Pupillenreflex, Pressorezeptorenreflex oder Miktionsreflex. Im Gegensatz zum monosynaptischen Dehnungsreflex quergestreifter Muskeln sind vegetative Reflexe auf spinaler Ebene mindestens bisynaptisch organisiert, werden also durch mindestens ein lokales Interneuron vermittelt. Neben den visceralen Afferenzen aus den Eingeweiden ziehen *sensible Bahnen* z.B. der Hautsinne zu den Interneuronen, die auf die sympathischen Neurone des Seitenhorns projizieren.

Diese Situation wird von der Krankenpflege (Physiotherapie) ausgenutzt, um über *segmentale Hautreize* (Headsche Zonen, vgl. S. 428 f.) *sympathische Effekte an den Eingeweiden* zu erzielen.

Die visceralen Afferenzen, die in N. vagus, N. facialis und N. glossopharyngeus laufen, projizieren zum **Nucl. solitarius** in der Medulla oblongata, in dem sie topographisch (viscerotop) organisiert sind. Der Nucl. solitarius ist damit die wichtigste supraspinale „Drehscheibe" vegetativer Reflexe. Er hat drei wesentliche Ausgänge: (1) Direkte Verbindungen zu präganglionären vegetativen Neuronen in der Medulla und im Rückenmark (direkte supraspinale vegetative Reflexe, z.B. respiratorische Reflexe). (2) Verbindungen zu lateralen Anteilen der Formatio reticularis (komplexe autonome Reflexe, z.B. vegetative Kontrolle des Blutdrucks). (3) Verbindungen zu höheren Hirnregionen wie Hypothalamus, Amygdala und Cortex (Einbettung vegetativer Antworten in globale Verhaltensmuster).

Übertragerstoffe im vegetativen Nervensystem

a) Adrenerge Synapsen

Im vegetativen Nervensystem sind *nur die Synapsen des postganglionären Sympathikus „adrenerg"*, d.h. nur sie haben Noradrenalin in ihren Axonendigungen (= „Axonterminalen") *als Übertragerstoff* (vgl. Abb. 12.3). Allerdings gibt es *Ausnahmen:* Die postganglionären sympathischen Fasern *der Schweißdrüsen* sowie die *Piloerektoren* (d.h. die glatte Muskulatur der äußeren Haut) benutzen in ihren postganglionären *sympathischen* Fasern als Übertragerstoff Acetylcholin. Wir haben (in S. 108 f.) auf die Bildung von Noradrenalin in den sympathischen Axonterminalen aus Tyrosin über Dopa und Dopamin hingewiesen. Mitochondrien sorgen unter starkem ATP-Verbrauch in den „perlschnurartigen" Varikositäten für die Noradrenalinsynthese. Der Freisetzungsmechanismus noradrenalinhaltiger Vesikel entspricht weitgehend dem früher für Acetylcholinvesikel dargestellten (vgl. S. 344):

12 Vegetatives (autonomes) Nervensystem

Struktur		Transmitter	Stop	Synapsentyp	Blockade/Antagonisten
SYMPATHIKUS					
Rückenmark	präganglionär markhaltig				
Grenzstrang		ACh (+ N ?)	ACh-E	cholinerg-nikotinerg	Hexamethonium
Prävertebrale Ganglien z.B. Plexus solaris	postganglionär marklos	ACh (+ N ?)	ACh-E	cholinerg-nikotinerg	Hexamethonium
Synapsen an Effektorzellen		NA (+ N ?) (Ausnahme: Schweißdrüsen, Piloerektoren: ACh)	Reuptake COMT, MAO	α und β adrenerg	α-Blocker: Prazosin β-Blocker: Propanolol
PARASYMPATHIKUS					
Medulla oblongata Sakralmark	präganglionär markhaltig				
Kopfganglien Intramurale Ganglien in Effektororganen	postganglionär marklos	ACh (+ N ?)	ACh-E	cholinerg-nikotinerg	Hexamethonium
Synapsen an Effektorzellen		ACh (+ N ?)	ACh-E	cholinerg-muskarinerg	Atropin

NA = Noradrenalin, ACh = Acetylcholin, ACh-E = Acetylcholinesterase
COMT = Catechol-O-Methyl-transferase, MAO = Monoaminoxidase
N ? = Neuropeptide

Abb. 12.3: Schematische Darstellung des prä- und postganglionären Sympathikus und Parasympathikus sowie deren Transmitter mit zugehörigem Wirkungsstop, Synapsentyp und pharmakologischer Wirkungsblockade.

Ankommende Aktionspotentiale erhöhen die *Ca^{++}-Permeabilität der präsynaptischen Membran*. An der subsynaptischen Membran kann Noradrenalin α- und β-Rezeptoren stimulieren, was im einzelnen ebenfalls bereits in S. 109 dargestellt wurde (einschließlich α- und β-Blocker).

Allerdings sind auch hier die Dinge bei genauerer Betrachtung wesentlich komplizierter (vgl. Abb. 12.4). Die Noradrenalinfreisetzung oder der NA-Release kann über $β_2$-Rezeptoren an der präsynaptischen Membran durch zirkulierendes Adrenalin stimuliert und durch Acetylcholin über muskarinerge Rezeptoren gehemmt werden. Schließlich kann sich der Prozess auch über $α_2$-Rezeptoren selbst hemmen (man spricht von Autorezeptoren). Gehört die postsynaptische Membran einer glatten Gefäßmuskelzelle, werden über $α_1$-Rezeptoren, $G_{q/11}$-Proteine und Phospholipase C in der Effektorzelle IP_3 und schließlich Ca^{++}-Ionen aus intrazellulären Speichern freigesetzt, was eine Vasokonstriktion auslöst. Über $β_2$-Rezeptoren, G_s-Proteine und cAMP wird die Myosin-light-chain-Kinase gehemmt, so dass es zu einer Vasodilatation kommen kann (vgl. S. 380).

Bei der Darstellung der Funktion des Nebennierenmarks (vgl. S. 295) haben wir ausführlich den Freisetzungsmechanismus der

12 Vegetatives (autonomes) Nervensystem

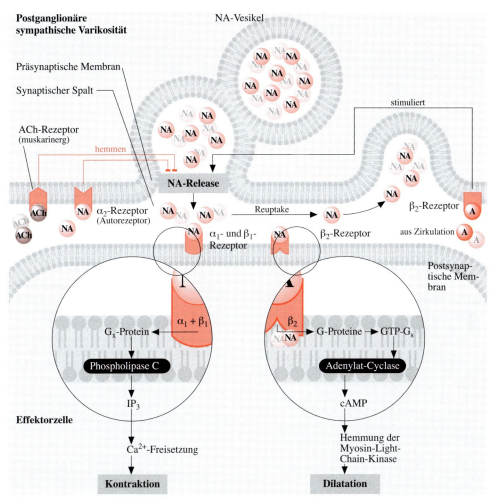

Abb. 12.4: Schematische Zeichnung der Noradrenalinfreisetzung an einer postganglionären sympathischen Synapse mit einer glatten Gefäßmuskelzelle.

Katecholamine besprochen. Ebenso haben wir auf die große Bedeutung der Wiederaufnahme („*reuptake*") freigesetzten Noradrenalins aus dem synaptischen Spalt hingewiesen, welche wie für die Nebenniere für alle adrenergen Synapsen gilt: 50–80 % des freigesetzten Noradrenalins werden wieder resorbiert. Ferner wurde der enzymatische Abbau durch **C**atechol-**O**-**M**ethyltransferasen (= COMT) und **M**onoaminoxidase (= MAO) und das im Harn erscheinende Abbauprodukt Vanillinmandelsäure besprochen. Der lokale Katecholamin-reuptake und -abbau im synaptischen Spalt dauert wenige Sekunden. Akut aus dem Nebennierenmark in den Kreislauf gelangende Katecholamine sind dort für 10 bis 30 s hochaktiv, werden vorwiegend in der Leber „abgefangen" und dort enzymatisch durch COMT und MAO abgebaut, so dass ihre Wirkung in wenigen Minuten erschöpft wäre, wenn nicht eine kontinuierliche Katecholaminsekretion (über einen entsprechenden „sympathischen Tonus" gesteuert) für einen angemessenen Plasmakatecholaminspiegel sorgte (vgl. S. 297).

b) Cholinerge Synapsen

Außer den postganglionären sympathischen, adrenergen Synapsen sind vermutlich alle anderen Synapsen des vegetativen Nervensy-

12 Vegetatives (autonomes) Nervensystem

stems – zumindest die ganglionären und postganglionären Synapsen – „*cholinerg*", d.h. sie benutzen Acetylcholin (ACh) als Überträgerstoff. Die Wirkung von *Acetylcholin* wird durch zwei verschiedene Klassen von ACh-Rezeptoren (AChRs) vermittelt, die aufgrund ihrer selektiven Aktivierbarkeit durch Nikotin bzw. das Pilzgift Muskarin in nikotinische bzw. muskarinische ACh-Rezeptoren unterteilt werden. Abbildung 12.5 zeigt die Ähnlichkeit der chemischen Konfiguration dieser Substanzen. Nikotinische AChRs (nAChRs) sind liganden-gesteuerte Ionenkanäle, die der schnellen chemischen Signalübertragung im Nervensystem dienen. Nach der Bindung von zwei ACh-Molekülen kommt es zur Konformationsänderung des Rezeptorproteins, so dass der Rezeptor jetzt als unspezifischer Kationenkanal fungiert und einen Nettoeinstrom depolarisierender Ladungen hervorruft. Es entsteht ein erregendes postsynaptisches Potential (EPSP). Im vegetativen Nervensystem sorgen nAChRs im Sympathikus und Parasympathikus für die rasche Informationsweiterleitung von prä- auf postganglionäre Neurone. Wir finden nAChRs aber auch an der neuromuskulären Endplatte und im ZNS[4]. Strukturell sind nAChRs Pentamere, die sich aus gleichen oder verschiedenen Untereinheiten zusammensetzen. Pharmakologisch von Bedeutung ist die Tatsache, dass sich die nAChRs im vegetativen Nervensystem, im ZNS und an der neuromuskulären

[4] Nikotinische Wirkungen von Acetylcholin beeinflussen insbesondere Hirnregionen, die für bestimmte kognitive Leistungen verantwortlich sind (Hippocampus und Neokortex), aber auch Netzwerke, die mit Belohnung und Suchtverhalten zu tun haben (dopaminerges mesolimbisches System mit ventraler tegmentaler Area und Nucleus accumbens). Nikotin selbst ist therapeutisch nicht einsetzbar, weil der Spielraum zwischen ganglionerregender und – in höheren Konzentrationen – ganglionhemmender Wirkung ganz gering ist. Nach toxischen Nikotindosen wird zuerst eine blutdrucksteigernde Wirkung (Stimulation sympathischer Ganglien sowie Katecholaminausscheidung aus der Nebenniere), anschließend eine anhaltende Blutdruckerniedrigung (Lähmung sympathischer Ganglien) beobachtet. Am Darm wird über die Wirkung auf parasympathische Ganglien ebenfalls zuerst eine Kontraktionszunahme, anschließend eine Atonie beobachtet. Beim Zigarettenrauchen wird Nikotin alveolär sehr gut resorbiert, so dass bereits beim ersten Zug Nikotin unter Umgehung der Leber in den großen Kreislauf gelangt und seine Kreislaufwirksamkeit z.T. direkt an der glatten Gefäßmuskulatur, z.T. über ganglionäre sympathische Aktivierung (einschließlich Katecholaminausschüttung aus dem Nebennierenmark) und hypothalamische Vasopressinausschüttung entfalten kann. Neben der zentral stimulierenden Wirkung des Nikotins ist die gesundheitsgefährdende Wirkung des Rauchens unbestritten [erhöhtes Risiko für Koronarinfarkt, periphere Durchblutungsstörungen („Raucherbein"), chronische Bronchitis, Magen- und Darmgeschwüre, ganz zu schweigen von den Plattenepithelkarzinomen der Bronchialschleimhaut].

Acetylcholin

Muscarin
wirkt erregend oder hemmend
auf postganglionäre
parasympathische Synapsen
keine Wirkung auf motorische
Endplatte

Nikotin
wirkt erregend auf:
cholinerge Ganglien
Nebennierenmark,
motorische Endplatten
(bei hohen Dosen hemmend)

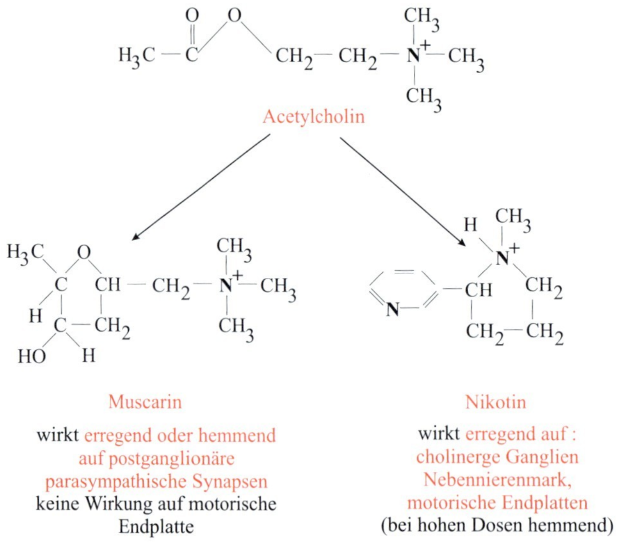

Abb. 12.5: Zur muskarin- und nikotinartigen Wirkung des Acetylcholin.

Endplatte in der Zusammensetzung ihrer Untereinheiten unterscheiden. Dadurch kann eine gewisse Selektivität von Blockern (Antagonisten) der nAChRs erreicht werden. Beispielsweise blockiert das im indianischen Pfeilgift Curare enthaltene d-Tubocurarin nur die nAChRs der neuromuskulären Endplatte, während Hexamethonium oder Mecamylamin nur die nAChRs im vegetativen und somatischen Nervensystem blockiert.

Im Gegensatz zu den nAChRs sind die muskarinischen AChRs (mAChRs), die auf den parasympathisch innervierten Zielzellen sitzen, G-Protein-gekoppelte Rezeptoren. Man unterscheidet derzeit fünf mAChR-Subtypen (M1–M5). Die mAChR mit den ungeraden Zahlen (M1, M3, M5) aktivieren über ein $G_{q/11}$-Protein die Phospholipase C, was zur Bildung von Diacylglycerol (Aktivierung der Proteinkinase C) und Inositoltriphosphat = IP_3 (Freisetzung von Ca^{2+} aus intrazellulären Speichern) führt. M2- und M4-Rezeptoren hemmen über ein G_i-Protein die Adenylatcyclase (Absinken des cAMP-Spiegels) und Ca^{2+}-Kanäle und können über ein G_i-Protein K^+-Kanäle öffnen. In Abhängigkeit von dem mAChR-Subtyp, den eine Zielzelle exprimiert, kann also der gleiche präsynaptisch freigesetzte Transmitter (Acetylcholin) ganz unterschiedliche Wirkungen entfalten.

Es gehört zu den Zielen der klinischen Pharmakologie, Subtyp-spezifische Agonisten *(Parasympathomimetika)* oder Antagonisten *(Parasympatholytika)* zu entwickeln, um gezielt in parasympathisch kontrollierte vegetative Vorgänge einzugreifen (vgl. Abb. 12.6). Die bekanntesten, aber unselektiv wirkenden muskarinischen Antagonisten sind **Atropin**[5]

---

[5] **Atropin**, benannt nach der griechischen Schicksalsgöttin Atropos, ist das Gift der Tollkirsche. In hoher Dosierung kommt es durch die Hemmung von zentralnervösen mAChRs zu delirant-halluzinatorischen Erregungszuständen, was den deutschen Namen erklärt. Das lateinische Synonym „Belladonna" verweist auf die Pupillenerweiterung nach lokaler Atropingabe (Lähmung des parasympathisch innervierten M. sphincter pupillae, vgl. S. 462): Venezianerinnen meinten, durch erweiterte Pupillen schöner zu sein, dabei konnten sie sich selbst zugleich nicht einmal mehr scharf im Spiegel betrachten: Akkommodationslähmung durch Atropin (vgl. S. 436 f.).

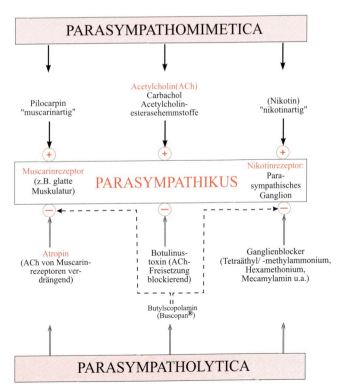

Abb. 12.6: Zum Wirkungsmechanismus von Substanzen, welche den Parasympathikus stimulieren (Parasympathomimetica) und hemmen (Parasympatholytica).

und Scopolamin. Atropin findet u.a. Verwendung als Antidot nach einer Vergiftung mit Organophosphaten wie z.B. dem Insektenvernichtungsmittel Parathion (E 605) oder den Nervenkampfstoffen Tabun oder Sarin, die als Cholinesterasehemmer den Acetylcholinabbau hemmen. Ein Derivat des Scopolamins, *Butylscopolamin* (Buscopan®), wird bei massiven Kontraktionen parasympathisch innervierter glatter Muskulatur (*Koliken*) des Magen-Darmtrakts, der Gallenwege und des Ureters therapeutisch eingesetzt. Pilocarpin wird vielfach in der Ophthalmologie verwendet, um nach Applikation in den Bindehautsack den parasympathisch innervierten Musculus sphincter pupillae zur Kontraktion zu bringen.

c) Neuropeptide und Purine als Co-Transmitter

Acetylcholin und Noradrenalin sind zwar die wichtigsten, aber nicht die einzigen Neurotransmitter des vegetativen Nervensystems. Eine modulierende Rolle spielen verschiedene Neuropeptide, die mit Acetylcholin oder Noradrenalin co-lokalisiert sind. Beispiele sind das Neuropeptid Y, das zusammen mit Noradrenalin in sympathischen Neuronen vorkommt und das vasoaktive intestinale Peptid (VIP), das häufig zusammen mit Acetylcholin im Parasympathikus gefunden wird. Funktionell interessant ist der Befund, dass co-lokalisierte Neuropeptide erst bei hoher Impulsaktivität in vegetativen Nervenfasern freigesetzt werden, dann aber eine lang anhaltende Wirkung entfalten. Das spricht dafür, dass die Neuropeptide erst bei stärkerer Beanspruchung von Sympathikus und Parasympathikus ins Spiel kommen.

Neben NPY ist ATP ein wichtiger Co-Transmitter in sympathischen Neuronen. Abhängig von dem Rezeptorsubtyp, auf den ATP trifft, kann das Purin entweder schnelle erregende Effekte ausüben (über P2X-Rezeptoren, die, wie nAChRs, liganden-gesteuerte Kationenkanäle sind) oder langsam modulierende Wirkungen entfalten (über P2Y-Rezeptoren, die, wie mAChRs, G-Protein-gekoppelte Rezeptoren sind). Ein interessanter molekularer Mechanismus der lokalen feed-back-Hemmung im Sympathikus ist die Hydrolyse von freigesetztem ATP zu Adenosin. Dieses Abbauprodukt von ATP kann über die Aktivierung eigener Rezeptoren (A1) die weitere Transmitterfreisetzung präsynaptisch inhibieren und gleichzeitig auf die Zielzellen dämpfende Effekte ausüben.

Zentrale Kontrolle des vegetativen Nervensystems

Im Rahmen der Kreislaufphysiologie wurde bei der Besprechung des Stress-Begriffes (vgl. S. 100 ff) u.a. bereits darauf hingewiesen, dass psychische Reize den Sympathikus aktivieren. Für den überwiegend parasympathisch gesteuerten Erektionsreflex wurde ebenso dargestellt (vgl. S. 313), dass zu seiner Auslösung allein eine entsprechende Vorstellung genügt. Die wichtigsten zentralen Strukturen für die Kontrolle des vegetativen Nervensystems liegen dabei vermutlich nicht nur in der Hirnrinde (Frontal- bis Temporalhirn) sondern vor allem im limbischen System und dort insbesondere im Nucleus amygdalae (vgl. S. 524 f.) und im Hypothalamus. Von der Medulla oblongata (aber auch vom Hypothalamus) ziehen bahnende und hemmende Axone im Rückenmark an die vegetativen Ursprungszellen. Die wichtigste Verbindung zwischen zentralen sympathischen Neuronen in der Formatio reticularis, dem Hypothalamus sowie parasympathischen Hirnnervenkernen und den Ursprungszellen des Sympathikus im Rückenmark stellt das dorsale Längsbündel her (Fasciculus longitudinalis dorsalis Schütz). Solange eindeutige funktionelle Gliederungen fehlen, werden die medullären Kerngebiete weitgehend nach den Transmittern unterschieden, welche man in ihnen findet. Eine **rostroventrolaterale Neuronengruppe (RVLM)** besitzt vorwiegend Adrenalin und Noradrenalin als Transmitter (vgl. Abb. 12.7).

Im einzelnen gehören hierzu die Neuronengruppen A1, A2, A5 und A7, während die Raphe-Kerne zu einem System gehören, welches Serotonin als Überträgerstoff benutzt. Darüber hinaus werden auch parallele

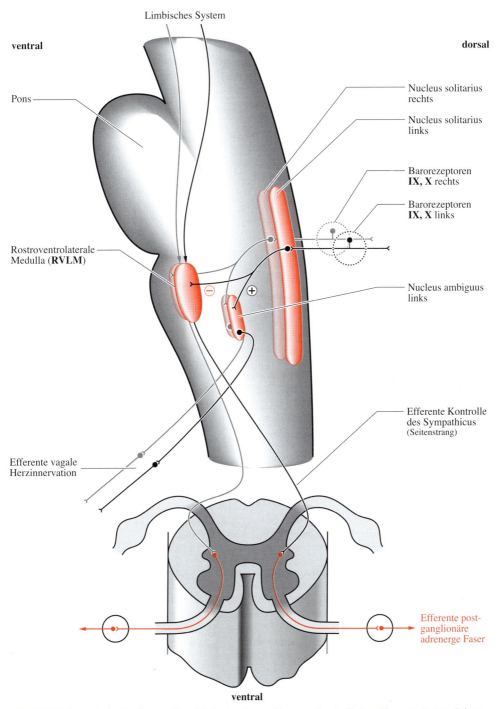

Abb. 12.7: Schematische Zeichnung der wichtigsten Kerngebiete zur Kontrolle des efferenten Sympathikus.

Projektionen aus dem Nucleus paraventricularis genannt, welcher durch Vasopressin als Überträgerstoff auffällt und welcher vor allem dadurch bekannt ist, dass er über Osmorezeptoren verfügt, welche die Vasopressin-Ausschüttung aus dem Hypophysenhinterlappen kontrolliert (vgl. S. 282 f.).

Die Funktion unserer Eingeweide einschl. Kreislauf, Stoffwechsel und Genitalfunktion wird durch das Zusammenspiel von Sympathikus und Parasympathikus autonom kontrolliert. Im Gegensatz zur quergestreiften Muskulatur der Willkürmotorik, deren Fasern direkt aus dem ZNS angesteuert werden (was im Dienst der Geschwindigkeit und Präzision steht), ist das vegetative Nervensystem prinzipiell zweischrittig organisiert: Die markhaltigen Axone der präganglionären vegetativen Neurone, deren Somata noch im ZNS liegen, werden in der Peripherie auf postganglionäre vegetative Neurone umgeschaltet, deren marklose Axone dann die Zielzellen (z.B. glatte Muskelzellen, Drüsenzellen) innervieren. Die Umschaltung in der Peripherie erlaubt eine bessere Feinabstimmung und Synchronisierung der vegetativen Organsteuerung.

Kommt es im animalischen Nervensystem vor allem auf die punktgenaue synaptische Innervation an, ist das vegetative Nervensystem eher als eine Sprinkleranlage zu verstehen, die das Verhalten eines Organsystems global reguliert. Entsprechend anders ist die synaptische Übertragung angelegt: Statt spezialisierter synaptischer Terminalen besitzen die postganglionären Axone perlschnurartige Auftreibungen (Varikositäten), die bei elektrischer Reizung einen größeren Zellverband mit dem jeweiligen Transmitter überfluten und dadurch eine synchrone Antwort hervorrufen.

Im sympathischen und parasympathischen Nervensystem erfolgt die chemische Erregungsübertragung von prä- auf postganglionäre Neurone jeweils mittels nikotinerger Synapsen. Die Zielzellen des Sympathikus werden über α- bzw. β-Rezeptoren (nor-)adrenerg innerviert (Ausnahmen sind Schweißdrüsen und Piloerektoren, die muskarinerg innerviert werden). Die Zielzellen des Parasympathikus werden durch Acetylcholin innerviert, das seine Wirkung über muskarinische Rezeptoren entfaltet. Neben diesen klassischen Transmittern des vegetativen Nervensystems üben verschiedene Neuropeptide einen modulierenden Einfluss aus.

Der zur Homöostase der Organfunktionen notwendige afferente Informationszustrom erfolgt über viszerale Afferenzen, die mechanosensible oder chemosensible Eigenschaften besitzen. Vegetative Reflexe können auf spinaler oder auf supraspinaler Ebene ablaufen. Zentrale Schaltstation für supraspinale vegetative Reflexe ist der Nucl. solitarius in der Medulla oblongata. Die Aktivität von Sympathikus und Parasympathikus unterliegt der Kontrolle durch Kerngebiete in Hirnstamm und Hypothalamus.

13 Muskelphysiologie

Allgemein

Der wesentlichste Unterschied zwischen Pflanze und Tier besteht in der Fortbewegungsmöglichkeit des Tieres. Das „Pneuma" erreicht über die Nerven die Muskulatur und „bläst die Muskeln auf", wodurch sie sich kontrahieren, meinten die antiken Ärzte. Eine Vorstellung, welche gar nicht so wesentlich verschieden von der „Quellungstheorie" der Muskelkontraktion ist, welche noch während der ersten Hälfte des 20. Jahrhunderts weitgehend akzeptiert war und welche annahm, dass es während der Erregung zu sarkoplasmatischen Quellungen innerhalb der histologisch sichtbaren Querstreifung der Skelettmuskulatur kommt. Zur gleichen Zeit wurden aber bereits die ersten Nobelpreise an Muskelforscher verliehen: 1922 erhielt Meyerhof[1] einen (halbierten) Preis „für seine Entdeckung des Verhältnisses zwischen Sauerstoffverbrauch und Milchsäureproduktion im Muskel". Die andere Hälfte des Preises erhielt A. V. Hill[2] „für seine Entdeckungen auf dem Gebiet der Wärmeerzeugung der Muskeln", welche er erstmals mit eingestochenen Thermoelementen während der Kontraktion gemessen hatte. (Die Hillsche Hyperbel – 1938 beschrieben – wird uns noch später beschäftigen.) Aber erst der Einsatz der Elektronenmikroskopie gab näheren Aufschluss darüber, wie man sich im submikroskopischen Bereich den Kontraktionsvorgang der Skelettmuskulatur vorzustellen hat. Ab 1953 wurde konkurrierend insbesondere von H. E. Huxley und A. F. Huxley (vgl S. 318) die Sliding filament-Theorie entwickelt, welche heute gängigen Lehrstoff darstellt[3].

Historisch verlief die Entwicklung der Analyse der Muskelkontraktion gegenüber der nachfolgenden Darstellung genau umgekehrt: Man begann mit der Beobachtung der äußeren Muskelverkürzung und gelangte dabei immer mehr ins Detail, bis man in unseren Tagen in den molekularen Bereich der Muskelkontraktion vordrang. So beobachtete der berühmte Alexandriner Gelehrte Erasistratos[4] die Dickenzunahme des Muskels bei dessen Spannungsentwicklung, welche er mit einem nervalen Zustrom an „Pneuma" erklärte. Seit Galvani (vgl. S. 317) erstmals mit Hilfe von Elektrizität Experimente zur Muskelkontraktion durchführte, wurde in unzähligen Ansätzen versucht, aus den verschiedensten Kontraktionsformen das Geheimnis des Kontraktionsmechanismus zu ergründen. Hierbei ging es Galvani noch um die Frage, ob der Muskel selbst Elektrizität besäße oder ihm diese von außen zugeführt werden müsse, wie Volta[5] meinte. Alexander von Humboldt (1769–1859) überprüfte selbst Galvanis Experimente und kam zu gleichen Ergebnissen wie dieser. Die systematische Analyse unterschiedlicher Kontraktionsformen isolierter Muskeln (meist des Frosches), ohne welche noch heute kaum ein physiologisches Praktikum auskommt, war aber erst möglich, als man eine Methode zur Registrierung dieser Kontraktionen entwickelt hatte: ein weiterer Beweis dafür, dass wissenschaftlicher Fortschritt in der Regel ein Methodenproblem darstellt. Es ist das Verdienst Carl Ludwigs (vgl. S. 239), 1846 das

---

1 Otto Fritz Meyerhof (1884–1951), Promotion in Heidelberg, Professuren in Kiel und Berlin, von 1929 bis 1938 Direktor des Physiologischen Instituts im Kaiser-Wilhelm-Institut für medizinische Forschung in Heidelberg (heute Max-Planck-Institut). Während des trübesten Kapitels deutscher Geschichte musste auch Meyerhof das von Rassenwahn regierte Deutschland verlassen, lebte bis 1940 in Paris und floh von dort weiter in die Vereinigten Staaten. Er starb als Gastprofessor in Philadelphia. Meyerhof erkannte als einer der ersten die Bedeutung physiologisch-chemischer Kreisprozesse mit energetischer Kopplung.
2 Archibald Vivian Hill (1886–1977), 1923 Nachfolger Starlings (vgl. S. 10).
3 Der Heidelberger Physiologe Wilhelm Hasselbach konnte 1953 bei elektronenmikroskopischen Untersuchungen (parallel zu H. E. Huxley) das A-Band als die myosinhaltige Struktur identifizieren.
4 Erasistratos (304 bis ca. 250 v. Chr.), griech. Arzt, Stifter einer Schule in Alexandria.
5 Alessandro Graf Volta (1745–1827), Professor für Physik in Como und Pavia.

Kymographion (vgl. Abb. 4.2, S. 122) entwickelt zu haben, welches erstmals exakte Registrierungen ermöglichte. Bis heute gehört dieses Gerät mit vielfachen Modifikationen sowohl des Schreibzeigers (von der ritzenden Nadel bis zu Tinten- oder Thermoschreibern mit elektrisch gesteuerter Rußtrommel, Rußpapier, über Schreibpapier bis hin zu photo- oder thermosensiblen Papieren) und des Papiervorschubs (vom einfachen Gewicht der Penduluhr über federgetriebene Uhrwerke zu den perfektesten Elektromotoren) in allen einschlägigen Laboratorien zur Grundausstattung.

13.1 Quergestreifte Muskulatur

Wir unterscheiden **drei Typen von Muskulatur**: 1. quergestreifte *Skelettmuskulatur*, 2. *Herzmuskulatur* (ebenfalls quergestreift) und 3. *glatte Muskulatur*.

Quantitativ steht die Skelettmuskulatur gewiss zu Recht an erster Stelle (sie wiegt bei einem 70 kg schweren Menschen etwa 28 kg, vgl. S. 113).

Allerdings hat die Ärztin/der Arzt wesentlich häufiger Krankheiten zu behandeln, an welchen primär nicht die Skelettmuskulatur, sondern die glatte Muskulatur beteiligt ist, obwohl diese insgesamt beim Menschen nur etwa 1 kg wiegt (Gefäßmuskulatur, Darmmuskulatur, ableitende Harn- und Gallenwege etc.). Im Vordergrund stehen dabei nicht Erkrankungen der Muskelzellen selbst, sondern fehlgesteuerte Regulationsmechanismen.

Auch entwicklungsgeschichtlich gehört die Skelettmuskulatur nicht an den Anfang, weil sie offenbar den höchsten Spezialisierungsgrad eines zur Kontraktion befähigten Gewebes darstellt. Wir können uns hier jedoch nicht mit den Mechanismen der Bewegung amöboider Zellen (z.B. mit der Permeation von Leukozyten durch die Kapillarwand) oder mit Flimmerbewegungen (z.B. des Bronchialepithels oder der Spermatozoen) auseinandersetzen, ganz zu schweigen von den Kontraktionsproblemen, welche während der Zellteilung auftreten, oder von dem ungelösten Problem der Verkürzung der Spindelfasern während der Anaphase mit einer Rückführung der geteilten Chromosomen (vgl. S. 308 f.).

Skelettmuskulatur

Wenn wir hier mit der Beschreibung der **Skelettmuskulatur** beginnen, erfolgt dies nicht nur wegen ihrer Masse, sondern insbesondere wegen ihres klaren strukturellen Aufbaues, der nicht nur lichtmikroskopisch eine regelmäßige Querstreifung erkennen lässt, sondern der auch elektronenmikroskopisch so einheitlich ist, dass man heute in allen einschlägigen Lehrbüchern fast identische Abbildungen findet (vgl. Abb. 13.1).

Die quergestreifte Muskulatur (oder jeder mit einem anatomischen Namen bekleidete *Muskel*) lässt sich in einzelne *Faserbündel* (= Muskelbündel) zerlegen, welche wiederum aus einer Vielzahl einzelner **Muskelfasern** bestehen. Diese Muskelfasern *stellen die eigentlichen Muskelzellen dar*. Sie können viele cm lang sein und dabei vom anatomischen „Ursprung" bis zum „Ansatz" des betreffenden Muskels reichen. Zugleich sind die Muskelfasern nur maximal 0,1 mm dick und (atypisch gegenüber den meisten übrigen Zellen) mit vielen Zellkernen ausgestattet[6]. Innerhalb der Muskelfasern befinden sich parallel zur Faserlänge die **Myofibrillen**, zylindrische Strukturen mit einem Durchmesser von ca. 0,5 bis 2,0 μm (die Länge dieser Myofibrillen ist etwa mit der Länge der ganzen Zelle identisch). Die Myofibrillen bestehen aus dicken und dünnen Filamenten, deren wesentliche Bestandteile die kontraktilen Proteine **Myosin** bzw. **Aktin** sind. Die *symmetrische Anordnung* der dünnen bzw. dicken Filamente innerhalb der Myofibrillen verleiht der Skelettmuskulatur ihre *Querstreifung*. Bei der Mikroskopie im polarisierten Licht leuchten die **A-Banden** (= anisotrop = A-Streifen) auf, während sich die **I-Banden** (= isotrop) dagegen dunkel abheben. Untersucht man die Myofibrillen im Elektronen-

---

[6] Vermutlich ist dies der Grund dafür, dass diese Muskelzellen sich (wie Nervenzellen) nicht mehr teilen können. Nur ihre Fibrillenzahl kann zu- bzw. abnehmen (Hypertrophie und Atrophie s.u.).

13.1 Quergestreifte Muskulatur

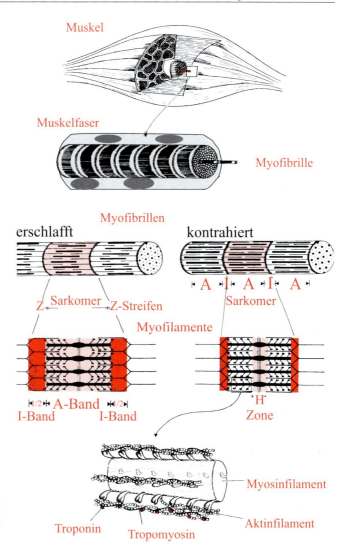

Abb. 13.1: Skelettmuskulatur, schematisch nach M. Steinhausen, Physiologie, Kohlhammer 1989.

mikroskop (vgl. Abb. 13.2), erkennt man im I-Band die *Z-Streifen* (= **Z**wischenscheiben). [Außerdem findet man im A-Band die H-Zone = Hensenscher[7] Streifen, welcher durch einen *Mittelstreifen* (**M**esophragma) unterteilt ist.] Innerhalb einer Myofibrille bezeichnet man jeweils die Abschnitte zwischen zwei Z-Streifen als **Sarkomer**. Die Sarkomerlänge beträgt etwa 1,5 bis 2,5 μm, sie verkürzt sich bei der Kontraktion und verlängert sich bei Dehnung.

---

[7] Viktor Hensen (1835–1924), Physiologe und Anatom in Kiel, entdeckte u.a. unabhängig von C. Bernard (vgl. S. 218) das Glykogen.

Die **Filamentgleittheorie** deutet heute die Muskelkontraktion als ein Phänomen des Aneinandergleitens der Aktin- und Myosinfilamente, wobei gerade bei der quergestreiften Muskulatur die besondere symmetrische Anordnung unterschiedlicher Proteinfilamente eine teleskopartige Verschiebung dieser fadenförmigen Eiweißkörper während des Kontraktionsvorganges (ohne eine spezielle „Eiweißquellung") ermöglicht.

Man kann sich vorstellen, dass die Z-Scheiben – wie doppelzinkige Bürsten – das Aktinskelett der Myofibrillen halten. In exakt hexagonaler Anordnung gehen senkrecht zur Z-Scheibe die Aktinfäden (wie Borsten einer Bürste) ab (vgl. Abb. 13.3).

13 Muskelphysiologie

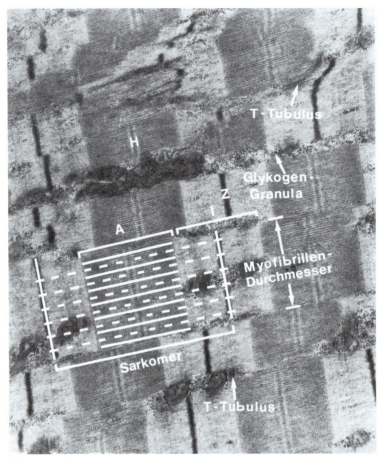

Abb. 13.2: Elektronenmikroskopische Aufnahme quergestreifter Muskulatur mit schematischer Einzeichnung eines Sarkomers (Aufnahme freundlichst überlassen durch WG. Forssmann).

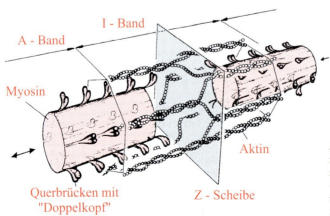

Abb. 13.3: Schematische Zeichnung der strukturellen Anordnung von Myosin und Aktin (nach unterschiedlichen Literaturangaben gezeichnet durch H. Snoei).

Aktin ist ein kugelförmiges, kleinmolekulares Protein (Molekulargewicht ca. 40 000, G-Aktin = globuläres Aktin), welches fadenförmig – entsprechend einer Doppelhelix – zu einer Fibrille (= F-Aktin) polymerisiert. Diese doppelt gewundene „Perlenkette" ist aber noch keineswegs „fein genug für den täglichen Gebrauch". Die Natur schlingt außen noch einmal einen Eiweißfaden (das **Tropomyosin**) um die Aktinperlen und „garniert" so diesen Faden noch mit ganz speziellen Eiweißkugeln, dem **Troponin**. Offenbar handelt es sich bei diesem Eiweiß um eine Ca^{++}-sensible Struktur, welche in Anwesenheit von Ca^{++} den schleierartig wirkenden Tropomyosinfaden von den Aktinperlen „lüftet", so dass jetzt eine Interaktion zwischen Aktin und dem noch zu besprechenden Myosin erfolgen kann. Der diesem „Schleierlüften" zugrunde liegende molekulare Mechanismus wurde in den letzten Jahren in seinen Grundzügen aufgeklärt. Die Bindung von Ca^{++} an die Ca^{++}-bindende Untereinheit des Troponins (Troponin C) bewirkt eine komplexe Konformationsänderung des Troponins. Dies hat zur Folge, dass der Tropomyosinfaden in die Längsrinne des Aktinfadens verrutscht. Jetzt können die Myosin-Querbrücken eine starke, kraftgenerierende Bindung mit Aktin eingehen.

Die dickeren Myosinfäden oder **Myosinfilamente**, welche scheinbar von dem Aktinskelett gehalten werden, stellen ebenfalls Eiweißketten dar. Baustein dieser Eiweissketten ist Myosin, das ein Molekulargewicht von ca. 480 000 Dalton hat und aus zwei sog. schweren Ketten (Molekulargewicht ca. 200 000 Dalton) und 4 leichten Peptidketten (Molekulargewicht je ca. 20 000 Dalton) besteht. Die schweren Ketten haben einen langen stäbchenförmigen „Schwanzteil", eine globuläre Kopfregion und einen flexiblen Halsteil, der den Myosinkopf mit dem Myosinschwanz verbindet. Im Bereich des Myosinschwanzes sind die Proteine in einer Art Doppelhelix umeinandergewunden. Zusammen mit den anderen Myosinmolekülen bilden sie das Rückgrat des Myosinfilaments. Aus diesem ragen die Myosinköpfe, auch Querbrücken genannt, ähnlich wie die Nadeln von Tannenzweigen heraus (welche im Elektronenmikroskop gerade noch sichtbar sind). Allerdings fehlt die Querbrücken„benadelung" jeweils in der Mitte des Myosinfilamentes (im Bereich der H-Zone, vgl. Abb. 13.1). Im Bereich der Myosinköpfe befinden sich Bindungsstellen für ATP und Aktin. Die leichten Ketten (pro schwere Kette je eine sog. regulatorische und eine essentielle leichte Kette) befinden sich im Bereich des Halsteils. Die *regulatorische leichte Kette* ist von besonderer Bedeutung für die Regulation der Kontraktion der glatten Muskulatur ist (s. dort).

Man stellt sich heute vor, dass der *kleinste Kontraktionsvorgang* in einem **Zyklus der einzelnen Querbrücke** besteht (vgl. Abb. 13.4). Hierbei klammert sich ein einzelner Querbrückenkopf[8] – ähnlich einer Ruderbewegung – aus der Ruhelage (1.) zunächst am Aktin fest (2.), anschließend führt er eine Kippbewegung durch (3.), wodurch die eigentliche Verschiebung des Myosins gegenüber dem Aktin zustande kommt, und schließlich muss das Ruder nicht ohne Mühe wieder zurückgezogen werden, um sich auf einen neuen Zyklus vorzubereiten (4.) und in der anschließenden Ruhephase (1.) auf den neuen Einsatzbefehl warten zu können.

Myosin wird dabei als Enzym aufgefasst, welches bei der Interaktion mit Aktin die für den Kontraktionsvorgang unerlässliche ATP-

---

8 Die Querbrückenköpfe sind etwa 10 nm (= 0,01 μm) lang, wodurch sie sich bisher jeder intravitalmikroskopischen Beobachtung entziehen konnten, wenn sie auch im Trickfilm die schönsten Ruderbewegungen durchführen. Hätte man als Ingenieur die Aufgabe, mit Querbrückenköpfen kontraktile Strukturen herzustellen, würde man vermutlich rotierende Stukturen – ähnlich Zahnrädern – zum Einsatz bringen. Die letzten Geheimnisse der Natur sind sicher selbst hier noch nicht aufgeklärt, wo man doch ganz besonders weit vorgedrungen ist, einen physiologischen Mechanismus speziell mit biochemischen Methoden zu analysieren. Allerdings hatte man hier auch nahezu einmalig günstige Bedingungen: Man kann Kontraktionen selbst dann noch auslösen, wenn man die Muskelzelle mit Hilfe von *Glycerin* zerstört hat, also alle Membrananteile *extrahiert* hat. Ja, es ist sogar gelungen, *aus Aktin und Myosin* selbst *kontraktile Fäden* regelrecht *zu „spinnen"*, jedoch sind dabei vermutlich nicht solche Querbrücken entstanden, welche am gleichen Myosinfaden in entgegengesetzter Richtung rudern können, wie es die Filamentgleittheorie verlangt. Vermutlich gleiten hierbei ganze Myosinanteile an Aktinfäden vorbei.

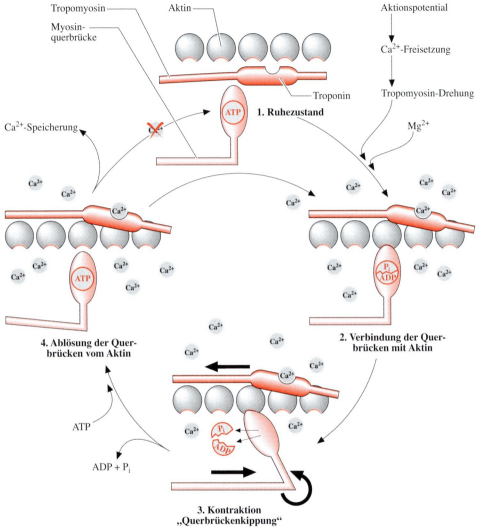

Abb. 13.4: Schematische Zeichnung des Querbrückenzyklus. Beim Tropomyosin entsprechen die verdickten Abschnitte dem Troponin.

Spaltung durchführen kann. Bereits im **Ruhezustand** (1.) *ist diese ATP-Spaltung eingeleitet.* Wie eine gespannte Feder wartet die energiegeladene Querbrücke auf ihren Einsatz, welcher dadurch diktiert wird, dass *über ein Aktionspotential die intrazelluläre Ca^{++}-Konzentration erhöht* wird (s. unten), dadurch *der Tropomyosinschleier vom Aktin gelüftet* wird und nun die *ATP-Hydrolyse* **bei Anheftung der Querbrücke an das Aktin** (2.) vollendet werden kann. Die Endprodukte der Hydrolyse ADP und Phosphat werden nacheinander frei, um den eigentlichen Kontraktionsvorgang, die **Querbrückenkippung** (3.), durchzuführen. Zugleich ist die Anwesenheit von *Magnesiumionen* für diese Vorgänge notwendig.

Energetisch beginnt eigentlich erst jetzt der Querbrückenzyklus, denn gerade die **Ablösung der Myosinquerbrücken** vom Aktin (4.) *erfordert* ATP (vermutlich benötigt jede Querbrücke für jede Ablösung gerade ein Molekül ATP). Die ATP-Spaltung wird in dieser Phase hierbei bereits eingeleitet. *Bei ATP-Mangel haftet Myosin fest am Aktin.*

Dies ist auch Ursache für die Totenstarre, welche in der Regel 5–6 Stunden nach dem Einsetzen des klinischen Todes eintritt, da erst dann die ATP-Reserven des Muskels erschöpft sind. War der ATP-Verbrauch unmittelbar vor dem Tod stark erhöht (z.B. durch Krämpfe oder große körperliche Belastung unmittelbar vor dem Tod), kann die Totenstarre bereits unmittelbar nach einem Herzstillstand einsetzen. Der Herzmuskel selbst wird beim Toten zuerst starr, anschließend beginnt die Totenstarre bei den Kopfmuskeln und breitet sich absteigend aus. Je nach Umgebungstemperatur löst sich die Totenstarre in der Regel nach 24–48 Stunden, wenn es durch Gewebszerfall (Nekrose) zur Auflösung der kontraktilen Strukturen gekommen ist.

Kontraktionsauslösung: Elektromechanische Kopplung

Wir haben bereits dargestellt, dass über eine Erregung der Muskelendplatte ein Aktionspotential entstehen kann, welches sich seinerseits über die Zellmembran der quergestreiften Muskelzelle ausbreitet (vgl. S. 338). Dies hat zur Folge, dass die Ca^{++}-Konzentration in der Umgebung der Myofibrillen ansteigt. Isolierte Myofibrillen kontrahieren, wenn die **Ca^{++}-Ionenkonzentration** in ihrer Umgebung plötzlich von etwa 10^{-7} auf etwa 10^{-5} mol/l erhöht wird. Ca^{++}-Ionen sind die intrazelluläre Botensubstanz (kein anderes physiologisch vorkommendes Ion kann diese Aufgabe übernehmen), die die Erregung der Zellmembran den Myofibrillen übermittelt. Im Prinzip hätte man diese Aufgabe auch dadurch lösen können, dass man z.B. durch ein Aktionspotential Zellmembrankanäle für den Einstrom von Ca^{++}-Ionen sich öffnen ließe, da die extrazelluläre Ca^{++}-Konzentration mit 2,4 mmol/l (vgl. S. 219) eine starke Einwärtsdiffusion von Ca^{++} erlauben würde. Allerdings sind die Diffusionswege für 100 μm dicke Skelettmuskelfasern zu lang, um eine derartige Diffusion für schnelle Kontraktionsprozesse rasch genug ablaufen lassen zu können. (Für kleine und langsame glatte Muskelfasern oder auch für Herzmuskelzellen sind dagegen membranständige Ca^{++}-Kanäle vorhanden.)

Offenbar besitzen aus diesem Grunde die meisten „Zuckungsfasern" der quergestreiften Muskulatur auf ihrer Oberfläche im Abstand von etwa 5 μm *Einstülpungen ihrer Zellmembran weit in das Zellinnere.* Man spricht vom **T-System** und meint damit **transversal verlaufende Tubuli** (im rechten Winkel zu den Myofibrillen ziehende Kanälchen), welche *die Diffusionsbarriere zum Extrazellulärraum aufheben.* Nicht nur Ionen können entlang dieser Tubuli diffundieren, sondern auch eine Depolarisation kann ohne Hindernis rasch bis tief in das Zellinnere und zu dort gelegenen Anteilen des **sarkoplasmatischen Retikulums** (auch *longitudinales tubuläres System genannt*) gelangen. Hier stoßen die Membranen von T-Tubuli und sarkoplasmatischem Retikulum direkt aufeinander. (Im Gegensatz zu den transversal verlaufenden Tubuli ist das sarkoplasmatische Retikulum überwiegend parallel zu den Myofibrillen angeordnet, man spricht hierbei deshalb auch vom „*longitudinalen*" *System*.)

Das sarkoplasmatische Retikulum selbst stellt ein intrazelluläres Zisternensystem dar, das zwischen den Myofibrillen gelegen ist und etwa 9 % des Zellvolumens ausmacht. (Die Oberfläche des sarkoplasmatischen Retikulums wird sogar mit fast 2 m^2/g Muskelgewebe angegeben.)

Für den Kontraktionsvorgang entscheidend ist das sarkoplasmatische Retikulum, das als Ca^{2+}-**Speicher** dient, da es die Fähigkeit hat, Ca^{2+} unter ATP-Verbrauch rasch anzureichern (wie man aus Experimenten mit isolierten Vesikeln weiß). Über das T-System eintreffende Aktionspotentiale bewirkt eine Konformationsänderung eines Ca^{++}-Kanals im T-Tubulus, dem sog. Dihydropyridin-Rezeptor. Durch diese Konformationsänderung wird der Ca^{++}-Kanal des sarkoplasmatischen Retikulums, der sog. **Ryanodinrezeptor**, geöffnet und Ca^{++} wird aus dem sarkoplasmatischen Retikulum freigesetzt. Die anschließende *rasche Erniedrigung der zytosolischen Ca^{++}-Konzentration* durch Wiederaufnahme in das sarkoplasmatische Retikulum mit Hilfe der Ca^{++}-ATPase ist die Voraussetzung für eine Wiederholbarkeit des Kontraktionsvorganges. – Man darf sich aber nicht vorstellen, dass pro Aktionspotential gerade nur ein einzelner Querbrückenzyklus abläuft. Vielmehr läuft dieser Kreisprozess so lange, wie die Ca^{++}-Konzentration nach Depolarisation erhöht ist. Zur Ca^{++}-Freisetzung in der Herzmuskulatur s. S. 51 f.

Die Zeit, welche zwischen Aktionspotential und mechanischem Kontraktionsbeginn verstreicht, wird als **Latenzzeit** bezeichnet.

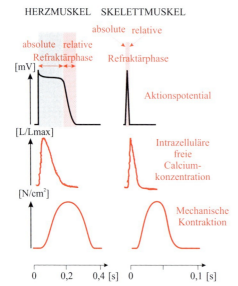

Abb. 13.4a: Intrazelluläre Calcium-Konzentration erregter Herz- und Skelettmuskulatur gemessen als photometrische Lumineszenz.

Diese Zeit ist vermutlich für die Ca^{++}-Freisetzung und Ca^{++}-Diffusion an die Aktin-Myosinfilamente notwendig (vgl. Abb. 3.14a). Bei Froschmuskeln wird die *Latenzzeit* für 0 °C Umgebungstemperatur mit 20 ms angegeben, bei 20 °C ist sie kürzer als 5 ms.

Quergestreifte Muskelfasern können sich durch ihren Gehalt an **Myoglobin** unterscheiden (vgl. S. 144). *Wenn Energie langfristig benötigt wird, ist die Muskulatur mit mehr Myoglobin ausgestattet, erkennbar an der Rotfärbung der Muskelfasern (= **Typ I-Fasern**)*. Mit Hilfe von Myoglobin und besonders vielen Mitochondrien kann ausreichend Sauerstoff der oxidativen Phosphorylierung zugeführt werden. Typ I-Fasern kontrahieren sich langsam und sind nur gering ermüdbar. Langsamen roten Typ I-Fasern wird deshalb vornehmlich Haltearbeit zugeschrieben.

Dass bei besonders großem ATP-Bedarf auch eine anaerobe Glykolyse stattfindet, ist am Anstieg des Lactatspiegels im Blutplasma ersichtlich (vgl. S. 168). Bei bestimmten Muskeln (Flugmuskeln fliegender Vögel, menschliche Augenmuskeln) wird wegen der notwendigen *schnellen Kontraktionen* von vornherein weitgehend auf die anaerobe Glykolyse zurückgegriffen. Diese Muskelfasern sind daher *myoglobinarm* – deshalb entsprechend blass –, man spricht von *„weißen*

Fasern" (oder auch *raschen bzw.* **Typ II-Fasern**). Häufig finden sich beim Menschen innerhalb des gleichen Muskels *beide* **Fasertypen *nebeneinander*** und sogar Zwischentypen (zur neuronalen Verschaltung beider Fasertypen vgl. S. 377).

Neben **schnellen** myoglobinarmen, **weißen IIb-Fasern** finden sich aber oft im gleichen Muskel auch schnelle myoglobinreiche, **rosa IIa-Fasern**, die sowohl anaerob als auch aerob arbeiten, aber langsamer ermüden. Die Aktomyosin-ATPase-Aktivität ist bei den schnellen Muskelfasern, insbesondere bei den weißen Fasern der Gruppe IIb, erhöht.

Offenbar ist bei der Geburt der Muskelfasertyp noch nicht festgelegt, denn tierexperimentell war es möglich, durch unterschiedliche Reizfrequenzen an den zuführenden Nerven den Muskelfasertyp zu ändern. Kurzstreckenläufer beziehen während des kurzen Laufes Energie aus der anaeroben Glykolyse (vgl. S. 168). Möglicherweise hängt der Trainingserfolg speziell beim Kurzstreckentraining wie auch bei Fingerübungen der Pianisten von der Zahl der durch Übung umgewandelten IIb-Fasern ab.

Herzmuskulatur (vgl. S. 49)

Eine Sonderform der quergestreiften Muskulatur besitzt das Herz. Auch hier finden wir Muskelfasern mit darin enthaltenen Myofibrillen, welche weitgehend den gleichen ultrastrukturellen Aufbau wie die Skelettmuskulatur besitzen, nur liegen die Zellkerne meist nicht am Rand der Zelle, sondern in deren Mitte (in Längsrichtung), ihre Zahl beträgt auch nur etwa 2–4 pro Zelle. Die Muskelfasern selbst sind wesentlich kleiner als die Skelettmuskelfasern (ca. 15–20 μm dick und ca. 200 μm lang). Der auffälligste Unterschied gegenüber der Skelettmuskulatur liegt aber in der synzytialen Verschaltung aller Herzmuskelzellen untereinander durch sog. *Disci intercalares* oder *Glanzstreifen*. Diese Glanzstreifen bilden einerseits Haftzonen zur Kraftübertragung von Zelle zu Zelle, andererseits sind sie mit besonderen „Nexus" – Zellverbindungen – ausgestattet, welche vermutlich für die Erregungsausbreitung entscheidend sind. An verletzten Herzmuskelzellen sorgt Ca^{++} für eine Abdichtung dieser Nexus. Auch verfügen

Herzmuskelzellen *nicht* über Muskelendplatten, wenn auch das vegetative Nervensystem mit seinen Varikositäten eine dichte nervale Versorgung des Herzens erzeugt (vgl. S. 75). Das Erregungsleitungssystem des Herzens besteht ebenfalls aus quergestreifter Muskulatur, allerdings ähneln diese Zellen meist mehr embryonalen Myocardzellen. Ebenfalls im entschiedenen Gegensatz zur Skelettmuskulatur besitzen Herzmuskelzellen die Fähigkeit zur automatischen Erregungsbildung (vgl. S. 52 f.).

> Als Sarkomer wird der rund 2 μm lange Abschnitt einer Myofibrille von einem Z-Streifen bis zum anderen bezeichnet, in dessen Mitte als A-Band die Myosinstäbe mit ihren Querbrücken gelegen sind.
> Ein Aktionspotential setzt via T-Tubuli Ca^{++} aus sarkoplasmatischen Vesikeln frei. Durch Interaktion von Ca^{++} mit Troponin wird Tropomyosin gegenüber Aktin gerade so verschoben, dass eine direkte Berührung von Myosin mit Aktin erfolgen kann. Hierdurch wird ATP gespalten, wobei die Querbrückenköpfe des Myosins an Aktin anheften, sich drehen, dabei am Aktin ziehen und wieder loslassen.
> Der Querbrückenzyklus endet mit dem Absinken der intrazellulären freien Ca^{++}-Konzentration durch Ca^{++}-Speicherung in sarkoplasmatischen Vesikeln unter ATP-Verbrauch.

13.2 Mechanik des Skelettmuskels

Einzelzuckung, Superposition, Tetanus

Reizt man im physiologischen Praktikum einen Froschmuskel über seinen zugehörigen Nerven mit einem *einzelnen überschwelligen Reiz* oder im Labor eine isolierte einzelne Muskelfaser des gleichen Muskels ebenfalls mit einem einzelnen überschwelligen Reiz, so kommt es nach einer *Latenzzeit* (vgl. S. 368) zu einer kurzen Kontraktion des Muskels: Der Muskel „zuckt". Wegen der typischen Kontraktionsform auf einen einzelnen Reiz hin, spricht man von **Einzelzuckung**. Mit einer entsprechend geeichten Apparatur (im einfachsten Fall mit einer starken Feder, deren Verkürzung vernachlässigt werden kann) kann man die *Kontraktionskraft* oder die bei der Kontraktion entwickelte Spannung in g bzw. mg messen und den Zeitverlauf der Kraftentwicklung mit Hilfe eines Kymographions registrieren (vgl. Abb. 13.5a). Dem Muskel ermöglicht man hierbei *keine Verkürzung*, er kann *nur Spannung* entwickeln: Der Muskel arbeitet also unter „*isometrischen*"[9] Bedingungen.

Erhöhen wir die Reizstärke eines Einzelreizes an einer isolierten Muskelfaser, ändert sich die Kraft der einzelnen Kontraktion nicht. Insoweit gilt hier das „**Alles-oder-Nichts-Gesetz**".

Prinzipiell gilt dieses Gesetz auch für den ganzen Muskel, vorausgesetzt man erreicht bereits bei der ersten überschwelligen Reizung alle Muskelfasern, andernfalls kann eine stärkere Reizung auch zu einer Kontraktion einer größeren Zahl von Muskelfasern führen, wodurch eine stärkere Kontraktion bedingt sein kann.

Wiederholt man einen überschwelligen Einzelreiz an der gleichen Muskelfaser, *bevor der Kontraktionsvorgang zu Ende ist* (Doppelreiz), so kommt es zu einer stärkeren Kontraktion. Der zweite Kontraktionsvorgang wird im Effekt zur ersten Kontraktion addiert, man nennt dies **Superposition** (vgl. Abb. 13.5b). Erhöht man nun die Anzahl der Reize, erhält man *ab einer bestimmten Reizfrequenz* eine *maximale Kontraktion*, welche auch durch weitere Erhöhung der Reizfrequenz nicht zu steigern ist. Diesen Kontraktionstyp bezeichnet man als **Tetanus** (vgl. Abb. 13.5c). Die Reizfrequenz, welche schließlich keine superponierten Kontraktionen mehr erkennen lässt, wird auch als Verschmelzungs- oder *Fusionsfrequenz* bezeichnet. Sie beträgt beim Skelettmuskel des *Kaltblüters etwa 20 Hz*, bei schnellen *Warmblütermuskeln etwa 50–100 Hz*. Hohe tetanische Fusionsfrequenzen findet man

---
[9] isos gr. = gleich. Metron gr. = Maß, Länge.

13 Muskelphysiologie

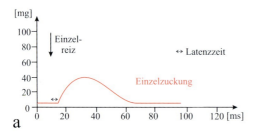

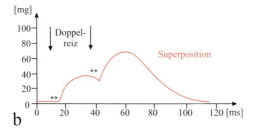

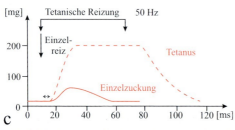

Abb. 13.5: Isometrische Kontraktion bei Einzelzuckung, Superposition und Tetanus (vgl. R. Rüdel, 1977).

insbesondere bei den IIb-Fasern (s. oben). Originalregistrierungen aus dem physiologischen Praktikum von Einzelzuckungen, Superpositionen und Tetanus eines Froschmuskels (M. gastrocnemius) sind der Abb. 13.6 zu entnehmen.

Bei dem Mechanismus des *„Alles-oder-Nichts-Gesetzes"* der Einzelzuckung mit der Möglichkeit von Superposition und Tetanus kann man annehmen, dass ein über eine Muskelfaser hinweglaufendes Aktionspotential intrazellulär eine definierte – quantenförmige – Ca^{++}-Portion freisetzt, welche für eine bestimmte und begrenzte Querbrückenaktivität ausreicht. Bis zu einem Maximum können später eintreffende Aktionspotentiale weitere Ca^{++}-Portionen freisetzen und damit eine maximale oder „tetanische" Kontraktion auslösen. In dieser Vorstellung bezieht sich das „Alles oder Nichts" auf eine kleine – evtl. kleinstmögliche – Verkürzungseinheit innerhalb eines Sarkomers, welche durch die große Zahl der in Serie geschalteten Sarkomere erst als Zuckung erkennbar wird. Allerdings wurde bisher während eines Tetanus die Gesamtkonzentration des intrazellulär freigesetzten Ca^{++} nicht merklich erhöht gefunden.

Wir müssen hier betonen, dass unsere *willkürlichen Muskelkontraktionen stets tetanischer Art* sind. Hierbei müssen jedoch abgestufte Kontraktionen möglich sein. Dies kann dadurch erreicht werden, dass nicht immer alle Muskelfasern aktiv sind. In situ wird die Muskelkraft über die Aktivierung einer entsprechenden Zahl motorischer Einheiten reguliert (s. Abb. 13.3). Äquivalente von Einzelzuckungen lassen sich dagegen praktisch nur mit dem Reflexhammer auslösen (vgl. Patellarsehnenreflex S. 385 ff).

Muskel – Elastizität – Ruhedehnungskurve

Der anspruchslose Muskel eines Frosches erlaubt nach seiner Freilegung und Aufbewahrung in isotoner Ringer[10]-Lösung (für Kaltblüter u.a. 0,6 % NaCl neben KCl, $CaCl_2$ und $NaHCO_3$) stundenlange Kontraktionsexperimente. Hierbei hat man sich auch vielfältig mit den *elastischen Eigenschaften* des

---

10 Sidney Ringer (1835–1910), engl. Pharmakologe.

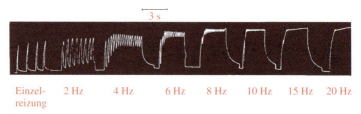

Abb. 13.6: Isotonische Kontraktionen eines Froschmuskels bei unterschiedlicher Reizfrequenz mit Superposition und Tetanus (Physiologisches Praktikum, Heidelberg).

Muskels beschäftigt. Der Muskel verkürzt sich wie ein ausgespanntes Gummiband, wenn er von seinen Knochenansätzen gelöst wird (diese Verkürzung beträgt etwa 10 %). Misst man die Kraft, welche man benötigt, um diesen Muskel auseinanderzuziehen (in der Muskelphysiologie nennt man diese Kraft Spannung) und bestimmt gleichzeitig die Länge des Muskels, so stellt man fest, dass sich ein Muskel zunächst sehr leicht auseinanderziehen lässt, später aber für diesen Vorgang immer mehr Kraft aufgewendet werden muss. Das Ergebnis dieses Dehnungsexperiments ist als **Ruhedehnungskurve** in Abb. 13.7a dargestellt.

Aus der nichtlinearen Ruhedehnungskurve ist abzuleiten, dass die Elastizität des Muskels nicht dem Hookeschen Gesetz[11] folgt. Der Elastizitätsmodul[12] (oder das Verhältnis aus Kraft- und Längenzunahme) ist nämlich beim Muskel nicht konstant, sondern wächst mit der Muskeldehnung.

Man unterscheidet bei den elastischen Elementen des Muskels zwischen Strukturen, welche „*parallel*" zu den kontraktilen Filamenten laufen = *Parallelelastizität* und davon abgegrenzt die „*Serienelastizität*", verursacht durch Strukturen, welche den kontraktilen Elementen direkt vor- oder nachgeschaltet sind. Für die Parallelelastizität wird neuerdings neben dem Sarkolemm und Bindegewebe ein filamentäres Protein der Myofibrillen, das **Titin**, verantwortlich gemacht (vgl. Abb. 13.7b). Für die Serienelastizität gelten insbesondere die *Sehnenansätze* der Muskelfasern verantwortlich. Die Aktin-Myosinfilamente selbst sind beim relaxierten Muskel und ausreichenden ATP-Vorrat leicht auseinanderzuziehen. Beim Herauslösen der kontraktilen Proteine des Wirbeltiermuskels ändern sich deshalb die elastischen Eigenschaften des ruhenden Muskels nicht (also auch nicht die Ruhedehnungskurve).

Im Gegensatz zur „Ruhesituation" oder Relaxation müssen *während des Kontraktionsvorganges* auch serienelastische Effekte berücksichtigt werden, welche direkt *von den kontraktilen Proteinen* stammen. So nimmt man z.B. an, dass die „Hälse" der „Querbrückenköpfe" elastische Elemente darstellen, welche während der Querbrückenkippung gedehnt werden und damit Energie speichern können.

---

11 Robert Hooke (1635–1703), engl. Naturforscher. (Das nach ihm benannte Gesetz postuliert einen linearen Zusammenhang zwischen Spannung und Dehnung bei elastischer Beanspruchung.)

12 Elastizitätsmodul für Eisen: $2{,}16 \times 10^{-10}$ N × m^{-2}, für Muskel bei starker Vordehnung $0{,}1 \times 10^6$ N × m^{-2}, bei schwacher Vordehnung $0{,}1 \times 10^4$ N × m^{-2}.

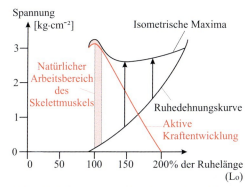

Abb. 13.7a: Schematische Zeichnung der Ruhedehnungskurve, der isometrischen Maxima sowie des natürlichen Arbeitsbereiches des Skelettmuskels.

Ruhedehnungskurve, Kontraktion und Sarkomerlänge

Nachdem wir die elastischen Eigenschaften des isolierten Muskels in Form der Ruhedehnungskurve (vgl. Abb. 13.7a) dargestellt haben, müssen wir nun einschränkend feststellen, dass *der normale Muskel in situ nur um maximal 10 % seiner Ruhelänge (L_0) ge-*

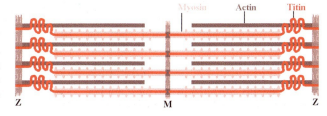

Abb. 13.7b: Schematische Zeichnung zur Anordnung von Titin im Sarkomer (freundlichst überlassen von Priv.-Doz. Dr. Wolfgang Linke, Heidelberg).

dehnt werden kann. Unsere Gelenke sind so konstruiert, dass eine weitere Überdehnung gar nicht möglich ist. (Wir haben bereits darauf hingewiesen, dass sich der Muskel um weitere 10 % verkürzt, wenn er von seinen Knochen getrennt wird.)

Hierin liegt vermutlich der Grund, warum Muskeln nach Knochenbrüchen gewaltsam gedehnt werden müssen.

Im Experiment können wir aber von ganz unterschiedlichen Vordehnungen des Muskels ausgehen, also *von unterschiedlichen Punkten der Ruhedehnungskurve aus den Muskel überschwellig tetanisch reizen* und dabei die maximale Spannung messen, welche der Muskel von den verschiedenen Ausgangsbedingungen her erreicht. Zweckmäßigerweise benutzen wir hierbei wieder isometrische Kontraktionen (s. unten). Es fällt auf, dass *im natürlichen Arbeitsbereich* des Muskels *bis 10 % über L_0 die größten Kräfte* entwickelt werden können. Die isometrischen Maxima nehmen mit weiterer Vordehnung ab. Hierbei gibt die Differenz zwischen isometrischen Maxima und Ruhedehnungskurve die tatsächliche Kraftentwicklung während der jeweiligen Kontraktion wieder (vgl. Abb. 13.7a).

Wir können dieses Phänomen heute mit der *Filamentgleittheorie* erklären: Gleichzeitige Messungen von **Sarkomerlängen** einzelner Muskelfasern und der maximalen Kraft während tetanischer, isometrischer Kontraktion haben ergeben, dass bei Sarkomerlängen (= Abstände der Z-Scheiben) von 2,00 bis 2,20 µm die größten **Kontraktionskräfte** entwickelt werden können (vgl. Abb. 13.8). Stärker wie schwächer gedehnte Sarkomere liefern geringere Kontraktionskräfte. Die Erklärung dieses Phänomens gibt der untere Teil der Abb. 13.8. Für *optimale Kontraktionsbedingungen* müssen optimal viele, entsprechend gepolte Querbrücken (s.u.) der Myosinfäden neben „ihren" Aktinfäden liegen (Situation c in Abb. 13.8). Die Kontraktionskraft wird Null, wenn entweder keine Überlappung mehr zwischen Aktin und Myosin besteht (d) oder aber die Sarkomere so stark zusammengezogen sind, dass die Myosinfilamente regelrecht von den Z-Scheiben zusammengestaucht erscheinen (a). Eine Reduktion der Kontraktionskraft muss ebenfalls auftreten, wenn die Zahl der Querbrücken abnimmt, welche mit Aktin

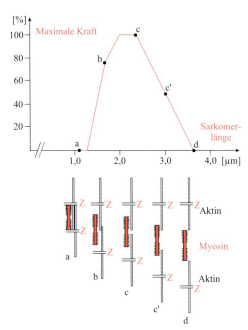

Abb. 13.8: Bedeutung der Sarkomerlänge für die Kraftentwicklung eines Muskels (nach Gordon et al., 1966).

agieren können (c') oder aber „falsch" polarisierte Querbrücken auf Aktinfilamente stoßen, welche zu den Z-Scheiben der Gegenseite gehören (b).

Isometrische, isotonische und andere Kontraktionsformen

Auf dem Boden der Filamentgleittheorie können wir nun auch die verschiedenen *Kontraktionsformen* relativ leicht einordnen. Allerdings kann diesen Kontraktionsformen heute kaum noch die Bedeutung zugemessen werden, welche sie einst – speziell als Prüfungsstoff – besessen haben. In der Abb. 13.9 soll links jeweils die experimentelle Situation dargestellt werden: Der Muskel wird in eine Apparatur gebracht, welche sowohl eine Längenänderung des Muskels wie auch eine Spannungsänderung zu messen erlaubt (angedeutet durch das Zeigersymbol jeweils links oben).

Bei **isometrischer Kontraktion** ist der Muskel an seiner Unterlage befestigt. Er kann nur Kraft entwickeln, ohne sich zu verkürzen, was im Kraft-Längendiagramm als

13.2 Mechanik des Skelettmuskels

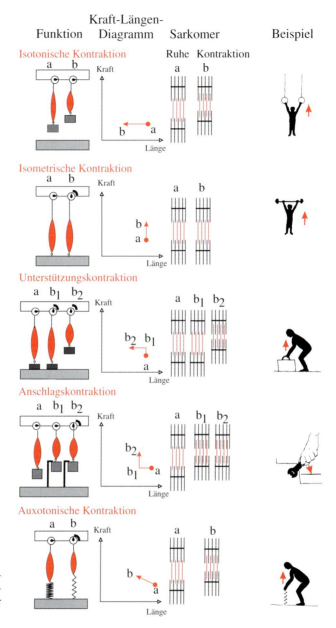

Abb. 13.9: Schematische Zeichnung unterschiedlicher Kontraktionsformen sowie zugehöriger Kraft-Längendiagramme.

Ausschlag nach oben erkannt werden kann. Die Sarkomerlängen bleiben bei isometrischer Kontraktion nahezu konstant. Als Beispiel für eine isometrische Kontraktion wird gern ein Sportler, welcher ein Gewicht stemmt, angegeben, wobei eine geringe Vordehnung des Muskels (unter 10 %) die Querbrückenkonstellation optimiert. Da Arbeit physikalisch als Produkt von Kraft und Weg definiert ist, leistet der Gewichtstemmer (hat er das Gewicht einmal in die richtige Position gebracht) im physikalischen Sinne keine Arbeit mehr[13].

---

[13] Es genügt, sich den muskelstrotzenden Kraftakt plastisch vorzustellen, um sich die Diskrepanz zwischen physikalischen Definitionen und physiologischer Wirklichkeit bewusst zu machen.

Bei **isotoner Kontraktion** verkürzt sich der Muskel unter gleichbleibender Belastung, die Sarkomerlängen nehmen ab; als praktisches Beispiel mag man sich einen winkenden Menschen vorstellen oder mit Klimmzügen in den Ringen hängend.

Vergleicht man isometrisches und isotones Verhalten am Frosch bei *Einzelzuckungen*, so fällt auf, dass die *isotonen Maxima* deutlich *unter* den *isometrischen Maxima* liegen (vgl. Abb. 13.10), allerdings verschwindet dieser Unterschied weitgehend bei maximaler tetanischer Reizung.

Es ist nicht schwer, sich weitere Kombinationen aus diesen beiden Grundformen der Kontraktion vorzustellen:

Als **Unterstützungskontraktion** bezeichnet man eine Kontraktion, welche isometrisch beginnt. Das Gewicht ist so schwer, dass es bis zur Entwicklung einer ausreichenden Gegenkraft gar nicht gehoben werden kann. Bei einmal gehobenem Gewicht erfolgt eine isotonische Verkürzung des Muskels.

Die umgekehrte Form mit anfänglicher isotoner Verkürzung und nachfolgender isometrischer Kraftentwicklung wegen eines mechanischen Anschlages, welcher eine weitere Verkürzung blockiert, nennt man **Anschlagszuckung**. Gegenüber der Unterstützungskontraktion ist hierbei die Entwicklung größerer Kräfte möglich.

Als **auxotonische Kontraktion** bezeichnet man die gleichzeitige Verkürzung und Kraftentwicklung.

Wir haben bei der Besprechung der Herzarbeit auf die unterschiedlichen Kontraktionsformen (einschließlich U-Kurven) bereits hingewiesen (vgl. S. 69 ff.).

Verkürzungsgeschwindigkeit, Belastung und Leistungsoptimierung

Im folgenden wollen wir die Erfahrung näher beleuchten, dass kleine Bälle schneller geworfen werden können als schwere Eisenkugeln. Jeder Musiker lernt, schnelle Bewegungen so locker, d.h. so lastfrei wie möglich auszuführen. Ein Muskel verkürzt sich nämlich am schnellsten, wenn er keine Last heben muss.

A. V. Hill[14] hat die Verkürzungsgeschwindigkeit des Muskels in Abhängigkeit von der jeweiligen Belastung am M. sartorius des Frosches gemessen (vgl. Abb. 13.11). Das Ergebnis entsprach einem Hyperbel-Ast[15]. Man spricht seit dieser Zeit von der **Hillschen Hyperbel**, für die Hill im Detail Konstanten angegeben hat. Auch für andere quergestreifte Muskeln waren ähnliche Konstanten zu finden. Glatte Muskulatur verkürzt sich ebenfalls bei Belastung entspre-

---

14 A.V. Hill: The beat of shortening and the dynamic constants of muscle, Proc. Royal Soc. (B) 126, 136–195, 1938.

15 $v = b \dfrac{1-P}{a+b}$ wobei v die Verkürzungsgeschwindigkeit darstellt, a und b Konstanten sind und P das Verhältnis aus am Muskel lastender Kraft und maximaler tetanischer Kraft bedeutet.

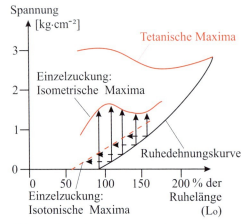

Abb. 13.10: Schematische Zeichnung isometrischer, isotonischer und tetanischer Maxima.

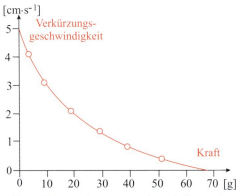

Abb. 13.11: Verkürzungsgeschwindigkeit eines Muskels in Abhängigkeit von der Belastung (nach A.V. Hill).

chend einem Hyperbel-Ast, nur ist ihre Verkürzungsgeschwindigkeit 10–20mal geringer.

Bei absoluten Verkürzungsgeschwindigkeiten muss man berücksichtigen, dass diese mit der Zahl der sich in Serie kontrahierenden Sarkomere, d.h. mit der Muskellänge zunehmen. Man arbeitet deshalb zweckmäßigerweise mit relativen Längenänderungen: $\frac{\Delta L}{L_0}$. Die Verkürzungsgeschwindigkeit $\frac{\Delta L}{\Delta t \times L_0}$ hat bei der Last Null (P_0) ein Maximum und wird selbst Null, wenn die Last nicht mehr gehoben werden kann.

Da das *Produkt aus Kraft und Geschwindigkeit Leistung*[16] darstellt, erlaubt die Hillsche Hyperbel den Schluss, dass man dann die *höchste Leistung* erzielt, wenn man *mit einem Drittel der maximalen Verkürzungsgeschwindigkeit ein Drittel der maximalen Last bewegt* (vgl. Abb. 13.12). Dies ist der Grund dafür, dass man zur Leistungssteigerung z.B. Fahrradübersetzungen benutzt oder eine Bergwanderung zweckmäßigerweise über Serpentinen vornimmt.

---

16 weil:

$$\text{Arbeit} = \text{Kraft} \times \text{Weg}$$
$$\text{Geschwindigkeit} = \frac{\text{Weg}}{\text{Zeit}}$$
$$\text{Leistung} = \frac{\text{Arbeit}}{\text{Zeit}} = \text{Kraft} \times \frac{\text{Weg}}{\text{Zeit}}$$
$$= \text{Kraft} \times \text{Geschwindigkeit}$$

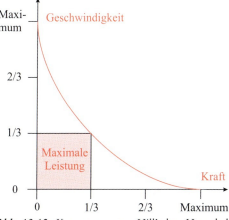

Abb. 13.12: Konsequenz aus Hill'scher Hyperbel für die maximale Leistung.

Muskelermüdung, Muskelkater, Kontrakturen, Starre

Wir haben bereits Probleme des Muskelstoffwechsels im Rahmen der Messung von Leistungsgrenzen angesprochen (vgl. S. 168 f.). Isometrisches „Krafttraining", bei welchem täglich nur für einige Sekunden einem Muskel Höchstleistung abverlangt werden, führt zur **Muskelhypertrophie** mit Myofibrillenzunahme (nicht jedoch zur Bildung neuer Muskelzellen durch Teilung). Die durchschnittliche Querschnittsfläche der einzelnen Muskelfasern hat zugenommen. Welcher Mechanismus diese Fibrillenzunahme veranlasst, ist bisher rätselhaft. Auch müssen wir feststellen, dass man bisher viel besser über molekulare Mechanismen der Muskelkontraktion als über scheinbar so banale Fragen wie die Ursache eines Muskelkaters eine eindeutige Auskunft geben kann. Dies liegt zum einen daran, dass entsprechende Experimente am Menschen nur sehr begrenzt möglich sind, und zum anderen daran, dass die Pathophysiologie vom Ansatz her immer eine Stufe komplizierter als die Physiologie ist.

Die unübersehbare *Muskelermüdung* eines Schnellläufers, welcher bis zur Erschöpfung gelaufen ist, kann nur zum kleineren Teil auf einen Mangel an energiereichem Phosphat zurückgeführt werden. Zum größeren Teil wird ein Anstieg des Lactatspiegels mit einer *Laktazidose* für die Ermüdung verantwortlich gemacht, sowie die Anhäufung von Phosphat in den Muskelfasern, das die Ausbildung kraftgenerierender Querbrücken hemmt. Dies soll auch die Ursache für akute Muskelschmerzen bis zur Bewegungsunfähigkeit sein (vgl. S. 170).

Der **Muskelkater**, welcher mit Muskelschmerzen in der Regel erst 1 bis 2 Tage nach erhöhter Muskelbelastung auftritt, kann allerdings so einfach nicht erklärt werden, da zu dieser Zeit längst über Diffusionsaustausch und Blutweg alle entstandenen Stoffwechselungleichgewichte wieder ausgeglichen sein sollen. Für untrainierte Muskeln sind Belastungen beim Weg bergab besonders belastend. Experimentell hat man deshalb auch entsprechende Studien am Menschen auf einem nach unten gerichteten Laufband unternommen. Hierbei zeigte sich sowohl während des Gehens wie auch nach dem Maximum des entstandenen Muskelkaters ein massiver Anstieg der *Kreatinphosphokinase* (CPK). Bei Muskelbiopsien waren elektronenmikroskopisch vor allem Risse in den Z-Banden sichtbar. Man geht deshalb heute meistens davon aus, dass der Muskelkater eine *Beschädigung von Muskelfasern* nach Überlastung darstellt.

*Dauerkontraktionen (= **Kontrakturen**) können experimentell z.B. durch Dauerdepolarisationen hervorgerufen werden, insbesondere durch Erhöhung der extrazellulären* K^+-Konzentration. Man spricht hier von „*Depolarisationskontrakturen*", deren Mechanismus aber nicht prinzipiell von einer tetanischen Kontraktion mit kontinuierlicher intrazellulärer Ca^{++}-Freisetzung und Interaktion von Aktin-Myosin (vgl. S. 370) unterschieden ist. Auch Coffein kann experimentell zu massiver intrazellulärer Ca^{++}-Freisetzung mit einer anhaltenden Kontraktur führen.

Klinisch sind dagegen *Kontrakturen nach längerer Ruhigstellung speziell entdehnter Muskeln gefürchtet.* Der genaue Mechanismus dieser gelegentlich unter einem Gipsverband entstehenden Kontrakturen, bei welchen es zu einer anhaltenden Vernetzung von Aktin und Myosin kommt, ist bisher unklar[17].

---

[17] Neben diesen myogenen Kontrakturen beobachtet man in der Klinik aber auch Gelenkversteifungen, welche durch Verwachsungen oder Versteifungen des gleitenden Bindegewebes verursacht sind, daneben Narbenkontrakturen, arthrogene Kontrakturen (nach Gelenkergüssen bzw. -entzündungen), neurogene und psychogene, sog. hysterische Kontrakturen.

Ein überschwelliger Einzelreiz kann eine Einzelzuckung auslösen, der nachfolgende Reiz eine Superposition, während gehäufte Reize bei Erreichen der Fusionsfrequenz tetanische Kontraktionen bewirken.
Jede Willkürbewegung erfolgt als tetanische Muskelkontraktion.
Muskeln in situ werden maximal um 10 % ihrer Ruhelänge gedehnt. In diesem Bereich können die größten Kontraktionskräfte entwickelt werden.
Die Kurve der isometrischen Maxima übersteigt wesentlich diejenige der isotonischen.
Bei Sarkomerlängen von 2,0 bis 2,2 μm werden während isometrischer, tetanischer Kontraktion die größten Kräfte deshalb gemessen, weil hierbei eine optimale Überlappung richtig gepolter Querbrücken des Myosins mit den zugehörigen Aktinketten auftritt.
Maximale Kontraktionsleistungen liefert die Skelettmuskulatur entsprechend der Hillschen Hyperbel bei einem Drittel der maximalen Verkürzungsgeschwindigkeit und einem Drittel der maximalen Last.

13.3 Kontrolle der Kontraktion der Muskeln in situ (einschließlich Pathophysiologie)

Unsere gesamte motorische Kommunikation und Interaktion mit der Außenwelt erfolgt ausschließlich über **abgestufte Muskelkontraktionen**. Wir müssen uns deshalb mit den *Mechanismen* dieser Abstufung auseinandersetzen. Prinzipiell benutzt der Organismus hierfür *zwei Wege*:

1. Es ist möglich, die *Anzahl der Aktionspotentiale zu erhöhen*, welche entlang des Motoneurons die motorische Endplatte erreichen. Wie wir bei der Besprechung von Reizeffekten bereits gesehen haben, kommt es mit einer Zunahme der Reizfrequenz (gleichbedeutend mit einer Zunahme der Anzahl von Aktionspotentialen) über **Superpositionen** (s.o.) zu unterschiedlichen Graden einer tetanischen Kontraktion. Kann man bei derartigen **Tetanie** noch einzelne Zuckungen voneinander abgrenzen, spricht man von „nicht fusionierten", anderenfalls von „*fusionierten Tetani*". Insgesamt handelt es sich also bei diesem Typ der Kontraktionskontrolle um eine Frequenzcodierung zur Kontraktionsabstufung einzelner Muskelfasern.

2. Die andere Möglichkeit zur Steigerung der Kontraktionskraft eines Muskels besteht in einer *Erhöhung der Anzahl der* an einer Kontraktion *beteiligten Muskelfasern* (man spricht von „*Rekrutierung*").

Hierbei ist es wichtig zu wissen, dass zwar jede Muskelfaser nur von einer motorischen Vorderhornzelle ihre nervale Versorgung erhält, dass aber eine motorische Vorderhornzelle selbst unterschiedlich viele Muskelfasern versorgen kann. Sherrington (vgl. S. 318) hat hierzu den Begriff der motorischen Einheit geprägt. Eine **motorische Einheit** umfasst *alle diejenigen Muskelfasern, welche von einem einzelnen efferenten Neuron versorgt* werden. Hierbei findet man die kleinsten motorischen Einheiten in den äußeren Augenmuskeln, bei welchen etwa 10 Muskelfasern von einer einzelnen Ganglionzelle z.B. des N. oculomotorius versorgt werden, während über 1000 einzelne Fasern des M. glutaeus maximus von einer einzelnen motorischen Vorderhornzelle ihre Aktionspotentiale erhalten. Die zu einer motorischen Einheit gehörenden Fasern müssen nicht unmittelbar nebeneinander liegen, jedoch ist der **Fasertyp** (vgl. S. 368) innerhalb einer Einheit identisch. Häufig finden sich in einem Anschnitt der Skelettmuskulatur Anteile der verschiedenen Einheiten „schachbrettartig" nebeneinander verteilt, wobei die roten langsamen (Typ I oder auch tonische Fasern) einer Einheit mit den weißen (Typ II oder phasische Fasern) einer anderen Einheit verwoben erscheinen.

Auffällig ist, dass kleine motorische Vorderhornzellen auch zu kleineren motorischen Einheiten gehören, während mit der Zellgröße auch die angeschlossene Einheit wächst. Außerdem haben aber kleine Vorderhornzellen auch geringere Reizschwellen. Die Bedeutung dieses Zusammentreffens wird darin gesehen, dass bei geringen Aktivierungen zuerst die kleinsten motorischen Einheiten „anspringen", jedoch mit Zunahme der Aktivierung immer größere Muskelkräfte „rekrutiert" werden können.

Überraschend ist der Befund, dass die schnellen motorischen Einheiten (= **FF**-Einheiten, fast fatigable) mit Typ IIb-Fasern nicht nur schnell ermüdbar sind (weil überwiegend mit anaerobem Stoffwechsel arbeitend, vgl. S. 368) und höhere tetanische Fusionsfrequenzen (50–200 Hz) gegenüber den langsamen motorischen Einheiten (= **S**-Einheiten, slow) besitzen, sondern dass die schnellen im Gegensatz zu den langsamen Einheiten auch wesentlich höhere tetanische Kraft entwickeln können.

Muskelatrophie, degenerative Erkrankungen der Motoneurone, primäre Erkrankungen von Muskelfasern

Wir haben früher im Hinblick auf Arbeit und Sport dargestellt (S. 169), dass Muskelfasern hypertrophieren, d.h. die Zahl ihrer Myofibrillen zunimmt, wenn sie täglich nur wenige Male bis an ihr isometrisches Maximum hin trainiert werden. Andererseits atrophiert ein Muskel, wenn er z.B. durch einen Gipsverband an einer Kontraktion gehindert wird oder über sein motorisches Neuron keine Erregung mehr erhält. Ist entweder das *motorische Vorderhorn zerstört*, oder das *Axon des Motoneurons durchtrennt*, kommt es unaufhaltsam *zur Atrophie des betreffenden Muskels*. Die gefürchtetsten Muskelerkrankungen beruhen in der Regel auf einer primären Degeneration der Motoneurone, gegen welche bisher so gut wie keine kausale Therapie existiert. Bei anderen Muskelerkrankungen besteht der Schaden primär in der Muskelzelle selbst. Eine Methode zur Differenzierung derartiger Muskelerkrankungen stellt die **Elektromyographie (EMG)** dar (vgl. S. 390 f.). Hierbei werden kleine Nadelelektroden in den zu untersuchenden Muskel gestochen und die elektrische Aktivität im Bereich der Nadeln und der sie umgebenden motorischen Einheiten abgeleitet. Ähnliche Ergebnisse erzielt man mit großflächigen Elektroden, welche auf die Haut gesetzt werden. *Unter Normalbedingungen* leitet man *bei ruhig liegendem, entspanntem Muskel* praktisch *keine Potentiale* ab, während durch die Aufforderung, den betreffenden Muskel leicht anzuspannen (= spontane Kontraktion), Summenpotentiale entstehen, welche die Rekrutierung der verschiedenen motorischen Einheiten erkennen lassen.

Degenerative Erkrankungen der Motoneurone (z.B. amyotrophe Lateralsklerose) zeigen bereits in Ruhe im Elektromyogamm (EMG) Spontanentladungen, welche sogar bis zu rhythmischen Kontraktionen der Muskulatur (Fibrillationen) führen können. Bei spontaner Kontraktion ist die Anzahl der

Potentiale im EMG jedoch gegenüber den Werten beim Gesunden verringert. Die Potentiale selbst sind unregelmäßiger und haben z.T. sogar größere Amplituden als beim Gesunden, weil Nervenfasern von gesunden motorischen Einheiten in degenerierte einsprossen können und es damit scheinbar zu lokaler „Überversorgung" kommen kann.

Bei *primären Erkrankungen von Muskelfasern* findet man im EMG in Ruhe wie beim Normalen keine spontanen Potentiale, während bei willkürlicher Muskelanspannung von den wenigen noch überlebenden motorischen Einheiten insgesamt wesentlich geringere Potentiale abgeleitet werden können.

Spezielle Pathophysiologie des Muskels (vgl. Tab. 11.3, S. 341)

Als wichtigste Myopathien werden folgende Krankheitsbilder unterschieden:

1. Progressive Muskeldystrophie

Hierbei handelt es sich um eine erbliche, keineswegs seltene, jedoch unterschiedlich schnell voranschreitende Muskeldegeneration (mit 7 verschiedenen Untergruppen), welche durch kürzere Potentiale mit geringeren Amplituden im EMG auffällt. Eigenreflexe bleiben erhalten (sie sind erst dann erloschen, wenn praktisch alle Muskelfasern atrophiert und nur noch die Kerne der Muskelfasern sowie einzelne Muskelspindeln erhalten sind). Die X-chromosomal rezessiv vererbte Duchenne'sche Muskeldystrophie wird durch Mutationen im Dystrophin-Gen, einem der mit 2000 kb größten menschlichen Gene verursacht. Dystrophin ist ein Membranprotein mit einem Molekulargewicht von 427 000 Dalton.

2. Myasthenie (Myasthenia gravis)

Charakteristisch für diese Muskelkrankheit ist eine besondere Ermüdbarkeit der Muskulatur, welche sich auch bei elektrischer Reizung der Muskulatur durch eine Amplituden-Abnahme im EMG (im Verlauf der Reizung) zeigt. Unter Cholinesterasehemmern („Prostigmintest") tritt sofort eine auffällige Besserung der Kontraktionsfähigkeit der Muskulatur auf, was auf einen defekten Acetylcholin-Übertragermechanismus an der Muskelendplatte hinweist. Die Erkrankung wird heute als eine Störung des eigenen Immunsystems aufgefasst (Autoimmunkrankheit).

3. Myotonie

Der Name weist bereits auf eine erhöhte Muskelspannung (mit Versteifungen bei willkürlichen Bewegungen) hin. Besonders bei Kälte kann sich die Symptomatik einer deutlich verzögerten Muskelerschlaffung verstärken. Auch bei dieser Erbkrankheit gibt es verschiedene Untergruppen, welche erfreulicherweise z.T. keine verkürzte Lebenserwartung besitzen. Auffällig ist nach mechanischer und elektrischer Reizung eine verlängerte (repetitive) Aktivität einzelner Muskelfasern (= myotonische Reaktion), welche nicht nerval, sondern von der Muskelfaser selbst ausgelöst wird. (Curare ändert das Phänomen nicht.)

Eine Abstufung von Muskelkontraktionen erfolgt entweder über veränderte Aktionspotentialfrequenzen mit unterschiedlich fusionierten Tetani oder über eine variierte Rekrutierung motorischer Einheiten.

Im Elektromyogramm erkennt man degenerative Erkrankungen der Motoneurone an Spontanentladungen sowie an irregulären Potentialen, während bei primären Erkrankungen der Muskelfasern geringere Potentiale gegenüber gesunden Muskeln gemessen werden.

13.4 Glatte Muskulatur

Wir haben bereits unter dem Stichwort „Motorik des Magen-Darm-Traktes" auf die Besonderheiten der glatten Muskulatur hingewiesen (vgl. S. 180). Ihren Namen haben die etwa 5 bis 10 μm breiten und meist 30 bis 200 μm langen „glatten" Muskelzellen daher, dass die kontraktilen Proteine in ihrem Zellinneren nicht in Myofibrillen mit auffälliger Sarkomerstruktur vorliegen. Man weiß zwar inzwischen, dass beim glatten Muskel der kontraktile Apparat – wie in der Skelettmuskulatur – auch aus *Aktin- und Myosinfilamenten* zusammengesetzt ist, doch entspricht die Anordnung dieser Filamente offenbar mehr dreidimensionalen Netzen. Vermutlich ist die Konstruktion dieses *Netzwerkes Voraussetzung* dafür, dass z.B. die glatten Muskelzellen der Harnblase oder des graviden Uterus so *stark elongiert werden können* und dabei ihre Fähigkeit zur Kontraktion trotzdem nicht verlieren (Zelllänge der „ruhenden" Uterusmuskulatur etwa 50 μm, des graviden Uterus dagegen 500 μm). Die Sarkomere der quergestreiften Muskulatur hätte man bei einer entsprechenden Verlängerung längst aus ihren Filamentgleitschienen herausgerissen, so dass der Querbrückenkontakt zwischen Aktin und Myosin als Voraussetzung für einen Kontraktionsvorgang aufgehoben wäre.

Ein T-System benötigen die langsam kontrahierenden glatten Muskelzellen nicht, *Calciumionen* sind aber auch bei ihrer Kontraktion beteiligt. Allerdings besitzt der glatte Muskel **kein Troponin** (wohl aber Tropomyosin), statt dessen binden sich intrazellulär freigesetzte Ca^{++}-Ionen an ein anderes Protein: **Calmodulin** (vgl. Abb. 13.13).

Aktionspotentiale oder lang andauernde Depolarisation der Zellmembran öffnen spannungsabhängige Calciumkanäle, über die Ca^{++} in die Zelle einströmt (sog. **elektromechanische Kopplung**), vgl. Abb. 13.14. Neurotransmitter (z.B. Noradrenalin und Stimulation von α-Adrenozeptoren in den Blutgefässen oder Acetylcholin und Stimulation von muskarinergen Rezeptoren in der Darmwand s. S. 353 f.), sowie Hormone und Pharmaka führen zur Öffnung von rezeptorgesteuerten Calciumkanälen und setzen Ca^{++} durch Bildung des intrazellulären Botenstoffes *Inositoltrisphosphat (IP$_3$)* aus dem sarkoplasmatischen Retikulum frei (sog. **pharmakomechanische Kopplung**). Zusätzlich kommt es bei

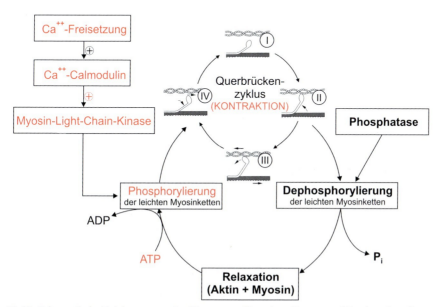

Abb. 13.13: Schematische Zeichnung zur Auslösung von Phosphorylierung und Dephosphorylierung mit Kontraktion und Relaxation der glatten Muskulatur.

der pharmakomechanischen Kopplung zu einem Anstieg der sog. *Calciumsensitivität* (s. unten). Der im Anschluss an die Ca^{++}-Freisetzung entstandene **Ca^{++}-Calmodulin (CaM)-Komplex** aktiviert seinerseits eine sehr spezifische Kinase, die nach ihrem Substrat **Myosin-light-chain[18]-Kinase (MLCK)** genannt wird. Die MLCK phosphoryliert die regulatorischen leichten Ketten des Myosins (s. S. 365), wodurch der *Kontraktionsvorgang ausgelöst wird.* Der Kontraktion liegt wie in der quergestreiften Muskulatur der *Querbrückenzyklus* (s. S. 366) unter Spaltung von ATP zugrunde. Allerdings zyklieren die Querbrücken der glatten Muskulatur etwa 100- bis 1000mal langsamer als in der schnellen Skelettmuskulatur, sodass der *Energieverbrauch* der glatten Muskulatur bei gleicher Kontraktionsleistung entsprechend geringer ist. Eine weitere Besonderheit der glatten Muskulatur ist, dass sie ihren Spannungszustand (Tonus) bei minimalem Energieaufwand ohne Ermüdung aufrechterhalten kann. Extremes Beispiel hierfür ist der „*Sperrtonus*" glatter Schließmuskelzellen von Muscheln, welche in ihrem Kontraktionszustand ohne zusätzlichen Energieaufwand über lange Zeiträume verharren können.

Im Gegensatz zum Skelettmuskel wird die Kontraktion der glatten Muskulatur durch die Inaktivierung der MLCK und durch die Dephosphorylierung der regulatorischen leichten Ketten des Myosins durch eine spezifische Phosphatase (Myosin-light-chain-Phosphatase = MLCP) beendet (vgl. Abb. 13.13). Voraussetzung für die Inaktivierung der MLCK ist das Absinken der Konzentration freier Ca^{++}-Ionen z.B. durch Wiederaufnahme (reuptake) in die Ca^{++}-Speicher bei reduzierter Ca^{++}-Permeabilität der Zellmembran und des Zerfalls des Ca^{++}-Calmodulin-Komplexes nach Beendigung des Reizes.

Eine Dilatation der glatten Muskulatur kann auch über die Aktivierung von Rezeptoren (z.B. β_2-adrenerger Rezeptor) ausgelöst werden (vgl. Abb. 13.14), denen gemeinsam ist, dass sie über die Aktivierung von sog. G$_s$-Proteinen, die die Adenylatcyclase aktivieren, zu einem Anstieg der intrazellulären Konzentration von cyclischem Adenosinmonophosphat (cAMP) führen.

cAMP aktiviert die cAMP-abhängige Proteinkinase (cAMP-Kinase), wodurch es letztlich zu einem Absinken der intrazellulären Ca^{++}-Konzentration kommt und damit zur Inaktivierung der MLCK. Die glatte Muskulatur der Blutgefäße wird außerdem über das aus den Endothelzellen stammende *Stickstoffmonoxid* NO dilatiert (vgl. Abb. 3.17, S. 107). NO aktiviert in den glatten Muskelzellen eine Guanylatcyclase, die aus GTP *cyclisches Guanosinmonophosphat* bildet (cGMP), das seinerseits über die Aktivierung der cGMP abhängigen Proteinkinase (cGMP-Kinase) ebenfalls die intrazelluläre freie Ca^{2+}-Ionenkonzentration senkt, wie im Folgenden erklärt werden soll:

Wie die Skelettmuskulatur kann auch die glatte Muskulatur abgestuft kontrahieren. Man denke zum Beispiel an den wechselnden Tonus der Blutgefäße je nach Aktivierung des Sympathikus oder lokaler Mediatoren (s. S. 107). Die Höhe des **Tonus** hängt davon ab, wie hoch der Phosphorylierungsgrad des Myosins ist. Dieser wird zunächst durch die Aktivität der MLCK bestimmt. Je höher die intrazelluläre freie Ca^{++}-Ionenkonzentration ist, desto höher ist die Aktivität der MLCK und damit der Grad der Myosinphosphorylierung. Jedoch würde eine auch nur gering aktivierte MLCK, wenn auch langsam, zu einer maximalen Myosinphosphorylierung führen, wenn ihr nicht die permanent aktive MLCP entgegenwirken würde. Der Grad der Myosinphosphorylierung und damit der Tonus der glatten Muskulatur hängt also von dem Verhältnis der Aktivitäten der MLCK und MLCP ab.

Da die Aktivität beider Enzyme auch Ca^{++}-unabhängig reguliert wird, hängt die Myosinphosphorylierung jedoch nicht nur von der intrazellulären freien Ca^{++}-Konzentration ab. Vielmehr wird die sog. **Ca^{++}-Sensitivität** durch verschiedene intrazelluläre Signalkaskaden reguliert. *Eine Zunahme der Ca^{++}-Sensitivität* findet man regelmäßig bei Stimulation mit Noradrenalin oder Acetylcholin.

Wahrscheinlich hemmen diese Agonisten die Myosinphosphatase, wodurch sich das Verhältnis aktiver MLCK zu aktiver Myosinphosphatase zugunsten der Myosinphosphorylierung verschiebt. Wie die Phosphatase gehemmt wird, ist zur Zeit Gegenstand intensiver Forschung. Möglicherweise sind daran die kleine GTPase Rho und die Rho-

---

18 light chain engl. = leichte Kette.

assoziierte Proteinkinase (ROK) und/oder die Proteinkinase C beteiligt. Dagegen nimmt die Ca^{++}-Sensitivität ab, wenn die MLCK beispielsweise durch die cAMP-Kinase phosphoryliert wird, weil dadurch die Affinität für den Ca^{++}-Calmodulin-Komplex geringer wird. Die Ca^{++}-Sensitivität nimmt aber auch ab, wenn die Aktivität der Phosphatase Ca^{++}-unabhängig gesteigert wird, was wahrscheinlich der Fall ist, wenn die cGMP-Kinase aktiviert wird. Das heißt, dass cAMP und cGMP über zwei synergistisch wirkende Mechanismen zu einer Dilatation führen: 1. über die Erniedrigung der intrazellulären Ca^{++}-Ionenkonzentration und 2. über die Abnahme der Ca^{++}-Sensitivität.

Abb. 13.14 zeigt die gegenwärtige Vorstellung der Verteilung von Membranrezeptoren (vgl. hierzu auch Abb. 9.1, S. 276) und von Calciumkanälen an glatten Muskelfasern sowie die unterschiedlichen Wege einer Stimulierung oder Hemmung der Myosin-Light-Chain-Kinase bzw. der Myosinphosphatase (speziell für die Gefäßmuskelzelle). Es wurden spannungsabhängige und rezeptorgesteuerte (R) Ca^{++}-Kanäle beschrieben sowie „leakage channels". Calciumantagonisten blockieren vorwiegend die spannungsabhängigen L-Typ Calciumkanäle.

Unter **Tonus** versteht man beim Muskel allgemein seinen *Spannungszustand*. Über welche Mechanismen der Tonus der glatten Muskulatur beeinflusst und reguliert wird, haben wir bei den einzelnen Organen besprochen [vgl. insbesondere vegetatives Nervensystem (S. 353) sowie Blutkreislauf, Ruhetonus und basaler Tonus S. 104 f]. Neben langsamen Änderungen des Tonus beobachtet man beim glatten Muskel *schnellere Kontraktionen*, welche als „phasisch" bezeich-

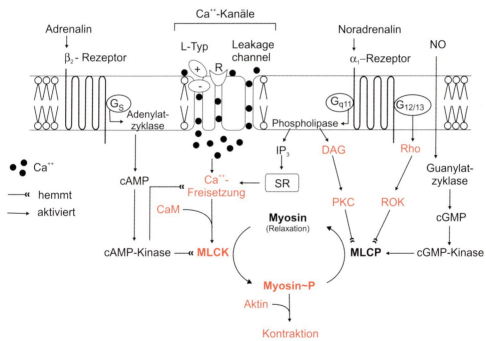

Abb. 13.14: Schematische Zeichnung der Regulation der Myosinphosphorylierung durch Änderung der intrazellulären Ca^{++}-Konzentration und Modulation der Ca^{++}-Sensitivität am Beispiel der Gefäßmuskulatur. Vasokonstriktorisch wirkende Agonisten, z.B. Noradrenalin, führen über die Aktivierung der entsprechenden Rezeptoren zu einem Anstieg der intrazellulären Ca^{++}-Konzentration und damit Aktivierung der MLCK (s. Abb. 13.13) sowie zu einer Zunahme der Ca^{++}-Sensitivität durch Hemmung der Myosin-light-chain-Phosphatase = MLCP vermittelt durch die Rho/Rho-Kinase (Rho/ROK) und/oder die Diacylglycerol (DAG)/Proteinkinase C (PKC) Signalkaskade. Vasodilatatorisch wirkende Agonisten (z.B. Adrenalin über Aktivierung von β_2-Rezeptoren bzw. NO) wirken über den Anstieg von cAMP bzw. cGMP. Sie senken die intrazelluläre Ca^{++}-Ionenkonzentration und bewirken zusätzlich eine Abnahme der Ca^{++}-Sensitivität über die Hemmung der MLCK (cAMP) bzw. Aktivierung der MLCP (cGMP).

net werden. Durch die Bildung *spontaner Depolarisationen* ist die glatte Muskulatur *zu spontanen Kontraktionen* befähigt, welche tonisch (langsam) wie phasisch (schneller) sein können. Hierbei werden die unterschiedlichsten Kontraktions*rhythmen* beobachtet, deren Mechanismen allerdings bisher nicht aufgeklärt sind, wenn auch Änderungen des Zellstoffwechsels als auslösende Ursachen angenommen werden.

Während für quergestreifte Muskulatur Troponin die Funktion des Ca^{++}-Schalters besitzt, kommt beim glatten Muskel diese Funktion Calmodulin zu. Ca^{++}-Calmodulin aktiviert die Myosin-Light-Chain-Kinase, welche die Myosinphosphorylierung bewerkstelligt und damit den Querbrückenzyklus in Gang setzt.
Erniedrigung der freien intrazellulären Ca^{++}-Konzentration (reuptake in Speicher sowie transmembranöser Auswärtstransport) führt zum Absinken des Ca^{++}-Calmodulin- und Myosin-Light-Chain-Kinase-Spiegels und damit zur Relaxation.
Im Magen-Darmtrakt sind glatte Muskelzellen zu langsamen Spontandepolarisationen befähigt, welche die Ca^{++}-Freisetzung aus Ca^{++}-Speichern auslösen. Bei der Gefäßmuskulatur erfolgt die Kontraktionsauslösung vorwiegend über Rezeptoren, G-Proteine, GTP, Phospholipase C und IP_3 sowie über depolarisierenden Ca^{++}-Einstrom.

14 Sensomotorik

Allgemein

Bereits Prochaska[1] (1784) hat nach Reizexperimenten am dekapitierten Frosch von „sensiblen" und „motorischen" Nervenbahnen gesprochen, obwohl diese Bahnen morphologisch überhaupt noch nicht nachgewiesen waren. Auch hat Prochaska vermutlich zum ersten Mal von „sensorischen" Eindrücken gesprochen, welche über ein „Zentrum" auf motorische Nerven „reflektiert" werden. Der Nachweis einer getrennten sensiblen hinteren Wurzel von einem vorderen motorischen Anteil und damit das Konzept des heute noch gültigen Reflexbogens stammt von Bell[2] (1811) und wurde ein Jahrzehnt später definitiv von Magendie[3] bestätigt: Seitdem besagt das *Bell-Magendiesche Gesetz*, dass sensible Erregungen über das Hinterhorn in das Rückenmark eintreten und über eine Verknüpfung mit motorischen Vorderhornzellen und ihren motorischen Bahnen Kontraktionen von Muskeln auslösen können.

Der Zusammenhang von Sensorik und Motorik ist an einfachen Bewegungsschablonen, den **Reflexen**, unschwer zu erkennen. Eine Reizung von Sensoren der Haut, der Muskeln, Gelenke, Sehnen oder des Gleichgewichtsorgans zieht Kontraktionen der Skelettmuskeln nach sich. Der Begriff **Sensomotorik** trägt aber auch der Tatsache Rechnung, dass Motorik nicht nur durch sensorische Prozesse in Gang gesetzt wird, sondern darüber hinaus ohne sensorische Kontrolle ihr Ziel verfehlt. Dies wird durch klinische Beobachtungen bestätigt. Z.B. können Störungen des Ganges ihre Ursache in Zerstörungen sensorischer Bahnen haben („Hinterstrangsataxie").

Die Bedeutung der zentralen Steuerung der Motorik für das Verständnis der Funktion und der Funktionsstörungen des Gehirns kann gar nicht überschätzt werden, denn die erbrachte „Leistung" des Gehirnes ist präzise messbar. Da die Medizin heute wegen der erhöhten Lebenserwartung der Menschen zunehmend mit Alterskrankheiten konfrontiert wird, muss sie sich auf kundige Beobachtung stützen, um Patienten mit Störungen der Gehirnfunktion gerecht zu werden. Die Fähigkeit zur Beobachtung kann nur auf dem Boden eines soliden Grundverständnisses der Sensomotorik ausgebildet werden. Die Analyse der zentralen Steuerung der Motorik beginnt mit der Untersuchung möglichst einfacher Bewegungsabläufe, den monosynaptischen Reflexen, da sie auch auf zellphysiologischer Ebene verstanden werden können.

14.1 Spinale Motorik: Reflexe

In der Physiologie definieren wir Reflexe als genetisch angelegte „Standardantworten" auf „Standardreize".

Grundlegende Vorstellungen lassen sich aus der Untersuchung der *Reflexe am Frosch* gewinnen. Man greift den Frosch mit der linken Hand um die Taille, linker Daumen und Zeigefinger halten den Frosch seitlich zwischen Vorder- und Hinterbeinen. Kneift man nun mit einer Pinzette z.B. in die Schwimmhaut eines Fußes, so wird das gesamte Bein „reflektorisch" angezogen. Wird nun das Großhirn des Frosches entfernt und nach einigen Minuten die Schwimmhaut erneut mit einer Pinzette gekniffen („Standardreiz"), zieht der Frosch sein Bein in der gleichen Art wie zuvor weg („Standardantwort"). Auch eine Reihe anderer Reflexe lässt sich am großhirnlosen „Rückenmarksfrosch" demonstrieren: Bringt man ein kleines Stückchen mit Säure getränkten Löschpapiers auf

---

[1] Georg Prochaska (1749–1820), Wiener Anatom und Physiologe.
[2] Sir Charles Bell (1774–1842), britischer Anatom und Chirurg, erhielt 1829 die erste Medaille der Royal Society und wurde 1831 geadelt. Sein Buch zur Gehirn-Anatomie wurde als „Magna Charta" der Neurologie bezeichnet.
[3] Frangois Magendie (1783–1855), franz. Physiologe, Mitbegründer der modernen, experimentellen Physiologie, Lehrer von Claude Bernard (vgl. S. 218).

14 Sensomotorik

die Haut des gehirnlosen *Rückenmarksfrosches*, so streift der Frosch mit beiden Füßen dieses Papierchen ab *("Wischreflex")*; wird der gleiche Frosch an der Bauchhaut gestreichelt, so wird der streichelnde Finger mit den oberen Extremitäten umklammert *("Umklammerungsreflex"* nach Goltz[4]). Wird allerdings *das Rückenmark* des Frosches mit einer Sonde *durchbohrt*, ist keiner der genannten Reflexe mehr auszulösen, die Extremitäten zeigen jetzt eine *schlaffe Lähmung*.

Fassen wir diese Beobachtungen zusammen, gelangen wir zu den wichtigsten Teilen eines **Reflexbogens** (vgl. Abb. 14.1). Hautreize werden über *Sinnesrezeptoren* in der Haut *und afferente (= sensible) Nervenbahnen zum Rückenmark* gemeldet, und von dort wird *über efferente (= motorische) Bahnen* eine *Muskelkontraktion* ausgelöst.

Auch einen Menschen kann man in die Fußsohle kneifen oder stechen, und er wird gegebenenfalls seinen Fuß „vor Schmerzen" reflektorisch zurückziehen. Man spricht hier – wie beim Frosch – von **Fremdreflexen**, weil Reizorgan (z.B. Haut) und Erfolgsorgan (Muskel) voneinander unterschieden sind. Im Gegensatz zu Eigenreflexen (s. unten) sind bei Fremdreflexen zahlreiche Synapsen beteiligt, man nennt sie *polysynaptische Reflexe*. Zudem ist für Fremdreflexe charakteristisch, dass sie auch durch eine Summe von unterschwelligen, schnell aufeinanderfolgenden Reizen auslösbar sind (= **zeitliche Summation** bzw. zeitliche **Bahnung**) und die Latenz der Fremdreflexe von der Stärke des jeweiligen Reizes abhängt, da durch stärkere Reize mehr Rezeptoren stimuliert werden (= **räumliche Summation**

---

[4] Friedrich Leopold Goltz (1834–1902), Physiologe in Halle und Straßburg. Noch bekannter als der von ihm beschriebene Umklammerungsreflex ist der sog. „Goltzsche Klopfversuch". Beim Beklopfen des Bauches eines Frosches kann man durch Vagusreizung einen Herzstillstand erzielen. (Beim „Faustschlag in die Magengrube" kann es uns ähnlich ergehen.)

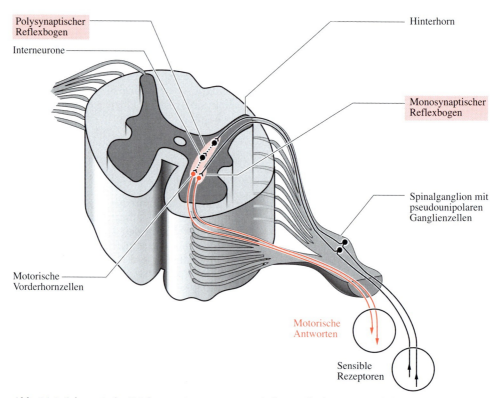

Abb. 14.1. Schematische Zeichnung eines monosynaptischen Reflexbogens (Muskeldehnungsreflex) und eines polysynaptischen Reflexbogens (autogene Hemmung).

bzw. räumliche **Bahnung**). Die Summe dieser Erregungen wird schließlich von den zugehörigen motorischen Vorderhornzellen in Aktionspotentialfolgen kodiert. *Typische Fremdreflexe des Menschen* und die zugehörigen Rückenmarksegmente sind in Tabelle 14.1 zu finden.

Bei der ärztlichen Untersuchung steht jedoch die Beurteilung von **Muskeldehnungsreflexen** im Vordergrund. Sie erlauben, mit einfachen Mitteln Aussagen über den Zustand zentraler und peripherer Neurone zu treffen. In erster Linie geht es um die Frage, ob diese Reflexe seitengleich ausgelöst werden können. Zu einer Abschwächung dieser Reflexe kommt es bei Erkrankungen peripherer Neurone, zu Steigerung bei Erkrankung zentraler Neurone. Der Sinnesrezeptor liegt innerhalb des Erfolgsorgans, also im Muskel selbst (**Eigenreflex**). Im einfachsten Fall ist nur eine Synapse (im motorischen Vorderhorn) beteiligt, es handelt sich um einen *monosynaptischen Reflexbogen* (s. unten). Einige *wichtige Eigenreflexe*, ihre Auslösung und ihre segmentale Zuordnung sind in *Tabelle 14.2* zusammengefasst.

Eine Übersicht über die Funktionsweise des **Patellarsehnenreflexes** gibt Abb. 14.2. Ein Schlag mit dem Reflexhammer auf die Patellarsehne führt zu einer schnellen Dehnung des Musculus quadriceps femoris, der mit einer raschen, leicht zu beurteilenden Muskelkontraktion (*autogene Erregung*) antwortet. Diese kurzzeitige Antwort (*phasi-

Tab. 14.1: Typische Fremdreflexe mit ihrer Auslösung und ihrer nervalen, segmentalen Zuordnung.

Fremdreflexe	Auslösung	Nervale, segmentale Zuordnung
Cornealreflex	Betupfen der Hornhaut führt zu Lidschluss	N. trigeminus 1
Würgreflex	Berührung des Gaumens löst Würgen aus	N. glossopharyngeus und N. vagus
Bauchdeckenreflex	Bestreichen der Bauchhaut bewirkt Kontraktion der Bauchhautmuskeln mit Verziehung des Nabels zur Reizseite	Thorakalsegment 8–12
Cremasterreflex	Bestreichen der inneren Oberschenkelhaut führt zum Aufsteigen des gleichseitigen Hodens durch Kontraktion des M. cremaster	Lumbalsegment 1 und 2
Fußsohlenreflex (= Plantarreflex)	Bestreichen der Fußsohlenhaut führt zu Plantarflexion	Lumbalsegment 5 bis Sakralsegment 2

Tab. 14.2: Typische Eigenreflexe mit ihrer Auslösung sowie ihrer nervalen, segmentalen Zuordnung.

Eigenreflexe	Auslösung	Nervale, segmentale Zuordnung
Patellarsehnenreflex	Schlag auf die Sehne des M. quadriceps femoris unterhalb der Patella bewirkt Streckung im Kniegelenk	Lumbalsegment 2–4 N. femoralis
Achillessehnenreflex	Schlag auf die Achillessehne führt zu Plantarflexion des Fußes	Sakralsegment 1–3 N. tibialis
Bicepssehnenreflex	Schlag auf die Sehne des M. biceps brachii führt bei leicht angewinkeltem Unterarm zu einer Beugung im Ellenbogengelenk	Cervicalsegment 5–6 N. musculocutaneus
Massetereflex = Unterkieferreflex	Leichter Schlag caudalwärts auf die Kinnspitze führt bei halbgeöffnetem Mund zur Unterkieferhebung durch die Kaumuskeln	N. trigeminus 3

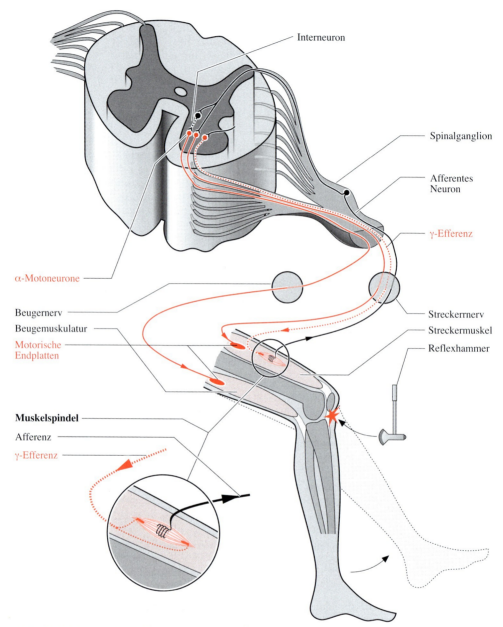

Abb. 14.2: Schematische Zeichnung zum Patellarsehnenreflex.

sche Komponente) stellt aber nur einen Aspekt des Reflexes dar. Bedeutsamer für Motorik ist es, dass Muskeln auf eine anhaltende Längenänderung mit einer anhaltenden Erhöhung des Muskeltonus (*tonische Komponente des Reflexes*) antworten. Diese Antwort ist allerdings nur bei elektromyographischer Registrierung der Muskelaktivität eindeutig erkennbar. Muskeldehnungsreflexe sind an allen Skelettmuskeln auszulösen. Die phasische Komponente lässt sich besonders eindrücklich an Muskeln beobachten, die der Schwerkraft entgegenwirken. Selbstverständlich unterliegen die Reflexe der Kontrolle übergeordneter Zentren und werden von dort je nach ihrer Bedeutung für die Gesamtmotorik verstärkt oder abgeschwächt.

Um den **zellulären Ablauf** zu verstehen, müssen wir die einzelnen Komponenten des **Reflexbogens** betrachten. Zunächst kommt es zur Umwandlung der Längenänderung des Muskels in eine Folge von Aktionspotentialen, die in afferenten Fasern der Gruppen Ia und II gebildet und fortgeleitet werden. Die Umwandlung findet in den **Muskelspindeln** an den Enden der Axone primärer Sinneszellen, den Spinalganglienzellen, statt. Das Axon der Spinalganglienzelle, das aus einer peripheren und einer zentralen Kollaterale besteht, leitet die Aktionspotentiale zu ihren **Synapsen** auf den α-**Motoneuronen**, die den gleichen Muskel innervieren. Die zentrale Kollaterale (Abb. 14.2) gibt außerdem noch eine Kollaterale ab, die sich aufsteigenden Rückenmarksbahnen anschließt, und eine Kollaterale, die hemmende Ia Interneurone erregt. Die Reflexantwort erfolgt, sobald die afferenten Fasern *motorische Einheiten* überschwellig erregt haben. Unter dem Begriff „motorische Einheit" fasst man ein α-**Motoneuron** und die von seinem Axon über **motorische Endplatten** innervierten Muskelfasern zusammen. Die Physiologie der Muskelspindeln, der Ia- und II-Fasern und der Motoneurone werden wir hier näherer Betrachtung unterziehen, die neuromuskuläre Endplatte wurde bei der Beschreibung synaptischer Übertragung (vgl. S. 338) abgehandelt.

Muskelspindeln sind *Mechanorezeptoren*, genauer, deren akzessorischer Apparat, da der eigentliche Sensor das **anulospiralige Ende** der afferenten Fasern ist. Sie sind nicht nur Teil des hier zu beschreibenden Reflexes, sondern erfüllen auch als Propriozeptoren[5] eine wichtige Aufgabe für den Lagesinn. Sie sind PD-Rezeptoren (vgl. S. 95 u. 215), die sowohl die absolute („proportionale") Längenänderung des Muskels wie auch die Geschwindigkeit der Längenänderung (den Differentialquotienten des Weges nach der Zeit) messen.

Es handelt sich um 5–10 mm lange und 0,2 mm dicke, spindelförmige Strukturen, welche parallel zu den Muskelfasern in der Skelettmuskulatur liegen und mit deren Bindegewebshüllen verwachsen sind (vgl. Abb. 14.3), also jede Längenänderung der Skelettmuskeln mitvollziehen müssen. Ihre Zahl ist in den besonders präzis arbeitenden äußeren Augenmuskeln hoch (über 100 Spindeln pro g Muskelgewebe), während die Muskeln der Extremitäten wesentlich geringer mit Muskelspindeln ausgestattet sind (etwa eine Spindel pro 3 g Gewebe). Die Muskelspindeln, die von einer Kapsel umhüllt sind, sind in ihrem Inneren aus modifizierten Muskelfasern, den sog. *intrafusalen*[6] *Fasern*, aufgebaut. Diese Fasern sind im Gegensatz zu den Fasern der Arbeitsmuskulatur, den *extrafusalen* Fasern, nicht in der Lage, zur Kraftentwicklung des Muskels beizutragen, sondern besitzen lediglich an ihren Polen kontraktile Elemente. Mit Hilfe dieser kontraktilen Elemente können sie ihren mittleren, visko-elastischen Teil auseinanderziehen. Der Kontraktionsprozess der intrafusalen Fasern wird genauso wie bei der extrafusalen Muskulatur durch Motoneurone ausgelöst. Diese γ-**Motoneurone** genannten Zellen liegen in Nachbarschaft der α-Motoneurone im Vorderhorn, sind allerdings wesentlich kleiner und verfügen über langsamer leitende, dünnere Axone. Sie werden nicht durch segmentale periphere Afferenzen innerviert, sind also nicht Teil des Reflexbogens, sondern werden von supraspinalen Neuronen über absteigende Bahnen gesteuert. Ein wichtiges, auch entwicklungsgeschichtlich verfolgbares **Grundprinzip der Willkürmotorik** ist die α- **und** γ-**Koaktivierung**, d.h. parallele und genau angepasste Aktivierung der α- und γ-Motoneurone. Sie garantiert, dass Muskelspindeln jederzeit ihre Aufgabe als Muskellängenmesser wahrnehmen und Störungen bei jeder aktiv eingestellten Muskellänge mit gleicher Empfindlichkeit messen (s.u.).

Es gibt zwei Arten von intrafusalen Fasern: Wenigen „*Kernsackfasern*", welche in ihrer Mitte zahlreiche Kerne wie in einem

---

5 proprius lat. = eigen. Bezüglich des Begriffes „Propriozeptoren" vgl. S. 419.

6 fusus lat. = Spindel. Zur Abgrenzung gegen die (intrafusalen) Muskelfasern der Muskelspindeln heißen alle anderen Fasern der arbeitenden Skelettmuskulatur „extrafusal".

14 Sensomotorik

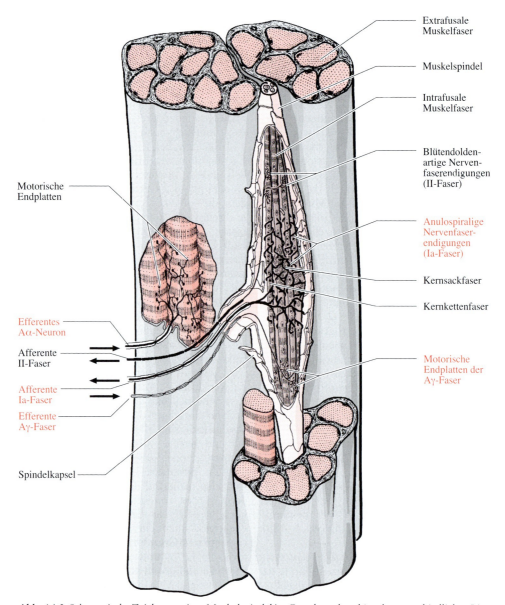

Abb. 14.3: Schematische Zeichnung einer Muskelspindel im Gewebsverband (nach unterschiedlichen Literaturangaben gezeichnet durch H. Snoei).

Sack gestapelt haben, stehen mehrere „*Kernkettenfasern*" gegenüber, in welchen die Kerne in Kettenform hintereinander angeordnet sind. *Kernsackfasern* sind von Ia Fasern umwickelt und vermitteln die *phasische Komponente* des Reflexes. *Kernkettenfasern* sind von Fasern beider Gruppen, Ia und II, umwickelt und vermitteln überwiegend die *tonische Komponente*. Nimmt die Länge der extrafusalen Muskelfasern zu, werden die Muskelspindel und die in ihr enthaltenen Axonenden auseinandergezogen, die spiralenförmig (= anulospiralige Endigungen) den mittleren Anteil der intrafusalen Muskelfasern umwickeln. Diese Verformung der „Spirale" stellt den adäquaten Reiz dar, der Aktionspotentiale in den afferenten Fasern entstehen lässt. Lösen γ-Motoneurone eine

Kontraktion der intrafusalen Muskelfasern aus, kann es ebenfalls zu einer Verformung der Spirale kommen. Es ergeben sich daher zwei Möglichkeiten: 1) Die „Spiralfeder" wird bei einer **isometrischen** Kontraktion der Arbeitsmuskulatur, deren Länge sich dabei nicht ändert, verformt, da sich infolge der α- und γ-Koaktivierung die Pole der intrafusalen Muskelfasern verkürzen und bei gleicher Gesamtlänge ihren Mittelteil auseinander ziehen müssen. Das Ergebnis ist dann eine **Zunahme** der Aktionspotentialfrequenz in den Fasern der Gruppen Ia und II. 2) Bei einer **isotonen** Kontraktion der Arbeitsmuskulatur verkürzt sich deren Länge und damit notwendigerweise auch die Gesamtlänge der elastischen Muskelspindel. Die von den Endigungen der afferenten Fasern gebildete „Spirale" würde bei Verkürzung der Arbeitsmuskulatur daher gestaucht. Infolge der α- und γ-Koaktivierung verhindert die aktive Kontraktion der Pole der intrafusalen Muskelfasern diese Stauchung, so dass es zu **keiner Entladungsänderung** in den afferenten Fasern kommt. Dieser Mechanismus der Anpassung an die aktuelle Muskellänge ist die physiologisch wichtigere Aufgabe der γ-Innervation.

Bei den Fasern der **Gruppe Ia und II** handelt es sich um dicke (Durchmesser 12–15 μm), myelinisierte Axone der Spinalganglienneurone, die *schnell leiten*. Ia-Fasern weisen sogar die höchste *Leitungsgeschwindigkeit* aller Fasern auf (beim Menschen bis 80 m/s, bei der Katze bis 120 m/s). Jede Längenänderung des mittleren Abschnittes der intrafusalen Muskelfasern führt zu einer Verformung des um ihn gewickelten peripheren *spiraligen Endes* dieser Axone. Die peripheren Enden der Axone sind nicht myelinisiert und besitzen in ihrer Membran dehnungsempfindliche Kanäle. Sie öffnen sich bei Dehnung der Membran, so dass diese durch den Einstrom von Na^+-Ionen depolarisiert wird. Die Größe der Depolarisation, die **Generator- oder Sensorpotential** genannt wird, entspricht dem Grad der Verformung. Das Sensorpotential ähnelt in Verlauf und Eigenschaften einem **EPSP** (exzitatorisches postsynaptischen Potential, vgl. S. 340 f.). Wie dieses kann es Aktionspotentiale auslösen, wenn die Depolarisation ausreicht, um das Schwellenpotential zu erreichen, an dem schnelle Na^+-Kanäle in ausreichender Zahl geöffnet werden. Diese Na^+-Kanäle sind aber erst am ersten Ranvier'schen Schnürring zu finden, das Generatorpotential kann also erst im myelinisierten Abschnitt der Faser Aktionspotentiale auslösen.

Der Vorgang am zentralen Ende der Fasern, an dem sie Synapsen mit Motoneuronen und propriospinalen Neuronen („Interneurone") des Rückenmarkes bilden, lässt sich aus Experimenten erklären, in denen intrazelluläre Ableitetechniken eingesetzt wurden. Leitet man von einem Motoneuron der Katze intrazellulär ab und reizt eine Ia Faser elektrisch, die aus dem Muskel, z.B. einem Strecker, stammt, in dem das untersuchte Motoneuron Muskelfasern innerviert, so bekommt man ein **EPSP** als Antwort auf den Reiz. Reizt man aber eine Ia Faser aus einem Beuger an dem gleichen Gelenk, also die eines **Antagonisten**, so bekommt man ein **IPSP** (inhibitorisches postsynaptisches Potential, vgl. S. 342) als Antwort auf den Reiz. Das Eintreffen der durch den elektrischen Reiz in den Ia Fasern ausgelösten Erregung kann man an der Hinterwurzel registrieren. Aus der Zeit zwischen ihrem Auftreten in der Hinterwurzel und dem Beginn des EPSPs oder IPSPs lässt sich die **zentrale Latenz** bestimmen, die im Falle der EPSPs gerade für eine Synapse reicht *(monosynaptischer Reflex)*. Sie bleibt im Falle der EPSPs deutlich unter 1 ms, im Falle der IPSPs liegt sie knapp über 1 ms. Diese elektrophysiologischen Befunde lassen sich heute so erklären: Die Synapsen der Ia-Fasern setzen den Überträgerstoff Glutamat frei, der an postsynaptischen Rezeptoren für Glutamat (= AMPA Rezeptoren vgl. S. 343 u. 529) in der Membran der Motoneurone „andockt". Diese Rezeptoren sind unspezifische Kationenkanäle, die sich öffnen, sobald sie Glutamat gebunden haben. Die entstehenden EPSPs können Agonistenmotoneurone bis zum Schwellenpotential, d.h. bis zur Auslösung von Aktionspotentialen in deren Axonhügel, depolarisieren. Die zentralen Enden der Ganglienzellaxone geben im Rückenmarksgrau noch eine weitere Axonkollaterale ab, die EPSPs in hemmenden Neuronen generiert. Deren Synapsen auf Antagonisten-Motoneuronen setzen den hemmenden Überträgerstoff Glycin frei, dessen postsynaptische Rezeptoren Cl^--Kanäle sind. Es kommt automatisch zu einer Hemmung von Beugern bei Auslösung des

Muskeldehnungsreflexes in Streckern eines Gelenkes und umgekehrt (**Antagonistenhemmung**, vgl. Abb. 14.2).

Auch die Axone der α-**Motoneurone** leiten schnell (bis 60 m/s). Die Zeit (**Latenz**) vom Auslösen des Reflexes bis zum Auftreten der Reflexantwort hängt ausschließlich von der Leitungsgeschwindigkeit aller beteiligter Fasern ab (z.B. Patellarsehnenreflex Latenz = 25–30 ms, abhängig von der Körpergröße = Weg). Die Stärke der Reflexantwort wird durch die unterschiedliche Zahl der überschwellig erregten Motoneurone und die Frequenz der im Axonhügel entstandenen Aktionspotentiale bestimmt, denn die Kraft der Kontraktion eines Muskels hängt von der Zahl der rekrutierten motorischen Einheiten und der Frequenz der Aktionspotentiale in der einzelnen motorischen Einheit ab. Die Motoaxone geben noch im Rückenmark Axonkollateralen ab, die eine Gruppe *hemmender Interneurone* erregen, die als Renshaw-Zellen bezeichnet werden (vgl. Abb. 14.4). Diese wiederum hemmen die Motoneurone, über deren Axone sie erregt wurden, sowie benachbarte Motoneurone und die hemmenden Neurone für die Motoneurone der Antagonisten. Diese „*rekurrente*"[7] Hemmung wird nach ihrem Entdecker **Renshaw**[8]-Hemmung genannt. Sie sorgt dafür, dass jede Erregung der Motoneurone von Hemmung und jede antagonistische Hemmung der Motoneurone von Enthemmung (*Disinhibition*) gefolgt ist. Da die zur maximalen Kraftentfaltung des Muskels erforderliche Aktionspotentialfrequenz (80 Hz) deutlich unter der liegt, die durch die Refraktärzeit (2–5 ms) der Motoneurone begrenzt ist, sorgt diese „*Ausgangsbegrenzung*" dafür, dass nicht unnötig hohe Entladungsfrequenzen in Motoneuronen auftreten.

Hoffmann Reflex

Gewöhnlich werden Eigenreflexe beim Menschen mit einem Schlag des Reflexhammers auf die Ansatzsehne des betreffenden Muskels ausgelöst, man spricht deshalb auch von T-Reflexen[9]. Paul Hoffmann[10] hat sich intensiv mit der elektrischen Auslösung dieser Reflexe befasst. Ihm zu Ehren spricht man heute von H-Reflexen, wenn Reflexe *durch elektrische Reizung* des afferenten Schenkels des Reflexbogens zustande gekommen sind. H-Reflexe erfolgen unabhängig vom Zustand der Muskelspindeln und mechanischen Gegebenheiten. *Niedere Reizstromstärken* (die Reizelektroden werden bei diesem Vorgehen möglichst nah oberhalb des Nerven auf die Haut gesetzt) *stimulieren* zunächst *Ia-Fasern*, da diese aufgrund ihres großen Innendurchmessers dem Strom den geringsten Widerstand entgegensetzen. Bei höheren Reizstärken werden auch die etwas dünneren motorischen Fasern gereizt. Die Konsequenz ist, dass bei niederen Reizstromstärken die Erregung den Weg über das Rückenmark nehmen muss und somit erst später zur Muskelkontraktion führt, als es bei Reizung der efferenten motorischen Fasern der Fall ist.

Nach elektrischer Reizung z.B. des N. tibialis in der Kniekehle (Abb. 14.5) kann man die beiden Antworten im *Elektromyogramm* (vgl. S. 377) unterscheiden: die mit kurzer Latenz (<5 ms) auftretende **M-Welle** (M für Motoaxon) und die mit größerer La-

---

7 recurrere lat. = zurücklaufen.
8 Birdsey Renshaw (1911–1948).

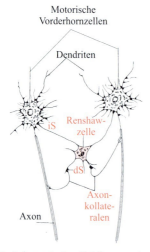

Abb. 14.4: Schematische Zeichnung einer rekurrenten Renshaw-Hemmung. iS = inhibitorische Synapse, dS = axodendritische Synapse.

9 tendon gr. = Sehne.
10 Paul Hoffmann (1887–1962), Physiologe in Freiburg, vgl. P. Hoffmann: Die physiologischen Eigenschaften der Eigenreflexe. Ergeb. Physiol. 36, 15–108, 1934.

14.1 Spinale Motorik: Reflexe

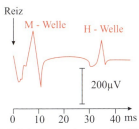

Abb. 14.5: Originalregistrierung eines Elektromyogramms von der Unterschenkelmuskulatur des Menschen (M. triceps surae) bei elektrischer Reizung des N. tibialis mit M- und H-Welle. (Physiologisches Praktikum, Heidelberg).

tenz (ca. 30 ms) erscheinende **H-Welle** (H für Hoffmann). Die M-Welle ist das durch Reizung der Motoaxone im Muskel (M. triceps surae) ausgelöste Summenaktionspotential. Das als H-Welle bezeichnete Summenaktionspotential der Muskelfasern resultiert aus der Erregung der afferenten Fasern des Reflexbogens. Seine Latenz entspricht der des zugehörigen T-Reflexes (Achillessehnenreflex). Die H-Welle bleibt aus, wenn eine zu starke elektrische Reizung nahezu alle Motoaxone aktiviert, also die M-Welle sehr groß wird. Da bei diesem Vorgehen eine Erregungsfortleitung an einem unerregten Nervensegment künstlich ausgelöst wird, breitet sich die Erregung in zwei Richtungen aus, in Richtung Endplatten auf dem Muskel, wodurch die M-Welle entsteht, und gleichzeitig *antidrom*, in Richtung auf die Zellkörper der Motoneurone im Vorderhorn. Die antidrome Erregung lässt die Motoneurone in refraktärem Zustand genau für den Zeitraum zurück, in den die über die Ia-Fasern ausgelösten EPSPs fallen. Da die Na^+-Kanäle der Motoneurone inaktiviert sind, können die EPSPs keine Aktionspotentiale in den Motoneuronen auslösen, es erfolgt keine Weiterleitung der Antwort, was sich im Fehlen der H-Welle ausdrückt. Der gleiche Grund liegt der Beobachtung zu Grunde, dass mit zunehmender Reizspannung zwar die Amplitude der M-Welle zunimmt, die der H-Welle aber abnimmt.

Autogene Hemmung

Neben den als Längenmesser dienenden Muskelspindeln besitzt die Muskulatur auch noch Spannungsrezeptoren in den sog. „**Golgi[11] Sehnenorganen**"; welche ein Netzwerk von Nervenendigungen in der Ansatzsehne darstellen (vgl. Abb. 14.6). Die bei Anspannung der Sehne auftretenden Kräfte verformen diese freien Nervenenden und öffnen damit Dehnungskanäle in ihrer Membran. Die Fortleitung der Aktionspotentiale aus diesem Rezeptorennetzwerk erfolgt über Ib-Fasern. Golgi Sehnenorgane wirken als reflektorische *„Kontraktionshemmer"* des eigenen Muskels (vgl. Abb. 14.6). Es handelt

---

[11] Camillo Golgi (1844–1926), ital. Histologe, erhielt 1906 den Nobelpreis zusammen mit dem span. Histologen Ramon y Cajal (1852–1934). In beiden Fällen wurden Arbeiten über den Bau des Nervensystems speziell mit Hilfe der von Golgi entwickelten Versilberungstechnik ausgezeichnet.

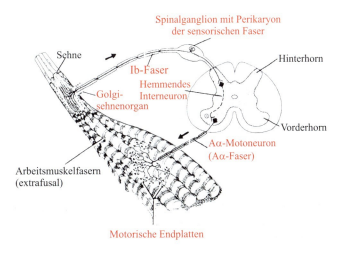

Abb. 14.6: Hemmender Reflexbogen eines Golgisehnenorgans.

sich dabei um einen *polysynaptischen Reflexbogen*, welcher über ein *hemmendes Interneuron* die Aufgabe erfüllt, eine Muskelkontraktion zu beenden bzw. ein Überschießen der Muskelspannung zu verhindern. Man spricht von **„autogener Hemmung"**. Die praktische Erfahrung dieses Reflexes mag man im Selbstversuch prüfen: Lässt man sich langsam in den Schneidersitz nieder, geben – speziell bei mangelndem Training – kurz vor dem erfolgreichen Sitz die Oberschenkel nach, und man fällt unsanft auf die Unterlage. Das Phänomen ähnelt einem Taschenmesser, welches zunächst schwer zuzuklappen ist und im letzten Moment zuschnappt. Man hat deshalb bei diesem Reflex auch vom „*Taschenmesser*phänomen" gesprochen. Autogene Hemmung und autogene Erregung sind nicht notwendig antagonistisch. Bei Sehnenentlastung kann der Wegfall dieses Hemmungssystems Muskelkontraktion fördern. Kommt es gleichzeitig zur Längenzunahme des Muskels, wird die Kontraktion über den Muskeldehnungsreflex weiter verstärkt. Hält man z.B. den Arm seitwärts abgestreckt, kann das Zusammenspiel beider Reflexe das Absinken des Armes bei Ermüdung verhindern.

Polysynaptische Reflexe, insbesondere Flexorreflexe

Schmerzreize der verschiedensten Ursachen führen zu Muskelbeugungen, wobei Nozizeptoren (vgl. S. 426) aus Muskeln, Sehnen, Gelenken, inneren Organen sowie der Haut beteiligt sind. Darüber hinaus kann man bei Reizung praktisch aller somatosensorischen Afferenzen Muskelbeugungen auslösen. Man spricht deshalb auch von *Flexorreflexafferenzen*, die *Flexorreflexe* auslösen. Abb. 14.7 gibt einen Anhalt für die Verschaltung derartiger polysynaptischer Reflexe, welche speziell bei *Fluchtreaktionen* zu einer Flexorenaktivierung führen. Unser unwillkürliches „Wegziehen" von Extremitäten bei Gefahren (z.B. bei Verbrennungen) hat hier sein Reflexmuster. Als *gekreuzten Streckreflex* bezeichnet man einen polysynaptischen Reflex, welcher z.B. als nozizeptiver Schutzmechanismus ein nur einseitiges Beinanziehen und ein Beinstrecken auf der Gegenseite auslöst. Auch der komplizierte *Saugreflex* (vgl. S. 176) ist als *polysynaptischer Fremdreflex* in ähnlicher Form verschaltet.

Entzündung des Peritoneums (z.B. Appendicitis) führt zu einer Bauchdeckenspannung. Dieser viscero-motorische Reflex spielt je nach Schweregrad als Loslassschmerz (d.h. Schmerzen bei Beendigung eines manuellen Druckes in den Bauchraum) oder im Extremfall als überhaupt nicht mehr eindrückbare Bauchdecke („brettharter Bauch") eine wichtige Rolle für die Diagnose.

Stellen wir abschließend die Frage nach der Bedeutung der Reflexe für die „normale" Motorik: Die in den Reflexen genetisch angelegten Bewegungsschablonen entsprechen einem Funktionsprinzip, das auch in Maschinen, die sich auf „Beinen" fortbewegen, erfolgreich eingesetzt wurde. Jedem „Bein" wird so viel an eigener Steuerung wie möglich vorgelagert. Diese *dezentrale Steuerung* befördert Schnelligkeit und entlastet die zentrale Steuerung. Je schneller der Bewegungs-

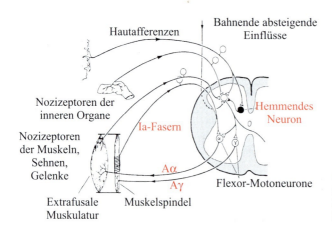

Abb. 14.7: Schematische Zeichnung polysynaptischer Reflexe (nach: M. Zimmermann und H. O. Handwerker: Schmerz. Springer, 1984).

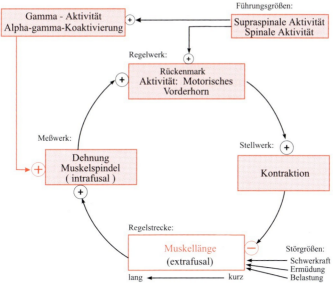

Abb. 14.8: Schematische Darstellung eines Regelkreises zur Regelung der Muskellänge mit „Alpha-gamma Koaktivierung".

ablauf, desto größer kann der reflektorisch geleistete Anteil werden. Außerdem sind Reflexe zur Balance unserer Körperstellung im Stand und bei Bewegung erforderlich. Sie legen die Basis für kontrollierte Muskelbewegungen, die die „*Stützmotorik*" ausmachen, vor deren Hintergrund dann „*Zielmotorik*" stattfinden kann, die Bewegungen in intendierte Bahnen lenkt. In den seltensten Fällen sind Reflexe daher „nur" *Schutzreflexe*. Wie viele physiologische Vorgänge lässt sich auch die Regelung der Muskellänge und -spannung nach regeltechnischen Gesichtspunkten beschreiben (vgl. Regelung des Blutdrucks sowie der Temperatur, S. 96 und 214). Abb. 14.8 zeigt schematisch einen **Regelkreis** für die Regelung der **Muskellänge** mit bahnenden und hemmenden Führungsgrößen, welche wir mit ihren supraspinalen Anteilen erst später besprechen werden.

Längenänderungen der mittleren Zone der intrafusalen Muskelfasern in den Muskelspindeln führen über afferente Ia- und II-Fasern, die von entsprechenden Neuronen im Spinalganglion gebildet werden, und weiter über deren glutamaterge Synapsen zur Aktivierung motorischer Vorderhornzellen. Deren efferente Axone senden Aktionspotentiale zu ihren Muskelendplatten auf den extrafusalen Fasern des gleichen Muskels. An den Endplatten wird Acetylcholin ausgeschüttet, das die Muskelfasermembran überschwellig depolarisiert, sodass eine Muskelkontraktion in Gang gesetzt wird (monosynaptischer Reflexbogen).
γ-Motoneurone kontrollieren den Tonus der intrafusalen Muskelfasern. Aktionspotentiale der γ-Efferenz lösen Kontraktionen der Pole der intrafusalen Muskelfasern aus, wodurch die Länge des mittleren Abschnittes trotz passiver Längenänderung bei Kontraktion oder Erschlaffung der extrafusalen Muskelfasern konstant gehalten werden kann.
Fremdreflexe sind polysynaptisch verschaltet, sie stellen abrufbare automatische Bewegungsschablonen zu Verfügung.
Antagonistenhemmung, autogene Hemmung sowie rekurrente Hemmung von Reflexen erfolgen über Interneurone.
Bei Untersuchung des H-Reflexes erscheint im Elektromyogramm die M-Welle mit kurzer zeitlicher Verzögerung, da der elektrische Strom auch Motoaxone überschwellig depolarisiert. Die deutlich längere Latenzzeit der H-Welle ist Leitungszeit, da die Synapsenzeit bei monosynaptischen Reflexen unter 1 ms liegt.

14.2 Supraspinale Kontrolle der Motorik (= zentrale Sensomotorik)

Jendrassikscher Handgriff, spinaler Schock, Querschnittslähmung, supraspinale Reflexe, Decerebrierungsstarre

Die Auslösung des *Patellar- oder Achillessehnenreflexes* (vgl. S. 385 f.) wird nicht nur dadurch erleichtert, dass der Patient seine Muskeln entspannt, sondern auch durch die Aufforderung, auf ein Kommando möglichst fest die ineinander verschränkten Hände auseinanderzuziehen (vgl. Abb. 14.9). *Im Elektromyogramm* kann man die Wirkung dieses **Jendrassikschen**[12] **Handgriffes** (vgl. Abb. 14.10) an einer deutlichen Zunahme der Amplitude des Summenaktionspotentiales erkennen. Zentrale „Bahnung" steigert die Anzahl der an der Reflexantwort beteiligten motorischen Einheiten durch Vordepolarisation der Motoneurone. Die Vordepolarisation ist im Zusammenhang mit einer vorbereitenden und begleitenden Einstellung der Stützmotorik bei Ausführung einer Kraft erfordernden Arbeit in den Armen zu sehen. [Darüber hinaus gelingt es durch leichte passive Vordehnung des Muskels, den Reflex zu fördern, während zu starke Vordehnung hemmende Wirkung hat (vgl. S. 344).]

---
12 Ernö Jendrassik (1858–1921), Budapester Internist.

Ein anderer Hinweis für die zentrale Beeinflussung spinaler Reflexe ist ihre Veränderung nach **Rückenmarksdurchtrennung**. Wird das Rückenmark oberhalb des Segmentes, welches für den betreffenden Reflexbogen zuständig ist, durchschnitten, kommt es beim Frosch – allerdings nur für wenige Minuten – zu einer schlaffen Lähmung (s.o.), während beim Menschen die gleiche *schlaffe Lähmung* über Wochen anhalten kann. Seit M. Hall[13] (1844) spricht man bei diesem Phänomen von einem „**spinalen Schock**". In der Regel ist beim Menschen ein derartiger spinaler Schock durch einen Unfall mit einer Kompression von Rückenmarksabschnitten verursacht, die mit den unterschiedlichsten Graden einer **Querschnittslähmung** einhergehen kann. Nach Abklingen des spinalen Schocks beobachtet man *zunächst* die Wiederkehr von *Fremdreflexen*, insbesondere des *Plantarreflexes* (vgl. S. 385). Danach

---
13 Marshall Hall (1790–1857), erfolgreicher praktischer Arzt in London, gleichzeitig Physiologe. Die Royal Society hielt zwar seine Versuchsergebnisse am Frosch für absurd und lehnte eine Drucklegung ab, doch kam es auf dem Kontinent rasch zu erfolgreichen Nachuntersuchungen.

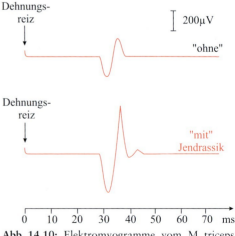

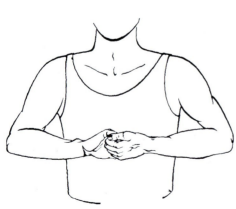

Abb. 14.9: Schematische Zeichnung des Jendrassikschen Handgriffs.

Abb. 14.10: Elektromyogramme vom M. triceps surae des Menschen beim Schlag auf die Achillessehne (Achillessehnenreflex) mit und ohne Jendrassikschen Handgriff.

kommt es zu gesteigerten Reflexantworten, einer „*Hyperreflexie*", die Teil eines als „*Spastizität*" bezeichneten Zustandes mit *erhöhtem Muskeltonus* ist, der sich ohne vorausgehenden *spinalen Schock* bei verschiedensten, vorwiegend partiellen Ausfällen absteigender motorischer Bahnen entwickelt (vgl. S. 398). Zur Blasenlähmung bei spinalem Schock vgl. S. 272.

Dem *Reflexprinzip* begegnen wir nicht nur auf der spinalen Ebene, sondern wir finden Reflexe im **Hirnstamm** als **tonische** Nacken- und **Labyrinthreflexe** wieder, wo sie für die Stabilisierung der aufrechten Stellung und insbesondere für die Stabilisierung der Stellung des Kopfes und der Augen verantwortlich sind (vgl. S. 493). Reflexverschaltungen beziehen sogar die motorische Hirnrinde zur Stabilisierung des Standes mit ein (**transkortikale Reflexe**). Gemeinsam ist diesen Reflexen, dass sie wegen des größeren Weges längere Latenzen aufweisen und stärkeren Anpassungen aus anderen zentralen Regionen unterliegen. Visuelle, labyrinthäre und propriozeptive Einflüsse konvergieren in der Formatio reticularis und in den Vestibularkernen des Hirnstammes, beeinflussen das Zusammenspiel dieser für die Stützmotorik entscheidenden Reflexe und können sich gegenseitig partiell ersetzen. Eine auf einer labyrinthären Störung bestehende Standunsicherheit macht sich z.B. erst dann massiv bemerkbar, wenn ein Patient aufgefordert wird, seine Augen zu schließen.

Trennt man im Experiment (die entsprechenden Versuche wurden meist an Katzen und Hunden durchgeführt) das Gehirn mit einem *Schnitt oberhalb der Pons (im Bereich der Vierhügelplatte)* vom Hirnstamm ab, so beobachtet man eine starke *Zunahme des Muskeltonus*. Hierbei sind insbesondere *Streckmuskeln* betroffen, so dass man derartige Tiere wie Figuren aufstellen kann. Sie leiden an einer „*Enthirnungs*"- bzw. „**Decerebrierungsstarre**": Ihr liegt die Verselbständigung spinaler Reflexe und von Reflexen aus dem Hirnstamm zu Grunde. Die *Starre* lässt sich durch Durchtrennung von Hinterwurzeln oder Ausschaltung cerebellärer und labyrinthärer Einflüsse herabsetzen.

Motorischer Kortex: „Willkürmotorik"

Allgemein

Ein erheblicher Teil unserer Vorstellungen zur zentralen Steuerung der Willkürmotorik basiert auf klinischen Beobachtungen. Die ersten experimentellen Ansätze, die zur Untersuchung der zentralen Steuerung der Motorik eingesetzt wurden, bestanden in Läsions- und Reizexperimenten. Erstere hatten den Nachteil, dass ein Ausfall („**Minussymptom**"), z.B. eine Lähmung, bestenfalls eine Mitbeteiligung der experimentell entfernten Region anzeigt, aber auch neue Phänomene („**Plussymptom**"), z.B. ein Tremor (s.u.), auftreten können, die von der experimentell entfernten Region unterdrückt waren. Mittels Experimenten, in denen nach elektrischer Reizung auftretende Antworten in den Zielzellen elektrophysiologisch registriert wurden, ließen sich neuronale Verbindungen nachweisen und in erregende oder hemmende Bahnen einteilen. So nützlich diese Experimente für ein erstes Verständnis waren, lieferten sie doch ein eher statisches Bild. Der historische Hintergrund dieser **funktionellen Neuroanatomie** erklärt den breiten Raum, den ihre Darstellung auch in Lehrbüchern der Physiologie einnimmt. Die funktionelle Neuroanatomie bedurfte aber der Bestätigung durch moderne neuroanatomische Techniken, die in Lehrbüchern der Anatomie dargestellt werden.

Physiologische Forschung zur Funktion der motorischen Hirnrinden nutzt heute im Wesentlichen zwei Ansätze: Einmal geht es um die Korrelation der Aktivität kortikaler Netzwerke, die entweder in elektrophysiologischen Registrierungen, eventuell mittels chronisch implantierter Elektroden, oder mit funktionellen bildgebenden Verfahren dargestellt werden. Ergebnisse solcher Untersuchungen werden nachfolgend zumindest angedeutet. Der andere Ansatz besteht in der Charakterisierung der zellulären Erregbarkeit und der synaptischen Verknüpfung aller Elemente in lokalen Netzwerken, zu dem die Verfügbarkeit von „in vitro" Techniken (z.B. Untersuchungen kortikaler Rindenabschnitte in isolierten Hirnschnitten „im Reagenzglas") wesentlich beigetragen hat. Die in diesem Ansatz gewonnenen Erkenntnisse, die bei der Darstellung der zentralen Steuerung der Motorik hier in den Hintergrund treten, haben z.B. für das pathophysiologische Verständnis der Epilepsie wesentliche Beiträge geliefert.

Als man im 19. Jahrhundert damit begann, durch elektrische Reizung an der freigelegten Gehirnoberfläche des narkotisierten Versuchstieres und später auch des Menschen Muskeln zur Zuckung zu bringen, gelangte man zu *Gehirn-*

14 Sensomotorik

karten, in welche die spezielle Zuordnung von Reizort und Reizeffekt eingetragen werden konnte (vgl. S. 401). Vergleichbare Techniken, z.B. die transkranielle Magnetstimulation, können in der Klinik zur Bestimmung der Leitungsgeschwindigkeit zentraler motorischer Bahnen eingesetzt werden.

 Ähnlich wie elektrische Reizung der Hirnrinde Bewegungen in Gliedmaßen auslöst, erzeugen umschriebene (*herdförmige*) Schädigungen (*„fokale Epilepsie"*) charakteristische Bewegungsabläufe, je nach dem in welchem Abschnitt der motorischen Hirnrinden sie lokalisiert sind. So charakteristisch und unverwechselbar diese motorischen Abläufe auch sind, und eine Beteiligung großer Teile der Hirnrinde an der Steuerung der Motorik nahelegen, so handelt es sich doch immer noch nicht um „normale Motorik" sondern um Symptome einer krankhaften Fehlfunktion. Sie stehen in ähnlichem Verhältnis zu normaler Motorik wie Halluzinationen zu normaler Wahrnehmung.

Pyramidenbahn

Vermutlich das eindrucksvollste und verletzlichste motorische Fasersystem im Zentralnervensystem ist das Pyramidenbahnsystem (vgl. Abb. 14.11). Hierzu gehören etwa 1 Million Axone von Nervenzellen der Groß-

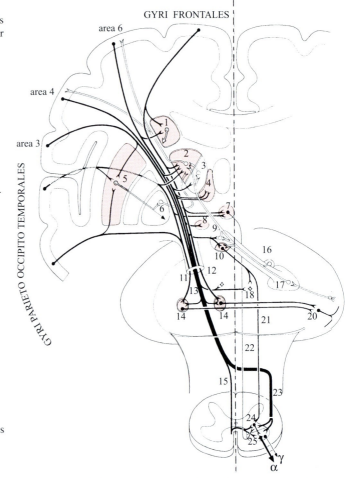

1 Nucleus caudatus
2 Nucleus ventralis lateralis
3 Nucleus ventralis anterior
4 Nuclei intralaminares thalami
5 Putamen
6 Globus pallidus, Pars medialis
7 Colliculus superior
8 Nucleus subthalamicus
9 Nucleus ruber, Pars parvocellularis
10 Nucleus ruber, Pars magnocellularis
11 Tractus parieto-occipito-temporo-pontinus
12 Tractus frontopontinus
13 Tractus pyramidalis
14 Nuclei pontis
15 Tractus pyramidalis anterior
16 Nucleus interpositus
17 Nucleus dentatus
18 Formatio reticularis pontis
19 Purkinje-Zellen
20 Körner
21 Tractus rubrospinalis
22 Tractus tectospinalis
23 Tractus pyramidalis lateralis
24 Substantia intermedia
25 Cellulae motoriae cornus anterioris

Abb. 14.11: Schematische Zeichnung des Pyramidenbahnsystems mit Rückkopplungssystem (offene Konturen). (Nach: Nieuwenhuys, Voogd und van Huijzen: Das Zentralnervensystem des Menschen. Springer, 1980).

hirnrinde, welche von dort über die innere Kapsel und die Hirnschenkel zum Mittelhirn, zur Medulla oblongata und zum Rückenmark ziehen. 80–95 % der Fasern *kreuzen in der Pyramide der Medulla oblongata* zur Gegenseite (daher der Name). Nur ein Teil dieser Fasern stammt von den auffallend großen Pyramidenzellen (Betzsche[14] Riesenzellen) aus dem *motorischen Gyrus praecentralis* (Area 4, Abb. 14.12), deren Axone über eine hohe Leitungsgeschwindigkeit verfügen und monosynaptisch motorische Vorderhornzellen distaler Extremitätenmuskeln bei Menschen und Primaten beeinflussen. Bei Katze und Hund fehlen diese monosynaptischen Verbindungen. Die Mehrzahl der Fasern aus der Hirnrinde endet an propriospinalen Neuronen, außerdem stellen sie nicht alle eine direkte Verbindung zwischen Hirnrinde und Rückenmark (**Tractus corticospinalis**) her, sondern erreichen die spinale Ebene indirekt über den Nucleus ruber und die Formatio reticularis. Ein Teil der Pyramidenbahnaxone stammt aus der *prämotorischen Hirnrinde* (Area 6) frontal zum Gyrus praecentralis, ein Teil aus dem *sensiblen Gyrus postcentralis* (Area 1, 2, 3). Axonkollateralen gibt das Pyramidenbahnsystem u.a. an Thalamus, Basalganglien und Kleinhirn ab. Während Motoneurone des Rückenmarkes nur während einer Muskelkontraktion Aktionspotentiale aussenden, setzt die rich-

14 Wladimir A. Betz (1834–1894), russischer Anatom.

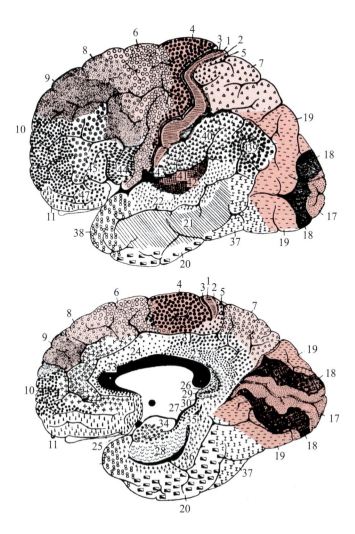

Abb. 14.12: Einteilung der Großhirnrinde durch K. Brodmann aus seinem Buch: Vergleichende Lokalisationslehre der Großhirnrinde. Barth, Leipzig, 1925.

tungs- und kraft-spezifische Entladungszunahme in **Pyramidenbahnneuronen** bereits vor der Muskelkontraktion ein und hält während der Kontraktion an. Das bedeutet, dass die Aktivität dieser Neurone nur zu einem kleinen Teil aus einem Reflexgeschehen erklärt werden kann, auch wenn die während der Muskelkontraktion ablaufende Aktionspotentialserie immer noch eine Reflexkomponente aufweist.

Experimentelle **Unterbrechungen der Pyramidenbahn** führt zu einer **schlaffen Lähmung** distaler Extremitätenmuskeln. Die Unterbrechung nur der direkten kortikostriatalen Verbindung lässt ein breites willkürmotorisches Repertoire unberührt, Präzisionsbewegungen der Finger und Hand gehen jedoch verloren. In der Klinik ist eine isolierte Läsion der Pyramidenbahn oder ihrer Ursprungsneurone nicht zu beobachten. Es kommt z.B. bei einer **Massenblutung** in die **Capsula interna** zu einer Schädigung auch nicht-pyramidaler Fasersysteme und zur **Zunahme des Muskeltonus** in den **Beugern der Arme** und den **Streckern der Beine**, welche auf eine Enthemmung von Hirnstamm- und Rückenmarksreflexen zurückgeführt wird. Man spricht bei diesen Zuständen von „**Spastik**" bzw. „**Spastizität**", wobei sowohl ein verstärkter Widerstand bei passiver Dehnung der Muskulatur als auch eine massive Steigerung der Eigenreflexe besteht. Beim „*Spastiker*" ist als Ausdruck der Schädigung der Pyramidenbahn die fraktionierte Innervation einzelner Muskelgruppen und die Beweglichkeit der Finger gestört. Der Versuch der Bewegung distaler Muskeln kann zu auffälligen Mitbewegungen („Massensynergien") proximaler Extremitätenmuskeln führen.

Wegen der Kreuzung der von der Hirnrinde ausgehenden Bahnen findet man bei **einseitigen Läsionen** im Bereich der Inneren Kapsel eine **spastische Hemiplegie (Halbseitenlähmung)** auf der gegenüberliegenden Seite. Bei einer solchen Läsion findet man ferner bei *Bestreichen der Fußsohlen* eine *Dorsalflexion der Großzehen*, was als **positives Babinski'sches**[15] **Zeichen** von diagnostischer Bedeutung ist. Beim gesunden Säugling ist dieses Zeichen positiv; die Pyramidenbahnen haben hier die Hemmung dieses Fluchtreflexes noch nicht übernommen.

Motorischer Kortex

Histologisch hat man im Gegensatz zum Kleinhirn mit seinen drei Schichten (ebenso wie zu anderen entwicklungsgeschichtlich alten Gehirnabschnitten) im „jungen" Neokortex von außen nach innen *sechs verschiedene Zellschichten* abgrenzen können (vgl. Abb. 14.13 sowie Tab. 14.3 und 14.4). Wieder lassen sich afferente (im wesentlichen aus dem *Thalamus* – aber auch über die große *Kommissur* aus der anderen Hirnhälfte und über *Assoziationsfasern* aus der gleichen Hirnhälfte) von efferenten Verbindungen unterscheiden. Schließlich wurden vertikal zur Hirnoberfläche Neuronenverbindungen festgestellt, welche dafür sprechen, dass die Hirnrinde „säulenartig" aufgebaut ist. Derartig parallel nebeneinander liegende Zellsäulen mit einem Durchmesser in der Größenordnung eines halben Millimeters zeigen bei elektrophysiologischen Ableitungen auffällige funktionelle Zusammenhänge, wie sie speziell für die Sehrinde später noch besprochen werden (vgl. S. 507).

Die **Einteilung der Großhirnrinde in numerierte Abschnitte** geht auf Brodmann[16] zurück, welcher auf Grund von histologischen Bestimmungen der Zellarchitektur (z.B. entsprechend der unterschiedlichen Zahl von Körnerzellen im Vergleich zu dem vorherrschenden Zelltyp, den Pyramidenzellen) die heute noch übliche Numerierung vornahm (vgl. Abb. 14.12). Das Feld 4 fiel dabei durch die Anwesenheit der Betzschen Riesenzellen (vgl. S. 397) in der Schicht 5 auf (vgl. a. Abb. 14.13 und Tab. 14.3).

Die *systematische Analyse* des Zusammenhangs *von Hirnrindenstruktur und -funktion* begann in der 2. Hälfte des letzten Jahrhunderts. Anstoß dazu gab 1861 *Broca*[17], als er bei der Sektion eines Patienten mit Sprachstörungen *(„motorische Aphasie")* einen hühnereigroßen Erweichungs-

---

15 Joseph Francois Felix Babinski (1857–1932), Pariser Neurologe.

16 K. Brodmann, Vergleichende Lokalisationslehre der Großhirnrinde, Barth, Leipzig, 1925.

17 P. Broca, Mitteilung am 18.4.1861 auf der Sitzung der Societe d'Anthropologie, Paris.

14.2 Supraspinale Kontrolle der Motorik (= zentrale Sensomotorik)

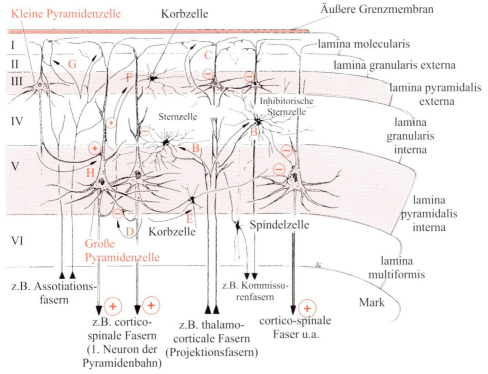

Abb. 14.13: Schematische Zeichnung der Großhirnrinde (nach unterschiedlichen Literaturangaben gezeichnet durch H. Snoei). Für die synaptische Organisation (B-H) vgl. Tab. 14.4.

Tab. 14.3: Schichten der Großhirnrinde.

I. Molekularschicht (Lamina molecularis) (Dendriten verlaufen hier bevorzugt tangential)
II. Äußere Körnerschicht (Lamina granularis externa)
III. Äußere Pyramidenschicht (Lamina pyramidalis externa)
IV. Innere Körnerschicht (Lamina granularis interna)
V. Innere Pyramidenschicht (Lamina pyramidalis interna)
VI. Spindelzellschicht (Lamina multiformis)

herd am Fuß der linken 2. und 3. Stirnwindung, im Inselgebiet sowie im Bereich des Gyrus temporalis superior fand *("Brocasches Sprachzentrum")*. Wernicke[18] konnte 1874 (ebenfalls nach klinischen Symptomen und morphologischen Herden) ein „sensorisches Sprachzentrum" im Temporalhirn hiervon abgrenzen. Die betroffenen Patienten konnten zwar sprechen, aber es mangelte ihnen das Verständnis für die ausgestoßenen Worte („sensorische Aphasie"). Zur gleichen Zeit begann man, bei Tier und Mensch die operativ freigelegte Hirnrinde elektrisch zu reizen und fand, dass lokale Reizungen im Gebiet des Gyrus praecentralis zu Zuckungen einzelner Muskeln führten. Man hat aber auch den umgekehrten Lokalisierungsversuch durch periphere Reizung und zentrale Ableitung von Potentialen am Gehirn mit Erfolg durchgeführt (= **„evoked potentials"**). Sowohl im Bereich des überwiegend sensiblen Gyrus postcentralis

---

18 Karl W. Wernicke (1848–1905), Nervenarzt in Berlin, Breslau und Halle/Saale, vgl. Wernicke: Der aphasische Symptomenkomplex, Cohn und Weigert, Breslau (1874) (Neudruck: Springer, Berlin, Heidelberg, 1974).

Tab. 14.4: Synaptische Organisation der Großhirnrinde (Neokortex) vgl. Abb. 14.13.

B	Thalamokortikale Faser	→	inhibitorische Sternzelle	⊖→ Pyramidenzelle	→	corticospinale Faser
C	Thalamokortikale Faser	→	Pyramidenzelle	⇄ Spindelzelle	→	Kommissurenfasern
D	Axonkollaterale einer großen Pyramidenzelle	⊖→	benachbarte Pyramidenzelle	→ corticospinale Faser	→	Kommisurenfasern
E	Pyramidenzelle	→	Korbzelle	⊖→ Pyramidenzelle	→	corticospinale Faser
F	Pyramidenzelle	→	Korbzelle	⊖→ Pyramidenzelle	→	Kommissurenfasern
G	Assoziationsfasern	→	Pyramidenzelle			
H	Axonkollaterale einer kleinen Pyramidenzelle	→	Pyramidenzelle			⊖ = Hemmung

als auch des überwiegend motorischen Gyrus praecentralis ergab sich eine **somatotopische Anordnung**, d.h. Orten in der Peripherie ließen sich definierte Abschnitte der Hirnrinde zuordnen.

Für den Gyrus praecentralis ist die ausgedehnte Repräsentation der Hände sowie der mimischen Muskulatur der Zunge besonders auffällig (vgl. Abb. 14.14). Entsprechend der in Abb. 14.14 angegebenen somatotopischen Gliederung führt eine lokale elektrische Reizung (z.B. während einer neurochirurgischen Operation) in den gezeichneten Abschnitten des Gyrus praecentralis zu Muskelzuckungen auf der kontralateralen Seite. Wird im Bereich des sensiblen Gyrus postcentralis elektrisch gereizt, können Patienten Empfindungen in gegenseitige Abschnitte des Körpers lokalisieren. In beiden Fällen sind die Antworten aber nicht auf die jeweilige Region begrenzt, sondern die Gyri sind so eng miteinander verbunden, dass man von „*sensomotorischem Kortex*" spricht.

Die somatotopische Ordnung der primären Rindenfelder darf man sich nicht so vorstellen, dass nur Neurone der Region, in der elektrische Reizung Bewegungen in einem bestimmten Körperabschnitt auslöst, die Willkürmotorik dieses Körperteiles steuern. Es ist vielmehr davon auszugehen, dass diese Neurone mit einer räumlich ausgedehnten Zellgruppe durch synchronisierende Netzwerke zur Ausführung der jeweiligen Bewegungen zusammengeschlossen werden. Eine einzelnes Neuron kann an einer Vielzahl von Bewegungsabläufen beteiligt sein.

Genauere Vorstellungen liefert das Konzept vom **Populationsvektor**, der beschreibt, wie eine Gruppe richtungsspezifisch entladender Neurone durch ihre kooperative Tätigkeit die Bewegungsrichtung in einem Gelenk festlegt. Ein jedes Neuron in der gemeinsam tätigen Population hat eine bevorzugte Bewegungsrichtung, bei der es mit maximaler Frequenz Aktionspotentiale aussendet. An einer Bewegung beliebiger Richtung beteiligt es sich mit mehr oder weniger Entladungen. Mit zunehmender Entladungsfrequenz nimmt das einzelne Neuron mehr Einfluss auf die Bewegungsrichtung. Die aktuelle Bewegungsrichtung spiegelt die Summe der Gewichte der einzelnen Neurone, die jedes für sich eine bestimmte Bewegungsrichtung beisteuert. Nach diesem Konzept ist an jeder Bewegung ein Ensemble von Neuronen beteiligt, in dem ähnlich einem Chor, der Ausfall einer einzelnen Stimme den Gesamteindruck nicht beeinträchtigt.

Frontal zur primär motorischen Hirnrinde finden sich weitere motorische Areale, unter denen insbesondere das teilweise an der Mantelkante gelegene supplementär motorische Feld zu nennen ist. Charakteristisch für **Läsionen im prämotorischen Kortex** ist eine **Apraxie** genannte Symptomatik, die da-

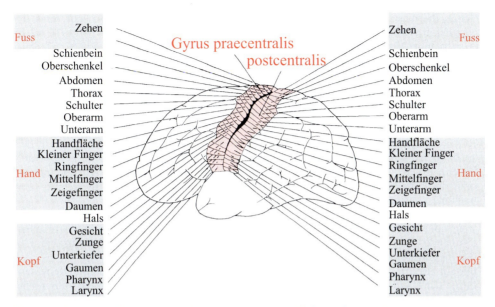

Abb. 14.14: Motorische Repräsentation im Gyrus praecentralis (links) und sensible Repräsentation im Gyrus postcentralis (rechts) des Menschen. Man beachte die großen Areale für Hand- und Sprachmuskulatur im Vergleich zu den kleinen Arealen der übrigen Skelettmuskulatur.

durch ausgezeichnet ist, dass betroffene Patienten eine zielgerichtete Motorik, die mehrere Bewegungsschritte in definierter Reihenfolge erfordert, nicht erbringen können, obwohl sie durchaus in der Lage sind, alle einzelnen Bewegungskomponenten auszuführen. Auch nach parietal sich erstreckende „sensible Assoziationsfelder" weisen enge funktionelle Verknüpfungen mit den die Willkürmotorik steuernden motorischen Arealen auf und tragen daher zur zentralen Steuerung der Motorik bei.

Die weite Ausdehnung der an der Willkürmotorik beteiligten Hirnstrukturen wird bei funktionellen bildgebenden Verfahren, aber auch an einem klinisch-elektrophysiologischen Korrelat, dem **Bereitschaftspotential**, deutlich. Mit vergleichbarer Technik, wie sie bei der Registrierung der evozierten Potentiale mittels EEG-Elektroden angewandt wird, lässt sich bilateral eine Negativität über dem gesamten fronto-parietalen Kortex bei wiederholter Beugung im Gelenk eines einzelnen Fingers ableiten, die bereits 0,8 Sekunden vor der eigentlichen Bewegung einsetzt. Lediglich in den letzten 0,1 Sekunden vor der Bewegung tritt eine Positivität umschrieben über dem kontralateralen präzentralen Kortex auf, die die Aktivitätszunahme im Gyrus praecentralis unmittelbar vor der Bewegung anzeigt. Die elektrischen Ereignisse sind so zu verstehen, dass in einem Zeitraum von fast einer Sekunde vor einer Willkürmotorik Planung und Programmierung der Bewegung in ausgedehnten Hirnregionen stattfindet, die dann letztendlich über die primär motorische Hirnrinde zur Ausführung gebracht wird.

Es wäre wiederum eine unzulässige Vereinfachung, die Rolle der primär motorischen Hirnrinde auf Willkürmotorik einzuengen. Die primär motorische Hirnrinde stellt gleichzeitig das Brückenglied zur Stützmotorik dar, ohne die Willkürmotorik nicht realisierbar ist. Der Verknüpfung Stütz- und Willkürmotorik dienen die bereits erwähnten **transkortikalen Reflexe**. Den afferenten Schenkel des Reflexes bilden die aufsteigenden Hinterstrangbahnen, die die Hirnrinde über den Thalamus erreichen. Efferent werden die Motoneurone von der Hirnrinde über die direkte und die indirekte kortikospinale Bahn beeinflusst. In diesem Reflexbogen werden propriozeptive und somästhetische Signale aus den Muskeln, dem Gelenk- und Hautabschnitt in die kortikale Region geleitet, die diese Muskeln steuert und bei deren Kontraktion in eben dem Gelenk- und Hautabschnitt Verformungen auftreten, aus denen die propriozeptiven und somästhetischen Signale stammen. Die Einheit von Sensomotorik wird hier noch einmal in eindrucksvoller Weise verdeutlicht, und über die Hirnrinde vermittelte Motorik erleben wir in bestimmtem Kontext sogar als Sensorik, z.B. beim Ertasten von Gegenständen und Erfühlen von Oberflächen.

Reflexe werden den Erfordernissen des motorischen Gesamtprogrammes angepasst. Beispiele für Einflüsse absteigender Bahnen auf spinale Reflexe sind die Bahnung des Patellarsehnenreflexes und des Achillessehnenreflexes durch den Jendrassik'schen Handgriff oder die Reflexsteigerung im Rahmen der Spastik bei inkomplettem Querschnitt bzw. nach der Phase des spinalen Schockes.

Gesteigerte Reflexe finden sich auch im Rahmen der Spastik infolge Unterbrechung absteigender Bahnen im Bereich der Capsula interna. Zerstörung der primär-motorischen Hirnrinde führt dagegen zu einer schlaffen Lähmung distaler Extremitätenmuskeln, z.B. den Fingermuskeln.

Die Somatotopie der motorischen Hirnrinde weist eine besonders ausgedehnte Repräsentation der Hände und Finger sowie der für das Sprechen wichtigen Muskeln im Bereiche des Mundes, Rachens und Schlundes auf. Somatotopie schließt nicht aus, dass eine einzelne Pyramidenbahnzelle an einer Vielzahl von Bewegungen auch unterschiedlicher Extremitätenbereiche beteiligt ist. Bewegungsrichtung wird z.B. durch ein Ensemble von Neuronen festgelegt, wobei der Populationsvektor des Ensembles der Bewegungsrichtung entspricht.

Bereits ca. eine Sekunde vor Willkürbewegungen kommt es zu Aktivitätsänderungen in motorischen kortikalen und subkortikalen Hirnregionen. Diese Aktivitätsänderung lässt sich durch Computer-gestützte elektroenzephalographische Messung als Bereitschaftspotential über weiten Bereichen der Hirnrinde erfassen.

14.3 Basalganglien und Kleinhirn

 Erkrankungen der Basalganglien oder des Kleinhirnes sind von **charakteristischen Bewegungsstörungen** ohne Lähmung oder Anzeichen einer Spastizität gekennzeichnet. Bei Erkrankungen der Basalganglien stehen Bewegungsarmut, **Akinesen**, oder ein Überschuss an Bewegungen, **Hyperkinesen**, im Vordergrund. Erkrankungen des Kleinhirns führen zu **Koordinationsstörungen**. Basalganglien und Kleinhirnhemisphären weisen Gemeinsamkeiten auf: Es handelt sich bei ihnen nicht eigentlich um Strukturen, die unmittelbar und ausschließlich der Motorik dienen. Beide erhalten wesentliche Zuflüsse von ausgedehnten Teilen der Hirnrinde und beide beeinflussen über den Thalamus bevorzugt, aber nicht nur die motorische Hirnrinde. Die Neurone des Ausganges der Basalganglien (Neurone im Pallidum internum und der Pars reticulata der Substantia nigra) sind hemmend, die Ausgangsneurone des Kleinhirns (z.B. Neurone des Nucleus dentatus) erregend.

Basalganglien

Die anatomische Bezeichnung „Basalganglien" ist sicher unglücklich, noch unbrauchbarer aber die ältere Bezeichnung „extrapyramidales System", die weder anatomischen noch funktionellen Gesichtspunkten gerecht wird und nicht einmal das Kleinhirn ausschließt. Wir müssen uns daher auf eine, ausschließlich funktionelle Gesichtspunkte berücksichtigende, Definition festlegen. Zu den Basalganglien zählen wir Ansammlungen von Nervenzellen in folgenden Kerngebieten: **Nucleus caudatus** und **Putamen** in der Tiefe der Großhirnhemisphären (auch **Corpus striatum** genannt), die eigentlich funktionell ein Kerngebiet darstellen und nur durch die innere Kapsel in zwei Bereiche getrennt werden; **Pallidum** mit äußerem und innerem Glied; **Nucleus subthalamicus** im Zwischenhirn und die **Substantia nigra** im Mittelhirn. Die Beschränkung rechtfertigt sich daraus, dass alle diese Kerne miteinander in reziproken Schleifen verknüpft sind, sich gegenseitig beeinflussen und als gesamtes System ein subkortikales Bindeglied sind, das prämotorische, frontale und parietale Hirnrindenabschnitte zurück über den Thalamus mit der motorischen Hirnrinde und benachbarten Rindenabschnitten verknüpft. Es ist unmöglich, den Basalganglien eine simple Funktion zuzuweisen. Für sie treffen die Kriterien sonstiger motorischer Regionen nicht zu, dass elektrische Reizungen oder Läsionen einfache motorische Konsequenzen nach sich ziehen. Es folgen bestenfalls komplexe Verhaltensänderungen. Ableitungen von Einzelzellen bei Bewegungen zeigen, dass Zellen in diesen Kernen ihr Entladungsmuster bis zu einer Sekunde vor Ausführung der eigentlichen Bewegung ändern. Es ist nicht einmal davon auszugehen, dass die Basalganglien nur an motorischen Hirnleistungen beteiligt sind.

Erste Rückschlüsse auf funktionelle Aufgaben lassen sich aus pathophysiologischen Prozessen ziehen, an denen die Basalganglien beteiligt sind. Das unter den Erkrankungen mit Beteiligung der Basalganglien am besten bekannte Krankheitsbild ist der Morbus Parkinson. Bestimmte Symptome, die unten näher erklärt werden, kann man bestimmten Anteilen der Basalganglien zuordnen. So stehen Krankheitsbilder, bei denen eine *Hypokinese* zu beobachten ist, mit der *S. nigra* in Verbindung, vom *N. subthalamicus* kann ein kontralateraler *Hemiballismus* ausgehen, *Athetosen und Dystonien* verweisen auf *Caudatum und Putamen*. Hypokinesen treten in der Regel zusammen mit einer erhöhten Muskelspannung, einer *Muskelhypertonie*, auf; die als *Hyperkinesen* zusammengefassten Symptome Hemiballismus, Dystonie und Athetosen kombinieren sich mit einer *Muskelhypotonie*.

Charakteristische Funktionsstörungen

Parkinson-Syndrom

Für das **Parkinson**[19]**-Syndrom** sind Symptome besonders kennzeichnend, die als *Parkinsonsche Trias* zusammengefasst werden: *Rigor*[20], *Tremor* und *Akinese* (vgl. Tab. 14.5, S. 404).

Mit **Rigor** bezeichnet man einen erhöhten Tonus der Skelettmuskulatur. Bei passiver Beugung und Streckung der Arme spürt der Untersucher einen gleichmäßigen „teigigen" Widerstand mit plötzlichem Nachgeben, „Zahnradphänomen" genannt. Eine Disinhibition transkortikaler Reflexe könnte der erhöhten Muskelspannung zugrunde liegen.

Als **Tremor** bezeichnet man ein grobschlägiges Zittern der Extremitäten infolge rhythmischer Innervation von Agonisten und Antagonisten, das beim wachen Patienten in Ruhe langsam („*Ruhetremor*", 3–6 Hz) abläuft.

Eine schleichend einsetzende „**Akinese**" (hochgradige Bewegungsarmut bis Bewegungslosigkeit) ist für eine beginnende Parkinsonsche Erkrankung sehr charakteristisch. Die unbewussten *Mitbewegungen* z.B. der Hände beim Gehen verschwinden, die Bewegungen insgesamt werden kleiner. Manchmal können die immer kleiner werdende Schrift oder die kleiner werdenden mimischen Bewegungen, die zu Starre des Gesichtsausdruckes führen, als erste Symptome auffallen. Schließlich beeindrucken eine „tonlose" Sprache, eine gebeugte Körperhaltung, ein kleinschrittiger „schlurfender" Gang mit der Unfähigkeit, schnell loszugehen, schnell zu bremsen oder sich schnell umzudrehen. Bemerkenswert, aber überhaupt nicht verstanden, ist die Beobachtung, dass eine drohende Gefahr dazu führen kann, dass schwerstbehinderte Patienten ausnahmsweise ihre Akinese überwinden und, obwohl sonst bettlägerig, aus einem Gefahrenbereich fortlaufen können.

Ursächlich für diese Symptomatik ist das Absterben von Zellen in der Pars compacta der *Substantia nigra*, die **Dopamin** synthetisieren, speichern

---

19 James P. Parkinson (1755–1824), englischer Arzt, Erstbeschreibung der Symptomatik.
20 rigor lat. = Starre.

Tab. 14.5: Schematische Darstellung von Symptomen, Lokalisation von Strukturveränderungen und therapeutischen Ansätzen bei Parkinson, Chorea Huntington, Ballismus, Athetosen sowie bei „Kleinhirnsymptomatik"

Bezeichnung:	Parkinson	Chorea	Ballismus	Athetosen	Kleinhirnsymptomatik
Symptome:	Akinese, Muskelhypertonus, (Rigor), Ruhetremor, Mimische Starre	Muskelhypotonus, Hyperkinese	Schleuderbewegungen	langsame Bewegungen	Muskelhypotonus, Nystagmus, Ataxie, (Asynergie), Dysmetrie, Dysdiadochokinese, Skandierende Sprache, Intentionstremor
Lokalisation:	Substantia nigra	Striatum, Hippocampus, Cortex	Nucleus subthalamicus	Striatum, Pallidum, (Thalamus)	Cerebellum
Spezielle Therapie:	L-Dopa	Dopaminantagonisten (z.B. Haloperidol)			

und freisetzen. Sie innervieren Neurone im Caudato-Putamen, daher resultiert aus ihrem Absterben ein **Dopaminverlust** in dieser Region. Die Auffassung, dass es sich hier um eine Dopaminmangelkrankheit handelt, führte dazu, dass etwa seit 1970 Parkinson-Patienten erfolgreich mit *L-Dopa* (vgl. Abb. 3.18, S. 109) zur Substitution für fehlendes Dopamin behandelt werden. Dopamin selbst ist für diese Therapie ungeeignet, weil es im Gegensatz zu L-Dopa die Bluthirnschranke (vgl. S. 114) nicht passieren kann. L-Dopa wird nach Passage der Bluthirnschranke intraneuronal aufgenommen und zu Dopamin decarboxyliert.

Hyperkinesen

Als **Ballismus**[21] bezeichnet man spontane Schleuderbewegungen der Extremitäten und Drehbewegungen um die eigene Achse, die zum Hinstürzen führen können. Sie werden auf Schädigungen des Nucleus subthalamicus zurückgeführt. (Bei einseitigem Befall spricht man von Hemiballismus.)

Athetosen heißen Bewegungsstörungen, welche durch unwillkürliche, langsame, „geschraubte" bzw. „wurmförmige" Streck-, Beuge- und Spreizbewegungen vor allem der Hände oder der Füße auffallen. Sie resultieren nicht nur aus Schädigungen im Bereich

---

[21] ballein gr. = werfen („Ball")

des Caudato-Putamen-Komplexes und des Pallidums (sowie des Thalamus), sondern auch aus Überdosierung von L-Dopa bei der Behandlung der Parkinson-Krankheit. In chronifizierter Form werden solche Drehbewegungen zu **Dystonien**; ein typisches Beispiel ist der chronische *Schiefhals*, bei dem der Kopf infolge Daueranspannung eines Musculus sterno-cleido-mastoideus geneigt und gedreht gehalten wird.

Die genannten Symptome findet man in wechselnder Ausprägung auch bei der seltenen **Chorea**[22] **Huntington**[23], einer Erkrankung mit autosomaldominantem Erbgang, für die der Genlokus aufgeklärt ist. Bei der Chorea Huntington, einer zu den Systemdegenerationen zu zählenden Krankheiten, sterben nicht nur *Neurone in Caudatum und Putamen* ab, im Verlauf der Erkrankung degeneriert *auch* die *Hirnrinde*, so dass in den Spätstadien eine hochgradige Demenz besteht. Zur Parkinson-Erkrankung (mit Hypokinese und muskulärer Hypertonie) verhält sich die Chorea Huntington (mit Hyperkinese und muskulärer

---

[22] Veitstanz (= Chorea) nach dem um 313 in Sizilien gestorbenen Märtyrer Vitus, welcher als Nothelfer und Patron der vom Veitstanz Betroffenen sowie der bettnässenden Kinder besonders im Mittelalter verehrt wurde (Prager „Veits"-Dom).

[23] George Sumner Huntington (1851–1916), amerikanischer Neurologe.

Hypotonie) in mancher Hinsicht spiegelbildlich. An Dopamin besteht kein Mangel, Medikation von L-Dopa kann selbst Hyperkinesen auslösen. Die *Hyperkinesen* werden vielmehr *mit Dopaminantagonisten* (z.B. Haloperidol) *gedämpft*. Offenbar fallen bei der Chorea Huntington hemmende Strukturen aus, welche GABA (γ-Aminobuttersäure, vgl. S. 343 f.) als Übertragerstoff benutzen. Der manchmal nahezu antagonistisch anmutende Unterschied der Systeme wird auch in einem neuen therapeutischen Ansatz in der Behandlung des Morbus Parkinson deutlich. Über chronisch implantierte Elektroden mit Positionierung ihrer abisolierten Spitzen in die Nuclei subthalamici lässt sich mittels hochfrequenter elektrischer Reizung eine dramatische, anhaltende Besserung insbesondere der Akinese erzielen. Der Reizeffekt ist in seinem pathophysiologischen Zusammenhang völlig unverstanden.

In Tierversuchen ist es gelungen, die Übertragersubstanzen bestimmter Verbindungen innerhalb der Basalganglien zu bestimmen. Nachdem **Dopamin** im Caudato-Putamen-Komplex der Ratte entdeckt worden war, wurde sehr rasch erkannt, dass Dopaminmangel ursächlich zu den Symptomen der Parkinson-Krankheit führt. Die Ausgangsneurone des Basalgangliensystems, die im inneren Glied des Pallidums und in der Pars reticulata der Substantia nigra liegen, benutzen **GABA** als Übertragerstoff und haben damit hemmende Wirkungen. Die Eingänge, die im wesentlichen, aber nicht nur aus der Hirnrinde kommen, benutzen **Glutamat** als Übertragerstoff und haben erregende Wirkungen. Innerhalb des Basalgangliensystems gibt es aber eine Anzahl von Modulatoren, die in Subpopulationen von Neuronen vorkommen und komplexe Wirkungen entfalten. Dazu gehören, neben Dopamin, das **Acetylcholin** und **Neuropeptide** (Substanz P, Endorphine, Endocannabinoide etc.). Vor der Einführung des L-Dopa wurden Parkinson-Kranke mit hohen Dosen des muskarinischen Acetylcholinantagonisten Atropin behandelt. Neurone, die Acetylcholin bilden und freisetzen, finden sich im Caudato-Putamenkomplex. Funktionell ist Dopamin am besten charakterisiert, ohne dass es schon ein vollständiges Bild gäbe. Entleerung der *intrazellulären Dopaminspeicher* in den Basalganglien führt bei Ratten zu kompletter Bewegungslosigkeit mit Steife. Pharmakologische Stimulation der *Dopaminrezeptoren* bewirkt Stereotypien wie Schnüffeln, Fellecken, Kratzen und, bei einseitiger Stimulation, beständigem Laufen im Kreise. Dopaminrezeptoren sind im Gegensatz zu klassischen Rezeptoren keine Kanäle, sie sind an GTP-bindende Membranproteine gekoppelt. Die Rezeptoren bewirken ein abgestimmtes Repertoire an funktionellen Prozessen, die Veränderungen im gesamtem lokalen neuronalen Netzwerk im Sinne von Aktivitätszu- oder -abnahmen nach sich ziehen. Auch die Freisetzung von Dopamin unterscheidet sich von klassischen Übertragerstoffen. Sie erfolgt nicht nur an Synapsen in Caudatum und Putamen, sondern Dopamin wird von perlschnurartig aneinandergereihten Varikositäten der Axone in Caudatum und Putamen und sogar auch von den Dendriten der dopaminergen Neurone in der Substantia nigra selbst freigesetzt. Im Gegensatz zu der Punkt zu Punkt Übertragung, wie sie z.B. zwischen Ia-Fasern und Motoneuronen stattfindet, erfolgt eine Interaktion dopaminerger Neurone mit ihren Zielneuronen diffus, man spricht von *Volumentransmission*. Dopamin kann daher als ein *Neurohormon* angesehen werden. Nur so ist zu verstehen, dass Folgen eines Dopaminmangels durch *Substitution* wie bei einem Hormon oder durch *Transplantation* Dopamin-produzierender Neurone in den Caudato-Putamenkomplex, also gewissermaßen in die „falsche Stelle", gemildert werden können.

Kleinhirn

Allgemein

Entsprechend der Bedeutung der Motorik für das Überleben des Individuums hat die Natur ein zweites Gehirn für Motorik entwickelt: das Kleinhirn. Das Kleinhirn enthält mehr Nervenzellen als das Großhirn. Informationen aus praktisch allen Teilen des Zentralnervensystems laufen im Kleinhirn zusammen. Sie erreichen dort subkortikale Ansammlungen von Nervenzellen, die Kleinhirnkerne, die Signale wieder an die Hirnrinde, den Hirnstamm und das Rückenmark zurückgeben. Die gleichen Signale erreichen auch die in allen Teilen funktionell einheitlich organisierte Kleinhirnrinde und werden dort im lokalen Netzwerk verarbeitet. Das Ergebnis drückt sich in der Aktivität der Purkinjezellen aus, die die Signalweiterleitung durch die Nervenzellen der Kleinhirnkerne verändern. Das Spektrum der Veränderung reicht dabei von völliger Unterdrückung der Signalweitergabe bis zur uneingeschränkten Zulassung der Weitergabe. Störungen der funktionellen Ordnung des Kleinhirnes durch krankhafte Prozesse zeigen sich in Beeinträchtigung der Koordination, Ataxie genannt. Die spezifische Ausprägung dieser Ataxie hängt von den funktionell-anatomischen Verbindungen der Kerne ab.

Funktionsstörungen

Charakteristische Veränderungen der Motorik, die sich auf eine Koordinationstörung, **Ataxie**[24] genannt, zurückführen lassen, begleiten Erkrankungen des Kleinhirns. Die Ataxie behindert insbesondere solche Bewegungen, die eine rasch wechselnde, präzise Einbeziehung funktionell antagonistischer Muskelgruppen erfordern. Die Funktionsstörungen geben erste Hinweise auf den Einfluss, den das Kleinhirn auf Bewegungsabläufe nimmt. Sie erklären sich überwiegend aus den anatomischen Verbindungen der **Kleinhirnkerne**. Entsprechend einer entwicklungsgeschichtlichen, anatomischen und funktionellen Dreiteilung des Kleinhirnes finden wir drei Kerngruppen: die Nuclei fastigii und vestibularis, die Nuclei globosus und emboliformis, den Nucleus dentatus. Für diese Kerngruppen jeweils charakteristische Störungen lassen sich bei Menschenaffen durch Unterkühlung reversibel auslösen. Die Funktionsstörungen, die diesen Teilen zugeordnet werden, sind im klinischen Alltag in dieser scharfen Trennung in der Regel aber nicht zu beobachten.

Die Nuclei fastigii und vestibularis stehen unter dem Einfluss des Teiles der Kleinhirnrinde, der funktionell als „**Vestibulo-cerebellum**" bezeichnet wird und anatomisch dem Flocculus, Nodulus und Teilen des Vermis entspricht. Informationen über Kopf-, Augen- und Körperstellung aus Neuronen im Hirnstamm, die propriozeptive Einflüsse aus dem Rückenmark und dem Gleichgewichtsorgan zuleiten, werden in diesem Teil des Cerebellums verarbeitet und an die Vestibularkerne sowie das Rückenmark zurückgegeben. Störungen in diesem Kleinhirnbereich können zur Unfähigkeit führen, im Stehen oder Gehen das Gleichgewicht zu halten und aufrecht zu stehen oder zu sitzen. Diagnostisch bedeutsam, diese Störungen können im Gegensatz zu anderen Störungen des Gleichgewichts visuell nicht kompensiert werden. Zu diesen Symptomen kann ein Spontannystagmus hinzutreten.

Das „**Spino-cerebellum**", anatomisch teilweise dem Vorderlappen, teilweise einer Intermediärzone (pars intermedia) zwischen Vermis und Kleinhirn-Hemisphären zugeordnet, kontrolliert die Nuclei globosus und emboliformis. In deren Neuronen vereinigen sich Informationszuflüsse aus der Skelettmuskulatur über aufsteigende Rückenmarksbahnen einerseits und absteigende Fasern der Großhirnrinde andererseits. Die Rückgabe der Signale erfolgt zu einem guten Teil über Neurone im Nucleus ruber des Mittelhirns zu den Regionen, aus denen die Informationen stammten. Entsprechend der Vermutung, dass diese Kerne insbesondere auf Stellreflexe Einfluss nehmen, die Grundlage der Stützmotorik sind, wird ein Verlust an dem für die aufrechte Haltung überaus wichtigen Muskeltonus (**Hypotonie**) auf Störungen in diesem Kleinhirnteil zurückgeführt. Außerdem sind dergleichen Störungen oft mit einem charakteristischen **Intentionstremor** verbunden. Unter Intentionstremor versteht man ein grobschlägiges Zittern der Extremitäten, welches sich während der Bewegung (gegenüber Ruhe) verstärkt. Füße und Hände können bei gezielten Bewegungen so stark „ausfahren", dass der Patient z.B. bei der Aufforderung, mit seinem Zeigefinger seine eigene Nase zu zeigen, schließlich an der Nase vorbei wakkelt. Das Zittern selbst erfolgt mit 2–3 Bewegungen pro Sekunde und wächst im Verlauf z.B. des Finger-Nase-Versuchs an.

Ausschließlich kortikale Verbindungen besitzt der mächtigste Teil des Kleinhirnes, der Nucleus dentatus mit seinem „**Cerebrocerebellum**", den Kleinhirnhemisphären. Jedoch steht er über Neuronengruppen in der Pons des Hirnstammes ausschließlich mit der Großhirnrinde in Verbindung. Schwerpunkt der efferenten Kontrolle durch diesen Teil des Kleinhirnes ist die motorische Hirnrinde. Zusätzlich zu oben bereits angeführten Symptomen des „Spino-cerebellums" werden eine Verlängerung von Reaktionszeiten für motorische Antworten, die Unfähigkeit, Bewegungsabläufe rasch und reibungslos zu wechseln sowie sie den Erfordernissen exakt angepasst durchzuführen („**Dysmetrie**"[25]), mit Erkrankungen des „Cerebro-cerebellums" in Verbindung gebracht. Solche Störungen manifestieren sich bei raschen und komplexen Bewegungsabläufen, wie sie auch erforderlich sind, dass wir flüssig sprechen. Erfahrene Untersucher „hören" des-

---

24 ataxia gr. = Unordnung, Zuchtlosigkeit, Insubordination.

25 metron gr. = Maß.

halb schon Kleinhirnerkrankungen. Ein weiteres, typisches Symptom dieser Art ist die **Störung der Diadochokinese**[26] oder der rhythmisch geordneten „Nachfolge" rascher Kontraktionen von Agonisten und Antagonisten, als **Dysdiadochokinese** bezeichnet. Die Patienten haben die Fähigkeit verloren, z.B. schnell im Wechsel ihre Handflächen nach oben und unten zu drehen. Ein deutlicher funktioneller Unterschied zwischen „Cerebro-cerebellum" und „Spino-cerebellum" zeigen Ableitungen mit Mikroelektroden von Neuronen ihrer jeweiligen Kerne bei Bewegungen wacher Affen. Die Neurone der Nuclei globosus und emboliformis entladen überwiegend während, die des Nucleus dentatus vor der Bewegung der Extremitäten der gleichen Seite. Das unterstützt die oft geäußerte Auffassung, dass das „Spino-cerebellum" Bewegungen „kontrolliere", das „Cerebro-cerebellum" sie aber „plane".

Funktionelle Organisation

Das funktionelle Organisationsprinzip des Kleinhirns ist im Grunde einfach: Die zum Kleinhirn aus anderen Hirnteilen ziehenden „afferenten" Fasern aktivieren Neurone in den Kernen, erreichen aber auch die **Kleinhirnrinde** (Abb. 14.15). Jedem Kern ist ein umschriebener Abschnitt der Rinde übergeordnet. Die den Neuronen der Kerne zugeleiteten Signale werden, entsprechend den „efferenten" Verbindungen dieser Neurone, an die Zielstrukturen weitergegeben. Zeitstruktur und Stärke dieser Weitergabe stehen unter direkter Kontrolle der Kleinhirnrinde.

---

26 diadochos gr. = Nachfolger, Erbe (am berühmtesten die Feldherren Alexander d. Gr., die sich nach seinem Tode 323 v. Chr. sein Weltreich teilten, was zu nahezu 40jährigen „Diadochen-Kämpfen" führte.

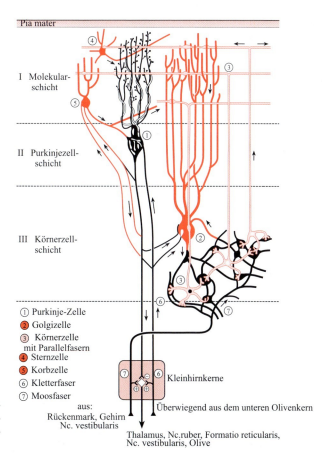

Abb. 14.15: Schematische Darstellung der Kleinhirnrinde (nach unterschiedlichen Literaturangaben gezeichnet).

Zu den ersten Abschnitten des Gehirns, die mit elektrophysiologischen Techniken systematisch analysiert wurden, gehört die Kleinhirnrinde. Gefördert wurde diese Analyse durch den in allen Teilen zytoarchitektonisch gleichen Aufbau der Rinde, die nur fünf, immer in gleicher Weise miteinander verschaltete Zelltypen aufweist. Der hervorstechende Zelltyp ist die **Purkinjezelle**[27] mit ihren charakteristischen, transversal zur Achse der Kleinhirnwindungen angeordneten Dendriten[28]. Es sind ausschließlich die Axone dieser Zellen, über die in der Kleinhirnrinde erarbeitete Signale die Kleinhirnrinde verlassen. Unter Freisetzung des hemmenden Überträgerstoffes GABA kontrollieren die Axone vieler Purkinjezellen die Aktivität eines einzelnen Neurons in den Kleinhirnkernen. Außer den glutamatergen **Körnerzellen**, die von Axonen, Moosfasern genannt, aus dem Rückenmark, den Vestibularkernen und den pontinen Kernen erregt werden und selbst Ursprungszellen der erregenden **Parallelfasern** sind, sind alle Zellen der Kleinhirnrinde (**Golgi Zellen, Korbzellen und Sternzellen**) hemmend. Aus der Wechselwirkung dieser Zellen resultiert ein präzises räumlich-zeitliches Signalmuster, das letztendlich die Purkinjezellen steuert. Da die Parallelfasern senkrecht auf die flachen Dendritenbäume der Purkinjezellen treffen, bildet eine Parallelfaser jeweils eine Synapse mit einer Purkinjezelle, eine Körnerzelle erregt also viele Purkinjezellen. Das EPSP einer Synapse bringt aber eine Purkinjezelle nicht zur Entladung, hierzu ist die Summation der Wirkung vieler Parallelfasern erforderlich. Dagegen bilden die aus der unteren Olive stammenden erregenden **Kletterfasern** Synapsen nur mit wenigen Purkinjezellen, aber sehr viele Synapsen mit einer einzelnen Purkinjezelle. Ein Aktionspotential in einer Kletterfaser löst daher immer eine so starke synaptische Depolarisation aus, dass mehrere Aktionspotentiale in der Purkinjezelle entstehen. Die Aktivierung der hemmenden Neurone führt zu Vorwärtshemmung der Purkinjezellen und Rückwärtshemmung des Körnerzelleinganges. Die neben den erregten Purkinjezellen liegenden Purkinjezellen werden gehemmt, so dass es zu einer Kontrastverschärfung der Erregungsausbreitung kommt. Als Ergebnis hemmen viele Purkinjezellen Kernneurone, die wiederum große Muskelgruppen koordiniert beeinflussen können.

Motorisches Lernen

Dank der zentralnervösen Steuerung sind wir Menschen in der Lage, in unserem Leben eine Vielzahl von Präzisionsbewegungen auszuführen, die jedoch erlernt werden müssen. Bei der Suche nach Hirnstrukturen, die an motorischem Lernen beteiligt sind, stand das Kleinhirn immer wieder an oberster Stelle. Hierfür ist nicht nur der Verlust normalerweise mühelos zu Verfügung stehender erworbener Leistungen bei Kleinhirnerkrankungen verantwortlich, sondern auch Beobachtungen, die zelluläre Signalverarbeitung betreffen. Die unterschiedliche Stärke, mit der Parallel- und Kletterfasern (s.o.) Purkinjezellen erregen, erlaubt, den unterschiedlichen Einfluss der beiden Eingänge an der Spontanaktivität der Purkinjezellen zu erkennen. Dies führte zu der Beobachtung, dass Parallelfasern ständig, Kletterfasern aber eher selten das Geschehen in Purkinjezellen beeinflussen. Die Kletterfasern werden vornehmlich beim Auftreten neuer Aspekte im Verhaltensablauf aktiv. Sie sind zwar selten tätig, hinterlassen mit ihrer Tätigkeit aber nachhaltige Spuren. Sie dämpfen – durch den in der Synapsenphysiologie erklärten Prozess der **Langzeitdepression** – die Übertragungsstärke an den Parallelfasersynapsen. Man kann es so ausdrücken: Der Kletterfasereingang passt den Parallelfasereingang an jeweils neue Bedingungen an.

Sicherlich ist das Kleinhirn ein wesentliches Organ für Planung und Kontrolle der Motorik. Bedenkt man aber die eigentlich untrennbare Verknüpfung von Sensorik und

---

27 Johannes Evangelista Purkinje (1787–1869), seit 1823 durch Vermittlung Goethes und Alexander von Humboldts (gegen den Willen der dortigen Fakultät) Professor für Physiologie und Pathologie in Breslau, errichtet dort 1839 eines der ersten deutschen Physiologischen Institute (erstes in Freiburg 1821). Er beschäftigte sich u.a. mit subjektiver Optik, wodurch ist auch das Interesse Goethes erregte (Purkinje-Phänomen, vgl. S. 458), mit dem Erregungsleitungssystem des Herzens (Purkinjefasern, vgl. S. 55), entdeckte die Purkinjezellen im Kleinhirn. Er muss als einer der ersten Physiologen eine große Experimentalvorlesung gelesen haben, auch der Begriff des „Protoplasmas" stammt von ihm.

28 dendron gr. = Baum, (vgl. Abb. 11.4, S. 321).

Motorik, ist seine Beteiligung an kognitiven Prozessen nicht auszuschließen. Zudem ist die gesamte Körperoberfläche auf der Kleinhirnoberfläche in somatotopischer[29] Ordnung durch Kleinhirnafferenzen repräsentiert. Präzise Ordnung der Netzwerke in der Rinde ist eine unabdingbare Voraussetzung für ungestörte Kleinhirnfunktion. Wird die Ausbildung dieser Ordnung durch Mutationen gestört, bei denen sich der Gendefekt auf die fehlerhafte Kodierung einer einzelnen Aminosäure, z.B. eines Kanalproteines beschränken kann, kommt es zur Ataxie. Immer gleiche kortikale Netzwerke steuern so unterschiedliche Prozesse wie die Anpassung von Reflexen an wechselnde Anforderungen, wofür sowohl die Anpassung des vestibulo-okulären Reflexes an im Leben immer wieder eintretende Änderungen des Sehwinkels ein Beispiel bietet, als auch die Planung und Steuerung von Präzisionsbewegungen. Nicht die Signalverarbeitung im lokalen kortikalen Netzwerk, sondern seine Verknüpfung über die Kleinhirnkerne mit jeweils anderen Hirnregionen machen die Spezifität der Leistungen der einzelnen Rindenabschnitte aus.

Thalamus

Die **Thalamus** genannte Kerngruppe wurde in diesem Kapitel wiederholt erwähnt, ist aber nicht eigentlich den motorischen Systemen zuzuordnen. Die kortiko-kortikalen Schleifen mit Einbeziehung der Basalganglien bzw. des Kleinhirnes werden über ventrolaterale Kerngruppen des Thalamus zur Hirnrinde zurückgeführt. Die *beiden Thalami* sammeln zudem in ihrem *ventro-lateralen Bereich* fast alle sensiblen Afferenzen aus der Körperperipherie. Der Thalamus als *Tor zur Hirnrinde* bzw. eine der Hirnrinde vorgelagerte Schaltstelle aller sensorischen Systeme mit Ausnahme des Systems für den Geruchsinn muss daher notwendigerweise bei der Besprechung der Sensomotorik auftauchen. Für den Verlauf der aufsteigenden sensiblen Bahnen müssen wir dennoch auf die Neuroanatomie verweisen, zur Beziehung von Struktur und Funktion des Thalamus sei auf die Tab. 14.6 (nach Zusammenstellungen von G. ten Bruggencate, 1984) sowie Abb. 21.1a und Abb. 21.1b, S. 508 f. hingewiesen.

Tab. 14.6: Gliederung des Thalamus nach räumlicher Anordnung, anatomischer Bezeichnung und funktioneller Zuordnung nach G. ten Bruggencate.

Lokalisation	Anat. Bezeichnung	Funktion
Spezifische Kerngebiete des Thalamus:		
Ventrolateral	Nucleus ventralis anterior (VA) lateralis (VL) Nucleus ventralis posterolateralis (VPL) und posteromedialis (VPM)	Zentrale Kontrolle der Motorik; Afferenzen von Basalganglien und Kleinhirn. Verbindungen mit prämotorischem und motorischem Cortex Sensorische Schaltkerne aufsteigender Bahnen: VPL von Körperperipherie, VPM von Trigeminuskernen (Gesicht)
Posterocaudal	Nucleus geniculatum mediale laterale	Sensorische Schaltstationen: Hörbahn Sehbahn
dorsolateral	Pulvinar u.a.	Beteiligung an integrativen sensomotorischen Prozessen (z.B. Sprachverständnis) in Verbindung mit assoziativem Cortex
Unspezifische (= „generalisierte") Kerngebiete des Thalamus:		
medial	Massa intermedia u.a.	Regulation von Schlaf-Wachzustand, Vigilanz, Aufmerksamkeit, Bewusstsein
intralaminar	Nucleus centrum medianum, Nucleus parafascicularis u.a.	Verbindung zur Formatio reticularis, zum gesamten Kortex und Corpus striatum. (Evtl. „Starterfunktion" für motorisches Verhalten?)
anterior	Nucleus anteroventralis	In Kombination mit limbischem System und frontalem Kortex Regulation des emotionalen Verhaltens

---

[29] somatos gr. = leiblich, topos gr. = der Ort, die Lage

Unter dem Begriff Basalganglien fasst man eine funktionell zusammenhängende Kerngruppe zusammen: Caudatum-Putamenkomplex, Pallidum, Nucleus subthalamicus und Substantia nigra. Die über reziproke Verbindungen verknüpften Kerne sind Teil einer Schleife von der Hirnrinde über die Basalganglien und den Thalamus zurück zur prämotorischen und primär-motorischen Hirnrinde. Ausgangsneurone der Basalganglien sind im inneren Glied des Pallidums und in der Pars reticulata der Substantia nigra gelegene GABAerge Neurone.

Das für den ungestörten Funktionsablauf in den Basalganglien unverzichtbare Dopamin wird von Neuronen der Pars compacta der Substantia nigra gebildet, die zum Caudatum-Putamenkomplex projizieren. Dopamin wird sowohl im Zielgebiet als auch in der Substantia nigra selbst freigesetzt. Dopaminmangel in den Basalganglien führt zum Morbus Parkinson.

Die Kleinhirnhemisphären sind Teil eines ähnlichen kortiko-kortikalen Bindeglieds. Die GABAergen Purkinjezellen der Kleinhirnrinde kontrollieren die Neurone der Kleinhirnkerne. Kerne und Rinde erhalten dieselben afferenten Zuströme.

Die Rinde ist in allen Teilen gleichförmig aus den GABAergen Golgi-, Korb-, Stern- und Purkinjezellen sowie den glutamatergen Körnerzellen aufgebaut. Informationszustrom zur Rinde erfolgt über die von der unteren Olive ausgehenden Kletterfasern und die von den Körnerzellen ausgehenden Parallelfasern. Kletterfasern erregen Purkinjezellen immer überschwellig, Parallelfasern immer unterschwellig.

Die Verschaltung erzeugt ein zeitlich-räumlich streng geordnetes Aktivitätsmuster in der Kleinhirnrinde, in dessen Zentrum gelegene Purkinjezellen sukzessiv mit sagittaler Ausbreitung erregt und die seitlich gelegenen Purkinjezellen gehemmt werden.

Störungen der Abläufe in der Kleinhirnrinde oder den Kleinhirnkernen ziehen Stand- und Gangunsicherheit, überschießende Bewegungen und eine Unfähigkeit zum raschen Wechsel zwischen Agonisten und Antagonisten nach sich.

Schematische Zusammenfassung

Eine schematische Zusammenfassung der wichtigsten Strukturen, welche bei der zentralen Kontrolle der Motorik beteiligt sind, zeigt Abb. 14.16. Die letzte gemeinsame Endstrecke für die zentrale Motorik sind die Motoneurone, denen der spinale Reflexapparat vorgelagert ist. Neben einer Hierarchie motorischer Regionen gibt es auch parallele Wege der Steuerung.

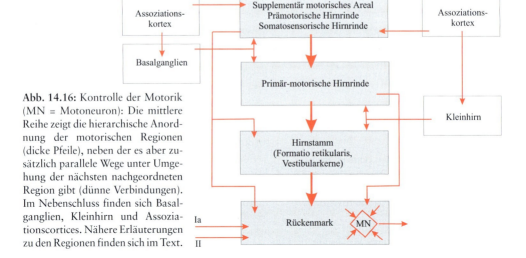

Abb. 14.16: Kontrolle der Motorik (MN = Motoneuron): Die mittlere Reihe zeigt die hierarchische Anordnung der motorischen Regionen (dicke Pfeile), neben der es aber zusätzlich parallele Wege unter Umgehung der nächsten nachgeordneten Region gibt (dünne Verbindungen). Im Nebenschluss finden sich Basalganglien, Kleinhirn und Assoziationscortices. Nähere Erläuterungen zu den Regionen finden sich im Text.

15 Allgemeine Informations- und Sinnesphysiologie

Es überrascht kaum, dass gerade hochbegabte Medizinstudenten auffallend häufig zu Beginn ihres Studiums als Berufsziel Neurologe oder Psychiater angeben. Vermutlich sind sie fasziniert von der Idee, dass unser Nervensystem wie ein Computer funktionieren könnte und die intensive Beschäftigung mit diesem menschlichen Computer eines Tages dahin führen sollte, das Wesen des Menschen zu erfassen. Gewohnt mit großen Zahlen umzugehen, schrecken große Zahlen von beteiligten Nervenzellen diese begabten Studenten nicht davon ab, konsequent materialistisch (entweder mit elektrophysiologischen oder psychophysikalischen Methoden) eine Analyse der „Biomaschine Mensch" für prinzipiell möglich zu halten. Allerdings ist auch diese Idee nicht neu, denn in der Vergangenheit haben immer wieder mechanistische Erklärungsversuche psychologischer Vorgänge mit ganzheitlichen, philosophischen Deutungsversuchen abgewechselt. Eine der bekanntesten ganzheitlichen Deutungen unserer Sinne, speziell unseres Farbensinnes, erfolgte durch Goethe, wobei selbst er die Schwierigkeit einer exakten naturwissenschaftlichen Analyse unterschätzt haben muss. Nur so konnte er wähnen, Newton widerlegt zu haben[1].

Die quantitative Analyse von Sinnesempfindungen begann nur wenig später mit E. H. Weber[2], der zuerst **Unterschiedsschwellen** für eben merkliche Unterschiede in der Empfindungsgröße bestimmte. Bei einem „Grundgewicht" von ca. 100 g (32 Drachmen = 115 g) und einem anderen „Grundgewicht" von fast 1 kg (32 Unzen = 920 g) war die Unterschiedsschwelle in beiden Fällen 1/29 oder 3,4 %. Hieraus wurde von Weber der Satz abgeleitet: *Das Verhältnis der unterscheidbaren Gewichte ist unabhängig von der Größe des Grundgewichtes.*

Bezeichnen wir die *Unterschiedsschwelle* als ΔE, den absoluten *Ausgangsreiz* (entsprechend dem Grundgewicht) mit R und den jeweiligen *Reizzuwachs*, der notwendig ist, um einen Unterschied zu empfinden, als ΔR, so gilt nach Weber:

$$\Delta E = \frac{\Delta R}{R} = konstant$$

Das Prinzip der „Konstanz" dieser relativen Unterschiedsschwelle, der Webersche Quotient $\Delta R/R$, ist allerdings nur für einen Bereich mittlerer Reizstärken, also im mittleren Bereich von statischen Kennlinien zutreffend. Darüberhinaus ist dieser Quotient für die verschiedenen Sinne unterschiedlich. Er variiert etwa von 0,015 bei der Empfindung unterschiedlicher Lichtintensitäten, über den oben erwähnten, von Weber direkt bestimmten Wert für den „Kraftsinn" (zum Abschätzen unterschiedlicher Gewichte) in Höhe von 0,035 bis zu Werten von 0,35 für unterschiedliche Geruchsintensitäten. Allerdings gelten diese Werte nicht für extreme Reizstärken.

Aufbauend auf den Untersuchungen von Weber versuchte der Physiker Fechner[3], einen allgemeinen Zusammenhang zwischen dem Reiz und der absoluten **Empfindungsstärke** (E) zu beschreiben. Das Webersche Gesetz kann als separierbare Differentialgleichung 1. Ordnung und 1. Grades aufgefasst werden, die durch Integration beider Seiten der Gleichung gelöst wird. Die Integration der linken Seite des Weberschen Gesetzes lieferte ihm die absolute Empfindungsstärke E, die Integration der rechten Seite ergab eine logarithmische Beziehung:

$$\int \Delta E = E + k_1$$
$$und \int \frac{\Delta R}{R} = \frac{1}{k_2} \times \ln R$$

---

1 vgl. Wolfgang Jaeger: Goethes Untersuchungen an Farbenblinden, Heidelberger Jahrbücher XXIII, 27–38, Springer, Berlin, Heidelberg, 1979.

2 Ernst Heinrich Weber (1795–1878), Anatom und Physiologe in Leipzig, beschrieb u.a. auch den nach ihm benannten Versuch (vgl. S. 471).

3 Gustav Theodor Fechner (1801–1887), Professor der Physik in Leipzig, Begründer der „Psychophysik", später mehr Philosoph mit eigener Metaphysik.

Durch Umformung der beiden Integrationskonstanten $k_1 + k_2$ zu k und R_0, ergibt sich die Gleichung

$$E = k \times \ln \frac{R}{R_0}$$

die das **Weber-Fechnersche Grundgesetz der Psychophysik** darstellt. Dabei ist k ein konstanter Faktor und R_0 die Schwellenreizstärke. Fechners Beziehung besagt also, dass ein Reiz *(R)* gegenüber einem Schwellenreiz *(R_0)* logarithmisch wachsen muss, um auf einer linearen Empfindungsskala als stärker empfunden zu werden.

Besonders gut entspricht das Weber-Fechnersche Gesetz den Beziehungen zwischen „physikalischem" Schalldruck und psychischer Lautstärkeempfindung. Die logarithmische Belskala erscheint geradezu als Beweis für die Fechnersche Vorhersage (vgl. S. 475), während bei anderen Sinnesempfindungen (z.B. bei Wärmeempfindungen) die Natur weniger gut Logarithmenregeln folgt. Zu Beginn des 20. Jahrhunderts wurde darüber hinaus der gesamte psychophysische Ansatz Fechners durch „ganzheitsphilosophische" Methoden in Frage gestellt, wobei psychische Vorgänge als grundsätzlich nicht messbar dargestellt werden. Auch hier haben sich die Ansichten, nicht zuletzt unter dem Eindruck der unbestreitbaren Fortschritte der Rezeptorphysiologie (vgl. S. 347), wieder gewandelt.

Heute bevorzugt die Psychophysik jedoch die **Stevenssche Potenzfunktion**. Hierbei gilt:

$$E = k\,(R - R_0)^n$$

Der Vorteil dieser Beziehung liegt darin, dass unterschiedliche Abhängigkeiten zwischen Empfindungsgröße (E) und Reizstärke (R) durch unterschiedliche Werte von n beschrieben werden können. Trägt man in einem Diagramm auf der Ordinate die Empfindung und auf der Abszisse die Reizstärke jeweils in linearen Einheiten auf, so erhält man bei Werten für $n < 1$ eine Kurve, die zur Abszisse hin gebogen ist, während bei Werten $n > 1$ die Kurve zur Ordinate hin gebogen ist (vgl. Abb. 15.1 a). Bei $n = 1$ ergibt sich eine Gerade. Werden die Werte für die Empfindung und die Reizstärke jeweils im logarithmischen Maßstab aufgetragen, so ergibt sich immer eine Gerade, wobei die Steigung der Geraden durch n festgelegt ist (Abb. 15.1 b).

Der wesentliche Unterschied der *modernen Psychophysik* gegenüber Weber und Fechner besteht allerdings nicht in der Verwendung anderer mathematischer Auftragungsarten, sondern in der Bewertung überschwelliger Reize durch eine *überschwellige Metrik*. *Weber* hingegen, der vorwiegend Empfindungsschwellen bestimmte, benutzte eine *Schwellenmetrik*.

Wir haben bereits bei der Besprechung des Rezeptorpotentials (vgl. S. 326) auf die Bedeutung des *adäquaten Reizes* für die jeweiligen Rezeptoren hingewiesen. Dass wir allerdings bei Reizung der Rezeptoren der Netzhaut Lichtempfindungen wahrnehmen können und bei Reizung von Rezeptoren der Cochlea Tonempfindungen, liegt an der zen-

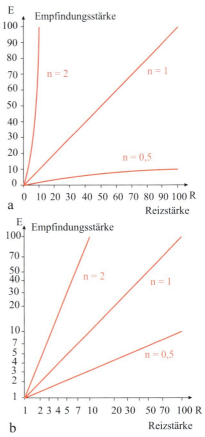

Abb. 15.1: Graphische Darstellung zur Stevensschen Potenzfunktion mit Potenzexponenten n = 2, n = 1 und n = 0,5 bei linearer Auftragung (**a**) der Empfindungsgröße *(E)* gegenüber der Reizstärke *(R)* und bei logarithmischer Auftragung (**b**).

tralen Verschaltung dieser Organe (vgl. S. 483). Man nimmt deshalb sicher zu Recht an, dass nach einer hypothetischen Transplantation mit Vertauschung des Nervus opticus z.B. gegen den Nervus statoacusticus eine sensorische Substituiton erfolgt, also dass Lichtreize „gehört" und Schallreize „gesehen" werden können.

Die klassische Sinnesphysiologie unterscheidet fünf Sinne: Sehen, Hören, Riechen, Schmecken, Fühlen, die auch als **Sinnesmodalitäten** bezeichnet werden. Ohne Zweifel lässt sich die Zahl dieser Modalitäten entsprechend der Anzahl unterschiedlicher Rezeptorarten vermehren.

Allerdings wurde noch im 20. Jahrhundert in einer ernstzunehmenden medizinischen Gesellschaft ein Vortrag „gegen den 6. Sinn" gehalten, der sich gegen die Sinnesempfindungen des Gleichgewichtsorgans richtete, weil es sich dabei um einen von den Physiologen erfundenen Sinn handeln sollte (vgl. S. 488).

Innerhalb der einzelnen Modalitäten grenzt man **Sinnes-„Qualitäten"** gegen **„Quantitäten"** der Empfindungen ab. Die Tabelle 15.1 gibt eine Übersicht der wichtigsten Modalitäten, Qualitäten und Quantitäten innerhalb der Sinnesphysiologie. Über die hier aufgelisteten Sinnesmodalitäten hinaus kann man auch für Körperempfindungen wie z.B. den „Durst" eine eigene Modalität angeben.

Wir haben Osmo- und Volumenrezeptoren bereits im Rahmen der vegetativen Physiologie besprochen (vgl. S. 224 f.). Allerdings ist es das Charakteristikum des Vegetativums, dass die Homöostase weitgehend nicht nur unserem Willen, sondern auch unseren Empfindungen entzogen ist. Änderungen z.B. des intravasalen Druckes spüren wir in der Regel nicht. Hochdruckerkrankungen werden deshalb erst durch äußerliche Messungen erkannt. (Darüber hinaus bleibt ein „Gesundheitssinn" das Produkt einer sehr mühsamen Erziehung.)

Subjektive Messmethoden

Für das Verständnis der Stevensschen Potenzfunktion müssen wir der Frage nach der Messbarkeit von Empfindungsstärken nachgehen. Die Bestimmung von Unterschiedsschwellen für Empfindungen erscheint einfach. Man verändert die Reizintensität und befragt die Versuchsperson, ob ein Unterschied empfunden wurde. Für die Bestimmung von *Empfindungsstärken* muss jedoch zunächst eine *eigene Skala* gebildet werden. Man fragt die Versuchsperson, um wieviel

Tab. 15.1: Sinnesmodalitäten, -qualitäten und -quantitäten. Temperatur- und Schmerzsinn werden in der Regel nicht zu den fünf klassischen Sinnen gezählt.

	Modalität	Qualität	Quantität
I.	Sehen	Farbe	Helligkeit
II.	Hören	Tonhöhe	Lautstärke
III.	Schmecken	Geruchsart (würzig, faulig ... etc.)	Geruchsstärke (schwach – stark)
IV.	Riechen	Geschmacksart (süß, sauer ... etc.)	Geschmacksstärke (schwach – stark)
V.	Fühlen a) Druck b) Berührung c) Vibration d) Temperatur e) Schmerz	spitz – stumpf kurz – lang schnell – langsam warm – kalt stechend – dumpf	(schwach – stark) (schwach – stark) (schwach – stark) (schwach – stark) (schwach – stark)
VI.	Gleichgewicht und Lageempfindung a) Drehempfindung b) Lage im Raum	Drehachse im Raum Stellungsachse im Raum	Drehbeschleunigung Abweichung von der Ruhelage

schwerer sie z.B. ein Prüfgewicht im Vergleich zum Ausgangsgewicht empfindet, um wieviel lauter einen Vergleichston zum Anfangston, um wieviel heller ein Lichtzeichen gegenüber einem Standardzeichen etc. Man arbeitet also mit *„eigenmetrischen"* Verfahren und benutzt sog. „**Verhältnis**- oder **Rationalskalen**" für Empfindungsgröße des Vielfachen (bzw. 1/2, 1/4 etc.) eines Vergleichsreizes. Gerade zur Beurteilung von Lärm ist eine solche Metrik erforderlich, die nicht die Gleichheit zweier Töne (gemessen in phon) sondern das Anwachsen eines Testtones gegenüber einem Vergleichston beschreibt, die man als Verhältnislautheit bezeichnet und deren Einheit in *sone* angegeben wird (vgl. Kapitel 18.2. S. 478).

An Hand dieser Skalen lässt sich erneut die Weber-Fechnersche Aussage überprüfen, ob eine logarithmische Beziehung zwischen Reiz und Empfindungsstärke tatsächlich besteht. Wie bereits erwähnt trifft die Beziehung für das Gehör ziemlich gut zu, nicht aber für Temperaturempfindungen oder gar für den Schmerz. Als allgemeines Prinzip müssen wir erkennen, dass unsere „höheren" Sinne, speziell unser Sehen und Hören, durch einen sehr weiten Arbeitsbereich ihrer Rezeptoren gegenüber unterschiedlichen Reizintensitäten charakterisiert sind. Photorezeptoren wie Schallrezeptoren können Reizintensitäten bis zum 10^7fachen ihrer Schwellenreizstärken verarbeiten (vgl. Dunkeladaptation, S. 457). Beim Sehen muss der adäquate Reiz sogar etwas mehr als logarithmisch wachsen, um eine Zunahme auf einer entsprechenden eigenmetrischen Empfindungsskala erkennen zu lassen. Auf der anderen Seite wäre ein weiterer Arbeitsbereich eines Temperatur- oder gar Schmerzrezeptors für den Organismus höchst gefährlich, weil dadurch z.B. eine irreversible Hitzedenaturierung unserer Eiweißkörper nicht rechtzeitig erkannt würde.

Mit Hilfe des Stevensschen Potenzexponenten (vgl. S. 412) lässt sich ein **intermodaler Intensitätsvergleich** durchführen, wenn es gelingt, die unterschiedlichsten adäquaten Sinnesreize einer gemeinsamen subjektiven Empfindungsskala zuzuordnen. Praktisch wird dabei so vorgegangen, dass die Versuchsperson ein Hand-Dynamometer bedient, das proportional zur Intensität der gegebenen Licht- oder Druckreize (etc.) gedrückt wird (vgl. Abb. 15.2). *Je flacher die gewonnenen Geraden oder je kleiner die Stevensschen Potenzexponenten werden, de-*

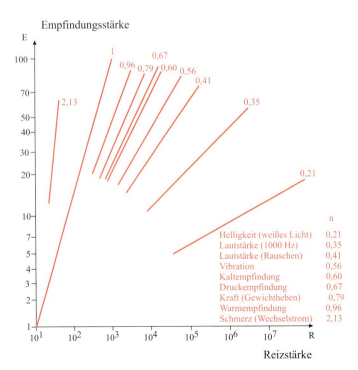

Abb. 15.2: Intermodaler Intensitätsvergleich nach Stevens, 1959.

sto größer ist der Arbeitsbereich des betreffenden Sinnesorgans. [Der Arbeitsbereich eines Sinnesorgans und seine Fähigkeit zur Adaptation (vgl. S. 348) sind jedoch nicht identisch.] Wir sind so inmitten einer eindeutig „subjektiven" Sinnesphysiologie, die sich aber z.B. „objektivieren" lässt, wenn bei gleichen Reizstärken die Anzahl der ausgelösten Aktionspotentiale bei unterschiedlichen Versuchspersonen im vergleichbaren Rahmen liegt. (Am Menschen gelang dies zuerst bei Temperaturreizungen an der Haut, S. 213 f.)

Eine Unterscheidung der Begriffe Empfindung und Wahrnehmung ist heute kaum ohne subjektive Willkür möglich. Allgemein könnte in der heutigen Sprachregelung die bewusste Wahrnehmung konkretere Bedeutung (z.B. Mustererkennung, Begriffsbildung, Interpretation etc.) gegenüber der unbestimmteren Empfindung haben, die aber ebenfalls nicht ohne Bewusstsein erfolgen kann. Historisch – speziell in der Assoziationspsychologie[4] – wurde eine Empfindung als seelischer Elementarvorgang bezeichnet, der durch Reizung eines Sinnesorgans ausgelöst werden kann. Von der Gestaltpsychologie wurde der Begriff der Empfindung zugunsten der Wahrnehmung aufgegeben. Die Wahrnehmung wird dabei als Abbildung der Außenwelt in der phänomenalen Welt des Subjekts definiert, wobei Raum, Zeit, Umfeld, Nachwirkung früherer Reize sowie subjektive Einstellung für den Wahrnehmungsvorgang von Bedeutung sind. Dass die Begriffe „Raum" und „Zeit" eigene philosophisch orientierte Darstellungen erfordern, kann hier nur angemerkt werden. Die Tatsache, dass unsere Sinnesorgane neben „Qualitäten" und „Quantitäten" auch *räumliche* und *zeitliche Auflösungen* erfüllen müssen, wird bei den einzelnen Organen dargestellt.

Frequenzkodierung – Computeranalogie (bit und byte)

Es wurde bereits dargestellt (s. S. 347 f.), dass an Rezeptoren, die Sinnesreize aufnehmen, es zu „langsamen" Potentialänderungen (Sensorpotential, Generatorpotential) kommt, wobei die Information über die Intensität des Sinnesreizes durch die Amplitude der Potentialänderung kodiert ist (*Amplitudenkodierung*). Diese „lokalen" Signale bleiben jedoch auf ihre unmittelbare Umgebung beschränkt. Zur Fortleitung der Information aus diesen Signalen über „weitere" Strecken (von einigen Mikrometern bis zu 2 Metern) erfolgt am Axonhügel der Zelle ein weiterer Kodierungsschritt, bei dem die Signalamplitude in eine proportionale Anzahl von Aktionspotentialen (pro Zeiteinheit) umgewandelt wird *(Frequenzkodierung)*.

Das Prinzip der Frequenzkodierung hat in der Rundfunk- und Fernsehtechnik Eingang gefunden und wird darüberhinaus auch in Rechnersystemen verwendet. Schon zu Zeiten von *René Descartes*[5] (1596–1650) versuchte man Analogien zwischen (verstandenen) technischen Systemen und Vorgängen im Menschen zu etablieren. Anstelle der hydromechanischen Modelle von Descartes bedient man sich heute des Computers. Die Analogie zwischen fortgeleitetem Aktionspotential und Computer besteht nun darin, dass auch ein Computer zur Informationskodierung einförmige Signale („on" oder „off") benutzt. Der Unterschied zwischen der Frequenzkodierung durch Nervenzellen und dem Kodiersystem eines Computers zeigt sich allerdings darin, dass die „Aktionspotentiale" des Computers (oder seine „on-Signale") in einem bestimmten, z.T. festen Rhythmus ausgesendet werden, so dass der Stellenwert innerhalb der Rhythmik durch jede beliebige Zahl eines Binärsystems[6] festgelegt ist[7].

---

4 Besonders bekannt durch C. G. Jungs (1887–1961) Assoziationsversuch, bei dem die Versuchsperson jeweils auf ein Reizwort hin das ihr zuerst einfallende, passende Wort assoziieren muss. Reaktionszeit und Inhalt dieser assoziierten Antworten dienen der Psychodiagnostik.

5 René Descartes (1596–1650). Französischer Philosoph und Mathematiker.

6 Es gilt z.B. für den Binärcode (8-4-2–1 Code):

Dezimalziffer	8-4-2–1
0	0000
1	0001
2	0010
3	0011
4	0100
5	0101
6	0110
7	0111
8	1000
9	1001

7 Dass dies nur für serielle Schnittstellen und nicht computerintern gilt, kann hier ebenso wenig verfolgt werden wie auch umgekehrt z.B. die rhythmische Pulsfrequenzkodierung oder die Atemrhythmik.

Als **Maß für die Information** wird in der Technik das „**bit**" benutzt. Das „bit" stellt den kleinsten unterscheidbaren Informationsgehalt einer einzelnen Ja-Nein-Antwort dar. Wird in einem bestimmten Takt (im Mikrosekunden- bzw. heute bereits im Nanosekunden-Takt) über einen Leiter ein Signal gesendet, so stellt jedes on-Signal pro Zeiteinheit (z.B. pro Mikrosekunde) eine Ja-Antwort dar, während das Ausbleiben des Signals einer Nein-Antwort entspricht. Über einen derartigen Kanal, der mit 1 MHz getaktet wird (Mikrosekunden-Takt), können 10^6 Antworten weitergeleitet werden, was einem Informationsfluss von 10^6 bit pro Sekunde entspricht. (Man spricht deshalb hier auch von einer Kanalkapazität von 10^6 bit/s.) Eine Nervenfaser kann dagegen maximal 10^3 Aktionspotentiale pro Sekunde weiterleiten, was einer Kanalkapazität von maximal 10^3 bit/s entspricht (tatsächlich deutlich weniger).

Der Informationsgehalt (I) eines Zeichens x_i ist der negative Logarithmus des Kehrwertes der Wahrscheinlichkeit $p(x_i)$[8], *dass das Zeichen x_i auftritt.*

$$I = -\mathrm{ld}\,\frac{1}{p(x_i)}\;[\text{bit}]$$

Die Wahrscheinlichkeit $p(x_i)$ entspricht nach der klassischen Definition durch Newton dem Quotient aus der Anzahl der tatsächlich gesendeten Zeichen x durch die Anzahl der möglichen Zeichen n. In der Informationstheorie wird der duale Logarithmus *(ld)*, also der Logarithmus zur Basis 2 verwendet, woraus sich die Einheit in bit ergibt. Der Informationsgehalt eines einzelnen Buchstaben in einem aus 26 Elementen bestehenden Alphabet ergibt sich damit aus $I = -\mathrm{ld}\,\frac{1}{p(x_i)}$ mit $p(x_i) = \frac{1}{26}$ zu 4,7 bit. Der Informationsgehalt I kann auch aus dem dualen Logarithmus der unterscheidbaren Zustände M[9], also

[8] 1 bit = 2^{-1} = ½ Wahrscheinlichkeit (bei erster Frage „richtig" zu sein)
2 bit = 2^{-2} = ¼ Wahrscheinlichkeit (bei erster Frage „richtig" zu sein)
3 bit = 2^{-3} = ⅛ Wahrscheinlichkeit (bei erster Frage „richtig" zu sein)
[9] 1 bit = 2^1 = 2 Ja/Nein-Antworten
2 bit = 2^2 = 4 Ja/Nein-Antworten
3 bit = 2^3 = 8 Ja/Nein-Antworten

$I = \mathrm{ld}\,(M)$ [bit] ermittelt werden. Nimmt man wieder das Beispiel des Alphabets, muss man die Anzahl der Ja- bzw. Nein-Antworten zählen, bis man innerhalb der 26 Buchstaben eindeutig jeden Buchstaben erfragen kann. Man beginnt am zweckmäßigsten das Ja-Nein-Fragespiel nach einem Buchstaben mit der Frage: „Befindet sich der Buchstabe innerhalb der *ersten* 13 Buchstaben des Alphabets?" etc. Mit 5 Ja-Nein-Antworten (im Mittel mit 4,7 bit) lässt sich so ein Buchstabe bestimmen. (Mit Hilfe eines 5 Zeichen langen Binärwortes lassen sich 32 Buchstaben verschlüsseln.)

Unter „**byte**" versteht man die Anzahl der bits, die zu einer Signalgruppe zusammengefasst sind. In der Regel werden in der Technik acht „Datenbits" mit einem „Prüfbit" verbunden.

(Hierbei wird das Prüfbit so gewählt, dass die Summe der binären Ja-Antworten innerhalb dieses bytes ungerade ist. Ändert sich bei einer Übertragung eine Ja- in eine Nein-Antwort, kann der Fehler sofort erkannt werden.)

Ein Computer benötigt schließlich eine *Dekodiereinrichtung*, damit seine binären Signale wieder in lesbare Informationen übertragen werden können. Andererseits speichert ein Computer seine Signale durch Ladungsänderungen in einer Magnetschicht, die von einem Kunststoff getragen wird (z.B. Tonband, Magnetplattenspeicher etc.). Wir können innerhalb des Zentralnervensystems zwar Leitungsbahnen verfolgen und auch Analogien zu Dekodierungsanlagen in unseren Synapsen suchen (vgl. S. 337), doch bleibt bisher unklar, wieso uns schließlich ein physikalischer Reiz als Druck oder Helligkeit „bewusst" wird.

Gedächtnis – Summation – laterale Hemmung – Adaptation – Habituation

Ebenso unklar ist der Mechanismus, in welcher Form unser **Langzeitgedächtnis** (Speicherung für Minuten bis „lebenslang" auch sog. **sekundäres** Gedächtnis") Sinnesempfindungen *zu speichern* in der Lage ist: Gewiss nicht in der Form ausschließlicher Ladungsänderungen, da sonst eine einmalige Ladungsänderung z.B. durch einen Elektroschock (vgl. S. 520 f.) zur kompletten Auslöschung unseres Gedächtnisses führen müsste. Vermutlich kann sich das Langzeitgedächtnis auf Änderungen der Eiweißstrukturen von Gehirnzellen sowie die Ausbildung neuer synaptischer Verbindungen stützen.

Im Gegensatz zum Langzeitgedächtnis kann man für den Mechanismus des sog. **Kurzzeitgedächtnisses** (Speicherung im Sekundenbereich auch sog. „**primäres** Gedächtnis") elektrische Ladungs- bzw. Potentialveränderungen verschiedenster cerebraler Strukturen annehmen, da durch „äußere Einwirkungen" diese Gedächtnisanteile (verhältnismäßig leicht) isoliert gelöscht werden können.

Dieser Gedächtnisausfall ist als „**retrograde Amnesie**" oder typische **Erinnerungslücke** vor einer Commotio oder Contusio cerebri sowie einem epileptischen Anfall durchaus von diagnostischer Bedeutung. Es wurde vielfach angenommen, dass das limbische System (speziell Hippocampus sowie Corpora mamillaria, vgl. S. 524 f.) als Gedächtnisspeicher dient, doch ist dies bisher keineswegs erwiesen.

Als **anterograde Amnesie** bezeichnet man einen Krankheitszustand, bei dem der Patient nicht in der Lage ist, neue Gedächtnisinhalte zu speichern oder wiederzugeben. Beschrieben sind solche Zustände für Patienten, bei denen u.a. der Hippocampus beiderseits entfernt werden musste. Vom Hippocampus wird angenommen, dass er in die Informationsverarbeitung deklarativer Gedächtnisinhalte eingebunden ist (vgl. Kapitel 21, S. 526 f.). Es wurde berichtet, dass bei derartigen Patienten kein kognitives, jedoch prozedurales Lernen möglich war, d.h. zum Beispiel die Einübung bedingter Reflexe wie beim Pawlowschen Hund mit klassischer Konditionierung (vgl. S. 184 f.).

Die Psychologen unterscheiden innerhalb des „sekundären" oder Langzeitgedächtnis das **deklarative (= explizite)** vom **prozeduralen (= impliziten)** Gedächtnis. Lernen und Wiedergabe von Fakten soll dabei über das deklarative Gedächtnis, das Lernen motorischer Fertigkeiten (Radfahren, Klavierspielen etc.) über das prozedurale Gedächtnis erfolgen. Lernerfolge beider Gedächtnisformen können mit der Methode der klassischen Konditionierung erfasst werden. Schließlich mögen im sog. „tertiären" Gedächtnis Inhalte unvergesslich gespeichert werden.

Vergleichen wir weiter den technischen Informationsfluss mit dem biologischer Systeme, so werden unsere Aktionspotentiale zwar nicht als Bytes mit acht Datenbits und einem Prüfbit weitergeleitet, trotzdem ist für die biologische Informationsverarbeitung die Summe der fortgeleiteten Aktionspotentiale entscheidend. Wir hatten bereits früher dargestellt, dass ein einzelnes Aktionspotential bzw. ein einzelnes Quantum eines Überträgerstoffes an einer Synapse noch kein typisches exzitatorisches postsynaptisches Potential (EPSP) bewirkt (vgl. S. 343). In Analogie zum Begriff des bytes können wir jetzt ergänzen, dass erst eine bestimmte Anzahl von Ja-Antworten vorliegen muss, bevor der nächste Informationsübertragungsschritt einsetzt. In der Physiologie bezeichnen wir diesen Vorgang „**zeitliche Summation**", wenn Aktionspotentiale in kurzem, zeitlichen Abstand die Erregung über die **gleiche** präsynaptische Nervenfaser der Zelle mitteilen, die das EPSP bildet. Von „**räumlicher Summation**" spricht man, wenn die erregenden Informationen aus verschiedenen präsynaptischen Nervenfasern stammen und auf eine Zelle konvergieren, so dass ein Zusammenwirken (Synergismus) erfolgen kann. In beiden Fällen muss erst eine bestimmte Informationsmenge, d.h. eine ausreichende Anzahl von einzelnen Aktionspotentialen, und daraus resultierend, ein genügend großes EPSP vorliegen, bevor der nächste Informationsübertragungsschritt erfolgen kann. Übergeordnetes Prinzip ist hierbei die Zusammenfassung der Information aus einer Fülle von einzelnen Eingangssignalen oder die Trennung des Wesentlichen vom Unwesentlichen: Die „**Informationsreduktion**". (Mit etwa 10^6 Bit pro Sekunde überschüttet uns eine Fernsehsendung, während unser Langzeitgedächtnis nur etwa 1 Bit pro Sekunde speichern kann.)

Ein anderes Prinzip der Informationsreduktion ist die „**laterale Hemmung**" (vgl. S. 452). Während der direkt gereizte Rezeptor mit einer Salve von Aktionspotentialen sein nachgeschaltetes Neuron (= Relaisneuron) erregt, werden gleichzeitig benachbarte Relaisneurone z.B. über Axonkollateralen und inhibitorische Interneurone gehemmt. Dieser im Zentralnervensystem häufig anzutreffende Mechanismus dient z.B. im Thalamus der optischen Kontrastverstärkung, bzw. daraus abgeleitet, der Kantendetektion.

Auch die Organisation sog. **rezeptiver Felder** (vgl. S. 452 f.) dient der Informationsreduktion. Es handelt sich hierbei um Gewebsbezirke z.B. der Haut oder eines Sinnesorgans, in welchen adäquate Reize meist zahlreicher Rezeptoren die Erregung nur einer einzelnen afferenten Nervenfaser zur Folge haben. Das rezeptive Feld mit seinen Rezeptoren „konvergiert" schließlich auf ein einzelnes afferentes Neuron. Auch das Umgekehrte – die *„Divergenz"* – ist möglich. In diesem Fall werden über Interneurone Informationen aus einem Rezeptorareal an mehrere afferente Fasern weitergeleitet. Je größer allerdings die einzelnen rezeptiven Felder sind, desto schlechter wird die „räumliche Auflösung" des Systems. Eine Verbesserung der räumlichen Auflösung kann wiederum durch Verrechnung einer Überlappung mehrerer rezeptiver Felder erreicht werden.

Im Zusammenhang mit den Membranprozessen an Rezeptoren haben wir das **Adaptationsphänomen (= Anpassung) aller Sinnesrezeptoren** an ihre Reizung mit sehr unterschiedlichen Adaptationszeiten für die einzelnen Rezeptortypen bereits besprochen (vgl. S. 348).

Als **Habituation** (= Gewöhnung) bezeichnet man in der Psychologie dagegen geänderte Verhaltensweisen, die durch ständige – auch unbemerkte – Wiederholung ausgelöst werden. Speziell die abnehmende Ausprägung einer Verhaltensweise (sowie die abnehmende Intensität) bei wiederholter identischer Reizung wird als Habituation bezeichnet. Neurophysiologisch wird für die Habituation eine Aktivierung hemmender Synapsen bei Wiederholungsreizen angenommen. Der gegenteilige Mechanismus wird als **„Sensitivierung"** bezeichnet. Beide Mechanismen können als Basis für Lernprozesse aufgefasst werden (vgl. S. 526).

Der Begriff Habituation wird allerdings auch in der Pharmakologie gebraucht und bezeichnet hier die Anpassung eines Organismus an immer steigende Dosen eines Pharmakons. Es erhöht sich die „Toleranz" des Organismus gegenüber einem Pharmakon. Kommt es zu einer entsprechenden Wirkungsabschwächung eines Pharmakons bei wiederholter Gabe in kurzen Abständen, spricht man von **Tachyphylaxie**.

Das psychophysische Grundgesetz nach Weber und Fechner besagt, dass ein Reiz im Verhältnis zu seiner Schwellenreizstärke logarithmisch gesteigert werden muss, um ein proportionales Wachsen der Empfindungsstärke auszulösen.

Eigenmetrische Rationalskalen erlauben u.a. die Bestimmung des Stevenschen Potenzexponenten (für Helligkeit 0,21, für Lautstärke 0,35, für Schmerz über 2,0) und damit den intermodalen Intensitätsvergleich.

Als rezeptives Feld eines Neurons bezeichnet man den Ausbreitungsbereich von Rezeptoren (oder Neuronen), soweit diese ihre Informationen dem betreffenden gemeinsamen (zentralen) Neuron weiterleiten können.

Laterale Hemmung durch Interneurone dient der Informationsreduktion sowie der Auflösungsverbesserung (Kontraststeigerung).

Als Adaptation oder Anpassung wird die verminderte Erregbarkeit von Rezeptoren auf adäquate Reize bezeichnet, als Habituation oder Gewöhnung verminderte Systemantwort durch Aktivierung hemmender Synapsen.

16 Somatoviscerale Sensibilität

Allgemein

Die klassischen „fünf Sinne": 1. Sehen, 2. Hören, 3. Riechen, 4. Schmecken und 5. Fühlen beschreiben als fünften Sinn das, was hier **somatoviscerale Sensibilität** genannt werden soll. Wörtlich übersetzt[1] handelt es sich dabei um die *Empfindungen aus Körper und Eingeweiden* und damit zunächst um Empfindungen, die nicht durch die vier erstgenannten Sinne aufgenommen werden.

Die **Einteilung** der vielfältigen Rezeptortypen, mit denen der fünfte Sinn operiert, hat stets Schwierigkeiten bereitet. Seit Sherrington (vgl. S. 318) wird zwischen Extero- und Enterorezeptoren unterschieden. **Exterozeptoren** sind Rezeptoren, die auf Umweltreize hin reagieren (z.B. auf Druck). Daher gehören Mechanorezeptoren der äußeren Haut zu den Exterorezeptoren, ebenso wie auch Photorezeptoren, da Licht einen Umweltreiz darstellt. **Enterorezeptoren** (= **Interorezeptoren**) reagieren auf körpereigene Reize, sie heißen deshalb auch „**Proprio**[2]**rezeptoren**".

Wir haben bei der Besprechung der Kreislauf- und Atmungsregulation bereits Dehnungsrezeptoren (Pressorezeptoren) und Chemorezeptoren (Rezeptoren im Glomus caroticum) kennengelernt (vgl. S. 161).

Zu den Enterorezeptoren gehören aber nicht nur Rezeptoren, die für die Konstanz des inneren Milieus (vgl. S. 218) verantwortlich sind, sondern vor allem auch *Mechanorezeptoren des Muskels* (Muskelspindeln, vgl. S. 387), der *Sehnen* (Golgi-Sehnenrezeptoren, vgl. S. 391), der *Gelenke* und schließlich spezielle Sensoren, die eine so hohe Schwelle haben, dass sie nur durch gewebeschädigende Reize, sogenannte Noxen, aktiviert werden (vgl. S. 426). Letztere werden deshalb als Nozizeptoren[3] (oder Nozisensoren) bezeichnet. Im Speziellen hat man deshalb auch die Proprorezeptoren (auch „Propriozeptoren") als Mechanorezeptoren bezeichnet, die insbesondere auf die Zustandsänderung des Halteapparates ansprechen und damit für „*Stellungssinn*", „*Bewegungssinn*" sowie „*Kraftsinn*" verantwortlich sind. [Allerdings muss man konsequenterweise dann auch die Rezeptoren des Vestibularapparates (vgl. Kap. 19) zu den Propriorezeptoren rechnen].

Ein funktionell anderes Einteilungsschema versucht zwischen *epikritischer* und *protopathischer* Sensibilität zu unterscheiden (vgl. Tab. 16.1). Unter der **epikritischen (gnostischen) Sensibilität** versteht man die Fähigkeit zur Erkennung feiner Temperaturunterschiede oder vorgegebener Tastformen mit Hilfe differenzierter Berührungsempfindungen (Oberflächenbeschaffenheit) sowie die Fähigkeit zur Erkennung eigener Körperstellungen. Als **protopathische Sensibilität** bezeichnet man dagegen die Fähigkeit, vitale Bedrohungen, z.B. extremen Druck oder extreme Temperatur, zu erkennen, d.h. vor allem Schmerzen zu empfinden. Epikritische Sensibilität ist fein graduiert, scharf begrenzt, gut lokalisierbar und besitzt niedere Schwellen, während protopathische Sensibilität grob abgestuft, unscharf begrenzt und schlecht lokalisierbar ist sowie hohe Erregungsschwellen besitzt.

Die Differenzierung dieser Sensibilitätsformen erfolgt vorwiegend über die jeweiligen *aufsteigenden Leitungsbahnen*. Für die *epikritische Sensibilität* wird bevorzugt das **lemniskale System** benutzt: Hinterstrangbahn *(Tractus spinobulbaris)*, mediale Schleife (= *Lemniscus medialis*; mit Kreuzung zur Gegenseite), ventrobasaler Teil der lateralen Thalamuskerne (= *Nucleus ventralis posterolateralis* und *posteromedialis*) und somatosensibler Cortex. Innerhalb des lemniskalen Systems lässt sich praktisch auf allen Ebenen eine somatotopische Organisation nachweisen. Darüberhinaus kann die afferente Information und deren Verrechnung auf den verschiedenen Umschaltebenen durch deszendierende Systeme kontrolliert werden. Im Gegensatz dazu wird bei nur geringer somatotopischer Organisation (vgl. Tab. 16.1) die *protopathische Sensibilität*

---
1 soma gr. = Körper, viscera lat. Eingeweide.
2 proprius lat. = eigen.
3 Noxa lat. = Schaden.

Tab. 16.1: Schematische Einteilung in epikritische und protopathische Sensibilität mit Darstellung der zugehörigen aufsteigenden Bahnen

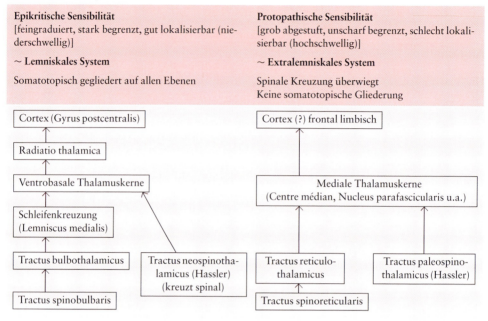

nach Kreuzung auf spinaler Ebene durch die weiße Kommissur zur anterolateralen Seite über im Vorderseitenstrang aufsteigende Bahnen (*tractus spinoreticularis, tractus palaeospinothalamicus*) als extralemniskales System nach Zentral geleitet. [Der ebenfalls im Vorderseitenstrang aufsteigende *tractus neospinothalamicus* gehört funktionell zum lemniskalen, epikritschen System (vgl. Tab. 16.1)].

Schließlich kann man auch zwischen „Oberflächen-" und „Tiefensensibilität" unterscheiden, wobei man die Rezeptoren der äußeren Haut (Oberfläche) gegen Gelenk-, Muskel-, Sehnen- oder Eingeweiderezeptoren (Tiefe) abgrenzt.

Wir werden im folgenden **Mechanorezeptoren** von **Thermorezeptoren** und **Nozizeptoren** abgrenzen. In der Regel handelt es sich bei all diesen Rezeptoren um spezialisierte Nervenendigungen von Spinalnerven, deren Zellkörper (Somata) sich im Spinalganglion befinden. Der Spinalnerv mit seinem Soma wird als I. afferentes Neuron bezeichnet und dient der Fortleitung von Aktionspotentialen (vgl. S. 347). Die Umschaltung auf das II. Neuron erfolgt im Rückenmark. Die beiden wesentlichen weiterführenden Leitungsbahnsysteme (lemniskales und extralemniskales System) wurden bereits genannt.

16.1 Mechanorezeptoren der Haut (Oberflächensensibilität) und des Bewegungsapparates (Tiefensensibilität)

Fragen wir zunächst nach den **Methoden**, mit denen man den **Tastsinn** testen kann:

Mit den von Freyschen Reizhaaren[4] wurden in der Vergangenheit unterschiedlich verteilte „Druckpunkte" in den verschiedensten Hautabschnitten des Menschen bestimmt (und damit sog. „Absolutschwellen" gemessen). Eine einfache quantitative Bestimmung des räumlichen Auflösungsvermögens des Tastsinnes wird für die verschiedensten Hautabschnitte bevorzugt mit Hilfe von *Stechzirkeln* ermittelt. Für die Messung der simultanen Raumschwelle werden die Zirkelenden gleichzeitig, für die der sukzessiven Raumschwelle nacheinander aufgesetzt. Die Raumschwelle wird in Millimetern angegeben und bezeichnet den Abstand auf der Haut, bei dem gerade noch zwei getrennte Reizpunkte empfunden werden. Der Schwellenabstand ist bei simultanen Reizen oft mehrfach größer als bei sukzessiven, wobei *Zungen- und Fingerspitze bei größter Rezeptorendichte die kleinsten simultanen Raumschwellen besitzen* (vgl. Tab. 16.2).

Hier liegt deshalb auch die Erklärung für das „Fingerspitzengefühl" als ein besonders auszubildender Sinn. So sehr wir meist auch davor zurückschrecken, unsere Finger oder gar die Zunge zu verbrennen, so sind wir doch häufig gern bereit, z.B. unseren Mitmenschen den Rücken zum „Hinunterrutschen" anzubieten, offenbar weil hier die Rezeptorendichte extrem gering und damit die simultane Raumschwelle extrem groß ist.

Klinisch prüft man den Tastsinn unter Verwendung von Stecknadeln mit der Aufforderung an den Patienten, „spitz" von „stumpf" zu unterscheiden. Etwas differenziertere klinische Prüfungen bestehen darin, mit Hilfe eines spitzen Gegenstandes auf die Haut geschriebene Zahlen abzufragen.

Die moderne Physiologie bestimmt sowohl im Tierexperiment wie auch am Menschen mit elektronisch gesteuerten Stempeln nicht nur exakt deren Eindrucktiefen in die Haut, sondern kann über mikrochirurgisch freigelegte Hautnerven auch den Reizerfolg

Tab. 16.2: Simultane Raumschwelle des Menschen in unterschiedlichen Hautbezirken.

Hautbezirk	Simultane Raumschwelle [mm]
Zunge	ca. 1
Fingerspitze	ca. 2
Lippe	ca. 4
Zungenrand	ca. 8
Handinnenfläche	ca. 10
Stirn	ca. 20
Rücken	ca. 40–70

z.B. aus der Zahl ableitbarer Aktionspotentiale bestimmen. Die Kombination aus Struktur- und Funktionsanalysen mit histologischen und physiologischen Techniken hat dazu geführt, dass man heute bei den **Mechanorezeptoren der Haut** nach ihrer Funktion **Druck-, Berührungs-** und **Vibrationsrezeptoren**, aber auch **Kitzel und Spannung** unterscheidet. Eine Übersicht der wichtigsten Hautrezeptoren geben Abb. 16.1 und Tab. 16.3.

Auf Grund der elektrophysiologisch relativ langsamen Adaptation[5] dieser Rezeptoren, der nachweisbaren Proportionalität zwischen Eindrucktiefe eines Teststempels und Zahl der fortgeleiteten Aktionspotentiale sowie wegen der übereinstimmenden subjektiven Empfindung bei Reizung werden heute histologisch identifizierte **Merkelzellen**[6], **Pinkus-Iggo**[7]**-Tastscheiben** und **Ruffi-**

---

4 Max von Frey (1852–1932), Schüler C. Ludwigs (vgl. S. 239), später Physiologe in Würzburg, benutzte über Waagen geeichte Haare.

5 Diese Adaptation benötigt Sekunden, was für elektrophysiologische Vorgänge, die sich im allgemeinen im Millisekundenbereich abspielen, außerordentlich lang ist. Im angelsächsischen Schrifttum spricht man von SA (slow adapting)-Rezeptoren, im Gegensatz zu schnell adaptierenden RA-Rezeptoren (rapid adapting).

6 Friedrich S. Merkel (1845–1919), Anatom in Göttingen.

7 Vgl. F. Pinkus: Über Hautsinnesorgane neben dem menschlichen Haar (Haarscheiben) und ihre vergleichend anatomische Bedeutung. Arch. mikrosk. Anat. Entw. Mech. 65, 121–179, 1904, sowie A. Iggo, A. R. Muir: The structure und function of slowly adapting touch corpuscle in hairy skin. J. Physiol. 200, 763–796, 1969.

16 Somatoviscerale Sensibilität

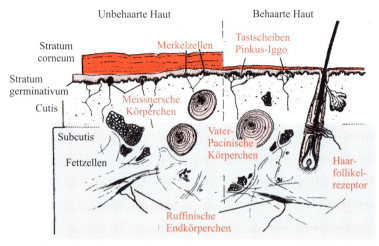

Abb. 16.1: Schematischer Querschnitt durch Cutis und Subcutis der unbehaarten und behaarten Haut mit vereinzelten Fettzellen sowie Mechanorezeptoren (gezeichnet durch H. Snoei).

ni[8]sche Endkörperchen als Druckrezeptoren angesehen, die proportional zur Intensität eines Druckreizes hin ansprechen und deshalb

---

8 Angelo Ruffini (1864–1929), Histologe und Physiologe in Siena.

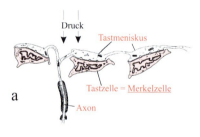

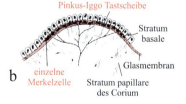

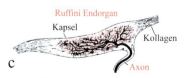

Abb. 16.2: Schematische Zeichnung von Druckrezeptoren. a) Merkelzelle, b) Pinkus-Iggo-Tastscheibe, c) Ruffini-Endorgan (gezeichnet nach unterschiedlichen Literaturangaben durch H. Snoei).

auch als „*Intensitätsdetektoren*" bezeichnet werden (vgl. Abb. 16.2 a–c).

An der unbehaarten Haut liegen die Merkelzellen (kaum von den Epithelzellen zu unterscheiden) im Bereich der Wachstumszone der Epidermis (Stratum germinativum). An der behaarten Haut finden sich Merkelzellen in einem sogar makroskopisch gelegentlich gerade noch sichtbaren Zellverband mit eigener Blutversorgung als **Pinkus-Iggo-Tastscheibe**, deren adäquater Reiz eine lokale Verformung dieser Scheibe darstellt. Ebenfalls auf Scherkräfte (z.B. Verformung der Gelenkkapsel) sprechen die **Ruffinischen Endkörperchen** an, die damit u.a. Aussagen über die Gelenkstellung ermöglichen.

Meissnersche[9] **Körperchen** liegen meist unmittelbar unter der Epidermis der unbehaarten Haut in den Papillen der Subcutis (vgl. Abb. 16.1 und 16.3). Morphologisch werden sie als modifizierte Schwannsche Zellen aufgefasst, die über Nervenfasern

---

9 Georg Meissner (1829–1905) entdeckte bereits mit 24 Jahren die nach ihm benannten Tastkörper, wurde mit 31 Jahren Professor für Physiologie, Vergleichende Anatomie und Zoologie in Göttingen, Freund von Jacob Henle, publizierte jedoch nach 1872 unter den Angriffen seiner physiologischen Fachkollegen nichts mehr. Für ihn gilt auch der Spruch: „Willst Du bei Deinen Fachkollegen gelten, es ist verlor'ne Liebesmüh'! Was Dir misslang, verzeih'n sie selten, was Dir gelang, verzeih'n sie nie!"

16.1 Mechanorezeptoren der Haut und des Bewegungsapparates

Tab. 16.3: Struktur, Lokalisation, adäquater Reiz sowie Funktion und Adaptationszeit unterschiedlicher Mechanorezeptoren.

Struktur	Lokalisation	Adäquater Reiz Funktion	Adaptation
Druckrezeptoren (Intensitätsdetektoren)			
Merkelzellen Spezialisierte Epidermiszellen	Stratum germinativum der Epidermis, haarlose Haut, z.B. Fingerspitze, Handinnenfläche, Zunge, Glans penis	Eindrucktiefe eines Gegenstandes	Langsam
Pinkus-Iggo-Tastscheiben Ansammlung von Merkelzellen durch gemeinsame myelinisierte Nervenfaser versorgt (kapillarisiert)	Behaarte Haut: Stratum germinativum der Epidermis	Lokale Verformung (Scherung) der Scheibe	Langsam
Ruffinische Endkörperchen Freie Nervenfasern zwischen Kollagenbündeln mit Bindegewebskapsel	Subcutis, submuköses Bindegewebe, Gelenkkapseln u.a.	Scherung, z.B. Gelenkstellung	Langsam
Berührungsrezeptoren (Geschwindigkeitsdetektoren)			
Meissnersche Körperchen Modifizierte Schwannsche Zellen durch Nervenfaser mäanderförmig verbunden und mit Bindegewebshülle umgeben	Unmittelbar unter Epidermis in Papillen der Subcutis, unbehaarte Haut	Druckwellen, optimale Frequenz 30 Hz	Mittelschnell
Haarfollikelrezeptoren (4 Typen A δ, A β mit unterschiedlichen Schwellen)			
Freie Nervenendigungen	Zirkuläre Fasern um Haarwurzelscheide	Verbiegung des Haares (Schwelle z.T. bei 3 μm)	Mittelschnell
Vibrationsrezeptoren (Beschleunigungsdetektoren)			
Vater-Pacinische Körperchen Marklose Nervenendigungen mit zwiebelschalenförmig angeordneten Bindegewebslamellen	Subcutan im Binde- und Fettgewebe	Druckwellen, Schwellenminimum bei 150–300 Hz (Ansprechbarkeit bis 800 Hz)	Sehr schnell

miteinander verbunden sind. Eine Bindegewebshülle umgibt die Meissnerschen wie die Ruffinischen Körperchen. Funktionell gelten sie als **Berührungsrezeptoren**. Sie adaptieren „mittelschnell" [50 bis 500 ms, engl. RA (rapid adapting) receptors]. Ebenso wie die **Haarfollikelrezeptoren** reagieren diese Rezeptoren auf die Geschwindigkeit, mit der ein Reizstempel in die Haut gedrückt bzw. ein Haar verbogen wird (vgl. Abb. 16.1 und 16.4).

Berührungsrezeptoren werden deshalb z.B. nur so lange stimuliert, wie die Haut gestreichelt wird. Wegen der raschen Adaptation der betroffenen Rezeptoren kann z.B. ein Hund kaum genug gestreichelt werden. (Geht es uns anders?) Kitzel entsteht bei leichtester bewegter Reizung der behaarten und unbehaarten Haut sowie der Schleimhäute. Handinnenflächen, Fußflächen, Lippen und der harte Gaumen sind besonders empfindliche Stellen. Der Kontakt von z.B. kleinsten Insekten mit diesen Stellen ruft eine Weckreaktion hervor, sodass z.B. eine gezielte Abwehr zum Schutz des Organismus erfolgen kann. Für das Kitzelgefühl sind möglicherweise **freie Nervenendigungen** verantwortlich, die nur zum Teil für die später zu besprechende Schmerzrezeption zuständig sind. In den basalen Epidermisschichten finden sich zahlreiche freie Nervenendigungen

16 Somatoviscerale Sensibilität

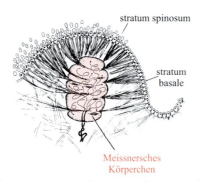

Abb. 16.3: Meissnersches Körperchen (gezeichnet durch H. Snoei).

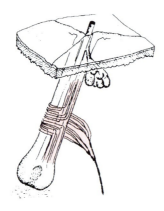

Abb. 16.4: Haarfollikelrezeptor (gezeichnet durch H. Snoei).

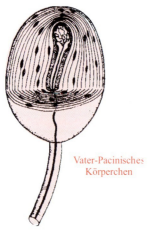

Abb. 16.5: Vater-Pacinisches Körperchen (gezeichnet durch H. Snoei).

von **C-Fasern** (alle anderen bisher besprochenen Hautrezeptoren werden von myelinisierten Fasern versorgt), die bei langen Adaptationszeiten vermutlich überwiegend als Druckrezeptoren – wenn nicht Kitzelrezeptoren – fungieren.

Die **Vater-Pacinischen Körperchen**[10] sind mit ihrer zwiebelschalenartigen Struktur die größten Mechanorezeptoren (bis zu 4 mm Durchmesser, vgl. Abb. 16.1 und 16.5). Ihre auffällige Struktur begünstigt die Rezeption von Druckschwankungen bzw. Vibrationen im Bereich von 60 bis 800 Hz (Frequenzoptimum 150–300 Hz). Man nennt sie deshalb auch **Vibrationsrezeptoren**. Ihr adäquater Reiz ist die Geschwindigkeitsänderung des Druckes (d.h. die Beschleunigung), weshalb sie auch *Beschleunigungsdetektoren* genannt werden. Hierin ähneln sie den cochleären Schallrezeptoren.

In unserem Hauptsprachbereich wird allerdings mit höherfrequenten Druckwellen (bis etwa 3000 Hz, vgl. S. 475) gearbeitet, so dass für die Schallrezeption durch die Haut bereits die Umformung von Sprachlauten in den niederfrequenten Bereich Schwierigkeiten bereitet. Ein weiteres Problem bei dieser Umformung stellt die „Anklingzeit der Empfindung" dar, die wegen der mechanischen Verhältnisse in der Haut immerhin 1,2 s, am Ohr dagegen nur 0,18 s benötigt.

Unter dem Stichwort **Tiefensibilität** wird unsere Fähigkeit verstanden, Gelenkstellungen im Raum *(= „Stellungssinn")*, Geschwindigkeiten von Extremitätenbewegungen *(= „Bewegungssinn")* sowie die Kraft der Kontraktion *(= „Kraftsinn")* wahrnehmen zu können. Wichtigste Rezeptoren hierfür sind die oben beschriebenen Ruffinischen Endkörperchen im Bereich der Gelenkkapseln. Darüber hinaus werden aber auch speziell für den Kraftsinn (vgl. S. 411) die früher beschriebenen Muskelspindeln (vgl. S. 387) und die Golgischen Sehnenorgane (vgl. S. 391) als Rezeptoren verantwortlich gemacht.

Meist beruhen **Ausfälle der Tiefensibilität** nicht auf Störungen der beschriebenen Rezeptoren, sondern auf Unterbrechungen der Leitungsbahnen, wenn nicht gar auf zentralen Schädigungen (z.B. Hirntumoren). Die Tiefensibilität

---

10 Abraham Vater (1684–1751), Anatom in Wittenberg; Filippo Pacini (1812–1883), Anatom in Florenz.

mit der Fähigkeit zur Erkennung eigener Körperstellungen gehört zur epikritischen oder gnostischen Sensibilität (vgl. S. 419). Zu ihrer Prüfung lässt man z.B. bei geschlossenen Augen einen Finger zur Nase führen. Treten hierbei Störungen auf (man spricht von „räumlicher Agnosie"), kann der Defekt bevorzugt entweder im Verlauf der gleichseitigen Hinterstrangbahn liegen, im Bereich der Schleifenkreuzung oder im gegenseitigen ventrobasalen Thalamus. Möglich ist allerdings auch, dass es sich hierbei um ebenfalls contralaterale, corticale Herde (vgl. S. 420 und 507 f.) handelt.

Langsam adaptierende Druckrezeptoren finden sich in der haarlosen Haut als Merkelzellen, in der behaarten Haut als Pinkus-Iggo-Tastscheiben, im Bindegewebe und in Gelenkkapseln als Ruffinische Endkörperchen.
Mittelschnell adaptierende Berührungsrezeptoren sind für die unbehaarte Haut als Meissnersche Körperchen, für die behaarte Haut als Haarfollikelrezeptoren charakteristisch.
Sehr schnell adaptierende Vibrationsrezeptoren finden sich in Binde- und Fettgewebe als Vater-Pacinische Körperchen.

16.2 Periphere Thermorezeption

In Kapitel 7, S. 214 f. haben wir im Rahmen der Thermoregulation Struktur und Funktion der äußeren Thermorezeptoren bereits beschrieben. Wir verzichten deshalb hier auf eine Wiederholung. Lediglich die „inadäquate" Reizbarkeit von Kaltrezeptoren durch Menthol sowie der Warmrezeptoren durch Capsaicin oder den „heißen Pfeffer" wurde dort noch nicht erwähnt. Wer einmal Mentholbonbons gelutscht hat, wird deren kühlenden Geschmack kaum vergessen[11], und „heiße Gewürze" dürften ebenfalls jedem bekannt sein.

Capsaicin ist der wirksame Bestandteil verschiedener Paprikaarten (z.B. roter Paprika, Pfeffer), sehr ähnlich ist Piperin (schwarzer Pfeffer). Sämtliche Substanzen sind Derivate der Homovanillinsäure. Sie erregen vorwiegend Nozizeptoren (s. unten).

16.3 Somatische und viscerale Schmerzrezeption (nozizeptive Systeme)

Durch eigene Schmerzerlebnisse sind wir in der Lage, Schmerzen unserer Mitmenschen nachzuempfinden. Für den Arzt sind **Schmerzen** ein besonders wichtiges Leitsymptom zur Diagnose von Erkrankungen, für den einzelnen eine Warnung vor einer unmittelbaren Gefahr. Patienten ohne Schmerzempfindungen (Analgesie[12]) z.B. in den unteren Extremitäten (evtl. infolge einer Spina bifida[13]) sind ständig in Gefahr, durch unphysiologische Belastung der Beine eine Minderdurchblutung bestimmter Hautregionen hervorzurufen, so dass lokale Entzündungen entstehen können. Und wie oft hätten wir selbst uns nicht die Finger noch schlimmer (als bisher) verbrannt, wenn uns nicht unsere Schmerzrezeptoren vor einer Hitzequelle gewarnt hätten.

Man geht davon aus, dass diese Schmerzreize *nicht* über zu stark stimulierte Thermorezeptoren übertragen werden, auch wenn

---

11 Vgl. K. Schäfer, H. A. Braun and C. Isenberg: Effect of Menthol an Cold Rezeptor Activity – Analysis of Rezeptor Processes, Journal of General Physiology 88, 757–776, 1986.
12 algos gr. = Schmerz.
13 Hintere Wirbelsäulenspaltbildung infolge Fusionsstörung (= Rhachischisis).

die freien Nervenendigungen von Thermorezeptoren histologisch *nicht von freien Nervenendigungen*, die der **Schmerzrezeption** dienen, zu unterscheiden sind. Schmerz ist ein Bewusstseinszustand; Nozizeption bezeichnet die Aktivität der peripheren bzw. zentralnervösen Neuronengruppen, die zum Schmerz führen kann. Man spricht also besser von **Nozizeptoren**, deren *adäquater Reiz* allerdings *keineswegs eindeutig* bestimmt ist. „Zu starker" *Druck*, „zu hohe" *Temperatur*, körpereigene chemische Substanzen *(u.a. Acetylcholin, Histamin, K^+, H^+, Bradykinin, Serotonin, Prostaglandine sowie insb. Substanz P)*, viele körperfremde chemische Substanzen (z.B. Capsaicin, s. oben) und nicht zuletzt elektrischer Strom können Schmerzen auslösen. Scheinbar so einfache Fragen wie die, ob der Sauerstoffmangel allein oder eine durch Hypoxie freigesetzte Substanz z.B. beim Angina-pectoris-Schmerz (oder beim Herzinfarkt) für eine Schmerzauslösung verantwortlich sind, blieben bisher vor allem deshalb ungelöst, weil die Zahl der möglichen schmerzauslösenden Substanzen zu groß ist. Antischmerz-Pharmaka (Analgetika) werden mit standardisierten Schmerzreizen getestet (z.B. 47 °C lokale Hauterwärmung evtl. mit Hilfe eines exakt zu begrenzenden Laserstrahles). Man kann dabei entweder das *Verhalten* eines Versuchstieres bzw. die Aussage einer Versuchsperson unter definierten Schmerzreizen registrieren, oder man leitet z.B. von Hautnerven des Menschen *fortgeleitete Aktionspotentiale* ab, die von Nozizeptoren unter Schmerzbedingungen gebildet werden. Die Wirkung von Schmerzreizen wurde schließlich auch mit chronisch implantierten *Elektroden* in den *verschiedenen* Hirnregionen geprüft (z.B. an *trainierten Versuchstieren*), wobei die Tiere gleichzeitig sich selbst Schmerzen zufügen bzw. sich selbst mit Futter für erlittene Schmerzen belohnen konnten. (Das Wissen aus derartigen Experimenten ist die Voraussetzung für eine chirurgische Schmerzbehandlung am Menschen, s.u.).

Einfacher ist die sog. „*tail-flick*"-Methode: Der Schwanz (engl. = tail) einer Ratte wird in heißes Wasser getaucht (ca. 48–52 °C) und die Zeit bestimmt, innerhalb der die Ratte mit einem Ruck ihren Schwanz wieder aus dem heißen Wasser zieht (vgl. Abb. 16.6). Mit dieser Methode wird der Einfluss von Analgetika getestet. Selbst (z.B. im physiologischen Praktikum) kann man sehr ähnlich seinen Finger in verschieden heißes Wasser tauchen und ebenfalls die Latenzzeit bestimmen, die bis zum Auftreten eines Hitzeschmerzes verstreicht. Wir nennen dies die *Hitzeschmerzschwelle*. Tail-flick- und Hitzeschmerzschwellenkurven sind in ihrem Verlauf sehr ähnlich. Daher wird vermutet, dass chemische Substanzen temperaturabhängig freigesetzt werden, die schließlich zur lokalen Depolarisation der Nozizeptoren führen.

Es wird angenommen, dass über lokal entstehende *Kininogene Bradykinin* freigesetzt wird, das seinerseits die Bildung von **Prostaglandinen** aus überall reichlich vorhandener *Arachidonsäure* fördert. Man geht davon aus, dass Prostaglandine durch Rezeptordepolarisation die Schmerzauslösung in Gang setzen, allerdings lösen Prostaglandine selbst keine Schmerzen aus. Stimulation der Nozizeptoren kann auch zur Freisetzung von **Substanz P** aus den Nozizeptoren führen, wodurch in benachbartem Gewebe eine Vasodilatation, erhöhte Gefäßpermeabilität und Stimulation der Mastzellen mit Freisetzung von Histamin und Bradykinin erfolgen kann. Im Gegensatz zu den Prostaglandinen kann die Substanz P selbst Schmerzen auslösen.

Substanz P ist ein Peptid (genauer ein „Neuropeptid" aus 11 Aminosäuren). Substanz P gehört zu den Tachykininen wie Neurokinin A und B, so genannt, weil sie schnell glatte Muskulatur zur Kontraktion bringen können – (im Gegensatz zu langsam wirkenden Bradykininen, vgl. S. 106 u. 175).

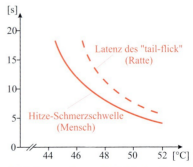

Abb. 16.6: Latenz des „tail-flick" der Ratte sowie der Hitze-Schmerzschwelle des Menschen (vgl. Text).

Substanz P findet sich auch als Transmitter der Schmerzfasern im Hinterhorn, ebenso im Darmnervensystem sowie als Co-Transmitter mit Glutamat und auch Serotonin im ZNS.

Gehemmt wird die Prostaglandinsynthese durch *Salicylate, Pyrazolone* oder *Indometacin,* also Substanzen, die zur Schmerzbekämpfung oder als *Analgetika* vielfältig verwendet werden. Allerdings wird die Prostaglandinsynthese auch sehr effektiv durch Cortisol gehemmt, was wiederum nicht analgetisch wirkt. Die beteiligten Mechanismen sind bisher also keineswegs geklärt.

Beobachten wir unseren eigenen Schmerz (z.B. bei einer Verletzung unserer Haut) etwas genauer, können wir zwischen einem plötzlich *einsetzenden, hellen, stechenden, gut lokalisierbaren Schmerz* und einem *nachfolgenden,* mehr *dumpfen, diffusen,* evtl. *bohrenden* und *nicht mehr exakt lokalisierbaren Schmerz* unterscheiden.

Die Übertragung des **hellen Schmerzes** wird den *schnellleitenden*, **dünn myelinisierten Aδ-Fasern** zugeschrieben, während die des später einsetzenden **diffusen Schmerzes** über *langsam leitende* (0,5–2 m/s), **marklose C-Fasern** erfolgt. Schmerzfasern reichen bis in die unteren Schichten der Epidermis, wobei die *Dichte der Nozizeptoren wesentlich größer ist als* z.B. die der *Druckrezeptoren.* Messbar ist dies entsprechend der Verteilung von Druckpunkten (vgl. von Freysche Reizhaare, S. 421) gegenüber *Schmerzpunkten* oder Hautstellen, an denen z.B. der Einstich einer feinen Nadel (Reizborsten) Schmerzen verursacht. Darüber hinaus sind Schmerzfasern *im subcutanen Bindegewebe,* in der Muskulatur, im Periost sowie im Bereich der inneren Organe anzutreffen. Allerdings sind die Schmerzfasern vorwiegend in den bindegewebigen *Organkapseln* sowie im Bereich der *Ausführungsgänge* (z.B. Gallengänge, Nierenbecken, Ureter), nicht jedoch im Parenchym selbst verteilt. Auch im Nervengewebe des Gehirns finden sich keine Schmerzfasern, sehr wohl aber in den *Hirnhäuten* und *Hirngefäßen.* Schmerzen werden im visceralen Bereich sowohl durch Zug *(Organschwellungen, Zug am Mesenterium)* wie durch glattmuskuläre Kontraktionen *(Spasmen, Koliken)* ausgelöst. In der Regel werden Nozizeptoren gleichzeitig mit Mechanorezeptoren oder Thermorezeptoren erregt, so dass vermutlich auch die Signale der Mechanorezeptoren zur Informationsverarbeitung des Schmerzes Verwendung finden (man spricht deshalb auch von *„Populationscodierung"*).

Weitgehend ungeklärt sind die Mechanismen, die bei den anfallsartig auftretenden Kopfschmerzen *(Migräne)* ablaufen, für die schmerzhafte *Änderungen im Tonus cerebraler Gefäßmuskulatur* verantwortlich gemacht werden. Dabei werden arterielle Konstriktionen, aber auch speziell venöse Vasodilatationen – häufig nacheinander – evtl. mit Änderungen der Gefäßpermeabilität und Austritt von Kininen vermutet, welche die Nozizeptoren der Gefäßwand sensibilisieren sollen.

Die afferente zentrale Schmerzleitung im Anschluss an das I. Neuron, dessen Zellkörper wie bei den Mechanorezeptoren im Spinalganglion liegt, erfolgt überwiegend im *kontralateralen Vorderseitenstrang (Tractus spinoreticularis* und *spinothalamicus).* Ebenso wird vom spinalen Trigeminuskern die Schmerzafferenz zur *Formatio reticularis* und zum *Thalamus* geleitet. Vom Thalamus führen entsprechende Bahnen sowohl zum *limbischen System* wie speziell zum *sensomotorischen Cortex.* Allerdings wird ein regelrechtes „Schmerzzentrum" vermisst.

(Absteigende schmerzhemmende Bahnen ziehen vom Hirnstamm zum Rückenmark, um auf segmentaler Ebene die Schmerzleitung vom I. zum II. Neuron zu hemmen.)

Geradezu als Beweis für die Schmerzübertragung in der Vorderseitenstrangbahn der kontralateralen Seite gilt das **Brown-Séquard-Syndrom** (vgl. S. 302), eine in ihrer klassischen Ausprägung seltene halbseitige Rückenmarksdurchtrennung aufgrund einer Verletzung oder eines Tumors (vgl. Abb. 16.7). Die Symptomtriade besteht: 1.) motorisch aus einer schlaffen Lähmung im beschädigten Segment sowie einer spastischen Lähmung unterhalb davon (Unterbrechung der Pyramidenbahn); 2.) sensibel aus einer Störung der Druck-, Berührungs- und Vibrationsempfindung (Unterbrechung der Hinterstrangbahn) auf der Seite der Läsion (einschließlich Störungen der Lageempfindungen durch Unterbrechung des Tractus spinocerebellaris dorsalis) und 3.) aus dem Verlust der **Schmerz- und Temperaturempfindung der gegenüberliegenden Seite**, was auf eine

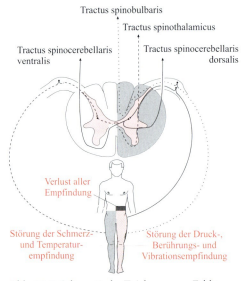

Abb. 16.7: Schematische Zeichnung zur Erklärung typischer Ausfälle bei halbseitiger Rückenmarksläsion im unteren Thorakalbereich (= Brown-Séquardsche Halbseitenlähmung), lädierte Rückenmarkshälfte gerastert.

Unterbrechung der Vorderseitenstrangbahn hinweist.

Chirurgische Schmerzbehandlungen (z.B. bei chronisch anhaltenden schweren Schmerzen von Krebspatienten) werden z.T. unter *Durchtrennung* der Vorderseitenstrangbahn sowie (unter Verwendung stereotaktischer Geräte) durch thalamische Koagulationen durchgeführt. *Moderner* und vermutlich langfristig erfolgreicher sind jedoch scheinbar gegenteilige Maßnahmen. **Elektrische Stimulation** von Hautnerven, von Rückenmarksbahnen (Hinterstrang) wie auch von bestimmten Thalamusregionen wird mit fest implantierten Elektroden zur Schmerzausschaltung benutzt, wobei die betroffenen Patienten die jeweilige Reizfrequenz und Dauer nach dem Erfolg selbst einstellen können. Es wird angenommen, dass endogene **Schmerzhemmungsmechanismen** erregt werden, welche die Schmerzausschaltung bewirken sollen.

Die Existenz *zentraler Schmerzhemmsysteme* ist darüber hinaus wahrscheinlich, weil wir durch eigenen Willen, „Ablenkung", Suggestion, aber auch Gewöhnung (Habituation) etc. unsere Schmerzschwelle in einem doch erstaunlich weiten Bereich variie-

ren können, was alle subjektiven Methoden der Schmerzmessung (Algesimetrie) so schwierig macht. Manche Menschen sind darüber hinaus in Ausnahmesituationen zum klaglosen Ertragen unvorstellbarer Schmerzen fähig (Berichte von Marterungen, Folterungen etc.). Im *Schlaf* ist die Schmerzempfindlichkeit herabgesetzt, doch können sich z.B. Fakire allein durch Meditation und Gewöhnung in schlafähnliche Zustände (mit erhöhter Thetaaktivität, vgl. S. 515) ohne Bewusstseinsverlust versetzen, in denen ihre Schmerztoleranz scheinbar stark heraufgesetzt ist. Allerdings seien Touristen vor vielerlei Tricks (mit Teilen von Tierzungen etc.) gewarnt. Die moderne klinische Schmerztherapie versucht auch mit psychologischen Methoden *Schmerz* zu bekämpfen. Hierbei wird durch „operantes Konditionieren" ein „Sozialtraining" erzielt, das an der Reduktion des Schmerztablettenkonsums auf seine Effektivität hin getestet werden kann. Dass der depressiv Verstimmte dabei schwerer von seinen Schmerzen zu befreien sein wird als der auf ein Lebensziel hin ausgerichtete Glückliche, hätte man allerdings schon der Bibel entnehmen können.

Als **übertragenen Schmerz** (engl. referred pain) bezeichnet man Schmerzen in Hautregionen, die durch schmerzauslösende Prozesse (Druck, Zug, Entzündungen etc.) in inneren Organen entstehen. Hierbei lassen sich definierte *„Hautsegmente"* (Dermatome = *Innervationsgebiete von Spinalnerven auf der Haut*) einzelnen Organen zuordnen, wie es zuerst durch Head[14] (1893) beschrieben wurde. Man spricht deshalb bis heute von den **Headschen Zonen** (vgl. Tab. 16.4 und Abb. 16.8). „Übertragen" heißen derartige Schmerzen deshalb, weil *Schmerzafferenzen aus Eingeweiden* und Afferenzen aus *entsprechenden Hautsegmenten* auf *identische* Neurone des Hinterhorns konvergieren. Daher ist es schwierig, Eingeweideschmerzen von Hautschmerzen zu trennen, so dass wir folglich Schmerzen aus dem Bereich innerer Organe auf segmental verwandte Strukturen der Haut übertragen.

Aus diesem Grund verursacht eine Mangeldurchblutung der Koronargefäße (Angina pectoris bzw. Herzinfarkt) nicht nur

---

14 Sir Henry Head (1861–1940), Londoner Neurologe.

16.3 Somatische und viscerale Schmerzrezeption (noziceptive Systeme)

Tab. 16.4: Ausdehnung und segmentale Verschaltung Headscher Zonen für verschiedene innere Organe.

Organ	Segment	Lokalisation
Zwerchfell	C_4	Schulter-Schlüsselbeinregion
Herz	Th_{3+4}	4. + 5. Rippe links (und linker Arm)
Ösophagus	Th_{4+5}	Über Sternum (untere Hälfte)
Magen	Th_8	Unterer Rippenbogen links
Leber und Gallenblase	Th_{8-11}	Unterer Rippenbogen rechts
Dünndarm	Th_{10}	Nabelregion
Dickdarm	Th_{11}	Region unter dem Nabel
Harnblase	$Th_{11}L_1$	Oberhalb der Symphyse
Niere und Hoden	$Th_{10}L_1$	Oberhalb des Beckenkamms

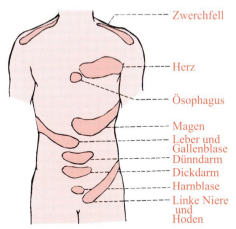

Abb. 16.8: Schematische Zeichnung der Headschen Zonen (vgl. Tab. 16.4).

Schmerzen in der Herzgegend, sondern auch charakteristische „Ausstrahlungen" in den linken Arm. Für eine exakte Diagnose *innerer Erkrankungen* ist die Kenntnis der Headschen Zonen deshalb von ganz besonderer Wichtigkeit. Aber auch hier sind (wie stets in der Physiologie) die Dinge bei näherer Betrachtung wesentlich komplizierter. Offenbar verwechseln wir nicht nur in unserer Empfindung die Afferenzen aus dem Körperinneren mit nicht erfolgten Signalen aus Hautarealen von Headschen Zonen, der Organismus kann umgekehrt „verwechselte" **Efferenzen als viscerocutane und visceromotorische Reflexe** über die zugehörigen Vorderhörner in die Headschen Zonen senden. Hierbei können *sympathische und motorische Efferenzen* von den Eingeweideschmerzafferenzen aktiviert werden. Es kann zu Muskelkontraktionen in den betroffenen Segmenten (bekannt als „Verspannungen") wie zu erhöhter Schmerzempfindlichkeit *(„Hyperalgesie")* in den Headschen Zonen kommen, die einer gesenkten „zentralen" Schmerzschwelle zugeschrieben werden.

Die viscerocutane Verschaltung wird aber auch *therapeutisch* genutzt. Über *lokale Hautreize* (**feuchte Umschläge, Massage** etc.) lassen sich auch die efferente vegetative Organinnervation und damit die Organdurchblutung sowie der Kontraktionszustand oder der Tonus z.B. der glatten Darmmuskulatur günstig beeinflussen. Vermutlich werden auch bei der *Akupunktur*[15] segmentale Hautreize gesetzt, die sympathische und motorische oder viscerocutane Reflexe auslösen und gleichzeitig über afferente Stimulation Schmerzhemmungsbahnen aktivieren. Im Detail sind hier jedoch noch viele Fragen offen.

Als **„projizierte"** Schmerzen bezeichnet man Schmerzen, die in der Regel durch Reizung eines Nerven entstehen, aber in das *Versorgungsgebiet* dieses Nerven projiziert werden. Typisch sind solche projizierten Schmerzen z.B. bei Wirbelsäulenveränderungen mit Kompressionsdruck auf Hinterwurzeln oder bei anderen Irritationen einzelner Nervenäste. Offenbar kommt es bei anhaltender Kompression *eines Nerven* zu dessen „Entartung" durch „Aussprossung" (engl. *„sprouting"*), wodurch der Nerv selbst zum Rezeptor werden kann. Histologisch fällt bei komprimierten Nerven eine Auflösung der Myelinscheiden auf. Bei *Nervendurchtrennung* kommt es zu einer vollständigen Degeneration des peripheren Astes, während am zentralen Stumpf häufig Nervenfasern aussprossen. Überschießende Aussprossungen

---

15 Altchinesische Heilmethode, bei der dünne Gold- und Silbernadeln in spezielle „Meridiane" der Haut eingestochen werden.

führen zum *Neurom*. Nach Amputationen wird häufig über Schmerzen in den nicht mehr vorhandenen Gliedern berichtet, die als *Phantomschmerzen* bezeichnet und auf spontane Entladungen aus *Amputationsneuromen* bezogen werden.

Abschließend sollte darauf hingewiesen werden, dass vermutlich die Schmerzforschung in Zukunft durch die Aufklärung der physiologischen und pathophysiologischen Bedeutung der beim Schmerzgeschehen beteiligten *Neuropeptide* wesentliche Fortschritte machen wird. Erst in den letzten Jahren wurde nachgewiesen, dass der Organismus über körpereigene Substanzen verfügt, die als „*endogenes Morphin*" oder „**Endorphin**" (wie Opium) schmerzverhindernd wirken. Diese opiatartigen Peptide (z.T. nur aus fünf Aminosäuren bestehend, wie *Methionin-Enkephalin*) finden sich im Gehirn (vorwiegend im Mittelhirn), in der Hypophyse sowie im Rückenmark (vorwiegend im Hinterhorn). Man nimmt an, dass die Neuropeptide z.T. Transmitterfunktion besitzen (vermutlich bei der absteigenden Schmerzkontrolle, s. oben), z.T. werden sie mit Katecholaminen und Serotonin gleichzeitig freigesetzt, z.T. dürften sie Hormonwirkungen haben, ohne dass jedoch im einzelnen Klarheit über ihre Funktion besteht. Da die Bluthirnschranke (vgl. S. 114) für Endorphine schlecht durchlässig ist, erhält man nur bei Applikation von Endorphinen direkt in das Gehirn (auch in den Subduralraum) analgetische Wirkungen.

Ein vom Schmerz vermutlich unabhängiges, trotzdem aber unlustbetontes Gefühlserlebnis ist der **Juckreiz**. Die entsprechende Empfindung ist nur von den äußersten Schichten der Epidermis der Haut auslösbar. Mit einer entsprechenden Versuchsanordnung kann selektiv, d.h. ohne Schmerzbezug, Juckreiz ausgelöst werden. Trotzdem ist man sich nicht einig darüber, ob Jucken nicht doch ein besonderer Zustand des Schmerzes ist, der unter ganz bestimmten Bedingungen auftritt. Jedenfalls ist nachgewiesen, dass die Juckempfindung nur an bestimmten Punkten der Haut auslösbar ist, die nicht notwendigerweise mit den Schmerzpunkten übereinstimmen. Diese Beobachtung lässt sich möglicherweise durch neuere Ergebnisse erklären, nach denen die rezeptiven Felder für die Juckempfindung deutlich größer sind als die der Schmerzempfindung. Innerhalb der Gruppe C, der Gruppe der klassischen, nicht-myelinisierten Schmerzfasern, stellen die afferenten Fasern für den Juckreiz offenbar eine eigene Subgruppe dar, die sich dadurch auszeichnet, dass deren Fasern eine Leitungsgeschwindigkeit aufweisen, die mit 0,5m/s noch geringer ist als die der Schmerzfasern. Weiter wurde beobachtet, dass sie keine Spontanaktivität aufweisen, dass sie mechanisch insensitiv sind und nur in Ausnahmefällen auf Hitzereize antworten. Allerdings reagieren alle diese spezifischen C-Fasern auf Histamin und stützen damit die ältere Beobachtung, dass eine intradermale Histamininjektion starken Juckreiz auslöst. Der zunächst angenommene polymodale Charakter dieser Afferenzen muss danach wieder in Frage gestellt werden.

Freie Nervenendigungen dienen als Nozizeptoren, deren adäquate Reizung multifaktoriell erfolgt.

Lokal entstehenden Kininogenen wird die Bradykininfreisetzung zugeschrieben, die die Prostaglandinsynthese stimuliert.

Salicylate, Pyrazolone sowie Indomethacin wirken analgetisch durch Cyclo-Oxygenase-Hemmung der Prostaglandinsynthese.

In der Haut gibt es wesentlich mehr Schmerz- als Druckpunkte.

Die afferente zentrale Schmerz- und Temperaturleitung erfolgt überwiegend im kontralateralen Vorderseitenstrang.

Für die Brown-Séquardsche Halbseitenlähmung ist kontralateral ein Verlust der Schmerz- und Temperaturempfindung charakteristisch.

Übertragener Schmerz in segmentale Headsche Zonen der Haut erlaubt die diagnostische Lokalisation krankhafter Veränderungen innerer Organe.

17 Sehen

17.1 Abbildender Apparat des Auges

Allgemein

Unbestritten ist der Mensch „zum Sehen geboren"[1], fraglos sind die Augen seine wichtigsten Sinnesorgane, wenn auch der Taube noch stärker unter seiner sozialen Isolierung leiden mag als der Blinde. „Blindenheilung" rangiert im Neuen Testament gleichrangig mit dem Wunder der Erweckung Toter.

Die Erhaltung der Sehschärfe seiner Patienten muss dem Arzt deshalb höchstes Anliegen sein. Es kann sich dabei nicht um eine technische Nebensächlichkeit handeln, welche man getrost dem Spezialisten – oder gar dem Optiker – überlassen kann, sondern das Auge ist ein so wichtiger Teil des gesamten Organismus (einschließlich der einmaligen Sichtbarkeit seiner Gefäße im Mikrozirkulationsbereich), dass wir uns kaum gründlich genug mit der normalen Struktur und Funktion des „Sehapparates" befassen können.

Historisch gehört der „Starstich" zu den ältesten am Menschen durchgeführten Operationen[2]. Die trüb gewordene Linse wurde hierbei in den Glaskörper gestoßen. Es muss – erstaunlicherweise – immer wieder Patienten gegeben haben, welche nach dieser äußerst schmerzhaften Operation keine intraokulare Infektion bekamen und bei denen keine anderen schweren Komplikationen auftraten, so dass die Patienten zum Teil wieder sehen konnten (wenn auch nicht scharf).

Den vergrößernden Effekt von Glaskugeln kannten bereits die Römer, doch soll der Smaragd, welchen Nero[3] als Zuschauer bei grausamen Gladiatorenkämpfen benutzt haben soll, keine Brechungsanomalie korrigiert, sondern vielmehr als Sonnenbrille gewirkt haben. Das Wort „Brille" wird von „Beryll" hergeleitet, der Bezeichnung für den Bergkristall, welcher zuerst als Linse geschliffen wurde und als „Lesestein" gedient hat, eine Erfindung, welche dem Araber Ibn el Heitham um 1000 nach Chr. zugeschrieben wird. Ähnlich modernen Lupen wurden diese „Lesesteine" direkt auf die zu entziffernde Schrift gelegt. Ab dem Ende des 13. Jahrhunderts n. Chr. wurden zuerst in den oberitalienischen Klöstern „Nietbrillen" gebräuchlich, welche unseren „Kneifern" ähnlich waren. Die ersten Zeichnungen von Strahlengängen im Auge – einschließlich eines umgekehrten Netzhautbildes – stammen von Johannes Kepler[4]. Außerdem findet sich bei Kepler bereits die richtige Deutung der Brilleneffekte. Die Brechungsgesetze des Lichtes wurden gleichzeitig, aber unabhängig voneinander durch Descartes (vgl. S. 285) und Snellius[5] entdeckt. Einer der wichtigsten Meilensteine auf dem Entwicklungsweg des Faches Ophthalmologie ist die Erfindung des Augenspiegels durch Helmholtz 1850 (vgl. S. 176).

Dioptrik (= Lehre von der Strahlenbrechung des Lichtes)

Nach dem **Snelliusschen Brechungsgesetz werden Strahlen in einem optisch dichteren Medium zum Einfallslot hin gebrochen.**

Abb. 17.1 demonstriert diese Brechung paralleler Strahlen beim Übergang von Luft in Glas, in welchem die Lichtwellen sich langsamer ausbreiten können. Während sich *Licht* im Vakuum (und davon nicht wesentlich verschieden auch in Luft) mit einer Ge-

---

1 Goethe: Lied des Türmers Lynceus:
   Zum Sehen geboren,
   zum Schauen bestellt,
   dem Turme geschworen,
   gefällt mir die Welt.
   Ich blick in die Ferne,
   ich seh in der Näh ...
2 Erste Erwähnung im Codex Hammurabi (18.–17. Jh. vor Chr.). Römische Reliefs zeigen die Operation im 2./3. Jh. nach Chr., der „Starstich" wurde bis in das 18. Jh. nach Chr. in Deutschland durchgeführt.
3 Römischer Kaiser von 54–68 nach Christus.

4 Johannes Kepler (1571–1630) festigte mit der Beschreibung der nach ihm benannten Planetengesetze das „Weltbild" des Nikolaus Kopernikus (1473–1543). Kepler gelang es nur mit Mühe, seine eigene Mutter vor einer Hexenverbrennung zu retten; er selbst fand wegen seines protestantischen Glaubens nur ein Grab vor den Toren Regensburgs.
5 Willebrord Snellius (1580–1626), niederländischer Mathematiker und Physiker.

17 Sehen

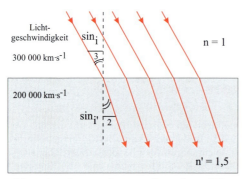

Abb. 17.1: Schematische Darstellung der Lichtbrechung beim Übergang in ein optisch dichteres Medium (n = Brechungsindex, i = Einfallswinkel)

schwindigkeit von 300 000 km × s⁻¹ ausbreitet, erfolgt dies in normalem Fensterglas – sehr ähnlich wie in Wasser – „nur" mit 200 000 km × s⁻¹. Der Brechungsindex (n) gibt den Quotienten der Ausbreitungsgeschwindigkeit im Vakuum zur Ausbreitungsgeschwindigkeit im jeweils untersuchten Medium wieder. Es gilt daher:

$$n_{Glas} = \frac{\text{Ausbreitungsgeschwindigkeit des Lichtes im Vakuum}}{\text{Ausbreitungsgeschwindigkeit des Lichtes im Glas}}$$

$$= \frac{300\,000\,\text{km} \times \text{s}^{-1}}{200\,000\,\text{km} \times \text{s}^{-1}} = 1{,}5$$

Entsprechend gilt für Luft angenähert $n = 1$. (Die unterschiedlichen Brechungsindices der verschiedenen lichtdurchlässigen Strukturen des Auges sind Tab. 17.1 zu entnehmen). Das Snelliussche Brechungsgesetz besagt, dass der Quotient aus dem Sinus[6] des Einfallswinkels (sin i) und des Brechungswinkels (sin i') umgekehrt proportional dem Verhältnis der jeweiligen Brechungsindices (n bzw. n') ist. Es gilt daher:

$$\frac{\sin i}{\sin i'} = \frac{n'}{n}$$

---

[6] Der Sinus ist das Verhältnis aus Gegenkathete und Hypotenuse. Für die Hypotenuse = 1 kann im rechtwinkligen Dreieck allein die Länge der Gegenkathete den Sinus der betrachteten Winkel darstellen.

In unserer Abbildung 17.1 kann man erkennen, dass sich die Sinus der Winkel i und i' wie die zugehörigen Lichtgeschwindigkeiten verhalten.

Abb. 17.2a soll zeigen, dass das Snelliussche Brechungsgesetz auch für gekrümmte Flächen gilt. Für jeden parallel einfallenden Strahl wurde in unserem Fall auf der Tangente eines Kugelabschnittes das Einfallslot (gestrichelt) errichtet. Der Strahl, welcher dabei direkt durch den Krümmungsmittelpunkt

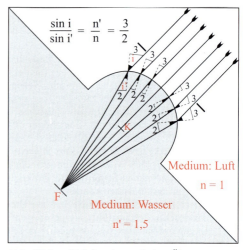

Abb. 17.2a: Lichtbrechung beim Übergang von Luft auf Wasser an einer Kugeloberfläche (n = Brechungsindex, K = Krümmungsmittelpunkt, F = Brennpunkt).

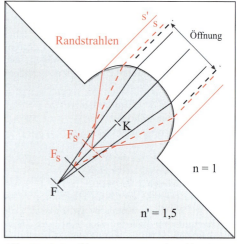

Abb. 17.2b: Strahlengang von Randstrahlen (sphärische Aberration mit Brennweitenverkürzung).

432

(K) zieht, wird nicht gebrochen, während alle anderen parallel einfallenden Strahlen zum Einfallslot hin gebrochen werden. Die ungebrochen durch ein optisches System ziehenden Strahlen werden als Knotenpunktsstrahlen bezeichnet. (Sie bestimmen die Bildgröße, vgl. Abb. 17.7.)

In der Abb. 17.2a verhalten sich die Sinus der Winkel wieder wie 3:2. Alle parallel einfallenden Strahlen vereinigen sich in einem Punkt, dem Brennpunkt *(F)*, da sich die Richtung des Einfallslotes beiderseits vom Strahl durch den Krümmungsmittelpunkt umkehrt. (Die sphärische Aberration[7] bei großen Linsendurchmessern zeigt Abb. 17.2b).

Sphärische Konvexlinsen (= **Plusgläser**), welche entweder einseitig oder doppelseitig (bikonvex) aus einem Kugelabschnitt bestehen, bündeln ihre Strahlen im Brennpunkt, sie heißen deshalb auch „*Sammellinsen*" (vgl. Abb. 17.3). Je kleiner der Krümmungsradius der Kugelabschnitte dieser Linsen ist, desto näher liegt der Brennpunkt *(F)* an der Linse, d.h. desto kürzer ist die Brennweite *(f)* dieser Linse. Aus der Brennweite lässt sich leicht der Krümmungsradius eines einfach brechenden Systems berechnen, doch wird dies wesentlich schwieriger bei mehrfach brechenden Systemen (d.h. mehreren gekrümmten Flächen mit unterschiedlichen Brechungsindices). Man begnügt sich deshalb zur Bestimmung der **Brechkraft** eines **optischen Systems** in der Regel mit der Bestimmung der **Brennweite**. Als Maß der Brechkraft benutzt man die Dioptrie (dpt).

Es gilt:

$$\frac{1}{\text{Brennweite in Metern}} = \text{Dioptrie}$$

Für eine Linse von 10 Dioptrien bedeutet dies, dass ihr Brennpunkt 10 cm von ihrer Hauptebene *(H)* entfernt liegt.

---

7 Als sphärische (sphaira gr. = Kugel) Aberration (lat. = Abirrung) wird die relativ stärkere Brechung in den Randpartien eines optischen Systems bezeichnet. Als chromatische Aberration oder auch Newtonsche Abweichung gilt das Ergebnis stärkerer Brechung kurzwelligen (blauen) sowie schwächerer Brechung längerwelligen (roten) Lichtes.

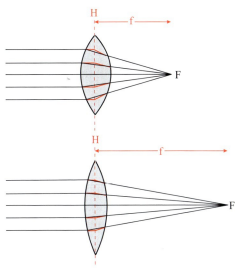

Abb. 17.3: Schematische Zeichnung des Strahlengangs in Sammellinsen (H = Hauptebene, F = Brennpunkt, f = Brennweite). (Linsendicke didaktisch überzeichnet).

Auch für sphärische **Zerstreuungslinsen** (*konkav* geschliffene Linsen = **Minusgläser**) gilt, dass der Krümmungsradius die Brennweite bestimmt, allerdings mit dem Unterschied, dass der *Brennpunkt* nur in der Vorstellung existiert – *virtuell*[8] –, d.h. vor der Linse (vgl. Abb. 17.4). Man rechnet hier mit negativen Brennweiten und kommt damit zu negativen Dioptriezahlen *(Minusgläser*, während Sammellinsen als Plusgläser bezeichnet werden).

Schließlich sind für den Augenarzt die sog. **Zylindergläser** von besonderer Wichtigkeit. Es handelt sich dabei in der Tat um Abschnitte aus Glaszylindern, welche die besondere Eigenschaft haben, dass Strahlen, welche parallel zur Ebene der Zylinderachse den Zylinder treffen, ihn ungebrochen passieren[9] (in Abb. 17.5 sind diese Strahlen nicht gezeichnet). Strahlen, welche dagegen senkrecht zur Zylinderachse auf den Zylinder stoßen (nur diese Strahlen sind in Abb. 17.5 gezeichnet), werden so gebrochen, als wenn sie auf einen Kugelabschnitt auftreffen würden. Im Gegensatz zur kugelförmigen oder

---

8 virtus lat. = Tüchtigkeit, aber auch „Wunderkraft".

9 Eine Parallelverschiebung dieser Strahlen wird hier vernachlässigt.

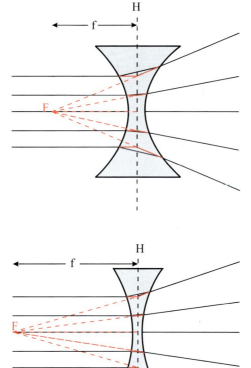

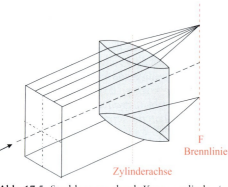

Abb. 17.4: Strahlengang durch sphärische Bikonkavlinsen mit unterschiedlichen Krümmungsradien (vgl. Abb. 17.3).

Abb. 17.5: Strahlengang durch Konvexzylinder (= Pluszylinder).

Brennlinie. Die reziproke Brennweite ergibt wie bei der sphärischen Linse die Dioptriezahl des Zylinders.

Ebenso wie bei sphärischen Gläsern gibt es auch konkav geschliffene Zylinder (Hohlzylinder) mit achsenabhängigem Zerstreuungseffekt (Minuszylinder, vgl. Abb. 17.6), die virtuelle Brennlinie liegt parallel zur Zylinderachse vor dem Zylinder.

Abb. 17.7 zeigt die **Bildkonstruktion** für eine Sammellinse am Schnittpunkt eines Parallelstrahls und eines Knotenpunktstrahls. Der Parallelstrahl wird so gebrochen, dass er durch den Brennpunkt läuft, während der Knotenpunktstrahl durch die Sammellinse nicht gebrochen wird (vgl. auch Abb. 17.2). Es entsteht ein *umgekehrtes, verkleinertes, reelles* Bild. (Bei Zerstreuungslinsen erhält man ein *aufrechtes, verkleinertes, virtuelles* Bild, vgl. Abb. 17.8.)

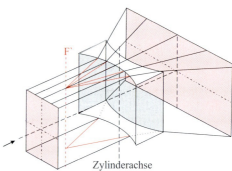

Abb. 17.6: Strahlengang durch Bikonkavzylinder (= Minuszylinder) mit virtueller Brennlinie (F').

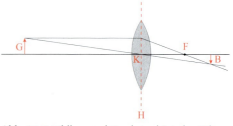

sphärischen Linse erzeugt die Zylinderlinse (Pluszylinder) keinen Brennpunkt, sondern eine *Brennlinie*. Drehung des Zylinders um die optische Achse führt zur Drehung dieser

Abb. 17.7: Bildkonstruktion bei sphärischer Bikonvexlinse mit verkleinertem, umgekehrtem, reellem Bild (G = Gegenstand, B = Bild, K = Knotenpunkt, H = Hauptebene, F = Brennpunkt).

17.1 Abbildender Apparat des Auges

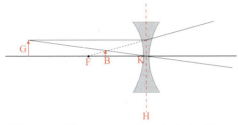

Abb. 17.8: Bildkonstruktion bei sphärischer Bikonkavlinse mit aufrechtem, verkleinertem, virtuellem Bild (vgl. Abb. 17.7).

Tab. 17.1: Brechungsindices unterschiedlicher Augenabschnitte.

	Brechungsindex (n)
Tränenflüssigkeit, Kammerwasser und Glaskörper	1,336
Hornhautsubstanz	1,376
Linse	
an den Polen	1,386
am Äquator	1,375
im Zentrum	1,406
„Totalindex"	1,413

Das menschliche Auge

Wenden wir die Brechungsgesetze der Physik auf das menschliche Auge an, zeigt sich wieder einmal, dass hier die Dinge wesentlich komplizierter sind, als sie bisher dargestellt wurden. Wir haben es jetzt nicht mehr allein mit zwei verschiedenen brechenden Medien zu tun, sondern mit mindestens fünf: Luft, Hornhaut (Cornea), Kammerwasser, Linse und Glaskörper, wobei die Linse selbst keinen homogenen Brechungsindex besitzt (vgl. Tab. 17.1), sowie mit jeweils verschiedenen gekrümmten Flächen.

Die Abb. 17.9 zeigt einen Horizontalschnitt durch das (rechte) menschliche Auge. Die optische Achse weicht von der eigentlichen Sehachse ab. Da man bei diesem vielfach zusammengesetzten System mit mindestens vier verschiedenen Übergängen auf andere Brechungsindices auf verwirrende Strahlengänge kommen würde, reduziert man, wie in der Optik üblich, die Strahlengänge in der Regel auf ein einfaches System mit zwei fiktiven brechenden Flächen *mit zwei Hauptebenen (H und H') und zwei Knotenpunkten (K und K')*. Die Hauptebenen liegen innerhalb der Vorderkammer, die zwei Knotenpunkte an der Linsenhinterseite bzw. im linsenseitigen Glaskörper (= *„reduziertes Auge"*).

Der axiale **Gesamtdurchmesser des Auges** beträgt im Durchschnitt **24,3 mm**. Die Hornhaut ist stärker gekrümmt als die Lederhaut (vgl. Tab. 17.2). Die hintere Brennweite beträgt beim Normalsichtigen im Mit-

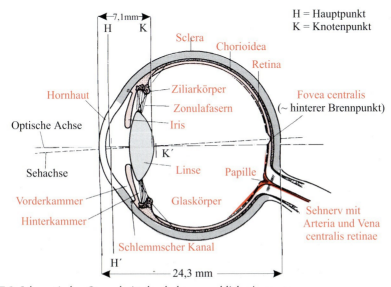

Abb. 17.9: Schematischer Querschnitt durch das menschliche Auge.

Tab. 17.2: Krümmungsradien von Hornhaut und Linse.

	Krümmungs-radien (mm)
Hornhautvorderfläche	7,8
Hornhauthinterfläche	6,7
Linsenvorderfläche	10,0
Linsenhinterfläche	6,0

tel 22,79 mm (vom hinteren Hauptpunkt gemessen. Die vordere in Luft liegende Brennweite beträgt 17,06 mm). Beim Blick in die Ferne fällt der hintere Brennpunkt in die Bildebene oder auf die Stelle des schärfsten Sehens, die Fovea centralis.

Die größte Lichtbrechung erfolgt am Auge beim Übergang von Luft auf Hornhautgewebe, weil dort die größten Unterschiede in den Brechungsindices aufeinandertreffen. **Die Gesamtbrechkraft des nichtakkommodierenden Auges beträgt im Mittel 58,6 dpt. Das linsenlose (= aphake) Auge hat noch eine Brechkraft von 43 dpt.**

Nach Operation des grauen Stars (Linsentrübung) musste früher beim normalsichtigen Auge eine starke Plus-Brille („Star-Brille") von ca. 13 dpt getragen werden, weil hier der Abstand von der Hornhaut ergänzend wirksam ist. Ohne eine solche Brille liegen alle Bilder (auch aus dem „Unendlichen") hinter der Netzhaut. Heute werden allerdings bei der Staroperation üblicherweise unter Belassung der natürlichen Linsenkapsel und des Aufhängeapparates der Linse (Zonulafasern) nach Entfernung des Linsenkerns und der Linsenrinde Kunstlinsen implantiert. Diese können vor dem Eingriff nach biometrischer Vermessung des Auges (z.B. mittels Ultraschall) so berechnet werden, dass dicke Starbrillen nicht mehr erforderlich sind.

Akkommodation

Während beim Photoapparat durch Verschiebung der Linse (oder von Linsenteilen) gegenüber der Filmebene unterschiedliche Objektabstände „scharf eingestellt" werden, können wir mit Hilfe unseres Ziliarmuskels den Krümmungsradius unserer Linse und damit ihre Brechkraft verändern. Diese Brechkrafterhöhung wird Akkommodation[10] genannt. Sie ist deshalb möglich, weil unter „Ruhebedingungen" des Musculus ciliaris bzw. im „akkommodationslosen" Zustand die Linse mit Hilfe der Zonulafasern, welche am Linsenäquator ansetzen, gleichmäßig auseinandergezogen wird. Die Spannung der Zonulafasern wird durch die glatten Muskelfasern des **Musculus ciliaris** regu-

---
10 accommodare lat. = anpassen.

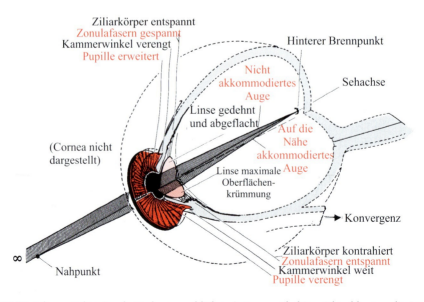

Abb. 17.10: Schematischer Anschnitt des menschlichen Auges, vertikal im nicht-akkommodierten, horizontal im akkommodierten Zustand.

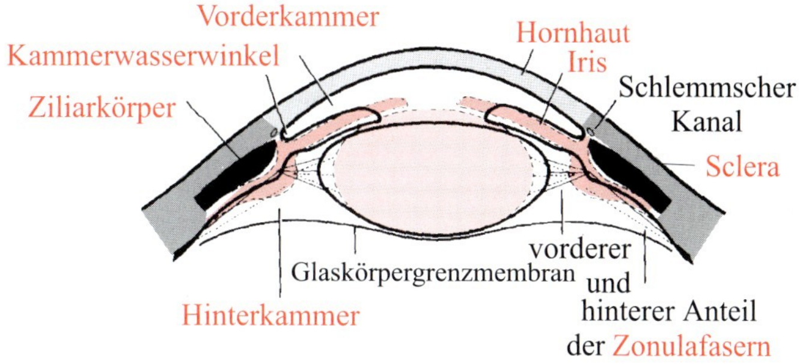

17.1 Abbildender Apparat des Auges

Abb. 17.11: Schnitt durch die vorderen Augenabschnitte im nicht-akkommodierten Zustand (ausgezogen) und bei Akkommodation (gestrichelt), nach J. W. Rohen.

Beschriftungen: Vorderkammer, Kammerwasserwinkel, Ziliarkörper, Hornhaut, Iris, Schlemmscher Kanal, Sclera, Glaskörpergrenzmembran, Hinterkammer, vorderer und hinterer Anteil der Zonulafasern.

liert (vgl. Abb. 17.10, 17.11). Lässt beim Sehen in der Nähe die Spannung der Zonulafasern nach, nimmt die Linse auf Grund ihrer elastischen Eigenschaften mehr kugelförmige Gestalt an, so dass sich ihre Brechkraft erhöht. Der schalenförmige Aufbau der Linse mit ihren inhomogenen Brechungsindices unterstützt diesen Vorgang. **Kontraktion des Musculus ciliaris führt zur Erschlaffung der Zonulafasern und damit zur Brechkrafterhöhung.** Die nervale Efferenz zur Versorgung des Ziliarmuskels ist der N. ciliaris, ein parasympathischer Anteil des N. oculomotorius (vgl. a. Abb. 17.25). (Die Afferenz des Akkommodationsreflexes verläuft über den Sehnerven.) Die Akkommodation ist nicht allein von der Fähigkeit des Ziliarmuskels zur Kontraktion bestimmt (Atropinapplikation in den Bindehautsack lähmt den M. ciliaris und damit die Akkommodation, vgl. S. 357), sondern ganz entscheidend von den elastischen Eigenschaften der Linse, deren Elastizität mit zunehmendem Alter abnimmt[11].

Die Akkommodation geht auch mit der Implantation einer herkömmlichen Kunstlinse verloren, da diese ihre Form nicht verändern kann und eine fixe Brechkraft besitzt. In Entwicklung und klinischer Erprobung finden sich gegenwärtig sog. „akkommodative Kunstlinsen", deren Position in Abhängigkeit der Kontraktion des M. ciliaris variiert wird.

Die Bestimmung der Akkommodationsbreite kann als Maß der Akkommodationstüchtigkeit benutzt werden. Beim Normal-

sichtigen, d.h. bei einer Person, welche ohne Brillenkorrektur in der Ferne scharf sehen kann (= „*Fernpunkt*" im Unendlichen), kann man am einfachsten die Akkommodationsbreite dadurch bestimmen, dass man für einen kleingedruckten Text den Abstand vom Auge bestimmt, in welchem der Text gerade noch gelesen werden kann (= „*Nahpunktsbestimmung*"). Weil nach der Linsenformel

$$\frac{1}{\text{Gegenstandsweite beim Blick in die Ferne (Fernpunkt)}} + \frac{1}{\text{Bildweite}} = \frac{1}{f_{(\text{fern})}}$$

und

$$\frac{1}{\text{Gegenstandsweite beim Blick in die Nähe (Nahpunkt)}} + \frac{1}{\text{Bildweite}} = \frac{1}{f_{(\text{nah})}}$$

gilt (f entspricht hier wiederum der Brennweite, vgl. S. 433), ergibt sich durch Subtraktion beider Gleichungen für die **Akkommodationsbreite** in Dioptrien:

$$\frac{1}{\text{Nahpunkt [m]}} - \frac{1}{\text{Fernpunkt [m]}} = \frac{1}{f_{(\text{nah})}} - \frac{1}{f_{(\text{fern})}} = \text{Akkommodationsbreite [dpt]}$$

Für einen normalsichtigen Jugendlichen, welcher z.B. eine kleingedruckte Schrift gerade noch im Abstand von 7 cm vor sei-

---

11 Der normale Akkommodationsvorgang verläuft schnell, Latenzzeit 0,1 s, Einstellungszeit von der Ferne in die Nähe 0,36 s, von der Nähe in die Ferne nur 0,02 s.

Tab. 17.3: Abnahme der Akkommodation mit dem Lebensalter.

Lebensalter (Jahre)	Abstand des Nahpunktes (cm)	Akkommodationsbreite (dpt)	Alterskorrektur (dpt)
10	7	14	
15	8	12	
20	10	10	
25	12	8,5	
30	14	7,0	
35	18	5,7	
40	22	4,5	
45	29	3,4	+0,75 dpt
50	40	2,3	+1,5
55	67	1,4	+2,25
60	200	0,5	+3,0

nen Augen erkennen konnte, ergibt sich so eine Akkommodationsbreite von 14,3 Dioptrien:

$$\frac{1}{0{,}07} - \frac{1}{\infty} = 14{,}3 \text{ dpt}$$

Normalwerte für Nahpunktsabstände und Akkommodationsbreiten des Normalsichtigen in Abhängigkeit vom Lebensalter gibt Tab. 17.3.

Im physiologischen Praktikum bestimmt man gern den Nah- und Fernpunkt als *Scheinerschen*[12] *Versuch* mit Hilfe des Dondersschen Optometers (vgl. S. 132). Das Prinzip dieses Versuches besteht darin, eine Nadel auf einem Abstandhalter vor dem Auge hin- und herzuschieben und diese Nadel einäugig durch eine Blende zu betrachten, welche in einem Abstand kleiner als der Pupillendurchmesser zwei Löcher nebeneinander enthält. Bringt man die Nadel näher an das Auge, als es dem Nahpunkt entspricht, erscheint die Nadel doppelt. (Mit Hilfe einer Nadel und eines Stückchens Pappe, in welches man dicht nebeneinander zwei Löcher sticht, kann man auch ohne Praktikumshilfsmittel den eigentlichen Scheinerschen Versuch zu Hause durchführen.) Der Fernpunkt wird durch Linsenvorsatz (4 dpt) und akkommodationslosen Blick in die Ferne entsprechend bestimmt. Betrachtet man gleichzeitig zwei hintereinander stehende Nadeln mit der Dondersschen Apparatur, so kann man bei Fixierung der vorderen Nadel die hintere doppelt sehen, und umgekehrt erscheint die vordere Nadel doppelt bei Fixierung der hinteren.

Mit dem Akkommodationsreflex ist sowohl eine *Konvergenz* der Augenbewegungen gekoppelt (anderenfalls würden wir beim Blick in die Nähe Doppelbilder sehen, vgl. S. 468) wie auch eine *Miosis* der Pupillen (vgl. S. 462).

Sehschärfe (Visus)

Im allgemeinen beginnt man eine augenärztliche Untersuchung mit der Bestimmung der **Sehschärfe (= Visus)**. Das Prinzip einer Sehschärfenbestimmung besteht darin festzustellen, wie groß *der **Abstand zweier Bildpunkte** ist, welche bei definierter Entfernung **noch getrennt wahrgenommen werden*** können (= „Minimum separabile"[13]). Praktisch geht man dabei so vor, dass man Buchstaben- oder Zahlentafeln (für Analphabeten und Gutachten: Landolt[14]-Ringe mit unterschiedlichen Öffnungen oder für Kinder auch Tierbilder etc.) in bestimmtem Abstand (meist für 5 m gerechnet) anbietet, wobei die Strichdicke der Zeichen vom Normalsichtigen gerade dann noch aufgelöst werden kann, wenn sie etwa im Abstand **einer Bogenminute** angeboten wird. Ein Bogenmaß wird für das Minimum separabile deshalb gern benutzt, weil man dadurch auch unab-

---

13 separabilis lat. = trennbar.
14 Edmund Landolt (1846–1926), Schweizer Augenarzt, in Paris tätig.

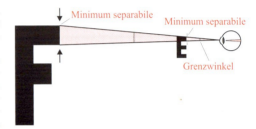

Abb. 17.12: Schematische Zeichnung zur Bedeutung des Grenzwinkels für das Auflösungsvermögen des Auges.

---

12 Christoph Scheiner (1575–1650), Jesuitenpater, Professor der Mathematik in Ingolstadt, Innsbruck, Freiburg i.B. (zeitweilig auch in Wien und Rom), seit 1622 Vorstand des Jesuiten-Kollegs in Neisse. Beobachtete als erster – in Bestätigung der Keplerschen Theorie – ein umgekehrtes scharfes Netzhautbild am Augenhintergrund von enukleierten Tier- und Menschenaugen sowie den seitlichen Abgang des Sehnerven.

hängig von einer Entfernungsangabe (vgl. Abb. 17.12) den *Sehwinkel* (= Gesichtswinkel) bestimmen kann, bei welchem gerade noch zwei Punkte getrennt wahrgenommen werden können. Dieser Winkel wird als „*Grenzwinkel*" bezeichnet. Da man als Visus = 1 diejenige Sehschärfe bezeichnet, welche einen Grenzwinkel von einer Bogenminute besitzt, gilt allgemein:

$$\text{Visus (Sehschärfe)} = \frac{1}{\text{Grenzwinkel in Bogenminuten}}$$

(Für die Netzhaut bedeutet ein Sehwinkel von einer Bogenminute, dass dort der Abstand von zwei getrennt in der Fovea centralis abgebildeten Punkten etwa 5 μm beträgt.)

In der Praxis wird als „Visus" (= Sehschärfe) das Verhältnis aus Entfernung des Patientenauges von der Sehtafel (in der Regel 5 m) und angegebenem Sollwert auf der Sehtafel benutzt (vgl. Abb. 17.13). Hierbei sind die Zahlen jeweils so angegeben, dass der Sollwert der Entfernung in m entspricht, bei welchem die entsprechende Schriftbreite gerade unter dem Winkel einer Bogenminute zu lesen ist.

$$\text{Visus} = \frac{\text{tatsächliche Entfernung von der Sehtafel [m]}}{\text{Sollwert [m]}}$$

Der Normalsichtige hat bei derartigen Visusbestimmungen ein Auflösungsvermögen, welches etwas besser als eine Bogenminute ist, d.h. einen Visus von 5/4 = 1,25. (Auf diesen Wert hin werden alle Brillen – s.u. – korrigiert.)

Ein Visus von 5/50 = 0,1 heißt dagegen, der Patient erkennt auf einer 5-m-Tafel bei einem tatsächlichen Abstand von 5 m nur noch Zeichen, welche für 50 m Abstand auf eine Bogenminute hin berechnet sind. Ein Normalsichtiger würde diese Zeichen mindestens noch in 50 m Entfernung erkennen können. Der Patient mit einem Visus von 0,1 hat deshalb nur noch 1/10 oder 10 % der normalen Sehschärfe, wobei hier die normale Sehschärfe mit 5/5 gerechnet wird.

In Ergänzung zu dem bisher besprochenen Sehschärfentest für den Blick in die Ferne (5 m), welcher auch als *Fernvisus* bezeichnet wird, ist für den täglichen Gebrauch auch die Sehschärfenbestimmung bei Akkommodation *(= Nahvisus)* notwendig. Hierfür werden unterschiedliche Leseproben angeboten (meist recht abwegige Texte, damit sie nicht zu schnell auswendig zu lernen sind), welche im Leseabstand (ca. 30 cm) ebenfalls Schriftdicken mit unterschiedlichen Vielfachen von Bogenminuten benutzen (z.B. Sehtafeln nach Nieden, Birkhäuser oder Radner).

Brechungsanomalien (= Refraktionsanomalien)

Man spricht von Brechungs- oder *Refraktionsanomalien*, wenn das jeweils speziell beobachtete, d.h. „fixierte" Bild nicht auf die Fovea centralis der Retina (vgl. S. 447) fällt. Die Gründe für eine derartige Brechungsanomalie oder ein Fehlen der „*Emmetropie*"[15] können vielfältig sein.

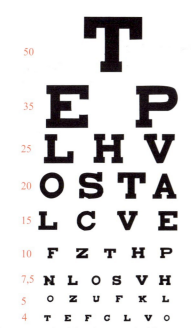

Abb. 17.13: Sehtafel (vgl. Text), die kleinen Zahlen am linken Bildrand entsprechen dem Sollwert (m).

---

15 emmetron gr. = „im richtigen Maß" sehen.

a) Hyperopie

Wird bei einem Sehschärfentest ein Fernvisus von 5/4 nicht erreicht, ist die Annahme naheliegend, dass eine Brechungsanomalie vorliegt. Erzielt man eine Visusverbesserung durch sphärische Konvexlinsen (= **Plusgläser**, vgl. S. 433), kann man davon ausgehen, dass eine *Hyperopie* vorliegt. Diese Brechungsanomalie ist dadurch charakterisiert, dass die *Brechkraft des optischen Systems gegenüber der Bulbuslänge zu schwach* ist. Die Abb. 17.14b soll deutlich machen, in welchem Umfang eine sphärische *Konvexlinse* die Bildweite für parallel (aus der Ferne) einfallende Strahlen verkürzt und so eine scharfe Abbildung bei zu kurzer Bulbuslänge ermöglicht. Die praktische Konsequenz der Hyperopie besteht darin, dass der Patient beim Sehen in die Ferne keine Schwierigkeiten hat. Man spricht deshalb auch von **Weitsichtigkeit**, der Fernpunkt liegt weiter entfernt als beim Normalsichtigen, bei welchem er bereits im „Unendlichen" liegt. Rechnerisch arbeitet man beim Hyperopen mit einem Fernpunkt im „negativen Unendlichen". Belastend für den Weitsichtigen ist sein weiter entfernt liegender Nahpunkt und damit die Sehbehinderung vor allem beim Lesen.

Bei der Korrektur einer Hyperopie ist zu *berücksichtigen*, dass der Patient durch *Akkommodation* seine Fehlsichtigkeit selbst ausgleichen kann. Bei Kindern kann deshalb häufig eine Hyperopie unbemerkt bleiben und nur durch „Konzentrationsschwäche" oder Kopfschmerzen auffallen, da das betroffene Kind stets mehr als das gesunde akkommodieren muss, um in der Nähe scharf zu sehen. Die Konsequenz für eine Brillenverordnung bei Hyperopie bedeutet deshalb, **so starke Plusgläser wie möglich** zu verordnen, damit der Patient nicht gezwungen ist, ständig zu akkommodieren. (Allerdings ist es nicht immer leicht, Patienten aus ihrem Akkommodationszustand „herauszutreiben". Der Musculus ciliaris hat sich vermutlich so an den Kontraktionszustand gewöhnt, dass entsprechende Gläser erst sehr langsam – bei stufenweiser Verstärkung über Wochen und Monate – „angenommen" werden.) Für eine exakte Bestimmung der Refraktion speziell bei hyperopen Kindern ist deshalb die vorübergehende Aufhebung der Akkommodation („Cycloplegie" z.B. durch Atropin-Augentropfen) notwendig.

b) Myopie

Die entgegengesetzte Brechungsanomalie zur Hyperopie ist die Myopie. *Der Bulbus ist im Verhältnis zur Brechkraft des optischen Systems zu lang.* Der Nahpunkt des Myopen liegt näher vor dem Auge als beim Emmetropen, bei welchem der Fernpunkt im Unendlichen liegt. Falls bei einem Patienten der Fernpunkt statt im Unendlichen aber z.B. nur 25 cm vor dem Auge liegt, besteht hier eine Myopie von 4 dpt, weil $\frac{1}{0,25}$ = 4 ist. Für den Mediziner kann das sogar von Vorteil sein, weil er damit Gegenstände wesentlich näher an das Auge heranführen kann und sie dabei gleichzeitig durch den zunehmenden Sehwinkel vergrößert sieht. Der Myope führt damit praktisch seine Lupe stets bei sich. Je höher der Grad der Myopie ist, desto schlechter ist allerdings das Auflösungsvermögen in der Ferne. Der Myope[16] ist **kurzsichtig**, sein Fernpunkt ist in die Nähe gerückt.

Die Korrektur der Myopie erfolgt mit konkaven Gläsern (**Minusgläser**, vgl. S. 433), der Strahlengang bei der Korrektur ist aus Abb. 17.14a zu entnehmen. Bei der Korrektur einer Myopie ist zu beachten, dass **Minusgläser so schwach wie möglich** zu verordnen sind, da ein Patient leicht in eine Myopie „hineingetrieben" werden kann. Schwache Minusgläser sind leicht durch Akkommodation auszugleichen, wie man an sich selbst ausprobieren sollte. Durch ständigen Akkommodationszwang bei zu starken Minusgläsern werden Ermüdung und Kopfschmerzen ausgelöst.

Beim Schwimmen unter Wasser mit offenen Augen wird bereits das normale Auge extrem kurzsichtig. Die Gesamtbrechkraft des Auges nimmt hierbei um rund 65 % ab, weil die Brechung zwischen Luft und Hornhaut wegfällt.

c) Astigmatismus

Astigmatismus[17] heißt wörtlich, die Strahlen werden nicht in einem Brennpunkt vereinigt.

---

16 myo gr. = die Augen schließen, myopazo gr. = kurzsichtig sein: Ohne Brille blieb den kurzsichtigen Griechen der Antike nur das Blinzeln als behelfsmäßige Korrekturmaßnahme beim Blick in die Ferne übrig.

17 stigma gr. = Stich, Punkt, Malzeichen, Schandfleck.

Beim *regulären*[18] *Hornhautastigmatismus* findet man eine unterschiedliche Hornhautkrümmung in zwei aufeinander senkrecht stehenden Achsen. *"Nach der Regel"* bedeutet, die vertikale Hornhautkrümmung ist stärker als die horizontale. Das Auge erscheint also ein wenig von oben nach unten zusammengedrückt, vergleichbar einem Ball, auf welchen sich jemand gestellt hat. Diesen regulären Astigmatismus „nach der Regel" bezeichnet man wegen seiner großen Verbreitung auch als *„physiologischen"* *Astigmatismus*, wenn die vertikale Krümmung nicht mehr als 0,5 dpt stärker als die horizontale ist. Einer speziellen Brillenkorrektur bedarf dieser Astigmatismus nicht. „Gegen die Regel" nennt man einen regulären Astigmatismus, wenn die horizontale Achse der Hornhaut stärker als die vertikale gekrümmt ist.

Die Stärke des Hornhautastigmatismus lässt sich mit einem **Ophthalmometer** (nach Helmholtz und Javal) objektivieren. Das Prinzip dieser Apparatur besteht darin, *die Größe eines auf die Hornhaut projizierten Spiegelbildchens in verschiedenen Achsen zu messen*. Die Hornhaut wird hierbei als *Konvexspiegel* benutzt, bei welchem die Größe des Spiegelbildes parallel zum Durchmesser der Kugel bzw. parallel zum Krümmungsradius des Kugelabschnittes wächst. (Zur Überprüfung dieser Aussage spiegele man sich in unterschiedlich großen Christbaumkugeln.)

Die Messung derartiger Spiegelbilder machte allerdings eine sinnreiche Apparatur mit Fernrohr, Umkehrprisma und doppelten beleuchteten Bildern notwendig, auf deren Konstruktion hier

---

18 Als „irregulär" bezeichnet man einen Hornhautastigmatismus, bei welchem die Achsen unterschiedlicher Krümmung nicht senkrecht aufeinander stehen. Ferner kann es durch Hornhautverletzungen oder Entzündungen z.B. zu einer narbigen Faltung der Hornhaut gekommen sein. Sind derartige Narben durchsichtig geblieben, kann man durch Haftschalen eine Korrektur erzielen, anderenfalls kann das Narbengebiet abgetragen und durch ein Transplantat ersetzt werden.

nicht eingegangen werden kann. Immerhin gelingt es mit einem derartigen Ophthalmometer leicht, den Krümmungsradius der Hornhaut in jeder beliebigen Achse zu bestimmen. Linsenastigmatismus, welcher durch unterschiedliche Krümmungsradien der Linse verursacht sein kann, lässt sich allerdings mit einer derartigen Apparatur nicht bestimmen.

Die Korrektur eines regulären Astigmatismus erfolgt mit Hilfe von Zylindergläsern (vgl. S. 433 f.), wobei die Achse dieser Gläser mit derjenigen des Astigmatismus korrespondieren muss (vgl. Abb. 17.14c und d). Werden Pluszylinder verordnet, muss die Achse des Zylinders so eingesetzt werden, dass sie eine schwächere Hornhautkrümmung senkrecht zur Zylinderachse ausgleicht. Werden Minuszylinder verordnet, ist ihr Effekt umgekehrt. (Ein Zylinderglas von +1,0 dpt Achse 0° – d.h. horizontal liegender Achse – kann deshalb mit einem Zylinderglas – 1,0 dpt Achse 90° ausgetauscht werden, allerdings muss dann +1 dpt sphärisch addiert werden.)

Presbyopie

Die Presbyopie[19] oder Alterssichtigkeit ist die Folge einer Abnahme der Linsenelastizität mit zunehmendem Alter. Trotz Kontraktion des M. ciliaris und Erschlaffen der Zonulafasern (vgl. S. 436 f.) kommt es mit zunehmendem Alter zu immer geringer werdender Brechkrafterhöhung der Linse und damit zu immer größeren Nahpunktsabständen (vgl. Tab. 17.3, S. 438). Wer im Alter keine Lesebrille braucht, ist kein Symbol ewiger Jugend, sondern war vermutlich bereits als Jugendlicher (einseitig) kurzsichtig oder hat durch eine altersbedingte Trübung des Linsenkerns eine Steigerung der Linsenbrechkraft mit Brechungsmyopie entwickelt. Die notwendigen Korrekturen für bequeme Leseabstände (ca. 30 cm) sind der Tabelle 17.3 zu entnehmen. (Ist beim Emmetropen der M. ciliaris gelähmt, sind ebenfalls +3,0 dpt für eine Lesebrille erforderlich.)

---

19 presbys gr. = alt.

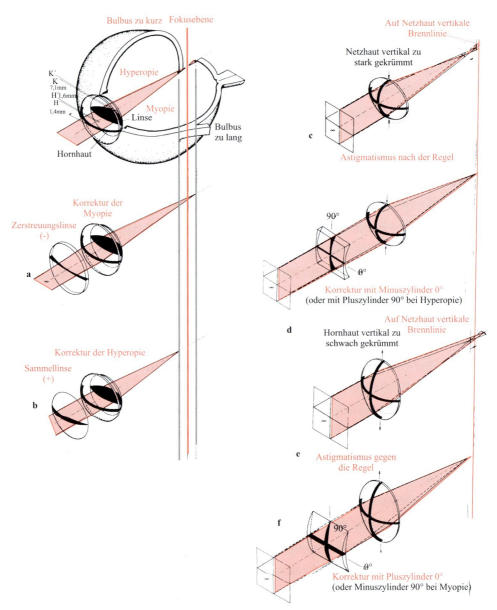

Abb. 17.14: Schematischer Anschnitt des Auges mit Brechungsanomalien sowie deren Korrekturen [**a**) Korrektur der Myopie mit Zerstreuungslinse, **b**) Korrektur der Hyperopie mit Sammellinse, **c**) Strahlengang bei Astigmatismus mit zu starker vertikaler Krümmung, **d**) Korrektur des Zustandes nach **c** durch Minuszylinder Achse 0°, **e**) Strahlengang beim Astigmatismus mit zu *schwacher* vertikaler Krümmung, **f**) Korrektur des Zustandes nach **e** Pluszylinder Achse 0°). (Gezeichnet durch H. Snoei).

> Die Akkommodationsbreite in Dioptrien ist gleich der Differenz aus eins durch Nahpunkt in Metern minus eins durch Fernpunkt oder gleich eins durch Brennweite beim Blick in die Nähe minus eins durch Brennweite beim Blick in die Ferne.
> Als Grenzwinkel wird derjenige Winkel in Bogenminuten bezeichnet, bei welchem gerade noch 2 Punkte getrennt aufgelöst werden können.
> Der Visus oder die Sehschärfe ist gleich eins durch Grenzwinkel in Bogenminuten oder gleich der tatsächlichen Entfernung von einer Sehtafel in Metern dividiert durch deren Sollwert.
> Um ermüdende Akkommodationen auch beim Blick in die Ferne zu vermeiden, sind bei Hyperopie Plusgläser so stark wie möglich, bei Myopie Minusgläser so schwach wie möglich zu verordnen.
> Beim physiologischen Astigmatismus ist die vertikale Hornhautachse bis zu 0,5 Dioptrien stärker als die horizontale Achse gekrümmt.
> Beim emmetrop Presbyopen sind als Lesebrille maximal +3,0 Dioptrien erforderlich.

17.2 Tränenflüssigkeit, Kammerwasserproduktion

(Pupillenreflex vgl. S. 462)

Die Ausschüttung der **Tränenflüssigkeit** ist nicht nur Ausdruck höchster emotionaler Erregung und damit Bestandteil unserer Menschwerdung[20], ein ständiger Tränenfluss ist auch zur Befeuchtung und Ernährung der Hornhaut notwendig. Allerdings liegt die Produktionsrate der nicht-stimulierten **Glandula lacrimalis** nur bei etwa 1 µl/min, d.h. es wird pro Tag von einer Tränendrüse nur etwa 1 ml einer leicht hypertonen Flüssigkeit sezerniert. Der Kaliumgehalt ist gegenüber dem Plasma verdoppelt, die Natriumkonzentration erniedrigt. Der Tränenfilm ist nach außen mit einem öligen Sekret überzogen, welches den Talgdrüsen der Lider entstammt. Derjenige Anteil der Tränenflüssigkeit, welcher nicht verdunstet, fließt über die Tränenröhrchen (an den nasalen Lidrändern gut sichtbar) in den Tränensack und über den Tränennasengang in den Bereich der unteren Nasenmuschel. Eine etwa 5fache Steigerung der Tränensekretion kann nicht nur durch emotionale, sondern auch durch chemische (z.B. Zwiebelsaft) sowie pharmakologische Reize (Pilocarpin) hervorgerufen werden, was auf die efferente parasympathische Innervation der Tränendrüse schließen lässt (vgl. S. 355 f.).

Die Verteilung der Tränenflüssigkeit erfolgt über den Lidschlag (Frequenz 5 bis 27 pro min). Hornhautreizung (auch Austrocknung), Reizung der Conjunctiva, aber auch schnelles Annähern eines Gegenstandes oder greller Lichteinfall lösen den *Lidschlagreflex* aus, welcher über die Nn. opticus, trigeminus und facialis und ihre Kerngebiete gesteuert wird. (Mittlere Lidschlagdauer: 0,2 s, davon Lidsenkung: 0,06 s, Hebung: 0,11 s, geschlossene Lider: 0,03 s.)

Klinisch von besonderer Bedeutung ist die **Kammerwasserproduktion**, welche durch das Epithel des Ciliarkörpers im Bereich der Hinterkammer erfolgt. Quantitativ werden etwa gegenüber der Tränenflüssigkeit doppelte Produktionsraten angegeben, obwohl gerade beim Menschen exakte Messungen kaum möglich sind. Es ist darüber hinaus nicht einmal entschieden, in welchem Umfang bei der Kammerwasserproduktion eine Ultrafiltration beteiligt ist. Vieles spricht allerdings dafür, dass das Kammerwasser vorwiegend durch Ionensekretion gebildet wird, wobei Wasser passiv den sezernierten Ionen (Na$^+$, Cl$^-$, HCO$_3$) folgt. Insbesondere lässt die *Hemmung der Kammerwasserproduktion durch Diuretika*, vor allem durch Carboan-

---

[20] „Wer nie sein Brot mit Tränen aß,
Wer nie die kummervollen Nächte
Auf seinem Bette weinend saß,
Der kennt euch nicht, ihr himmlischen Mächte!
Ihr führt ins Leben uns hinein,
Ihr laßt den Armen schuldig werden,
Dann überlaßt ihr ihn der Pein:
Denn alle Schuld rächt sich auf Erden."
Goethe, aus Wilhelm Meister, ca. 1783.

hydrase-Hemmstoffe (Diamox®, Trusopt®), auf eine primäre Ionensekretion schließen.

Das *in der Augenhinterkammer gebildete Kammerwasser* strömt durch die offene Pupille in die Vorderkammer und fließt von dort *über das Trabekelwerk im Kammerwasserwinkel* zum überwiegenden Teil *in den Schlemmschen Kanal*, welcher an *Kammerwasservenen* angeschlossen ist. Von dort wird das Kammerwasser in das Venensystem des Auges geleitet.

In der Vorderkammer kommt es durch Abkühlung des Kammerwassers in Hornhautnähe bei aufrechter Stellung zum Absinken des Kammerwassers im vorderen Abschnitt der Vorderkammer und bei Erwärmung des Kammerwassers im Bereich der gut durchbluteten Iris zum Aufwärtsströmen im hinteren Teil der Vorderkammer.

Diese *thermisch bedingte Kammerwasserzirkulation* kann allerdings nur unter pathologischen Bedingungen sichtbar gemacht werden. Hat eine Entzündung z.B. der Iris zu einer Anreicherung von Leukozyten in der Vorderkammer geführt, kann man diese Zirkulation mit Hilfe eines entsprechenden Mikroskopes und spaltförmiger seitlicher Lichtquelle („Spaltlampe") beobachten.

Die Kammerwasserproduktion ist sowohl zur Ernährung der nicht durchbluteten Linse und der inneren Hornhautanteile wie auch insbesondere zur Aufrechterhaltung eines definierten **intraokularen** Druckes notwendig, welcher die Kugelform des Auges mit gleichbleibenden Strahlengängen ermöglicht. Allerdings ist ein konstanter intraokularer Druck an ein *Gleichgewicht zwischen Kammerwasserproduktion und Kammerwasserabfluss* gekoppelt. Der physiologische intraokulare Druck soll dabei **nicht über 21 mmHg** ansteigen. Messungen des intraokularen Druckes erfolgen an der anästhesierten Hornhaut (Oberflächenanästhetika vom Typ des *Cocains*) mit Geräten, welche es ermöglichen, das Eindrücken eines Stempels zu registrieren. Hierbei wird das Auge ähnlich wie ein aufgeblasener Ball auf seine Komprimierbarkeit hin untersucht. (Mit Hilfe eines „*Applanationstonometers*" nach Goldmann können geringste Abplattungen auch optisch registriert und geeichten Drucken zugeordnet werden.)

Die Messung des intraokularen Druckes ist von großer praktischer Bedeutung, weil viele, vornehmlich ältere Patienten an einem zu hohen intraokularen Druck leiden, welcher als **Glaukom** oder *grüner* Star bezeichnet wird.

Diese Erkrankung ist deshalb so gefährlich, weil sie meist schleichend und unbemerkt einsetzt und denjenigen Teil des Bulbus nach außen drückt, welcher dem intraokularen Druck den geringsten Widerstand entgegensetzen kann: die Lamina cribrosa (vgl. Abb. 17.16) der Papilla nervi optici. Beim Augenspiegeln (vgl. S. 445 f.) kann man daher u.U. bei Glaukompatienten eine massive Ausbuchtung (Excavation) im Bereich des Sehnerveneintritts feststellen. Die Folge zu hoher mechanischer Belastung retinaler Nervenfasern sind zunächst Gesichtsfeldausfälle (vgl. S. 459), welche dem Patienten längere Zeit gar nicht auffallen müssen. Mit Fortbestehen der Erkrankung werden jedoch die Sehstörungen immer gravierender. Nach neuen Erkenntnissen spielen beim Glaukom auch Perfusionsstörungen im Bereich des Sehnervenkopfes hinsichtlich Entwicklung und Progression der Erkrankung eine Rolle. Bei einer Unterform des Glaukoms, dem sog. „Normaldruckglaukom" sind diese offensichtlich sogar ausschlaggebend.

Die **Glaukomtherapie** besteht einerseits in einer pharmakologischen *Drosselung der Kammerwasserproduktion* (Carboanhydrasehemmstoffe s.o. aber auch β-Blocker), andererseits in einer *Verbesserung des Kammerwasserabflus*ses. Bereits eine pharmakologische Verengung der Pupille durch Aktivierung des M. sphincter pupillae und des M. ciliaris (z.B. durch Pilocarpin, vgl. S. 357 f.) kann in vielen Fällen den **Kammerwinkel** erweitern und die intraokularen Drucke normalisieren.

Auf der anderen Seite kann u.U. durch massives Erweitern der Pupille durch Atropin der Kammerwinkel vollständig verlegt werden und ein akuter, äußerst schmerzhafter Glaukomanfall ausgelöst werden. Diese Gefahr besteht v.a. bei relativ klein gebauten, weitsichtigen Augen, wobei mit der altersabhängigen Größenzunahme der Linse eine bedrohliche progrediente Verengung des Kammerwinkels auftritt. Deshalb muss eine lokale Atropinbehandlung unbedingt dem Augenarzt überlassen bleiben (vgl. S. 357). Für das Augenspiegeln verzichtet man tunlichst auf Atropin und benutzt statt dessen Sympathikomimetika, für welche notfalls Antidots (Gegengifte) zur Verfügung stehen.

> Täglich produziert die parasympathisch innervierte Tränendrüse ca. 1 ml einer kaliumreichen und natriumarmen Tränenflüssigkeit.
> Durch den Ziliarkörper gebildetes Kammerwasser gelangt aus der Hinter- in die Vorderkammer und fließt über das Trabekelwerk und den Schlemmschen Kanal in die Kammerwasservenen. Der intraokulare Druck soll 21 mmHg nicht übersteigen.
> Eine Verlegung des Kammerwinkels (z.B. durch Atropin erweiterte Pupille) kann einen akuten Glaukomanfall auslösen.

17.3 Retina

Augenspiegel

Es ist eigentlich erstaunlich, dass erst Helmholtz (vgl. S. 176) die Menschen davon überzeugen konnte, dass unser Auge keine Camera obscura[21] darstellt, deren innere Wände schwarz sind. Bei jedem Blick auf Nachbars Haus fällt doch auf, dass die Fensterhöhlen am Tage von außen wie eine menschliche Pupille schwarz erscheinen, wenn nicht gerade weiße Gardinen das einfallende Tageslicht reflektieren. Das Problem für Helmholtz bestand also zunächst darin, gegenüber der Außenwelt ein Mehr von *Licht in das Innere des Auges* zu bringen. Dass diese Aufgabe überhaupt zum Problem wird, liegt daran, dass man von außen auch mit Hilfe einer Taschenlampe ein dunkles Zimmer nur sehr unvollkommen durch ein Schlüsselloch auskundschaften kann. Entweder kann man mit der Lampe in das Zimmer leuchten, dann sieht man selbst nichts, oder man blendet sich selbst mit der Lampe und sieht deshalb ebenfalls nichts.

Helmholtz löste das „koaxiale" Beleuchtungsproblem 1850 mit einer einfachen **Glasplatte**, welche er in einem derartigen Winkel vor das Auge hielt, dass diese Platte als *Spiegel* für eine Kerze benutzt werden konnte, welche neben dem Patienten angebracht war, so dass *gleichzeitig* die Möglichkeit gegeben war, *direkt durch die Platte hindurch zu sehen* (Abb. 17.15a). Nur kurze Zeit später empfahl *Ruete* (1852) eine *Ver-*

---

[21] camera obscura lat. = schwarze Kammer. Die Camera obscura wurde als Lochkamera bereits im 16. Jahrhundert zum Zeichnen benutzt. An der Rückseite der innen geschwärzten Kammer wurde das umgekehrte Bild auf Pergament gezeichnet.

besserung der Methode, welche auch heute noch im Gebrauch ist. Er verwendete statt der Glasplatte einen *Hohlspiegel mit* einem *zentralen Loch* (Abb. 17.15b). Hat man das Beleuchtungsproblem gelöst, kann man zwar entsprechend Abb. 17.15a und b beim Blick entlang des Beleuchtungsstrahlenganges ein rotes Aufleuchten im Bereich der Pupille erkennen, man sieht aber zunächst noch keine scharfen Strukturen am Augenhintergrund. Hierzu ist es notwendig, die Strahlengänge von Arzt- und Patientenauge zu berücksichtigen. Die ursprünglich von Helmholtz benutzte Methode besteht darin, den Strahlengang von Arzt und Patienten gegenseitig zur Deckung zu bringen (Abb. 17.15c). *Beim akkommodationslosen Blick in die Ferne von Arzt und Patienten verlaufen beide Strahlengänge außerhalb des Auges parallel*, wenn beide Personen emmetrop sind. Es kommt deshalb für beide nur darauf an, sich – während der Beleuchtungseinspiegelung – akkommodationslos in die Augen zu sehen. Für den Patienten ist dies einfacher als für den Arzt, da man den Patienten auffordern kann, mit dem nicht zu spiegelnden Auge einen entfernt hinter dem Arzt stehenden Gegenstand zu fixieren. Für den Arzt bedarf es einiger Übung, akkommodationslos quasi durch den Patienten hindurch zu sehen. *Der optische Apparat des Patienten* (Hornhautkrümmung und Linse) wirkt bei diesem Augenspiegelverfahren *wie eine Lupe*. Der Augenhintergrund erscheint deshalb *etwa 16fach vergrößert*, aber wie bei jeder Lupe ohne Umkehrung. Man spricht deshalb bei dieser Technik auch von einer Augenspiegelung „im aufrechten Bild".

Bereits zwei Jahre nach der Helmholtzschen Entdeckung hat Ruete auch die Beobachtungstechnik verbessert, wie sie noch

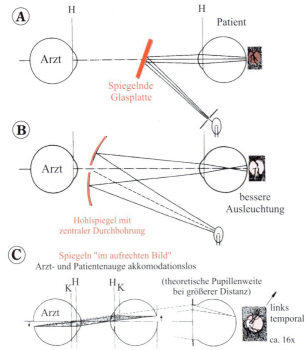

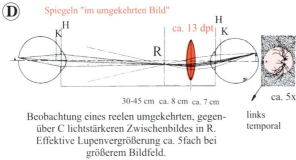

Abb. 17.15: Strahlengänge beim Augenspiegeln.
a) Beleuchtungsstrahlengang bei Benutzung einer planparallelen Glasplatte in Patientennähe
b) Beleuchtungsstrahlengang bei Benutzung eines Hohlspiegels mit zentraler Durchbohrung
c) Augenspiegeln „im aufrechten Bild". Der sichtbare Bildausschnitt (in der Abbildung rechts außen als hellerer Abschnitt der Netzhaut mit angedeuteter Papilla nervi optici und Netzhautgefäßen, vgl. Abb. 17.16) ist deutlich kleiner als gezeichnet
d) Augenspiegeln „im umgekehrten Bild". Der sichtbare Bildausschnitt ist größer und lichtstärker als in Abb. 17.15c.

heute in der täglichen Routine benutzt wird. Der Arzt hält eine **Sammellinse (z.B. 13 dpt) etwa 5–6 cm vor das Patientenauge** und erzeugt damit ein *umgekehrtes, reelles Bild des beleuchteten Augenhintergrun*des vor dem Auge des Patienten, auf welches nun der Arzt leicht fixieren und akkommodieren kann (Abb. 17.15d). Der Vorteil dieses Verfahrens liegt vor allem darin, dass man nun ein *lichtstärkeres und kleineres Bild* der Hintergrundstrukturen erhält, so dass man größere Netzhautabschnitte überblicken kann (runde Abschnitte bis zu Durchmessern von etwa 6–7 mm). Man spricht bei dieser Technik vom **„Augenspiegeln im umgekehrten Bild"**. Beim Arzt fällt allerdings dieses Bild aufrecht auf seinen Augenhintergrund, während normalerweise alle Bilder der Außenwelt umgekehrt abgebildet werden, was bereits Kepler wusste (vgl. S. 431). Zur Untersuchung der Netzhaut kommen neuerdings auch sogenannte konfokale Scanning-Laser-Ophthalmoskope (kSLO) zum Einsatz, welche eine bildgebende Untersuchung des Augenhintergrundes auch mit relativ geringer Lichtbelastung und bei spielender Pupille erlauben (vgl. Abb. 17.16).

Strukturen des Augenhintergrundes

Beim Augenspiegeln erkennt man **Gefäße**, welche zusammen mit dem Sehnerven im Zentrum der **Papilla nervi optici** in das Auge eintreten und als **Arteria und Vena centralis retinae** den Augenhintergrund bedecken (Abb. 17.16), um die inneren Schichten der Netzhaut zu versorgen. Diese Gefäße – zwischen Glaskörper und Retina – liegen direkt im Strahlengang und stören nur deshalb beim Sehen nicht, weil einerseits die Stelle des schärfsten Sehens oder die **Fovea centralis** (Zentrum des sogenannten „Gelben Fleckes" = **Macula lutea**) von diesen Gefäßen ausgespart wird und wir uns andererseits im peripheren Gesichtsfeld (vgl. S. 459 f.) an die Existenz der Schatten dieser Gefäße gewöhnt haben. Werden diese Gefäße aber plötzlich (z.B. beim Augenspiegeln) von einer anderen Seite beleuchtet, erkennen wir die **Gefäßschatten** als phantastische baumartige Strukturen. Hierbei handelt es sich bei diesen Gefäßen u.a. um praktisch die einzigen kleineren Arterien und Arteriolen der menschlichen **Mikrozirkulation** (neben Conjunctivalgefäßen), welche ohne operativen Aufwand einer direkten optischen Beobachtung zugänglich sind.

Allgemeine Erkrankungen des Gefäßsystems (z.B. *Arteriosklerose, Hochdruck, Diabetesfolgen* etc.) lassen sich an diesen Gefäßen verfolgen (ebenso wie lokale Durchblutungsstörungen im Bereich dieser Gefäße).

Direkt unter dem Verzweigungsgebiet der A. und V. centralis retinae ist die **Netzhaut (Retina)** gelegen (vgl. Abb. 17.17), welche histologisch durch ihren geordneten Schichtenreichtum (zehn Schichten) auffällt. Da es sich **embryologisch** beim Auge um einen „*vorgeschobenen*" *Gehirnteil* handelt, muss uns dieser Schichtenreichtum von den entsprechenden Schichten des Groß- und Kleinhirns her vertraut sein (vgl. S. 399 u. S. 407). Während der Embryonalentwicklung wird das *Augenbläschen* unter Abkapselung des Linsenanteils scheinbar „eingedellt", so dass später die Netzhaut als ehemalige *Außenschicht* auf das Pigmentepithel geschoben wird.

Die Verbindung zwischen *Photorezeptoren (Stäbchen und Zapfen)* einerseits und dem retinalen *Pigmentepithel* andererseits ist nur locker, so dass es leider keineswegs selten (aus scheinbar heiterem Himmel) meist aufgrund plötzlich entstehender Risse oder Löcher in der Netzhaut über einen Flüssigkeits-Einstrom aus dem Glaskörperraum

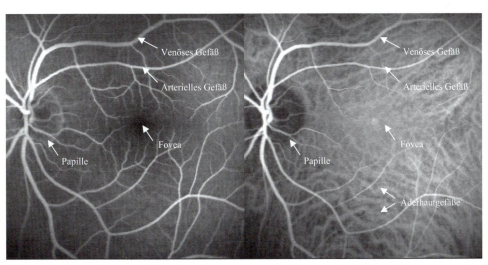

Abb. 17.16: Augenhintergrund des Menschen nach digitaler Fluoreszein (links) und Indozyanin-Grün (rechts) -Angiographie mittels konfokalem Scanning-Laser-Ophthalmoskop (Heidelberg Retina Angiograph)

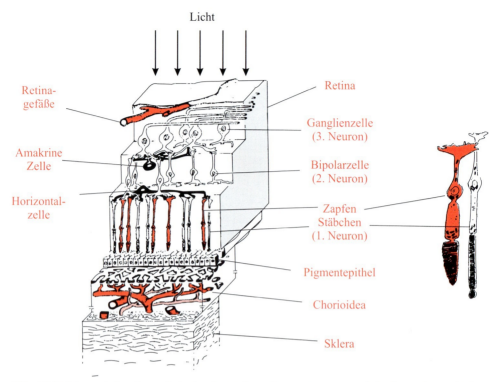

Abb. 17.17 Schematischer Querschnitt durch Netzhaut (Retina), Pigmentepithel, Chorioidea und Sclera (nach unterschiedlichen Literaturangaben gezeichnet durch H. Snoei).

zu Netzhautablösungen (Amotio retinae) kommen kann. Diese führen unbehandelt in der Regel zur Erblindung des Auges und bedürfen daher einer raschen operativen Intervention. Ist im Frühstadium eines solchen Prozesses ein Defekt der Netzhaut noch nicht mit einer Ablösung verbunden, so können neurosensorische Netzhaut und retinales Pigmentepithel durch punktuelle Koagulationen mit Hilfe thermischer Reize (Kälteapplikation oder Laserlicht) regelrecht „verschweißt" werden.

Wie Abb. 17.17 zeigen soll, stecken die eigentlichen Rezeptorzellen (Stäbchen und Zapfen) im Pigmentepithel, das die Rezeptoren sowohl vor Licht abschirmt, das nicht über den dioptrischen Apparat auf die Netzhaut gelangt ist, wie auch vor Reflexionen von Lichtstrahlen vom Augenhintergrund. Dass das Licht bis zu den Rezeptorzellen durch alle zehn Schichten der Netzhaut durchscheinen muss, gilt nicht für den Bereich der Fovea centralis. Hier wird eine höhere Auflösung (s.u.) neben einer 1:1-Verschaltung mit den Nervenfasern u.a. auch dadurch garantiert, dass die Photorezeptorschicht nicht von der retinalen Ganglion-Zellschicht überlagert wird. Für die übrige Netzhaut gilt indessen, dass die Anteile von **drei Neuronen** direkt übereinander liegen: **1. Neuron: Photorezeptor (Stäbchen bzw. Zapfen). 2. Neuron: bipolare Ganglienzelle, 3. Neuron: retinale Ganglienzelle**, welche ihr Axon über den N. opticus zum Corpus geniculatum laterale sendet (ipsilateral und contralateral, vgl. S. 461).

Die **Stäbchenzellen** sind zylinderförmig, mit einer Länge des Zellstabes von etwa 50 μm und einem Durchmesser von nur etwa 3 μm. Der Stab besitzt ein **Innenglied**, welches u.a. den *Zellkern* und viele *Mitochondrien* enthält, sowie ein **Außenglied**, welches über eine Einschnürung mit dem Innenglied verbunden ist und in wohlgeordneter Schichtung den *Sehpurpur*, das **Rhodopsin** gespeichert enthält. Elektronenmikroskopisch kann man rund 1000 derartiger Schichten (quer zur Zylinderachse, wie gestapelte

Pfannkuchen) voneinander abgrenzen, wobei die **Speicherschichten** selbst jeweils **mit einer Membran** umhüllt sind. Man nimmt an, dass der *Sehpurpur* im Innenglied gebildet, zum Außenglied transportiert und schließlich in Bläschenform portionsweise von den Spitzen der Zapfen an das Pigmentepithel abgegeben wird. (Man darf sich deshalb vorstellen, dass die pigmentgefüllten Pfannkuchen nach Gebrauch quasi vom Pigmentepithel verspeist werden.) Die *Stäbchen* sind mit ca. 120 000 000 Stück pro Netzhaut des Menschen *in großer Überzahl gegenüber* den prinzipiell ähnlich gebauten **Zapfen** (ca. 6 000 000), deren *Außenglieder* jedoch *konisch* auslaufen. Ihr wichtigster Unterschied gegenüber den Stäbchen besteht in eigenen Sehfarbstoffen (s.u.).

Das **Stäbchenpigment Rhodopsin** [bereits vor mehr als 100 Jahren durch den Helmholtz-Nachfolger Kühne (vgl. S. 273) in Heidelberg aus Ochsenaugen extrahiert] wird **durch Belichtung gespalten und molekular umgelagert.** Bereits Kühne konnte zeigen, dass die Belichtung des extrahierten Sehpurpurs zu dessen Bleichung (Bildung einer „Leuko"[22]-Verbindung) führt.

Heute gilt: **Durch Licht wird Rhodopsin aktiviert**, wodurch die Natriumpermeabilität der Außenglieder erniedrigt und damit eine **Hyperpolarisation der Stäbchenzellen** ausgelöst wird. Die vier wesentlichsten daran beteiligten Stufen (Kaskaden) sind nach dem derzeitigen Wissensstand in Abb. 17.18 stark vereinfacht zusammengefasst.

Für die *chemischen Vorgänge bei Zerfall und Bildung des Sehfarbstoffes der Zäpfchen* müssen wir im Detail auf die Biochemie verweisen. *Rhodopsin* stellt ein Chromoproteid dar, welches aus einem Trägerprotein (Glykoprotein), dem *Opsin* und einer farbstoff-tragenden (chromophoren) prosthetischen Gruppe, dem *11-cis-Retinal* (einem Aldehyd des Vitamin A) zusammengesetzt ist.

Belichtung kann bereits innerhalb einer Millisekunde das instabile 11-cis-Retinal *über diverse Zwischenstufen* in ein stabiles *all-trans-Retinal* überführen, welches nun vom Trägerprotein Opsin gelöst ist (vgl. Abb. 17.18). *Isomerasen* speziell aus dem Pigmentepithel sind in der Lage, eine *Regeneration* der prosthetischen Gruppe *zum 11-cis-Retinal* vorzunehmen, das nun *wieder an das Trägerprotein Opsin gebunden* wird und damit zur erneuten Belichtung zur Verfügung steht. Das all-trans-Retinal kann außerdem über eine Retinoldehydrogenase in all-trans-Retinol überführt werden.

Durch Licht aktiviertes Rhodopsin aktiviert unter Vermittlung eines G-Proteins (Transducin) eine cGMP-Phosphodiesterase (PDE), die ebenfalls in der Membran der inneren Scheiben sitzt. Durch die Aktivierung der PDE kommt es zu einem Abfall der cytosolischen cGMP-Konzentration (cGMP wird zu G-5'-MP abgebaut), was zu einer Hyperpolarisation der Zelle führt. In Dunkelheit hält cGMP einen Kationenkanal offen, der vor allem Na^+ und in geringerem Maße K^+ und Ca^{2+} permeieren lässt. Dieser Typ von Kanälen wird als **CNG-Kanal** bezeichnet (**c**yclic **n**ucleotide-**g**ated). Durch den Nettoeinstrom positiver Ladungen wird das Stäbchen also in Dunkelheit permanent auf ein Membranpotential von etwa 40 mV depolarisiert. Durch Lichteinfall kommt es über den Abbau von cGMP zu einem Schluss der CNG-Kanäle und das Stäbchen hyperpolarisiert. Warum diese scheinbar langwierige Signalkette, bevor sich die elektrischen Eigenschaften der Stäbchen ändern? Die Bedeutung liegt in der Amplifikation des ursprünglichen Signals mit jedem folgenden Schritt. So führt die Photoaktivierung eines einzelnen Rhodopsin-Moleküls zur Aktivierung hunderter G-Proteine, die jeweils eine PDE aktivieren. Jede PDE wiederum kann über 1000 Moleküle cGMP in der Sekunde hydrolysieren. Es nimmt nicht Wunder, dass sich ein weiteres Sinnessystem, nämlich das olfaktorische, das ebenfalls minimale Detektionsschwellen besitzt, eines im Prinzip vergleichbaren Transduktionsmechanismus bedient, an dessen Ende wiederum CNG-Kanäle als bioelektrische Effektoren stehen (s. Kap 20).

Die, wenn auch, verglichen mit Na^+, geringe Ca^{++}-Leitfähigkeit der CNG-Kanäle in den Stäbchen verdient besondere Aufmerksamkeit: Bei Lichteinfall kommt nicht nur der Na^+, sondern auch der Ca^{++}-Influx zum Stillstand. Da intrazelluläres Ca^{++} die Guanylatcyclase (GC) bremst (also den Produzenten von cGMP), kommt es bei längerem Lichteinfall durch das Absinken der intrazellulären Ca^{++}-Konzentration zu einer vermehrten Aktivität der GC und damit zu einer gesteigerten Produktion von cGMP. Dadurch können wieder mehr CNG-Kanäle geöffnet werden, das Stäbchen depolarisiert und kann so wieder auf Lichteinfall reagieren. Man nimmt an, dass dies einen moleku-

---

22 leukos gr. = weiß

laren Mechanismus der Licht-Adaption darstellt, also der Fähigkeit der Stäbchen, ihre Empfindlichkeit an verschiedene Lichtintensitäten anzupassen.

Die beschriebene Hyperpolarisation der Stäbchenmembran variiert mit der Stärke des Lichteinfalls und damit mit der Menge des zerfallenen Sehpurpurs. Die Änderung des Rezeptorpotentials bestimmt die Menge des freigesetzten Transmitters (vermutlich Glutamat). Auch hier erhöht – wie bei anderen Rezeptoren – eine Depolarisation die Transmit-

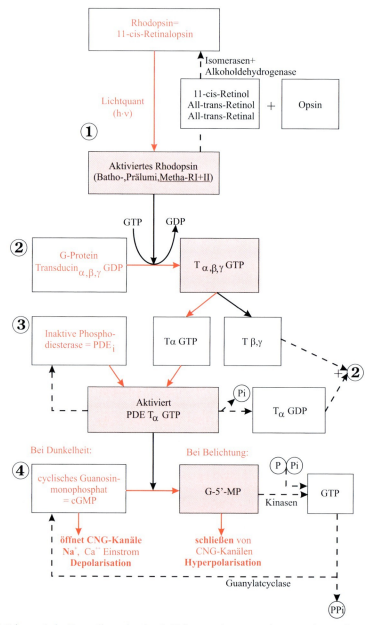

Abb. 17.18: Schematische Darstellung der durch Licht ausgelösten, wichtigsten chemischen Vorgänge zur Änderung des retinalen Rezeptorpotentials.

terfreisetzung, so dass nicht eigentlich Belichtung sondern vielmehr Lichtabnahme als wichtigster adäquater Reiz für die Netzhaut anzusehen ist. Über Aktivierung und Hemmung der Bipolarzellen (s.u.) wird vermutlich in den Ganglienzellen des 3. retinalen Neurons die Frequenz der dort gebildeten Aktionspotentiale kodiert, was der üblichen Frequenzkodierung von Sinnesreizen entspricht.

Die molekulare Umlagerung der prosthetischen Gruppe der **Zapfenpigmente** durch Belichtung ist identisch zu der beschriebenen Situation bei den Stäbchen. Lediglich die Trägerproteine der Zapfen sind verschieden gegenüber Opsin. Hier existieren *drei zusätzliche Trägerproteine*, deren chemische Struktur aber bisher noch nicht vollständig aufgeklärt ist. Die Bestimmung dieser Trägerproteine wurde im wesentlichen durch die Methode der **Reflexionsphotometrie** vorangetrieben.

Das Prinzip dieser Methode besteht darin, einen Lichtstrahl zu benutzen, der dünner als ein einzelner Zapfen ist (also kleiner als ca. 3 μm) und direkt auf einen Zapfen (auch des menschlichen Auges) gerichtet werden kann. Aus der Menge des Lichtes, welches während einer derartigen Belichtung reflektiert wird, ließen sich vier verschiedene Typen *von Absorptionskurven* gewinnen (vgl. Abb. 17.19), welche gleichzeitig mit den drei Farbempfindungen *blau, grün* und *rot* sowie *schwarzweiß* zu korrelieren waren (vgl. S. 463).

Rezeptive Felder, laterale Hemmung, Kontrast

Nur im Bereich der ausschließlich mit Zapfen ausgestatteten Fovea centralis ist die Anzahl der Rezeptorzellen (1. Neuron) gleich groß wie die Zahl ihrer zugehörigen Ganglienzellen (3. Neuron). Dies erklärt unsere Fähigkeit, nur mit Hilfe der Fovea centralis scharf zu sehen, d.h. einen Bildpunkt hoch aufzulösen. Vom 3. Neuron werden die Signale über den Nervus opticus zur weiteren Verarbeitung bis zum Corpus geniculatum laterale weitergeleitet, von wo das nächste Neuron zur Area striata der Großhirnrinde zieht (zur zentralen Verarbeitung vgl. Kap. 21, S. 507). Außerhalb der Fovea centralis rechnet man mit rund 130 000 000 Rezeptoren, welche über die Bipolarzellen (2. Neuron, in Wirklichkeit multipolare Zellen, s.u.) auf nur rund 1 000 000 Axone in einem Nervus opticus konvergieren. Als **rezeptive Felder** bezeichnet man die Gebiete derjenigen Rezeptoren, welche *an eine gemeinsame Nervenfaser*, d.h. ein einzelnes *drittes Neuron angeschlossen* sind. Nach dem angegebenen Zahlenverhältnis kann man davon ausgehen, dass im Bereich der peripheren Netzhaut rund 100 Rezeptoren momentan zu einem rezeptiven Feld gehören. Allerdings können sich diese Felder *vielfältig überlappen,* so dass einzelne Rezeptoren auch unterschiedlichen rezeptiven Feldern angehören können.

An der narkotisierten Katze wurden die Zusammenhänge zwischen rezeptivem Netzhautfeld und fortgeleitetem Aktionspotential besonders gründlich untersucht. Hierbei wurde meist so vorgegangen, dass die narkotisierte Katze in ein stereotaktisches[23] Gerät eingespannt wurde und nach Trepanation und Entfernung eines kleinen Stückes des Schädelknochens fortgeleitete Aktionspotentiale z.B. von einzelnen Axonen des Nervus opticus mit Hilfe eingestochener Elektroden abgeleitet wurden. Gleichzeitig wurden unterschiedliche Belichtungsreize auf das zugehörige rezeptive Feld der Netzhaut projiziert. Praktisch wurde dabei so ver-

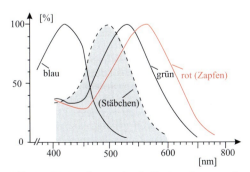

Abb. 17.19: Ergebnisse der Reflexionsphotometrie am Augenhintergrund nach Bowmaker und Dartnall, 1980.

---

23 Das Prinzip stereotaktischer Geräte besteht darin, das Gehirn in einer solchen Position zu fixieren, dass von außen durch Festlegung genauer Koordinaten (dokumentiert in entsprechenden histologischen Hirnatlanten) eine Elektrode so eingestochen werden kann, dass praktisch jede vorher berechnete Hirnstruktur über einen eigenen Stichkanal erreicht werden kann.

fahren, dass man die narkotisierte Katze mit Brillengläsern so auskorrigierte, dass sie das Bild eines Fernsehmonitors „ansehen" konnte. Mit einer derartigen Methode ließen sich nicht nur verschiedene Größen meist runder rezeptiver Felder bestimmen (ihre Größe nimmt mit dem Abstand von der Fovea centralis bis zur Netzhautperipherie zu), sondern es wurden auch folgende überraschende Befunde erhoben:

Innerhalb eines einzelnen rezeptiven Feldes konnten unterschiedliche Ergebnisse durch Einschalten (= „ON") des Lichtes und Ausschalten (= „OFF") erzielt werden. Hierbei hatten einzelne rezeptive Felder ein **„ON-Zentrum"** mit einer **„OFF"-Peripherie"**, andere ein **„OFF-Zentrum"** mit einer **„ON-Peripherie"** (vgl. Abb. 17.20). Das heißt, bei der fortlaufenden Ableitung von Aktionspotentialen des 3. Neurons (also vom Axon einer retinalen Ganglienzelle) führte in dem einen Fall die Einschaltung des Lichtes im Zentrum des rezeptiven Feldes zwar zu einer Erhöhung der Aktionspotentialfrequenz, aber das gleiche 3. Neuron erniedrigte die Zahl seiner Aktionspotentiale, wenn die Beleuchtung nur im Bereich der Peripherie dieses rezeptiven Feldes eingeschaltet wurde (= ON-Zentrum mit OFF-Peripherie). Bei OFF-Zentren mit ON-Peripherie waren die Effekte umgekehrt. Wurde nun die Lichtmarke so gewählt, dass zum Beispiel das ON-Zentrum und die OFF-Peripherie eines einzelnen rezeptiven Feldes gleichzeitig gereizt wurden, war die Frequenz der Aktionspotentiale deutlich geringer als bei Reizung des ON-Zentrums allein. Hieraus folgt, dass *die Peripherie des rezeptiven Feldes einen hemmenden Einfluss auf ihr eigenes Zentrum* genommen haben muss. Man spricht hier deshalb von **lateraler Hemmung**.

Wie fast immer in der Physiologie sind die Dinge bei genauerer Betrachtung viel komplizierter als man anfangs gemeint hat. Zwar basiert die physiologische Optik immer noch auf Experimenten an Katzen, welche keine Fovea centralis besitzen, doch scheinen die Ergebnisse weitgehend auf Primaten übertragbar.

Jeder Zapfen ist offenbar mindestens mit 2 Bipolarzellpaaren (also 4 Bipolarzellen) synaptisch verschaltet (vgl. Abb. 17.21), während die Zapfen untereinander über Horizontalzellen verbunden sind. Bereits auf retinaler Ebene können hierdurch von außen kommende Lichtreize gegeneinander ausgeglichen bzw. gefiltert, verstärkt und abgeschwächt werden, so dass bereits hier eine massive Informationsreduktion erfolgt. Schließlich wird nur ein Bruchteil der ankommenden Information zur weiteren Verarbeitung dem Zentrum weitergeleitet.

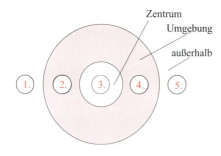

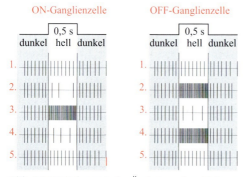

Abb. 17.20: Schematische Änderung der Aktionspotentialfrequenz von ON- und OFF-Ganglienzellen der Katzenretina bei Beleuchtungsveränderung innerhalb und außerhalb der zugehörigen rezeptiven Felder (verändert nach H. Wässle).

Im einzelnen handelt es sich bei den Bipolarzellen um ein Paar von ON-Bipolarzellen (Gruppe a) und ein Paar von OFF-Bipolarellen (Gruppe b), wobei für jede Gruppe dieser Zellen bereits 5 unterschiedliche Zelltypen bekannt sind. Jedes Bipolarzellpaar ist seinerseits entweder an eine OFF- oder eine ON-Ganglienzelle angeschlossen, wobei sich die Gruppen a und b für die Bipolarzellen aus der Schicht ihrer Synapsen in der inneren plexiformen Schicht ergeben (vgl. Abb. 17.21). Jeder Zapfen kann deshalb sowohl zu einem ON- als auch zu einem OFF-Zentrum gehören, ja sogar es selbst darstellen. Wird ein Zapfen belichtet, erhält man in den Zapfen eine Hyperpolarisation (vgl. Tab. 17.4 oben) mit einer verminderten Freisetzung des Überträgerstoffes Glutamat. Fungiert ein Zapfen als ON-Zentrum, wird durch Lichteinschaltung die b1-ON-Bipolarzelle – hier offenbar

17.3 Retina

wegen Abnahme der Überträgerstoffkonzentration – depolarisiert, wodurch ihre Synapsen vermutlich ebenfalls Glutamat (jetzt vermindert) freisetzen. Dieses Glutamat depolarisiert seinerseits eine ON-Ganglienzelle, welche dadurch die Frequenz ihrer Aktionspotentiale steigert. Gleichzeitig kommt es bei Lichteinschaltung auch zur Hyperpolarisation der b2-ON-Bipolarzelle, welche deshalb vermutlich weniger hemmenden Überträgerstoff Glycin ausschüttet. Dies führt ebenfalls zu einer Zunahme der Aktionspotentialfrequenz der zugehörigen ON-Ganglienzelle. Für die selben Zellen verursacht eine Ausschaltung des Lichts den umgekehrten Effekt. Der gleiche Zapfen kann aber auch als OFF-Zentrum funktionieren, wenn er mit OFF-Bipolarzellen und OFF-Ganglienzellen verschaltet ist (Tab. 17.4. unten). Wiederum bedeutet Lichteinschaltung Hyperpolarisation des Zapfens mit verminderter Glutamatausschüttung. Jetzt reagiert die a1-OFF-Bipolarzelle vermutlich ebenfalls mit Hyperpolarisation. Ob an den Synapsen zur OFF-Bipolarzelle nun ebenfalls Glutamat als Überträgerstoff benutzt wird, ist noch ungeklärt. In jedem Fall führt eine Hyperpolarisation der OFF-Ganglienzelle zu einer Abnahme ihrer Aktionspotentialfrequenz. Eine gleich-

Tab. 17.4: Schematische Darstellung der Potentialänderungen sowie das Verhalten von Überträgerstoffen und Aktionspotentialfrequenz bei Lichtveränderungen im Bereich rezeptiver Felder der Katzenretina.

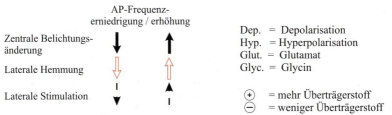

Dep. = Depolarisation
Hyp. = Hyperpolarisation
Glut. = Glutamat
Glyc. = Glycin

⊕ = mehr Überträgerstoff
⊖ = weniger Überträgerstoff

zeitige Depolarisation einer a2-OFF-Bipolarzelle könnte durch Hemmung einer Hemmung (Disinhibition) den Effekt unterstützen. Auch hier verursacht Lichtausschaltung den umgekehrten Effekt.

Die Zapfen sind durch Horizontalzellen synaptisch verbunden (vgl. Abb. 17.21), welche GABA (Gammaaminobuttersäure) als hemmenden Überträgerstoff benutzen. Ein ON-Zentrum ist stets mit einer OFF-Umgebung verknüpft (vgl. Tab. 17.4 oben). Die Beleuchtung der Umgebung führt zu einer Hyperpolarisation der Zapfen der Umgebung und zu einer Hyperpolarisation ihrer Horizontalzellen. Diese Hyperpolarisation der Horizontalzellen der OFF-Umgebung veranlasst eine Verringerung der GABA-Freisetzung an den Rezeptoren des ON-Zentrums. Dies bedeutet eine

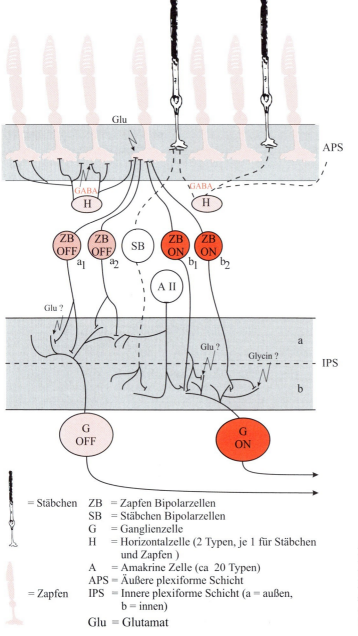

Abb. 17.21: Schematische Darstellung der Verschaltung eines Zapfens der Katzenretina (Überträgerstoffe: Glu = Glutamat, GABA = Gammaaminobuttersäure).

Hemmung der sonst durch GABA wirksamen Hemmung. Somit werden weniger Aktionspotentiale von der ON-Ganglienzelle gebildet. Dies wird als laterale Hemmung bezeichnet.

Die Abschaltung des Lichts in einer OFF-Umgebung wirkt für die Situation eines belichteten ON-Zentrums lateral stimulierend. Depolarisation der Umgebungszapfen führt zur Depolarisation ihrer Horizontalzellen, welche nunmehr GABA freisetzen. GABA führt an den belichteten Zapfen des OFF-Zentrums zu einer stärkeren Hemmung, d.h. hier zur stärkeren Hyperpolarisation, so dass schließlich die zugehörige ON-Ganglienzelle mehr Aktionspotentiale liefert. Tab. 17.4 unten schildert die entsprechenden Vorgänge für ein OFF-Zentrum.

Darüber hinaus sind die Zapfen auch mit den Stäbchen synaptisch verbunden, welche ihren eigenen Typ von Horizontalzellen besitzen. Wenn hier auch auf Details nicht eingegangen werden kann, so ist doch darauf hinzuweisen, dass bei Dunkeladaptation der elektrische Kontakt zwischen Stäbchen und Zapfen unterbrochen ist. Über einen eigenen Typ von Stäbchen-Bipolarzellen kann bei Dunkeladaptation die Erregung an Amakrine Zellen weitergegeben werden. Amakrine Zellen (von denen inzwischen sogar 20 verschiedene Typen bekannt sind) geben jetzt ihre Erregung an ON- oder OFF-Ganglienzellen weiter. Unter diesen Umständen sind nur noch die Zentren aktiv, so dass bei Dunkeladaptation eine laterale Hemmung entfällt,

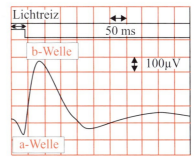

Abb. 17.22a: Originalregistrierung eines Elektroretinogramms vom Normalsichtigen mit A- und B-Welle nach Lichtreiz.

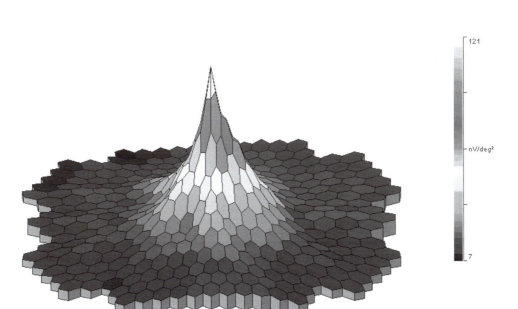

Abb. 17.22b: Multifokales Elektroretinogramm des hinteren Augenpols. Das Ausmaß der b-Wellen-Amplitude für das jeweils abgeleitete Hexagon ist farb- und höhenkodiert. Man erkennt die höchste Stimulusantwort im Bereich der Fovea centralis mit der Stelle des schärfsten Sehens.

und sich die Eigenschaft des Zentrums auf das gesamte rezeptive Feld ausbreitet.

Weil stets nur relative Helligkeitsunterschiede kodiert werden müssen, wird bei jeder Belichtung jeder Zapfen deshalb sowohl als ON- als auch OFF-Rezeptor benutzt. Hierbei muss immer nicht nur ein Mehr an Licht, sondern auch eine Abnahme der Helligkeit im Vergleich zur Umgebung verarbeitet werden. Die Aufgabe der lateralen Hemmung besteht dabei darin, für dieses sich ständig an Helligkeitsunterschiede anpassende System durch Steigerung des Kontrastes eine hohe Auflösung zu gewährleisten. Bei Dunkelheit ist nicht nur das Farbensehen behindert, sondern auch durch fehlende laterale Hemmung der Kontrast. Als Beispiel aus dem täglichen Leben erinnere man sich daran, dass ein Fernsehschirm bei Tageslicht grau erscheint. Wird das Gerät eingeschaltet, gelingt es durch das Leuchten einzelner Helligkeitspunkte für nicht leuchtende Punkte die Empfindung schwarz (nicht etwa grau) zu erzeugen.

Elektroretinographie

Die Feststellung der Dipoleigenschaft des Auges (s. S. 467) geht auf du Bois-Reymond[24] zurück. Nicht wesentlich jünger ist die Feststellung, dass Belichtungswechsel zu raschen Potentialschwankungen zwischen vorderem und hinterem Augenpol führt. Derartige Schwankungen werden heute über Haftschalenelektroden (aufgesetzt auf die anästhesierte Hornhaut) mit Gegenelektroden (auf der Gesichtshaut) bei Belichtungsreizen (Lichtblitze) als Elektroretinogramm mit a- und b-Welle gemessen (vgl. Abb. 17.22a). Es handelt sich um Summenpotentiale von Netzhautzellen, wobei die a-Welle durch die Rezeptorzellen selbst verursacht sein soll. Elektroretinogramme besitzen ihre klinische Bedeutung bei der Diagnose von Netzhauterkrankungen (z.B. der Retinitis pigmentosa, einer gefürchteten – meist rezessiv vererbten – Netzhautdegeneration mit Pigmenteinlagerungen).

Neuerdings können mit der sog. „multifokalen Elektroretinographie" auch Ableitungen kleiner, hexagonaler Netzhautareale gewonnen werden. Damit kann u.a. eine objektive, ortsaufgelöste Funktionskarte der makulären Netzhaut erstellt werden (vgl. Abb. 17.22b).

---

[24] Emil du Bois-Reymond (1818–1896), Professor der Physiologie in Berlin seit 1855, gehört zusammen mit C. Ludwig und H. v. Helmholtz zu den Begründern der physikalischen Richtung in der Physiologie; Hauptwerk: „Untersuchungen über tierische Elektrizität" ab 1848.

Beim Augenspiegeln „im aufrechten Bild" bringen Arzt und Patient durch akkommodationsloses Sehen ihre Strahlengänge zur Deckung; das Patientenauge wird hierbei als 16fache Lupe benutzt.

Beim Augenspiegeln „im umgekehrten Bild" benutzt der Arzt eine Lupe von ca. 13 dpt, welche ein reelles umgekehrtes, aber lichtstärkeres Bild eines größeren Netzhautbereiches liefert, auf welches der Arzt akkommodieren kann.

Bei Dunkelheit öffnet cGMP die Na^+-Kanäle der Stäbchen, wodurch die Lichtrezeptoren depolarisiert werden. Licht aktiviert Rhodopsin, wodurch ein G-Protein (Transducin) umgewandelt sowie eine Phosphodiesterase aktiviert und schließlich aus cGMP Guanisin-5'-Monophosphat entsteht, welches die Na^+-Kanäle der Stäbchen schließt und eine Hyperpolarisation des Rezeptors auslöst.

Änderungen des Rezeptorpotentials im 1. Neuron bestimmen die Freisetzung von Überträgerstoff im 1. und 2. Neuron und damit die Frequenz der Aktionspotentiale des 3. Neurons. Durch Reflektionsphotometrie wurden 3 spezielle Sehfarbstoffe für blau-, grün- und rotempfindliche Zapfen charakterisiert.

Nur in der Fovea centralis erfolgt eine 1:1-Verschaltung von Zapfenrezeptor bis zum 3. Neuron, während die übrige Netzhaut eine rund 100fache Konvergenz ihrer Rezeptoren bis zum 3. Neuron aufweist.

In der Netzhautperipherie sind rezeptive Felder als On- und Off-Zentren mit zugehöriger Off- und On-Peripherie abzugrenzen. Experimentelle Reizung dieser Felder mit Lichtsignalen erlaubt am 3. Neuron aus der Frequenz der abzuleitenden Aktionspotentiale eine laterale Hemmung direkt nachzuweisen.

17.4 Hell/Dunkel-Adaptation

Die Fähigkeit unseres Auges zur Anpassung an unterschiedliche Beleuchtungsstärken heißt **Adaptation**[25], worunter meist die Anpassung an Dunkelheit, genauer die „*Dunkeladaptation*" verstanden wird. Der umgekehrte Vorgang wird als „Helladaptation" bezeichnet. Nur ein geringer Anteil bei Adaptationsvorgängen wird meist der Irismuskulatur mit einer Änderung der *Pupillenweite* zuerkannt. Immerhin kann die Pupille die einfallende Lichtmenge etwa um den Faktor 30 variieren, wenn man minimale Pupillendurchmesser von 1,5 und maximale von ca. 8 mm berücksichtigt[26] (vgl. S. 462). Gemessen an der Fähigkeit unserer *Stäbchen* zur Anpassung an unterschiedliche Helligkeit (s. unten) ist dies jedoch sehr wenig, da dort mindestens um vier Zehnerpotenzen (d.h. um den *Faktor 10 000*) veränderte Lichtintensitäten verarbeitet werden können. Die Bedeutung der Pupille als Blendschutz liegt in ihrer Fähigkeit, auf Lichteinfall in die Netzhaut außerordentlich rasch zu reagieren[27], während die Adaptation der Rezeptoren Minuten bis Stunden beansprucht.

Die Fähigkeit des visuellen Systems zur *Dunkeladaptation* kann man (z.B. im physiologischen Praktikum) dadurch *messen*, dass man nach vollständiger Raumverdunkelung zum Zeitpunkt Null diejenige *Lichtmenge bestimmt*, welche zur Beleuchtung z.B. eines verstellbaren Ringes mit seitlicher Öffnung (Landolt-Ring) notwendig ist, um die Stellung dieser seitlichen Öffnung erkennen zu können. Im Verlauf dieses Experimentes werden die Lichtmengen immer geringer, welche zur richtigen Bestimmung der Stellung des Landolt-Ringes notwendig sind. [Moderne Adaptometer arbeiten nach dem Prinzip, dem Patienten innerhalb seines Gesichtsfeldes (s.u.) eine Lichtmarke in ver-

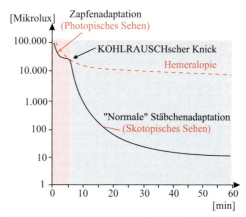

Abb. 17.23: Dunkeladaptationskurve beim Normalsichtigen (ausgezogen) und bei Nachtblindheit (gestrichelt).

schiedenen Positionen anzubieten und die Lichtstärke zu messen, welche der Patient bis zur Erkennung der Lichtmarke benötigt.]

Abb. 17.23 gibt eine typische **Adaptationskurve** wieder, welche auf der Ordinate die Lichtmenge enthält, die zum jeweiligen Zeitpunkt ausreicht, um z.B. die Stellung eines Landolt-Ringes gerade erkennen zu können (= Schwellenreizstärke, vgl. S. 411). Die Adaptationskurve lässt einen zweiphasischen Verlauf erkennen (unterbrochen von dem sog. „*Kohlrauschschen*[28] *Knick*"). Während der ersten acht Minuten der Dunkeladaptation erhöht sich die Empfindlichkeit unseres visuellen Systems rascher als später, obwohl selbst nach einer Stunde die Dunkeladaptation noch nicht abgeschlossen ist. Allerdings verläuft dann die Adaptationskurve immer flacher. Bei maximaler Adaptation (nach 8–12 Stunden) dürfte schließlich ein einzelnes Photon zur Erregung eines Rezeptors ausreichen.

Die **zweiphasische Dunkeladaptationskurve** wird so interpretiert: Während der **1. Phase** (bis zu 8 min) adaptiert vorwiegend ein System, an dessen Eingang die Zapfen liegen. Ihre Empfindlichkeit erhöht sich etwa um das 50fache.

Wir haben die Sonderstellung der Zapfen schon angedeutet: Sie sind für das scharfe Se-

---

[25] Dieser Begriff zur Bezeichnung absinkender Schwellenwerte und damit einhergehender Empfindlichkeitssteigerung geht auf H. Aubert zurück: Physiologie der Netzhaut, Berlin, 1865.
[26] Die Pupillenfläche (πr^2) ist hier einzusetzen.
[27] Latenzzeit 0,22 s, Geschwindigkeit der Durchmesseränderung 5 mm/s, allerdings werden für maximale Kontraktion bei Helligkeit doch 4–5 min benötigt, Pupillenerweiterung bei Dunkelheit erfolgt noch langsamer.
[28] Arnt Kohlrausch: Tagessehen. Dämmersehen, Adaptation. In: A. Bethes: Handbuch der Physiologie 12(2), 1499–1594, 1931.

hen im Bereich der Fovea centralis verantwortlich (1:1-Verschaltung über 2. und 3. Neuron, vgl. S. 452), zugleich sind sie für das Farbensehen (auch in der Netzhautperipherie) notwendig (vgl. S. 449 f. und 464).

Die **2. Phase** der Dunkeladaptationskurve ist durch die Adaptation eines Systems bedingt, an dessen Eingang die Stäbchen liegen. Im Gegensatz zu den Zapfen können die Stäbchen der Netzhautperipherie nur Schwarzweiß unterscheiden, d.h. nur zur Erkennung unterschiedlicher Grauwerte eingesetzt werden. Wegen ihrer *großen Konvergenz* vom 1. bis zum 3. Neuron dienen sie nicht zum „scharfen Sehen". Im Vergleich zum Zapfensystem kann sich das Stäbchensystem wesentlich besser (fast 10 000mal besser!) an Dunkelheit adaptieren.

Man spricht beim **Tagessehen (mit Zapfen)** von „photopischem"[29] Sehen, im Gegensatz zum dunkeladaptierten „*skotopischen*"[30] **Sehen** bei Nacht mit Hilfe der Stäbchen. Die zweiphasische Adaptationskurve ist lange Zeit als Basis für die heute nahezu selbstverständliche „**Duplizitäts**"-theorie des Sehens (photopisches und skotopisches oder Zapfen- und Stäbchensehen) benutzt worden. An dem Adaptationsvorgang sind allerdings nicht allein die Rezeptoren (Stäbchen und Zapfen), sondern auch zentrale Mechanismen beteiligt. Zur Bestätigung der Duplizitätstheorie können neben der Nachtblindheit bei Stäbchenausfall (s. unten) folgende Beobachtungen herangezogen werden:

1. „In der Nacht sind alle Katzen grau" heißt es im Volksmund, d.h., bei weitgehender Dunkeladaptation (während der zweiten Phase der geschilderten Adaptationskurve) treten Störungen beim Erkennen von Farben auf. Als **Purkinje**[31]**-Phänomen** bezeichnet man dabei folgende Beobachtung: Bei *Dunkeladaptation* erscheinen blaue Farben heller als rote, d.h. *die spektrale Empfindlichkeit* wird in den kurzwelligen Bereich verschoben (vgl. S. 463).

Will man die Wartezeit für eine Dunkeladaptation ausnutzen (z.B. als Röntgenarzt), benutzt man zweckmäßigerweise eine Rotbrille, welche den kurzwelligen Bereich des Spektrums nicht passieren lässt.

2. Bei hochgradiger Adaptation kann ein **Zentralskotom** auftreten, d.h. die parazentralen Netzhautgebiete gewinnen im Verlauf der Dunkeladaptation eine höhere Empfindlichkeit als das Zentrum, da dieses nur von Zapfen besetzt ist (vgl. Gesichtsfeld).

3. Bei der Untersuchung der rezeptiven Felder in der Netzhautperipherie (vgl. S. 452 f.) findet man nach der Dunkeladaptation ein Verschwinden der Gegensätze zwischen ON-Zentrum und OFF-Peripherie (und umgekehrt). **Bei Dunkeladaptation überwiegt das Verhalten des** jeweiligen **Zentrums**. Die Empfindlichkeitssteigerung der Rezeptoren erfolgt also bei schwacher Beleuchtung auf Kosten des Kontrastes, was auf die zentrale neuronale Beteiligung bei der Dunkeladaptation hinweist.

Entscheidend für die Dunkeladaptation ist die Bereitstellung ausreichender Mengen an Rhodopsin (vgl. S. 449). Hierfür spricht auch die Abhängigkeit der Dunkeladaptation vom Vitamin-A-Spiegel. Eine Beeinträchtigung der Dunkeladaptation findet man bei der sog. „**Nachtblindheit**" (= Hemeralopie[32]), welche durch Vitamin-A-Mangel bedingt sein kann. Bereits 60 min nach intravenöser Vitamin-A-Applikation kann eine derartige Erkrankung behoben sein, allerdings nicht bei den häufigeren angeborenen Formen (Retinitis pigmentosa). Beim Hemeralopen erfolgt die Dunkeladaptation nur im Bereich der Zapfen. Abb. 17.23 zeigt den einphasischen Verlauf der Dunkeladaptation bei Hemeralopie.

---

29 phoos, photós gr. = Licht.
30 skotós gr. = Finsternis.
31 Johannes Evangelista Purkinje (1787–1869), vgl. S. 408.

32 hemera gr. = Tag, opsein gr. = sehen, eigentlich „Tagsichtigkeit".

Während der ersten 8 Minuten der Dunkeladaptation erfolgt eine Empfindlichkeitssteigerung des photopischen Sehens, anschließend eine wesentlich stärkere Empfindlichkeitssteigerung des skotopischen Sehens (bis hin zum Zentralskotom).
Bei Dunkeladaptation ist die spektrale Empfindlichkeit in den kurzwelligen Bereich verschoben (Purkinje-Phänomen).
Hemeralopie durch Rhodopsinmangel bewirkt eine Dunkeladaptation nur im photopischen Bereich.

17.5 Gesichtsfeld, Sehbahn und Pupillenreflexe

Unser Bild von der Außenwelt hat jeweils nur im Zentrum einen wirklich scharfen, allerdings sehr kleinen Anteil, welchen wir direkt ansehen oder fixieren (Fixpunkt). Darüber hinaus ergibt die *Summe aller erregten Bildpunkte während der Fixation* – also auch der unscharfen Bildabschnitte – das **Gesichtsfeld**. Hiervon unterschieden ist das *Blickfeld*, welches denjenigen Bereich des scharfen Sehens meint, welcher durch Bulbusrotation (aber ohne Kopfbewegung) fixiert werden kann. (Wegen der begrenzten Bulbusrotation ist das Blickfeld kleiner als das Gesichtsfeld.)

Fragt man einen Anfänger, ob der Ausfall der Fovea centralis mit ihrer Fähigkeit zum scharfen Sehen oder der Ausfall der gesamten übrigen Netzhaut die größere Sehbehinderung darstellt, erhält man meist zur Antwort, dass der Ausfall der Fovea centralis den größten Verlust bedeute. In Wirklichkeit ist es aber gerade umgekehrt: Patienten mit einer Pigmentdegeneration der peripheren Netzhaut sind trotz erhaltener Funktion der Fovea centralis wie Blinde einzustufen, während Patienten mit einer Maculadegeneration oder einem anderen Ausfall der Fovea centralis (z.B. durch eine lokale Blutung) sich u.U. noch am Steuer eines Autos durch den Straßenverkehr bewegen können (allerdings mit reduziertem Visus meist stark verkehrsgefährdend und gesetzeswidrig).

Bei Erkrankungen mit allein erhaltener Funktion der Fovea centralis müssen wir uns das Gesichtsfeld wie durch eine enge, lange Röhre vorstellen[33]. Zwar benutzen wir die Fovea centralis zum Scharfsehen eines kleinen Ausschnittes, damit wir diesen gewünschten Ausschnitt aber überhaupt finden, benötigen wir die übrige Netzhaut, die sog. Netzhautperipherie.

---

[33] Im Selbstversuch zur Erfahrung eines Röhrengesichtsfeldes schließe man eine Hand zur Faust und bilde mit der Handfläche eine Röhre, welche man vor ein Auge halte, während das andere Auge verdeckt wird. Im Gegensatz zu diesem Experiment hat allerdings der Patient, welcher z.B. an einer Retinitis pigmentosa erkrankt ist, subjektiv nicht die Empfindung eines Gesichtsfeldausfalles. Der Ausfall wird erst bei gezielter Untersuchung erfasst.

Bei der *Bestimmung der Sehschärfe* (vgl. S. 438) haben wir die Refraktion auf die Fovea centralis hin ausgerichtet. Gelang es uns dabei, einen Visus von 5/4 auszukorrigieren, war die Funktion der Fovea centralis normal. Die Sehschärfenbestimmung ist also gleichzeitig ein Test für die normale Funktionsweise der Fovea centralis, während Anteile der peripheren Netzhaut die Fovea centralis an den Testbuchstaben innerhalb der Sehtafel heranführen.

Die **Bestimmung des Gesichtsfeldes (= Perimetrie)** erfolgt in der einfachsten, orientierenden Form dadurch, dass der untersuchende Arzt sein eigenes Gesichtsfeld mit demjenigen des Patienten zur Deckung bringt und anschließend auf Gesichtsfeldausfälle hin überprüft. Praktisch geht man dabei so vor, dass sich beide Personen etwa im Abstand von 50 cm in die gleichseitigen Augen sehen, dabei ihre Pupillen fixieren und jeweils selbst das Auge der anderen Seite mit der Hand verdecken. Nun bringt der Untersucher seinen Zeigefinger unter leichter Bewegung von rechts außen oder links außen, von oben oder von unten langsam in die gemeinsamen Gesichtsfelder und fragt dabei den Patienten, wann dieser den Finger zuerst sieht. Decken sich beide Gesichtsfelder und bestehen keine Funktionsausfälle, sehen Patient und Arzt *gleichzeitig* einen bewegten Gegenstand in ihren peripheren Gesichtsfeldern. Gröbere Gesichtsfeldausfälle (z.B. einer halben Seite) sind mit dieser einfachen Methode nicht zu übersehen. (Die Methode sollte deshalb standardmäßig zu jeder internistischen und vor allem neurologischen Untersuchung gehören. Um keine Quadrantenanopsien zu übersehen, sollte man die Prüfung in den schrägen Achsen des Gesichtsfeldes durchführen.)

Eine exakte Gesichtsfeldanalyse erfolgt mit Hilfe sog. *Perimeter*, deren Prinzip darin besteht, das Auge durch Fixation eines Punktes für die Dauer der Messung ruhig zu stellen, d.h. alle Blickbewegungen auszuschalten und dabei – ähnlich wie bei dem orientierenden Versuch bereits geschildert – Lichtmarken von peripher auf definierten Meridianen anzubieten. Beim Erkennen dieser bewegten oder in der Helligkeit variierten Lichtmarken durch den Patienten werden diese in ein Polarkoordinatennetz übertragen (vgl. Abb. 17.24). Es lassen sich so z.B. die Grenzen für das

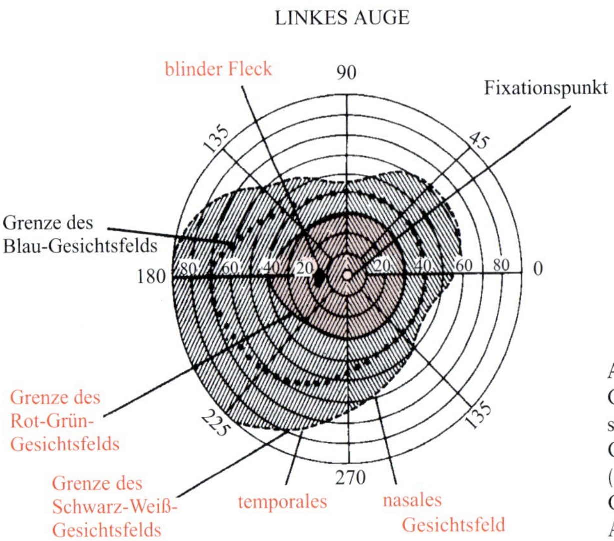

LINKES AUGE

Abb. 17.24: Nasales und temporales Gesichtsfeld (unterschiedlich gerastert) sowie Grenzen des Rot-Grün-Gesichtsfeldes, des Blau-Gesichtsfeldes (gepunktet) und des Schwarz-Weiß-Gesichtsfeldes für ein gesundes linkes Auge.

Schwarzweiß-Gesichtsfeld, aber auch für farbige Gesichtsfelder durch die Verwendung farbiger Marken ermitteln.

Das Schwarzweiß-Gesichtsfeld reicht temporal bis 90°, d.h. beim Blick nach vorn (ohne Benutzung des Rückspiegels) erscheinen uns überholende Autos erst dann in unserem peripheren Gesichtsfeld, wenn sie sich bereits neben uns befinden. Das nasale Gesichtsfeld ist durch die Nase eingeschränkt. Das gegenüber dem Schwarzweiß-Gesichtsfeld kleinere Blau-Gesichtsfeld ist größer als das Rotgrün-Gesichtsfeld. (Die Zapfendichte oder exakter die Fähigkeit zur räumlichen Summation farblicher Reize bei gleicher Helligkeit nimmt zur Netzhautperipherie hin ab.) Gesichtsfeldausfälle werden als **Skotome** bezeichnet. Als physiologisches Skotom oder als „*blinder Fleck*" erscheint der rezeptorenlose Sehnerveneintritt (Papilla nervi optici) etwa bei 15° im *temporalen Gesichtsfeld*. Zwar tritt der Sehnerv nasal von der Fovea centralis in unser Auge, doch projiziert sich das temporale Gesichtsfeld auf die nasalen Anteile der Netzhaut.

Im Selbstversuch kann man den blinden Fleck gut dadurch erfahren, dass man z.B. zwei Buchstaben im Abstand von etwa 10 cm auf ein weißes Papier schreibt und bei zugehaltenem einen Auge mit dem anderen Auge einen Buchstaben fixiert, wobei man gleichzeitig den Abstand des Auges zum Papier variiert. Man findet schnell die Entfernungsposition, bei welcher der Buchstabe im temporalen Gesichtsfeld zum Verschwinden gebracht werden kann, wenn man den nasal gelegenen Buchstaben fixiert.

Die Gesichtsfeldbestimmung ist nicht nur deshalb von besonderer Bedeutung, weil durch lokale Erkrankungen z.B. im Bereich der Netzhaut (Tumoren, Blutungen, intraokulare Drucksteigerungen etc.) Skotome entstehen können, sondern auch deshalb, weil Erkrankungen im Bereich der **Sehbahnen** zu ganz charakteristischen Ausfällen von Gesichtsfeldanteilen führen können. Die detaillierte Beschreibung der Sehbahnen erfolgt im anatomischen Unterricht, hier müssen wir nur erwähnen, dass die **nasalen Fasern des 3. Neurons im Chiasma opticum zur Gegenseite kreuzen**. Diese Fasern sind für die temporalen Gesichtsfelder zuständig, so dass bei halbseitigem Gesichtsausfall (Hemianopsie) die Eingrenzung einer Sehbahnstörung relativ eindeutig ist (vgl. Abb. 17.25). Fallen beide temporalen Gesichtsfelder aus (= **bitemporale Hemianopsie**), ist der Verdacht einer Schädigung im Bereich der Sehnervenkreuzung (Chiasma opticum) z.B. durch einen Hypophysentumor naheliegend. Eine Unterbrechung des Tractus opticus – also hinter dem Chiasma opticum – führt ipsilateral zum Ausfall des nasalen Gesichtsfeldes, kontralateral des temporalen Gesichtsfeldes. In diesem Fall spricht man von einer **homonymen Hemianopsie**, weil sie beiderseits in die gleiche Richtung weist.

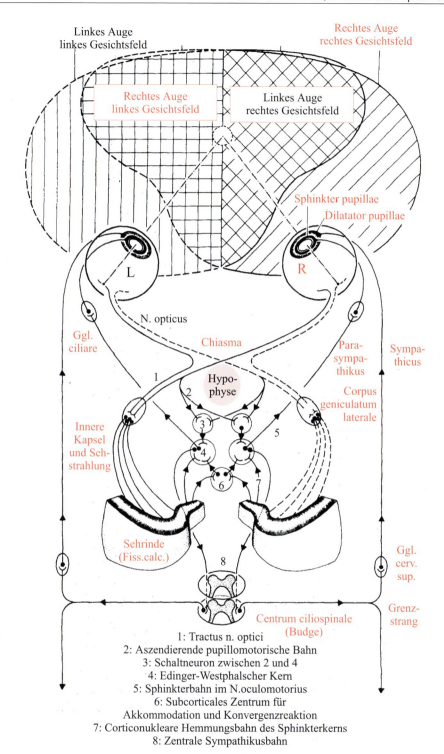

Abb. 17.25: Schematische Zeichnung der Seh- und Pupillenreflexbahnen mit Darstellung der sich überschneidenden Gesichtsfelder (nach unterschiedlichen Literaturangaben gezeichnet durch H. Snoei).

1: Tractus n. optici
2: Aszendierende pupillomotorische Bahn
3: Schaltneuron zwischen 2 und 4
4: Edinger-Westphalscher Kern
5: Sphinkterbahn im N.oculomotorius
6: Subcorticales Zentrum für Akkommodation und Konvergenzreaktion
7: Corticonukleare Hemmungsbahn des Sphinkterkerns
8: Zentrale Sympathikusbahn

Derartige Tractus opticus-Schäden sind allerdings selten. Häufiger treten einseitige Schäden in der Radiatio optica auf. Auch hier findet man z.B. bei einem Prozess rechts Ausfälle in der linken Hälfte beider Gesichtsfelder.

(Zur Struktur und Funktion des visuellen Cortex vgl. Kapitel 21, S. 507).

Pupillenreflexe

Als **Pupillenreflex** bezeichnet man Änderungen der Pupillenweite infolge veränderten Lichteinfalls auf die Netzhaut oder infolge Akkommodation.

Die **Pupillenreflexbahnen** sind schematisch aus Abb. 17.25 zu entnehmen. Afferente Fasern für die Pupillenreflexe wie für den Akkommodationsreflex verlaufen als Kollateralen des 3. Neurons im Sehnerven und ziehen zum Mittelhirn (Edinger-Westphal-Kerngebiet). Die Efferenzen dieser Reflexe benutzen parasympathische Anteile des N. oculomotorius und ziehen über das Ganglion ciliare zum *M. sphincter pupillae*, welcher für die *Pupillenverengung* (= **Miosis**) verantwortlich ist. Die *Pupillenerweiterung* (= **Mydriasis**) erfolgt über Aktivitätszunahme des Sympathikus, welcher vom Seitenhorn des Rückenmarkes aufsteigt (vgl. S. 351), im Ganglion cervicale superius umgeschaltet wird und mit den arteriellen Gefäßen die Iris erreicht. Ebenso bewirkt eine Abnahme des parasympathischen Tonus oder eine Läsion des Nervus oculomotorius eine Mydriasis. Auf den Beitrag des Pupillenreflexes für den **Adaptationsvorgang** wurde bereits hingewiesen (vgl. S. 457). *Die wesentlichste Aufgabe der Pupille liegt darin, die Anpassung an rasche Beleuchtungsänderungen zu erleichtern und vor allem das Auge vor zu großem Lichteinfall zu schützen.* Daneben steigt aber mit kleinerem Pupillendurchmesser die Schärfentiefe des Netzhautbildes. Es ist deshalb gut, dass der **Akkommodationsvorgang** (oder die „Naheinstellungsreaktion") *mit einer Miosis der Pupillen gekoppelt* ist. Darüber hinaus ist der Vorgang auch noch mit einer **Konvergenzbewegung** beider Bulbi verbunden (anderenfalls entstünden Doppelbilder, vgl. S. 468).

Praktisch kann man diese Aussage leicht überprüfen, wenn man eine Versuchsperson einen vorgehaltenen Gegenstand (Untersucherfinger) fixieren lässt und diesen Gegenstand langsam immer näher an die Person heranführt. Beobachtet man hierbei die Pupillen der Versuchsperson, werden sie mit dem Heranführen des Gegenstandes („Naheinstellungsreaktion") immer kleiner (Miosis), außerdem neigen sich beide Sehachsen immer mehr nach innen (Konvergenzreaktion).

Als **konsensuelle Pupillenreaktion** oder konsensuelle Lichtreaktion bezeichnet man die gleichsinnige Weitenänderung der Pupille des anderen Auges bei Belichtung oder Verdunklung eines Auges. Durch diese Reaktion (bedingt durch die gekreuzten Sehnervenfasern und die Kreuzung der pupillomotorischen Bahnen) sind unsere *Pupillen beiderseits stets gleich weit*.

Ist die Funktion der Netzhaut nur einseitig ausgefallen, oder ist es einseitig zur Unterbrechung des Sehnerven gekommen, so bleiben die Pupillen bei beidseitiger Beleuchtung so eng, wie es der Beleuchtung der besseren Seite entspricht. Hierbei führt Belichtung des gesunden Auges allein zur Pupillenverengung auch auf der kranken Seite. Bei Belichtung der kranken Seite allein bleiben beide Pupillen weit (= **amaurotische Pupillenstarre**). Von „lichtreflektorischer Pupillenstarre" spricht man, wenn *auf Lichteinfall keine Weitenänderung der Pupillen erfolgt, wohl aber bei Akkommodation*. Auch die konsensuelle Pupillenreaktion fehlt hierbei. Es gilt dies als ein (allerdings nicht völlig spezifisches) Zeichen für eine Tabes dorsalis bei Syphilis: *Argyll-Robertsonsches Phänomen*, zu welchem auch eine Pupillenverengung (Miosis) gehört.

> Bei der Perimetrie wird die Funktionstüchtigkeit der Netzhautperipherie geprüft; die Forea centralis übernimmt hierbei durch Fixation auf einen Punkt nur die Aufgabe der Ruhigstellung des Augapfels.
> Am größten ist das Schwarz-Weiß-Gesichtsfeld, kleiner das Blau-Gesichtsfeld, am kleinsten das Rot-Grün-Gesichtsfeld.
> Im Chiasma opticum kreuzen die nasalen Fasern für die temporalen Gesichtsfelder.
> Der Sphincter pupillae ist parasympathisch, der Dilatator sympathisch innerviert. Die Akkommodation ist mit Miosis und Konvergenz gekoppelt.
> Am gesunden Auge sind beide Pupillen stets gleich weit (= konsensuelle Pupillenreaktion).

17.6 Farbensehen

Es ist überraschend, welche Fülle von Gedanken und Experimenten gerade der älteren Physiologen der Aufklärung des Farbensehens gewidmet wurde und welche relativ geringe praktisch-klinische Bedeutung dem Farbensehen selbst zukommt. Ein Lokomotivführer muss zweifelsfrei ein rotes Signal von einem grünen unterscheiden können (das Gleiche gilt für farbige Computersignale), aber schon an der Verkehrsampel ist eine Orientierung nach oben und unten möglich (allerdings nicht bei Nacht), so dass Anomalien der Rot-Grün-Empfindung häufig unentdeckt bleiben. Die ersten Experimente an Versuchspersonen mit Farbsinnstörungen gehen auf Goethe[34] zurück, welcher bekanntlich (vgl. S. 411) der Zerlegung des weißen Lichtes in die Spektralfarben (Kalkspatprisma) durch Newton auf das Heftigste widersprach. Offenbar in Anlehnung an den Regenbogen benutzte bereits Newton und später auch Goethe *Farbenkreise*, in welche die Farben nach Empfindungen geordnet wurden (Abb. 17.26).

Die Vermutung, dass die Rezeptoren unseres Auges nur für **drei Farbkomponenten** (rot, gelb und blau) empfindlich seien, wurde zuerst von Thomas **Young**[35] (1802) geäußert. **Helmholtz** (1852) und **Maxwell** (1855) ergänzten dieses Konzept (drei „Fasern" für **rot**, **grün** und **blau**), welches von einer Fülle von Autoren auf die vielfältigste Weise zu interpretieren versucht wurde.

Entscheidend für diese Vorstellungen waren nicht nur die Befunde an Versuchspersonen mit Farbsinnstörungen (s. unten), sondern Experimente mit **additiver Farbenmischung**, also mit der Umkehrung der Zerlegung des Spektrums durch ein Prisma. Am einfachsten benutzt man hierfür einen „Farbenkreisel", welcher aus einer drehbaren Scheibe besteht, deren Sektoren aus unterschiedlich angefärbter Pappe bestehen. Wird ein derartiger Farbenkreisel schnell genug gedreht (entsprechend der Flimmerfrequenz, vgl. Kino: 24 Bilder/s oder Fernsehen: 50 Halbbilder/s, vgl. S. 476), sehen wir z.B. nicht mehr den roten und den grünen Sektor der Scheibe getrennt, sondern eine neue gemeinsame Mischfarbe. Diese Mischfarben kann man auch erhalten, wenn man das Licht zweier (oder mehrerer) verschiedenfarbiger Lampen miteinander mischt. Unser Auge erhält so Licht verschiedener Wellenlängen, und unser Sinnesorgan kann einen neuen Farbeindruck addieren. Ohne Mischung lösen **reine Spektralfarben** entsprechend ihrer Wellenlänge folgende Farbempfindungen aus:

670 nm = Rot,
600 nm = Orange,
585 nm = Gelb,
520 nm = Grün,
470 nm = Blau,
420 nm = Violett
(nm = mμm).

Welche **Ergebnisse bei additiver Farbenmischung** zu erwarten sind, lässt sich aus Farbentafeln ablesen (vgl. Abb. 17.27, **Farbendreieck nach v. Kries** s.u.).

Während sich extrem *langwelliges Licht (rot)* mit kurzwelligem Licht *(violett)* zu einem *neuen Purpurton* mischen lässt, welcher weder im Spektrum noch im Regenbogen vorkommt und keiner einzelnen Wellenlänge zuzuordnen ist, kann die **Mischung von Rot, Grün und Violett** (auch als „Primärfarben"

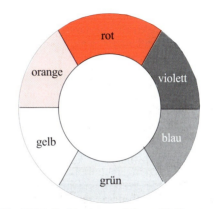

---

34 vgl. W. Jaeger: Studien Goethes an „Personen, die gewisse Farben nicht unterscheiden können", Documenta ophthalmologica 26, 264–272, 1969.

35 Th. Young: Lectures an Natural Philosophy, London, 1802.

Abb. 17.26: Farbkreis von Johann Wolfgang von Goethe nach W. Jaeger, 1969.

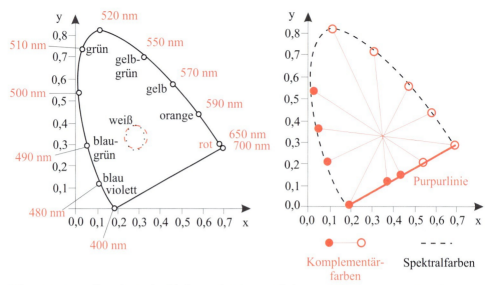

Abb. 17.27: Darstellung der Spektralfarben nach DIN 5033 (links) sowie Markierung von Komplementärfarben (rechts).

bezeichnet) zu Weiß führen. Weiß lässt sich auch durch alle Kombinationen herstellen, welche man aus Verbindungslinien ermitteln kann, die von der rechten zur linken Kante des Farbendreiecks nach von Kries durch den „Weißpunkt" verlaufen. (Als „Komplementärfarben" bezeichnet man zwei Farben, wenn sie sich additiv zu Weiß mischen lassen.)

Im Gegensatz zur additiven Farbmischung spricht man von subtraktiver Farbmischung, wenn man Farben z.B. durch Filterung weißen Lichtes gewinnt. Auch der Maler arbeitet mit **subtraktiver Farbmischung**. Die gemischte Malerfarbe reflektiert jeweils nur einen einzelnen Anteil des Spektrums.

Eine Farbe ist um so „**gesättigter**", je reiner sie eine Spektralfarbe darstellt, d.h. je *geringer ihre Weißanteile* (bzw. Schwarzanteile) sind. Bei Farben sollte also neben ihrer „eigentlichen" Farbe und deren Intensität oder „Helligkeit" auch der *Grad der Sättigung* angegeben werden.

Nachdem wir heute wissen, dass wir drei verschiedene Zapfentypen mit unterschiedlichen Sehpigmenten besitzen (vgl. Abb. 17.19, S. 451), hat die *3-Komponenten-Theorie* von Young, Helmholtz und Maxwell ihre glänzende Bestätigung gefunden. Wie sich bereits Helmholtz vorstellte, müssen die Mischfarben durch unterschiedlich starke Reizung der verschiedenen Rezeptoren entstehen[36]. Aber auch hier erscheinen die Dinge bei näherer Betrachtung wiederum viel komplizierter, als zuerst angenommen. Im direkten Gegensatz zu Helmholtz entwickelte E. Hering[37] seine **Gegenfarben-Theorie**, welche mit sechs Gegenfarben arbeitet: Schwarz gegen weiß, rot gegen grün und blau gegen gelb. Uns könnte dies heute nur noch historisch interessieren, wenn sich nicht neuerdings zeigen würde, dass zwar unsere Zapfen mit ihren verschiedenen Sehpigmenten nach dem Young-Helmholtz-Maxwellschen 3-Komponenten-Modell arbeiten, dass aber bereits unmittelbar nach den Zapfen *schon im Bereich des 2. Neurons* (Bipolarzellen mit Horizontalzellen und amakrinen Zellen) tatsächlich nach dem Gegenfarbensystem gearbeitet wird, wobei z.B. rot zu einem Hyperpolarisationssignal und grün zu einer Depolarisation gleicher Zellen führen kann. Wie für das rezeptive Feld mit ON- und OFF-Rezeptoren von Katzen hat man inzwischen auch bei Primaten Rot-Grün- und Gelb-Blau-

---

[36] Die Vorstellung, dass Zapfen als Farbrezeptoren dienen und die Stäbchen für schwarzweiße Empfindungen, geht auf den Anatomen A. Schulze zurück (1866).

[37] E. Hering: Zur Lehre vom Lichtsinne, Gerold und Söhne, Wien, 1878. Als „Urfarben" werden nach Hering Rot, Gelb, Grün und Blau bezeichnet.

Systeme gefunden, bei welchen z.B. die Belichtung des Rot-Zentrums eine Erhöhung der Zahl fortgeleiteter Aktionspotentiale, eine Belichtung der Grün-Peripherie aber eine Verminderung der Aktionspotentialfrequenz bedingt. Offenbar erfolgt hier – wie bei der besprochenen lateralen Hemmung (vgl. S. 452) – die Steuerung über „Gegenfarben". Herings Theorie der Gegenfarben basierte u.a. auf Beobachtungen von **Simultankontrasten** (wird eine farbige Pappe auf einem grauen Untergrund mit einem Seidenpapier bedeckt, so kann man *an den Rändern die Gegenfarbe* erkennen) und auf **Sukzessivkontrasten** (z.B. *farbige Nachbilder* in den Gegenfarben: Beim Betrachten einer roten Fläche erkennt man bei plötzlicher Dunkelheit ein grünes Nachbild, evtl. im Wechsel mit einem roten). Die moderne experimentelle Sinnesphysiologie ist nun in der Lage, die Korrelate für diese „alten" physiologischen Beobachtungen zu liefern und damit eine Synthese aus der 3-Komponenten-Theorie und der Gegenfarben-Theorie zu bilden. Bereits von Kries[38] hatte 1882 vermutet, dass die Rezeptoren im Sinne der drei Komponenten funktionieren, während das Gehirn nach Herings Gegenfarben-Theorie arbeiten sollte. Er nannte dieses Konzept „Zonen-Theorie". Inzwischen hat die Zonen-Theorie mehrfach eine glänzende experimentelle Bestätigung erfahren.

Farbsinnstörungen

Liegt nur eine Schwäche der Rot-Empfindung vor, spricht man von einer **Protanomalie**[39], ist dagegen die Rot-Empfindung völlig aufgehoben, nennt man dies **Protanopie**. Entsprechend gelten für Grün-Empfindungsstörungen die Bezeichnungen **Deuteroanomalie**[40] und **Deuteroanopie**. Rot- und Grün-Farbsinnstörungen sind am häufigsten, wobei die Anomalien im Vordergrund stehen. Man gibt an, dass bei 7–8 % der *männlichen* Bevölkerung derartige Farbsinnstörungen vorliegen, während Frauen wesentlich seltener (weniger als 1 %) betroffen sind. Extrem selten sind Störungen des Blau-Sinnes (Tritanomalien[41] bzw. Tritanopien), welche bei dominanter Vererbung nur in einzelnen Familien gefunden werden. Orientierende Prüfungen erfolgen mit Farbfleckverfahren (welche schon Goethe anwandte), welche heute als „Ishihara"-Tafeln mit verschiedenfarbig getupften Zahlen auf farbig getupftem Untergrund benutzt werden. Hierbei muss beachtet werden, dass *nur die Farben, nicht aber deren Helligkeit variiert werden darf.*

Exaktere Messungen erfolgen am **Anomaloskop** (nach Nagel), dessen Prinzip darin besteht, einer Versuchsperson z.B. einen Gelb-Standard anzubieten (Natriumlicht 589 nm) und sie gleichzeitig aufzufordern, selbst aus spektralem Rot (670 nm) und spektralem Grün (546 nm) eine Farbe zu mischen, welche genau dem Standard entspricht. Die Normierung dieses Verfahrens führt zu exakt bestimmbaren Werten (Rayleigh-Gleichungen), welche einerseits den Bereich des Normalen, andererseits den Grad der Anomalien bzw. Anopien diagnostizieren lassen. Liegt z.B. eine Protanomalie vor, mischt der Proband im Anomaloskop mehr Rot hinzu, so dass der Normalsichtige neben dem Gelb-Standard ein leuchtendes Rot sehen kann, während der Protanomale beide Farbanteile für nicht verschieden erklärt. Ein Deuteroanomaler würde entsprechend mehr Grün benötigen.

---

38 Johannes von Kries (1853–1928), Schüler u.a. von Helmholtz und C. Ludwig, ab 1880 Physiologe in Freiburg, später Philosoph.
39 protos (proteus) gr. = erster.

40 deuteros gr. = zweiter.
41 tritos gr. = dritter.

> Bei der additiven Farbmischung wird dem Betrachter Licht verschiedener Wellenlänge angeboten, während bei der subtraktiven Farbenmischung jeweils nur ein einzelner Ausschnitt des Spektrums benutzt wird.
> Für die Funktionsweise der Zapfen wird entsprechend der 3 Komponententheorie von Young, Helmholtz und Maxwell mit 3 Zapfenpigmenten gerechnet, während bereits die rezeptiven Felder des 2. Neurons nach der Heringschen Gegenfarbentheorie mit nur jeweils 2 Komponenten arbeiten sollen.
> Die häufigsten Farbsinnstörungen sind Rotempfindungsstörungen (Protanomalien) und Grünempfindungsstörungen (Deuteroanomalien).

17.7 Okulomotorik

Wer gelegentlich mit Säuglingen einen Blickkontakt aufzunehmen versucht hat, weiß, welche Schwierigkeiten Säuglinge (bis zum Alter von ca. 3 Monaten) haben, die Fixation mit beiden Augen zu lernen. Ein gewisses Schielen oder eine gewisse „Heterophorie" (im Vergleich zum ausgeprägten Schielen = Strabismus) ist zunächst ganz physiologisch, sollte aber spätestens dann überwunden sein, wenn das Kind gezielte Greifbewegungen ausüben kann (5. bis 6. Monat). Im Gegensatz zum Kaninchen, welches nicht einmal eine Fovea centralis besitzt, dafür aber den Feind im Rücken erkennen kann, haben wir Menschen die Möglichkeit, in einem Raumwinkel von allerdings nur 20 Bogenminuten „scharf" zu sehen. Vorwiegend „flüchtende Säuger" benötigen ein möglichst großes Gesichtsfeld, welches sich beiderseits keineswegs überschneiden muss, während Raubtiere oder springende Eichhörnchen oder wir selbst beide Augen auf ein konkretes Ziel richten müssen, wobei sich dann zumindest unsere nasalen Gesichtsfelder weitgehend überschneiden (vgl. Abb. 17.25).

Für ein beidäugiges scharfes Sehen müssen unsere Augenmuskeln äußerst präzis die Sehachsen beider Augen (während beidseitiger Fixation) koordinieren, damit der beobachtete Gegenstand in beiden Foveae centrales abgebildet wird. Hierfür stehen prinzipiell zwei unterschiedliche Arten von beiderseits in die gleiche Richtung zielenden oder **konjugierten Augenbewegungen** zur Verfügung:

1. *Betrachten wir ein stillstehendes Bild* (z.B. Lesen eines vor uns liegenden Buches), erfolgen diese Augenbewegungen nach eigener Willkür. Wir sprechen von raschen *Blickzielbewegungen* oder **Sakkaden**.

2. Davon unterschieden sind die **Blickfolgebewegungen**, welche dann auftreten, wenn wir ein sich bewegendes Objekt fixieren. Hier diktiert das Objekt die Blickbewegungen, welche gegenüber den Sakkaden langsamer ablaufen (allerdings mit geringerer Latenzzeit bereits beginnen).

Mit Hilfe von Sakkaden springen wir beim Lesen von Wort zu Wort (meist werden dabei jeweils nur wenige Buchstaben scharf gesehen und der Rest „geraten"). Die Maximalgeschwindigkeit dieser Sakkaden ist etwa sechsmal schneller (0,6° pro ms) gegenüber den langsameren Blickfolgebewegungen (vgl. hierzu auch Abb. 19.4, S. 495). Bei beiden genannten Formen der Augenbewegungen handelt es sich um visuell geregelte Blickbewegungen[42].

Eine Sonderform mit „konjugierten" Augenbewegungen wird als Nystagmus bezeichnet (vgl. vestibulärer **Nystagmus** S. 494). Hier soll der Hinweis genügen, dass wir z.B. einem Gegenstand mit unseren Blicken wesentlich schlechter folgen können, wenn wir ihn bei stillstehendem Kopf schnell mit vorgehaltenem Arm vor uns hin- und herbewegen *(= visuelle Blickregelung)*, als wenn wir mit gleicher Geschwindigkeit unseren Kopf bei ruhig gestrecktem Arm bewegen *(= vestibuläre Stabilisierung unserer Augenstellung)*.

Eine spezielle reflektorische, visuelle Blickregelung erfolgt beim sog. „**optokinetischen Nystagmus**". Betrachten wir z.B. stetig vorbeiziehende Bilder, so verfolgen wir zunächst das fixierte Bild mit einer langsamen Blickfolgebewegung, bis es zu einer schnellen automatischen Rückstellbewegung (ebenfalls einer Sakkade) unserer Augen kommt. Unsere Augen können nun erneut ein Bild fixieren, und der Vorgang wiederholt sich von nun an rhythmisch. Dieses Phänomen wird auch als **Eisenbahnnystagmus** (vgl. S. 496) bezeichnet, wobei wir sowohl beim Blick aus dem fahrenden Zug wie auch beim Betrachten eines fahrenden Zuges vom Bahnsteig aus diesen Nystagmus beobachten können[43].

3. Für die beidäugige Fixation sind allerdings nicht nur Sakkaden und Blickfolgebewegungen notwendig, sondern zusammen mit der Akkommodation (vgl. S. 438) müssen auch **Vergenzbewegungen** ausgeführt werden. Beim Blick von der Ferne in die Nähe müssen die Sehachsen aneinander rücken (= **Konvergenzbewegungen**), während beim umge-

---

[42] Allerdings erfolgt während des Ablaufes einer programmierten Sakkade keine visuelle Korrektur.

[43] Wie wir noch besprechen werden (vgl. S. 494), sind diese Blickbewegungen mit dem Gleichgewichtssinn gekoppelt, so dass beim Einfahren eines Zuges der optokinetische Nystagmus auch zu Schwindelerscheinungen führen kann, welche die Bahnsteigkante zu einem besonders gefährlichen Aufenthaltsort werden lassen.

kehrten Vorgang die Augen mehr nach außen gedreht werden, d.h. die Sehachsen auseinanderweichen müssen *(= Divergenzbewegungen)*. Parallel zur Konvergenz erfolgt eine Pupillenverengung (Miosis), zur Divergenz eine Erweiterung *(Mydriasis)*, d.h. *Konvergenz und Pupillenreaktion sind gekoppelt*, vgl. S. 462.

Lernt ein Kind die äußerst feine Koordination seiner Augenmuskeln nicht zu beherrschen, so kann z.B. nur auf einer Fovea centralis ein scharfes Bild entstehen, während im anderen Auge das Bild irgendwo in die Netzhautperipherie fällt. Der sogenannte „Strabismus" führt bei den betroffenen Schielkindern dazu, dass sie kein normales räumliches Sehen (Stereosehen) entwickeln. In der Regel wird dann dasjenige Bild, welches nicht in der Fovea centralis abgebildet wird, überhaupt nicht wahrgenommen, es wird vom Gehirn „unterdrückt" *(= „supprimiert")*. Das führende Auge übernimmt praktisch den Gesichtssinn, zumindest für das scharfe Sehen. **Beidäugiges Sehen** muss in den ersten Lebensjahren gelernt werden (bis zum 4. bis 5. Lebensjahr).

Orthoptistinnen können dabei schielende Kinder z.B. durch Verdeckung (Okklusion) des führenden Auges „das Sehen lehren". Ob beidäugig gesehen wird, d.h. ob wir beide Netzhautbilder überhaupt „fusionieren" können, lässt sich z.B. durch stereoskopische Bilder nachweisen, welche mit Hilfe eines **Stereoskops**[44] getrennt für jedes Auge angeboten werden. Hierbei kann man sowohl räumliche Eindrücke erhalten (s. unten), sowie durch kleine Unterschiede in sonst gleichförmigen rechten und linken Bildern (z.B. Käfig mit und ohne Tier) feststellen, ob nur ein Bild oder beide Bilder zu einer zentralen Sinneswahrnehmung, dem Seheindruck, verarbeitet werden. Wer deshalb ein schielendes Kind nicht einer rechtzeitigen orthoptischen Therapie zuführt, kann daran Schuld sein, dass ein gesundes Auge praktisch erblindet (= „**Schielamblyopie**"[45]), was besonders dann ins Gewicht fällt, wenn das führende Auge durch Krankheit oder Unfall in seiner Funktion beeinträchtigt ist.

Elektrookulographie

Quantitativ lassen sich Augenbewegungen deshalb besonders gut durch Potentialmessungen erfassen, weil sich das Auge entlang der Sehachse wie ein Dipol (vgl. S. 57) verhält, welcher im Bereich der *Cornea* eine *positive* und im Bereich der *Retina* eine *negative Ladung* trägt. Mit Hilfe temporal und frontal (nasal) angebrachter Elektroden lässt sich dieses Potential abgreifen und Augenbewegungen entsprechenden Potentialschwankungen zuordnen.

Bei der *Elektronystagmographie* lassen sich so durch Amplitude und Frequenz dieser Potentialänderungen Vestibularis-Erregungen (z.B. durch Drehstuhlreizung, vgl. S. 494, Abb. 19.4) quantitativ erfassen. Sowohl für die Diagnostik von Augenmuskelausfällen, Netzhautdefekten wie Erkrankungen des Gleichgewichtsorganes ist die Elektrookulographie von Bedeutung.

---

44 *Das Prinzip des Stereoskops* besteht darin, durch Prismengläser die Konvergenz bei der Fixation aufzuheben, so dass jedes Auge ein getrenntes Bild ansehen kann. Außerdem muss durch Plusgläser die (durch die Aufhebung der Konvergenz) reduzierte Akkommodation wieder *ausgeglichen* werden.

45 amblýs gr. schwach; ops, opós gr. das Auge = Schwachsichtigkeit ohne nachweisbare Augenfehler

---

Wir lesen mit Sakkaden oder raschen Blickzielbewegungen, verfolgen jedoch ein bewegtes Bild mit langsameren Blickfolgebewegungen.
Der optokinetische Nystagmus beginnt mit einer Blickfolgebewegung, dem sich eine schnelle Rückstellungs-Sakkade anschließt.
Bei der Fixation ist die Akkommodation mit Konvergenz und Miosis gekoppelt.
Beim Strabismus besteht die Gefahr einer einseitigen Schielamblyopie, weil ein nicht fusioniertes Bild zentral supprimiert wird.
Wegen der Dipoleigenschaften des Auges entlang der Sehachse lassen sich Lageänderungen des Auges mit Hilfe von am Schädel fixierten Elektroden und einem Voltmeter messen (Elektrookulographie).

17.8 Räumliches Sehen

Warum benötigen wir eigentlich zwei Augen? Gewiss ist die prospektive Reserve für uns der wichtigste Grund. Daneben verbessert beidäugiges Sehen den räumlichen Eindruck und erlaubt Entfernungen abzuschätzen. Allerdings verlassen wir uns bei der *Entfernungsabschätz*ung in der Regel auf unsere Lebenserfahrung, so dass wir Entfernungen auch vorzüglich mit *einem Auge* abschätzen können. In der Landschaft auftauchende „kleine" Menschen sind in der Regel keine Zwerge, sondern sie erscheinen nur klein, solange sie weit von uns entfernt sind. Die *„Perspektive"* klärt uns über die Verhältnisse im Raum auf und kann gut einäugig erfasst werden. Entfernungsabschätzungen erfolgen auch über den *Sättigungsgrad der Farben*. Mit zunehmender Entfernung werden die Farben der Landschaft ungesättigter (vgl. S. 464). Ursache hierfür ist der atmosphärische Dunst mit seinem Grauschleier. An besonders klaren Tagen erscheinen Berge deshalb plötzlich ganz nah. Schließlich spielt auch die *„Verdeckung"* eine Rolle. Sehen wir einen Gegenstand voll und den anderen nur zu Hälfte, spricht alle Erfahrung dafür, dass der volle Gegenstand näher gelegen ist und den anderen verdeckt (Möglichkeit der „optischen Täuschung"). Ferner sind die *Relativbewegungen* von Gegenständen zumal bei eigener Bewegung (speziell im Straßenverkehr) von besonderer Bedeutung für Entfernungsabschätzungen.

Für die **genauere Entfernungsabschätzung** speziell **im Nahbereich** hat jedoch zweiäugiges Sehen einen besonderen Vorteil. Praktisch kann man sich das so vorstellen, dass beide Augen durch ihre „quer" nebeneinander liegende Stellung die Möglichkeit haben, vor uns aufrecht stehende Gegenstände jeweils entweder von der rechten oder der linken Seite optisch abzutasten. Man nennt diesen Vorgang „**Querdisparation**"[46]. Eine senkrecht durch unser beidäugiges Gesichtsfeld ziehende Röhre kann z.B. an ihren Seiten von jedem Auge getrennt beobachtet werden, während die lange Röhre bei eigener Querlage praktisch für jedes Auge das gleiche Bild liefert. Voraussetzung ist allerdings, dass die Röhre länger als das Gesichtsfeld ist, so dass man nicht getrennt von rechts oder links auf ihre Enden blicken kann[47].

In Wirklichkeit muss der räumliche Eindruck allerdings nicht durch ein getrenntes optisches Abtasten vor uns liegender Gegenstände hergestellt werden, sondern unser Gehirn verrechnet Informationen, die von Bildern kommen, welche in beiden Augen auf **identische** (= „korrespondierende") **Netzhautpunkte** fallen, gegenüber solchen von nicht identischen Abschnitten.

Was man unter identischen Netzhautpunkten zu verstehen hat, erläutert Abb. 17.28a. Wird mit beiden Augen ein Punkt fixiert, so fällt die Abbildung dieses Punktes beiderseits in die Fovea centralis, während alle Punkte im Raum, welche auf dem sog. **Horopterkreis**[48] liegen, jeweils in beiden Augen im gleichen Abstand von der Fovea centralis, also auf „identischen" oder „korrespondierenden" Netzhautstellen abgebildet werden. Für unterschiedliche Augenstellungen mit unterschiedlicher Akkommodation (vgl. Abb. 17.28b) ergibt sich jeweils ein neuer Horopterkreis.

Liegen Punkte deutlich außerhalb des Horopterkreises, können sie die Ursache für **Doppelbilder** sein. Man prüft dies selbst am einfachsten, indem man seine eigenen Zeigefinger im Abstand von etwa 20 und 40 cm vor sich senkrecht aufrichtet. Fixiert man den vorderen Zeigefinger, erscheint der hin-

---

46 Eine „Längsdisparation" gibt es in diesem Zusammenhang nicht, sonst hätten unsere Augen übereinander angeordnet sein müssen.

47 Aus diesem Verhalten hat man eine eigene Apparatur zur Prüfung des räumlichen Sehens entwickelt. Durch einen binokulären Tubus werden drei parallel nebeneinander angeordnete Stäbe betrachtet, von denen einer vom Versuchsleiter nach vorn oder nach hinten bewegt werden kann. Die Stäbe können nebeneinander sowohl in horizontaler wie in vertikaler Lage angeboten werden. Es kann nun exakt der Winkel bestimmt werden, bei welchem der Proband gerade nicht mehr entscheiden kann, ob die drei Stäbe sich in gleicher Ebene befinden oder ob ein Stab räumlich verschoben wurde.

48 Von horos gr. = Grenze, optár gr. = der nach etwas Sehende; der Begriff der Sehgrenze stammt bereits von Aguilonius (1613).

17.8 Räumliches Sehen

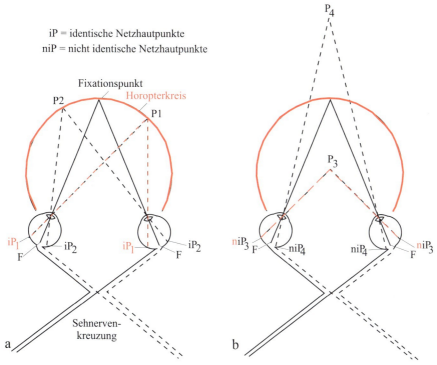

Abb. 17.28: Darstellung des Horopterkreises mit identischen Netzhautpunkten (iP). Punkte, welche nicht auf dem Horopterkreis liegen, werden auf nicht-identischen Netzhautpunkten (niP) abgebildet und deshalb „doppelt gesehen".

tere doppelt und umgekehrt. Durch Zukneifen eines Auges kann man sich von der Lage der Doppelbilder durch deren Verschwinden überzeugen. (Hält man dagegen die Zeigefinger in gleichem Abstand waagerecht, erzielt man wegen fehlender Längsdisparation keine Doppelbilder.) Der *räumliche Eindruck* wird nun *dadurch begründet, dass Punkte im Raum nicht auf exakt korrespondierende Netzhautstellen fallen.* Wie unser Gehirn diese „Beinahe"-Doppelbilder tatsächlich zu einem räumlichen Eindruck verrechnet, bleibt sein Geheimnis.

Mit zunehmender Entfernung, d.h. mit wachsendem Horopterdurchmesser wird die zweiäugige, räumliche Tiefenwahrnehmung geringer. Es war wiederum Helmholtz (vgl. S. 176), der den Effekt der Querdisparation auch für größere Entfernungen nutzbar zu machen verstand. Er vergrößerte künstlich den Augenabstand mit Hilfe des von ihm erfundenen Scherenfernrohrs.

Beim räumlichen Sehen wird die einäugige Entfernungsabschätzung mit Hilfe von Erfahrung, Perspektive, Farbsättigung, Verdeckung und Relativbewegungen vorgenommen. Beidäugiges Sehen ermöglicht im Nahbereich die genauere Entfernungsabschätzung durch Querdisparation, wobei nur diejenigen Bilder nicht doppelt gesehen werden, welche auf dem Horopterkreis liegen und deshalb auf identische Netzhautpunkte fallen.

18 Gehörsinn (Hören, Stimme und Sprache)

Allgemein

Aristoteles[1] wusste bereits, dass der Schall sich in Luft ausbreitet, also spekulierte er, auch das innere Ohr müsste mit Luft gefüllt sein. Allerdings müsse diese Luft gut von der bewegten äußeren Luft abgegrenzt sein, damit eine exakte Schalldifferenzierung im Inneren möglich sei. Das ganze Hinterhaupt wurde deshalb bei Aristoteles als gehirnloser, luftgefüllter Raum für das Gehör angenommen. Eine genauere Beschreibung der Felsenbeinstrukturen mit Bogengängen, Schnecke und Vestibulum ist erstmals durch *Galen*[2] überliefert, welcher diesen verwinkelten Strukturen auch den Namen Labyrinth gab (in offenbarer Anlehnung an den kretischen Palast des Minos in Knossos). Fixiert auf aristotelisches Gedankengut nahm aber auch Galen an, dass Bogengänge und Schnecke mit Luft gefüllt seien. Es vergingen sogar mehr als 3 x 600 Jahre (oder mehr als 3 Lebensalter der alma mater heidelbergensis), bis auch auf diesem Gebiet die Autorität des Aristoteles allein nichts mehr galt. Der 24jährige Domenico *Cottugno* lieferte 1760 der Neapolitaner Fakultät eine Doktorarbeit ab, in welcher er erstmals auf Grund von mehr als 100 Untersuchungen an verschiedensten frischen Tier- und Menschenschädeln nachwies, dass das Labyrinth nicht mit Luft, sondern mit Flüssigkeit gefüllt sei. Ein echtes Genie bestritt allerdings diesen Befund noch 20 Jahre später. Es war ebenfalls ein medizinischer Doktorand, kein geringerer als der 20jährige *Friedrich Schiller*. Allerdings handelte es sich wohl hier weniger um eine systematische Untersuchung, als vielmehr um geniale Thesen unter dem Titel „Philosophia Physiologica", von welcher nur kritische Kommentare erhalten sind. Dass neben den kritischen Stuttgarter Professoren der Herzog persönlich, welcher alle derartigen Dissertationen gelesen haben soll, mit Schillers Leistung nicht zufrieden war, sei nur der Vollständigkeit halber vermerkt. Man stolpert nicht zu Unrecht über den Schillerschen Satz: „Wer möchte wohl glauben, der Ton das größte Produkt der Elastizität werde dem Geiste durch Wasser zugeleitet, das die geringste Elastizität besitzt." Dies war besonders deshalb eine Provokation, weil seine eigenen Stuttgarter Professoren inzwischen die Befunde des Cottugno bestätigt hatten. (Ein Jahr später legte Schiller allerdings gleich zwei neue Fassungen seiner Doktorarbeit in deutsch und lateinisch vor, welche ihm den erwünschten Titel brachten.)

Die erste systematische (histologische) Analyse der Schnecke wurde 1850 von Graf *Alfonso Corti* (1822–1876) publiziert, welcher zu jener Zeit Assistent am Anatomischen Institut der Universität Würzburg war. Als Entdecker des „Cortischen Organs" erlangte der hoffnungsvolle Assistent zwar später Weltruhm, doch hatte sich der vergeblich auf einen Ruf wartende, an Gelenkrheumatismus erkrankte Graf bereits auf sein italienisches Weingut zurückgezogen, wo er vom Krankenbett aus ein Mustergut organisierte und sogar die ersten reblausbeständigen Weine aus Amerika eingeführt haben soll. Über seinen politisch aktiven Bruder kann man sich noch heute ausführlich in der Encyclopaedia Britannica informieren, während man von Alfonso Corti gerade die Lebensdaten erfährt.

---

1 Aristoteles, vgl. S. 78
2 Galen, vgl. S. 78

18.1 Schall-Leitung

Schiller (s.o.) hatte das ganz richtige Gefühl, dass „elastische" (kompressible) Luft und inkompressibles Wasser für Schallübertragungen Probleme bereiten müssen. Wir lernen heute allerdings bereits *in* der Schule, dass sich Schall im Wasser *schneller* als in der Luft fortpflanzt (vgl. Tab. 18.1). Die echten Probleme treten am Übergang beider Medien auf, weil Schallwellen – wie andere Wellen auch – beim Übergang auf ein anderes Medium leicht reflektiert werden können.

Die Natur half sich bei der Lösung ihrer Aufgabe durch einen „Schalltrichter", mit dessen Hilfe Druckwellen förmlich eingefangen werden können: durch äußeres Ohr und Gehörgang, welcher selbst noch als Resonanzraum dienen kann. Darüberhinaus werden über ein kompliziertes **Mittelohrsystem mit Trommelfell, Gehörknöchelchenkette**

Tab. 18.1: Schallgeschwindigkeit in unterschiedlichen Medien

Medium	Schallgeschwindigkeit [m × s^{-1}]
Vakuum	keine Schallausbreitung
Luft	331,4 + 0,607 × C°
Helium	971
Wasser	1480
Festkörper (Aluminium)	ca. 5000

und **ovalem Fenster** die unterschiedlichen *Wellenwiderstände* oder die *„Impedanz"* von Luft und Wasser aufeinander abgestimmt (vgl. Abb. 18.1). Man spricht geradezu von der *„Impedanzanpassung" als der Aufgabe des Mittelohres*. Die Aufgabe des Trommelfelles besteht hierbei darin, entsprechend einer Mikrophonmembran im Takt der ankommenden Schallwellen zu schwingen (s. unten). Über die Gehörknöchelchenkette und die gegenüber dem Trommelfell etwa 17mal kleinere Fläche der Steigbügelfußplatte werden die Schallschwingungen am ovalen Fenster der Innenohrflüssigkeit aufgedrückt. Da physikalisch Druck gleich Kraft pro Fläche ist, nimmt die übertragbare Druckamplitude mit der kleineren Steigbügelplatte um den Faktor 17 zu. Die Hebelarme von Hammer und Amboss erhöhen diese *Übersetzung* weiter, so dass man insgesamt mit einem Faktor von 22 für die Zunahme der Druckamplitude rechnet. Dieser Aufwand führt immerhin dazu, dass *nur etwa 40 % der ankommenden Schallenergie durch Reflexion verlorengeht (gegenüber ca. 98 % ohne Trommelfell-Gehörknöchelchen-Apparat)*.

Zwei Muskeln sind hierbei stabilisierend tätig: der *M. tensor tympani* (innerviert von einem Ast des N. trigeminus) und der *M. stapedius* (innerviert über einen Facialisast). Die Aufgaben dieser Muskeln liegen vermutlich darin, die Spannung des Trommelfells unterschiedlichen Schalldrucken reflektorisch anzupassen und/oder das System vor zu hohen Schalldrucken reflektorisch zu schützen und/oder eine Herabsetzung der Empfindlichkeit des Gehörs durch körpereigene niederfrequente Geräusche zu vermeiden und/oder uns schließlich vor lästigen Klirreffekten zu schützen, wie wir sie von billigen oder defekten Lautsprechermembranen her kennen.

(Dass die Menschen auch vor Explosionsschalldrucken geschützt werden müssen, konnte vermutlich bei der „Konstruktion des Ohres" nicht vorausgesehen werden: Bereits die Latenzzeiten der reflektorischen Muskelanspannung liegen mit rund 100 ms für den Explosionsschutz zu hoch.)

Auch über den Knochen können Schalldrucke an das Innenohr gelangen, doch spielt physiologischerweise die sog. **„Knochenleitung"** keine Rolle. (Lediglich unsere eigene Stimme gelangt z.T. über diese Knochenleitung an unser Innenohr und klingt uns deshalb so fremd, wenn wir sie plötzlich über ein Tonband allein durch Luftleitung hören.)

Da die **Luftleitung** *physiologischerweise bei weitem besser als die Knochenleitung ist*, können die Kliniker den Unterschied zwischen Luft- und Knochenleitung geradezu als Indiz für eine Mittelohrerkrankung benutzen. Ein Gesunder hört eine angeschlagene Stimmgabel (üblicherweise Kammerton a′ = 440 Hz) unmittelbar vor dem Ohr (Luftleitung) länger als nach dem Aufsetzen der Stimmgabel auf den Warzenfortsatz (Knochenleitung). Eine **Mittelohrschwerhörigkeit** (Schalleitungsstörung) kann diesen Vorgang umkehren, so dass zwar eine Stimmgabel vor dem Ohr nicht, aber nach anschließendem Aufsetzen auf den Warzenfortsatz wieder gehört werden kann. Dieses Phänomen wird als „Rinne[3]-negativ" bezeichnet, während bei einer **Innenohr- oder Hörnervenschwerhörigkeit** (= *„Schallempfindungsstörung" oder sensorineurale Hörstörung*) zwar die Gesamtdauer für das Hören einer angeschlagenen Stimmgabel verkürzt sein kann, jedoch hierbei *wie beim Gesunden* die Stimmgabel *vor dem Ohr länger* gehört wird (= „Rinne-positiv") als bei Kontakt mit dem *Processus mastoideus*.

Beim **Weberschen Versuch** (vgl. S. 411) wird die Stimmgabel auf die Mitte der Stirn gesetzt. Bei *Störungen der Schalleitung* (im Bereich des Mittelohres) wird der Schall der Stimmgabel im erkrankten Ohr lauter gehört als im gesunden oder *zur kranken Seite hin „lateralisiert"*. Bei Erkrankungen des Innenohres erscheint die Stimmgabel erwartungsgemäß im gesunden Ohr lauter.

---
3 Heinrich T. Adolf Rinne (1819–1868), Psychiater in Hildesheim.

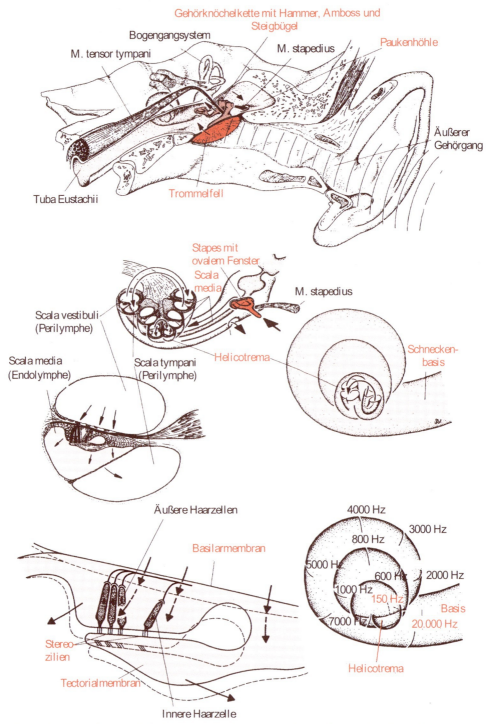

Abb. 18.1a: Querschnitt durch Gehörgang, Mittel- und Innenohr (nach unterschiedlichen Literaturangaben gezeichnet durch H. Snoei).

18.1 Schall-Leitung

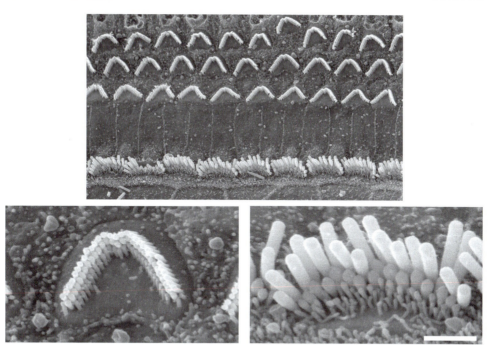

Abb. 18.1b: Rasterelektronenmikroskopische Aufnahmen der Haarzellen des Cortischen Organs der Maus. Das obere Bild zeigt bei schwächerer Vergrößerung die 3 Reihen der Äußeren Haarzellen, darunter die Reihe der Inneren Haarzellen. Das untere linke Bild zeigt bei stärkerer Vergrößerung Cilien von Äußeren Haarzellen, das rechte Bild Cilien von Inneren Haarzellen. Der weiße Balken rechts unten markiert eine Länge von 2 μm. Aufnahmen durch Dr. Alexandra Erven, freundlichst überlassen durch Prof. Dr. Karen P. Steel, MRC Institute of Hearing Research der Universität Nottingham, England.

Simulieren kann man dieses Phänomen am einfachsten dadurch, dass man einen Ton summt und sich selbst gleichzeitig durch Druck auf einen Tragus den Gehörgang verstopft. Für die Dauer des Gehörgangverschlusses erscheint der gesummte Ton auf der verschlossenen Seite lauter. Die Deutung des Simulationsexperimentes ist relativ einfach: Es entsteht im verschlossenen Gehörgang ein Resonanzraum, aus welchem der Schall nicht „abfließen" kann. Ob man bei Mittelohrerkrankungen ebenfalls ähnliche Resonanzphänomene mit „Schallabfluss"behinderungen annehmen darf oder z.B. veränderte Adaptationszustände im Vordergrund stehen, muss hier offen bleiben.

Beim sog. „**Sprachaudiogramm**" wird das Sprachverständnis mit Hilfe zweistelliger Zahlen und einsilbiger Hauptwörter geprüft. Aus der Anzahl verstandener Wörter von festgelegten Testgruppen (bei festgelegter Lautstärke) lässt sich der Hörverlust für Sprache quantifizieren. Derartige Prüfungen sind zur Erfolgskontrolle von Hörgeräten, hörverbessernden Operationen sowie von Rentenansprüchen unerlässlich.

Die **Tube** (= Tuba Eustachii[4]) stellt einen Verbindungsschlauch zwischen Mundhöhle und Mittelohr dar. Beim Kauen und Schlucken kommt es bevorzugt zum Luftaustausch zwischen Mundhöhle und luftgefülltem Mittelohr. Bei schnellem Wechsel des Luftdruckes (Hochgebirgsseilbahnen, Flugzeug mit fehlender oder unvollständiger Druckkabine, Hochhausfahrstühle etc.) können wir diese Druckdifferenz zwischen Gehörgang und Mittelohr an einem „Knacken" oder gar an Schmerzen von unserem Trommelfell spüren. Beim Gesunden lässt sich der notwendige Druckausgleich durch Schlucken meist rasch wieder herstellen.

Erkältungskrankheiten mit einer Schwellung des Tubenkanalepithels behindern einen Druckausgleich. Ein zugeschwollener Tubenkanal kann deshalb auch eine **Mittelohrentzündung** auslösen. Hierbei wird zu-

---

4 Bartolomeo Eustachio (1520–1574), Römischer Anatom, entdeckte u.a. die nach ihm benannte Tuba pharyngo-tympanica.

nächst die Luft aus der Paukenhöhle resorbiert. Der nachfolgende Unterdruck in der Paukenhöhle löst eine Filtration von Exsudat in eine Paukenhöhle aus. Diese seröse Flüssigkeit stellt eine vorzügliche Nährlösung für Bakterien dar, die zuvor ungehindert den Tubenkanal passieren konnten. Auf die Wichtigkeit eines nicht durch Erkältungskrankheiten zugeschwollenen Tubenkanals für Taucher wurde bereits hingewiesen (vgl. S. 166). Die Ausdehnung von zuvor komprimierter Luft während der Auftauchphase kann z.B. zu Trommelfell-Rupturen führen.

> Durch Übertragung des Schalldrucks vom Trommelfell auf das ovale Fenster mittels der Gehörknöchelchenkette gelingt eine so gute Impedanzanpassung, dass nur etwa 40 % statt 98 % der Schallenergie durch Reflexion verloren geht.
> Bei Schall-Leitungsstörungen ist die Luftleitung gegenüber der Knochenleitung abgeschwächt (Rinne negativ). Beim Weberschen Versuch wird der Schall bei Schall-Leitungsstörungen auf das erkrankte Ohr lateralisiert.

18.2 Physiologische Akustik

Schallwellen sind **Druckwellen**, welche in der Ausbreitungsrichtung schwingen. Sie werden deshalb auch als Longitudinalwellen bezeichnet. Zur Ausbreitung ist ein Medium notwendig (gasförmig, flüssig oder fest), welches die Schallgeschwindigkeit bestimmt (vgl. Tab. 18.1). (Im Weltraum ist es „totenstill".)

Die Druckwelle eines Explosionsknalls kann Mauern zum Einsturz bringen. Trompetenstöße vermögen dies nur in der Legende (Jericho, vgl. Josua 6). Das hin- und herschwingende Fell einer Kesselpauke kann das *beim Schall entstehende* **Druckfeld** am eindrücklichsten demonstrieren (vgl. Abb. 18.2). Die *Höhe des* Paukentones hängt von der *Anzahl der Schwingungen* des Paukenfelles *pro Sekunde* ab. Je kleiner das Paukenfell ist, desto schneller sind die Schwingungen und um so höher ist deshalb der Ton der Pauke. Eine Verkürzung der Schwingungen erreicht man aber ebenso auch durch eine stärkere Spannung des Paukenfelles. (Die Kunst des Paukers besteht darin, über eine Spannungsveränderung des Paukenfells sein Instrument exakt zu stimmen.) Bei einem stärkeren Schlag auf die Pauke wird der Ton lauter, aber nicht höher. Die **Druckamplitude** hat hierbei zugenommen, nicht jedoch die **Frequenz** der Schwingungen.

Beobachtet man im Konzertsaal den Pauker, so kann man feststellen, dass er nach einem großen Paukenwirbel im Fortissimo seine flachen Hände über die Paukenfelle ausbreitet. Hierbei werden nicht nur die Schwingungen der angeschlagenen Pauke abgestoppt, sondern auch diejenigen der daneben stehenden Pauke, welche ebenfalls über das Schallfeld der ersten Pauke zu Schwingungen angeregt wurde, und welche wie die erste Pauke mit Hilfe ihres großen Kessels und damit ihres „Resonanz"körpers ein Orchesterpiano hörbar stören würde.

Wir haben bereits besprochen, dass unser Trommelfell ebenso durch Druckwellen in Schwingungen gerät, wobei diese Schwingungen über die Gehörknöchelchenkette der Innenohrflüssigkeit aufgedrückt werden. Allerdings ist das **Trommelfell** des Ohres im Gegensatz zum Fell einer echten Trommel ganz locker gespannt und dadurch stark ge-

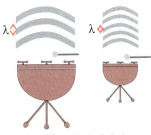

Schallgeschwindigkeit = Frequenz mal Wellenlänge (λ)

Abb. 18.2: Schallfeld einer großen und kleinen Kesselpauke (die Schallgeschwindigkeit ist das Produkt *aus* Druckwellenlänge und Druckwellenfrequenz).

dämpft. Es muss bei allen Schwingungen, welche wir hören sollen, mitschwingen, d.h. es muss eine *breite Resonanzkurve* besitzen. Darüber hinaus müssen die Schwingungen aber sofort wieder aufhören, wenn die Beschallung endet, d.h. die „Dämpfung" muss hoch sein. Im Gegensatz zum Fell einer echten Trommel dürfen am Trommelfell nämlich keine Nachschwingungen auftreten, da wir sonst z.B. keine Sprache verstehen könnten.

Nimmt die Amplitude einer Druckwelle zu, schwingt auch das Trommelfell – durch Gehörgang und Paukenhöhle beiderseits von Luft umgeben – stärker (nicht schneller). Diese *größere Schwingungsamplitude* wird auch dem ovalen Fenster weitergegeben und schließlich *von uns als Zunahme der Lautstärke wahrgenommen*. Wie bereits ausgeführt (vgl. S. 471), besteht die wichtigste Aufgabe des Trommelfells in der *Impedanzanpassung* des Schalles. Mit Hilfe des Trommelfells und der Gehörknöchelchen wird am ovalen Fenster die Grenze zum zähen Medium Wasser (unter Reduktion einer Wellenreflexion) überwunden.

Trotz der erwähnten breiten Resonanzkurve werden *Schallwellen mit gleichen Druckamplituden aber unterschiedlicher Frequenz* (d.h. unterschiedlicher Tonhöhe) sehr *unterschiedlich laut* von unserem Ohr *empfunden*.

Bedingt durch die Geometrie des Gehörgangs liegt das **Frequenzoptimum bei 3000 bis 4000 Hz**, während die **Frequenzgrenzen** nach oben **20 000 Hz**, nach unten etwa **20 Hz** betragen (je nach Lebensalter, s.u.). Neben anderen Faktoren (Schutz des Innenohres) ist diese Konstruktionseigenart unseres Ohres dafür verantwortlich, dass die höchsten Töne der menschlichen Stimme (nahe dem Frequenzoptimum) durch „Mark und Bein" gehen können. Ein Piccoloflötist kann ohne besondere energetische Aufwendungen ein ganzes Symphonieorchester übertönen, während der Kontrabassist die Hebelwirkungen seines ganzes Armes einsetzen muss, um überhaupt gehört zu werden.

Die subjektive Lautstärke von Schallwellen ist frequenzabhängig. Es folgt daraus, dass auch die *Schallschwelle* oder derjenige Schalldruck, bei welchem wir gerade einen

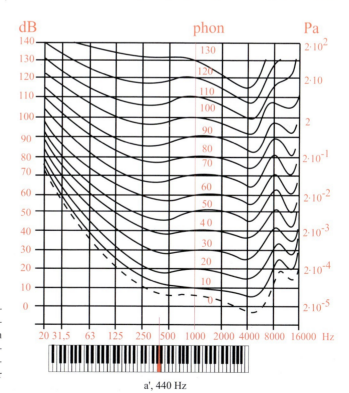

Abb. 18.3: Schallschwellenkurve für den Gesunden (gestrichelt) sowie Isophone (Linien gleicher Lautstärke) mit Bel- und Phonskala. Als Frequenzmaßstab ist eine Klaviertastatur eingezeichnet.

a', 440 Hz

Schall wahrnehmen können, *frequenzabhängig* sein muss. Abb. 18.3 gibt eine derartige *Schallschwellenkurve* für den Gesunden wieder. Die Angabe der *unteren Hörgrenze mit ca.* 20 Hz bedeutet, dass hier die Grenze für das Hören uns kontinuierlich erscheinender Töne besteht. Wird die Frequenz weiter reduziert und die Schallintensität gleichzeitig erhöht, können wir aber immer noch einzelne „Schallstöße" wahrnehmen (z.B. beim Stand neben den tiefsten Pfeifen einer großen Orgel). Sehr ähnlich wie in der Optik, wo je nach Grad der Dunkeladaptation eine *Verschmelzungsfrequenz* von 16 bis 25 Bildern pro Sekunde für bewegte Bilder existiert, werden extrem langsame Druckwellen nicht mehr zu kontinuierlichen Tönen verschmolzen, sondern erscheinen uns mehr wie ein fernes Donnern. Die *obere Schallgrenze* liegt für den Jugendlichen bei ca. 20 000 Hz, sinkt aber mit zunehmendem Alter. *Die Schwellenkurve für höhere Frequenzen verschiebt sich altersabhängig*, so dass mit zunehmendem Alter hohe Frequenzen lauter angeboten werden müssen, wenn sie noch wahrgenommen werden sollen.

Das erste Anzeichen einer *Altersschwerhörigkeit* (= **Presbyakusis**[5]) besteht oft darin, dass gewohnte Klingelzeichen hoher Frequenz nicht mehr gehört werden. Der Kliniker gibt in der Regel den *Hörverlust* gegenüber dem Normalzustand in dB an. Abb. 18.4 zeigt Mittelwerte des Hörverlustes von Männern in Abhängigkeit von zunehmendem Alter (für Frauen sind die Werte nur geringfügig besser).

Belskala[6]

Um ein objektives Maß der Stärke von Schallquellen zu erhalten, müssen die Amplituden der Schalldruckwellen bestimmt werden. (Praktisch wird dabei so vorgegangen, dass mit Hilfe von Mikrophonmembranen elektrische Spannungen gemessen werden.) Weil Druck physikalisch gleich Kraft pro Fläche ist, wird hierfür heute die SI-Einheit[7]

---

5 presbys gr. = alt, akuo gr. = hören.
6 Zu Ehren von Alexander Graham Bell (1847–1922), insb. Taubstummenlehrer und Professor für Physiologie der Stimme in Boston, hat 1876 erstes Telephonpatent angemeldet.
7 Systeme International d'Unites (Resolution 12, 1960).

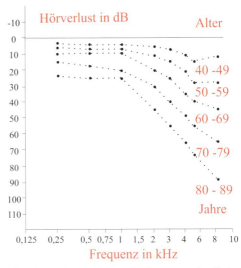

Abb. 18.4: Hörverlust in dB für unterschiedliche Frequenzen in Abhängigkeit vom Lebensalter (nach Feldmann, 1979).

Pascal (Pa) benutzt (1 Pa = 1 N × m^{-2} = 1 Newton pro Quadratmeter). (Die früher übliche Einheit 1 bar = 10^5 Pa wird heute nur noch selten verwendet.)

Wir haben bereits ausgeführt, dass wegen der Konstruktion unseres Ohres der Schalldruck für unterschiedliche Frequenzen sehr verschieden sein muss. *Um einen Ton von 2000 Hz gerade zu hören*, ist *ein Schalldruck von ca. 20 µPa (oder 2 × 10^{-5} N × m^{-2}) notwendig*.

Dieser Druck ist außerordentlich niedrig, wenn wir bedenken, dass 1 mmHg 133 Pascal[8] entsprechen (vgl. S. 6). Der Schwellenschalldruck bei 2000 Hz beträgt somit rund 1,5 × 10^{-7} mmHg.

In der Akustik wird jedoch in der Regel weder Schalldruck als Schallmaß verwendet, noch wird die *Schallintensität* (Watt pro cm^2) bei akustischen Messungen angegeben. Üblich ist vielmehr in der Akustik die Benutzung des **Schalldruckpegels** *(Lp)* mit der Einheit **Dezibel (dB)**. Es gilt dabei:

$$Lp = 20 \log \frac{p_x}{p_0} \text{ dB}$$

---

8 1 Pascal = 10 µbar.

p_0 ist dabei der **Bezugsschalldruck** mit der Größe 2×10^{-5} Pa, während p_x dem jeweilig gemessenen Schalldruck entspricht[9].

In der *Belskala* bedeutet somit eine Zunahme um 20 *dB eine Zunahme des Schalldruckes um eine Zehnerpotenz*. Da in der Physik dB eine nicht nur in der Akustik verwendete Maßeinheit für allgemeine Dämpfung darstellt, wird heute auch gern für den Schalldruckpegel in Dezibel jeweils **SPL** hinzugesetzt = Sound Pressure Level.

Der heute übliche Bezugsschalldruck leitet sich von der Tatsache her, dass bei 2000 Hz gerade *2×10^{-5} Pa* dem mittleren Schwellenschalldruck von Normalhörenden entsprechen, so dass es nahe lag, hier den Schalldruckpegel mit 0 dB SPL festzulegen. Für die Schallschwelle bei 1000 Hz sind etwas höhere Schalldrucke notwendig (Pegel etwa 4 dB SPL). Im Bereich von 3000 bis 4000 Hz liegt unsere Hörschwelle sogar unter 0 dB SPL[10]. (Für das Frequenzoptimum werden u.a. die Gehörgangsresonanz und die besonders günstige Schalleitung über das Mittelohr in diesem Frequenzbereich verantwortlich gemacht.)

Phonskala

Wir haben darauf hingewiesen, dass unser Ohr eine eigene Frequenzcharakteristik mit einem Optimum bei rund 3000 Hz und mindestens zwei Minima der Empfindlichkeit bei *20 Hz* und bei ca. 16 000 bis *20 000* Hz besitzt. Wollen wir z.B. den Grad eines störenden Motorenlärms festlegen, müssen wir entweder dB SPL und jeweilige Frequenz gleichzeitig angeben oder aber eine eigene Einheit für die subjektive Lautstärke einführen. *In der Technik* (z.B. bei der Verkehrsüberwachung) wird in der Tat der Schalldruckpegel in dB angegeben, aber gleichzeitig z.B. *durch das Zeichen (A)* angefügt, dass bei der Messung des Schalldruckes ein *Frequenzfilter* benutzt wurde, welcher *(nach DIN-Norm)* die unterschiedlichen Frequenzen des Schalles in ähnlicher Weise wichtet wie unser Ohr.

Als Maß für die Lautstärke, exakter als Einheit des **Lautstärkepegels** wird das **phon** benutzt. Definitionsgemäß sind Phon- und Belskala bei 1000 Hz identisch. Wird dem Gesunden, normal Hörenden *im Vergleich zu einem Ton von 1000 Hz* ein *gleichlauter Ton* einer anderen Frequenz angeboten, so ist hierfür in der Regel ein anderer Schalldruck notwendig (wir erhalten einen neuen dB-Wert). Der neue Schall hat aber den gleichen Phonwert wie der Vergleichston bei 1000 Hz. Die *Phonskala* berücksichtigt also im Gegensatz zur Belskala die physiologischen Verhältnisse des menschlichen Ohres. (Für Messungen mit Hilfe der Belskala müssen Frequenzfilter (s.o.) eingesetzt werden, was jedoch der Technik kaum Schwierigkeiten bereitet.)

---

9 Für $p_x = 2 \times 10^{-5}$ Pa beträgt $L_p =$
$20 \log \dfrac{2 \cdot 10^{-5}}{2 \cdot 10^{-5}} = 20 \log 1 = 0$ dB

für $p_x = 2 \times 10^{-4}$ Pa beträgt *$L_p =$*
$20 \log \dfrac{2 \cdot 10^{-4}}{2 \cdot 10^{-5}} = 20 \log 10 = 20$ dB SPL

für $p_x = 2 \times 10^{-3}$ Pa beträgt *$L_p =$*
$20 \log \dfrac{2 \cdot 10^{-3}}{2 \cdot 10^{-5}} = 20 \log 100 = 40$ dB SPL

usw.

Die Belskala selbst entspricht dimensionslosen Verhältniszahlen, bei welchen sich die Dimension des Druckes herausgekürzt hat.

Der Faktor 20 erklärt sich daraus, dass die Schallintensität dem Quadrat der Schallamplitude proportional ist:

$B = \log \left(\dfrac{p_x \times Pa}{p_0 \times Pa} \right)^2$

$dB = 10 \log \left(\dfrac{p_x}{p_0} \right)^2 = 20 \log \dfrac{p_x}{p_0}$

10 Die *Schallenergie (W_s)* ist die mechanische Energie, die in Form von Schall abgestrahlt wird. Ihre SI-Einheit ist das *Joule (J)*. Als *Schallleistung* oder gleichbedeutend als *Schallenergiefluss (P_s)* wird diejenige Schallenergie (dW_s) bezeichnet, welche in einem definierten Zeitintervall (dt) bestimmt wurde: $P_s = dW_s/dt$. Die Schalleistung besitzt die SI-Einheit Watt (W). Die *Schallintensität oder Schallstärke (J_s)* gibt den Schallenergiefluss durch die Fläche (S) senkrecht zur Ausbreitungsrichtung wieder: $J_s = dP_s/dS$. Die SI-Einheit für die Schallstärke ist *Watt pro Quadratmeter* (W · m^{-2}). Für das Schallfeld gilt, dass das *Schalleistungsverhältnis* von zwei Schallquellen *gleich dem Quadrat ihrer Schalldruckverhältnisse* ist. Es gilt daher:

$$\dfrac{P_{s1}}{P_{s2}} = \left(\dfrac{p_1}{p_2} \right)^2$$

Die Linien gleicher Lautstärke, die **Isophone** sind sehr charakteristisch (vgl. Abb. 18.3). Mit Zunahme des Schalldrucks verlaufen diese Isophone allerdings immer flacher, d.h., im Bereich der höchsten Schalldrucke (entsprechend der Schmerzgrenze) sind Frequenzunterschiede kaum noch vorhanden. (Eine Lärmschädigung unseres Ohres kann deshalb praktisch bei jeder Frequenz eintreten.)

Als rein *subjektives Maß für die* **Lautheit** wird das **sone** benutzt. Hierbei wird gefragt, um wieviel lauter ein Schall gegenüber einem Vergleichston von 40 phon ist. Willkürlich wird einem Ton von 1000 Hz / 40 dB SPL die Lautheit 1 sone zugeordnet. Eine Zu- bzw. Abnahme um 10 dB entspricht einer Verdoppelung bzw. Halbierung der sone-Zahl (vgl. Tab. 18.2).

Tab. 18.2: Schalldruckpegel und Lautheit unterschiedlicher Schallquellen.

Schallquelle	Schalldruckpegel* [dB (A) SPL]	Lautheit [sone]
Absolute Stille, schalltoter Raum (Schwellenlautstärke)	0	
Flüstersprache, Taschenuhrenticken	20	0,25
Ruhiger Garten	30	0,50
Wohnquartier, ohne Verkehr	40	1,00
Radio, Zimmerlautstärke	50	2,00
Personenauto, 10 m	60	4,00
Sprecher, ungeschult, 1 m	75	
Straßenverkehr, stark laute Radiomusik	80	16,00
Motorrad, Autohupe 5 m	100	64,00
Sänger, ausgebildet, 1 m (fortissimo)	108	
Presslufthammer	120	256,00
Flugmotoren, Kesselschmiede, Beatmusik (2 m Lautsprecherabstand) Schmerzschwelle	130	–

* Weitgehend identisch mit Lautstärkepegel in phon

Frequenzbereiche, Frequenzunterschiedsschwelle

Die *Frequenzgrenzen* des *Hauptsprachbereiches* liegen etwa bei 300 und 3000 Hz; der Musikbereich ist etwas größer (zumal Obertöne oder Vielfache der Grundfrequenz die Klangfarbe des verwendeten Instrumentes bestimmen). Wie beim Tastsinn trennt man in der physiologischen Akustik sukzessive von simultanen Frequenzunterschiedsschwellen. Die **sukzessive Frequenzunterschiedsschwelle**, also diejenige Frequenz, welche zwei nacheinander angebotene Töne noch als unterschiedlich erkennen lässt, liegt im mittleren Frequenzbereich bei 1,5 bis 3 Hz. Allerdings ist die Frequenzunterscheidung trainierbar. Das ist am leichtesten im mittleren Frequenzbereich (bei etwa 1000 Hz) und wird sowohl nach oben wie nach unten schwieriger.

Klavierstimmer behaupten gern von sich, dass sie noch 1 Hz genau unterscheiden können. Allerdings werden dann meist „*Schwebungen*" zur Orientierung benutzt, welche auftreten, wenn zwei Töne gleichzeitig angeboten werden, also zwei fast gleich gestimmte Klaviersaiten gleichzeitig angeschlagen werden. Geringe Frequenzunterschiede beider Saiten führen zu ungleichförmigen Additionen der jeweiligen Amplituden, welche ein störendes, ständiges An- und Abschwellen des Tones bewirken und als Schwebungen bezeichnet werden[11].

Die **simultane Frequenzunterschiedsschwelle** ist überraschend groß. Bei 2000 Hz müssen zwei *reine Töne* mindestens um 200 Hz verschieden sein, um bei gleichzeitigem Erklingen als zwei unterschiedliche Töne gehört zu werden. Bei niedrigen Frequenzen liegen diese Unterschiede sogar bei einer Terz (weshalb Terzen im Bassbereich sinnvollerweise von den Klassikern kaum komponiert wurden). Die Unterscheidung wird allerdings einfacher bei Benutzung echter Musikinstrumente, welche durch ihren unterschiedlichen Obertonreichtum sowie Stereoeffekte (s.u.) stets zusätzliche Informationen liefern.

---

11 Bei den Schwebungen handelt es sich z.T. um rein physikalische Überlagerungen von Schwingungen, z.T. sind aber auch unser Ohr und die zentrale Verarbeitung an der Produktion dieser Schwebungen beteiligt.

Räumliches Hören, Entfernungsabschätzung

Ähnlich wie in der Optik kleinere Gegenstände als weiter entfernt angesehen werden, sagt die Erfahrung, dass leiserer Schall aus weiterer Entfernung gekommen sein müsste. Ebenso in Analogie zur Optik (vgl. Horopterkreis, S. 469) ermöglicht beidohriges (binaurales) Hören eine räumliche Erfassung der Schallquelle. Allerdings ist das Prinzip räumlichen Hörens anders als in der Optik: Die Laufzeitdifferenzen des Schalles werden von beiden Ohren getrennt ausgenutzt. Dies ist wegen der relativ zum Licht extrem langsamen Schallgeschwindigkeit möglich (vgl. Tab. 18.1). Der mittlere Ohrabstand des Erwachsenen beträgt 21 bis 22 cm. Erreicht uns Schall exakt von einer Seite, so ist der Weg für den Schall zum einen Ohr maximal 0,22 m kürzer als zum anderen. Bei einer Schallgeschwindigkeit von 330 m × s^{-1} bedeutet dies, dass der Schall das näher gelegene Ohr etwa 0,6 ms früher erreicht als das fernere Ohr. Bei schräg einfallendem Schall können wir aber auch noch kleinere Weglängendifferenzen bis zu 1 cm auflösen. Die Laufzeitdifferenzen betragen unter diesen Umständen nur 0,03 ms (= 30 µs). Diese Zeiten gehören zu den kürzesten, welche unser Zentralnervensystem überhaupt verrechnen kann. Man muss annehmen, dass die zeitlich so gering variierenden Informationen im Zentralnervensystem (vermutlich in den Oliven, s.u.) ähnlich verrechnet werden, wie dies heute in elektronischen Kreuzkorrelatoren geschieht. Zur Unterstützung für die Entfernungsabschätzung dient zusätzlich die Schalldämpfung durch unseren Schädel, wobei vornehmlich die hohen Frequenzen durch den „Kopfschatten" abgeschwächt werden und somit zusätzlich zur erwähnten Laufzeitdifferenz eine interaurale Pegeldifferenz vorliegt. Ferner wirken die Ohrmuscheln als frequenz- und richtungsabhängige Filter und tragen damit vor allem außerhalb der Horizontalebene zur Lokalisation von Schallquellen bei.

Gleich große Schalldrucke zwischen 20 und 20 000 Hz werden unterschiedlich laut gehört. Die niedrigsten Schalldrucke zur Auslösung von Schallempfindungen (unter 0 dB SPL) findet man zwischen 3000 und 4000 Hz.
Als Schalldruckpegel (SPL = Sound Pressure Level) in Dezibel bezeichnet man das logarithmische Verhältnis eines Schalldrucks pX zum Bezugsschalldruck von 2×10^{-5} Pascal multipliziert mit dem Faktor 20. Isophone charakterisieren gleiche Lautstärken für unterschiedliche Frequenzen.
Die sukzessive Frequenzunterschiedsschwelle liegt bei 1,5 bis 3 Hz, die simultane Frequenzunterschiedsschwelle ist für reine Töne wesentlich größer.
Für das räumliche Hören werden vom ZNS die Laufzeit- und Pegeldifferenzen von Schalldruckwellen zwischen rechtem und linkem Ohr ausgewertet.

18.3 Innenohrfunktion

An dieser Stelle muss auf H. von *Helmholtz* (vgl. S. 176) „*Lehre von den Tonempfindungen*" hingewiesen werden, welche 1870 in Heidelberg bereits in 3. Auflage erschien. Zu dieser Zeit war die Struktur der Schnecke histologisch weitgehend aufgeklärt und durch die Anatomen V. Hensen und C. Hasse die unterschiedliche Breite der Membrana basilaris bereits vermessen. Diese entscheidende *Basilarmembran*, welche die Sinnesrezeptoren trägt (vgl. Abb. 18.1), ist an ihrem Anfang in der Nähe des ovalen Fensters oder der Schneckenbasis sehr schmal und wird bis zur Kuppel der Schnecke, dem Helicotrema etwa 10mal breiter. Helmholtz folgerte aus diesem Befund: „Wenn aber die Spannung in Richtung der Länge verschwindend klein ist gegen die Spannung in Richtung der Breite, dann verhält sich die Membrana basilaris annähernd so, als wären ihre Radialfasern ein System von gespannten Saiten ... Es würde demnach ein erregender Ton namentlich diejenige Stelle der Membran in Mitschwingen versetzen, wo der Eigenton der gespannten und mit den verschiedenen Anhangsgebilden belasteten Radialfasern der Membran dem erregenden

Ton am nächsten entspricht ... Es werden unter diesen Umständen *diejenigen Teile der Membran, welche mit den höheren Tönen im Einklang sind, in der Nähe des runden Fensters, die für die tieferen Töne in der Nähe der Kuppel der Schnecke* zu suchen sein, wie dies schon Hensen aus seinen Messungen gefolgert hat."

Die Helmholtzsche Theorie der Erregung der Hörrezeptoren benutzt das von ihm selbst großartig ausgebaute *Resonanzprinzip*. Die Funktionsweise dieses Prinzips lässt sich am einfachsten an einem geöffneten Flügel demonstrieren, bei welchem das (rechte) Dämpfungspedal niedergedrückt wird. Ein in den Flügel gesungener Ton wird je nach Tonhöhe über die in ihrer Resonanzfrequenz mitschwingenden Saiten verstärkt.

Die frequenzabhängige Lokalisation der mechanischen Erregung in der Schnecke ist die Grundlage des Helmholtzschen Prinzips, man spricht seither von *„Frequenzdispersion" und „Einortstheorie"*. An dieser Theorie hat sich auch durch die Arbeiten von v. Békésy[12] kaum etwas geändert. Nur wird in der neueren Vorstellung nicht das Resonanzprinzip als Auslösungsmodus für die Hörrezeptoren der Schnecke angenommen, sondern die unterschiedliche Ausbreitung und ortsabhängige Amplitude von sog. „*Wanderwellen*":

Am besten kann man sich derartige Wanderwellen mit Hilfe des *Rankeschen*[13] Kettenmodelles veranschaulichen (vgl. Abb. 18.5). Hängt man eine entsprechend schwere Kette auf und bewegt sie rhythmisch an ihrer Aufhängung hin und her, so bewirken schnelle (exzentrische) Bewegungen ein schnelles Hin- und Herschwingen der Kette nur in ihrem allerobersten Abschnitt. Die Schwingungen „versanden" bei ihrer „Wanderung" über die Kette nach unten. Langsame Exzenterbewegungen erlauben aber die Fortleitung der Bewegung bis zum Kettenende. Die entscheidenden Parameter für dieses

---

12 Georg von Békésy (1899–1972). Direktor des ungarischen Telefonwesens (1923–1946), Professor für Experimentalphysik in Budapest (1939–1946), Karolinska-Institut Stockholm (1946–1947), Harvard University Boston (1947–1966), erhielt 1961 den Nobelpreis „für seine Entdeckungen im physikalischen Mechanismus der Erregungen in der Schnecke des Ohres".

13 Otto F. Ranke (1899–1959), Erlanger Physiologe (1932 in Heidelberg habilitiert).

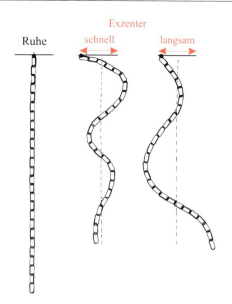

Abb. 18.5: Schematische Zeichnung des Rankeschen Kettenmodells.

Kettenverhalten sind einerseits die Geschwindigkeit ihrer Auslenkung, andererseits die Struktur der Kette. Selbst wenn alle Kettenglieder die gleiche Struktur besitzen, variiert die *„Steifigkeit"* der Kette einfach dadurch, dass an den oberen Kettengliedern alle übrigen Glieder ziehen, während nach unten hin immer weniger Glieder das einzelne Glied belasten, so dass nach unten hin die Kette immer beweglicher wird.

Ähnlich einer hängenden Kette muss man sich auch die *unterschiedliche Steifigkeit der Membrana basilaris* vorstellen. Wie bereits Helmholtz angenommen hat, stehen die kürzeren Membrananteile an der Schneckenbasis unter stärkerer Spannung (mit höherer lokaler „Steifigkeit") als diejenigen im Bereich des Helicotremas. Je nach Frequenz kann eine *Druckwelle nach ihrem Start am ovalen Fenster über die Scala vestibuli wandern. Am Helicotrema existiert ein offener Übergang in die Scala tympani*, über welche ein Rücklauf der Druckwelle *bis zum Druckausgleich am runden Fenster* möglich ist.

Es ist davon auszugehen, dass die Druckwelle die Basilarmembran frequenzabhängig auslenkt, sodass es zu einer Scherung der Tektorialmembran gegenüber ihrer Unterlage kommt (vgl. Abb. 18.1). Entweder werden dabei die Stereozilien direkt ausgelenkt oder der bei der scherenden Bewegung der Tektorialmembran entstehende Endolymphstrom bewirkt eine Auslenkung der Cilien. Die *Verschiebungen der Tectorialmembran gegenüber den Härchen der Rezeptorzellen auf der Basilarmembran* sind allerdings viel zu klein, um sie lichtmikroskopisch auflösen zu können (ca. 0,1 nm).

Die **Cilien der Haarzellen** (apikaler Zellbereich, vgl. Abb. 18.1b) sind untereinander durch dünne Proteinfäden miteinander verbunden, sog. **Tip-links**, welche so angeordnet sind, dass eine Ablenkung der Cilien in einer Richtung zu einer Spannung der Tip-links und damit zu einem erhöhten Zug an der Cilienmembran führt, während eine Cilien-Bewegung in umgekehrter Richtung eine Spannungsabnahme der Tip-links und damit eine Entlastung der Cilienmembran bewirkt. Der Zug an der Cilienmembran soll Kationen-Kanäle öffnen, sodass vor allem **Kalium** aus der kaliumreichen Endolymphe, getrieben durch das cochleare positive Bestandspotential (s. unten) **über die Cilien in die Haarzellen** strömen kann, welche dadurch depolarisieren. Es ändert sich somit in diesen sekundären Sinneszellen deren Rezeptorpotential. Die **inneren Haarzellen** können durch diese Depolarisation mit Hilfe eines zusätzlichen Calciumeinstromes einen Überträgerstoff freisetzen (Glutamat), welcher an ihren Synapsen mit den bipolaren Ganglienzellen des 1. Neurons (Ganglion spirale cochleae) fortleitbare Aktionspotentiale auslöst. Die Depolarisation der Haarzellen öffnet ferner in ihren basolateralen Wänden andere K^+-Kanäle, über welche K^+ wieder aus den Haarzellen in die kaliumarme Umgebung (Perilymphe) der Haarzellen ausströmen kann und eine Repolarisation einleitet. Hieran sind auch Ca^{++}-aktivierte K^+-Kanäle beteiligt.

Bereits v. Békésy hat innerhalb der Scala media ein positives Potential (ca. +80 mV) gemessen (= **cochleares Bestandspotential** = endocochleares Potential). Die Potentialdifferenz zu den Rezeptorzellen (ca. –70 mV) ist deshalb mit rund –150 mV extrem groß. Die **Endolymphe** (in der Scala *media* verbunden mit der Endolymphe der Bogengänge, des Utriculus und des Sacculus) entspricht in ihrer Elektrolytzusammensetzung **intrazellulärer Flüssigkeit** (Kaliumgehalt der Endolymphe 150 mM bei niedrigen Na^+-Gehalt), während die *Perilymphe (in Scala vestibuli und tympani)* mit Na^+-Konzentrationen von 140 mM *extrazelluläre Ionenkonzentrationen* aufweist. Das Zustandekommen des positiven cochlearen Bestandspotentials und der Kaliumreichtum der Endolymphe werden durch eine transepitheliale K^+-Sekretion im Bereich der *Stria vascularis* erklärt, die über luminale K^+-Kanäle und einen $2Cl^-$-$1Na^+$-$1K^+$-Kotransporter (vgl. S. 252) bewerkstelligt wird. Für die Cilien gilt, dass deren K^+-Gleichgewichtspotential (= Potential nach Nernstscher Gleichung) wegen ähnlicher K^+-Konzentrationen innen und außen nahe Null liegt. Somit steht die gesamte elektrische Potentialdifferenz von 150 mV als treibende Kraft für den K^+-Einstrom zur Verfügung.

Und noch eine Besonderheit ist bemerkenswert: Die **äußeren Haarzellen** besitzen ein kontraktiles Protein und können sich in Abhängigkeit von Schallfrequenzen bis zu 20 000mal pro Sekunde verkürzen. Man nimmt an, dass diese Verkürzung der äußeren Haarzellen als lokale mechanische Verstärkung der Wanderwellen wirken kann. Damit soll die **Ortsselektivität** von Schallreizen oder die Frequenzauflösung durch die inneren Haarzellen erheblich gesteigert werden. Bei einem Ausfall der äußeren Haarzellen wird die Frequenzselektivität herabgesetzt und das Sprachverständnis erschwert.

Als Folge der aktiven Haarzellbewegungen entstehen vermutlich im Innenohr am Ort der angeregten Haarzellen sekundäre Wanderwellen, welche sich retrograd zum ovalen Fenster hin ausbreiten, über die Gehörknöchelchen und das Trommelfell übertragen werden und mit einer Mikrophonsonde im äußeren Gehörgang als akustische Schwingung kleiner Intensität nachweisbar sind. Diese **otoakustischen Emissionen (OAE)** können spontan auftreten oder durch akustische Reize ausgelöst werden (evozierte OAE). Letztere eignen sich sehr gut zur objektiven Funktionsprüfung des Innenohres, da sie mit wenig Aufwand gemessen werden können. Ihr Fehlen zeigt das Vorliegen eines therapie- oder versorgungsbedürftigen Hörverlustes zuverlässig an (vgl. Abb. 18.6).

Bei der **Potentialableitung am runden Fenster** erhält man im Anschluss an ein Schallereignis Potentialschwankungen, welche als **Mikrophonpotentiale** bezeichnet werden (vgl. Abb. 18.7). Diese Potentiale folgen dem

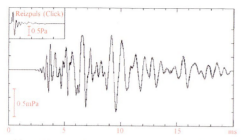

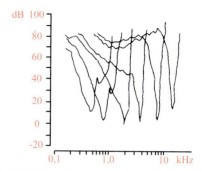

Abb. 18.6: Durch einen kurzen lauten Reizimpuls (= click) evozierte otoakustische Emissionen (OAE), gemessen an einem normalhörenden Ohr [nach Hoth S., Lenarz T. (1997) Otoakustische Emissionen – Grundlagen und Anwendung. Thieme, Stuttgart]. (Man beachte: Die Reizstärke liegt im Pascalbereich, die Antwort wird in Millipascal gemessen.)

Abb. 18.8: Tuningkurven von 6 verschiedenen Hörnerven der Katze mit jeweils charakteristischer Frequenz (nach Liberman und Kiang, 1978).

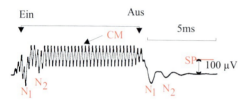

Abb. 18.7: Cochleares Mikrophonpotential (CM) mit N_1- und N_2-Welle bei Beschallungsbeginn und -ende. Die Höhe des Summenpotentials (S P) von der Ausgangslage ist durch Pfeil markiert (nach Pickles, 1982). Die gleichmäßigen Zacken während der Beschallung entsprechen dem Einbruch des Beschallungssignals.

Schalldruck ohne Latenz, ohne Refraktärzeit und sind praktisch nicht ermüdbar, so dass sie eigentlich nicht in die Biologie passen, zumal sie auch noch kurz nach dem Tod auslösbar sind. Die Gemeinsamkeit mit einem Mikrophon besteht darin, dass man aus diesen Potentialschwankungen mit Hilfe entsprechender Elektronik wieder richtige Schallereignisse (z.B. Sprache) rekonstruieren kann.

Bei Beginn und Ende eines kurzen Schallereignisses erhält man charakteristische Potentialschwankungen, welche mit N_1 und N_2 bezeichnet werden. Schließlich kommt es für die Dauer eines kurzen (hier 10 ms währenden) Schallereignisses (vgl. Abb. 18.7) bei der Ableitung am runden Fenster zu Potentialschwankungen, welche als *Summenaktionspotentiale* der durch die Rezeptorpotentiale ausgelösten fortgeleiteten Aktionspotentiale gedeutet werden. Je höher der Schalldruck ist, desto mehr Aktionspotentiale werden „rekrutiert", desto größer werden also die Amplituden dieses Summenaktionspotentials. Erfolgen viele Schallereignisse hintereinander, nimmt die Amplitude des Summenpotentials infolge *Adaptation* wieder ab.

Leitet man **Aktionspotentiale von einzelnen Fasern des N. acusticus** unter Beschallung ab, kann man sog. **Tuningkurven** oder Abstimmkurven erhalten (vgl. Abb. 18.8). In Abhängigkeit von der gewählten Schallfrequenz und dem Schalldruck wird die Zahl der erhaltenen Aktionspotentiale gemessen. Hierbei stellt sich heraus, dass praktisch *jede Acusticusfaser* ihre eigene optimale Frequenz oder *Bestfrequenz* besitzt. Ihre Tuningkurve zeigt nämlich bei dieser ganz *charakteristischen Frequenz* (CF) eine Spitze, welche angibt, dass gerade bei dieser Frequenz ein minimaler Schwellenschalldruck Aktionspotentiale auslöst. Mit zunehmendem Schalldruck werden die Tuningkurven immer breiter, d.h. mit zunehmendem Schalldruck wird eine Frequenzdifferenzierung immer schwieriger. (Wer Musik-Instrumente stimmen muss, weiß, dass mit zunehmender Lautstärke ein Stimmen immer schwieriger wird.)

> Nach der Wanderwellentheorie führen Töne hoher Frequenzen im Bereich der Schneckenbasis zu einer Auslenkung der hier besonders steifen und schmalen Basilarmembran, während bei tiefen Frequenzen die Auslenkungswelle mit abnehmender Steife der sich verbreiternden Basilarmembran bis zum Helicotrema wandert. Die Auslenkung der Basilarmembran bewirkt ihrerseits eine Auslenkung der an einer Seite frei über ihr liegenden Tektorialmembran. Hierbei werden die zwischen beiden Membranen liegenden Cilien der Haarzellen durch Scherkräfte abgebogen. Im Bereich der kaliumreichen Endolymphe der Scala media, welche die Cilien umspült, wird ein positives Potential gemessen. Über mechanisch aktivierbare Kationenkanäle in der Cilienmembran kommt es bei deren Ablenkung zum Kaliumeinstrom in die inneren Haarzellen und zur Depolarisation deren Rezeptorpotentials mit Freisetzung des Übertragerstoffes Glutamat. Die äußeren Haarzellen können sich in Abhängigkeit vom Schalldruck kontrahieren. Ihnen wird eine Verstärkungsfunktion der mechanischen Auslenkung gegenüber den inneren Haarzellen zugesprochen, wodurch diese in die Lage versetzt werden sollen, auf Tonhöhen exakter zu reagieren (= bessere Ortsselektivität).
> Otoakustischen Emissionen (OAE) können das Vorliegen eines therapie- oder versorgungsbedürftigen Hörverlustes anzeigen.
> Potentialableitungen von einzelnen Akustikusfasern ermöglichen die Messung von Tuningkurven für einzelne Bestfrequenzen.

18.4 Grundzüge der zentralen Informationsverarbeitung (Hörbahn)

Die menschliche Netzhaut besitzt rund 130 Millionen Rezeptoren, welche über 1,2 Millionen Nervenfasern des N. opticus an das Gehirn angeschlossen sind. Im Cortischen Organ wird „nur" mit 18 000 nebeneinander aufgereihten Rezeptoren gerechnet, wobei „nur" 20 000 bis 45 000 Hörnervenfasern zu den Statoacusticuskernen (Nucleus cochlearis dorsalis und ventralis) ziehen. Über das Auge können wir daher pro Zeiteinheit viel mehr Information aufnehmen als über das Gehör (ca. 10 MByte/s gegenüber ca. 100 kByte/s). Um so notwendiger ist daher die (sequentielle) Analyse zeitlicher Informationsabfolgen für das Gehör. Meister in dieser Technik sind die Fledermäuse mit ihrer Fähigkeit, sich durch Echoortung eine „gehörte Raumwelt" aufzubauen. Blind geborene Menschen sind bis zu einem gewissen Ausmaß ebenfalls dazu in der Lage.

Das Gehör arbeitet mit mindestens 5–8 hintereinandergeschalteten Neuronen (vgl. Abb. 18.9). Die *überwiegende* Zahl der Bahnen *kreuzt* bereits auf der Ebene des 2. Neurons oder wird vom gleichseitigen Olivenkern aus *auf die Gegenseite* geführt. Auf dieser Ebene sind die Verrechnungsstellen lokalisiert, die für die *Entfernungsabschätzung* von Schallquellen notwendig sind (vgl. S. 479).

Man hat sich intensiv um die Aufklärung des Problems einer *topologischen Anordnung* in den einzelnen Bahnen und Kerngebieten des akustischen Systems bemüht. [Man versteht darunter eine funktionelle Anordnung von Faserzügen je nach ihrer charakteristischen („Best-") Frequenz, vgl. S. 482.] Gegenwärtig ist man überwiegend der Meinung, dass praktisch auf allen Ebenen der Hörbahnen eine derartige topologische Anordnung vorliegt.

Unsere schematische Abb. 18.9 ist nur sehr grob. In Wirklichkeit ist das akustische Bahnsystem wesentlich verworrener, wobei vor allem *auch efferente Bahnen* das Bild komplizieren. Die Bedeutung der Efferenzen ist weitgehend unbekannt; vermutlich sind die Adaptationsmechanismen an Efferenzen gekoppelt. Auch die Bedeutung der mehrmaligen Umschaltung auf unterschiedliche aufsteigende Bahnen ist unklar. Man vermutet, dass dies der Frequenzfilterung dient, wobei unser Gehör technischen Systemen bezüglich der Frequenzunterscheidung sowie der zeitlichen Auflösung von Schallereignissen immer noch in vielem überlegen ist.

Die Struktur der Hörrinde ist bisher keineswegs in dem Umfang untersucht und aufgeklärt, wie das bei der Sehrinde der Fall ist. Aber auch im Bereich der akustischen Neurone kann man zwischen *ON- und OFF-*

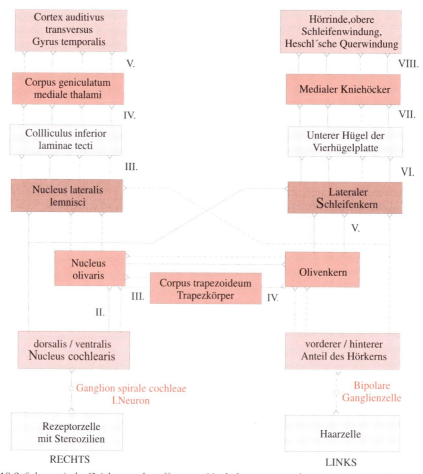

Abb. 18.9: Schematische Zeichnung der afferenten Hörbahnen (von rechts ausgezogen und lateinisch beschriftet, von links gestrichelt und deutsch beschriftet), Neuronen-Numerierung mit römischen Zahlen.

Neuronen unterscheiden, also zwischen Neuronen, welche nur bei Einschaltung einer Beschallung Aktionspotentiale aussenden, und solchen, welche bei Ausschaltung „feuern". An der Hirnrinde wurden darüber hinaus Potentiale von Neuronen abgeleitet, welche nur durch spezifische zeitliche Muster, d.h. nur durch besondere Rhythmen zu aktivieren waren. Beschallung über beide Ohren hat darüber hinaus bei vielen corticalen Neuronen einen gegenüber einseitiger Beschallung verstärkenden Effekt.

 Als „**Electric Response Audiometry (ERA)**" bezeichnet man u.a. Antworten im EEG (Elektroencephalogramm vgl. S. 512 f.) nach akustischen Testreizen. Hierbei kann mit cortical evozierten Potentialen (vgl. S. 399 und 517) ein vollständiges Tonhörschwellen-Audiogramm erstellt werden, wobei langsame **Rindenpotentiale** von schnellen **Hirnstammpotentialen** mit Hilfe unterschiedlicher Latenzzeiten abgegrenzt werden (vgl. Abb. 18.10). Das „**Elektrocochleogramm**" (aus Mikrophonpotential und Aktionspotential des Hörnervens, vgl. S. 481 f., ebenfalls zur ERA gehörend) wird neben evozierten Rinden- und Hirnstammpotentialen zur Differentialdiagnose eingesetzt, um zwischen „**cochleären**" und „**retrocochleären**" Ursachen einer Schwerhörigkeit unterscheiden zu können. Zu den wichtigsten retrocochleären Erkrankungen gehört das Akustikusneurinom, Tumoren in der hinteren Schädelgrube sowie Multiple Sklerose. Gegen diese peripher-neuralen Funktionsstörungen des Hörsystems sind zentrale auditive Verarbeitungs- und Wahrnehmungsstörungen abzugrenzen, für die bisher keine organischen Veränderungen nachweisbar sind.

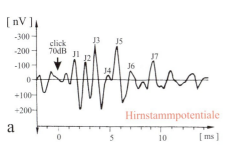 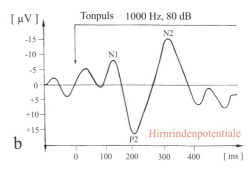

Abb. 18.10a: Originalregistrierung eines sogenannten Hirnstammpotentials des Menschen nach einem kurzen, 70 dB starken Schallreiz (Click); Ableitung zwischen Vertex und Mastoid, 2000fache Mittelung. – b: Originalregistrierung eines langsameren Hirnrindenpotentials (von den gleichen Elektrodenorten abgeleitet; Mittelung über 50 EEG-Abschnitte) bei Beschallung mit einem Dauerton von 1000 Hz und 80 dB (freundlich überlassen durch Priv.-Doz. Dr. S. Hoth, Univ.-Hals-Nasen-Ohrenklinik, Heidelberg).

> Die Rezeptorenzahl der Cochlea ist rund 5000mal geringer als diejenige der Netzhaut. Vom Rezeptor bis zum Cortex sind ipsilateral mindestens 5, kontralateral sogar 8 Neurone hintereinandergeschaltet.
> Die zentrale Informationsverarbeitung von Schallwellen im Mikrosekundenbereich (mit efferenter Kontrolle) ermöglicht den Aufbau einer gehörten Raumwelt.
> Durch ERA (Electric Response Audiometry) lassen sich Rinden- von Hirnstammpotentialen trennen sowie cochleäre von retrocochleären Ursachen einer Schwerhörigkeit.

18.5 Stimme und Sprache

Die wichtigsten Schallwellen, welche das menschliche Ohr analysieren muss, stammen von der **Sprache** seiner Mitmenschen. Stimmliche Kommunikation ist zwar bei vielen Wirbeltieren möglich, doch sprechen kann allein der Mensch. Warum?[14] Die Produktion verschiedener Töne erfolgt durch die Stimme zunächst sehr ähnlich wie bei einem *Trompeter*, der die Töne durch die Schwingungen seiner Lippen erzeugt, welche er während der Ausatmung gegen das Mundstück seiner *Trompete* drückt. Die *Exspirationsluft* strömt beim Trompeter durch den dünnen Spalt zwischen beiden Lippen, bei der Stimme durch den Spalt der Stimmbänder unseres Kehlkopfes – die *Glottis*. Die *Stimmlippen* geraten deshalb in Schwingungen, weil – wie bei einer Wasserstrahlpumpe – bei Strömungen durch Verengungen Bernoullische[15] Unterdrücke entstehen, welche beide Stimmlippen aneinanderziehen. Wird der Spalt jedoch zu eng, drückt die Exspirationsluft ihn wieder auseinander, und das Schwingungsgeschehen kann von neuem beginnen. *Die Spannung der Stimmlippen bestimmt ihre eigene Schwingungsfrequenz und damit die Tonhöhe.* Bereits hier ist der Mensch gegenüber den

---

14 Ob der Mensch allein wegen seines einmaligen Besitzes des Gens FOXP$_2$ auf Chromosom 7 zur cerebralen Sprachentwicklung befähigt ist, ist derzeit unentschieden.

15 Daniel Bernoulli (1700–1782), Mitglied einer im 17. und 18. Jahrhundert hochberühmten Gelehrten-, speziell Mathematikerfamilie, welche im Zuge der Hugenottenverfolgung von Antwerpen über Frankfurt nach Basel vertrieben wurde. Sein Onkel (Jakob) benutzte erstmals den Ausdruck „Integral". Daniel Bernoulli studierte u.a. in Heidelberg, war bis zu seinem 32. Lebensjahr Dozent in Petersburg, danach Botaniker, später Physiologe (ab 1743), anschließend Physiker in Basel. Berechnete u.a. erstmals korrekt die Druckvolumenarbeit des Herzens.

übrigen Primaten im Vorteil, weil nur bei ihm der Musculus *vocalis* Fasern in den medialen Teil der Stimmlippen sendet, während der M. vocalis sonst nur an der Basis der Stimmlippen verläuft. Damit ist eine Feinregulierung der menschlichen Stimmbänder möglich, wie sie bei allen anderen Säugern unbekannt ist[16].

Beim Trompeter veranlasst die Lippenschwingung das *Mitschwingen einer von Metall ummantelten Luftsäule*, die durch die Form und Größe der Trompete bestimmt wird. Beim Menschen entspricht diese Trompete dem sog. „**Ansatzrohr**", welches aus der *Luftsäule zwischen Glottis und Lippen* besteht. Zwar kann ein Trompeter durch den Einsatz von Ventilen die Länge seiner Trompete verändern, was wir mit unserem Ansatzrohr nicht können. Wir können jedoch unser Ansatzrohr von der Seite her komprimieren oder auseinanderziehen, vergleichbar einem Trompeter, welcher seine Trompete ständig verbeulen würde. Hierbei sind wir ebenfalls allen anderen Primaten gegenüber bevorzugt.

Wir lernen bereits innerhalb der ersten sechs Lebensmonate (und sollten nach zwei Jahren diese Lernperiode der Sprachentwicklung abgeschlossen haben), mit dem hinteren Zungendrittel eine Vorderwand gegenüber dem Pharynx aufzurichten, welche die Ausbildung *unterschiedlichster Konfigurationen der Mundhöhle* erlaubt. Weder das Neugeborene noch Affen sind in der Lage, ihr Ansatzrohr derartig zu verändern. Den Gewinn aus dieser Fähigkeit haben wir darin, *unterschiedliche Vokale* bilden zu können, *ohne* dabei unsere *Stimmbänder* und damit die Tonhöhe *verändern* zu müssen. Stecken wir einmal einen Finger in unsere Mundhöhle und singen bei gleicher Tonhöhe die Vokale i, a und u, merken wir, wie beim i unser Finger gegen den Gaumen gedrückt wird – die Mundhöhle oder das Ansatzrohr wird verkleinert –, während bei dunklen Vokalen die Mundhöhle immer größer wird, ohne dass sich die Tonhöhe oder die Grundfrequenz unseres Gesanges geändert haben. (Affen können keine unterschiedlichen Vokale bilden.)

Analysieren wir auf einem Oszillographen die unterschiedlichen Schwingungen verschiedener Vokale, bemerken wir vokaltypische „**Formanten**". Man versteht darunter allgemein bei Klängen die typische Beimischung von *Resonanzfrequenzen* innerhalb eines Frequenzspektrums. Wir können hier nicht im Detail in Fragen der *Phonetik*, der Kommunikationswissenschaft von gesprochener Sprache (speziell von *Sprachlauten*) eindringen. Wir wollen aber anmerken, dass man unter **Phonation** den Vorgang der *stimmhaften Schallerzeugung* beim Sprechen versteht, also alle Abläufe der Schallerzeugung *im Kehlkopf*. Unter **Artikulation**[17] (im engeren Sinn) fasst man in der Phonetik die Bildung der Sprachlaute ausschließlich der reinen *Schallproduktion*, also ohne die *Phonation* zusammen. Zur Artikulation gehört nicht nur die bereits angesprochene Bildung der *Vokale*, sondern auch die der *Konsonanten*, welche ebenfalls durch ganz charakteristische Veränderungen des Ansatzrohres zustande kommen. Hierbei unterscheidet man je nach Lokalisation von Schwingungsbildungen innerhalb des Ansatzrohres u.a. labiale, dentale sowie gutturale Konsonanten.

Wir haben früher darauf hingewiesen (vgl. S. 479), wie sehr das Gehör auf die *zeitliche Auflösung von Schallereignissen* angewiesen ist – die Tempi einer Musik sind von ganz ausschlaggebender Bedeutung für die Wiedergabe einer Komposition –, wir wollen uns deshalb hier noch kurz mit dem **Tempo der Sprache** auseinandersetzen. Das gewöhnliche Sprachtempo wird mit ca. 220 *Silben pro Minute* angegeben. Ohne große Schwierigkeiten können wir unser Sprechtempo auf 500 Silben pro Minute steigern. Exakter wird aber heute das Sprechtempo in **Phone-**

---

16 Für die komplizierte funktionelle Anatomie des Kehlkopfes müssen wir hier auf die einschlägigen anatomischen Lehrbücher verweisen. Die nervale Versorgung des Kehlkopfes erfolgt sensibel und motorisch über den Vagus (N. laryngeus superior und inferior, letzterer ein Endast des N. recurrens).

17 Artikulation im weiteren Sinn bedeutet in der Phonetik die Sprachlautbildung einschließlich der Phonation. Der Musiker versteht unter Artikulation die Kunst der sinnvollen Abgrenzung einzelner Klänge z.B. durch staccato (gestoßen), legato (gebunden) oder portamento (weder gestoßen noch gebunden). Der Zahnkliniker versteht unter Artikulation gar die Stellungsbeziehung zwischen Ober- und Unterkiefer.

men pro Sekunde angegeben. Man versteht darunter die Anzahl *elementarer Einheiten*, welche sich aus der funktionellen Analyse der Laute einer Sprache ergeben. Hierbei werden nur Lautmerkmale berücksichtigt, durch welche Wörter der betreffenden Sprache unterschieden werden können (Reibelaute, Vibranten, Halbvokale etc.). Für geübte Sprecher werden etwa 14 Phoneme pro Sekunde angegeben.

Dass man sich die **zentrale Steuerung des Sprechaktes** nicht zu einfach vorstellen darf, belegt der Hinweis, dass beim Sprechen unter Beteiligung der Muskeln der Brust- und Bauchwand, des Halses, des Gesichtes sowie des Kehlkopfes, des Schlundes und des Mundes (mit insgesamt über 100 Muskeln) und Einstellungszeiten von jeweils 10 bis 100 ms außerordentliche Koordinationsaufgaben anfallen.

Diese Steuerungsaufgaben übernimmt bei uns vorzugsweise das **Brocasche Sprachzentrum** – *beim Rechtshänder links am Fuße der 3. Stirnhirnwindung* gelegen. Man spricht von einer „Dominanz" dieser Hirnhälfte, welche nach linksseitigen corticalen Ausfällen (Durchblutungsstörungen, Verletzungen, Tumoren) unter bestimmten Bedingungen auf die andere Seite verlagert werden kann [je jünger der Patient ist, um so leichter (vgl. S. 510)]. Beim Affen existiert offenbar weder ein Brocasches Sprachzentrum noch eine Dominanz einer Hirnhälfte über die andere.

Der Ausfall des Brocaschen Sprachzentrums führt beim Menschen zum Verlust der gesamten Phonation und Artikulation, während u.U. der gleiche Patient fremde Sprache bei vollem Bewusstsein uneingeschränkt verstehen kann. Die Verschaltung des Brocaschen Sprachzentrums mit limbischem System, Thalamus, Formatio reticularis, prämotorischem und motorischem Cortex erfolgt ähnlich, wie wir es bei der supraspinalen Kontrolle der Motorik bereits besprochen haben (vgl. S. 398 f.). Äußerst wichtig zum Erlernen der Sprache ist jedoch die ständige Eigenkontrolle, welche offenbar bereits ab dem 2. bis 3. Lebensmonat erfolgt. Eine frühe Erkennung und Behandlung einer Säuglingsschwerhörigkeit ist deshalb von besonderer Bedeutung. Etwa mit dem ersten Lebensjahr endet die sog. „*Babbelperiode*", d.h. nun beginnt das Kind mit der echten Imitation von fremden Sprachlauten. Als „*Stimmbruch*" bezeichnet man die während der Pubertät auftretende Wachstumsphase der Stimmbänder, welche beim Mann zur Senkung der Stimmlage um etwa 1 Oktave führt.

Durch Exspirationsluft ausgelöste Schwingungen der Stimmlippen werden über den Musculus vocalis – nur bei Menschen auch in seinem mittleren Bereich – moduliert, wodurch die Schwingungsfrequenz der Stimmlippen und damit die Tonhöhe der Stimme variiert werden kann. Durch Muskeln ausgelöste Veränderungen des Ansatzrohres zwischen Glottis und Lippen ermöglichen die Artikulation sowohl von unterschiedlichen Vokalen (bei gleicher Tonhöhe) sowie von Konsonanten.

Das gewöhnliche Sprachtempo liegt bei knapp 4 Silben oder aber 14 Phonemen pro Sekunde. Die Sprachmotorik ist bereits im frühen Säuglingsalter auf die akustische Eigenkontrolle angewiesen.

19 Vestibuläres System (Gleichgewichtssinn)

19.1 Bau und Funktionsweise des Vestibularapparates

Allgemein

Alle Wirbeltiere besitzen beiderseits in ihrem inneren Ohr ein Organ zur Aufnahme von Drehgeschwindigkeiten und Drehbeschleunigungen (vgl. Abb. 19.1). Dass die „Canales semicirculares" eine Bedeutung für das Gleichgewicht haben müssen, wurde zuerst 1842 nach einseitiger Zerstörung des Bogengangssystems durch Flourens[1] gefunden. Mögen uns heute auch seine grausamen Experimente an nicht narkotisierten Tieren abstoßen, so darf man jedoch darüber nicht vergessen, dass ohne diese Pionierleistungen eine moderne Medizin nicht entstanden wäre. Wie so oft die „Physiologie von heute die Klinik von morgen darstellt", dauerte es auch hier noch zwei Jahrzehnte, bis Menière[2] die heute nach ihm benannte *Menièresche Krankheit* (mit der Symptomatik: Schwindel, Hörverlust und Ohrensausen) als einseitige Labyrintherkrankung deuten konnte.

Praktisch gleichzeitig, aber offenbar unabhängig voneinander entwickelten E. Mach[3] und J. Breuer[4] eine Hypothese, welche die Funktionsweise des Bogengangssystems durch eine Strömung der Endolymphe in entgegengesetzter Drehrichtung erklärte.

Allerdings konnte noch 1893 ein ernstzunehmender Physiologe in einem würdigen „Physiologischen Verein" einen ernstgemeinten „Vortrag gegen den 6. Sinn" halten, in dem es unter anderem hieß: „Unsere Sinnesapparate verraten ihre Anwesenheit so vorzüglich deutlich, dass ein Sinnesorgan, das erst – alle Hochachtung vor meinen Kollegen – von Physiologen im Menschen entdeckt worden ist, wohl apokryph sein muss." *Die Mach-Breuersche Theorie* wurde zu Beginn der 30er Jahre des 20. Jahrhunderts erstmals durch Wilhelm Steinhausen[5] direkt bestätigt. In diesen Experimenten am Hecht gelang es durch mikrochirurgische Freilegung der Bogengangsampullen und Tuscheinjektion in einzelne Bogengänge, die Cupulaablenkungen in vivo zu beobachten und zu filmen (vgl. Abb. 19.2). Hierbei zeigte sich, dass die Cupula am Lebenden von ihrer Grundfläche – der Crista – her das Ampullendach erreicht und damit die Ampulle „endolymphdicht" abschließt. Dieser Befund war deshalb so wichtig, weil bei der sonst üblichen histologischen Untersuchung des Vestibularapparates die gallertige Cupula so stark schrumpft, dass nur noch ein Bruchteil ihrer Struktur erhalten bleibt.

Bei den Versuchen am lebenden Hecht gelang es auch, durch adäquate rotatorische Reizung (Drehung unter dem Mikroskop) sowie durch kalorische Reizung (s.u.) sowohl eine Ablenkung der Cupula wie dadurch ausgelöste Augenbewegungen (Nystagmus) gleichzeitig zu registrieren[6]. Mit der gleichen Methode gelang es Steinhausens Schüler H. Ulrich, Otolithen (s. unten) mit geeichten Reizhaaren abzulenken und den Reizerfolg an den auftretenden Augenbewegungen abzulesen[7]. Die ersten direkten elektrophysiologischen Ableitungen aus dem Bereich des Vestibularapparates erfolgten 1940

---

1 Marie Jean Pierre Flourens (1794–1867), Pariser Physiologe, gilt auch als Entdecker des Atemzentrums („noeud vital").
2 Prosper Menière (1799–1862), Pariser Arzt.
3 E. Mach: Über den Gleichgewichtssinn. Sitzungsber. Kaiserl. Akad. Wissensch. Wien, Math.-Nat. Kl. 69, 111, 44, 1874.
4 J. Breuer: Über die Funktion der Bogengänge des Ohrlabyrinthes. Wien. Med. Jahrb. 4, 72, 1884.
5 Wilhelm Steinhausen (1887–1954), Physiologe in Greifswald, vgl. Pflügers Arch. 228, 322–328, 1931, sowie 232, 500–512, 1933, und Z. Hals-, Nasen-, Ohrenheilk. 39, 19–62, 1935, D.E.W. Trinkker, Rev. Physiol. Biochem. Pharmacol. 87, 25–32, 1980.
6 Hochschulfilm Nr. C 323, Berlin 1939, gekürzte Neufassung verleiht: Institut f. d. wissenschaftlichen Film, Nonnenstieg 72, 3400 Göttingen.
7 H. Ulrich: Die Funktion der Otolithen, geprüft durch direkte mechanische Beeinflussung des Utriculusotolithen am lebenden Hecht. Pflügers Arch. ges. Physiol. 235, 545, 1935.

durch O. Löwenstein und A. Sand (Proc. Royal Soc. B 129, 256, 1940).

Vestibularapparat

Der Vestibularapparat ist das Sinnesorgan, welches Empfindungen des Gleichgewichtes und der räumlichen Lage unseres Körpers vermitteln kann. Vermutlich ist der Vestibularapparat (oder das **Gleichgewichtsorgan**) für viele, speziell im Wasser lebende Wirbeltiere wichtiger als für den Menschen. Wir orientieren uns im Raum nicht allein mit den Rezeptoren des Vestibularapparates, sondern (sogar vorwiegend) mit Hilfe der Rezeptoren der Retina. Daneben sind Mechanorezeptoren beteiligt, mit welchen wir eine feste Unterlage berühren und verrechnen, aber auch die Muskel- und Gelenkrezeptoren der Halsmuskulatur.

Dennoch ist für uns der plötzliche *Ausfall eines Bogengangssystemes extrem störend*. Es kommt dabei zu *Gleichgewichtsstörungen* mit *Drehschwindel* und *Fallneigung* (meist *zur kranken Seite hin*), daneben wird häufig ein *Spontannystagmus (s.u.) zur gesunden Seite hin* beobachtet. Dagegen kann eine doppelseitige Zerstörung des Vestibularapparates (ähnlich wie ein angeborenes Fehlen des Kleinhirnes) nach entsprechender Gewöhnung offenbar unauffällig sein. Allerdings werden bei *akutem* beiderseitigen Ausfall des Vestibularapparates zunächst erhebliche Gleichgewichtsstörungen beobachtet, welche sich bei Dunkelheit bzw. geschlossenen Augen deutlich erhöhen.

Im Vestibularapparat befinden sich beiderseits zwei verschiedene Rezeptorsysteme, die Cupularezeptoren und die Otolithenrezeptoren, welche getrennt zu besprechen sind.

Cupularezeptoren

Die Cupularezeptoren oder auch Bogengangsrezeptoren befinden sich in jeder *Ampulle* eines der drei senkrecht aufeinander stehenden Bogengänge des Vestibularapparates, welche über den *Utriculus* miteinander verbunden sind (vgl. Abb. 19.1, 19.2, 19.3 und 19.5).

Die Rezeptoren bestehen aus Sinneszellen im Bereich der *Crista ampullaris*, welche *Stereocilien* in ihre gallertige Cupula entsenden. Die Cupula selbst reitet quasi auf der Crista und verschließt mit ihren der Crista abgewandten Rändern *endolymphdicht* die jeweilige Ampulle. Jede Drehung des Kopfes führt in denjenigen Bogengängen, welche in der Drehebene liegen, zu einer *Trägheitsströmung der Endolymphe*, wodurch es zu einer Ablenkung der betroffenen Cupulae und damit zu einer Verbiegung der Stereocilien der Vestibularissinneszellen kommt.

Während wir bisher im Organismus nur Strömungen kennengelernt haben, welche

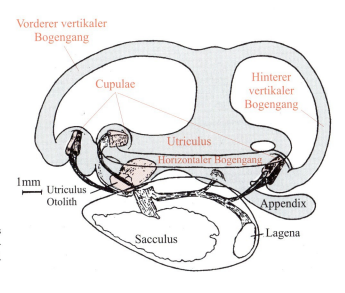

Abb. 19.1: Linkes Labyrinth des Hechtes (nach Lebendbeobachtungen gezeichnet durch W. Steinhausen, 1934).

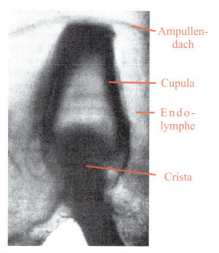

Abb. 19.2: Erstes In vivo-Mikrophotogramm der Cupula des Hechtes nach Mikropunktion und Anfärbung mit Tusche, Höhe der Cupula etwa 1 mm (W. Steinhausen, 1933).

einem Druckgefälle folgen (hydrostatische, osmotische oder thermische Strömungen), entstehen Trägheitsströmungen der Endolymphe dadurch, dass die Wand des kreisförmigen Endolymphschlauches gedreht wird, aber die Endolymphe infolge ihrer Trägheit hinter der Drehung zurückbleibt. Da die Endolymphe keine ideal reibungslose Flüssigkeit ist, wird sie allerdings durch den Endolymphschlauch schließlich auch beschleunigt. Bei anhaltenden Drehbewegungen, wie beim Karussellfahren, aber auch bei klinischen Prüfungen im Drehstuhl, verschwinden allmählich die Unterschiede der Drehgeschwindigkeiten von Endolymphe und häutigem Bogengang. Aufgrund ihrer Eigenelastizität schwingt eine abgelenkte Cupula bei konstanter Drehung innerhalb von 30–70 s wieder in ihre Ruhelage zurück (ohne dabei selbst Pendelschwingungen auszuführen). Wird eine anhaltende *Drehbewegung plötz-*

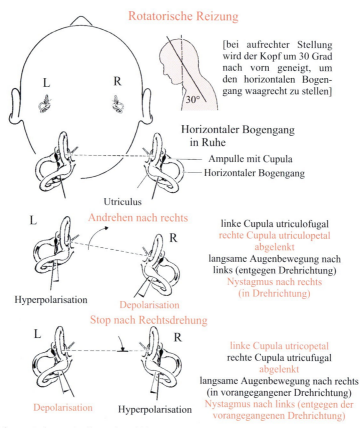

Abb. 19.3: Schematische Darstellung des Effektes rotatorischer Reizung des Vestibularapparates und zugehörige Blickmotorik (gezeichnet durch H. Snoei).

lich gestoppt, kreist die Endolymphe infolge ihrer Trägheit weiter und führt *zu einer Auslenkung der Cupula in die entgegengesetzte Richtung*. Hierbei dauert es etwa eine halbe Minute, bis die Endolymphe wieder zum Stillstand kommt und die Cupula in ihre Ausgangslage zurückschwingen kann. Die Ablenkung der betroffenen Cupula und die dabei bewirkte *Abbiegung der Stereocilien* der Sinneszellen stellt deren *adäquate Reizung* dar.

Da alle Wirbeltiere (einschließlich des Menschen) über sechs Bogengänge verfügen, welche 2mal horizontal und 4mal vertikal (in aufeinander senkrecht stehenden Ebenen) angeordnet sind (vgl. Abb. 19.3), führt jede Drehung in einer Ebene des Raumes zu Cupulaablenkungen in zwei Bogengängen, was zu Verrechnungsschwierigkeiten führen würde, wenn die Natur nicht Besonderheiten eingeplant hätte, die schon bei den ersten in vivo-Experimenten an der Cupula des Hechtes auffielen. Nur die Ablenkung der Cupula *in einer Richtung* führte zu Augenbewegungen und Nystagmus (s. unten). Beim horizontalen Bogengang führt nur die Ablenkung der Cupula zum Utriculus hin (= utriculopetale Cupulaablenkung) zu einer Augenbewegung.

Der Befund ließ sich mit modernen elektrophysiologischen Methoden bestätigen: In den horizontalen Bogengängen führt nur *utriculopetale Cupulaablenkung* zu einer *Depolarisation* der sekundären Sinneszellen[8] unter der abgelenkten Cupula und zur Zunahme der Aktionspotentialfrequenz im abgeleiteten Nerven (vgl. Abb. 19.3). *Utriculofugale Ablenkung* der Cupula in den horizontalen Bogengängen führt im Gegensatz dazu zu einer *Hyperpolarisation* der Sinneszellen und zu einer Abnahme der Anzahl fortgeleiteter Aktionspotentiale. Darüber hinaus besitzen die Fasern des N. vestibularis eine *ausgeprägte Ruheaktivität. Der Ausfall eines Labyrinthes* und damit jeder einseitige Ausfall dieser Information für Verrechnungen im Klein- und Mittelhirn (s.u.) kann *vestibuläre Funktionsstörungen (z.B.* Fallneigung, Spontannystagmus etc.) somit gut erklären.

Die elektronenmikroskopische Analyse der Haarzellen im Bereich der Cupula zeigte darüber hinaus einen asymmetrischen Aufbau der Cilienanordnung. *Nur auf einer Seite* des Cilienbündels befindet sich ein *langes Cilium* (= Kinocilium), während die übrigen Cilien (= Stereocilien auch Villi oder Stereovilli: 60–100 pro Sinneszelle) deutlich kürzer sind. Die langen Kinocilien befinden sich immer *auf derjenigen Seite* der Cupula, zu der hin eine Cupulaablenkung eine *Depolarisation* auslöst. In den horizontalen Bogengängen befindet sich das lange Kinocilium utriculopetal, dagegen in den vertikalen Bogengängen utriculofugal. In vertikalen Bogengängen erfolgt auch die adäquate Reizung utriculofugal.

Im täglichen Leben treten bei relativ kurzen Drehwegen erhebliche Drehgeschwindigkeiten auf, welche allerdings nur zu geringen Cupulaauslenkungen führen. Diese geringen Cupulaauslenkungen reichen jedoch zur Auslösung von Augenbewegungen (s.u.) bzw. zur Depolarisation der Sinneszellen und zur Bildung fortgeleiteter Aktionspotentiale völlig aus.

Otolithenrezeptoren

Neben den Cupularezeptoren besitzen wir in den *Maculae des Sacculus und Utriculus* beider Labyrinthe Rezeptorzellen, welche ebenfalls ihre Sinneshaare in Gallerten entsenden (= **Maculaorgane**). Innerhalb der Gallerten befinden sich die sog. *Stato-* bzw. *Otolithen*, welche durch eingelagerte Minerale ($CaCO_3$) spezifisch schwerer als die Gallerte sind. Diese Steine beschweren die Sinneshaare, man hat deshalb von einem „Abtrieb" gesprochen. Bei jeder Drehung des Vestibularapparates ändern sich die Scherkräfte, mit welchen die Otolithen die unter ihnen liegenden Sinneshaare verbiegen. (Die Verschiebungen der Otolithen selbst liegen in der Größenordnung von ca. 1 µm.) Durch die horizontale Anordnung des Utriculus und die vertikale des Sacculus ergibt sich die Möglichkeit der Empfindung von Lageänderungen bei Drehungen sowie Empfindungen für Änderungen von Lineargeschwindigkeiten. Beim Anfahren im Aufzug bleiben z.B. die

---

8 Alle Haarzellen des Vestibularapparates sind sekundäre Sinneszellen (vgl. S. 348), d.h., die ableitende Nervenfaser ist nicht das Axon der Sinneszelle, sie wird vielmehr über Synapsen mit afferenten (und efferenten) Fasern versorgt.

Otolithen des vertikal gerichteten Sacculus zurück und verbiegen dadurch die an ihrer Seite gelegenen Stereocilien. Auch hierbei sind wie bei Cupulaablenkungen kompensatorische Augenbewegungen die Folge. Im schwerelosen Zustand (Raumfahrt) können die Otolithen bei Ruhe keine Scherkräfte mehr auf die unter ihnen liegenden Stereocilien ausüben, während die Trägheitskräfte nicht aufgehoben sind. Rotatorische Reizungen des Bogengangssystemes sind deshalb bei Schwerelosigkeit prinzipiell nicht beeinträchtigt. In welcher Form Otolithen bei Schwerelosigkeit auf Beschleunigungen reagieren, ist bisher keineswegs geklärt. Gleichgewichtsstörungen von Raumfahrern werden im wesentlichen auf Beeinträchtigungen der Maculaorgane zurückgeführt.

Trägheitsströmungen der Endolymphe infolge Drehbeschleunigungen des Kopfes führen zu Cupulaablenkungen mit Verbiegungen von Stereozilien der Haarzellen, deren Depolarisation die Zahl fortleitbarer Aktionspotentiale in afferenten Nervenfasern erhöht.
In den horizontalen Bogengängen führt nur utriculopetale Cupulaablenkung zur Depolarisation der Haarzellen, während die gleichzeitige utriculofugale Ablenkung auf der kontralateralen Seite durch Hyperpolarisation der Haarzellen die Zahl der fortgeleiteten Aktionspotentiale erniedrigt.
Wahrnehmungen von Lageänderungen bei Drehungen sowie Geschwindigkeitsänderungen bei Bewegungen in gerader Richtung werden durch geänderte Scherkräfte der Otolithen auf die von ihnen getragenen Sinneshaare ausgelöst.

19.2 Vestibulare Regelung der Körperstellung und Raumorientierung

Vestibulariskerne – Vestibularisbahnen

Dem *1. vestibulären Neuron* obliegt die Verschaltung zwischen *vestibulären Rezeptorzellen und gleichseitigen Vestibulariskernen* im Boden der Rautengrube. Die Fasern des 1. Neurons ziehen vom *Ganglion vestibulare* im N. statoacusticus (= N. vestibulocochlearis = VIII. Hirnnerv) zum Nucleus vestibularis medialis (Schwalbe), zum Nucleus vestibularis lateralis (Deiters), zum Nucleus vestibularis cranialis (Bechterew) oder zum Nucleus vestibularis caudalis (Roller). Die Fasern des 2. *Neurons* ziehen von den vier Vestibulariskernen in vielfältige Richtungen, insbesondere *zum Kleinhirn* (speziell zum Lobus flocculonodularis, dem entwicklungsgeschichtlich ältesten Kleinhirnanteil = Archicerebellum = Vestibulocerebellum), *zur Formatio reticularis, zu den Motoneuronen des Rückenmarkes (Tractus vestibulospinalis)* und nicht zuletzt zu *den Augenmuskelkernen*.

Einzelne Bahnen steigen auch direkt von den Vestibulariskernen (über den Thalamus) zur *sensomotorischen Hirnrinde* (Gyrus postcentralis) auf, so dass über diese Bahnen eine *bewusste Raumorientierung* ermöglicht wird.

Wir haben bereits bei der Besprechung der supraspinalen Kontrolle der Motorik auf die Bedeutung des Hirnstammes für Muskeltonus und Stützmotorik hingewiesen (vgl. S. 395 f.). Speziell wurde die *Enthirnungsstarre* besprochen, welche bei einem experimentellen Schnitt oberhalb der Pons beobachtet wird, aber auch in der menschlichen Pathologie auftreten kann (z.B. nach Hirnverletzung, bei Mittelhirneinklemmung durch Tumorwachstum oder nach massiver Hirnblutung) und durch Bewusstlosigkeit sowie eine *spastische Streckhaltung des Rumpfes und der Extremitäten* gekennzeichnet ist. Wie wichtig in diesem Zusammenhang der Vestibularapparat ist, geht aus dem Befund hervor, dass die Enthirnungsstarre decerebrierter Tiere durch eine *Durchtrennung der*

Vestibularnerven (oder bei einer Schnittführung distal der Vestibulariskerne) *aufgehoben* werden kann.

Über die extrapyramidalen Bahnen (Tractus reticulospinalis und Tractus vestibulospinalis) wird vorzugsweise die Stützmotorik gesteuert. Über den *Nucleus vestibularis lateralis* (den Deiterschen Kern) kommt es dabei vorwiegend zu einer *Erhöhung des Extensorentonus* (mit Hemmung der Flexoren). *Fallneigung zur kranken Seite bei akutem Labyrinthausfall* hat so seine Ursache in einer Fehlsteuerung aus den genannten Kerngebieten. Auch *Kleinhirnausfälle* (speziell bei Kleinhirntumoren) sind besonders im Bereich des Archicerebellum durch *Gleichgewichtsstörungen* gekennzeichnet. Hierfür wird vorwiegend ein Wegfall der Hemmung (Disinhibition) verantwortlich gemacht. Die Körperstellung wird dann insbesondere über die im folgenden zu besprechenden *Labyrinthstellreflexe* und die *Halsstellreflexe* gesteuert, welche auch noch ohne Großhirnbeteiligung funktionieren.

Labyrinthstellreflexe

Als **Labyrinthstellreflex** bezeichnet man eine reflektorische Kontraktion von Hals- und Skelettmuskulatur, welche bei Abweichung der Körperstellung von der „natürlichen" aufrechten Stellung einsetzt, um den *Kopf wieder in* seine *aufrechte Stellung* zurückzubringen. Da dies kontinuierlich erfolgt, spricht man auch von *„tonischen"* Labyrinthstellreflexen (im Gegensatz z.B. zum phasischen Nystagmus, vgl. S. 494). Hält man z.B. einen Vogel (die Experimente wurden hauptsächlich an Tauben durchgeführt) am Rumpf in verschiedenste Richtungen, bringt er bei intakten Labyrinthen reflektorisch seinen Kopf stets wieder in die Horizontale. Mit Hilfe ihrer Labyrinthreflexe fällt auch eine Katze stets wieder auf die Beine, selbst wenn sie in Rückenlage aus dem Fenster geworfen werden sollte. Wir selbst können ebenfalls auf schwankendem Untergrund *mit Hilfe intakter Labyrinthstellreflexe* unser *Gleichgewicht koordinieren*, ohne im einzelnen darüber nachdenken zu müssen, welche Extensoren stärker angespannt werden müssen. Unsere Kenntnis über (tonische) Labyrinthstellreflexe beruht im wesentlichen auf Experimenten an großhirnlosen Tieren, welchen z.T. das Labyrinth ein- oder doppelseitig entfernt wurde, so dass der Ausfall dieser Stellreflexe geprüft werden konnte. Hierbei konnte nachgewiesen werden, dass die *Afferenzen für die Labyrinthstellreflexe* im wesentlichen aus dem Otolithenapparat bzw. den *Maculaorganen* kommen.

Halsstellreflexe

Die Labyrinthstellreflexe sind eng gekoppelt mit den sog. **(tonischen) Halsstellreflexen**. Die *afferenten Signale* kommen hier überwiegend *aus Dehnungsrezeptoren der Halsmuskulatur*.

Hebung des Kopfes führt dabei zu einer *Streckung der vorderen* und verminderten Streckung (deshalb Beugung) der hinteren *Extremitäten*. Man beobachte ein scheuendes, steil vorne hochgehendes Pferd, welches dabei hinten einknickt. Senkung des Kopfes führt umgekehrt zu einem erniedrigten Extensorentonus vorn mit erhöhtem hinteren Extensorentonus. (Keilt ein Pferd mit beiden hinteren Extremitäten aus, geht es vorn in die Knie.)

Derartige Reflexe sind beim Menschen nur *im Säuglingsalter* ohne Schwierigkeiten nachzuweisen. Unterstützt eine Mutter ihr auf dem Bauch liegendes Baby nur unter der Brust, so richtet es den Kopf auf und streckt gleichzeitig die Arme. Hierbei werden jedoch die Beine weniger gestreckt.

Als „**Liftreaktion**" hat man eine Zunahme des Extensorentonus beim Fall bzw. beim Fahrstuhlfahren (nach unten) bezeichnet, welche durch eine dabei auftretende Abnahme des „Abtriebes" der Otolithen ausgelöst wird. Es handelt sich dabei ebenfalls um einen Labyrinthreflex, welcher wie die Halsstellreflexe auch noch beim Mittelhirntier auszulösen ist, bei welchem allerdings zielgerichtete Bewegungen wegen Unterbrechungen der Pyramidenbahnen (vgl. S. 396) nicht mehr möglich sind.

> Eine Durchtrennung der Vestibularnerven kann eine Enthirnungsstarre aufheben.
> Akuter Labyrinthausfall ist mit einer Fallneigung zur kranken Seite gekoppelt.
> Labyrinthstellreflexe veranlassen durch Otolithenreizung eine muskuläre Aufrichtung des Kopfes.
> Tonische Halsstellreflexe koppeln beim Säugling eine Hebung des Kopfes mit einer Armstreckung.

19.3 Vestibuläre Blickregelung

Die reflektorische *Verschaltung des Bogengangssystemes mit den Augenmuskelkernen* hat ihren biologischen Sinn (im „Kampf ums Dasein") offenbar darin, trotz Lageänderungen des Kopfes im Raum die jeweilige Blickrichtung (auf Angreifer oder Gejagten) fixiert halten zu können. *Cupulaablenkungen* induzieren hierbei ganz charakteristische rhythmische Aktivierungen der einzelnen Augenmuskelpaare, wobei eine *langsame Ablenkung (= Deviation) der Augenstellung* von einer ruckartigen schnellen Blickrichtungsänderung in die Gegenrichtung gefolgt ist. Diese Form der Augenbewegung wird als **Nystagmus** bezeichnet, wobei die schnelle Komponente die Richtung des Nystagmus bestimmt. Beim Nystagmus handelt es sich um *konjugierte Augenbewegungen*, d.h. die Blickbewegungen erfolgen bei beiden Augen in die gleiche Richtung. Die langsame *Komponente* oder die Deviation stellt die eigentliche *vestibuläre Reaktion* dar, während die *schnelle sakkadische Rückstellungsbewegung* – oft auch als eigentlicher Nystagmus bezeichnet – als *zentraler Korrekturmechanismus* aufgefasst wird.

Am Menschen wird sowohl die *rotatorische* wie die *kalorische* **Cupulareizung** (s. unten) für die *klinische Prüfung* benutzt. Hierbei sind Differenzen nach **Drehungen** in unterschiedlichen Richtungen sowie Rechts-Links-Differenzen bei kalorischer Reizung von besonderer diagnostischer Bedeutung. Sie werden u.a. für die nicht leichte Entscheidung benötigt, ob ein zentraler oder peripherer Vestibularisschaden vorliegt.

Für spezielle Untersuchungen kann auch eine *galvanische Reizung* mit schwachem Gleichstrom durchgeführt werden. Die differente Elektrode liegt jeweils am Ohr, während die indifferente Elektrode am Oberarm befestigt wird. Ist die differente Elektrode Kathode, so kann ein Nystagmus zur Reizseite ausgelöst werden.

Nystagmusprüfungen werden sowohl mit Hilfe der **Frenzelschen** Brille durchgeführt, als auch durch Anwendung der Elektrookulo- bzw. Nystagmographie (vgl. S. 467 f.). Das Prinzip der **Frenzelschen Brille** besteht darin, das Patientenauge mit Hilfe starker Plusgläser (+20 dpt) wie durch eine Lupe betrachten zu können und gleichzeitig den Patienten künstlich so kurzsichtig zu machen, dass er selbst nicht mehr fixieren kann. Über die Innenbeleuchtung der Brille können vom Untersucher die unwillkürlichen Augenbewegungen beobachtet und mit Hilfe einer Stoppuhr der Nystagmus gezählt werden (z.B. Gesamtdauer und Anzahl der Schläge pro 5 s).

Exakter lassen sich die Augenbewegungen mit Hilfe der **Elektrookulo-** bzw. **Nystagmographie** (vgl. Abb. 19.4) quantifizieren. Welche physiologischen Ergebnisse man sowohl bei rotatorischer wie kalorischer Reizung erwarten kann, sollen die Abb. 19.3 und 19.5 veranschaulichen.

Die **rotatorische Reizung** am Menschen wird in der Regel mit Hilfe eines Drehstuhles durchgeführt, wobei die Funktion der *horizontalen Bogengänge* geprüft werden kann. Damit sich die horizontalen Bogengänge auch wirklich horizontal, d.h. parallel zur Drehebene befinden, muss der Patient seinen Kopf um 30° *nach vorn* neigen. Beim *Andrehen* – z.B. nach rechts – wird die linke Cupula utriculofugal, die rechte utriculopetal abgelenkt, was nach den beschriebenen Tierexperimenten rechts zur Depolarisation, links zur Hyperpolarisation führen wird. Die Kombination dieser Cupulaablenkungen führt *zu langsamen Bewegungen beider Augen entgegen der Drehrichtung* (hier nach

19.3 Vestibuläre Blickregelung

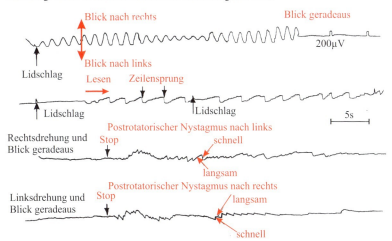

Abb. 19.4: Originalregistrierungen von Elektrookulogrammen. Oben: Folgebewegungen beim Betrachten eines schwingenden Pendels. Mitte: Blickbewegungen beim Lesen eines Lehrbuchtextes. Unten: postrotatorischer Nystagmus im Anschluss an Rechts- und Linksdrehung (aus dem Physiologischen Praktikum der Universität Heidelberg).

links) und *schnellen Sakkaden in Drehrichtung* (einem Nystagmus nach rechts). Praktisch bedeutet dies, dass die Augen einem fixierten Gegenstand weiter folgen (langsame Deviation), obwohl der Kopf (oder der ganze Körper) zur Seite gedreht wird. Der Nystagmus (oder die schnelle Komponente) kann dabei als schnelle unauffällige Korrektur aufgefasst werden.

Da die Phänomene beim Andrehen schwer zu beobachten sind, werden *klinisch meistens* nur die kompensatorischen Augenbewegungen beim *Stop nach* kontinuierlicher *Drehreizung geprüft*. Beim Stopp z.B. nach Rechtsdrehung (Abb. 19.3 unten) wird die rechte Cupula durch die Trägheitsströmung der Endolymphe utriculofugal abgelenkt (links utriculopetal), wodurch langsame Augenbewegungen in der vorangegangenen Drehrichtung ausgelöst werden und ein *Nystagmus in entgegengesetzter Drehrichtung* auftritt (vgl. Abb. 19.4).

Für die **kalorische Reizung** wird der horizontale, am weitesten außen liegende Bogengang senkrecht gestellt (vgl. Abb. 19.5). Beim liegenden Patienten muss der Kopf um 30° gegenüber der Horizontalen angehoben werden. Der sitzende Patient muss seinen Kopf entsprechend um 60° nach hinten neigen. Bei einer *Warmreizung* (es werden je nach bevorzugter Methode Gehörgangsspülungen mit Wassertemperaturen von 44 bzw. 47 °C durchgeführt) kommt es vermutlich zu einer thermischen Endolymphströmung der lokal erwärmten und deshalb spezifisch leichteren Endolymphe nach oben, wodurch die Cupula des horizontalen Bogenganges utriculopetal abgelenkt wird (vgl. Abb. 19.5). Gleichzeitig werden eine langsame Augenbewegung zur Gegenseite und ein Nystagmus zur gereizten Seite ausgelöst. Bei der *Kaltreizung* (mit Wassertemperaturen von 17 bzw. 30 °C) kommt es zu einer utriculofugalen Cupulaablenkung mit langsamen Augenbewegungen zur gereizten Seite und Nystagmus zur Gegenseite.

Auch hier folgern wir aus Tierexperimenten, dass Warmreizung eine Depolarisation, Kaltreizung eine Hyperpolarisation der Rezeptorzellen auslöst.

Im Gegensatz zu den Befunden am Hecht (vgl. S. 489) sehen wir bei Kaltreizung am Menschen sogar eine Umkehr der Nystagmusrichtung, was vermutlich auf eine noch kompliziertere zentrale Verschaltung und Verrechnung einseitiger Labyrinthreize beim Menschen schließen lässt.

19 Vestibuläres System (Gleichgewichtssinn)

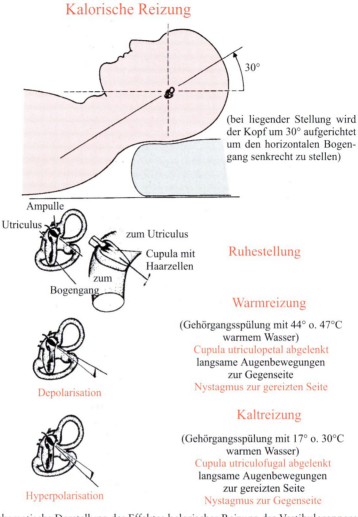

Abb. 19.5: Schematische Darstellung des Effektes kalorischer Reizung des Vestibularapparates und zugehörige Blickmotorik (gezeichnet durch H. Snoei).

Überraschenderweise kann bei Astronauten (trotz Schwerelosigkeit während des Raumfluges) ein kalorischer Nystagmus ausgelöst werden. Man muss deshalb annehmen, dass allein thermische Volumenschwankungen der Endolymphe für Cupulaauslenkungen ausreichen.

Auf den *optokinetischen Nystagmus* – ausgeübt durch das Fixieren bewegter Gegenstände (= Eisenbahnnystagmus) – wurde im Kapitel Optik (vgl. S. 466) hingewiesen.

> Bei rotatorischer Cupula-Reizung erfolgt die langsame Augendeviation entgegen der Drehrichtung und der Nystagmus (oder die schnelle Sakkade) in Drehrichtung.
> Stopp nach rotatorischer Cupula-Reizung löst eine Deviation in Drehrichtung und einen Nystagmus entgegengesetzt der Drehrichtung aus.
> Bei kalorischer Reizung führt Warmreizung zu einem Nystagmus zur gereizten Seite, Kaltreizung zur Gegenseite.

19.4 Kinetosen

Auf die Folgen ein- und doppelseitigen Labyrinthausfalles wurde bereits hingewiesen (vgl. S. 489), so dass wir uns hier auf die Darstellung der sog. Kinetosen beschränken können. Als **Kinetosen**[9] = **Bewegungs- oder Reisekrankheiten** bezeichnet man Erkrankungen, welche auf spezieller Reizung des Vestibularapparates beruhen: Am bekanntesten ist die *Seekrankheit* (Nausea marina), man kennt aber auch die Autofahr-, Eisenbahn-, Luft- sowie Karussellkrankheit. *Schwindel, Erbrechen*, aber auch Blässe, Durchfälle oder Verstopfung, Schweißausbruch, Apathie oder Nervosität, Blutdrucksenkungen etc. weisen auf die *Verbindung der Vestibulariskerne mit dem Vegetativum* hin. Im Vordergrund stehen hier vestibuläre Afferenzen zum sog. *„Brechzentrum"* in der *Formatio reticularis*, welches aber afferente Signale auch vom Schlund, Magen, von der Nase und höheren Zentren erhält. Stimulation des Brechzentrums führt über Efferenzen des Vagus, des Glossopharyngeus, des N. phrenicus und der Bauchdeckennerven zu Zwerchfell- und Bauchdeckenkontraktionen mit Entleerung des Magens über den erschlaffenden Ösophagus. Nicht nur ein schwankendes Schiff kann diesen komplizierten *Brechreflex* durch ungewohnte Cupulareizung auslösen, auch viele andere Reize können es uns „brechübel" werden lassen. Z.B. kann neben speziellen Geschmacks- und Geruchsreizen ein entsprechender Anblick, ja allein eine genügend intensive makabre Vorstellung zum Erbrechen führen.

Die Theorie der Entstehung der Seekrankheit ist keineswegs einheitlich gelöst. Die sog. *„Konflikttheorie"* besagt, dass die Ursache der Seekrankheit in der ungewohnten optischen Fehlinformation gegenüber der tatsächlichen Cupulainformation liege. Der Konflikt zwischen beiden Sinnessystemen führe zu einem Informationschaos, welches die vegetative Fehlsteuerung zur Folge habe. Vermutlich sind ungewohnte Labyrinth- und Halsstellreflexe (s.o.) für die Auslösung der Seekrankheit von besonderer Bedeutung. Bereits das Anlehnen des Kopfes an eine schwankende Bordwand kann helfen. Deutliche Besserung erzielt man in liegender Position in seiner Koje.

Weltraumfahrer leiden häufig (vor allem in den ersten Tagen ihres Fluges) an Schwindel und Erbrechen, was bei ihnen auf veränderte Otolithensignale bei *Schwerelosigkeit* bezogen wird.

---

9 kineo gr. = ich bewege.

> Kinetosen oder Reisekrankheiten beruhen primär auf einer Reizung des Vestibularapparates, wodurch sekundär vegetative Fehlsteuerungen ausgelöst werden.

20 Geschmack und Geruch

20.1 Allgemein

Geschmack und Geruch sind die wichtigsten Vertreter der chemischen Sinne beim Menschen. Zur Chemosensibilität gehört aber auch der sog. allgemeine chemische Sinn, der über freie Nervenendigungen in den Schleimhäuten vermittelt wird und zur Geschmacks- bzw. Geruchsempfindung beitragen kann. Beispielsweise wird der stechende Geruch von Ammoniak oder der scharfe Geschmack von Pepperoni durch die Erregung freier Nervenendigungen des N. trigeminus in der Nasen- bzw. Mundschleimhaut hervorgerufen. Die freien Nervenendigungen im Nasen- und Mund-/Rachenraum übernehmen also neben der Nociception, die wir aus anderen Organsystemen kennen, auch olfaktorische bzw. gustatorische Aufgaben.

Von den chemischen Sinnen ist der Geruch der empfindlichste. Beim erwachsenen Menschen enthält das Riechepithel in der Nasenschleimhaut 10–40 Millionen Riechzellen, beim Deutschen Schäferhund dagegen ca. 2 Milliarden Riechzellen. Dies zeigt, welche Wertigkeit die einzelnen „Fernsinne", also Sehen, Hören und Riechen bei verschiedenen Spezies für die Ortung einer entfernten Reizquelle besitzen. Die extreme Empfindlichkeit der Geruchssinneszellen beruht auf einer intrazellulären Signalkaskade, die zu einer massiven Verstärkung des eingehenden olfaktorischen Signals führt (s. 20.3). So kann im Prinzip ein einzelnes Geruchsmolekül, das an einen Rezeptor der olfaktorischen Sinneszelle bindet, eine messbare elektrische Erregung dieser Zelle hervorrufen, und wenige Geruchsmoleküle reichen vermutlich aus, um einen bewussten Sinneseindruck hervorzurufen (s.u.). Eine zufriedenstellende Klassifikation der Geruchsstoffe ist bislang nicht gelungen. Schätzungen hinsichtlich der Zahl unterscheidbarer Gerüche schwanken zwischen 2000 und 100 000. Rein rechnerisch könnte die Zahl noch sehr viel höher sein, da es im menschlichen Genom allein 1000 Gene für olfaktorische Rezeptoren gibt, die damit die größte Genfamilie bei Vertebraten darstellen. Da Geruchsstoffe an mehrere Rezeptoren mit unterschiedlicher Affinität binden können, sind der Kombinatorik also fast keine Grenzen gesetzt.

In krassem Gegensatz zur diskriminatorischen Vielfalt des olfaktorischen Systems kann unser Geschmackssinn nur wenige Qualitäten unterscheiden. Dazu zählen bekanntermaßen süß, sauer, salzig und bitter. Als fünfte Geschmacksqualität gilt „umami", das im Japanischen für delikat oder lecker steht. Umami bezeichnet eine von „süß" qualitativ unterscheidbare, angenehme Geschmacksempfindung, die durch Natrium-Glutamat hervorgerufen wird und z.B. in Hühnerbrühe, Fleischextrakt oder alterndem Käse dominiert. Umstritten ist noch, ob es, wie bereits von dem großen französischen Arzt und Universalgelehrten Jean Fernel[1] im 16. Jahrhundert postuliert, eine eigene Geschmacksqualität „fett" gibt. Die Hauptaufgabe des Geschmackssinns liegt darin, die nützlichen, nährstoffhaltigen Nahrungsbestandteile von denen zu unterscheiden, die potentiell schädlich oder toxisch sind. Die Geschmacksrezeptoren müssen dazu als Detektoren für ein weites Spektrum von chemischen Stoffen fungieren, das von einfachen Ionen wie H^+ oder Na^+ bis zu komplexen organischen Verbindungen reicht. Schließlich müssen die Geschmackssinneszellen (wie die Zellen des Riechepithels) die chemische Information in die Sprache des Nervensystems übersetzen, also in Änderungen des Membranpotentials (Aktionspotential) und/oder der intrazellulären Ca^{2+}-Konzentration (Transmitterausschüttung).

Aus der Tatsache, dass wir nur wenige Geschmacksqualitäten unterscheiden können,

---
1 Jean Fernel (1497–1558), Hofarzt der französischen Könige, Geodät und Astronom. In seinen medizinischen Schriften führte er die Begriffe „Physiologie" und „Pathologie" in die medizinische Terminologie ein.

20.2 Geschmackssinn

folgt zwangsläufig, dass das Aroma einer Speise oder das Bouquet eines Weines nicht nur „erschmeckt", sondern im wesentlichen „errochen" werden. Wie wichtig ein intaktes olfaktorisches System für den kulinarischen Genuss von Nahrung und Getränken ist, wird uns bei einem Schnupfen bewusst. Sind die oberen Atemwege verlegt, schmecken plötzlich alle Gerichte fade. Klinisch gesehen sind Beeinträchtigungen der Geruchswahrnehmung (*Hyp- oder Anosmien*) sehr viel häufiger als Störungen der Geschmackswahrnehmung (*Hypo- oder Ageusien*), obgleich die Patienten typischerweise berichten, dass ihnen nichts mehr richtig schmecken würde.

20.2 Geschmackssinn

Die *Geschmackssinneszellen* sind wie die Scheiben einer Apfelsine in sog. *Geschmacksknospen* zusammengelagert (vgl. Abb. 20.1). Der Gesamtdurchmesser dieser Knospen beträgt etwa 50 µm, sie enthalten jeweils rund 50–100 Sinneszellen. Damit sind die einzelnen Zellen äußerst schlank (die gesamte Knospe hat etwa die Größe eines einzigen Motoneurons im Vorderhorn des Rückenmarks). Es sind *sekundäre Sinneszellen*, sie senden nämlich *kein eigenes Axon* (für die Fortleitung von Aktionspotentialen) aus, sondern die ableitenden Nerven umhüllen sie mit ihren Verzweigungen und

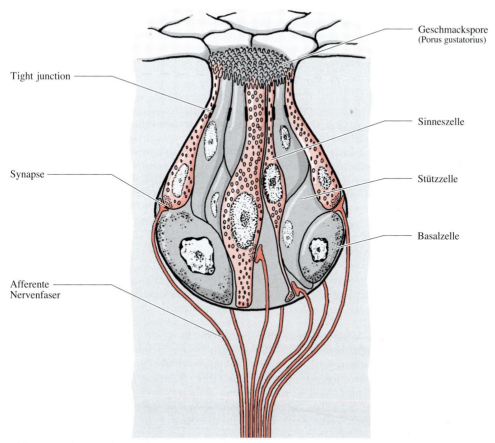

Abb. 20.1: Schematische Zeichnung einer Geschmacksknospe.

bilden Synapsen an ihrer Zelloberfläche, wobei Glutamat wahrscheinlich der wichtigste Transmitter an dieser Synapse ist.

An der einen Spitze der „Apfelsinenscheibchen" tragen die Sinneszellen *Mikrovilli*, in welchen die Geschmacksrezeptorproteine liegen. Alle Mikrovilli ragen in eine von schützendem Epithel freigelassene *Pore*. *Gelöste Geschmacksstoffe* können über diese offene Pore in den Bereich der Mikrovilli *diffundieren*. Im Gegensatz zum übrigen Nervensystem werden die *Geschmackszellen ständig* aus Epithelzellen der Zunge *regeneriert*. Man rechnet mit einer Lebenszeit dieser Sinneszellen von nur etwa 10 Tagen. (Die Regeneration erfolgt hierbei aus Basalzellen, welche neben Stützzellen ebenfalls in den Geschmacksknospen gelegen sind.)

Für die Geschmackswahrnehmung *salzig* sind beim Menschen mindestens zwei ionale Mechanismen verantwortlich, wobei einer spezifisch für Na^+ ist, während der andere wahrscheinlich unspezifisch auf Kationen reagiert. Bei ersterem handelt es sich um den Amilorid-sensitiven epithelialen Na^+-Kanal (ENaC), der in den Mikrovilli der Geschmacksrezeptoren als Salzrezeptor fungiert. Durch den Einstrom von Na^+ wird die Geschmackszelle depolarisiert, es kommt zum Ca^{++}-Einstrom (da spannungsabhängige Ca^{++}-Kanäle aufgehen) und zur nachfolgenden Transmitterausschüttung, wodurch die nachgeschaltete Nervenzelle synaptisch erregt wird. Wie im Epithel des Nephrons ist die Aktivität und Dichte des ENaC unter der Kontrolle des Mineralocorticoids Aldosteron. Bei Salzmangel kann unter dem Einfluss von vermehrt systemisch zirkulierendem Aldosteron die Empfindlichkeit des Salzgeschmacks gesteigert werden, indem mehr ENaCs in den Geschmackszellen induziert werden. Dies ist ein instruktives Beispiel für die Sensitivitätsverstellung einer Geschmackszelle angesichts eines nutritiven Defizits.

Saurer Geschmack wird offensichtlich nicht über einen einheitlichen ionalen Mechanismus vermittelt. Vielmehr sind bei dieser Empfindung zum einen Ionenkanäle beteiligt, die bei Anwesenheit von Protonen (H^+) im Extrazellulärraum einen depolarisierenden, von Protonen getragenen Einwärtsstrom in den Geschmackszellen hervorrufen. Zum anderen wird durch die extrazellulär gelösten Protonen das Schaltverhalten von K^+-selektiven und anderen Ionenkanälen so beeinflusst, dass es letztendlich wieder zu einer Depolarisation mit Ca^{++}-Einstrom und nachfolgender Transmitterfreisetzung kommt. Die Intensität des sauren Geschmacks wird im wesentlichen durch die extrazelluläre Protonenkonzentration bestimmt. In geringer Menge ist er angenehm und bereichernd, in höherer Konzentration jedoch unangenehm und soll z.B. vor unreifen Früchten oder verdorbenem Essen warnen.

Der *Bitter*geschmack hat die niedrigste Wahrnehmungsschwelle und ruft meist eine starke Abneigung gegen das betreffende Lebensmittel hervor. Das ist biologisch sinnvoll, da viele organische Substanzen, die bitter schmecken, wie etwa Strychnin, Chinin oder Nikotin, für den Organismus schädlich sind und toxische Wirkungen entfalten. So liegt etwa die Schwelle für Strychnin bei 10^{-6} mol/l, während sie für Glukose 10^{-1} mol/l beträgt. Die meisten Bitterstoffe binden an eine spezialisierte Familie von transmembranalen Rezeptoren, die unter Vermittlung des G-Proteins α-Gustducin über die Bildung von Inositoltriphosphat intrazelluläre Ca^{++}-Speicher öffnen, was letztlich wieder zur Transmitterfreisetzung aus den Geschmackszellen führt.

Die Geschmacksqualität *süß* wird durch lösliche Kohlenwasserstoff-Verbindungen, insbesondere durch Zucker, aber auch durch andere organische Substanzen hervorgerufen. Bemerkenswerterweise schmecken Zukker in äquimolarer Lösung unterschiedlich stark süß (Saccharose > Fruktose > Maltose > Glukose). Von allen Geschmacksqualitäten löst Süße die stärksten hedonistischen Gefühle aus und fördert damit eine hochkalorische Nahrungsaufnahme. Während die anderen Geschmacksstoffe nur in geringer Konzentration als angenehm empfunden werden (bitter fast überhaupt nicht), wirken süße Testlösungen auch in hoher Konzentration sehr angenehm. Seitens der Lebensmittelindustrie wurden und werden daher erhebliche Anstrengungen zur Entwicklung von Zuckerersatzstoffen (Saccharin, Aspartam) gemacht, die den gleichen Signaltransduktionsweg benutzen (und damit einige Etagen weiter im ZNS das gleiche emotionale Wohlgefühl auslösen), aber zu keiner nen-

nenswerten Kalorienaufnahme führen. Ähnlich wie beim Bittergeschmack erfolgt die Signaltransduktion über transmembranale Rezeptoren, die an α-Gustducin koppeln. Dies aktiviert zwei Second-Messenger-Systeme: Zum einen wird über die Aktivierung der Adenylatcyclase vermehrt cAMP gebildet, zum anderen wird über die Phopholipase C mit Diazylglyzerol als Zwischenschritt die Proteinkinase C aktiviert. In beiden Fällen kommt es zur Hemmung von in Ruhe offenen K^+-Kanälen, wodurch die Geschmackszelle depolarisiert wird und der übliche Mechanismus in Gang kommt, der für die Erregungsweiterleitung sorgt. Wie schon für den Salzgeschmack beschrieben, wird auch die Stärke der Süß-Empfindung hormonell reguliert, und zwar durch **Leptin**. Es handelt sich dabei um ein Peptidhormon, das vor allem von Adipocyten freigesetzt wird und unsere Körpermasse reguliert. In Geschmackszellen bewirkt Leptin durch die Öffnung von K^+-Kanälen eine Hyperpolarisation. Dies konterkariert die Wirkung der Zucker auf die Geschmackszellen und reduziert damit das angenehme Gefühl, das sich bei der Aufnahme süßer Speisen bei den meisten Menschen einstellt. Wir essen also weniger Kalorienreiches. Besteht andererseits ein Kalorienmangel, fällt der Leptin-Spiegel im Blut und die Geschmackszellen reagieren jetzt besonders empfindlich auf süße Lebensmittel. Dadurch erscheinen diese Speisen besonders attraktiv und werden vermehrt aufgenommen.

Da die Geschmackspapillen für mehrere, meist sogar alle Geschmacksqualitäten empfindlich sind, lässt sich eine sichere topographische Zuordnung der Geschmacksqualitäten auf der Zungenoberfläche nicht herstellen. Lediglich der Bittergeschmack ist bevorzugt am Zungenhintergrund lokalisiert. Im Tierexperiment, aber auch am Menschen kann während verschiedener Geschmacksreizungen die Zahl fortgeleiteter Aktionspotentiale an der freiliegenden Chorda tympani (z.B. anlässlich notwendiger Mittelohroperationen) abgeleitet werden. Selbst die Ableitung einzelner afferenter Fasern ergab bei unterschiedlichen Geschmacksreizen jeweils nur ein Mehr oder Weniger von Aktionspotentialen auf bestimmte Reize hin – also unterschiedliche Geschmacksprofile –, aber keineswegs etwa reine „Salz-" oder „Zukkerfasern".

Die **nervale Versorgung** (vgl. Abb. 20.2) der vorderen und seitlichen Zungenabschnitte erfolgt beiderseits über den *Nervus*

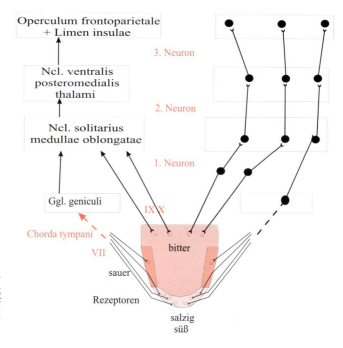

Abb. 20.2: Schematische Zeichnung zur Vorzugsanordnung von Geschmacksrezeptoren auf der menschlichen Zunge und zu ihrer neuronalen Verschaltung.

facialis (VII. Hirnnerv), welcher als *Chorda tympani* durch die Paukenhöhle zieht und sich mit dem N. lingualis aus dem N. mandibularis des Trigeminus (V, 3) verbindet. Die hinteren Zungenabschnitte werden vom N. glossopharyngeus (IX) und der Zungengrund vom Vagus (X) versorgt. (Bei Unterbrechung der Chorda tympani bleiben deshalb die Empfindungen für bitter erhalten.) Die Nervenzellen des *1. Neurons* liegen für die Chorda tympani im Ganglion geniculi, für die übrigen Fasern in den Ganglien des Glossopharyngeus und Vagus. Alle bipolaren Fasern des 1. Neurons (von VII, IX und X) ziehen zum *Nucleus solitarius* der Medulla oblongata. Das in der Medulla oblongata beginnende *2. Neuron* zieht im Tractus bulbothalamicus zum Nucleus ventralis posteromedialis des *Thalamus*. Hier beginnt das *3. Neuron*, welches zur *Inselregion des Großhirns* zieht (Operculum frontoparietale und Limen insulae). Die Inselregion liegt unterhalb des Gyrus postcentralis. Die *primären Geschmacksfelder* liegen damit in unmittelbarer Nachbarschaft zu den übrigen sensiblen Feldern der Mundhöhle.

Werden im Tierexperiment von der Chorda tympani, aus der Medulla oblongata oder dem Thalamus Aktionspotentiale parallel zu Geschmacksreizen unterschiedlicher Konzentration gemessen, so findet man in allen drei Bereichen eine Zunahme der Aktionspotentialfrequenz entsprechend dem Logarithmus der Reizkonzentration, wie es das *Weber-Fechnersche Gesetz* (vgl. S. 412) verlangt. Die logarithmische Umsetzung erfolgt auf Rezeptorebene; sie wird ohne Verlust auf die nächsten Stufen weitergegeben.

Bei anhaltender Einwirkung eines Geschmacksstoffes kommt es zur Abnahme der Geschmacksintensität, was als *Adaptation* bezeichnet wird. Die Adaptation beginnt vermutlich bereits *auf Rezeptorebene*, da parallel zur Empfindungsabnahme auch die Zahl ableitbarer Aktionspotentiale an der Chorda tympani abnimmt. Im Gegensatz zu süß und bitter adaptieren die Geschmacksreize sauer und salzig nicht vollständig. Dass zwischen den Geschmacksqualitäten Wechselwirkungen bestehen, kommt auch im Adaptationsverhalten zum Ausdruck: nach Adaptation des Süßgeschmacks schmeckt Saures viel saurer, nach Adaptation an Kochsalz erhält Wasser einen bitteren und säuerlichen Beigeschmack. Adaptation an Geschmacksreize erfolgt schnell (< 1 min), die Erholungszeit variiert stoffabhängig zwischen Sekunden (Kochsalz) und Stunden (einzelne Bitterstoffe).

Über die Geschmacksrezeptoren werden sowohl die *Speichelsekretion* (vgl. S. 175) wie die *Magensaftsekretion* (vgl. S. 184 f.) reflektorisch gesteuert. Die Efferenzen bei der Speichelsekretion laufen vorwiegend über *parasympathische* Fasern des N. facialis und glossopharyngeus, während die Magensaftsekretion über den Vagus stimuliert wird.

Geschmackszellen sind sekundäre Sinneszellen.
Geschmackszellen werden etwa im 10-Tage-Rhythmus aus Basalzellen regeneriert.
Für Bitterreize sind die Schwellenkonzentrationen am niedrigsten (10^{-6} mol/l).
Die Geschmackszellen besitzen in ihren Mikrovilli spezialisierte Rezeptorproteine, welche entweder direkt oder über G-Proteine das Schaltverhalten von Ionen-Kanälen und die intrazelluläre Ca^{++}-Konzentration regulieren.
Geschmacksprofile sind an der Chorda tympani messbar.
Bei Geschmacksrezeptoren erfolgt die Frequenzkodierung der fortgeleiteten Aktionspotentiale bei logarithmischem Reizzuwachs (entsprechend Weber-Fechnerschem Gesetz) sowie die Adaptation auf Rezeptorebene.

20.3 Geruchssinn

Geruchsstoffe müssen nicht nur *gasförmig* den oberen Nasengang passieren, sondern sie müssen auch *wasserlöslich* sein, sonst können sie den *Schleimfilm* nicht passieren, in welchen die Riechzellen (s.u.) ihre Cilien eingesenkt haben. Wie die Seh- oder Hörschwelle arbeitet auch unsere Geruchsschwelle im Bereich des physikalisch-chemisch gerade noch Möglichen. Zur Erregung einzelner Sinneszellen scheinen im Grenzbereich *nur noch einzelne Moleküle notwendig.* (Geruchlosem Erdgas setzt man 4·10⁻⁵ µg/l *Äthylmercaptan* bei, um beim Ausströmen von Gas den Verbraucher zu warnen.). Psychophysisch kann man eine Wahrnehmungsschwelle („hier riecht es irgendwie") von einer Erkennungsschwelle (Identifikation des Geruchs) unterscheiden, wobei für das Erreichen der letzteren eine etwa 10fach höhere Konzentration des Riechstoffs notwendig ist. Molekülstruktur des Riechstoffs und sein Geruch scheinen in keinem systematischen Zusammenhang zu stehen. Beispielsweise können Stereoisomere eines Moleküls ganz unterschiedlich riechen (z.B. D-Carvon nach Kümmel, L-Carvon nach Minze). Das Aroma von Speisen und Getränken setzt sich aus vielen Einzelkomponenten zusammen. Das Bouquet eines Weins etwa ergibt sich aus der Mischung von 100–200 verschiedenen Riechstoffen. Bei der Betrachtung des Geschmacks hatten wir gesehen, dass sich die gustatorische Bewertung eines Stoffs in Abhängigkeit von der dargebotenen Konzentration dramatisch ändern kann. Dies gilt auch für manche Duftstoffe. So entfalten Thiole bei niedriger Konzentration einen angenehmen zitrusähnlichen Geruch, während hohe Konzentrationen äußerst eklig riechen. Im Gegensatz dazu verbreitet Amylazetat über einen Konzentrationsbereich von 0,1 µM bis 10 mM einen fruchtig-frischen Geruch. Es ist spekuliert worden, dass es neben Geruchszellen mit hochempfindlichen, selektiven Rezeptoren auch solche mit breit ansprechenden, aber niederaffinen Rezeptoren gibt. Letztere würden dann nicht der Identifikation eines Riechstoffs dienen, sondern seine Intensität kodieren. Ebenso wie beim Geschmack kommt es bei kontinuierlicher Einwirkung eines Geruchsstoffs zur Adaptation.

Die **bipolaren Sinneszellen** des Riechepithels (ca. 6–10 Millionen) ähneln Stäbchen, welche an ihrem einen Pol erweitert sind. Dieser *„Sinneskolben"* trägt die *Cilien* oder Riechhärchen. Der andere Pol der Sinneszelle läuft als Axon aus. Damit ist die Riechsinneszelle eine *primäre Sinneszelle* (vgl. S. 348). Das Riechepithel enthält neben den Sinneszellen (Neuronen) auch Bowmansche Schleimdrüsen, schleimproduzierende Stützzellen und Basalzellen. Letztere stellen die Stammzellen dar, aus denen sich die Neuronen des Riechepithels beständig erneuern (Lebensdauer ca. 60 Tage). Dies ist äußerst bemerkenswert, da es sich hierbei um (fast) die einzigen Neurone des Nervensystems handelt, die zu lebenslanger mitotischer Teilung befähigt sind. Die Axone der Sinneszellen stellen unsere *dünnsten Nervenfasern* dar (Durchmesser 0,1 bis 0,2 µm, Leitungsgeschwindigkeit ca. 0,2 m/s), sie werden zu Hunderten durch eine *gemeinsame Schwannsche Scheide* gebündelt. Diese Axonbündel ziehen als *Fila olfactoria* durch die *Lamina cribrosa* des Siebbeins zum *Bulbus olfactorius*, wo sie in den sog. Glomeruli olfactorii die Dendriten der Mitralzellen (2. Neuron) synaptisch kontaktieren.

Hierbei handelt es sich nicht nur um einen direkten Leitungsweg vom Rezeptor zum Gehirn, sondern auch um einen gefährlichen Infektionsweg.

Jede olfaktorische Sinneszelle scheint nur einen der ca. 1000 unterschiedlichen Geruchsrezeptoren zu exprimieren. Dabei gilt allerdings zu berücksichtigen, dass einzelne Rezeptoren im allgemeinen durch mehrere Riechstoffe aktiviert werden können (und *vice versa* ein einzelner Riechstoff zumeist an mehrere Rezeptoren binden kann). Um doch etwas Ordnung in diese scheinbar unendlichen Kombinationsmöglichkeiten zu bringen, konvergieren alle Axone derjenigen olfaktorischen Sinneszellen, die mit dem gleichen Rezeptor bestückt sind, auf das gleiche Ziel im Bulbus olfactorius. Im Extremfall können mehrere Tausend Axone auf die Mitralzellen eines oder sehr weniger Glomeruli projizieren.

Die Vorstellungen zur **Signaltransduktion** in den olfaktorischen Sinneszellen sind fol-

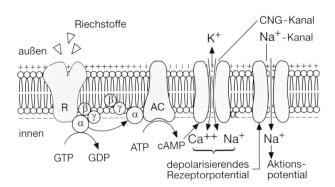

Abb. 20.3: Chemoelektrische Signaltransduktion in einer olfaktorischen Sinneszelle.

gende (vgl. Abb. 20.3): Nach der Rezeptorbindung eines Riechmoleküls kommt es zur Aktivierung eines speziellen G-Proteins (G_{olf}), das wiederum eine membranständige Adenylatcyclase aktiviert, wodurch der intrazelluläre cAMP-Spiegel ansteigt. Durch cAMP wird direkt ein relativ unspezifischer Kationenkanal geöffnet. Aufgrund ihrer Steuerung durch cyclische Nukleotide heißen diese Kanäle CNG-Kanäle (cyclic nucleotide-gated, wir sind vergleichbaren Kanälen bereits bei den Photorezeptoren der Retina begegnet, vgl. S. 449 f.). Durch die Öffnung der Kanäle kommt es zu einem Nettoeinstrom positiver Ladungen, also zu einer Depolarisation. Die Sinneszellen haben ein Ruhemembranpotential von etwa −65 mV. Werden sie auf −45 mV depolarisiert, d.h. überschwellig erregt, feuern sie Aktionspotentiale, die dann entlang des Axons zu den Glomeruli fortgeleitet werden. In der Signalkaskade, die von der Bindung des Riechstoffs bis zur Auslösung eines Aktionspotentials führt, sind bemerkenswerte Amplifikationsschritte eingebaut, die die Detektionsempfindlichkeit massiv erhöhen. So aktiviert ein einzelner Rezeptor nach Bindung des Riechmoleküls Dutzende von G-Proteinen, wobei jedes einzelne G-Protein wiederum ca. 1000 cAMP-Moleküle in der Sekunde produziert. Für die Öffnung eines CNG-Kanals sind aber nur 3 cAMP-Moleküle notwendig und wenige simultane Kanalöffnungen reichen für die überschwellige Erregung der Zelle aus.

Die Ableitung von *Summenaktionspotentialen* von Riechzellen erfolgt mittels des **Elektroolfactogramms**. Die differente Ableitelektrode liegt hierbei auf dem Riechepithel (die indifferente Elektrode an irgendei- ner anderen Stelle des Körpers), anschließend wird die Potentialänderung während der Applikation eines Duftstoffes verfolgt. Hierbei zeigt sich, dass man im Elektroolfactogramm *für die Dauer eines Duftreizes konzentrationsabhängig Depolarisationen* um einige Millivolt erhalten kann. Die Amplitude des Elektroolfactogramms folgt dabei in weiten Bereichen (2–4 Zehnerpotenzen) logarithmisch der Reizkonzentration und damit dem *Weber-Fechnerschen Gesetz* (vgl. S. 412).

Die Axone der Sinneszellen (1. *Neuron*) ziehen zu den Glomerula im rechten und linken Bulbus olfactorius (vgl. Abb. 20.4). Die Bulbi olfactorii sind histologisch (in Strata) geschichtet, wobei die Glomerula außen (im Stratum glomerulosum) die *Synapsenregion* zwischen den Axonen der Riechsinneszellen und den Dendriten der *Mitralzellen* bilden. Die (jeweils ca. 60 000) Mitralzellen in der mittleren Zellschicht (Stratum mitrale) stellen das 2. *Neuron* dar. Hier erfolgt bereits eine massive *Konvergenz der Information* (= primäres *Riechzentrum*). Beim Kaninchen treffen 70 Millionen Riechzellen mit ihren Axonen auf 1900 Glomerula, mit welchen wiederum nur 45 000 Mitralzellen kontaktieren. Die Mitralzellen projizieren auf verschiedene Hirnareale, die sich als olfaktorischer Cortex zusammenfassen lassen. Dazu zählen piriformer Cortex, Tuberculum olfactorium, corticomediale Kerngebiete der Amygdala und entorhinaler Cortex. Zusätzlich gehen vom Tractus olfactorius Kollateralen zum Nucleus olfactorius anterior ab, dessen Neurone zum kontralateralen Bulbus olfactorius projizieren. Vom olfaktorischen Cortex ziehen Afferenzen zum mediodorsalen Thalamus und von dort zum orbitofron-

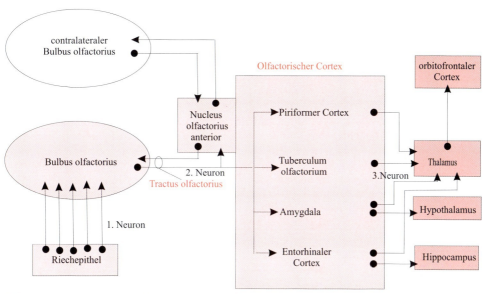

Abb. 20.4: Neuronale Verschaltung der Geruchswahrnehmung.

talen Cortex. Die Verbindungen vom olfaktorischen Cortex zum Hypothalamus deuten auf die *starke Verbindung zwischen Geruchsreizen und Vegetativum* hin, die Verschaltungen zum limbischen System auf den Zusammenhang zwischen Geruchsreizen und *Affektlage*. Aus der Verschaltung der olfaktorischen Bahnen im ZNS wird deutlich, dass es sich beim Geruch um einen phylogenetisch sehr alten Sinn handelt. Im Gegensatz zu den anderen Sinnessystemen ziehen die zentralen Bahnen nämlich zuerst durch die phylogenetisch älteren Regionen des Vorderhirns, bevor ein Teil über den Thalamus den Neokortex erreicht. Dies ist sicher ein Grund dafür, dass Gerüche bisweilen lang zurückliegende, stark emotional gefärbte Erinnerungen und Szenen aus unserem Gedächtnis hervorholen können.

Neben dem primären olfaktorischen System gibt es bei Säugern ein akzessorisches olfaktorisches System, das sog. **vomeronasale Organ (VNO)**, das ebenfalls im Nasenepithel liegt und Verbindungen insbesondere zu den neuroendokrinen Hirnzentren besitzt. Das VNO dient der Kommunikation über Pheromone, also über (Sexual-) Duftstoffe, die v.a. von den Schweißdrüsen ausgesandt werden und möglicherweise unser Partner- und Sexualverhalten unbewusst beeinflussen. Beim Menschen ist das VNO nach der Geburt allerdings nur rudimentär ausgeprägt. Es ist derzeit noch unklar, ob und inwieweit das VNO beim Menschen eine funktionelle Bedeutung hat.

Anosmien können rhinologische, traumatische, mechanische (frontobasaler Hirntumor) oder virale Ursachen (sog. Grippeanosmie) haben, sie können aber auch als Nebenwirkung bestimmter Medikamente auftreten (z.B. bei einigen Antibiotika, Zytostatika und Antiepileptika). Physiologischerweise kommen angeborene partielle Anosmien vor. So können bis zu 40 % der Bevölkerung das Androstenon des Urins nicht wahrnehmen, und 33 % sind unempfindlich gegen Kampfer. Ursache ist offenbar das Fehlen der jeweiligen Rezeptorproteine. Misswahrnehmungen eines Geruchs *(Parosmien)* bzw. Geruchstäuschungen *(Phantosmien)* können während der Schwangerschaft, während der Aura eines epileptischen Anfalls oder auch nach starker Rhinitis auftreten.

Eine interessante klinische Implikation von Geruchstests ist ihre Bedeutung bei der Diagnose und Prognose von neurodegenerativen Erkrankungen des ZNS wie M. Alzheimer oder M. Parkinson. Offensichtlich ist bei diesen Erkrankungen auch die Regenerationsfähigkeit des Riechepithels beeinträchtigt, so dass Hyp- oder Anosmien frühe Anzeichen der betreffenden Krankheiten sein können.

Die Sinneszellen des Riechepithels sind primäre Sinneszellen. Die Rezeptoren sitzen auf den Cilien.

Im menschlichen Genom gibt es etwa 1000 Gene für olfaktorische Rezeptoren. Da die Rezeptoren zumeist auf mehrere Geruchsstoffe reagieren, erlaubt dies eine immense Zahl olfaktorischer Qualitäten.

Die Umsetzung einer chemischen Information in ein elektrisches Signal in der Riechzelle umfasst folgende Schritte: Rezeptorbindung und Assoziation mit G_{olf}-Protein → Aktivierung der Adenylatcyclase → Erhöhung des intrazellulären cAMP-Spiegel → Öffnung von Kationenkanälen (CNG-Kanäle) → überschwellige Erregung → Entstehung und Fortleitung von Aktionspotentialen in den Bulbus olfactorius.

Die hohe Empfindlichkeit der Riechzellen beruht auf einer massiven Amplifikation während der einzelnen Schritte der Signaltransduktion.

Die ausgeprägten Projektionen der Riechbahn zu Teilen des limbischen Systems, insbes. zu Amygdala, Hypothalamus und Hippocampus, erklären die oft stark emotional geprägten und erinnerungsschweren, von vegetativen Begleitsymptomen geprägten Empfindungen, die ein Geruch hervorrufen kann.

21 Gehirn, integrative Leistungen des Zentralnervensystems

21.1 Funktionelle Organisation des Cortex cerebri (Neocortex)

Im Rahmen der Darstellung der supraspinalen Kontrolle der Motorik haben wir bereits eine erste Übersicht über die Struktur und Funktion der Großhirnrinde gegeben, auf die hier verwiesen wird (vgl. S. 395 f). Versuchen wir nun, uns erneut mit der **Funktionsweise des Großhirns** vertraut zu machen. Abb. 21.1 gibt einen Hinweis, welche Schlüsselstellung der *Thalamus* für die Hirnrinde einnimmt. Müsste man heute eine neue Einteilung erstellen, so würde man vermutlich die *Hirnrinde nach ihrer Verbindung zum Thalamus* unterteilen, während Brodmann (vgl. S. 397) seinerzeit nichts anderes übrigblieb, als unterscheidbare histologische Kriterien zur Numerierung heranzuziehen. Dass sich hierbei Befunde von Rhesusaffen auf das menschliche Gehirn übertragen ließen, erleichterte zwar Brodmann die Arbeit, half aber zur funktionellen Gliederung der Hirnrinde kaum weiter. Die Abb. 21.1a zeigt dagegen eine funktionelle Gliederung der Hirnrinde nach der corticalen Projektion thalamischer Kerngebiete. Die somatotopischen Gliederungen des Thalamus sind in Abb. 21.b zu erkennen. Zur Gliederung des Thalamus nach räumlicher Anordnung, anatomischer Bezeichnung und funktioneller Zuordnung vgl. auch Tab. 14.6 (S. 409).

Die wichtigsten **„primären"** Rindenfelder sind in Abb. 21.2 dargestellt. Am weitesten ist die *Aufklärung der Beziehung zwischen Rindenstruktur und Funktion* bisher im Bereich der primären Sehrinde (Brodmann-Feld 17) vorangetrieben. Tumoren im Occipitallappen gehen klinisch mit Sehstörungen, bei beiderseitigem Befall sogar häufig mit völliger Blindheit (Amaurose) einher. Diese *„Rindenblindheit"* fällt dadurch auf, dass der optische Apparat intakt und die *Pupillenreflexe erhalten* sind. Zusätzlich zu diesen lange bekannten Phänomenen hat man in neuerer Zeit tierexperimentell (vorwiegend an Katzen) eine *Zuordnung von Lichtreizen auf die* Netzhaut zu *rezeptiven Feldern von Zellsäulen der primären Sehrinde* (Feld 17 nach Brodmann) vornehmen können.

Die Nervenzellen der äußeren Rinde sind senkrecht zu ihren Zellschichten in *Gewebesäulen* (oder *Blöcken*) (Höhe: etwa 2 mm) mit einer Grundfläche von etwa 1 mm² zusammengeschlossen und bilden damit sogenannte kleinste *funktionelle Einheiten*. Dieser Zusammenschluss ist jedoch nicht willkürlich, sondern richtet sich nach den jeweils zugehörigen rezeptiven Feldern, wobei die *Orientierungsspezifität für Lichtreize* (z.B. in bestimmten Winkeln durch das Gesichtsfeld wandernde Lichtmarken) auf exakt *abgestimmte Aufgaben nebeneinandergelegener Zellsäulen* schließen lässt.

Die Aktivität der in Säulen übereinander liegender Nervenzellen lässt sich nicht nur *elektrophysiologisch* (z.B. mit Hilfe intrazellulärer Ableitungen) registrieren; inzwischen existieren auch *histochemische* Methoden, mit denen man die Aktivität nebeneinander liegender Zellsäulen morphologisch erfassen kann[1].

Die primäre Sehrinde ist mit **Assoziationsbahnen** an weite Bereiche der übrigen Hirnrinde, insbesondere aber mit ausgedehnten Gebieten des Occipitallappens verschaltet, der als visueller *Assoziations- bzw. Interpretationscortex* bezeichnet wird. Man würde es sich aber viel zu einfach machen, wenn man das Verständnis des Gesehenen in diesem Gebiet lokalisieren würde. Zumindest muss man davon ausgehen, dass alle eintreffenden Informationen auch dort nicht stagnieren, sondern über efferente *„Reflexschleifen"* selbst wieder die eingehenden Informationen beeinflussen können.

---

[1] Am bekanntesten ist die Technik nach Louis *Sokoloff*, bei der C_{14}-markierte *2-Desoxyglukose* verwendet wird. Je aktiver eine Zelle ist, desto mehr Desoxyglukose wird von ihr aufgenommen, jedoch nur unvollständig abgebaut, so dass an histologischen Schnitten autoradiographisch der markierte Kohlenstoff nachgewiesen werden kann.

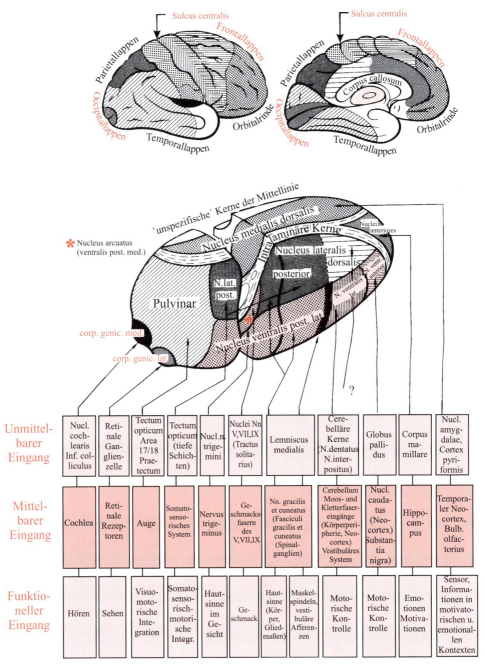

Abb. 21.1a: Die corticalen Projektionsfelder (oben) der verschiedenen thalamischen Projektionskerne (Mitte) mit ihren zugehörigen Eingängen (unten). (Nach: O.D. Creutzfeld, Cortex Cerebri. Springer, 1983).

Wie wir bereits dargestellt haben, begann die wissenschaftliche Lokalisation von Hirnfunktionen mit der Analyse von *Sprachstörungen* (vgl. Kapitel 14, S. 398 f., und Kapitel 18, S. 487).

Wir haben früher ausgeführt, dass bereits die anatomischen Voraussetzungen zum Sprechen auf stimmlicher Ebene dem Menschen vorbehalten sind. Doch auch auf cerebraler Ebene nimmt die

21.1 Funktionelle Organisation des Cortex cerebri (Neocortex)

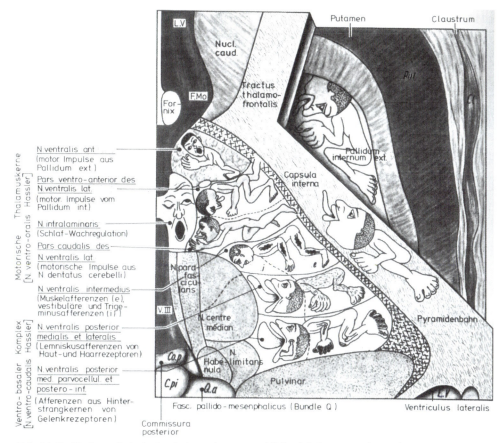

Abb. 21.1b: Horizontalschnitt durch den rechten menschlichen Thalamus (nach Hassler, aus: O.D. Creutzfeld: Cortex cerebri, Springer, 1983) mit schematischer Zeichnung der somatotopischen Gliederungen.

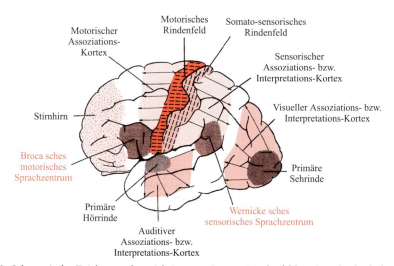

Abb. 21.2: Schematische Zeichnung der wichtigsten primären Rindenfelder (Ansicht der linken Gehirnhälfte).

Sprache des Menschen eine Sonderstellung ein. Selbst mit antrainierter Zeichensprache sind Affen nicht zu bewegen, Geschichten zu erzählen. Sie signalisieren bestenfalls ihre unmittelbaren Bedürfnisse. Man ist heute jedoch weit davon entfernt, die *cerebrale Sprachverarbeitung* des Menschen zu verstehen, selbst wenn die hochentwickelte Linguistik die Sprache immer exakter in Phoneme (vgl. S. 486) aufgliedern kann. Im wesentlichen muss man hier immer noch, wie Wernicke vor mehr als 100 Jahren (vgl. S. 399), *aus lokalen Defekten* im Bereich der Hirnrinde *auf funktionelle Mechanismen schließen*. Allerdings wurden neuerdings *auch Reizversuche anlässlich* von *Hirnoperationen* an wachen Patienten durchgeführt, die die klinischen Befunde gut ergänzen. Hierbei konnte keine Region gefunden werden, die bei lokaler Reizung etwa zum Sprechen von Silben, Worten oder gar Sätzen geführt hätte. Lediglich Reizungen am Fuß des motorischen und sensiblen Rindenfeldes (am Fuß des Gyrus prae- und postcentralis) führten zu unartikulierten Vokalisationen, während Reizungen in den sogenannten cerebralen Sprachzentren lediglich Störungen des normalen Sprachablaufes produzierten.

Die *für die Sprache wichtigen Hirnrindenfelder* sind für den Rechtshänder jeweils in der **dominanten Hemisphäre** lokalisiert. Unter Dominanz versteht man hier die *bevorzugte Lateralisation* eines Vorganges auf eine Körperhälfte. Für rund 95 % der Bevölkerung gilt eine linksseitige sprachliche Dominanz, d.h., ein *ausgeprägtes Brocasches und Wernickesches Sprachzentrum* findet sich in diesem Fall *nur links*. Zugleich ist nur bei 50 % der Linkshänder die rechte Hirnhälfte sprachdominant.

Es handelt sich hierbei wie bei der Händigkeit um genetische Anlagen, die allerdings durch Erziehung oder Verlust (z.B. eines Armes oder von Hirnstrukturen nach Verletzungen, Tumoren etc.) umorientiert werden können. Trotz linksseitiger schwerer *Hirnverletzung im Kindesalter* kann eine normale Sprachentwicklung erfolgen. Die *Fähigkeit zur Umorientierung der sprachlichen Dominanz* nimmt aber mit zunehmendem Alter rasch ab (die Verhältnisse sind sehr ähnlich wie bei der Schielamblyopie, vgl. S. 467). Nach dem Einsetzen der Pubertät ist diese Fähigkeit erloschen.

Wie die *Handdominanz von Schulkindern* bewertet wird, ist der Tabelle 21.1 zu entnehmen. Unter den sog. Linkshändern ist in der Regel nur ein ganz geringer Teil echt linkshändig, während der größte Teil von ihnen über Beidhändigkeit (Ambidexter) verfügt. (Auch für Augen und Ohren existiert im übrigen eine Dominanz, auf die hier jedoch nicht eingegangen werden kann.)

Bei linksseitigen *Hirnverletzungen im Erwachsenenalter* sind Linkshänder sprachlich bevorzugt. Selbst wenn sich nicht rechts eine eindeutige Dominanz entwickelt haben sollte, besteht bei bilateraler Repräsentation eher die Möglichkeit zur Überwindung einer Aphasie.

Tab. 21.1: Handdominanz bei Schulkindern (nach Creutzfeld, aus: Chomsky, N. Language and mind. Harcourt Brace Jovanovich, New York, 1972).

Bewertung der Händigkeit	7 Jahre [%]	9 Jahre [%]
Stark rechts	52,5	53,2
Mäßig rechts	14,7	29,3
Gemischt	18	8,2
Mäßig links	6,6	7,1
Stark links	8,2	2,2

Es werden folgende **Aphasien** unterschieden:

1. **Motorische Aphasien (Broca-Aphasien)** treten bei Störungen im Bereich der *unteren Frontalhirnwindung* (Brodmann-Feld 44) auf. Obwohl die Motorik des Sprechapparates hier nicht gestört ist, haben die Patienten *Schwierigkeiten, spontan zu sprechen*. Es resultiert *ein „abgehackter Telegrammstil"*, ohne dass das eigentliche Sprachverständnis oder die Fähigkeit, Gelesenes zu verstehen, gestört sein muss. Das Schreiben ist dagegen bei derartigen Erkrankungen in der Regel mit sehr ähnlichen Fehlern wie das Sprechen behaftet.

2. **Sensorische Aphasien (Wernicke-Aphasien)** treten bei Schädigungen im Bereich des hinteren *Gyrus temporalis superior* und *supramarginalis* der sprachdominanten Hemisphäre auf. Sie sind charakterisiert durch schwere *Störungen im Sprachverständnis* mit fehlerhaftem Wort- und Satzbau („Paragrammatismus"). Es kann schließlich ein regelrechter „Wortsalat" entstehen, der für Außenstehende überhaupt nicht mehr zu verstehen ist.

3. **Amnestische[2] Aphasien** können durch Läsionen im *lateralen Parietallappen* der

---
[2] amnästeein gr. = in Vergessenheit geraten.

sprachdominanten Hemisphäre bedingt sein. Auch diffuse Schädigungen im Frontalhirn sowie reine Erschöpfungszustände ohne Rindenläsionen können amnestische Aphasien verursachen. Charakteristika dieser Aphasien sind „Wortfindungsstörungen", so dass die Patienten zu ständiger Umschreibung ihnen fehlender Begriffe gezwungen sind. In der Unterhaltung können derartige Aphasien zumindest in leichteren Formen nahezu unauffällig sein.

Für **Sprach- und Musikverständnis** ist die Unversehrtheit des **auditiven Cortex (primäre Hörrinde, Heschl**[3]**sche Querwindung**, vgl. Abb. 21.2) notwendig. Allerdings kann Sprache noch verstanden werden, wenn z.B. der linke temporale auditive Cortex zerstört, der rechte aber erhalten ist. Zusätzlich zur primären Hörrinde werden für Sprach- und Musikverständnis noch Anteile des Assoziationscortex (parietal und temporal) benötigt. Überraschend ist, dass bei beiderseitigem Ausfall der primären *Hörrinde* noch Frequenzunterschiede erfasst werden können.

Schließlich muss noch ein Befund dargestellt werden, der ungewöhnliches Aufsehen und Publizität erregt hat und inzwischen ebenfalls nobelpreisgekrönt[4] wurde: Untersuchungen nach **Kommissurotomie** am „Split brain"-**Patienten**. Beide Hemisphären sind bekanntlich über die *Kommissurenbahnen* (Commissura rostralis, Corpus callosum, Commissura fornicis, Commissura habenularum) miteinander verbunden. Bei bestimmten Formen der *Epilepsie* (vgl. S. 516 und S. 520) hat man es zeitweise für notwendig erachtet, diese Kommissurenbahnen zu durchtrennen, um ein Übergreifen fokaler epileptischer Anfälle auf die andere Hirnhälfte und damit eine Generalisierung des Krampfgeschehens zu verhindern. Derartige Patienten wurden anschließend z.T. bis zu 15 Jahren nach der Operation durch Sperry am California Institute of Technology untersucht. Am wichtigsten dürften folgende Ergebnisse sein: Eine Unterbrechung der Kommissurenbahnen ist zunächst den Patienten kaum anzumerken. Es bedarf sogar spezieller Techniken, um nachzuweisen, dass dabei die sprachdominante Hemisphäre isoliert tätig werden kann. Man benutzt hierzu Zeichen, die rechten und linken Gesichtsfeldern getrennt angeboten werden können. Wir haben früher dargestellt (vgl. S. 460 f.), dass das rechte Gesichtsfeld beider Augen wegen der Sehnervenkreuzung auf die primäre Sehrinde des linken Occipitallappens projiziert wird (und umgekehrt). Buchstaben oder Zeichen, die nur kurz im rechten Gesichtsfeld von Patienten mit Kommissurotomie erscheinen, können diese ohne Schwierigkeiten benennen, wenn sie *Rechtshänder* sind. (Die Technik einer kurzen (150 ms) Einblendung eines Zeichens in das Gesichtsfeld heißt „**Tachistoskopie**".) Werden diesen Patienten aber die gleichen *Zeichen im linken Gesichtsfeld* angeboten, ist *eine Benennung nicht möglich*. Soweit überrascht uns der Befund vermutlich nicht, da wir bereits wissen, dass beim Rechtshänder links die Sprachfelder dominieren. Signale, die in der rechten Sehrinde ankommen, müssen über Assoziationsfelder und Kommissurenbahnen erst in die linke Hemisphäre gelangen, um sprachlich ausgedrückt werden zu können. Eine Unterbrechung dieser Bahnen blockiert diesen Prozess. Überraschend ist aber, dass die gleichen Patienten in der gleichen Versuchsanordnung *bei gleichen Buchstabensignalen im linken Gesichtsfeld* mit ihrer linken Hand den gesehenen Buchstaben, den sie nicht benennen können, richtig aus einer Sammlung von Buchstabenklötzchen heraussuchen können. Hierbei werden die Buchstaben *ohne Sichtkontrolle lediglich ertastet*.

An diesen Befund knüpft sich die schwierige Frage: Hat jede Hirnhälfte beim split brain-Patienten ihr eigenes Bewusstsein? Offenbar hat hier die rechte Hirnhälfte zumindest die Fähigkeit zur „**intermodalen Übertragung**", d.h. die Fähigkeit, Information von einem Sinnesorgan (Auge) einem anderen (Tastsinn) mitzuteilen, ohne dass dies dem Patienten bewusst sein muss. Handelt es sich gar um Äquivalente für das gespaltene Unbewusste?

Es bleibt offen, wofür das komplizierte *Kommissurenbahnensystem* benutzt wird.

---

3 Richard Heschl (1824–1881), patholog. Anatom, zuletzt in Wien.

4 Roger Sperry erhielt 1981 den Nobelpreis für seine Untersuchungen „of hemispheric consciousness in Commissurotomy patients". Mit ihm zusammen erhielten David Hubel und Torsten Wiesel den Nobelpreis für Untersuchungen der Sehrinde (vgl. S. 451 f. und 507).

Offenbar um *Informationen aus beiden Körperhälften zu einer in sich geschlossenen Wahrnehmung* zu verarbeiten, wobei letztlich *eine Seite (z.B. ein* Auge, *ein* Ohr, *eine* Hand etc.) die Führung *(Dominanz)* übernimmt. Aus diesem Grund müssen in nahezu gleicher Anzahl *hemmende und erregende Bahnen in beiden Richtungen* verlaufen.

Wer sich intensiver für die funktionellen Asymmetrien unseres Gehirns interessiert, sei auf das ins Deutsche übersetzte Buch von Springer und Deutsch verwiesen (vgl. weiterführende Literatur).

Es soll aber noch auf ein überraschendes Phänomen hingewiesen werden, das als **Neglect** oder wegen seines meist halbseitigen Auftretens als **Hemineglect** oder Nichtwahrnehmung eines Sinnesreizes bezeichnet wird. Derartig betroffene Patienten essen z.B. nur das, was auf der rechten Seite ihres Tellers liegt, oder sie rasieren sich vielleicht nur rechts, oder sie zeichnen z.B. nach Vorlage eines Ziffernblattes einer Uhr nur die rechte Hälfte und meinen, sie hätten die Uhr vollständig gezeichnet.

Z.T. haben solche Patienten einen linken, halbseitigen Gesichtsfeldausfall (Hemianopsie links, vgl. S. 460), aber dies ist keineswegs die Voraussetzung für das Hemineglect-Syndrom. Unterbrechungen der Sehbahnen, die in der Regel Ursache für eine Hemianopsie bilden, führen meist nicht zu einem Hemineglect, weil die Patienten ihre Störung leicht durch Blickbewegungen ausgleichen. Beim Hemineglekt liegen in der Regel ausgedehnte Schäden in den hinteren parietalen bzw. parieto-okzipitalen Assoziationsbezirken der rechten Hemisphäre vor. Diese Neuronenausfälle nach einem Schlaganfall oder wegen eines Tumors bewirken offenbar einen Schaden bei der Verarbeitung des linken Gesichtsfeldes auf höherer Ebene des Cortex. Hierfür spricht auch der Befund, dass bei derartigen Patienten – möglicherweise sogar aus dem Gedächtnis z.B. bei ihnen bekannten Straßen – nur die scheinbar rechts vor ihnen liegenden Häuser beschrieben werden können und erst bei einer vorgestellten Umkehr ihrer Gehrichtung nun wiederum nur die andere Seite in ihrem Gedächtnis erscheint.

Die Numerierung der Hirnrinde durch Brodmann basiert auf der histologischen Bestimmung von Zellgrößen.
Die Charakterisierung primärer Rindenfelder gründet sich vorwiegend auf funktionelle Befunde bei lokalen Gewebszerstörungen.
Gegenwärtig gelten senkrecht zur Hirnoberfläche angeordnete Zellsäulen mit einem Durchmesser von 1 mm als kleinste funktionelle Einheiten der Hirnrinde.
Motorische, sensorische und amnestische Aphasien sind durch speziell lokalisierte Gehirnläsionen charakterisiert.
Nach Kommissurotomien wurde die Fähigkeit beider Gehirnhälften zur intermodalen Übertragung erkannt.

21.2 Elektrische Hirnrindenaktivität Elektroencephalogramm (EEG)

Wir haben im Rahmen der vegetativen Physiologie über die Potentialableitungen beim Elektrokardiogramm berichtet (vgl. S. 57). Auch am Gehirn treten elektrische Potentialschwankungen auf, was für Tiere bereits 1875[5] beschrieben wurde. Den Weg bis zum klinischen Routineeinsatz der **Elektroencephalographie** (EEG) war jedoch äußerst beschwerlich. Der unbestrittene Entdecker des menschlichen Elektroencephalogramms ist Hans Berger, der nach jahrelangen Studien seine Entdeckungen erstmals 1929 publizierte. Das eigentliche Problem für Berger bestand darin, die geringen Potentialschwankungen (im Mikrovoltbereich) des Hirngewebes mit der verfügbaren Technik (Polarisierungsproblem der Elektroden, stark rauschende Verstäker mit geringem Verstärkungsgrad) vom uneröffneten Schädel darzustellen. Nach anfänglich mühsamer Überzeugungsarbeit, dass es sich bei den im EEG abgeleiteten Potentialen nicht um EKG-Anteile (die im Millivoltbereich liegen und daher mindestens um den Faktor 100 größer sind, vgl. S. 60), um Muskelpotentiale oder gar nur um Artefakte handelt, hat Berger die wesentlichen Grundlagen unserer heutigen

---

[5] Caton, Brit. med. J. 2, 278, 1875.

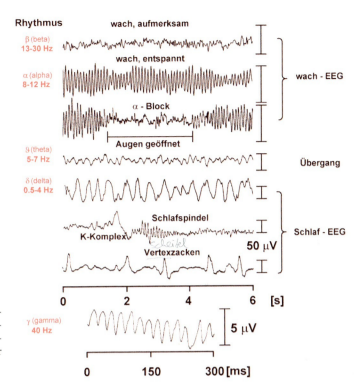

Abb. 21.3: Originalregistrierung unterschiedlicher EEG-Wellen (zum Großteil: Physiologisches Praktikum der Ludwig-Maximilians-Universität München).

Kenntnis vom EEG erarbeitet[6]. Erst als fünf Jahre nach Bergers Entdeckung der nobelpreisgekrönte Lord Adrian (vgl. S. 318) Bergers Befunde bestätigte, wurde man langsam auch anderenorts dem EEG gegenüber aufgeschlossener. Berger war auch als Nobelpreisträger im Gespräch, was jedoch seine Zwangspensionierung durch die Nazis in Jena nicht verhinderte. Ohne die weltweite Anerkennung seiner Methode zu erleben, wählte er den Suizid in seiner Klinik, in der er vom Assistenten bis zum Chef aufgestiegen war. Man hatte ihn aus Kriegsnot zurückgeholt. Heute trägt diese Klinik seinen Namen.

Das EEG stellt eine nicht-invasive, elektrophysiologische Methode zur Darstellung bioelektrischer Hirnaktivität dar. Diese wird von bis zu 25 Elektroden abgegriffen, die nach internationaler Konvention (10/20 System) an bestimmte Stellen der Kopfhaut aufgebracht werden. Für die neurologische Routineuntersuchung werden Silberelektroden verwendet, die mit Kochsalz getränkten Mulltupfern überzogen sind und mit Gummibändern auf der Kopfhaut befestigt werden. Der Übergangswiderstand zwischen Elektrode und Haut wird durch geeignete Maßnahmen gering gehalten. Von *unipolarer Ableitung* spricht man, wenn von einer differenten Elelektrode (über neuronalem Gewebe) jeweils gegen eine indifferente Referenzelektrode (z.B. Ohrläppchen, Kinnspitze) gemessen wird, von *bipolarer Ableitung*, wenn die Potentialdifferenz zwischen zwei (differenten) Elektroden über neuronalem Gewebe gemessen wird.

Das Klassifikationskriterium von EEG-Wellen ist deren *Frequenz* wobei bis heute die von Berger eingeführte Nomenklatur benutzt wird (vgl. Abb. 21.3). Die klinische Auswertung erfolgt durch den im EEG erfahrenen Arzt unter Berücksichtigung der Amplitude und der übrigen klinischen Symptomatik an Hand umfangreicher EEG-Kurven.

Eine EEG-Untersuchung dauert je nach Elektrodenkombination (u.a. unipolar, bipolar) und Provokationsmethoden (s. unten) etwa 20 Minuten. Bei einer Papiervorschubgeschwindigkeit von 30 mm/s ergibt dies etwa 30–40 m Papier mit jeweils 8–12 Schreibspuren. Für eine moderne und quantitative Diagnose wird heute ein Rechner mit ein-

---

6 Hans Berger (1873–1941), Professor für Psychiatrie und Neurologie in Jena.

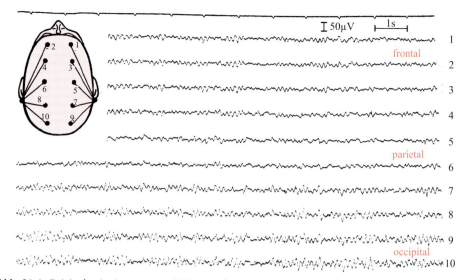

Abb. 21.4: Originalregistrierung eines EEG mit schematischer Zeichnung der Position der Ableitelektroden (wacher, gesunder 22jähriger Mann mit geschlossenen Augen): großamplitudiger α-Rhythmus im parieto-occipitalen Bereich und kleinere Amplituden im Frontalbereich.

gesetzt; allerdings erkennt der erfahrene Arzt in der klinischen Routine beim Durchblättern des Papierstapels sehr schnell ein pathologisch verändertes EEG, was für eine qualitative Diagnose durchaus ausreichend ist.

Beim gesunden **Erwachsenen** unterscheidet man im EEG verschiedene Wellenformen, die der Bewusstseinslage der Versuchsperson zugeordnet werden. Wir unterscheiden das Wach-EEG von einem EEG beim Übergang zum Schlaf und ein Schlaf-EEG sowie Sonderformen. Generell zeigt sich beim Gesunden eine inverse Korrelation zwischen Frequenz und Amplitude: Wellen hoher Frequenzen (20–30 Hz) gehen meist mit niedrigen Amplituden (<10 μV) einher. Mittlere Frequenzen (8–12 Hz) zeigen Amplituden mittlerer Größe (20–100 μV), während im Tiefschlaf große Amplituden (150–200 μV) bei sehr geringer Frequenz (0,5–4 Hz) beobachtet werden.

Wach-EEG: **Im entspannten Zustand** und **bei geschlossenen Augen** kann von der gesamten Kopfhaut eine hirnelektrische Aktivität mit einer Amplitude von 20–100 μV und einer Frequenz von 8–13/s abgeleitet werden. Man spricht seit Berger bei diesem EEG-Typ von **α(alpha)-Wellen** (= 8–13 Wellen pro Sekunde). Diese Wellen sind am größten und am gleichmäßigsten im parieto-occipitalen Bereich, während die Amplituden *nach frontal kleiner werden* (vgl. Abb. 21.4). Die α-Wellen sind *nahezu seitengleich synchronisiert*, obwohl die genauere Analyse des EEG von rechter und linker Seite für beide Hirnhälften eigene Rhythmusgeneratoren fordert. Es wird daher angenommen, dass die Synchronisation beider Hirnhälften über die *Formatio reticularis* des Hirnstammes kontrolliert wird.

Werden die Augen geöffnet, kommt es zu einer **Blockierung des α-Rhythmus** (vgl. Abb. 21.3 und 21.5). Bei geöffneten Augen *verschwindet die Synchronisation*, das EEG wird nun von kleinen (10 μV) schnellen **β(beta)-Wellen** verhältnismäßig hoher Frequenz von 14–30/s beherrscht. Hierbei ist nicht der Lichtreiz als solcher für die Blockade verantwortlich, da man auch bei Dunkelheit erst dann wieder einen α-Rhythmus im EEG findet, wenn die Versuchsperson die Augen schließt und somit nicht versucht, im Dunkeln zu sehen. Diese *Desynchronisation* oder α-*Blockade* oder auch *Weckreaktion* (oder auch „Berger-Effekt", vgl. Abb. 21.5) kann prinzipiell durch jedweden Reiz (z.B. akustisch, taktil) ausgelöst werden, ferner auch **bei geschlossenen Augen während gespannter Aufmerksamkeit** oder

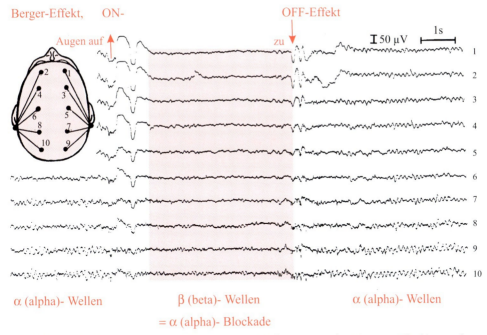

Abb. 21.5: Originalregistrierung eines EEG von einem 22jährigen gesunden Mann mit Blockierung des α-Rhythmus durch Augenöffnen. Beim Öffnen und Schließen der muskulären Augenlieder entstehen sog. „Blinkerartefakte".

bei geistigen Anstrengungen (z.B. Kopfrechnen). Hochfrequente, niederamplitudige β-Wellen (vgl. Abb. 21.3) sind elektrophysiologisch der Ausdruck einer Desynchronisation.

Beim *Übergang* zum Schlaf findet man üblicherweise ϑ(theta)-Wellen oder *Zwischenwellen*, ein niedergespanntes (40 μV) EEG geringer Frequenz (5–7/s, vgl. Abb. 21.3).

Schlaf-EEG: Noch langsamere, meist großamplitudige (< 200 μV) Wellen werden als δ(delta)-Wellen (0,5–4/s) bezeichnet und charakterisieren beim gesunden Erwachsenen den Tiefschlaf bzw. bestimmte Schlafphasen, die jedoch gesondert behandelt werden (vgl. S. 521). In bestimmten Schlafstadien (Schlafstadium B bzw. Schlafstadium 1) finden sich über dem Vertex besonders hohe Amplituden, sogenannte Vertexzacken (für 170–250 ms etwa 200 μV, Abb. 21.3). In anderen Schlafstadien (Schlafstadium C bzw. Schlafstadium 2) finden sich K-Komplexe und auch Wellenzüge zu- und abnehmender Amplitude mit einer Frequenz von 11–16/s (Schlafspindeln Abb. 21.3). Im paradoxen Schlaf werden rasche Augenbewegungen (rapid eye movement, REM) beobachtet. Das EEG während des *REM-Schlafs* weist Wellen wie im aufmerksamen Wachzustand auf.

Das gemeinsame Vorhandensein, d.h. die Überlagerung von mindestens zwei der genannten Rhythmen bezeichnet man als Komplex, wobei außer dem K-Komplex (siehe unten) alle anderen Komplexe pathologisch sind.

Sonderform: Höher frequente Oszillationen, sogenannte γ(gamma)-Rhythmen (*30–80 Hz*, Abb. 21.3) finden sich im EEG und im Magnetencephalogramm (MEG) besonders im aufmerksamen Wachzustand (z.B. beim Lernen) bzw. im Traumschlaf (REM-Schlaf). Man nimmt heute an, dass dieser Rhythmus im Wachzustand bei der einheitlichen Wahrnehmung von Sinnesobjekten bedeutsam ist, z.B. im visuellen System für die Kopplung von funktionell verschiedenen, möglicherweise auch räumlich voneinander getrennten Neuronenverbänden (Farbe, Orientierung, Bewegung von Objekten), d.h. dass erst die Kopplung verschiedener Ensembles während eines bestimmten Kontexts eine funktionelle Wahrnehmung ergibt. Diese Oszillationen sind verhältnismäßig kurz (200 ms), weshalb sie offenbar lange nicht bemerkt wurden.

Das Erwachsenen-EEG ist grundsätzlich verschieden vom **EEG des Kindes**. *Der Reifungsgrad des Gehirnes ist weitgehend aus dem EEG abzulesen. Prinzipiell beherrschen langsamere Frequenzen mit höheren Amplituden das kindliche EEG, gleichzeitig findet sich beim kindlichen EEG eine wesentlich größere Variationsbreite der Rhythmen.*

In den ersten sechs Lebenswochen findet man vorwiegend 1–3/s δ-Wellen. Im 2. Trimenon (also ab dem 4. Monat) sind δ-Wellen zuerst parietal zu erkennen. Erst langsam entwickelt sich beim Kind ein α-Rhythmus, der offenbar auch in Verbindung mit Lese- und Schreibversuchen zu Beginn des Schulalters ausgebildet wird. Stabile α-Rhythmen findet man etwa ab dem 11. Lebensjahr, obwohl auch jetzt noch δ-Wellen auftreten können, die vor allem durch Hyperventilation (vgl. S. 517) leicht zu provozieren sind. Die schwierige Interpretation des kindlichen EEG erfordert eigene Spezialisten.

Seine eigentliche, für lange Zeit charakteristische – weitgehend **individuelle** – α-Rhythmik bildet der Mensch erst *zwischen dem 18. und 20. Lebensjahr aus. Mit höherem Lebensalter* (etwa ab 60. Lebensjahr) kommt es wieder zu einer *Verlangsamung* der α-Rhythmen. (Allerdings sind die in der Literatur beschriebenen Frequenzabnahmen im Alter gering: α-Rhythmus zwischen 65. und 79. Lebensjahr 9,1/s, zwischen 80. und 94. Lebensjahr 8,6/s). Darüber hinaus werden im Alter vor allem temporal vermehrt ϑ-Wellen gefunden. Alle Versuche, Intelligenz durch das EEG zu charakterisieren, sind fehlgeschlagen.

Die wichtigste **klinische Bedeutung** besitzt das EEG bei der *Diagnostik* der *Krampfaktivität* und ihrer Vorstufen sowie in der Therapie- und Verlaufskontrolle dieser Erkrankung. Daneben können mit Hilfe des EEG u.a. cerebrale *Herde* diagnostiziert werden. Für die **Epilepsie** sind Krampfanfälle charakteristisch, die im EEG durch großamplitudige *Spitzenpotentiale* (Spikes and waves, (S/W)-Komplex) auffallen (vgl. Abb. 21.6, zum Mechanismus vgl. S. 520). Nach einem epileptischen Anfall ist der sich einstellende *Grundrhythmus* stets *verlangsamt*. Wichtig

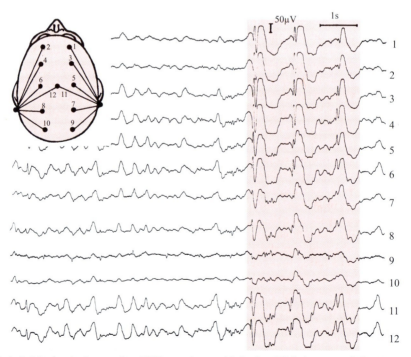

Abb. 21.6: Originalregistrierung eines EEG von einem schlafenden 17jährigen männlichen Patienten, bei dem durch den Schlaf epileptische Aktivität (Spikes und Waves) provoziert werden konnte.

für die Diagnostik der Epilepsie sind EEG-Veränderungen unter sog. *Provokationstests*, bei denen evtl. Krampfaktivität (S/W-Komplexe) ausgelöst werden kann. Dazu wird der Patient zur *Hyperventilation* angehalten, bei der es (durch Abrauchen von CO_2) zu einer generellen und deshalb auch *cerebralen Alkalose* kommt. Eine weitere, möglicherweise intensivere Methode zur Provokation von S/W-Komplexen ist die Belichtung mit Stroboskopblitzen *(Flickerlichtaktivierung)* unterschiedlicher Frequenz. Beim Gesunden kann man beobachten, wie durch Flimmerlicht geeigneter Frequenz der α-Rhythmus mit der Frequenz der Lichtblitze synchronisiert oder „getriggert" wird. Beim epileptischen Kind kann man mit Blitzfrequenzen von 3–8/s, beim Erwachsenen mit 10–15/s Krampfpotentiale provozieren, eine stimulierende Frequenz, die üblicherweise auch in Diskotheken zur *Effektbetonung* eingesetzt wird.

Cerebrale Herde – selbst elektrisch meist inaktiv – erscheinen im EEG in der Regel durch *Verlangsamung der Grundfrequenz* in ihrer Umgebung. Sie entstehen am häufigsten aufgrund von Tumoren oder Zonen mangelhafter Durchblutung. Der Vorteil der EEG-Diagnostik besteht bei der hohen zeitlichen Auflösung in der Risikolosigkeit der Methode und der beliebigen Wiederholbarkeit. Deutlich exaktere Angaben zu Lokalisationen (besonders von Tumoren) werden mit bildgebenden, radiologischen Methoden (speziell der Computertomographie) erreicht.

Als **sensorisch evozierte Hirnpotentiale** (EP) bezeichnet man an der Großhirnrinde (und deshalb auch im EEG) registrierbare Potentialschwankungen, die *durch Reizung eines Sinnesorganes oder seiner afferenten Nervenfasern ausgelöst* werden können (engl. = **evoked potentials**, EP, vgl. Abb. 21.7d sowie Abb. 18.10, S. 485). Allerdings sind EP üblicherweise zu klein, als dass man sie adäquat mittels der Standard-EEG-Registrierung darstellen könnte. Man bedient sich eines technischen Kunstgriffs, in dem man den Reiz repetitiv anbietet und die einzelnen, resultierenden Signalantworten

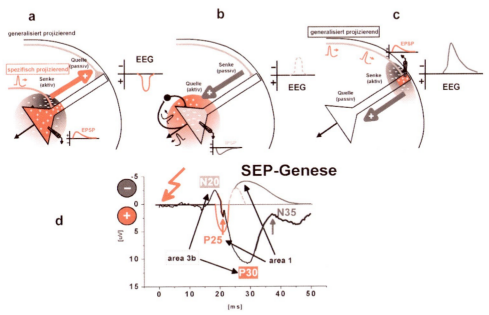

Abb. 21.7: Zur Elektrogenese des EEG und dessen Polarität. *a:* Somanahe, erregende Einflüsse; *b:* Somanahe, hemmende Einflüsse; *c:* Somaferne, erregende Einflüsse; *d:* Originalregistrierung eines gemittelten somatosensiblen evozierten Potentials über dem linken Gyrus postcentralis (vgl. Abb. 14.14 und Abb. 21.2) nach repetitiver elektrischer Reizung des N. Medianus. Die Benennung der einzelnen Antwortkomponenten erfolgt nach Latenz und Polarität (Negativität = N, Positivität = P); (Physiologisches Praktikum der Ludwig-Maximilians-Universität München).

einem Mittelwertrechner zuführt *(Average-Technik)*. Mit dieser Methode heben sich im Verlauf der Messungen zeitsynchrone Antworten (eigentliches Signal) gegenüber zufälligen Potentialschwankungen hervor. So lassen sich z.B. optisch oder akustisch ausgelöste evozierte Potentiale (EP) *über weite Bereiche des Cortex* nachweisen. Lichtreize erregen dabei nicht nur die primären visuellen Felder, sondern auch die sog. visuellen *Assoziationsfelder*. Amplitude und Latenzzeit des EP sind von der Reizstärke abhängig und folgen in weiten Bereichen der Stevensschen Potenzfunktionen, vgl. S. 412.

§ Die klinische Bedeutung der EP liegt in der teilweise möglichen Objektivierung von Störungen innerhalb des gesamten „Sinneskanals" und der primären kortikalen Reizverarbeitung z.B. durch die sog. „objektive" Audiometrie an Patienten, die sich subjektiv über ihren Sinneseindruck nicht äußern können (z.B. Kleinkindern). Solange nur ein bestimmter Teil des übertragenden Systems von einer Störung (z.B. einer Demyelinisierung) betroffen ist, ist der Seitenvergleich der evozierten Antworten besonders hilfreich, da beim gesunden Probanden nur sehr geringe Schwankungen in Bezug auf die Amplitude und die Latenz beobachtet werden. Vor allem bei Antworten mit besonders kurzer Latenz, z.B. im akustischen System (f-AEP, fast auditory evoked potentials), ist das Zeitfester für das Auftreten bestimmter EP-Komponenten sehr klein. Nach einem Schallreiz findet sich ein akustisch evoziertes (Hirnstamm-)Potential mit einer oberen zeitlichen Grenze von 2,6 ms für die Differenz aus den Komponenten J1 und J3 (Abb. 18.10a), während diese Differenz aufgrund eines Akustikusneurinoms (gutartiger Tumor, der fast immer von Schwannzellen des vestibulären Anteils des 8. Hirnnerv ausgeht) um etwa 0,3 ms vergrößert ist.

Nach akustischen Weckreizen (Klickreizen) erkennt man bereits im normalen EEG über allen Hirnregionen und vor allem im Schlafstadium 1 (s. unten) als „*On-Effekte*" primär negative bi- oder triphasische EPs. Sie können auch spontan – speziell im späten Einschlafstadium (Schlafstadium 1) – als sog. *Vertexzacken* oder nach akustischem Reiz im Schlafstadium 2 als endogene Weckreaktion bzw. als *K-Komplexe* (200 µV hohe, ca. 1 s dauernde Schwankung) auftreten (vgl. Abb. 21.3). Sie verlieren sich aber mit zunehmender Schlaftiefe.

Die **Entstehungsmechanismen des EEG und des EP** können nur kurz angesprochen werden, da dieses Forschungsthema längst nicht vollständig geklärt ist. Prinzipiell spiegelt das **EEG** die **Summe postsynaptischer Aktivität (EPSP und IPSP) an Pyramidenzellen und deren oberflächlich liegenden Dendriten** wider. Für die Größe der EEG-Wellen ist das Ausmaß der Synchronisierung synaptischer Zuflüsse auf kortikale Pyramidenzellen maßgebend. Je mehr Pyramidenzellen zeitgleich aktiviert werden, umso größer ist die EEG-Amplitude. Bei starker geistiger Anspannung oder beim Übergang vom Non-REM- zum REM-Schlaf (siehe unten) werden diese Pyramidenzellen sehr unterschiedlich aktiviert, was als Desynchronisierung im EEG zum Ausdruck kommt. Während bestimmter epileptischer Anfälle kann es zu einer Hypersynchronizität kommen, die sich im EEG in außerordentlich großen Amplituden niederschlägt.

Elektrogenese und Polarität: Jede einzelne, aktivierte Pyramidenzelle kann elektrisch gesehen als Dipol aufgefasst werden. Da diese Pyramidenzellen üblicherweise parallel zueinander und senkrecht zur Hirnoberfläche ausgerichtet sind, addieren sich ihre Einzeleffekte und bilden ein auch außerhalb des neuronalen Zellverbandes registrierbares elektrisches Feld, das ähnlich wie beim EKG, als **Summenpotential elektrischer Dipole** abgeleitet werden kann (vgl. S. 57). Eine somanahe, durch Glutamatausschüttung bedingte synaptische Aktivierung einer Pyramidenzelle (EPSP) bewirkt lokal einen Nettoeinstrom positiver Ionen, wodurch im Extrazellulärraum um das Soma der Pyramidenzelle eine Elektronegativität entsteht, die als *aktive Stromsenke* bezeichnet wird (Abb. 21.7a). Die eingeströmten, positiven Ladungsträger fließen entlang dem Dendriten und verlassen spätestens am apikalen Dendriten die Pyramidenzelle. Der Ausstrom (am apikalen Dendriten) dieser positiven Ladungsträger repräsentiert folglich eine *passive Stromquelle*. Eine derartige transiente Ladungsverteilung stellt also einen Dipol dar, der nach Konvention von erregt (negativ am Zellsoma) nach unerregt (positiv am apikalen Dendriten) zeigt, d.h. aus der tiefer liegenden Schicht (V) zu äußeren Schichten (I, II vgl. S. 399). Die zeitgleiche Aktivierung einer großen Zahl an Pyramidenzellen ergibt im EEG eine *Positivität* (Abb. 21.7a). Die Richtung diese Vektors – und damit die Polarität im

EEG – dreht sich um, wenn der Einstrom am Soma erfolgt, aber von *negativen* Ionen (als IPSP) getragen wird (Abb. 21.7b), oder der Einstrom *positiver* Ladungsträger nicht am *Soma*, sondern am apikalen *Dendriten* (Abb. 21.7c) erfolgt.

Verhältnismäßig einfach sind diese Polaritätswechsel an evozierten Potentialen nachzuvollziehen. Dies wird am Beispiel des somato-sensibel evozierten Potentials (**SEP**, Abb. 21.7d) deutlich. Die elektrische Reizung des peripheren Nerven (hier der N. Medianus) löst in allen Fasergruppen (vgl. S. 334) eine Salve von Aktionspotentialen aus, die über das schnell leitende, spezifisch projizierende, lemniskale System (nur 3 Synapsen bis zum Cortex, vgl. Tabelle 16.1 (alte Nomenklatur: S. 420, „epikritische Sensibilität")) und über deutlich langsamer leitende, generalisiert projizierende, extra-lemniskale Bahnen (z.T. über polysynaptische Ketten in mittelliniennahen Kernen des Thalamus und der Formatio reticularis, „protopathische Sensibilität") die areae 3, 1, 2, 5, 7 (vgl. S. 397) des Somato-sensorischen Rindenfelds (Abb. 21.2) am Gyrus postcentralis erreichen. Spezifisch projizierende Afferenzen greifen am basalen Dendriten bzw. direkt am Soma der Pyramidenzelle an und bewirken dort ein Glutamat-vermitteltes EPSP (Abb. 21.7a). Wie oben erwähnt, bedeutet dies extrazellulär eine aktive Senke, die einen Dipol ausbildet, der vom Soma wegzeigt (Abb. 21.7a) und im EP nach etwa 25 ms die **Positivität P25** ergibt (Abb. 21.7d).

Das daran anschließende, über rekurrente Hemmung und GABA-vermittelte IPSP an der Pyramidenzelle dreht aufgrund der beteiligten Ionenart den Dipol und damit die Polarität im EP um (Abb. 21.7b und gestrichelt in Abb. 21.7d).

Die langsamer leitenden und damit später und mit größerer Streuung eintreffenden generalisiert projizierenden Afferenzen greifen in erster Linie am apikalen Dendriten der Pyramidenzelle an und lösen dort wieder glutamaterge EPSPs aus (Abb. 21.7c). Diese bilden extrazellulär einen zum Soma zeigenden Dipol aus, der sich im EP nach 35 ms als **Negativität N35** äußert und die IPSP-bedingte Negativität überlagert. Die dafür verantwortlichen Afferenzen streuen in Bezug auf ihre Leitungsgeschwindigkeit wesentlich stärker, weshalb die N35-Komponente länger anhält.

Allerdings ist beim Menschen im Medianus-EP die P25 oft nicht oder nur als kleine Schulter zu erkennen, der jedoch immer eine verhältnismäßig kleinamplitudige, aber deutliche N20 vorauseilt (Abb. 21.7d). Diese Negativität scheint zunächst der Aussage von oben zu widersprechen. Eine genauere Analyse, die mittlerweile durch die Positronenemissionstomographie gestützt wird, ergibt, dass im Thalamus offenbar zwei unterschiedliche Generatoren vorhanden sind, wovon einer für die P25-N35 verantwortlich ist und ein zweiter, mit den schnellsten Afferenzen, für die Komponenten N20-P30. Der Generator für die P25-N35-Komponente projiziert in erster Linie in die area 1, ein Cortexbereich, der nahezu parallel zur Schädel- und damit zur Ableitoberfläche für das EP liegt (vgl. S. 397), während der Generator für die N20-P30 in die area 3b projiziert, die sich tief im Sulcus befindet. Wäre dieser Rindenbezirk der area 3b um genau 180° gegenüber der Schädeloberfläche verdreht, würden wir im EP anstelle der erwarteten Positivität eine entsprechende Negativität erhalten. Bei einer Verdrehung um 90° würden wir im EP überhaupt keinen Ausschlag erkennen. Die area 3b schließt jedoch einen Winkel von etwa 110° zur Oberfläche ein, wodurch sich die kleine Negativität N20 erklären lässt.

Rhythmogenese durch das thalamo-corticale System: Nach Abtrennung der Hirnrinde von ihren zuführenden Afferenzen bei erhaltener Hirndurchblutung verschwinden die mit Hilfe des EEGs typischerweise ableitbaren Rhythmen. Die Rinde ist offenbar selbst nicht spontan aktiv, sondern erhält ihre Aktivierung von den spezifischen Anteilen beider Thalami (vgl. S. 507 f.). Diese Aktivierung kann rhythmisch erfolgen, wofür ebenfalls zunächst der Thalamus verantwortlich ist, wenn auch oszillierende thalamo-corticale Prozesse, aber auch Oszillationen einzelner Thalamusneurone angenommen werden müssen. Im Wachzustand erhalten Relaiszellen des Thalamus von verschiedenen neuronalen Strukturen afferenten Zustrom (histaminerg vom Hypothalamus, serotoninerg von den Raphé nuclei, cholinerg von mesopontinen Kernen, noradrenerg vom locus coeruleus) sowie von spezifisch projizierenden Systemen (Lemniskales System, glutamaterg, vgl. S. 419 f.) (Abb. 21.8). Wenn aus der Peripherie nun kein spezifischer Sinnesreiz auf den Organismus wirkt (wacher, entspannter Zustand), gelangt nur geringe Spontanaktivität zu den Relaiszellen des Thalamus, so dass sich – durch die rekurrente

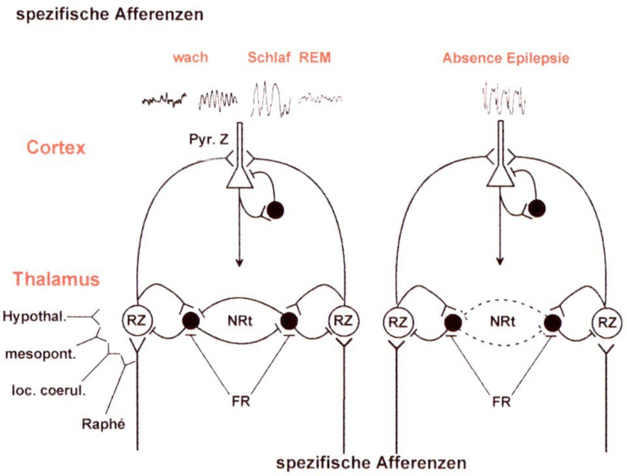

Abb. 21.8: Zur Rhythmogenese des EEG: Die im EEG registrierbare Aktivität richtet sich nach dem afferenten Zustrom und ist durch die Verschaltung im Thalamus gekennzeichnet. Bei der „Absence" Epilepsie ist offenbar die wechselseitige Hemmung der Neurone des N. reticularis thalami (**NRt**) Zellen verändert oder fehlt vollständig. **Pyr.Z:** Corticale Pyramidenzelle; **RZ:** Thalamische Relaiszellen; **Hypothal:** Zellen des Hypothalamus; **mesopont.:** Zellen mesopontiner Kerne; **loc. Coerul.:** Zellen des Locus coeruleus; **Raphé:** Zellen der Raphé nuclei; **FR:** Zellen der Formatio reticularis.

Verschaltung mit inhibitorischen Interneuronen (N. reticularis thalami (NRt)-Zellen) – ein synchronisierter Grundrhythmus etablieren kann, der entsprechend der Dauer des IPSP (80–120 ms) durch die rekurrente Hemmung im Bereich von 8–13 Hz liegt (α-*Rhythmus*, Abb. 21.3, 21.8).

Ein wie auch immer gearteter Sinnesreiz (z.B. Öffnen der Augen) bewirkt einen starken afferenten Zustrom zum Thalamus und unterbricht die etablierte und synchronisierte Aktivität (β-*Rhythmus*, Desynchronisation, α-*Blockade*, Abb. 21.3, 21.5, 21.8). Als weitere Ursache für die Desynchronisation müssen auch Einflüsse aus der Formatio reticularis auf den Thalamus angesehen werden, wobei vor allem die durch NRt-Zellen getragene rekurrente Hemmung modifiziert wird. Die Formatio-reticularis-vermittelte Hemmung auf die hemmenden (= *Disinhibition*) NRt-Zellen ist damit ebenfalls in der Lage, die Rhythmik aufzubrechen und eine *Desynchronisation im EEG* zu bewirken. Dieses unten beschriebene aszendierende, retikuläre Aktivierungssystem (**ARAS**), das bei elektrischer Reizung der Formatio reticularis eine *Weckreaktion (arousal reaction)* bewirkt, ist somit nicht nur ein Aktivierungs-, sondern auch ein Hemmungssystem (vgl. S. 523).

Der hohen EEG-Aktivität während des paradoxen Schlafs (*REM-Schlaf* s. unten) muss demzufolge eine verhältnismäßig hohe Aktivität thalamischer Relaiszellen zugrunde liegen, von der heute angenommen wird, dass sie aus der Projektion mesopontiner Kerne herrührt, die das Ergebnis einer REM-spezifischen Verrechnung der Aktivität von Zellen des Locus coeruleus und der Raphé Nuclei ist. Nimmt der afferente Zustrom beim Einschlafen oder im Tiefschlaf insgesamt ab, entwickeln die Relaiszellen im Thalamus einen den Zellen des Sinusknoten des Herzens vergleichbaren Oszillationsmodus (ϑ-, δ-*Rhythmus*, Abb. 21.3).

Nur wenig geklärt sind **pathophysiologische Mechanismen der Epilepsie**. Zumindest für die Absence-Epilepsie (Gruppe der generalisierten Anfälle im Kindes- und Jugendalter mit geringer motorischer Beteiligung, aber für wenige Sekunden anhaltender Bewusstseinseintrübung) zeichnet sich eine Erklärung für den im EEG als typischen, hypersynchronen 3/sec-S/W-Ablauf ab. Physiologischerweise besteht eine reziproke Hemmung zwischen den Neuronen des N. reticularis thalami (siehe oben, Abb. 21.8), die deren Erregungsniveau begrenzt. Bei diesem Krankheitsbild ist offenbar diese wechselseitige Hemmung der NRt-Zellen zumindest abgeschwächt, was eine Änderung (Verstärkung) der rekurrenten Hemmung in den Thalamus-Relaiszellen zur Folge hat. In diesen Thalamuszellen ergibt sich ein ausgeprägtes, cyclisches „Rebound"-Phänomen, das an der Großhirnrinde das charakteristische 3-Hz-S/W-Muster zur Folge hat (Abb. 21.8).

Man kann durch lokale *elektrische Hirnrindenreizung* Krämpfe auslösen, die dem EEG bei epileptischen Krämpfen ähnlich sind. Mit Reizfrequenzen von 10–12/s kommt es innerhalb weniger Sekunden zu einer zunehmenden Depolarisation corticaler Neurone und gleichzeitig zu einer *Erschöpfung der postsynaptischen Hemmung*. Diese Reizung hebt das physiologische Gleichgewicht zwischen corticaler Erregung und Hemmung auf. Im unmittelbaren Anschluss an eine derartige Reizung treten anfallsartige, *„paroxysmale Nachentladungen"* auf, die den Spikes und Waves des epileptischen Anfalles ähneln und mit klonisch-tonischen Muskelkrämpfen einhergehen. Die Phänomene bleiben entweder auf einen lokal gereizten Hirnbezirk beschränkt oder breiten sich als großer, generalisierter Anfall über die gesamte Hirnrinde aus. Nach kurzer Zeit erschöpfen sich die Vorgänge (u.a. aus Energiemangel), während die beim generalisierten Krampf eingetretene *Bewusstlosigkeit* noch für Minuten anhalten kann. Ein lokales Krampfgeschehen kann dagegen bei ungestörtem Bewusstsein ablaufen.

> Ein individueller α-Rhythmus (8–13 Wellen pro s) wird erst zwischen dem 18.–20. Lebensjahr ausgebildet.
> Blockade des α-Rhythmus durch Augenöffnen sowie durch psychische Anspannung induziert β-Wellen (14–30 pro s).
> Krampfpotentiale (Spikes) können bei Epileptikern durch Hyperventilationsalkalose und Flickerlicht provoziert werden.
> Sensorisch evozierte Potentiale dienen u.a. zur Objektivierung von Hörschäden sowie zur Diagnostik zentraler Leitungsstörungen.
> Das EEG wird als Ausdruck des Verrechnungsergebnisses postsynaptischer Potentiale (EPSP und IPSP) an Pyramidenzellen aufgefasst. Die Rhythmogenese erfolgt durch individuelle Integration des afferenten Zustroms zum Thalamus und kann durch spezifische Sinnesreize (z.B. Öffnen der Augen) oder durch das ARAS (aszendierendes, retikuläres Aktivierungssystem) unterbrochen werden.

21.3 Wachen und Schlafen

Diejenige „Tätigkeit", die offenbar alle Menschen am häufigsten unterschiedslos betreiben, ist das **Schlafen**. In der Regel sind es beim Erwachsenen *7 bis 8 Stunden pro Tag*, und an dieser Schlafdauer lässt sich kaum etwas ändern, denn zum „*Kurzschläfer*" muss man geboren sein. Ob man den genetisch bestimmten Kurzschläfer allerdings beneiden soll, wollen wir offen lassen[7], zumal die Lebenserwartung dieser Kurzschläfer gegenüber den „Normalschläfern" geringer sein soll. Aber auch „*Langschläfer*" haben erstaunlicherweise eine geringere Lebenserwartung. Warum wir uns im Schlaf erholen, ja warum wir überhaupt den Schlaf benötigen, ist bisher keineswegs geklärt. Wir benötigen aber den Schlaf. Durch „*Schlafentzug*" hat man bereits im Altertum Menschen zu Tode gequält. Tiere benötigen ebenfalls den Schlaf, haben aber zum Teil sehr ungewöhnliche Schlafsitten, wobei sie je nach Art auch die Nacht zum Tage machen können, offenbar teils wegen der besseren Beute, teils zu ihrem eigenen Schutz während der Nacht.

Bei systematischen Untersuchungen des Schlafs fanden sich zyklisch wiederkehrende EEG-Charakteristika, nach denen bestimmte **Schlafstadien** definiert sind. Im Laufe einer Nacht werden diese Schlafstadien wie eine auf- und absteigende Treppe durchlaufen (vgl. Abb. 21.9). Gleichzeitig kommt es *während des nächtlichen Schlafs* zu einer Verlangsamung der *Atmung*, einer *Erniedrigung der Herzfrequenz und des Blutdruckes* sowie zu einem *Absinken der Körpertemperatur*. In der Regel werden dabei die niedrigsten Blutdruckwerte nach Mitternacht bzw. in den frühen Morgenstunden erreicht (vgl. „circadiane" Rhythmik, S. 172). Für bereits mangelhaft durchblutete Organe kann diese nächtliche „Sparschaltung" zu lebensbedrohlichen Zuständen (z.B. *Herzinfarkt, Hirninfarkt*) *während des Schlafs* führen.

---
7 Napoleon (1769–1821) gehört zu den berühmtesten „Kurzschläfern" mit 4–6 Stunden täglichem Schlaf, während Albert Einstein (1879–1955) mit seinen 10 Stunden Schlaf als Musterbeispiel genialer Langschläfer gilt.

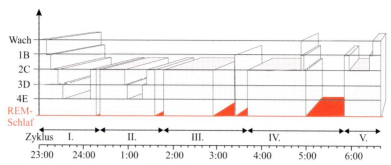

Abb. 21.9: Schematische Zeichnung der Schlafstadien als Schlaftreppe (nach A. Borbely). Die REM-Phasen sind hier als roter Treppengrund hervorgehoben (vgl. Text).

Anhand von EEG-Ableitungen lassen sich **vier Stadien unterschiedlicher Schlaftiefe** gegenüber einem erst in den 50er Jahren unseres Jahrhunderts (fast zufällig) beobachteten besonderen Schlafstadium, dem **REM-Schlaf** oder dem sog. „paradoxen Schlaf" abgrenzen (vgl. Tab. 21.2). Dieser REM-Schlaf ist durch rasche Augenbewegungen (rapid eye movements = **REM**; bei geschlossenen Augenlidern) ausgezeichnet. Entsprechend dieser Nomenklatur werden heute alle übrigen Schlafstadien im sogenannten **Non-REM-Schlaf** zusammengefasst.

Das **Stadium 1 (= Stadium B)**[8], das während des Überganges vom Wachen zum Schlafen oder während des „Einschlafens" auftritt und nur wenige Minuten andauert, ist im EEG durch einen α-Rhythmus charakterisiert, neben dem kleine rasche unregelmäßige Wellen sowie einzelne δ-Wellen zu erkennen sind. Das **Stadium 2 (= C-Stadium)** oder der „leichte Schlaf" ist im EEG durch charakteristische Schlafspindeln (mit 12 bis 15 Wellen pro Sekunde) zu erkennen (= „Sigmaspindeln"). Eingestreute δ-Aktivität macht weniger als 20 % innerhalb dieses Schlafstadiums aus. Bei „mittlerem Schlaf" im **Stadium 3 (= D-Stadium)** werden δ-Wellen mit größerer Amplitude und niederen Frequenzen (1–4 Hz) sichtbar. Allerdings macht in diesem Stadium der Anteil der δ-Wellen etwa 20–50 % aus, während im Tiefschlaf = **Stadium 4 (E-Stadium)** die δ-Wellen mehr als 50 % des gesamten EEG einneh-

---

8 Die Einteilung nach Buchstaben und Ziffern wird nebeneinander verwendet. Die Klassifikation nach Buchstaben geht auf Loomis et al., 1937, die nach Ziffern auf Dement und Kleithman, 1957 zurück.

Tab. 21.2: Typische Muster des Elektroencephalogramms während der verschiedenen Schlafstadien.

Schlafstadien	EEG	
1/B	Einschlafen	α, ϑ (4–13/s)
2/C	Leichter Schlaf	Schlafspindeln, (12–15/s), vereinzelt δ (1–4/s), weniger als 20%
3/D	Mittlerer Schlaf	δ (1–4/s), 20–50%
4/E	Tiefschlaf	δ (1–4/s), mehr als 50 %
REM (rapid eye movement)	Paradoxer Schlaf	Wach-EEG

men. Hier finden sich auch Wellen besonders niedriger Frequenz (< 1/s), der als Sub-δ-Bereich bezeichnet wird.

Im Laufe der Nacht werden diese Schlafstadien mehrfach durchlaufen, so dass sich etwa 4–6 Schlafzyklen mit einer Dauer von jeweils 90–120 min ergeben. Tiefschlafphasen des Stadiums 4 sind meist zu Beginn der Nacht häufiger und länger und werden gegen Morgen seltener oder überhaupt nicht mehr erreicht. Im Laufe der Nacht werden dagegen in zunehmendem Umfang Übergänge von Schlaf aus Stadium 2 in den REM-Schlaf beobachtet.

Der **REM-Schlaf** selbst ist einerseits durch schnelle Augenbewegungen charakterisiert, wie man sie mit Hilfe des Elektrooculogramms (EOG) registrieren kann (vgl. S. 467), andererseits kommt es dabei zu einer massiven Abnahme des Muskeltonus (messbar mit

Hilfe eines Elektromyogramms, vgl. S. 377). Früher wurde die Weckschwelle als Maß für die Schlaftiefe angesehen. Während des REM-Schlafs ist die Weckschwelle allerdings besonders hoch, weshalb der Begriff des „paradoxen" Schlafs eingeführt wurde, da man trotz hoher Weckschwelle im EEG eine Aktivität wie während des Wachzustandes registriert. Während des REM-Schlafs wird meistens auch eine *Zunahme der Herz- und Atemfrequenz* beobachtet, gleichzeitig treten auch Erektionen auf, die bereits beim männlichen Säugling beobachtet werden können. Für den Säugling ist weiter charakteristisch, dass er etwa 50 % seiner Zeit im *REM-Schlaf* verbringt. Mit Zunahme des Lebensalters nimmt sowohl die Gesamtschlafdauer ab, während sich der Anteil des REM-Schlafs auf etwa 20 % der Gesamtschlafdauer einpendelt.

Zu Beginn der REM-Schlafforschung war man der Auffassung, dass nur in dieser Periode geträumt würde. Diese Annahme geht auf die Beobachtung zurück, dass Probanden **spontan** über Traumerlebnisse berichten, sofern sie während der REM-Phase geweckt werden. Inzwischen geht man davon aus, dass Träume auch in anderen Schlafphasen auftreten, wenngleich der Proband beim Wecken nur auf Nachfrage von Traumerlebnissen berichtet. Über Funktion und Bedeutung der Träume hat man allerdings bisher nur Hypothesen, wenn auch Traumdeutungen bereits im Altertum eine wichtige Rolle spielten und seit Freud[9] der Traum für die *Psychoanalyse* einen besonders wichtigen Ansatzpunkt darstellt.

Die **Ursachen des Schlafs** selbst sind ebenfalls keineswegs geklärt, wenn auch die meisten Tiere nicht ohne Schlaf auskommen. Besonders geschickt scheint dabei der *Delphin* das Schlafproblem gelöst zu haben, da offenbar seine Hirnhälften abwechselnd schlafen, so dass man beim Delphin seitengetrennt und umschichtig sowohl ein Schlaf- als auch ein Wach-EEG gleichzeitig ableiten kann.

Schwer zu beantworten ist auch die Frage, ob der Schlaf einen *aktiven oder passiven Vorgang* darstellt. Am berühmtesten sind hierzu die *Reizversuche* im Bereich des *Hypothalamus von Katzen* durch W. R. Hess (vgl. S. 277), wobei durch Elektrostimulation ein *Schlafstadium auszulösen* war, aus dem die Tiere aber wie beim gewöhnlichen Schlaf geweckt werden konnten. Später konnte in der *Formatio reticularis* des Hirnstammes durch elektrische Reizung eine *Weckreaktion* ausgelöst werden *(***arousal reaction**[10]*)*. Schließlich ließen sich in der Formatio reticularis *schlafhemmende und schlaffördernde Bezirke* abgrenzen, so dass vermutlich der Schlaf eine spezialisierte Form der Gehirntätigkeit darstellt. Auf jeden Fall erscheint die Vorstellung zu einfach, dass allein die Ausschaltung aller Sinnesreize die Ursache des Schlafs sei, wenn auch eine chirurgische *Deafferenzierung* mit Abtrennung aller cerebralen Afferenzen ein Versuchstier zum Schlafen bringt.

Es hat deshalb nicht an Versuchen gefehlt, den Schlaf chemisch zu begründen. Die Suche nach *„Schlafstoffen"* hat trotz vieler Versuche bisher nicht zu einem eindeutigen Ergebnis geführt, wenn auch *Neurotransmitter* (speziell *Serotonin*) und neuerdings *Neuropeptide (Delta sleep inducing peptides, DSIP)* sowie *Enkephaline* und *Prostaglandine* als auslösende oder beteiligte Schlafstoffe im Gespräch sind. Ein allgemeingültiges Konzept existiert allerdings bisher nicht.

Es ist hier auch nicht der Ort, **Schlafmittel** zu besprechen, zumal deren exakter Wirkungsmechanismus ebenfalls keineswegs klar ist. Unbestritten unterdrücken praktisch alle wirksamen Schlafmittel Anteile der langsamen Wellen im EEG und erhöhen den Anteil der mittleren und raschen Wellen, wobei sowohl eine *Reduktion des Tiefschlafs wie auch des REM-Schlafs* unter Schlafmitteln beobachtet wird. Vermutlich ist dies keineswegs besonders günstig, wie man aus Untersuchungen mit künstlichem Schlafentzug folgern kann. Es zeigt sich nämlich, dass schlafende Versuchspersonen, die z.B. regelmäßig bei Eintritt des REM-Schlafs geweckt wurden, den verlorenen REM-Schlaf in der folgenden Nacht regelrecht nachholen. Es liegt deshalb nahe, bei **Schlafstörungen** zunächst **physiologischen Maßnahmen** den Vorzug zu geben. Hierzu rechnet man: **1.** re-

---

9 Sigmund Freud (1856–1939), Begründer der Psychoanalyse, seit 1902 Prof. in Wien, 1938 Emigration nach London wegen jüdischer Abstammung.

10 Giuseppe Moruzzi: Active processes in the brain stem during sleep, Harvey Lect. 58, 233, 1962–1963.

gelmäßige Schlafzeit, angepasst unserer circadianen Rhythmik (vgl. S. 172); **2.** Muße vor dem Einschlafen, keine körperlichen und geistigen Höchstleistungen oder opulente Mahlzeiten; **3.** Verzicht auf Mittagsschlaf, **4.** Verzicht auf Stimulantien vor dem Schlafen (Alkohol kann zwar das Einschlafen erleichtern, aber das Durchschlafen behindern); **5.** günstige äußere Schlafbedingungen ohne Weckreize bei bequemer Unterlage, angepasster Belüftung und Temperatur.

Dass darüber hinaus der *therapeutische Schlafentzug* bei *Depressionen* neue Möglichkeiten eröffnet hat, kann hier nur der Vollständigkeit halber angemerkt werden. Ganz im Gegensatz zu der üblichen Annahme schläft sich der Depressive offenbar nicht gesund, sondern krank. Es bedarf allerdings eines hohen pflegerischen Einsatzes, depressive Patienten durch Ansprache etc. um einen Teil ihres üblichen Schlafs zu bringen.

> Mit zunehmender Schlaftiefe nimmt die EEG-Frequenz ab: Bei leichtem Schlaf finden sich Schlafspindeln und 12–15 Wellen pro s, bei Tiefschlaf mehr als 50 % Deltawellen (1–4 pro s).
> REM-Phasen sind charakterisiert durch: Rapid eye movement, Zunahme der Weckschwelle bei „paradoxem" Wach-EEG, Abnahme des Muskeltonus, Zunahme der Herz- und Atemfrequenz sowie Erektionen.
> Bei etwa 4–6 Schlafphasen pro Nacht verschwinden gegen Morgen die Tiefschlafphasen zugunsten von länger werdenden REM-Phasen.
> Schlafmittel reduzieren die Anteile des Tief- und des REM-Schlafs.

21.4 Limbisches System

Nach Papez[11] werden als limbisches System (oder limbischer Schaltkreis) folgende Gehirnabschnitte zusammengefasst: die entwicklungsgeschichtlich ältesten Teile des Gehirns – der *olfaktorische Cortex* einschließlich der *Mandelkerne* (Amygdalae) – und ihre Verbindungen vom *Hippocampus* über den *Fornix* zum *Corpus mamillare* sowie von dort über den *Tractus mamillothalamicus* zum *Thalamus* und von dort weiter über den *Gyrus cinguli* wieder zurück zum *Hippocampus* (vgl. Abb. 21.10 und 21.11). Es wurde schon früher darauf hingewiesen (vgl. S. 416 f.), dass dem Hippocampus eine zentrale Rolle bei der Gedächtnisbildung zukommen könnte (s. auch Kapitel 21.5). Wiederholte elektrische Stimulation der Pyramidenzellen im Hippocampus kann eine stundenlang, ja sogar tagelang anhaltende Amplitudenvergrößerung postsynaptischer erregender Potentiale auslösen. Dies wird als „Langzeitpotenzierung" bezeichnet und könnte für Gedächtnisleistungen dieser Region sprechen.

Bei der Ratte besteht praktisch das gesamte Großhirn aus limbischem System, während beim Affen der Anteil des limbischen Cortex an der gesamten Hirnrinde bereits deutlich kleiner ist. Beim Menschen ist dieser Anteil gegenüber dem „Neocortex" noch geringer geworden. Früher wurden die Strukturen des limbischen Systems meist als „Riechhirn" aufgefasst, doch hat man jetzt gelernt, dass nur kleine Teile dieses inneren Hirnrindenringes für den Riechvorgang (vgl. S. 503 f.) benutzt werden. Von hier aus erfolgt vorwiegend auch die nervale Versorgung der Eingeweide, weswegen bereits Papez (1937) beim limbischen System von *„visceralem Gehirn"* gesprochen hat. Von hier aus ziehen wiederum neuronale *Verbindungen zu allen Strukturen des Gehirns*. Im Vordergrund stehen Verbindungen zum **Hypothalamus**, welcher für die Steuerung des Vegetativums, insbesondere für die hormonelle Kontrolle (vgl. S. 277 f.) von herausragender Bedeutung ist. Vom limbischen System aus wird auch der *motorische* Cortex beeinflusst, wobei Änderungen *der Affektlage* vor allem bahnende Einflüsse ausüben. Ferner wird im limbischen Cortex die Lokalisation von *Trieben und Instinkten* sowie deren Beherrschung vermutet. Zerstörung von Teilen des limbischen Systems (Amygdalae und Hippokampusformation) führte bei Affen u.a. zu ungezügelter Sexualität und zu verstärkten oralen Verhaltens-

---

11 J.W. Papez: A proposed mechanism of emotion. Arch. Neurol. Psychiat. (Chicago) 38, 725–743, 1937.

1.4 Limbisches System

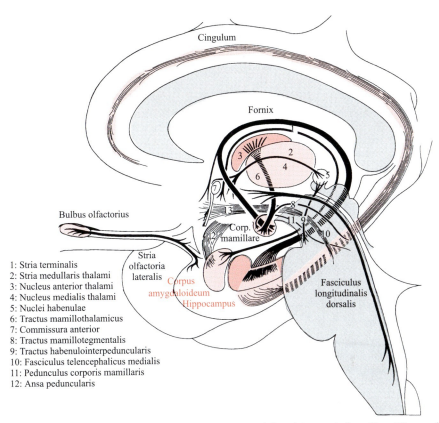

1: Stria terminalis
2: Stria medullaris thalami
3: Nucleus anterior thalami
4: Nucleus medialis thalami
5: Nuclei habenulae
6: Tractus mamillothalamicus
7: Commissura anterior
8: Tractus mamillotegmentalis
9: Tractus habenulointerpeduncularis
10: Fasciculus telencephalicus medialis
11: Pedunculus corporis mamillaris
12: Ansa peduncularis

Abb. 21.10: Die größeren Bahnen des limbischen Systems und des Rhinencephalons (Aus: Nieuwenhuys, vgl. weiterführende Literatur).

weisen, indem sie alle Arten von Gegenständen in den Mund nahmen. Die Affen, die vorher recht wild waren, waren auf einmal zahm. Durch dieses Verhalten schlossen sich schließlich diese Affen selbst aus ihrer eigenen Sozietät aus. Man weiß heute, dass die für die Komponenten dieses sog. *Klüver-Bucy-Syndroms* wichtigste Struktur die **Amygdalae** sind. Beim Menschen ruft die elektrische Stimulation der Amygdalae Gefühle von Furcht und unheilvollen Ahnungen hervor. Läsionen und Stimulation der Amygdalae beeinflussen viele emotionale und autonome Verhaltensweisen. Die Amygdalae erhalten sensorische Eingänge sowohl direkt von den sensorischen Kernen des Thalamus als auch von den sensorischen Assoziationscortices und projizieren zu sehr vielen Hirngebieten, die die kognitiven, motorischen, humoralen und vegetativen Aspekte von Emotionen regulieren. Zum limbischen System wird heute auch der orbitofrontale Cortex gezählt. Diese Struktur scheint beim Menschen für taktvolles Verhalten, Rücksichtnahme, Abschätzen von Konsequenzen einer Handlung, Charakter etc. verantwortlich zu sein.

Heute wird das limbische System als ein Bewertungssystem aufgefasst, das für ein adaptives Verhalten unabdingbar ist. In diesem Sinne vertreten moderne Emotionsforscher wie Damasio[12] und Le Doux[13] die Auffassung, dass allein aufgrund von kognitiven Funktionen, d.h. bei Wegfall der emotionalen Bewertung, ein angepasstes Verhalten nicht möglich ist. Patienten mit Läsionen des Amygdala können „furchterregende" Reize (ein wütendes Gesicht) nicht richtig deuten und sind dadurch in ihrer spontanen Bewertung einer Situation behindert, die sie u.U. zu Vorsicht ermahnen würde. Patienten, die aufgrund eines Tumors eine Schädigung des Orbitofrontalcortex erlitten haben, sind sozial schlecht oder gar nicht mehr integriert, sie fallen z.B. aus ihrem Berufsleben heraus. Bilder

---

12 A. R. Damasio: Descartes' Irrtum. List 1997.
13 J.E. Le Doux: Das Netz der Gefühle. DTV München, 2001.

21 Gehirn, integrative Leistungen des Zentralnervensystems

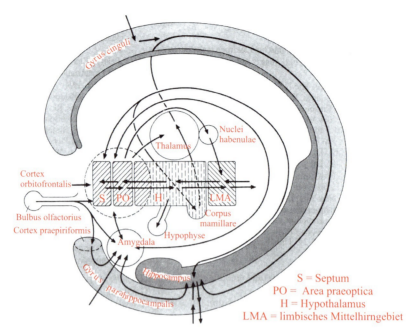

Abb. 21.11: Schematische Zusammenfassung des limbisch-hypothalamischen Komplexes (H = Hypothalamus, LMA = limbisches Mittelhirngebiet, PO = Area praeoptica, S = Septum). Aus: R. Nieuwenhuys, J. Voogt, Chr. van Huijzen: Das Zentralnervensystem des Menschen. 2. Aufl. Springer, Berlin, Heidelberg, New York, 1991.

mit negativer Tönung (z.B. ein Bild eines schweren Verkehrsunfalls), das bei Gesunden ein unangenehmes Gefühl hervorruft, werden von diesen Menschen emotionslos betrachtet, worüber sie sich durchaus bewusst sind.

Für die Themen *Motivation, Emotionen, Triebmechanismen* wird auf die Medizinische Psychologie und Medizinische Soziologie verwiesen.

21.5 Lernen und Gedächtnis

Lernen ist die Aneignung von Wissen über die Welt. In der Biologie versteht man unter Lernen eine durch Erfahrung, d.h. Informationsaufnahme aus der Umwelt, bedingte Verhaltensänderung. Sehr einfache Formen des Lernens, deren zellphysiologische Grundlagen man heute zu verstehen glaubt, sind die Sensitivierung und Habituation (s. S. 418). Als **assoziatives Lernen** werden die klassische und die operante Konditionierung zusammengefasst. Dies sind relativ einfache Formen des Lernens, für die es ebenfalls Vorstellungen zur Kodierung auf zellphysiologischen Ebenen gibt. Es werden zwei, zunächst voneinander unabhängige Reize verknüpft, so dass letztlich eine kausale Beziehung zwischen zwei Reizen hergestellt wird. Die **klassische Konditionierung** geht auf Pawlow zurück (s. S. 184). Im Experiment wird bei der klassischen Konditionierung ein Tier einem unkonditionierter Stimulus (US), z.B. einem Schmerzreiz ausgesetzt, der eine Abwehrreaktion hervorruft. Kurz vor dem US ertönt ein Glockenton (sog. konditionierter Stimulus, KS). Das Tier lernt, oft schon nach einem Durchgang, dass der eigentlich neutrale Glockenton mit dem Schmerzreiz verknüpft ist. Es zeigt die typische Abwehrreaktion jetzt bereits, wenn nur der KS ertönt. Für das Erlernen der Angstreaktion spielt der Mandelkern des limbischen Systems eine zentrale Rolle.

Bei der klassischen Konditionierung spielt aber auch der Kontext eine Rolle, in dem Tiere konditioniert wurden. Bringt man Ratten in einen neuen Käfig, der andere Markierungen enthält, und wird in diesem Käfig der Glockenton nie mit einem Elektroschock gekoppelt, dann lernen die Ratten, dass in diesem Käfig der Glockenton unbedeutend ist. Bringt man sie nun in den ursprünglichen Käfig zurück, dann reagieren die Ratten auf den Glockenton sofort wieder mit einer Angstreaktion. Dieser Aspekt der Konditionierung ist von einem funktionsfähigen Hippocampus abhängig.

Beim **operanten Konditionieren** wird dagegen ein spontanes Verhalten durch eine Belohnung verstärkt bzw. ein unerwünschtes Verhalten durch eine Bestrafung unterdrückt. Operantes Konditionieren wird auch beim sog. „biofeedback" ausgenutzt. Einer Versuchsperson wird z.B. der eigene Herzton hörbar gemacht. Kleine Änderungen der Herzfrequenz in die gewünschte Richtung wirken als Belohnung, d.h. als Anreiz, noch größere Änderungen zu erreichen.

Klinisch relevant ist u.a. die Konditionierung von Erbrechen. Erbricht zum Beispiel ein Patient nach einer Narkose im Operationssaal, dann genügt bereits der Geruch eines Operationssaals, um Erbrechen auszulösen. Auch Zytostatika, die in der Krebstherapie eingesetzt werden, lösen häufig Erbrechen aus. Haben die Patienten zeitlich nahe (wenige Stunden) vorher gegessen, dann kann es zu einer Aversion gegen die aufgenommenen Nahrungsmittel kommen. Möglicherweise beruht die Inappetenz von Tumorpatienten zum Teil auf dieser Konditionierung. Daher ist es sinnvoll, wenn die Patienten erst nach dem durch Zytostatika ausgelösten Erbrechen essen. Mit Erfolg wurde jedoch auch folgende Strategie eingesetzt. Die Patienten bekamen vor der Chemotherapie einen intensiv schmeckenden, exotischen Saft zu trinken. Die sich einstellende Aversion richtete sich nun gegen diesen Saft und nicht mehr gegen Grundnahrungsmittel.

Diesen einfachen Formen des Lernens, die einfach in einem psychologischen Labor erforschbar sind, stehen beim Menschen jedoch wesentlich komplexere Lernformen gegenüber. Wir lernen motorische Fähigkeiten, die uns in die Lage versetzen, auf unsere Umwelt einzuwirken und sie zu beherrschen. Wir lernen Sprachen, die uns die Möglichkeit geben, mit anderen zu kommunizieren und unsere Kultur über Generationen hinweg zu tradieren.

Unter **Gedächtnis** versteht man die Fähigkeit von Lebewesen, Eindrücke aus der Umwelt zu kodieren, abzuspeichern und später wieder abrufen zu können. Gedächtnisinhalte können dem Menschen bewusst sein, sie müssen es aber nicht. Bereits frühkindliche Erlebnisse hinterlassen ihre Erinnerungsspuren in den neuronalen Netzwerken des Gehirns. Wenn dies vor den Spracherwerb fällt, sind diese Erinnerungen jedoch nicht verbalisierbar, man ist sich ihrer nicht bewusst. Sie können aber das Verhalten eines Menschen sehr wohl beeinflussen. Schließlich wird jedoch nicht jeder Gedächtnisinhalt in einer Verhaltensäußerung sichtbar. Man nimmt heute an, dass die biologische Grundlage des Gedächtnisses eine dauerhaft verbesserte oder aber auch abgeschwächte Übertragung in bestimmte Synapsen neuronaler Netzwerke ist, die zu einer Modifikation des Verschaltungsmusters dieser neuronalen Verbindungen führt. Bei Wiederauftreten eines bestimmten Reizes werden diese gespeicherten Muster dann bevorzugt aktiviert.

Man unterscheidet verschiedene Formen des Gedächtnisses. Die oben beschriebenen einfachen Formen des Lernens (Sensitivierung, Habituation, Konditionierung) werden im sogenannten **prozeduralen** (= implizitem) oder aber auch **Verhaltensgedächtnis** gespeichert. An der Speicherung des Verhaltensgedächtnisses ist u.a. das Kleinhirn, die Basalganglien und Teile des limbischen Systems (v.a. Amygdala) beteiligt (vgl. Abb. 21.12). Vom prozeduralen Gedächtnis wird das **deklarative** (= explizites) oder aber auch **Faktengedächtnis** unterschieden[14]. Im dekla-

14 Diese Unterscheidung basiert auf Untersuchungen an Patienten, die an spezifischen Gedächtnisstörungen leiden. Wegen einer nicht therapierbaren Epilepsie wurden dem Patienten H. M. beide Temporallappen entfernt. Nach der Operation konnte er sich zwar noch an frühe Dinge und Ereignisse erinnern, er konnte jedoch neue Fakten nicht mehr ins Langzeitgedächtnis überführen, d.h. er konnte nicht länger als eine Minute Informationen über Menschen, Orte oder Gegenstände im Gedächtnis behalten. Er hatte auch große Probleme, sich räumlich zu orientieren. Man fand jedoch, dass er durchaus zu einfachen Formen des Lernens, inklusive klassischem und operantem Konditionieren, in der Lage war. Auch motorische Fertigkeiten konnte er lernen, jedoch ohne dass er sich verbal an diese erinnern konnte. Man ließ den Patienten z.B. ein Puzzle legen. Die Geschwindigkeit, mit der er das Puzzle legen konnte, nahm mit jedem Durchgang zu. Fragte man ihn, ob er das Puzzle kennen würde, dann sagte er nein.

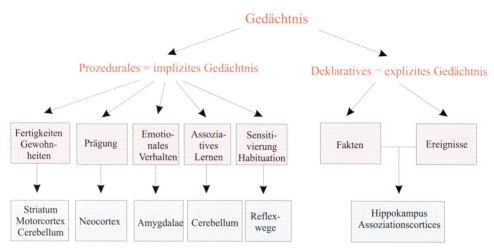

Abb. 21.12: Die verschiedenen Gedächtnissysteme werden in unterschiedlichen Hirnstrukturen gespeichert. Die Gedächtnissysteme werden in zwei Hauptformen eingeteilt: das deklarative Gedächtnis oder Wissensgedächtnis und das prozedurale Gedächtnis oder Verhaltensgedächtnis. Jedes System wird von eigenen anatomischen Regionen des Gehirns unterstützt. Näheres s. Text. (Modifiziert nach Zigmond u.a. Fundamental Neuroscience, Academic Press, 1999).

rativen Gedächtnis speichern wir Fakten, Kenntnisse über Objekte und Konzepte, Wörter und ihre Bedeutung. Auch das episodische bzw. autobiographische Gedächtnis wird dazu gerechnet. Weiter werden emotional bedeutsame besser als emotional neutrale Ereignisse erinnert.

Man unterscheidet ferner das Kurzzeit- vom Langzeitgedächtnis. Das **Kurzzeitgedächtnis**, in dem Gedächtnisinhalte wenige Sekunden oder höchstens Minuten gespeichert werden, hat einen sehr begrenzten Umfang (etwa 7–10 Zahlen einer Telefonnummer). Der **Langzeitspeicher** hat dagegen eine nahezu unbegrenzte Kapazität. Durch Üben oder Wiederholen wird die Information vom Kurzzeitspeicher in den Langzeitspeicher übertragen, man spricht von **Konsolidierung**, wobei dem Hippokampus eine dominante Rolle zukommt. Werden der Hippokampus, wie dies beim Patienten H. M. der Fall war, bzw. bestimmte Neurone des Hippocampus (z.B. Pyramidenzellen in der CA1-Region) zerstört, dann kann eine Information nur noch im Kurzzeitgedächtnis, aber nicht mehr im Langzeitgedächtnis gespeichert werden, d.h. es kommt zur **anterograden Amnesie**. Da jedoch Dinge erinnert werden können, die vor der Läsion gelernt wurden, ist offensichtlich, dass das Langzeitgedächtnis selbst nicht im Hippokampus zu suchen ist. Wahrscheinlich erfolgt die Langzeitspeicherung nicht an einem einzigen Ort sondern verteilt in den Assoziationscortex. Läsionen des Assoziationscortex führen zu Störungen des **semantischen Gedächtnisses** (unter semantischem Gedächtnis versteht man das Erinnern von bedeutungsabhängigen Zusammenhängen z.B. durch sprachliche oder bildliche Codierung.) Störungen dieses Gedächtnisses können **Agnosien** auslösen (vgl. S. 425). Bei Läsionen des frontalen Assoziationskortex hat man bevorzugt eine Beeinträchtigung des **episodischen Gedächtnisses** gefunden, d.h. es können keine Ereignisse mehr mit bestimmten Personen verbunden werden, obwohl die Personen, d.h. ihre Namen oder bestimmte Charakteristika, als solche noch erinnert werden.

In neuerer Zeit hat sich auch der Begriff des **Arbeitsspeichers** (working memory) herauskristallisiert. Dinge werden vorübergehend im Arbeitsspeicher behalten und sind so der Bearbeitung zugänglich. Im Arbeitsspeicher werden Gedächtnisinhalte mit neuen Informationen verglichen. In anderen Worten, um für die Bearbeitung zugänglich zu sein, müssen Gedächtnisinhalte in den Arbeitsspeicher gebracht werden. Es ist nicht genau bekannt, welche Hirnstrukturen am Arbeitsspeicher beteiligt sind. Wichtig scheinen jedoch der frontale Assoziationskortex und möglicherweise auch Teile des Parietalkortex zu sein. Im Frontalkortex von verhaltenstrainierten Primaten hat man Neurone gefunden, die während der Behaltensdauer von Inhalten tonisch aktiv bleiben.

Die molekularbiologischen Grundlagen von Gedächtnis

Die einfachen Formen des Lernens wie Sensitivierung, Habituation (vgl. S. 418), aber auch assoziatives Lernen sind bereits bei niederen Tieren beobachtbar, z.B. der Meeresschnecke Aplysia, die über eine überschaubare Zahl von Neuronen verfügt. Der Neurobiologe Kandel[15] untersuchte an der Aplysia die molekularen Mechanismen, die für diese Formen des Lernens verantwortlich sind. Die molekularen Mechanismen der Regulation der an den Lernvorgängen beteiligten Ionenkanäle wurden aber auch an isolierten Schnitten des Hippokampus, die durch Nährlösungen am Leben gehalten werden, untersucht.

Bei allen Formen des Lernens kommt es zu Änderungen der Stärke der synaptischen Übertragung. Ein wichtiger Mechanismus ist die sog. **Langzeitpotenzierung** und **-depression**, d.h. eine über mehrere Stunden anhaltende Verbesserung bzw. Abschwächung der synaptischen Übertragung, die durch eine starke Erregung einer Afferenz und deren nachgeschalteter Zellen zustande kommt. Den Mechanismus der Langzeitpotenzierung an glutaminergen Synapsen von Dornfortsätzen von Pyramidenzellen des Hippokampus stellt man sich folgendermaßen vor: An diesen Synapsen gibt es 2 Typen von Glutamatrezeptoren, die beides Ionenkanäle sind, die AMPA/Kainat-Rezeptoren und NMDA-Rezeptoren. Ein Einzelreiz führt zur Ausschüttung von einer geringen Menge von Glutamat, die nur für die Öffnung weniger AMPA/Kainat-Rezeptoren reicht. Dies hat ein kleines EPSP (erregenden postsynaptischen Potential) in der nachgeschalteten Zelle zur Folge. Die NMDA-Kanäle öffnen nicht, da sie durch Mg^{++}-Ionen verschlossen sind. Eine tetanische Erregung der Afferenz hat zur Folge, dass die Glutamatkonzentration in der Synapse ansteigt. Es kommt zu einer starken Depolarisation der nachgeschalteten Zelle. Durch die Depolarisation nehmen die Bindungskräfte für Mg^{++}-Ionen ab, sie diffundieren weg. Jetzt können Ca^{++}-Ionen durch den mit dem NMDA-Rezeptor verbundenen Ionenkanal in die Zelle einströmen und dort Proteinkinasen und -phosphatasen aktivieren, wodurch es zu langanhaltenden Veränderungen der Aktivität bestimmter Proteine kommt. Schließlich werden auch im nachgeschalteten Neuron Botenstoffe (u.a. vermutlich NO) gebildet, die zum vorgeschalteten Neuron zurück diffundieren und dort die Transmitterfreisetzung beeinflussen. Letztlich „erfährt" das vorgeschaltete Neuron durch diesen Mechanimus auch von der erhöhten Aktivität des nachgeschalteten Neurons. Nach Induktion der Langzeitpotenzierung reicht bereits ein Einzelreiz aus, um eine starke Depolarisation der nachgeschalteten Zelle auszulösen. Eine Langzeitpotenzierung wird jedoch nicht nur durch eine tetanische Aktivierung des präsynaptischen Neurons ausgelöst. Sie kann auch durch die gleichzeitige Aktivierung mehrerer konvergierender Synapsen erfolgen. In jedem Fall kommt es bei der *Langzeitpotenzierung* also zu einer verbesserten **Transmitterwirksamkeit** und einer erhöhten **Transmitterausschüttung**. Für Lernvorgänge, z.B. die Habituation, scheint aber auch die *Langzeitdepression* wichtig zu sein. Zur Langzeitdepression kommt es immer dann, wenn die Aktivität der präsynaptischen Zelle nicht hinreichend gut mit der der postsynaptischen Zelle korreliert. Dies kann dadurch zustande kommen, dass die postsynaptische Zelle durch gleichzeitig aktivierte hemmende Synapsen an der Depolarisation gehindert wird.

Für die permanente Veränderung der synaptischen Übertragung, d.h. der **Konsolidierung** des Gedächtnisses, ist die **Neusynthese von Proteinen** erforderlich. Pharmaka, die die Proteinsynthese hemmen, blockieren die Informationsspeicherung im Langzeitgedächtnis. Man nimmt an, das Ca^{++}-Ionen, aber auch cAMP, über die oben genannten Proteinkinasen und -phosphatasen Transkriptionsfaktoren aktivieren, die zu einer Modulation der **Genexpression** führt. Da-

---

15 Eric R. Kandel (geb. 1929 in Wien, Professor für Physiologie, Psychiatrie und Biochemie an der Columbia University New York) erhielt 2000 Nobelpreis für seine Untersuchungen zur Gedächtnisbildung.

durch kommt es zu einer verstärkten Synthese, der von diesen Genen kodierten Proteine, die für die Bildung des Langzeitgedächtnisses erforderlich sind. Man stellt sich vor, dass diese Proteine die aktivierten Synapsen langfristig plastisch verändern bis hin zur **Neubildung von Synapsen** in den Dentriten.

Komplexere Lernvorgänge können jedoch weder an der Meeresschnecke noch an isolierten Gehirnschnitten untersucht werden. In neuerer Zeit ist es möglich geworden, die Expression von bestimmten Proteinen in der Maus verstärkt zu exprimieren oder auszuschalten. Es ist sogar möglich, diese gentechnischen Manipulationen auf ganz spezifische Hirnregionen, z.B. die CA1-Region des Hippokampus zu beschränken. In solchermaßen veränderten Mäusen fand man nun, dass je nachdem, welches Protein in seiner Expression verändert wurde, ganz bestimmte Gedächtnisleistungen, z.B. das Kurzzeitgedächtnis oder aber die Konsolidierung von Gedächtnisinhalten beeinträchtigt sind.

Die nicht-assoziativen (Sensitivierung, Habituation) wie auch die assoziativen Formen des Lernens (klassische und operante Konditionierung) werden dem Verhaltensgedächtnis (implizites oder prozedurales) Gedächtnis zugeordnet. An der Speicherung sind u.a. das Kleinhirn, die Basalganglien und Teile des limbischen Systems beteiligt.

Das deklarative oder auch explizite Wissensgedächtnis umfasst Fakten, Kenntnisse über Objekte und Konzepte, Wörter und ihre Bedeutung (semantisches Gedächtnis) und das episodische bzw. autobiographische Gedächtnis.

Für die Übertragung aus dem Kurzzeitgedächtnis (geringe Kapazität und Speicherdauer von Sekunden bis wenigen Minuten) in das deklarative Langzeitgedächtnis ist der Hippokampus notwendig. Langfristig erfolgt die Speicherung jedoch in den Assoziationscortices.

Als molekularer Mechanismus der Gedächtnisbildung wurde die Langzeitpotenzierung bzw. -depression identifiziert, d.h. der langfristigen Veränderung der synaptischen Übertragung in bestimmten Neuronen (z.B. CA1-Neurone des Hippokampus).

Für die sehr langfristige Speicherung von Gedächtnisinhalten, die u.U. ein Leben lang bestehen bleibt, ist die Proteinbiosynthese erforderlich, wobei es auch zur plastischen Veränderung von Synapsen kommen kann.

21.6 Aufmerksamkeit, Bewusstsein und Bewusstseinsstörungen

Signale von den Sinnesorganen können nur dann Veränderungen in den neuronalen Netzwerken erreichen, wenn sie die Aktivierungsschwelle überschreiten. Dazu müssen im Gehirn selbst erzeugte aktivierende Signale auf die Cortexneurone einwirken. Diese Zuströme kommen aus dem Thalamus (s. S. 508). Die Aktivität der Cortexneurone wird aber auch durch modulierende Projektionssysteme aus der Formatio reticularis des Hirnstamms beeinflusst, die über die Freisetzung von Noradrenalin, Serotonin, Dopamin und Acetylcholin die Aktivierbarkeit regulieren. Sie steuern komplexe Funktionen des Gehirns wie den Schlaf-Wach-Rhythmus, die Aufmerksamkeit (Arousal), Körperhaltung, Schmerzempfindung.

In Abhängigkeit der freigesetzten Transmitter kann man verschiedene Systeme unterscheiden. **Serotonerge Neurone** aus den Raphekernen ziehen zum Vorderhirn und sind für die Steuerung des Schlaf-Wachzyklus, die Affektivität, Nahrungsaufnahme und das Sexualverhalten verantwortlich. Projektionen, die zum Hirnstamm ziehen, regulieren den Muskeltonus und die Schmerzwahrnehmung. Man findet bei der Depression eine herabgesetzte Aktivität von Serotonin und Noradrenalin. Medikamente, die den Abbau oder die Wiederaufnahme von Serotonin und Noradrenalin hemmen, verbessern dagegen die Symptomatik. Die **cholinergen Neurone** stammen aus dem Nucl. basalis Meynert und ziehen zum Hirnstamm sowie zum Thalamus und Cortex. Sie sind wahrscheinlich an Gedächtnisprozessen beteiligt und verstärken kortikale Reaktion auf neue Reize. Die Projektionen zum Thalamus spielen vermutlich auch eine wichtige Rolle bei der Regulation des Schlaf-Wach-Zyklus. Vom Locus coeruleus ziehen **noradrenerge Neurone** sowohl zum Hirnstamm, Cerebellum und Rückenmark, wo sie an der Regulation des Muskeltonus beteiligt sind, während aszendierende Neurone zum Cortex ziehen und allgemein die Vigilanz („Wachsamkeit") erhöhen. **Dopaminerge Neurone** kommen außer in den Basalganglien (Substantia nigra, Steuerung der Motorik, s. S. 403 f.) auch im ventralen Tegmentum vor, von wo aus sie zum Nucl. accumbens ziehen. Dieses aszendierende Dopaminsystem wird als sog. positives Verstärkersystem angesehen. Es wird angenommen, dass suchterregende Substanzen in dieses System eingreifen.

Die überragende Bedeutung, die die oben genannten Systeme für die Regulation des Aktivitätsniveau des Cortex haben, wird daran deutlich, dass Läsionen des Hirnstamms im Bereich der Vierhügel wegen des Ausfalls der aszendierenden aktivierenden Systeme zur Bewusstlosigkeit (**Koma**) führt, aus der die Patienten nicht mehr erweckbar sind. Was **Bewusstsein** ist, hat die Philosophen seit Plato beschäftigt. Heute versteht man unter Bewusstsein im allgemeinen, dass man sich seiner selbst und seiner Position in der Welt gewahr ist. Manche Neurobiologen gehen jedoch nicht mehr von „dem Bewusstsein" aus, sondern differenzieren verschiedene Formen des Bewusstseins ganz ähnlich wie man verschiedene Formen des Gedächtnisses zu unterscheiden gelernt hat. Da Bewusstsein nur schwer messbar ist, wird meist eine klinisch pragmatische Definition von Bewusstsein benutzt, nämlich dass ein Individuum in der Lage ist, angemessen auf Reize aus der Umwelt zu reagieren. In diesem Sinne ist der auf S. 512 beschriebene Neglect ein teilweiser Verlust von Bewusstsein. Ein globaler Bewusstseinsverlust entsteht nicht nur bei Läsionen des Hirnstamms sondern auch bei einer großflächigen Zerstörung des Cortex, z.B. nach einem Sauerstoffmangel. Einen vorübergehenden Bewusstseinsverlust beobachtet man bei kurzzeitigem Sauerstoffmangel (Ohnmacht), Narkose (wobei die Hirnrinde am empfindlichsten auf Narkotika reagiert) aber auch bei bestimmten Formen der Epilepsie (s. S. 516). Im Gegensatz zum Koma bedingt durch Läsionen des Hirnstamms können Patienten mit großflächigen Zerstörungen der Hirnrinde einen Schlaf-Wach-Rhythmus aufweisen, man spricht auch von einem **Wachkoma**. Davon abzugrenzen ist das sog. **„Locked in"-Syndrom**. Dieses Syndrom entsteht auch durch umschriebene Läsionen des Hirnstamms. Diese Patienten sind wach, aber trotz intaktem Vorderhirn unfähig zu sprechen oder sich zu bewegen, wohl aber fähig, mit Augenbewegungen zu antworten.

Modulierende Projektionssysteme aus der Formatio reticularis des Hirnstamms (aufsteigendes retikuläres Aktivierungssystem) regulieren die Aktivierbarkeit subcortikaler (z.B. Thalamus) und cortikaler Neurone.
In Abhängigkeit der Transmitter (Serotonin, Dopamin, Noradrenalin und Acetylcholin) kann man verschiedene Systeme unterscheiden, die unterschiedlich in den Schlaf-Wach-Zyklus, die Aufmerksamkeit, Körperhaltung, Gedächtnisbildung und Affekt etc. eingreifen.
Eine Läsion des Hirnstamms im Bereich der Vierhügelplatte führt zum Koma ohne Schlaf-Wach-Zyklen, aus dem der Patient nicht erweckbar ist.
Ausgedehnte Läsion des Cortex führen zum sog. Wachkoma. Der Patient reagiert nicht auf Reize, hat aber einen Schlaf-Wach-Zyklus.

22 Weiterführende Literatur

zu 0 Allgemeine und Zellphysiologie, Zellerregung:

B. Alberts, D. Bray, J. Lewis, M. Raff, K. Roberts, J. D. Watson: Molecular Biology of the Cell. Garland Publishing Inc., New York, London, 1994

M. J. Berridge: Inositol triphosphate and calcium oscillations. Adv. Second Messenger Phosphoprotein Res. 26, 211–223, 1992

H. R. Bourne, D. A. Sanders, F. McCormick: The GTPase superfamily: conserved structure and molecular mechanism. Nature 349, 117–127, 1991

P. Cohen: Signal integration at the level of protein kinases, protein phosphatases and their substrates. Trends Biochem. Sci. 17, 408–413, 1992

C. R. Kahn: Membrane receptors for hormones, and neurotransmitters. J. Cell. Biol. 70, 261–286, 1976

W. J. Tang, A. G. Gilman: Adenyl cyclases. Cell 70, 869–827, 1992

zu 1 Blut und Immunsystem:

K. A. Abbas, A. H. Lichtman, J. S. Pober: Immunologie. Hans Huber, Bern, 1996

H. Begemann, J. Rastetter (Hrsg): Klinische Hämatologie. 4. Aufl., Thieme, Stuttgart, 1993

C. A. Janeway, P. Travers: Immunologie. 2. Aufl., Spektrum, 1997

W. Jelkmann: Erythropoietin: structure, control of production, and function. Physiol. Rev. 72, 449–489, 1992

J. Klein: Immunologie. VCH, 1991

M. H. F. Klinger: The storage lesion of platelets: ultrastructural and functional aspects. Ann. Hematol. 73, 103–112, 1996

G. Köhler, C. Milstein: Continuous cultures of fused cells secreting antibody of predefined specificity. Nature 256, 495–497, 1975

G. Löffler, P. E. Petrides: Biochemie und Pathobiochemie. 6. Aufl., Springer, Berlin, Heidelberg, New York, 1998

K. G. Mann: Biochemistry and Physiology of Blood Coagulation. Thrombosis and Haemostasis 82, 165–174, 1999

G. Müller-Berghaus, P. Pötzsch: Hämostaseologie. Molekulare und zelluläre Mechanismen, Pathophysiologie und Klinik. Springer, 1999

C. Mueller-Eckhardt (Hrsg.): Transfusionsmedizin, 2. Aufl., Springer, Berlin, Heidelberg, New York 1996

W. Siegenthaler (Hrsg.): Klinische Pathophysiologie. 8. Aufl., Thieme, Stuttgart, 2000

L. Thomas: Labor und Diagnose. 5. Aufl., Th-Bucks, Frankfurt, 1998

M. M. Wintrobe (Hrsg.): Blood, pure and eloquent. McGraw-Hill, New York, 1980

Wissenschaftliche Tabellen Geigy, 4. Nachdruck, Basel, 1985

R. M. Zinkernagel, P. C. Doherty: Restriction of in vitro T cell-mediated cytotoxicity in lymphatic choriomeningitis within a syngeneic or semiallogeneic system. Nature 248, 701–712, 1974

zu 2 Herz:

R. M. Berne, M. N. Levy: Kardiovascular Physiology, 8. Auflage, Mosby, St. Louis, 2001

D. M. Bers: Excitation-Contraction Coupling and Cardiac Contractile Force. 2. Aufl., Kluwer, Dordrecht, 2001

J. R. Levick: Physiologie des Herz-Kreislauf-Systems. Barth, Heidelberg, 1998

A. M. Katz: Physiology of the Heart. 3. Aufl., Raven, New York, 2000

L. H. Opie: The Heart: Physiology from Cell to Circulation. 3. Aufl., Lippincott-Raven, Philadelphia, 1998

W. Trautwein, O. H. Gauer, H. P. Koepchen: Herz und Kreislauf. Urban & Schwarzenberg, München, 1972

D. Noble: The Initiation of the Heartbeat. 2. Aufl., Clarendon, Oxford, 1979

zu 3 Blutkreislauf:

E. Basar, Ch. Weiss: Vasculature and Circulation. Elsevier, Amsterdam, New York, Oxford, 1981

R. M. Berne, M. N. Levy: Kardiovascular Physiology. 7. Aufl., Mosby, St. Louis, Toronto, London, 1997

M. J. Brody, J. R. Haywood, K. B. Touw: Neural Mechanism in Hypertension. Ann. Rev. Physiol. 42, 441–453, 1980

R. Busse (Hrsg.): Kreislaufphysiologie. Thieme, Stuttgart, New York, 1982

W. G. Forssmann, D. W. Scheuermann, J. Alt (Hrsg.): Functional Morphology of the Endocrine Heart. Steinkopff, Darmstadt, 1988

R. E. Furchgott, J. V. Zawadzki: The obligatory role of endothelial cells in the relaxation of artrial smooth muscle by acetylcholine. Nature 288, 373–376, 1980

K. Golenhofen: Die myogene Basis der glattmuskulären Motorik. Klin. Wchschr. 65, 211–224, 1978

P. H. Guth: Stomach Blood Flow and Acid Secretion. Ann. Rev. Physiol. 44, 3–12, 1982

A. C. Guyton, C. E. Jones, T. G. Coleman: Circulatory Physiology: Cardiac Output and its Regulation. 2. Aufl., Saunders, Philadelphia, 1973

M. A. Heymann, H. S. Iwamoto, A. M. Rudolph: Factors Affecting changes in the neonatal systemic Circulation. Ann. Rev. Physiol. 43, 371–383, 1981

H. R. Kirchheim: Systemic Arterial Baroreceptor Reflexes. Physiol. Rev. 56, 100–176, 1976

V. A. W. Kreye, W.-D. Bussmann (Hrsg.): ANP Atriales natriuretisches Peptid und das Kardiovaskuläre System. Steinkopff, Darmstadt, 1988

F. Krück (Hrsg.): Pathophysiologie. 2. Aufl., Urban & Schwarzenberg, München, 1994

K. Messmer, F. Hammersen (Hrsg.): Struktur und Funktion endothelialer Zellen. Karger, Basel, München, Paris, London, New York, Tokyo, Sydney, 1983

W. Meyer-Sabellek, R. Gotzen (Hrsg.): Indirekte 24-Stunden-Blutdruckmessung. 2. Aufl., Steinkopff, Darmstadt, 1991

W. R. Milnor: The Circulation. In: V. B. Mountcastle (Hrsg.): Medical Physiology. Mosby, St. Louis, Toronto, London, 1980

M. Paul, I. Wagner, S. Hoffmann, H. Urate, D. Ganten: Transgenic rats: New experimental models for the study of candidate genes in hypertension research. Ann. Rev. Physiol. 56, 811–824, 1994

W. M. Pardridge: Neuropeptides and the Blood-Brain Barrier. Ann. Rev. Physiol. 45, 73–82, 1983

P. B. Persson, H. R. Kirchheim (Hrsg.): Baroreceptor reflexes. Springer, Berlin, Heidelberg, New York, 1991

W. Rascher, D. Clough, D. Ganten (Hrsg.): Hypertensive Mechanisms. Schattauer, Stuttgart, 1982

K. E. Rothschuh: Geschichte der Physiologie. Springer, Berlin, Göttingen, Heidelberg, 1953

K. E. Rothschuh: Physiologie. Der Wandel ihrer Konzepte, Probleme und Methoden von 16.–19. Jahrhundert. Karl Alber, Freiburg, München, 1968

K. E. Rothschuh: Physiologie im Werden. Fischer, Stuttgart, 1969

H. Schmid-Schönbein, G. Grunau, H. Bräuner: Exempla hämorheologica. Albert-Roussel Pharma GmbH, Wiesbaden, 1980

W. Siegenthaler (Hrsg.): Klinische Pathophysiologie. 8. Aufl., Thieme, Stuttgart, 2001

W. Trautwein, O. H. Gauer, H. P. Koepchen: Herz und Kreislauf. In: Gauer, Kramer, Jung: Physiologie des Menschen, Band 3. Urban & Schwarzenberg, München, Berlin, Wien, 1972

P. M. Vanhoutte: Vasodilatation. Raven Press, New York, 1988

P. M. Vanhoutte, G.M. Rubanyi, V.M. Miller, D. S. Houston: Modulation of vascular smooth muscle contraction by the endotheliurn. Ann.Rev.Physiol. 48, 307–320, 1986

O. L. Wade, J. M. Bishop: Cardiac Output and Regional Blood Flow. Blackwell, Oxford, 1962

I. H. Zucker, L P. Gilmore (Hrsg.): Reflex control of the circulation. CRC Press, Boca Raton, Ann Arbor, Boston, 1991

zu 4 Atmung:

D. Bettin, G. Köster, J. Exner, C. Groß, K. Hertting, A. Honig: Kardiorespiratorische Reaktionen normotensiver (WKY) und spontan hypertensiver (SHR) Ratten auf Hyperoxie verbunden mit nichthypotensiver Hämorraghie. Nieren und Hochdruckkrankheiten 27, 75–81 1998

R. D. Bland, D .W. Nielson: Developmental changes in lung epithelial ion transport and liquid movement. Annu. Rev. Physiol. 54, 373–394, 1992

H. M. Coleridge, I. C. G. Coleridge: Pulmonary reflexes: Neural mechanisms of pulmonary defense. Annu. Rev. Physiol. 56, 69–91, 1994

J. H. Comroe, R. F. Forster, A. B. Dubois, W. A. Bricoe, E. Carlsen: Die Lunge. Schattauer, Stuttgart, 1968

H. W. Davenport: Säure-Basen-Regulation. 2. Aufl., Thieme, Stuttgart, 1979

D. G. Davies, Ch. D. Barres: Regulation of Ventilation and Gas Exchange Academie Press, New York, San Francisco, London, 1978

W. O. Fenn, H. Rahn (Hrsg.): Respiration. Vol. I and II, Section 3, Handbook of Physiology. Am. Physiol. Soc., Washington D. C., 1964

L. Garbyand, I. Meldon: The Respiratory Functions of Blood. Plenum Medical Book Comp., New York, London, 1977

Th. F. Hornbein (Hrsg.): Regulation of Breathing. Marcel Dekker, New York, Basel, 1981

R. W. Hoyt and A. Honig: Body fluid and emergy-metabolism at high altitude. In: M. J. Fregly, C. M. Blatteis (Hrsg.): Handbook of Physiology. Section 4, Enviromental Physiology, Vol. 11. Am. Physiol. Soc., Oxford University Press, New York, Oxford, 1996

A. Hurtado: Animals in high altitude: Resident man. In: D. B. Dill, E. E. Adolph, C. G. Wilber (Hrsg.): Handbook of Physiology. Section 4, Adaption to the Environment. Am. Physiol. Soc., Washington D. C., 1964

E. W. Kienecker, H. Knoche, D. Bingmann: Functional properties of regenerating sinus nerve fibres in the rabbit. Neuroscience 3, 977–988, 1978

St. I. Lai-Fook: Mechanical factors in lung liquid distribution. Annu. Rev. Physiol. 55, 155–179, 1993

Ch. J. Lambertsen: Respiration. In: V. B. Mountcastle (Hrsg.): Medical Physiology. Mosby, St. Louis, Toronto, London, 1980

I. Lowenstein: Acid and basics. Oxford University Press, New York, Oxford, 1993

C. R. Mendelson, V. Boggaram: Hormonal control of the surfactant system in fetal lung. Annu. Rev. Physiol. 53, 415–440, 1991

I. F. Murray: Die normale Lunge. Schattauer, Stuttgart, New York, 1978

J. Piiper, H. P. Koepchen: Atmung. In: Gauer, Kramer, Jung: Physiologie des Menschen. 2. Aufl., Urban & Schwarzenberg, München, Berlin, Wien, 1975

D. W. Richter, S. L. Mirnow, D. Büsselberg, P. M. Lalley, A. M. Bischoff, B. Wilken: Respiratory rhythm generation: Plasticity of a neuronal network. The Neuroscientist, 6 (3), 181–198, 2000

F. Seiler, B. Rehn, S. Rehn, M. Hermann, J. Bruch: Quartz exposure of the rat lung leads to a linear dose response in inflammation but not in oxidative DNA damage and mutagenicity. Am. J. Resp. Crit. Care Med. 24, 492–498, 2001

E. Schläfke, H. P. Koepchen, W. R. See: Central Neurone Environment. Springer, Berlin, Heidelberg, 1983

O. Siggaard-Andersen: The Acid-Base Status of the Blood. 4. Aufl., Munksgaard, Copenhagen, 1976

P. A. Stewart: How to understand acid-base. Elsevier North Holland, Inc. New York, 1981

W. T. Ulmer, G. Reichel, D. Nolte, M. S. Islam: Die Lungenfunktion. 4. Aufl., Thieme, Stuttgart, New York, 1986

J. B. West: Respiratory Physiology. 2. Aufl., Williams and Wilkins, Baltimore, London, 1979

J. B. West (Hrsg.): High Altitude Physiology. Hutchinson Ross Comp., Stroudsburg, Penn., 1981

I. R. Wright, L. G. Dobbs: Regulation of pulmonary surfactant secretion and clearance, Annu. Rev. Physiol. 53, 395–414, 1991

M. Wiemann, R. E. Baker, U. Bonnet, D. Bingmann: CO_2-sensitive medullary neurons: activation by intracellular acidification. Neuroreport 9, 167–170, 1998

zu 5 Arbeits- und Leistungsphysiologie:

(vgl. auch Kapitel 7)

N. J. Christensen: Sympathetic Nervous Activity during Exercise. Ann. Rev. Physiol. 45, 139–153, 1983

W. Hollmann (Hrsg.): Zentrale Themen der Sportmedizin. 3. Aufl., Springer, Berlin, Heidelberg, New York, 1986

W. Hollmann, T. Hettinger: Sportmedizin. Grundlagen für Arbeit, Training, Präventivmedizin. Schattauer, Stuttgart, 2000

P. Markworth: Sportmedizin. Physiologische Grundlagen. Rowohlt, Hamburg, 2001

J. Nöcker: Physiologie der Leibesübungen. 4. Aufl., Enke, Stuttgart, 1980

H. Rieckert (Hrsg.): Sport an der Grenze menschlicher Leistungsfähigkeit. Springer, Berlin, Heidelberg, New York, 1981

R. J. Shephard: Human physiological work capacity. Cambridge University Press, Cambridge, London, New York, Melbourne, 1978

J. Stegemann: Leistungsphysiologie: Physiolog. Grundlagen der Arbeit und des Sports. 4. Aufl., Thieme, Stuttgart, 1991

J. R. Sutton, N. L. Jones, Ch. S. Houston: Hypoxia: Man at Altitude. Thieme-Stratton Inc., New York, 1982

F. Wollnik: Neural control of circadian rhythms in mammals. Verh. Dtsch. Zool. Ges. 85.2, 231–246, 1992

zu 6 Verdauungstrakt, Leber:

J. M. Arias (Hrsg.): The Liver. Biology and Pathobiology. 3. Aufl., Raven Press, New York, 1994

K. H. Bäßler, W. Fekl und K. Lang: Grundbegriffe der Ernährungslehre. 4. Aufl., Springer, Berlin, Heidelberg, New York, 1987

I. L. Boyer, I. Graf, P. I. Meier: Hepatic transport Systems regulating pH, cell volume, and bile secretion. Annu. Rev. Physiol. 54, 415–438, 1992

H. Elias, J. E. Pauly, E. R. Burns: Histology and Human Microanatomy. 4. Aufl., Piccin Medical Books, Padua, 1978

M. Field, C. E. Semrad: Toxigenic diarrheas, congenital diarrheas and cystic fibrosis. Annu. Rev. Physiol. 55, 631–655, 1993

V. L. W. Go et al. (Hrsg.): The Exocrine Pankreas. Raven Press, New York, 1986

C. C. Goddwin, M. M. Mendall, T. C. Northfield: Helicobacter pylori infection. Lancet 349, 265–269, 1997

A. F. Hofmann: Chemistry and enterohepatic circulation of bile acids. Hepatology 4, 4–14, 1984

A. F. Hofmann: The continuing importance of bile acids in liver and intestinal disease. Arch. Intern Med 159, 2647–2658, 1999

H. Kronecker, S. Meltzer: Der Schluckmechanismus und seine Hemmung. Arch. Anat. Physiol., Suppl. 328–362, 1883

F. Krück (Hrsg.): Pathophysiologie: physiologische und pathophysiologische Grundlagen Innerer Erkrankungen. 2. Aufl., Urban & Schwarzenberg, München, Wien, Baltimore, 1994

N. B. Javitt (Hrsg.): Liver and Biliary Tract. Physiology I. University Park Press, Baltimore, 1980

L. R. Johnson (Hrsg.): Physiology of the Gastrointestinal Tract, Vol. I and II. 3. Aufl., Raven Press, New York, 1994

K. Kramer: Physiologie der Verdauung. In: Gauer, Kramer, Jung: Physiologie des Menschen, Band 8. Urban & Schwarzenberg, München, Berlin, Wien, 1972

D. P. Mertz, G. Brand: Die „Vernünftige Diät". Schattauer, Stuttgart, New York, 1979

St. Schultz, I. D. Wood, B. B. Raunery (Hrsg.): The gastrointestinal system. Volume I, Motility and Circulation, Part 2, Handbook of Physiology. Am. Physiol. Soc., Bethesda, Maryland, 1989

St. Schultz, G. M. Makhlouf, B. B. Rauner (Hrsg.): The gastrointestinal system. Volume 11, Neural and Endocrine Biology. Handbook of Physiology. Am. Physiol. Soc., Bethesda, Maryland, 1989

St. Schultz, I. G. Forte, B. B. Rauner (Hrsg.): The gastrointestinal system. Volume III, Salivary Gastric, Pancreatic, and Hepatobiliary Secretion. Handbook of Physiology. Am. Physiol. Soc., Bethesda, Maryland, 1989

zu 7 Energie- und Wärmehaushalt, Ernährung:

J. Aschoff, B. Günther, K. Kramer: Energiehaushalt und Temperaturregulation. In: Gauer, Kramer, Jung: Physiologie des Menschen, Bd. 11. Urban & Schwarzenberg, München, Berlin, Wien, 1971

H. Bader, H. W. Heldt, W. Karger und D. W. Lübbers: Bioenergetik. In: Gauer, Kramer, Jung: Physiologie des Menschen, Bd. I. Urban & Schwarzenberg, München, Berlin, Wien, 1972

M. A. Baker: Brain cooling in endotherms in heat and exercise. Ann. Rev. Physiol. 44, 85–96, 1982

L. A. Cioffi, W. P. T. James, T. B. van Itallie (Hrsg.): The Body Weight Regulatory System: Normal and Disturbed Mechanisms. Raven Press, New York, 1981

L. I. Crawshaw: Temperature regulation in vertebrates. Ann. Rev. Physiol. 42, 473–491, 1980

D. B. Dill. (Hrsg.): Adaption to the Environment, Section 4. Am. Physiol. Soc., Washington D. C., 1964

H. Hensel: Thermoreception and Temperature Regulation. Academic Press, London, New York, Toronto, Sydney, San Francisco, 1981

J. Le Magnen: Body Energy Balance and Food Intake: a Neuroendocrine Regulatory Mechanism. Physiological Reviews 63, 314–385, 1983

M. Menaker: Special topic: circadian rhythms. Annu. Rev. Physiol. 55, 657–753, 1993

E. R. Nadel (Hrsg.): Problems with Temperature Regulation during Exercise. Academic Press, New York, San Francisco, London, 1977

D. Robertshaw (Hrsg.): Environmental Physiology. Physiology Series One, Vol. 7. Butterworths, London, University Park Press, Baltimore, 1974

zu 8 Wasser- und Elektrolythaushalt, Nierenfunktion:

C. A. Baldamus, P. Scigalla, L. Wieczorek, K. M. Koch: Erythropoietin: From Molecular Structure to Clinical Application. Karger, Basel, 1989

H. Elias, J. E. Pauly, E. R. Bums: Histology and Human Microanatomy. 4. Aufl., Wiley, New York, Toronto, 1978

K. Endlich, W. Kriz, R. Witzgall: Update in Podocyte Biology. Curr. Opin. Nephrol. Hypertens. 10, 331–40, 2001

C. W. Gottschalk, R. W. Berliner, G. H. Giebisch: Renal physiology: People and ideas. Amer. Physiol. Soc., Bethesda, Maryland, 1987

R. Greger, E. Lang, S. Silbernagl (Hrsg.): Renal Transport of Organic Substances. Springer, Berlin, Heidelberg, New York, 1981

R. L. Jamison, W. Kriz: Urinary Concentrating Mechanism: Structure and Function. Oxford University Press, New York, Oxford, 1982

S. Klahr, S. G. Massry (Hrsg.): Contemporary Nephrology, Vol. 1. Plenum Medical Book Comp., New York, London, 1981

H. R. Kirchheim, H. Ehmke, E. Hackenthal, W. Löwe, P. Persson: Autoregulation of renal blood flow, glomerular filtration rate and renin release in conscious dogs. Pflügers Arch 410, 441–449, 1987

E. Koushanpour, W. Kriz: Renal physiology. 2. Aufl., Springer, New York, 1986

W. Kriz, K. V. Lemley: Structure and Function of the Renal Vasculature. In: C. C. Tisher, B. M. Brenner (Hrsg.): Renal Pathology. Lippincott, Philadelphia, 1994

A. Kurtz, C. Wagner: Cellular Control of Renin Secretion. J. Exp. Biol. 202, 219–25, 1999

A. Leaf, G. Giebisch, L. Bolis, S. Gorini: Renal Pathophysiology Recent Advances. Raven Press, New York, 1980

D. J. Marsh: Renal Physiology. Raven Press, New York, 1983

A. B. Maunsbach, T. St. Olsen, E. I. Christensem: Functional Ultrastructure of the Kidney. Academic Press, London, New York, Toronto, Sydney, San Francisco, 1980

L. G. Navar, E. W. Inscho, S. A. Majid, J. D. Imig, L. M. Harrison-Bernard, K. D. Mitchell: Paracrine Regulation of the Renal Microcirculation. Physiol. Rev. 76, 425–536, 1996

R. F. Pitts: Physiology of the Kidney and Body Fluids. Year Book Medical Publishers, Chicago, 1968.

R. W. Schrier, C. W. Gottschalk (Hrsg.): Diseases of the Kidney (Vol. I – III). 4. Aufl., Little, Brown and Company, Boston/ Toronto, 1988

J. B. Schnermann, S. I. Sayegh: Kidney Physiology. Lippincott, Philadelphia, 1998

D. W. Seldin, G. Giebisch: The kidney-physiology and pathophysiology, Vol. l–3. 2. Aufl., Raven Press, New York, 1992

H. W. Smith: The Kidney. Structure and Function in Health and Disease. Oxford University Press, New York, 1958

M. Steinhausen, K. H. Endlich, D. L. Wiegman: Glomerular Blood Flow. Editorial Review. Kidney International 38, 769–784, 1990

R. Taugner and E. Hackenthal: The Juxtaglomerular Apparatus, Structure and Function. Springer, Heidelberg, 1989

A. S. Verkman: Water channels in cell membranes. Annu. Rev. Physiol. 54, 97–108, 1992

W. Wang, H. Sackin, G. Giebisch: Renal potassium channels and their regulation. Annu. Rev. Physiol. 54, 81–96, 1992

E. E. Windhager (Hrsg.): Renal Physiology, Vol. I and II. Section 8: Handbook of Physiology. Oxford University Press, New York, Oxford, 1992

zu 9 Hormonelle Regulation:

K. G. M. M. Alberti, R. A. Defronzo, P. Zimmet (Hrsg.): International Textbook of Diabetes Mellitus. Wiley, Chichester, 1997

G. M. Besser, M. O. Thorner (Hrsg.): Comprehensive Clinical Endocrinology. Mosby, St. Louis, 2002

L. S. Blevins (Hrsg.): Cushing's Syndrome. Kluwer, Boston, 2002

K. L. Burnstein (Hrsg.): Steroid Hormones and Cell Cycle Regulation. Kluwer, Boston, 2002

L. J. DeGroot, J. L. Jameson (Hrsg.): Endocrinology. Saunders, Philadelphia, 2001

D. Ganten, K. Ruckpaul (Hrsg.): Molekularmedizinische Grundlagen von Endokrinopathien. Springer, Berlin, Heidelberg, New York, 2001

V. Goffin, P. A. Kelly (Hrsg.): Hormone Signaling. Kluwer, Boston, 2002

J. E. Hall, L. Nieman (Hrsg.): Handbook of Diagnostic Endocrinology. Humana Press, Totowa, 2001

N. D. Horseman (Hrsg.): Prolactin. Kluwer, Boston, 2001

E. R. Levin, J. L. Nadler (Hrsg.): Endocrinology of Kardiovascular Function. Kluwer, Boston, 1998

G. Litwack, A. W. Norman: Hormones. Academic Press, San Diego, 1997

T. Nagatsu, T. Nabeshima, R. McCarty, D. S. Goldstein (Hrsg.): Catecholamine Research. From Molecular Insights to Clinical Medicine. Kluwer, Boston, 2002

P. P. Nawroth, R. Ziegler (Hrsg.): Klinische Endokrinologie und Stoffwechsel. Springer, Berlin, Heidelberg, New York, 2001

S. P. Poterfield: Endocrine Physiology. Mosby, St. Louis, 2001

R. H. Williams, P. R. Larsen, J. D. Wilson, D. W. Foster, H. M. Kronenberg (Hrsg.): Williams Textbook of Endocrinology. Saunders, Philadelphia, 2002

zu 10 Fortpflanzung:

G. Benagiano, E. Diczfalusy (Hrsg.): Endocrine Mechanisms in Fertility Regulation. In: Comprehensive Endocrinology series. Raven Press, New York, 1983

H. Burger, D. de Kretser (Hrsg.): The Testis. In: Comprehensive Endocrinology series. Raven Press, New York, 1981

W. Buselmaier, G. Tariverdian: Humangenetik. Springer, Berlin, Heidelberg, New York, 1991

F. Gross, A. Schretzenmayr (Hrsg.): Therapie mit Sexualhormonen. Deutscher Ärzte-Verlag, Köln-Lövenich, 1981

E. Knobil, J. D. Neill (Hrsg.): The Physiology of Reproduction (Vol. 1 and 2). Raven Press, New York, 1988 F. A. Leidenberger: Klinische Endokrinologie für Frauenärzte. Springer, Berlin, Heideberg, New York, 1992

W. E. Merz: Plazenta. In: R. D. Hesch (Hrsg.): Endokrinologie. Teil A, 375–395. Urban & Schwarzenberg, München, Wien, Baltimore, 1989

W. E. Merz: Biosynthesis of human chorionic gonadotropin: A review. Eur. J. Endocrinol. 135, 269–284, 1996

K. Petterson, J.-A. Gustafsson: Role of estrogen receptor beta in estrogen action. Annu. Rev. Physiol. 63, 165–192, 2001 G. B. Serra (Hrsg.): The Ovary. In: Comprehensive Endocrinology series. Raven Press, New York, 1983

A. Tsafiri, R. Reich: Molecular aspects of mammalian ovulation. Exp. Clin. Endocrinol. Diabetes 107, 1–11, 1999

G. F. Weinbauer, J. Wessels: ‚Paracrine' control of spermatogenesis. Andrologia 31, 249–262, 1999

zu 11 Grundlagen der Erregungs- und Neurophysiologie:

D. J. Aidley, P. R. Stanfield: Ion channels – molecules in action. Cambridge University Press, Cambridge, 1996

F. M. Ashcroft: Ion channels and disease. Academic Press, San Diego, 2000

G. ten Bruggencate et al.: Allgemeine Neurophysiologie. 3. Aufl. Urban & Schwarzenberg, München, Wien, Baltimore, 1980

W. A. Catterall: From ionic currents to molecular mechanisms: the structure and function of voltage-gated sodium channels. Neuron 26, 13–25, 2000

Y. Dudai: The neurobiology of memory. Oxford University Press, Oxford, 1994

A. S. French: Mechanotransduktion. Annu. Rev. Physiol. 54, 135–152, 1992

G. P. Gasic, M. Hollmann: Molecular neurobiology of glutamate receptors, Annu. Rev. Physiol. 54, 507536, 1992

A. C. Guyton: Basic Human Neurophysiology. 3. Aufl., Saunders, Philadelphia, London, Toronto, 1981

S. Hagiwara: Membran Potential-Dependent Ion Channels in Cell Membrane. Raven Press, New York, 1983

B. Hille: Ionic Channels of Excitable Membranes. 3. Aufl., Sinauer; Sunderland, Mass., 2001

L. Y. Jan, Y. N. Jan: Structural elements involved in specific K+ channel functions. Annu. Rev. Physiol. 54, 537–55, 1992

W. Jarolimek, U. Misgeld: 4-Aminopyridine-induced synaptic GABAB currents in granule cells of the guinea-pig hippocampus. Pflügers Arch 425, 491–498, 1993

D. Johnston, S. Miao-sin Wu: Foundations of Cellular Physiology. MIT Press, Cambridge, Mass., 1995

E. R. Kandel, J. H. Schwarz, Th. M. Jessel: Principles of Neural Sciences. 4. Aufl., Mc Graw-Hill, New York, 2000

A. Karschin: Kaliumkanäle mit zwei Porendomänen: funktionelle Bedeutung einer neuen Proteinfamilie im Nervensystem. Neuroforum 3/01, 82–92, 2001

B. Katz: Nerve, Muscle, and Synapse. McGraw-Hill, New York, 1966

A. P. Kozikowski (Hrsg.): Neurobiology of the NMDA-receptor. VCH, Weinheim, New York, 1991

St. W. Kuffler, J. G. Nichols: From Neuron to Brain. 2. Aufl., Sinauer Associates, Sunderland, Mass., 1984

B. Lindemann: Fluctuation Analysis of Sodium Channels in Epithelia. Ann. Rev. Physiol. 46, 497–515, 1984

U. Misgeld, R. A. Deisz, H. U. Dodt, H. D. Lux: The role of chloride transport in postsynaptic inhibition of hippocampal neurons. Science 232, 1413–1415, 1986

A. v. Muralt: Neue Ergebnisse der Nervenphysiologie. Springer, Berlin, Göttingen, Heidelberg, 1958

M. Numberger, A. Draguhn: Patch-Clamp-Technik. Spektrum, Heidelberg, 1996

D. Oliver, Th. Baukrowitz, B. Fakler: Polyamines as gating molecules of inward-rectifier K+ channels. Eur. J. Biochem. 267, 5824–5829, 2000

A. Peters, S. L. Palay, H. de F. Webster: The Fine Structure of the Nervous System: The Neurons and Supporting Cells. Saunders, Philadelphia, London, Toronto, 1976

H. Reuter: Ion Channels in Cardiac Cell Membranes. Ann. Rev. Physiol. 46, 473–484, 1984

K. E. Rothschuh: Geschichte der Physiologie. Springer, Berlin, Göttingen, Heidelberg, 1953

B. Sakmann, E. Neher: Single-channel recording 2. Aufl., Plenum, New York, 1995

B. Sakmann, E. Neher: Patch Clamp Techniques for Studying Ionic Channels in Excitable Membranes. Ann. Rev. Physiol. 46, 455–472, 1984

S. Sewing, J. Röper, O. Pongs: Struktur und Funktion spannungsabhängiger Kaliumkanäle. Neuroforum 2/96, 21–28, 1996

G. J. Siegel, B. W. Agranoff, R. W. Albers, P. B. Molinoff: Basic neurochemistry. 6. Aufl., Lippincott Williams & Wilkins, Philadelphia, 1999

L. R. Squire, E. Lindenlaub (Hrsg.): The biology of memory. Schattauer, Stuttgart, New York, 1990

zu 12 Vegetatives (autonomes) Nervensystem:

R. Bannister, C. J. Mathias: Autonomic Failure. 4. Aufl., Oxford University Press, Oxford, 1999.

G. Burnstock, Ch. H. V. Hoyle (Hrsg.): Autonomic neuroeffector mechanisms. Harwood Academic Publishers, Chor, 1992.

L. G. Elfvin, B. Lindh, T. Hökfelt: The Chemical Neuroanatomy of Sympathetic Ganglia. Annu. Rev. Neurosci. 16, 471–507, 1993

S. Iversen, L. Iversen, C. B. Saper: The Autonomic Nervous System and the Hypothalamus. In: E. R. Kandel, J. H. Schwartz, T. M. Jessell (Hrsg.): Principles of Neural Science. 4. Aufl. McGraw-Hill, New York, 2000, 960–981

W. Jänig, H.-J. Häbler: Specificity in the Organization of the Autonomic Nervous System: A Basis for Precise Neural Regulation of Homeostatic and Protective Body Functions. Progr. Brain Res. 122, 351–367, 2000

J. N. Langley: The Autonomic Nervous System. Heffer & Sons, Cambridge, 1921

A. D. Loewy, K. M. Spyer (Hrsg.): Central Regulation of Autonomic Functions. Oxford University Press, Oxford, 1990

D. Sheehan: Discovery of the Autonomic Nervous System. Arch. Neurol. Psychiat. 35, 1081–1115, 1936

zu 13 Muskelphysiologie:

Ch. Eltze, G. Hildebrandt, M. Johanson: Über das Verhalten der Kreatin-Kinase im Serum beim Muskelkater. Klin. Wschr. 61, 1147–1151, 1983

M. A. Geeves, K. C. Holmes: Structural mechanism of muscle contraction. Annu. Rev. Biochem. 68, 687–728, 1999

R. Greger, U. Windhorst: Comprehensive Human Physiology. Chapters 44, 45, 46, 47, 96. Springer, Berlin, Heidelberg, New York, 1996

A. M. Gordon, A. F. Huxley, F. J. Julian: The variation in isometric tension with sarcomere length in vertebrate muscle fibres. J. Physiol. (London) 184, 170–192, 1966

W. Hasselbach, K. Kramer: Muskel. In: Gauer, Kramer, Jung: Physiologie des Menschen, Bd. 4. 2. Aufl., Urban & Schwarzenberg, München, Berlin, Wien, 1975

A. V. Hill: The heat of shortening and the dynamic constants of muscle. Proc. Royal Soc. (B) 126, 136–195, 1938

R. F. Highsmith, K. Blackbum, D. I. Schmidt: Endothelin and calcium dynamics in vascular smooth muscle. Annu. Rev. Physiol. 54, 257–277, 1992

A. E. Huxley: Muscular contraction (Review lecture). J. Physiol. 243, 1–43, 1974

E. R. Kandel, J. H. Schwartz: Principles of Neural Sciences. Elsevier North-Holland, New York, Amsterdam, Oxford, 1981

S. Labeit, B. Kolmerer, W. A. Linke: The giant protein titin: Emerging roles in physiology and pathophysiology. Circ. Res. 80, 290–294, 1997

E. A. Mayer, X. P. Sun: Contraction coupling in colonic smooth muscle. Annu. Rev. Physiol. 54, 395–414, 1992

L. D. Peachy (Hrsg.): Skeletal Muscle. Section 10 in: Handbook of Physiology. Amer. Physiol. Society, Bethesda, Ma., 1983

G. Pfitzer: Invited Review: Regulation of myosin phosphorylation in smooth muscle. J. Appl. Physiol. 91, 497–503, 2001

K. Poeck: Neurologie. 8. Aufl., Springer, Berlin, Heidelberg, New York, 1992

R. Rüdel: Aufbau und Funktion des Skelettmuskels. Film C 1245 und Publikation, Institut für d. wiss. Film, Göttingen, 1977

J. C. Rüegg: Vascular smooth muscle: Intracellular aspects of adrenergic receptor contraction coupling. Experientia 38, 1400–1404, 1982

J. C. Rüegg: Calcium in Muscle Contraction. 2. Aufl., Springer, Berlin, Heidelberg, New York, 1992

K. M. Sanders: Ionic mechanisms of electrical rhythmicity in gastrointestinal smooth muscles. Annu. Rev. Physiol. 54, 439–453, 1992

W. Trautwein, J. Hescheler: Regulation of cardiac L-type calcium current by phosphorylation and G proteins. Annu. Rev. Physiol. 52, 257–274, 1990

zu 14 Sensomotorik:

R. D. Adams, M. Victor: Principles of Neurology. 5. Aufl., McGraw-Hill, New York, 1993

J. W. Boylan (Hrsg.): Founders of Experimental Physiology. J. F. Lehmanns, München, 1971

J. M. Brookhart, V. B. Mountcastle (Section Editors): Motor Control, Vol. 11, 1. In: Handbook of Physiology. Am. Physiol. Society, Bethesda, Ma., 1981

G. ten Bruggencate: Medizinische Neurophysiologie. Thieme, Stuttgart, New York, 1984

D. Burke: The Activity of Human Muscle Spindle Endings in Normal Motor Behavior. Neurophysiology IV, Internat. Review of Physiology. Vol. 25,9 1126. University Park Press, Baltimore, 1981

O. D. Creutzfeld: Cortex Cerebri. Leistung, strukturelle und funktionelle Organisation der Hirnrinde. Springer, Berlin, Heidelberg, New York, Tokyo, 1983

P. Duus: Neurologisch-topische Diagnostik. 5. Aufl., Thieme, Stuttgart, New York, 1990

H. Elias, J. F. Pauly, E. R. Bums: Histology and Human Microanatomy. 4. Aufl., Wiley, New York, Toronto, 1978

E. Kandel, J. H. Schwartz, T. M. Jessel (Hrsg.): Principles of Neural Science. 3. Aufl., Elsevier, New York, Amsterdam, London, Tokyo, 1991

R. Nieuwenhuys, J. Voogd, Chr. van Huijzen: Das Zentralnervensystem des Menschen. 2. Aufl., Springer, Berlin, Heidelberg, New York, 1991

W. Penfield, T. Rasmussen: The Cerebral Cortex of Man: A Clinical Study of Localization of Function. Macmillan, New York, 1950

K. Poeck: Neurologie. 8. Aufl., Springer, Berlin, Heidelberg, New York, 1992

A. Prochazka: Muscle Spindle Function During Normal Movement. Neurophysiology IV, Internat. Review of Physiology, Vol. 25, 47–90. University Park Press, Baltimore, 1981

U. Proske: The Golgi Tendon Organ. Neurophysiology IV, Internat. Review of Physiology, Vol. 25, 127–171. University Park Press, Baltimore, 1981

K. E. Rothschuh: Geschichte der Physiologie. Springer, Berlin, Göttingen, Heidelberg, 1953

R. F. Schmidt (Hrsg.): Grundriß der Neurophysiologie. 5. Aufl., Springer, Berlin, Heidelberg, New York, 1983

R. F. Schmidt (Hrsg.): Neuro- und Sinnesphysiologie. 3. Aufl., Springer, Berlin, Heidelberg, New York, 1998

M. J. Zigmond, F. E. Bloom, S. C. Landis, J. L. Roberts, L. R. Squire: Fundamental Neuroscience. Academic Press, San Diego, London, Boston, New York, Sydney, Tokyo, Toronto, 1999

zu 15 Allgemeine Informations- und Sinnesphysiologie:

M. A. Berkley, W. C. Stebbins: Comparative perception I: Basic mechanisms. Wiley, New York, 1992

I. R. Coleman: Development of sensory systems in mammals. Wiley, New York, 1990

E. Galanter: Detection and Discrimination of Environmental Change. Sect. l, The Nervous System, Vol. III, 1., 103–121. In: Handbook of Physiology. Am. Physiol. Society, Bethesda, Ma., 1984

R. Guski: Wahrnehmen – ein Lehrbuch. Kohlhammer, Stuttgart, Berlin, Köln, 1996

R. Held, H. W. Leibowitz, H.-L. Teuber: Perception. Vol. VIII, Handbook of Sensory Physiology. Springer, Berlin, Heidelberg, New York, 1978

R. Jung: Sensory Research in Historical Perspective: Some Philosophical Foundations of Perception. Section I: The Nervous System, Vol. III, 1., 174, in: Handbook of Physiology. Am. Physiol. Society, Bethesda, Ma., 1984

E. R. Kandel, J. H. Schwartz, T. M. Jessel: Principles of Neural Science, Part V, Coding of Sensory Information. McGraw-Hill, 2000

R. F. Schmidt, H. G. Schaible: Neuro- und Sinnesphysiologie. 4. Aufl., Springer, 2001

S. S. Stevens: On the Validity of the Loudness Scale. J. Acoust. Soc. Amen 31, 995–1003, 1959

H. Thomae, H. Feger: Hauptströmungen der neueren Psychologie. Huber, Bern, Stuttgart, 1969

V. v. Weizäcker: Einleitung zur Physiologie der Sinne. In: A. Bethe et al. (Hrsg.): Rezeptionsorgane I: Handbuch der normalen und pathologischen Physiologie, Berlin, 1926

E. Zwicker: Psychoakustik. Springer, Berlin, 1982

zu 16 Somatoviscerale Sensibilität:

P. R. Burges, E. R. Perl: Cutaneous Mechanoreceptors and Nociceptors. In: A. Iggo (Hrsg.): Handbook of Sensory Physiology, Vol. II, Somatosensory System. Springer, Berlin, Heidelberg, New York, 1973

R. Dertwinkel, K. Döbler, M. Zenz: Stumpf- und Phantomschmerzen. In: M. Zenz, I. Jurna (Hrsg.): Lehrbuch der Schmerztherapie. Wissenschaftliche Verlagsgesellschaft, Stuttgart, 2001

B. Donner, A. Willweber-Strumpf, M. Zenz: Schmerzmessung. In: M. Zenz, I. Jurna (Hrsg.): Lehrbuch der Schmerztherapie. Wissenschaftliche Verlagsgesellschaft, Stuttgart, 2001

A. S. French: Mechanotransduction. Annu. Rev. Physiol. 54, 135–152, 1992

E. R. Kandel, J. H. Schwartz, T. M. Jessel: Die sensorischen Systeme. In: Neurowissenschaften, eine Einführung. Spektrum Akademischer Verlag, Heidelberg, Berlin, Oxford, 1996

E. R. Perl: Pain and Nociception, Section I, The Nervous System, Vol. 3, 1, 915–975. In: Handbook of Physiology. Am. Physiol. Society, Bethesda, Ma., 1984

D. Purves et al. (Hrsg.): Neuroscience, Unit II: Sensation and sensory processing. 2. Aufl., Sinauer Associates, Sunderland, Massachusetts, 2001

R. D. Treede: Physiologische Grundlagen der Schmerzentstehung und Schmerztherapie. In: M. Zenz, I. Jurna (Hrsg.): Lehrbuch der Schmerztherapie. Wissenschaftliche Verlagsgesellschaft, Stuttgart, 2001

M. Zimmermann, H. O. Handwerker: Schmerz, Konzepte und ärztliches Handeln. Springer, Berlin, Heidelberg, New York, Tokyo, 1984

M. J. Zigmond, F. E. Bloom, S. C. Landis, J. L. Roberts, L. R. Squire: Fundamental Neuroscience. Academic Press, San Diego, London, Boston, New York, Sydney, Tokyo, Toronto, 1999

Zu 17 Sehen:

E. Alexandridis, H. Krastel: Elektrodiagnostik in der Ophthalmologie. Springer, New York, Berlin, Heidelberg, Tokyo, 1997

E. Alexandridis: The Pupil. Springer, New York, Berlin, Heidelberg, Tokyo, 1985

P. O. Bishop: Processing of Visual Information within the Retinostriate System, Section 1, The Nervous System, Vol. III, 1, 341–424. In: Handbook of Physiology. Am. Physiol. Society, Bethesda, Ma., 1984

J. K. Bowmaker, H. J. A. Dartnall: Visual Pigments of Rods and Cones in a Human Retina. J. Physiol. 298, 501–511, 1980

J. E. Dowling, M. W. Dubin: The Vertebrate Retina, Section 1, The Nervous System, Vol. 111, 1, 317–339. In: Handbook of Physiology. Am. Physiol. Society, Bethesda, Ma., 1984

F. G. Grehn: Augenheilkunde. Springer, New York, Berlin, Heidelberg, Tokyo, 1998

R. Guthoff, D. Pauleikhoff, V. Hingst: Bildgebende Diagnostik in der Augenheilkunde. Enke, Stuttgart, 1999

W. M. Hart (Hrsg.): Adler's Physiology of the Eye. Mosby, St. Louis, London, Totonto, 1992

F. G. Holz, D. Pauleikhoff: Altersabhängige Makuladegeneration. Springer, New York, Berlin, Heidelberg, Tokyo, 1997

D. H. Hubel: Auge und Gehirn, Neurobiologie des Sehens. Spektrum der Wiss., Heidelberg, 1989

U. B. Kaupp, K. W. Koch: Role of cGMP and Ca^{2+} in vertebrate photoreceptor excitation and adaptation, Annu. Rev. Physiol. 54, 153–175, 1992

E. Lütjen-Drecoll, G. Lönnerholm, M. Eichhom: Carbonic Anhydrase Distribution in the Human and Monkey Eye by Light and Electron Microscopy. Graefe's Arch. Clin. Exp. Ophthalmol. 220, 285–291, 1983

L. Peichl: Prinzipien der Bildverarbeitung in der Retina. Optometric 3, 3–12, 1990

J. W. Rohen: Morphologie und Embryologie des Sehorgans. In: U. Francois, F. Hollwich (Hrsg.): Augenheilkunde in Klinik und Praxis. Thieme, Stuttgart, 1977

G. M. Shepherd: The synaptic organisation of the brain. 3. Aufl., Oxford University Press, 1990

D. J. Spalton, R. A. Hitchings, P. A. Hunter: Atlas der Augenkrankheiten. Thieme, Stuttgart, 1987

R. L. de Valois, G. H. Jacobs: Neural Mechanisms of Color Vision, Section 1, The Nervous System, Vol. 111, 1, 425–456. In: Handbook of Physiology. Am. Physiol. Society, Bethesda, Ma., 1984

H. Wässle: Auge und Gehirn, Informationsverarbeitung im visuellen System der Säugetiere. Umschau Heft 5, 290–296, 1986

zu 18 Gehörsinn (Hören, Stimme und Sprache):

G. von Békésy: Experiments in Hearing. McGraw-Hill, New York, 1960

G. Böhme, K. Welzl-Müller: Audiometrie. Hörprüfungen im Erwachsenen- und Kindesalter. 3. Aufl., Huber, Bern, 1993

P. Dallos: Peripheral Mechanisms of Hearing, Section 1, The Nervous System, Vol. 111, 2, 595–637. In: Handbook of Physiology. Am. Physiol. Society, Bethesda, Ma., 1984

H. Feldmann: Audiometrie bei Erwachsenen. In: J. Berendes, R. Link, E. Zöllner (Hrsg.): Hals-Nasen-Ohren-Heilkunde in Praxis und Klinik. Thieme, Stuttgart, 1979

J. M. Goldberg, C. Femandez: The Vestibular System, Section 1, The Nervous System, Vol. III, 2, 9771022. In: Handbook of Physiology. Am. Physiol. Society, Bethesda, Ma., 1984

D. M. Green, C. G. Wier: Auditory Perception, Section 1, The Nervous System, Vol. III, 2, 557–594. In: Handbook of Physiology. Am. Physiol. Society, Bethesda, Ma., 1984

J. Hellbrück: Hören. Physiologie, Psychologie, Pathologie. Hogrefe, Göttingen, 1993

H. v. Helmholtz: Die Lehre von den Tonempfindungen, nach 3. Ausgabe, Heidelberg, 1870, 6. Ausgabe. Vieweg u. Sohn, Braunschweig, 1913

S. Hoth, T. Lenarz: Elektrische Reaktionsaudiometrie. Springer, Berlin, Heidelberg, New York, 1994

S. Hoth, T. Lenarz: Otoakustische Emissionen. 2. Aufl., Thieme, Stuttgart, 1997

A. F. Jahn, I. Samos-Sacchi (Hrsg.): Physiology of the ear. Raven Press, New York, 1988

Sir James Jeans: Die Musik und ihre physikalischen Grundlagen. Deutsche Verlags-Anstalt, Stuttgart, Berlin, 1938

R. Jourdain: Das wohltemperierte Gehirn. Wie Musik im Kopf entsteht und wirkt. Spektrum Akademischer Verlag, Heidelberg, 2001

R. Klinke: Physiologie des Hörens 1. In: Gauer, Kramer, Jung (Hrsg.): Physiologie des Menschen, Band 12. Urban & Schwarzenberg, München, Berlin, Wien, 1972

R. Klinke: Die Verarbeitung von Schallreizen im Innenohr – Eine Übersicht über neuere Forschungsergebnisse. HNO 35, 139–148, 1987

E. Lehnhardt: Praxis der Audiometrie. 7. Aufl., Thieme, Stuttgart, 1996

A. Peyser: Vom Labyrinth aus gesehen ... Oprecht, Zürich, New York, 1942

J. O. Pickles: An Introduction to the Physiology of Hearing. Academic Press, London, 1982

D. Ploog: Stimme und Sprechen unter der Kontrolle des Gehirns. Verh. Ges. Dtsch. Naturforscher u. Ärzte 113, 113–137, 1984

W. S. Rhode: Cochlear Mechanics. Ann. Rev. Physiol. 46, 231–246, 1984

J. G. Roederer: Physikalische und psychoakustische Grundlagen der Musik. Springer, Berlin, Heidelberg, New York, 1977

M. B. Sachs: Neural Coding of Complex Sounds: Speech. Annu. Rev. Physiol. 46, 261–273, 1984

T. E. Weiss: Relation of Rezeptor Potentials of Cochlear Hair Cells to Spike Discharges of Cochlear Neurons. Annu. Rev. Physiol. 46, 247–259, 1984

L. R. Young: Perception of the Body in Space: Mechanisms, Section 1, The Nervous System, Vol. 111, 2, 1023–1066. In: Handbook of Physiology. Am. Physiol. Society, Bethesda, Ma., 1984

H. P. Zenner: Hören. Physiologie, Biochemie, Zell- und Neurobiologie. Thieme, Stuttgart, 1994

E. Zwicker, R. Feldtkeller: Das Ohr als Nachrichtenempfänger. 2. Aufl., Hirzel, Stuttgart, 1967

zu 19 Vestibuläres System (Gleichgewichtssinn):

R. J. von Baumgarten: Biomedical Experiments in the Spacelab, Especially an the Vestibular System. Pflügers Arch. 406, R 1, 1986

J. M. Goldberg. C. Fernandez: The Vestibular System. In: Handbook of Physiology, Section 1: The Nervous System, Vol. III, 2, 977–1022. Am. Physiol. Soc. Bethesda, Ma., 1984

H. H. Kornhuber (Hrsg.): Vestibular System, Part 1: Basic Mechanisms, and Part 2: Psychophysics, Applied Aspects and General Interpretations, Vol. VI, 1 and 2. In: Handbook of Sensory Physiology. Springer, Berlin, Heidelberg, New York, 1974

W. Precht: Vestibular System In: MTP Internat. Rev. of Science, Physiology, Series 1, Vol. 3, Neurophysiology 81–149. Butterworth, London, University Park Press, Baltimore, 1975

P. W. Reeh: Supraspinale Motorik. In: H. Thom (Hrsg.): Die infantilen Zerebralparesen. 2. Aufl., Thieme, Stuttgart, New York, 1982

H. Scherer: Das Gleichgewicht. Praktische Gleichgewichtsdiagnostik. Springer, Berlin, Heidelberg, New York, 1984

D. Trincker: Physiologie des Gleichgewichtsorgans. In: J. Berendes, R. Link u. F. Zöllner (Hrsg.): Hals-Nasen-Ohrenheilkunde, Handbuch. Thieme, Stuttgart, 1977

L. R. Young: Perception of the Body in Space. In: Handbook of Physiology, Section l: The Nervous System, Vol. 111, 2,1023–1066. Am. Physiol. Soc., Bethesda, Ma., 1984

zu 20 Geschmack und Geruch:

L. B. Buck: Smell and Taste: The Chemical Senses. In: E. R. Kandel, J. H. Schwartz, T. M. Jessell (Hrsg.): Principles of Neural Science. 4th ed., McGraw-Hill, New York, 2000, 623–647

R. L. Doty: Olfaction. Ann. Rev. Psychol. 52, 423–452, 2001

S. Firestein: How the Olfactory System Makes Sense of Scents. Nature 413, 211–218, 2001

M. S. Herness, T. A. Gilbertson: Cellular mechanisms of taste transduction. Annu. Rev. Physiol. 61, 873–900, 1999

B. Lindemann: Rezeptors and Transduction in Taste. Nature 413, 219–225, 2001

J. Paysan, H. Breer: Molecular Physiology of Odor Detection: Current Views. Pflügers Arch. 441, 579–586, 2001

K. H. Plattig: Spürnasen und Feinschmecker – Die chemischen Sinne des Menschen. Springer, Berlin, Heidelberg, New York, 1995

D. Schild, D. Restrepo: Transduction Mechanisms in Vertebrate Olfactory Rezeptor Cells. Physiol. Rev. 78, 429–466, 1998

D. V. Smith, G. M. Shepherd: Chemical Senses: Taste and Olfaction. In: M. J. Zigmond, F. E. Bloom, S. C. Landis, J. L. Roberts, L. R. Squire (Hrsg.): Fundamental Neuroscience. Academic Press, San Diego, 1999, 719–759

zu 21 Gehirn, Integrative Leistungen des Zentralnervensystems:

O. D. Creutzfeld: Cortex Cerebri – Leistung, strukturelle und funktionelle Organisation der Hirnrinde. Springer, Berlin, Heidelberg, New York, Tokyo, 1983

P. Duus, G. Spitzer: Neurologisch-topische Diagnostik. Thieme, Stuttgart, New York, 2001

Y. Dudai: The Neurobiology of Memory. Concepts, Findings, Trends. Oxford University Press, 1989

M. Ehe, I. Homma: Leitfaden für die EEG-Praxis. Gustav Fischer, Stuttgart, Jena, New York, 1994

P. C. Emson: Chemical Neuroanatomy. Raven Press, New York, 1983

E. R. Kandel, J. H. Schwartz, T. M. Jessel: Principles of Neural Science. Chapters, 46, 47, Part IX. McGraw-Hill, New York, 2000

J. LeDoux: Das Netz der Gefühle. Wie Emotionen entstehen. dtv, München, 2001

P. J. Morgane, J. Panksepp: Behavioral Studies of the Hypothalamus. In: Handbook of the Hypothalamus, Vol. 3. Marcel Dekker, NewYork, Basel, 1981

R. Nieuwenhuys, J. Voogd, Chr. van Huijzen: Das Zentralnervensystem des Menschen. 2. Aufl., Springer, Berlin, Heidelberg, New York, 1991

S. L. Palay, V. Chan-Palay: Cerebellar Cortex, Cytology and Organization. Springer, Berlin, Heidelberg, New York, 1974

H. C. Pape: Queer current and pacemaker: the hyperpolarization-activated cation currents in neurons. Annu. Rev. Physiol. 58, 299–327, 1996

J. Panksepp, Affektive Neuroscience. The Foundations of Human and Animal Emotions. Oxford University Press, 1998

S. Reichlin, R. J. Baldessarini, J. B. Martin (Hrsg.): The Hypothalamus. Raven Press, New York, 1978

W. Singer: Synchronisation of cortical activity and its putative role in information processing and learning. Annu. Rev. Physiol. 55, 349–374, 1993

W. Singer: Kohärenz als Selektionskriterium. In: Der Beobachter im Gehirn. Suhrkamp Taschenbuch Nr. 1571. Suhrkamp, Frankfurt am Main, 2002

S. P. Springer, G. Deutsch: Linkes Rechtes Gehirn. Funktionelle Asymmetrie. Spektrum der Wissenschaft, Heidelberg, 1998

M. Steriade, R. W. McCarley: Brainstem control of wakefulness and sleep. Plenum Press, New York, London, 1990

M. Stöhr, J. Dichgans, H. C. Diener, U. W. Buettner: Evozierte Potentiale. 3. Aufl., Springer, Berlin, Heidelberg, New York, London, Paris, Tokyo, HongKong, 1996

J. C. Rüegg: Psychosomatik, Psychotherapie und Gehirn. Schattauer, Stuttgart, 2001

C. Trevarthen: Hemispheric Specialization, Section l, The Nervous System, Vol. 111, 2. 1129–1190. In: Handbook of Physiology. Am. Physiol. Society, Bethesda, Ma., 1984

S. Zschocke: Klinische Elektroenzephalographie. Springer, Berlin, Heidelberg, 2002

Namen- und Sachverzeichnis

A

AB0-Blutgruppensystem 45
A-Banden 362
Aberration 432, 433
Abführmittel 200
Abmagerungskur 206
ABP 309
Absence-Epilepsie 520
Abstoßungsreaktion 44
Abtreibung 77
Abwehrfunktionen 37
Accelerin 31
ACE-Hemmer 266
Acetylcholin (ACh) 53, 175, 318, 338, 339, 343, 356, 380, 405, 426
Acetylcholinesterase 339
Acetylcholinesterase-Hemmstoffe 340
Acetyl-Coenzym A 298, 304
Acetylsalicylsäure 30, 45, 188
Achalasie 179
Achillessehnenreflex 385
Achsenzylinder 332
ACTH 280, 280, 298
Adaptation 348, 416, 418, 457, 462
adäquate Reize 326, 412
Adenohypophyse 280, 287
Adenosin A1-Rezeptor 74, 76, 114, 267, 358
Adenosindiphosphat 168
Adenosinfreisetzung 105
Adenylatcyclase 15, 274, 283, 295, 380, 501
Aderlass 112
Adipocyten 501
Adiuretin (ADH) 7, 103, 104, 226, 263, 282
ADP 30
Adrenalektomie 300
Adrenalin 15, 30, 53, 100, 108, 134, 295
Adrenerge Synapsen 353
Adrenocorticotropes Hormon 280
A-Fasern 334
Affektlage 505
Ageusien 499
Agglomerine 25
Agglutinine 46
Agglutinogene 46
Aggregation 29
Aggregationshemmstoffe 30
Agnosien 528
AHP 330
AIDS 44
Akinese 402, 403
Akkommodation 436, 462

Akkommodationsbreite 438
Akromegalie 282
Akrosom 308
Aktin-Myosin 34, 49, 362
Aktionspotential 50, 326
aktive Immunisierung 43
aktive Transportprozesse 319
aktiver Natriumtransport 249
Aktivierungsphase 32
Aktivine 307
Akupunktur 429
Akustik 474
Akutes Nierenversagen 238
Alarmreaktion 99
Albumin 8, 20
Aldosteron 248, 252, 265, 298, 500
Aldosteronantagonisten 270
Aldosteronfreisetzung 266
Algesimetrie 428
Alkalose 21, 144, 290, 517
Alkohol 188
Alkoholabusus 10
Alkylphosphate 345
Allergien 44
allergisches Asthma 119
Alles-oder-Nichts-Gesetz 330, 369
α-Blockade 514
α-Blocker 187
α- und β-Rezeptoren 75, 108, 274, 295
α(alpha)-Wellen 514
Altersschwerhörigkeit 476
Aludrin 109
alveoläre Ventilation 136
alveolärer Druck 132
Alveolarluft 137
Alveolen 119
Alyzinrezeptoren 323
Alzheimer Krankheit 505
Ambidexter 510
Amenorrhöen 303
Amilorid 270, 500
γ-Aminobuttersäure 343, 405
ε-Aminocapronsäure 36
Aminosäuren 12, 273
Aminosäurenresorption 196, 255
Ammoniak 191, 260
Ammoniumchlorid 258, 260
Amnesie 528
Amnestische Aphasien 510
AMPA Rezeptoren 389, 529
Amputationsneuromen 430
Amygdala 504, 524
Amylase 175
Amylazetat 503
amyotrophe Lateralsklerose 377

Analgetika 426
Anämie 22–24, 142
anaphylaktischer Schock 43
Androgen-bindende Protein 309
Androgene 297, 304
Androstendion 309
Androstenon 505
ANF 104, 226
Angina pectoris 428
Angiotensin 265
Anionenaustauscher 257, 287
Anomaloskop 465
Anosmien 499, 505
ANP 104
Ansatzrohr 486
Anschlagszuckung 374
Anspannungszeit 67
Antagonistenhemmung 390
Antichymotrypsin 21
Anti-D-Antikörper 47
Anti-D-Immunglobuline 48
Antidiurese 231
antidiuretisches Hormon 226, 263, 277, 282
Antidot 340
Antigen D 47
antigenes Epitop 40
Antigen-präsentierende Zellen 27
Antihämophiler Faktor A 31
Antihistaminika 187
Antikörperklassen 21
Antiplasminaktivität 36
Antiport-Carrier 12, 250
Antithrombin III 21, 35
Antitrypsin 21
Antrum 181, 182, 187
Antrumtasche 185
anulospiraliges Ende 387
Aorta 66, 92
Aortenincisur 91
aphak 436
Aphasie 398, 510
Aplysia 529
Apneusis 159
Apnoe 163
Apnoetauchen 166
Apoptose 40
Applanationstonometer 444
Apraxie 400
Aprotinin 36
AQP2-Vesikel 263
Aquaporine 263, 283
Arachidonsäure 30
Arbeit 164, 168, 202
Arbeitsbelastung 115
Arbeitsdiagramm (Herz) 69
Arbeitsmyokard 49
Arbeitsspeicher 528

543

Arbeitsumsatz 205
Argon 114
Argyll-Robertsonsches Phänomen 462
Aristoteles 78, 470
Arm-Ohr-Passagezeit 86
arousal reaction 523
Arteriolen 81, 104
arteriosklerotische Veränderungen 101
arterio-venöse Sauerstoffdifferenz 113
Artikulation 486
Arztethik 77
Asbestose 120
Aschheim-Zondeksche Reaktion 302
Asklepius 77
Aspartam 500
Aspartat 343
Asphyxie 163
Aspirin® 30, 45, 216
Assoziationsbahnen 507
Assoziationscortex 511, 528
Asthenurie 233
Asthma bronchiale 129, 151
Asthma-Anfall 134
Astigmatismus 440
Ataxie 406
Atemantriebe 160
Atemarbeit 135
Atemdrucke 132
Atemfrequenz 136, 169
Atemmechanik 127
Atemminutenvolumen 136, 169
Atemrhythmus 157
Atemruhelage 128
Atemschleife 132
Atemstillstand 159
Atemstörungen 163
Atemvolumina 127
Atemwiderstände 132, 134
Atemzugvolumen 128, 136, 169
Athetosen 403, 404
Äthinylöstradiol 314
Äthylmercaptan 503
ATP 168, 358
ATPS 123
atrionatriuretischer Faktor 104, 226
Atrioventrikularknoten 53
Atropin 187, 345, 357, 437, 444
Auerbachscher Plexus 181
Auflösungsvermögen 439
Aufmerksamkeit 530
Auge 431, 436
Augenbewegungen 466, 522
Augenhintergrund 447
Augenspiegel 445
Auskultation 69
Ausspressung 429
Austreibungszeit 67
Auswärtsgleichrichter 50

autogene Hemmung 391, 392
Autoimmunkrankheiten 44, 340
autokrine Wirkung 273
Autoregulation 104, 114, 238
Autotransfusion 99
auxotone Austreibungsphase 67
auxotonische Kontraktion 374
AV-Block 55, 63
AV-Knoten 53, 60
a-Welle 456
Axon 337
Axonaler Transport 346
Axonterminale 353
axosomatische Synapse 337
A-Zellen 291
Azidosen 144

B

Babbelperiode 487
Babinski'sches Zeichen 398
Bahnung 338, 344, 384
bakterielle Vitamin-Synthese 199
Ballismus 404, 404
Barbitursäure 257
Barorezeptoren 94
Barotrauma 166
Barrett-Ulcus 177
Basaler Tonus 104
Basalganglien 402
Basaltemperatur 314
Base Excess 146
Basedow 288
Basenüberschuss 146
Basilarmembran 479
Basophile Granulozyten 27
Batteriehypothese 325
Bauchatmung 127
Bauchdeckenreflex 385
Bayliss-Effekt 104, 238
bedingte Reflexe 184
Befruchtung 312, 313
Behaglichkeitstemperatur 216
Behring 43
Belegzellen 183
Bell-Magendiesche Gesetz 383
Belskala 476
Benemid 256
Bereitschaftspotential 401
Berger 512
Berger-Effekt 514
Bernard 209, 218, 277, 339
Bernoullische Unterdrucke 485
Bernstein 317
Bernsteinsäure 340
Berthelotsche Bombe 201
Berührungsrezeptoren 423, 423
Beschleunigungsarbeit 66
Bestandspotential 481
β_1-Blocker 109
β-Rezeptoren 52, 109, 134, 274

β(beta)-Wellen 514
Betzsche Riesenzellen 397
BE-Wert 146
Bewusstlosigkeit 114, 164, 521
Bewusstsein 530
Bewusstseinsstörungen 530
Bezugsschalldruck 477
B-Fasern 334
Bicepssehnenreflex 385
Bikarbonat 145, 189, 251
Bildkonstruktion 434
Bilirubin 21, 193, 193
Binärcode 415
biofeedback 527
Biot-Atmung 163
Bipolarzellen 452
Birkhäuser 439
bit 415
Bittergeschmack 500
BK-Kanäle 330
Blasenlähmung 395
Blasenmuskel 270
Blasenruptur 272
Blastozyste 304
Blausäure 320
Blickfeld 459
Blickfolgebewegung 466
Blickregelung 494
blinder Fleck 460
Blut 16
Blutdruckmessung 92
Blutdruckrhythmen 99
Blutdruckschwankung 99
Blutfluss 237
Blutgruppen 45
Bluthirnschranke 13, 114, 191, 404
Blutkörperchensenkungsgeschwindigkeit 18, 25
Blutkreislauf 77
Blutleere 106
Blutplasma 7, 17, 20
Blutplättchen 16, 29
Blut-Plazenta-Schranke 304
Blutspeicher 115
Blutspenden 99
Blutstillung 29
Blutungszeit 18, 29
Blutverlust 17, 99
Blutvolumen-Mangel 99
Blutvolumina 17
Blutzellen 22
B-Lymphozyten 41
Boerhaave 317
Bogengänge 491
Bogengangsrezeptoren 489
Bohr-Effekt 143
Bohrsche Formel 137
Botulinustoxin 341
Botulismus 340
Bowmansche Schleimdrüsen 503
Bowmansche Kapsel 239
Boyle-Mariottesches Gesetz 121, 320
Bradykardie 61

Bradykinin 34, 106, 175, 426
Bradypnoe 163
braunes Fettgewebe 210, 216
Brecht 201
Brechungsanomalien 439
Brechungsgesetz 431
Brechungsindex 432, 435
Brechzentrum 188, 497
Brennlinie 434
Brennpunkt 433
Brennweite 433
Brennwert 203, 204
Brille 431
Broca 398
Broca-Aphasien 510
Brocasches Sprachzentrum 487, 510
Brodmann 398, 507
Bromocriptin 282, 303
Bronchial- und Lungenkarzinome 120
Bronchien 119, 134
Bronzekrankheit 300
Brownsche Bewegungen 8
Brown-Séquard 302
Brown-Séquard-Syndrom 427
Brunnersche Drüsen 195
Brustatmung 127
Brustdrüse 282
Brustwarzen 282
Bruttowirkungsgrad 173
BSG 25
BTPS 123
buffy coat 19
Bulbus duodeni 182
Bulbus olfactorius 503, 504
Bulbuslänge 440
α-Bungarotoxin 340
Bunsen 80
Bunsenscher Absorptionskoeffizient 6, 125
Bursa Fabricii 44
Bürstensaum 229
Buscopan 358
Butenandt 302
Butylscopolamin 358
byte 415
B-Zellen 291
B-Zellrezeptor 41

C

C1-Kanäle 389
Ca^{++}-Calmodulin (CAM)-Komplex 380
Caecum 193, 199, 200
Caisson-Krankheit 167
Calbindin 290
Calcitonin 254, 285, 289
Calcitriol 289, 289
Calcium (Ca^{++}) 21, 51, 225, 289, 295, 330, 344
Calciumantagonisten 381
Calciumfreisetzung 106
Calciumgleichgewichtspotentiale 323

Calcium-induzierte Calciumfreisetzung 52
Calciumionenchelatoren 35
Calcium-Kanäle 291
Calcium-Pumpen 52
Calcium-Rezeptor 289
Calcium-Sensitivität 380
Calcium-Speicher 367, 380
Calciumtransport 253
Calmodulin 106
Calor 38
Calvin 79
Camera obscura 445
cAMP 15, 197, 295, 304, 501
Capsaicin 425
Capsula interna 398
Captopril 266
Carbamino-Hämoglobin 149
Carboanhydrase 148, 183, 189, 258
Carboanhydrase-Hemmstoffe 269, 443
Carboxypeptidasen 190
Cardia 177
Carotis-Sinus 94
Carotis-Sinusnerv 161
Carrier-Proteine 12
Carvon 503
Catechol 295
Catecholaminbiosynthese 295
Catecholamine 108, 295
Catechol-O-Methyltransferase 297, 355
CCK-PZ 186, 187, 192
CD4-, CD8-positive Zellen 39
CD40-Rezeptor 42
Cerebrale Herde 517
Cerebro-cerebellum 406
Cervicalganglien 350
C-Fasern 334, 424, 427
cGMP 106, 274, 380
cGMP-Kinase 380
cGMP-Phosphodiesterase 449
Chemorezeptoren 161, 353
Chemosensibilität 160, 498
Chemotaxis 37
Chenodesoxycholsäure 193
Cheyne-Stokes-Atmung 163
Chiasma opticum 460
Chlorid 225, 251
Chloridgleichgewichtspotential 323
Chloridkanäle 196, 197, 323
Chloridverschiebung 149
chlorierte cyclische Kohlenwasserstoffe 345
Cholecystokinin 115, 186, 187
Cholecystokinin-Pankreozymin 190, 192
Cholera 196, 197
Cholesterin 193, 194, 297, 304
Cholesterin-Esterasen 190
Cholin 340
Cholinacetyltransferase 343
Cholinchlorid 329
Cholinerge Synapsen 355

Cholinesterasehemmer 358
Cholsäure 193
Chorda tympani 501
Chorea Huntington 404
Choriogonadotropinsekretion 312
Christmas-Faktor 31
chromaffine Zellen 295
Chromosomen 6, 7, 44, 308, 485
Chronaxie 335
Chronotropie 54, 75, 95
Chylomikronen 193
Chymotrypsin 190
Chymus 181
ClC-Kanäle 323
Ciliarkörper 443
Cilien 481
Cimetidin 187
circadiane Rhythmik 172
11-cis-Retinal 449
Citrat 35
Clathrin 256
Clearance-Methoden 232
$2Cl^-1Na^+1K^+$-Kotransportsystem 197, 251, 481
Clostridium botulinum 340
CNG-Kanäle 449, 504
CO_2 146
CO_2-Adaptation 166
CO_2-Antwortkurve 161
CO_2-Bindungskapazität 150
CO_2-Bindungskurve 149
CO_2-Transport im Blut 148
Cobalamin 187
Cobalamin-Resorption 197
Coeruloplasmin 21
Coffein 187
CO-Hb 140
Coitus condomatus 314
Colon 196, 197, 199, 200
Compliance 82, 130
Computer 415
COMT 297, 355
Connexinen 13
Connexone 49
Conn-Syndrom 267, 300
Converting-Enzyme-Hemmer 106, 266
Cornea 435
Cornealreflex 385
Corpora cavernosa 313
Corpus Hippokraticum 77
Corpus luteum gravitatis 312, 311
Corpus striatum 403, 181
Cortex cerebri 507
Corti 470
Corticoliberin 278
Corticosteron 298
Corticotropin 280
Cortisol 298, 427
Cortisolrezeptoren 298
Cortison 109, 119
Co-Transmitter 358
Cottugno 470

Namen- und Sachverzeichnis

CPK 375
C-reaktives Protein 18, 26
Cremasterreflex 385
CRH 298
Crick 191
Crista ampullaris 489
CRP 18, 26
Cumarin 35
Cupulaablenkungen 491
Cupulareizung 494
Cupularezeptoren 489
Curare 339, 378
Cushing-Syndrom 299
Cyanhämiglobin 24
Cyanmethämoglobin 24
Cyanocobalamin 199
cyclische Endoperoxide PGG_2 und PGH_2 30
cyclisches Guanosinmonophosphat 106
Cyclooxygenase 30, 45
Cyclooxygenasehemmer 216
Cycloplegie 440
Cystinurie 256
C-Zellen der Schilddrüse 254, 285, 289

D

D_2O 221
Dale 318
Dalton 5, 17
Dalton-Gesetz 122
Damasio 525
Dämpfung 475
Darm 115
Darmbakterien 45
Darmverschluss 181
Darmzotten 196
Dauerkontraktionen 376
Dauerleistung 169
Dauerleistungsgrenze 164, 170
dB 476
DDT 345
Decerebrierungsstarre 394
Defäkationsreflex 200
defense reaction 99
Defibrillator 170
Deflationsreflex 159
Dehnungsrezeptoren 94, 103
Dehydratation 222
Dehydroepiandrosteron 298, 309
Deiodase 286
deklarative Faktengedächtnis 527
Dekompression 167
Delta sleep inducing peptides 523
δ(delta)-Wellen 515
Depolarisation 327
Depolarisationskontraktur 376
Depotfett 203
Depression 524, 530
depressorische Areale 95
Dermatome 428

Descartes 285, 317, 415, 431
Desoxycholsäure 193
Desoxyhämoglobin 141
Desoxyribonuklease 190
Desquamationsphase 310
Desynchronisation 514
Detergenzien 193
Deuterium-haltiges Wasser 221
Deuteroanomalie 465
Deuteroanopie 465
Dezibel 476
Diabetes insipidus 247, 283
Diabetes mellitus 281, 291
diabetischen Koma 154
Diacylglycerol (DAG) 14, 274
Diadochokinese 407
Dialyse 236
Diamox 444
Diapedese 28, 38
Diastole 67, 67
diastolische Blutdruck 93
Diathermie-Geräte 336
Diätplan 208
Diazylglycerol 501
Dickdarm 197
Differentialblutbild 28
Diffusion 8, 125, 126, 127
Diffusionspotentiale 320
Digitalis-Glykoside 72
Dihydropyridin-Rezeptor 367
5α-Dihydrotestosteron 309
1,2-Dihydroxybenzol 295
25-Dihydroxycholcalciferol 289
dikrote Welle 91
Dinitrophenol 320
Dioptrie 433
Dioptrik 431
Dipeptidasen 190
Dipol 57, 518
2,3-Diphosphoglycerat 118, 142, 143
Disaccharidasen 190
Disci intercalares 49, 368
Disinhibition 390
Distaler Tubulus 231, 252
Diurese 231
Diuretika 154, 269
Divergenz 350
Divergenzbewegungen 467
DNP 320
Doisy 302
Dolor 38
Domagk 269, 302
Dominanz 487, 510
Donders 132
Donderssches Optometer 438
Dopa 108
Dopamin 108, 161, 282, 343, 403, 405
Dopaminantagonisten 405
Dopamin-β-Hydroxylase 295, 343
Doppelbilder 468
Dopplereffekt 110
DPG 118, 142, 143

Drehempfindung 413
Drehschwindel 489
Drehstuhl 490
Dromotropie 54, 75
Druck 6, 9
Druckamplitude 91
Druckrezeptoren 422, 423
Druckvolumenarbeit 66
Druckvolumenpuls 92
Druckwellen 90, 474
Druckwellenreflexion 91
DSIP 523
du Bois-Reymond 317
dualer Logarithmus 416
du Bois-Reymond 456
Duchenne'sche Muskeldystrophie 378
Ductus Botalli 116
Ductus deferens 313
Ductus venosus Arantii 118
Duftstoffe 503
Dunkeladaptation 457
Dünndarm 195
Duodenum 186, 187, 195
Duplizitätstheorie 458
Durchblutungsmessung 110
Durchfälle 154, 196
Durchmischungsbewegungen 180
Durst 224
Dynein 347
Dysdiadochokinese 407
Dysmetrie 406
Dyspnoe 163
Dystonien 403, 404
Dystrophin 378
D-Zellen 291

E

E 605 341, 345, 358
Eccles 340
Echinozyten 7, 25
EDRF 106
EDTA 35
EEG 512, 516
Ehrlich 78
Eid des Hippokrates 77
Eigenreflex 385
Einortstheorie 480
Einschleichen 335
Einstein 521
Einthoven 57
Einthoven-Dreieck 58
einwärtsgleichrichtende Kaliumkanäle 327
Einwärtsgleichrichter 49
Einzelkonzentriereffekt 261
Einzelwiderstände 80
Einzelzuckung 369
Eisenmangel 23, 24
Eiter 27
Eiweißgehalt Plasma 8
Eiweiß-Ernährung 206, 208
Eiweißmangel 10
Eiweißstoffwechsel, Endprodukte 218

Eiweißverbrennung 202, 203
Eizelle 313
Ejakulation 313
Ejektionsfraktion 65
EKG 57, 59
Elastance 130
Elastase 190
Elastin 190
Elastizität der großen Arterien 89
Elastizitätsmodul 371
Elastizitätsverlust 92
Electric Response Audiometry 484
elektrische Feld 57
Elektrocochleogramm 484
Elektroencephalographie 512
elektrogene Pumpe 319
Elektrokardiogramm 57
elektromechanische Kopplung 51, 367, 379
Elektromyographie 377, 394
Elektronystagmographie 467
Elektrookulographie 467, 495
Elektroolfactogramm 504
Elektroretinographie 456
Elektrotonus 332
Elektrounfälle 336
Ellison 188
Embryo 117
embryonale Hämoglobin 118
Embryonalstadium 304
Emesis 188
Emetin 188
EMG 377
Eminentia mediana 305
Emissionskonstante 212
Emotionen 99
Empfindung 415
Empfindungsstärke 411
Emphysemlunge 132
Emulgatoren 193
ENaC 500
Enalapril 266
Enddarm 197
Endocannabinoide 405
Endolymphe 481, 489
endoplasmatischen Retikulums (ER) 14
Endorphine 346, 405, 430
Endosom 12
Endothel derived relaxing factor 13, 30, 84, 106
Endotheliale Kontrolle 74
Endothelläsion 29
Endothelzellen 36, 312
Endozytose 12, 256
Endplattenpotential 338
Energieumsatz 201
Enkephaline 346, 523
Enophthalmus 351
Entartung 429
Entartungsreaktion 335
Enterohepatischer Kreislauf 193
Enterokinase 190

Enterorezeptoren 419
Entfernungsabschätzung 468, 479
Enthemmung 390
Enthirnungsstarre 395, 492
entorhinaler Cortex 504
Entropie 172
Entzügelungshochdruck 100
entzündungshemmende Wirkungen 298
Entzündungsreaktionen 34
Enzym 273
Eosin 26
Eosinophile Granulozyten 27
EP 517
epikritische (gnostische) Sensibilität 419
Epilepsie 395, 396, 511, 516, 520
Epilepsiediagnostik 151
Epiphyse 285
Epiphysentumoren 285
epithelialer Na$^+$-Kanal 500
Epithelien 13
Epithelkörperchen 289
EPSP 343, 389, 389
ERA 484
Erasistratos 361
Erbrechen 155, 188, 497
Erektion 108
Erektionsreflex 313
Ergotamin 108
Erkennungsschwelle 503
Erlanger 334
Ernährung 201
Erregungsausbreitung 332
Erregungsfortleitung 333
Erscheinungszeit 86
Erschlaffungszeit 67
Erythroblastosis fetalis 48
Erythropoese 23
Erythropoietin 22, 165
Erythrozyten 7, 16, 22
Erythrozytendurchmesser 18
Erythrozyten-Lebensdauer 18
Erythrozytenvolumen 18
Erythrozytenzahl 18, 23
Escherichia coli-Toxinen 197
Eserin 340
essentielle Hypertonie 101
Etacrynsäure 269
etha (η) 83
Euler-Liljestrand-Mechanismus 138, 165
Eulersche Zahl 333
eunuchoides Riesenwachstum 306
Eupnoe 163
Euthanasie 77
Evans Blau 17
Evans blue 222
evaporative Wärmeabgabe 212
evoked potentials 399, 517
Excavation 444
Exophthalmus 288
Exozytose 12, 194

Exspiration 99
exspiratorische Neurone 158
Extensorentonus 493
Exterorezeptoren 419
Extraktionsrate 74
extrapyramidales System 402, 493
Extrasystolen 55, 61
Extrazelluläre Ionenkonzentrationen 219
Extrazellulärraum 221
exzitatorische postsynaptische Potentiale 343, 389

F

Fahraeus 83
Fahraeus-Lindquist-Effekt 83
Fahrradergometer 170
Fakire 428
Faktor XIIIa 34
Fallneigung 489
Faradaykonstante 320
Färbekoeffizient 23
Farbenkreisel 463
Farbenmischung 463
Farbensehen 463
Farbstoff-Bolusinjektion 85
Farbstoffverdünnungsmethode 86
Fasciculus longitudinalis 358
Faserbündel 362
δ-Fasern 427
Fasertyp 377
Fasten 208
Feldstärkevektor 57
Fernel 498
Fernpunkt 437
Fernvisus 439
Fetaler und plazentarer Kreislauf 116
fetales Hämoglobin 140
Fett 193, 202
Fettresorption 195
Fettstuhl 195
Feuerwehrpumpen 89
FEV1 129
FF (Filtrationsfraktion) 237
FF-Einheiten (fast fatigable) 377
Fibrillationen 377
Fibrinbildung 31
Fibrinmonomere 34
Fibrinogen 18, 30, 31, 34
Fibrinogenrezeptoren 34
Fibrinolyse 36
Fibrin-stabilisierender Faktor 31
Fibronektin 30
Ficksche Diffusionsgesetz 8, 125
Ficksches Prinzip 65, 113, 237
Fieber 216
Fila olfactoria 503
Filamentgleittheorie 363
Filterfläche 243

Filtration 9
Filtrationsbarriere 240
Filtrationsdruck 9, 111, 242
Filtrationsfraktion 237
Filtrationspermeabilität (k) 243
Flattern 55
Flexorreflexe 392
Flimmerepithel 37, 119
Flimmerfrequenz 463
Flimmerlicht 517
Flimmern 55
Flocculus 406
Flourens 488
Flowmeter 110
flüchtige Säure 146
Fluidität 85
Flüssigkeitsbilanz 219
Flüssigkeitsproduktion im Verdauungssystem 183
Flüssigkeitsresorption 249
Follikel stimulierendes Hormon 303, 309
Follikel 311
Follistatin 307
Follitropin 280
Folsäure 199
Folsäuremangel 25
Folsäuremetabolismus 197
Foramen ovale 116
Formanten 486
Formatio reticularis 358, 492, 530
Fortleitungsgeschwindigkeit 332
Fortpflanzung 302
Fovea centralis 447, 459
$FOXP_2$ 485
fraktionelle Ausscheidung 236
fraktionelle Gaskonzentration 123
Frank-Starling-Mechanismus 70
freie Fettsäuren 256
freie Nervenendigungen 423
Fremdreflex 384
Frenzelsche Brille 494
Frequenzdispersion 480
Frequenzgrenzen 475
Frequenzkodierung 348, 415
Frequenzoptimum 475
Frequenzunterschiedsschwelle 478
Freud 523
Frosch 209
FSF 31
FSH 302, 303, 309
Fühlen 413, 419
Füllungszeit 67
Fundus 181
funktioneller Totraum 136
Furosemid 251, 269
fusionieren 467
Fusionsfrequenz 369
Fußsohlenreflex 385

G

GABA 323, 338, 343, 405
Galen 78, 291, 317, 470
Galenus 350
Gallenblase 193
Gallenfunktion 193
Gallensäuren 193
Galvani 317, 361
γ(gamma)-Motoneurone 387
γ(gamma)-Rhythmen 515
Ganglienblocker 180
Ganglion spirale cochleae 481
Ganglion vestibulare 492, 350
Ganglion-Zellschicht 448
Ganzkörperplethysmographie 134
gap junctions 13, 180, 338
Gasaustausch 136
Gasgesetze 121
Gaskonstante 320
Gaspartialdrucke 137
Gasser 334
Gastric Inhibitory Peptide 186, 187
Gastrin 115, 179, 185, 186, 187
gastrische Phase 185
Gastritis 188
gastrointestinalen Reflex 199
gating current 328
Gauer 103
Gauer-Henry-Reflex 104
Gay-Lussac 121
Gedächtnis 338, 344, 416, 524, 526, 527
Gedächtniszellen 43
Gefäßbett 81
Gefäßkontraktion 29
Gefäßwand 82
Gefrierpunktserniedrigung 7
Gegenfarben-Theorie 464
Gegenstromtheorie 261
Gehirn 113, 507
Gehirndurchblutung 113
Gehirnödem 223
Gehörknöchelchen 470, 475
Gehörsinn 470
Gelatinase 27
Gelber Fleck 447
Gelbkörper 311
Generatorpotential 347, 389
Genexpression 529
Genotyp 47
Gerinnungsfaktoren 16, 31
Gerinnungshemmer 35
Gerinnungskaskade 32
Gerinnungszeit 18
Gertz 246
Geruch 498
Geruchsrezeptoren 503
Geruchssinn 503
Gesamtblutmenge 18
Gesamtbrechkraft 436
Gesamtpufferbasen 145
Gesamtquerschnitt 81

Gesamtwiderstand 80
Geschmack 498
Geschmacksfelder 502
Geschmacksknospen 499
Geschmacksprofile 501
Geschmacksrezeptorproteine 500
Gesichtsfeld 459
Gestagene 304
Gewebeplasminogenaktivator 36
Gewebethromboplastin 31, 32
Gewebsdrucke 9
Gewebsdurchblutung 104
Gewebshormone 106, 187
GFR 234
GH 281
Gicht 257
Giemsa-Lösung 28
Gilman 274
GIP 186, 187
glandotropen Hormone 280
Glandula lacrimalis 443
Glandula pituitaria 280
Glandulae parathyroideae 289
Glandulae parotes 175
Glandulae sublinguales 175
Glandulae submandibulares 175
Glanzstreifen 49, 368
Glatte Muskulatur 379
Glaukom 444
Gleichgewicht 406, 413
Gleichgewichtspotential 327
Gleichgewichtssinn 488
Gleichstromstöße 335
β-Globulin 197
Globuline 8, 21
Glomera carotica 160
Glomerula 227
Glomeruläre Filtration 239
glomerulären Filtrationsrate 234
glomerulär-tubuläre Balance 247
Glomeruli olfactorii 503
Glomerulonephritis 256
Glomus caroticum 112
Glottis 485
Glukagon 291, 293
Glukocorticoide 45, 109, 295, 297
Glukoneogenese 154, 191, 287, 295
Glukose 12, 196, 201, 203, 233, 247, 291
Glukoseresorption 249
Glukosetransporter 12, 292
Glut-2 291
Glut-4 292
Glutamat 338, 343, 389, 405, 453, 500, 518
Glutamatrezeptoren 529
Glutamin 153, 260
Glutaminase 260
Glutaminsäuredecarboxylase 343

Glutathionperoxidase 22
Glycin 323, 338, 343, 389, 453
Glycinrezeptor 345
Glycyrrhetinsäure 300
Glykogenolyse 287, 295
Glykogenreserven 168
Glykogenspeicher 191
Glykogensynthese 292
Glykolyse 168, 292
Glykoprotein 21
Glykoprotein-Rezeptoren 30
Glykosaminoglykane 30
GnRH 311
Goethe 431, 463
Goldberger 58
Goldblatt 265
Goldblatt-Hochdruck 100, 268
Goldmann 444
G_{olf} 504
Golgi Sehnenorganen 391
Golgi Zellen 408
Golgi-Apparat 12, 15
Gonadoliberin 278, 311
Gonadotropine 280, 302
G-Proteine 15, 52, 274, 295, 449, 504
G-Protein-gekoppelte Rezeptoren 274
$G_{q/11}$-Proteine 354
Graafsche Follikel 310, 311
Graefesches Zeichen 288
Granula 27
Granulosazellen 311
Granulozyten 26, 37
Granzym 40
Grenzschicht 211
Grenzstrang 350
Grenzwinkel 439
Großhirn 507
Großhirnrinde 398
Growth Hormone 281
Grundumsatz 204
grüner Star 444
g-Strophanthin 320
Guaninnukleotid-Austauschproteine 14
Guanosinmonophosphat 380
Guanylatcyclase 15, 106, 274, 380
Guanylatcyclaseaktivität 274
α-Gustducin 500
Gyrus praecentralis 397
G-Zellen 186

H

H_2-Blocker 187
Haarfollikelrezeptoren 423, 423
Haarzellen 481
Habituation 416, 418, 428, 526
Hageman-Faktor 31
Hagen 81
Hagen-Poiseuillesches Gesetz 82, 121

Haldane-Effekt 149
Haloperidol 405
Halsstellreflexe 493
Halteumsatz 173
Hämagglutination 45
Hämatokrit (Hkt) 18, 19, 83, 85
Hämatoxylin 26
Hamburger-shift 149
Hämodilutionstherapie 85
Hämoglobin 18, 23, 139
Hämokonzentration 20, 223
Hämolyse 7, 25
Hämophilie B 31, 36
Hämostase 29
Handdominanz 510
Händigkeit 510
Haptene 40
Haptoglobin 21
Harnblase 270
Harnkanälchen 229
Harnkonzentrierung 261
Harnsäure 257
Harnschau 78
Harn-Sediments 231
Harnsperre 272
Harnstoff 203, 218, 251, 254
Harnstoff-Synthese 191
Harnstrom 244
Harnzeitvolumen 231
Harvey 79
Hauptsprachbereich 478
Hauptzellen 231
Haustren 199
Haut 37, 422
Hautdurchblutung 215
Hautsegmente 428
Hb 18
Hb_E 18, 23
HbF 143
hCG 303
HCO_3^- 146, 189, 251
Head 428
Headsche Zonen 428
Helicobacter pylori 188
Helicotrema 479
Helium 167
Helium-Einwasch-Methode 129
Hell/Dunkel-Adaptation 457
Helmholtz 176, 201, 317, 431, 445, 463, 479
Hemeralopie 458
Hemianopsie 460, 512
Hemiballismus 403, 404
Hemineglekt 512
Hemiplegie 398
Hemmung 338, 344
Henderson-Hasselbalch-Gleichung 146
Henlesche Schleifen 227, 261
Henry 103
Henry-Gesetz 124
Hensen 363, 480
Heparin 27, 35
Hepatozyten 192

Hering 464
Hering-Breuer-Reflex 159
Hering-Traube-Mayerwellen 99
Herz 49
Herzarbeit 65
Herzgeräusche 69
Herzhypertrophie 73
Herzinfarkt 101, 428
Herzinsuffizienz 86, 103
Herz-Minutenvolumen 169
Herzmuskulatur 113, 362, 368
Herztöne 68
Herzzeitvolumen 65
Heschlsche Querwindung 511
Hess 99, 277, 523
heterologes Serum 43
Heterophorie 466
Hiatushernie 177
Hill 361
Hillsche Hyperbel 374
Hinterkammer 443
Hinterstrangsataxie 383
H^+-Ionen 105
Hippocampus 279, 524, 528
Hippokrates 77
Hirnpotentiale 517
Hirnstamm 530
Hirnstammpotentiale 484
Hirudin 35
His 277
Hissches Bündel 60
Histamin 27, 44, 119, 179, 187, 343, 426
Histidin 149
Histidindecarboxylase 343
Histiozyten 27
Histokompatibilitätssystem 44
Hitze 212
Hitzeanpassung 213
Hitze-Denaturierung 209
Hitzekollaps 213
Hitzschlag 213
HLA-System 44
hMG 303, 303
Hochdruck 94, 96, 100, 265, 268
Hochdrucksystem 81, 89
Hochfrequenzkauterisation 336
Hochspannungsunfälle 336
Höchstleistungsgrenze 169, 170
Hoden 304, 309
Hodgkin 318, 327
Hoffmann Reflex 390
Höhenadaptation 165
Höhenphysiologie 164
Höhenrausch 165
Höhentraining 23
Höhenversuch 124
Hohlweg-Effekt 311
homöotherm 209
Hookeschen Gesetz 371
Hörbahn 483
Hören 413

Hörgrenze 476
Horizontalzellen 452
Hormone 273
Hormonersatztherapie 306
Hormonrezeptoren 15
Hornerscher Symptomenkomplex 351
Hornhautastigmatismus 441
Horopterkreis 468
Hörrinde 511
hPL 303
H-Reflexe 390
H$^+$-Sekretion 250, 258
Hubel 511
Hüfnersche Zahl 140
Human Choriogonadotropin 303
Human Menopausal Gonadotropin 303
Human Placental Lactogen 303
Humboldt 361
Hunt 334
Hustenreflex 119, 176
Huxley 318, 327, 361
H-Welle 391
Hybridomzellen 42
hydraulische Permeabilität 111
hydronephrotische Niere 237
Hydroxylradikale 27
11β-Hydroxysteroiddehydrogenase 300
Hyperaldosteronismus 267
Hyperalgesie 429
Hyperämie 106
hyperchrom 24
Hypergastrinämie 188
Hyperhydratation 223
Hyperkaliämie 300
Hyperkapnie 151
Hyperkinesen 402, 404
Hyperopie 440
Hyperparathyreoidismus 290
Hyperpnoe 163
Hyperpolarisation 342, 450
Hyperpolarisierende Nachpotentiale 330
Hyperprolaktinämie 282
Hyperreflexie 394
Hyperthyreose 86, 288
Hypertonie 100
Hypertrophie 169
Hyperurikämie 257
Hyperventilation 150, 163, 203, 294, 517
Hyperventilationstetanie 21, 341
Hypervolämie 17
Hypocalcämie 341, 345
hypochrom 24
hypoglykämischer Schock 293
Hypokapnie 150
Hypokinese 403
Hyponatriämie 300
Hypoparathyreoidismus 341
Hypophysenhinterlappen 7, 277, 282

Hypophysentumoren 281, 283, 460
Hypophysenvorderlappen 280
Hypophysenvorderlappenhormone 277
Hypopnoe 163
Hyposthenurie 233
Hypothalamus 99, 172, 215, 226, 277, 311, 358, 505, 524
Hypothermie 209
Hypothyreose 288
Hypotonie 300, 406
Hypoventilation 163
Hypovolämie 17
Hypoxie 23
H-Zone 363
HZV 65

I

IBABP 195
I-Banden 362
ICSH 309
identische Netzhautpunkte 468
i_f 53
Ig 41
IgA 41
IgD 41
IgE 41, 119
IgE-Antikörpern 44
IgE-Rezeptor 27
IGF 281
IGF-Bindungsprotein (IGFBP) 281
IgG 41, 47
IgM 41, 46
IIa-Fasern, IIb-Fasern 368
i_{K1} 49
Ikterus 24
Ileocaecalklappe 199
Ileum 196, 199
Ileus 181
Immunantwort 37
Immundefizienzen 44
Immunglobuline 18, 41
Immunität 37
Immunsuppression 44
Impedanz 91
Impedanzanpassung 471, 475
Impfung 43
Impotenz 306
In- und Exspirationsluft 137
i_{Na} 50
Indifferenzpunkt 98
Indifferenztemperatur 216
Indifferenztyp 61
Indikator-Verdünnungsverfahren 17
Indol 199
Indometacin 216, 427
Infektion 42
Informationsreduktion 417
Infrarotbereich 212
Infusionstherapie 223
Inhibine 307
inhibitorisches postsynaptisches Potential 342, 389

Innenohrfunktion 479
innerer Wärmestrom 211
Inneres Milieu 209, 218
Innervation des Herzens 75
Inositoltrisphosphat (IP3) 14, 274, 295
Inotropie 52, 71, 75, 96
Insektizide 345
Inselorgan 291
Inselregion 502
insensiblen Wasserverlust 213, 220
Inspiration 99
inspiratorischer Neurone 158
Insulin like growth factors 281, 291, 298
Insulinrezeptor 293
Intentionstremor 406
intercalated cells 231, 259
Interferon γ 40
Interleukin 1 216, 28, 42
Interleukine 40
intermodaler Intensitätsvergleich 414
Interneurone 342, 390, 392
Interorezeptoren 419
Interstitial cell stimulating hormon 309
Interstitium 9, 221
Intervalltraining 169
Intestinale Durchblutung 115
intestinale Phase 186
intrafusale Fasern 387
intramurale Ganglien 352
intraokularer Druck 444
intrapleurale Drucke 133
intrapulmonaler Druck 132
intrathorakaler Druck 133
intrathorakales Blutvolumen 103
intratubulärer Druck 242
Intrauterinspirale 314
intravasaler Raum 221
intrazelluläre Signalwege 13
Intrinsic Factor 187, 197
intrinsische Tenase 32
Inulin 233
Inulin-Raum 221
Inzisur 69
Iod, Iodid 287
Ionenbatterie 325, 325
Ionenkanäle 10
Ionentheorie 326
IP$_3$ 274, 354
IPSP 342, 389
Irismuskulatur 457
irreguläre Antikörper 48
Ischämie-Zeiten 165
Ishihara-Tafeln 465
isobares Maximum 70
Isodynamie 206
Isohydrie 218
Isoionie 218
isometrische Kontraktion 372, 389
Isophone 478

Isoprenalin, Isoproterenol 109
Isosthenurie 232, 233
isotone Lösungen 6
isotone Kontraktion 374, 389
Isotonie 218
Isovolämie 218
isovolumetrische Anspannungsphase 66
isovolumetrische Erschlaffungsphase 67
isovolumetrisches Maximum 70

J

Jejunum 187
Jendrassikscher Handgriff 394
Jenner 43
Joule 201
Juckreiz 430

K

Kabeleigenschaften 332
Kaliumausstrom 329
Kaliumbatterie 324
Kaliumcyanid 320
Kaliumferricyanid 24
Kaliumgleichgewichtspotential 322
Kaliumionen (K$^+$) 105, 218, 225, 248
Kalium-Kanal 49, 322
Kalium-Leitfähigkeit 49
Kaliumsekretion 252, 299
Kaliumsparende Diuretika 270
Kallikrein 34, 106, 175
Kalorie 201
Kalorienbedarf 205
Kalorimetrie 201
kalorische Reizung 495
kalorisches Äquivalent 203, 204
Kaltrezeptoren 214
Kammer-Schenkel-Block 64
Kammerwasserproduktion 443
Kammerwasservenen 444
Kampfer 505
Kanäle 322
Kanalöffnungen 328
Kandel 529
Kaolin 35
Kapazitation 313
Kapillaren 111
Kapillar-Oberfläche (S) 243
Kastration 306
Katalase 27
Kathelektrotonus 335
Kathodenschließungszuckung 335
Kationenkanäle 389
Katz 327
KCN 320
Kehlkopf 486
Keimzellen 308
Kell-System 48

kephale Phase 184
Kephalin 35
Kepler 431
Kerckringsche Falten 196
Kernkettenfasern 388
Kernsackfasern 387
Kerntemperatur 210
Ketoazidose 154, 206, 294
α-Ketoglutarat 256
Ketonkörper 294
17-Ketosteroide 306
K_F 243
Kilowattstunden 202
Kinesin 346
Kinetosen 497
Kininasen 106
Kininogene 175
Kinocilium 491
Kirchhoff 80
Kirchhoffsches Gesetz 80
Kir-Kanäle 327
Kitzel 421
K-Komplexe 518
Klangfarbe 478
Kleinhirn 402, 405, 492
Kleinhirnkerne 406
Kleinhirnrinde 407
Kleinhirnsymptomatik 404
Klemmpotential 328
Kletterfasern 408
klonale Vermehrung 42
Klüver-Bucy-Syndrom 525
Knochenleitung 471
Knochenmarksriesenzellen 29
Koagulationsphase 34
Koch 43
Kochsalzlösung 7
Kochsalzmangel 224
Kohlenhydrate 202
Kohlenmonoxid 140
Kohlensäure 146
Köhler 42
Kohlrauschscher Knick 457
Koliken 270
Kollagen 30
Kollagenase 27
Kolloid 285
kolloidosmotische Druck 8, 18, 242
Koma 293, 531
Kommissurenbahnen 511
Kommissurotomie 511
Komplement 42
Komplementärfarben 464
Komplementsystem 38
Konditionierung 184, 526
konduktil 344
Konduktion 211
Konsolidierung 528
Kontaktfaktoren 33
Kontaktzeit 81, 127
Kontraktionsauslösung 367
Kontraktionskräfte 372
Kontrakturen 375
Kontrast 451
Konvektion 9

Konvergenzbewegungen 438, 462, 466
Konvexlinsen 433
Konzentration 5
Konzentrationsversuch 232
Konzentrierleistung 234, 262
Konzeption 313
Konzeptionsverhütung 314
Koordinationsstörungen 402
Kopernikus 431
Kopulation 313
Korbzellen 408
Körnerzellen 408
Koronardurchblutung 73, 114
Korotkow 93
Körperoberfläche 205
korrespondierende Netzhautpunkte 468
Kot 199
Kotransport 196, 249
Krafttraining 169
Krämpfe 165, 330, 520
Kreatinin 219, 236
Kreatinphosphat 168
Kreatinphosphokinase 375
Krebstherapie 197
kreisender Erregung 55
Kreislauf 79
Kreislaufregelung 94
Kreislaufzeiten 85
Kreislaufzentrum 95
Kretinismus 288
Kreuzigung 99
Kreuzprobe 47
kritische Temperatur 216
Kroghscher Diffusionskoeffizient 126
Kropf 288
Krümmungsmittelpunkt 433
Krümmungsradius 433, 436
KSZ 335
Kuhn 302
Kühne 273, 449
Kupferspirale 315
Kurzschläfer 521
Kurzzeitgedächtnis 417, 528
Kussmaulsche Atmung 163, 294
Kv-Kanäle 330

L

Labyrinthstellreflexe 493
Lactat 168
Lageempfindung 413
Lagetypen 61
Lähmung 398, 427
Lakritze 300
Laktatkonzentration 164
Laktazidose 154, 168, 375
Laktoferrin 27
Lamina fenestrata 239
laminar 83
Lampenfieber 169
Landolt-Ringe 438, 457
Landsteiner 45

Längenwachstum 306
Langerhans 291
Langerhanssche Inseln 189, 291
Langley 350
Längsbündel 358
Langschläfer 521
Längskonstante 332
Langzcitdepression 408
Langzeitpotenzierung 524, 529
Langzeitspeicher 528
Laplace 105, 201
Laplace-Kalorimeter 201
Laplacesches Gesetz 73, 132
Laserstrahlen 110
Lasix 251, 269
Latenzzeit 367, 369
laterale Hemmung 416, 451
Lateralisation 510
Laufzeitdifferenzen 479
Lautheit 478
Lautstärkepegels 477
Lavoisier 190, 201, 209
Laxanzien 200
LDL = Low Density Lipoprotein 21, 305
LDL-Rezeptoren 298
L-Dopa 404
Le Doux 525
Lebensmittel 207
Leber 113, 115, 174, 189, 190
Leberkoma 191
Leeuwenhoek 79
Leistungsgrenzen 170
Leistungsphysiologie 168
Leistungsreserve 170
Leistungssportler 164
Leiternomogrammen 147
Leitfähigkeit 325
Leitungsbahnen 419
Leitungsgeschwindigkeit 54
Lemniscus medialis 419
Leptin 501
Lernen 526
Lesebrille 441
Lesestein 431
Leukämie 29, 45
Leukopenie 26
Leukotriene 44, 119
Leukozyten 16, 26
Leukozytenmanschette 19
Leukozytose 26
Leydener Flasche 317
Leydig 304
Leydigsche Zwischenzellen 304
LH 302, 303, 309
LH/hCG-Rezeptor 304
Liberin 303
Libidostörungen 303
Lichtgeschwindigkeit 432
Lichtwellen 431
Lidschlag 443
Liebig 190
Liftreaktion 493
Liganden 273
limbisches System 100, 279, 358, 524

Lindquist 83
Linkshänder 510
Linksherzhypertrophie 61
Linksherzinsuffizienz 103
Linkstyp 61
Linsenformel 437
Lipasen 190
Lipidbiosynthese 288
Lipolyse 206, 287, 295
Lipoprotein 21, 194
Lissamingrün 85, 244
Lithocholsäure 193
Lloyd 334
„Locked in"-Syndrom 53
Locus coeruleus 531
Loewi 318
lokale Antwort 330
lokaler Hämatokrit 83
Longitudinalwellen 474
Lord Adrian 513
Loschmidtsche Zahl 6, 126
Loslassschmerz 392
Löslichkeit von Gasen 124
Löslichkeitskoeffizient 6
low density lipoprotein 305
L-Typ Ca^{2+}-Kanäle 50
Ludwig 239
Luftfahrt 164
Luftleitung 471
Lungendurchblutung 138
Lungenembolie 31
Lungen-Emphysem 151
Lungenkapazität 129
Lungenkapillaren 119
Lungenkrebs 120
Lungenkreislauf 112
Lungenödem 112, 166, 167
Lungenreflexe 159
Lupus erythematodes 44
Lusitropie 52, 75
Lutealzellen 311
Luteinisierungshormon 303, 309
Lutotropin 280
Lymphe 9
Lymphgefäß-System 194
Lymphozyten 28
Lynestrenol 314
Lysosomen 12, 38, 256
Lysozym 21, 27

M

M. sphincter urethrae 272
M. stapedius 471
M. tensor tympani 471
Mach-Breuersche Theorie 488
Macula densa 231
Macula lutea 447
Maculadegeneration 459
Maculaorgane 491
Magen 181
Magen-Darm-Trakt 180
Magengeschwür 188
Magenmotorik 184
Magen-Relaxation 182

Magensaftsekretion 182, 184
Magensalzsäure 37, 183
Magenschleim 184
Magenschleimhaut-Barriere 184
Magnesium 225
Magnesiumtransport 254
Major Basic Protein 27
Majortest 47
Makroglobulin 21
Makrophagen 27, 37
Makrozytose 24
Malaria 345
Malpighi 79
Malpighische Körperchen 239
Mammakarzinom 303
Mandelkerne 524
Mannitol 247, 269
männliche Geschlechtshormone 309
MAO 297, 355
Marey 89
Margination 38
Masseterreflex 385
Mastzellen 27, 37, 119
Maxwell 463
Mayer 201
May-Grünwalds Lösung 28
MBP 27
MCH 18
MCHC 24
MCV 18, 24
mean corpuscular haemoglobin concentration 24
mean corpuscular hemoglobin 23
mean corpuscular volume 24
Mechanorezeptoren 347, 420, 421
mechanosensible Afferenzen 353
Mediatoren 37
Medulla oblongata 95, 157, 160, 358
Megacolon 200
Megakaryozyten 29
Megalin 256
Megaloblasten 187
Meissnersche Körperchen 422, 423
Meissnerscher Plexus 181, 196
Melanotropin 281
Melatonin 285
Membran 319
Membrankapazität 333
Membranpermeabilität 327
Membranzeitkonstante 333
Memoryzellen 43
Menarche 310
Mendelsches Gesetzen 47
Menièresche Krankheit 488
Menstruation 310, 314
Menthol 425
Merkelzellen 421, 423
Merseburger Trias 288
Mesophragma 363

Mestranol 314
metabolische Kontrolle 74
metabolische Vasodilatation 105
metabolische Alkalose 155
metabolische Azidose 154
Methämoglobin 22, 140
Methionin-Enkephalin 430
Methylenblau 26
Meyerhof 361
MHC-Moleküle 39
Micellen 193
Migräne 427
Mikrophonpotentiale 481
Mikropille 315
Mikrovilli 196, 500
Mikrozirkulation 104
Mikrozytose 24
Miktion 270
Miktionsreflex 270
Milchejektion 284
Milchsäure 168, 169
Milchsekretion 282
Milstein 42
Mineralocorticoide 297
Miniaturendplattenpotentiale 339
Minimum separabile 438
Minipille 314
Minortest 47
Minusgläser 433
Minuten-Rhythmus 180
Miosis 351, 462, 467
Mitinnervation 164
Mitochondrien 125
Mitralzellen 503
Mitteldruck 102
Mittelohrentzündung 473
Mittelohrschwerhörigkeit 471
Mittelohrsystem 470
MLCK, MLCP 380
Mobitz 63
Moebiussches Zeichen 288
Molarität 5
Molekularmasse 5
Monoaminoxidase 297, 355
Monoglyceriden 193
mononukleären Phagozytosesystems 27
Monozyten 27, 37
Morbus Addison 281, 300
Morbus haemolyticus neonatorum 47
Morbus Hirschsprung 200
Morbus Parkinson 403
Motilin 186, 187
α-Motoneurone 387
γ-Motoneurone 387
motorische Einheit 377
motorische Endplatten 387
Motorischer Kortex 395, 398
motorisches Lernen 408
Mucopolysaccharide 174
Mucoproteid-Cobalamin-Komplex 197
Mucoprotein 187

Mucoviszidose 119, 199
Mucusfilm 119
Müller-Versuch 133
Multiple Sklerose 44
Mund-zu-Nase-Beatmung 136
Musculus bulbocavernosus 313
Musculus ciliaris 436
Musculus detrusor 270
Musikverständnis 511
Muskarin 356
Muskelarbeit 168
Muskelatrophie 377
Muskeldehnungsreflex 385
Muskelendplatte 338
Muskelermüdung 375
Muskelfasern 362
Muskelkater 375
Muskelkontraktion 210
Muskelphysiologie 361
Muskelpumpe 98
Muskelrelaxanzien 339, 341
Muskelspindeln 387
Muskeltonus 205, 386, 406, 522
M-Welle 390
Myasthenia gravis 340, 341, 378
Mydriasis 462, 467
Myeloperoxidase 27
Myelose 187
Myofibrillen 362
myogene Erregungsausbreitung 180
myogene Grundaktivität 104
myogene Kontrolle 74
myogene Autoregulation 105
Myoglobin 144, 368
Myokardinfarkt 76
Myokardischämie 64
Myopie 440
Myosin 49, 362
Myosin-light-chain-Kinase 354, 380
Myosin-light-chain-Phosphatase 380
Myotonie 341, 378
Myxödem 288

N

N. cardiaci 75
N. ciliaris 437
N. glossopharyngicus 161
N. phrenicus 158
N. pudendalis 313
N. vagus 53, 75, 159
N. statoacusticus 492
Nachentladungen 521
Nachlast 71
Nachpotentiale 330
Nachtblindheit 458
Nahpunktsbestimmung 437
Nahrungsmittelvergiftung 340
Nahvisus 439
Napoleon 521

NA-Release 354
Narkose 531
Natrium 225, 248
Natriumbatterie 324
Natrium-Bikarbonat-Resorption 258
Natrium-Calcium-(Na^+-Ca^{2+})-Austauscher 51
Natrium-Chlorid-NaCl-Überschuss 224
Natrium-(Na^+)-Gleichgewichtspotential 50, 323
Natrium-Iodid-(Na^+/I^-)-Symporter 287
Natrium-Kalium-ATPase 51, 196, 319
Natriumkanäle 270, 327
Natrium-Protonen-Austauscher 146
Natrium-(Na^+)-Pumpe 51, 319
Natriumreabsorption 252
Natriumresorption 299
Natriumretention 266
Natriumtransport 196
Natriurese 226
natriuretisches Peptid 104
natürlichen Killer-(NK)-Zellen 42
Nausea marina 497
Nebenhoden 309, 313
Nebennierenmark 295
Nebennierenrinde 280, 297
Nebennierenrindenhyperplasie 299
Nebennierenrindeninsuffizienz 281
Nebenschilddrüse 289
Negativität N35 519
Neglect 512, 531
Neher 331
Neostigmin 340
Nephron 227
Nernst 320
Nernstsche Gleichung 49, 322
Nero 431
Nervus siehe N.
Nettowirkungsgrad 173
Netzhaut 447
Netzwerk 157
Neurohormon 405
Neurohypophyse 282
Neurokinin 426
Neuropeptid Y 358
Neuropeptide 358, 405
Neurophysine 282
Neurophysiologie 317
Neurotensin 346
Neutrophile Granulozyten 26
Newton 84, 463
Nexus 49, 180, 368
NH_3 260
NH_4^+-Ausscheidung 153
NH_4Cl 260
„nicht konduktile" Membran 344
Nidation 310, 312

553

Nieden 439
Niederdrucksystem 79, 102
Nierenarteriendrosselung 265
Nierenarterienstenose 100
Nierendurchblutung 237
Nierenfunktion 218
Niereninsuffizienz 219
Nierenmark 227
Nierenpapille 238, 261
Nierenrinde 227
Nierensteine 290
Nietbrillen 431
Nikotin 356
nikotinerge Acetylcholin-Rezeptoren 295
NKCC-Kanäle 323
NMDA-Rezeptoren 529
Nn. erigentes 313
NO 15, 30, 106, 380
Nodulus 406
Nonapeptide 282
Non-Ionic-Diffusion 257
Noradrenalin 52, 53, 75, 108, 295, 343, 353, 380
Norethisteron 314
Normoventilation 163
Normovolämie 17
NO-Synthase 15, 106
Notfallreaktion 108
Nozizeptoren 420, 426
Nucl. amygdalae 279, 358
Nucl. arcuatus 305
Nucl. basalis Meynert 530
Nucl. caudatus 403
Nucl. cochlearis 483
Nucl. dentatus 402, 406
Nucl. emboliformis 406
Nucl. fastigii 406
Nucl. globosus 406
Nucl. paraventricularis 226, 282, 360
Nucl. ruber 406
Nucl. solitarius 353
Nucl. subthalamicus 403
Nucl. supraopticus 226, 282
Nucl. vestibularis 406, 492
Nulldiät 206
Nutzzeit 335
Nystagmographie 494
Nystagmus 466, 494

O

O_2-Mangel 164
O_2-Sättigung 150
O_2-Schuld 169
O_2-Verbrauch 65, 169
OAE 481
Oberflächenladung 25
Oberflächensensibilität 421
Obstipation 200
obstruktive Lungenerkrankung 129, 135
Ödeme 10, 111, 299
OFF-Zentrum 452
Ohm 79

Ohmsches Gesetz 79, 328
Ohnmacht 99, 166, 531
Ohr 470
Ohrmuscheln 479
Okulomotorik 466
olfaktorischer Cortex 504, 524
Omeprazol 187
ON-Ganglienzelle 453
onkotischer Druck 8
ON-Zentrum 452
Oogenese 310
Ophthalmometer 441
Ophthalmoskop 446
opiatartige Peptide 430
Opsin 449
Opsonierung 38, 42
optokinetischer Nystagmus 466
Organabstoßung 44
Organkreisläufe 112
Organophosphate 341
Orgasmus 313
Orthopnoe 163
Orthostase 96
Orthostatische Regulation 98
Ortsselektivität 481
Osmolalität 7
Osmolarität 7, 232
Osmorezeptoren 7, 224, 283
osmotische Diurese 250
osmotische Diuretika 247, 269
osmotische Resistenz 25
osmotischer Druck des Plasmas 6, 18
Ösophagus 176
Ösophagusdruck 133
Ösophagusfistel 184
Ösophagussphinkter 176
Osteoblasten 290
Osteoklasten 289
Osteoporose 200, 290
17β-Östradiol 310
Östrogene 304, 310
Östron 310
otoakustische Emissionen 481
Otolithenrezeptoren 491
Ouabain 249, 320
ovales Fenster 471, 479
Ovar 304
overshoot 50
Ovulation 311
Ovulationshemmer 314
Ovulationstermin 314
Oxalat 35
Oxidase 27
Oxidationswasser 220
Oxygenierung 140
Oxyhämoglobin 141
Oxytocin 277, 282, 284

P

P2X-Rezeptoren 358
Pacinische Körperchen 347
PAH 233
PAH-Clearance 237

Pallidum 402, 403
Panhypopituitarismus 300
Pankreas 189, 291
Pankreasamylase 190
Pankreasepithelien 199
Pankreaslipase 193
Pankreozymin 186, 187
Pantolax 340
Pantoprazol 187
Papez 524
Papilla nervi optici 447, 460
Papille, Niere 227
Paraaminohippursäure 233, 256
parabolisches Geschwindigkeitsprofil 83
Paracelsus 78
parafollikuläre Zellen 285
Paraganglien 161
Paragrammatismus 510
parakrine Faktoren 309
parakrine Wirkung 273
Parallelelastizität 371
Parallelfasern 408
Parasiten 27
Parasympathikus 110, 175, 270, 350, 352
Parasympatholytika 357
Parasympathomimetika 357
Parathion 358
Parathormon 253, 289
parazelluläre Resorption 251
parazellulärer Transport 13
Parietalzellen 183
Parkinson 403, 404, 505
Parosmien 505
Pars recta 231
Partialdruck 5, 123
Partielle Thromboplastinzeit 18
Passagezeit 86, 200
passive Immunisierung 43
Pasteur 190
Patch clamp-Technik 331
Patellarsehnenreflex 385
Paukenton 474
Paukenhöhle 472
Pawlow 184
PD-Rezeptoren 95, 215, 387
Pearl-Index 314
Pendelbewegungen 180
Penicillin 21, 257
Pepsin 184
Pepsinogen 184
Peptide 273
Perforin 40
Perimetrie 459
Peristaltik 177
perniziöse Anämie 187
Peroxidasen 27
Perspektive 468
Perspiratio insensibilis 123, 213
Pfeffer 425
Pflüger 335
PGI_2 30

Phagolysosom 12, 38
Phagosomen 27, 38
phagozytieren 27
Phagozytose 12, 256
Phagozytoseaktivität 27
Phantomschmerzen 430
Phantosmien 505
pharmakomechanische
　Kopplung 379
phasische Rezeptoren 348
Phenolrot 233, 257
Phenoxybenzamin 109
Phentolamin 109
Phenylalanin 256
Phenylketonurie 256
Pheromone 505
Phlorizin 320
phon 477
Phoneme 486
Phonation 486
Phonskala 477
Phopholipase C 501
Phosphat 153, 225, 259, 289
Phosphatase 27
Phosphatide 197
Phosphatidylcholin 132
Phosphatidylinositolbis-
　phosphat 275
Phosphat-Puffer 260
Phosphattransport 253
Phosphaturie 254
Phosphodiesterase 15
Phosphoglyceriden 194
Phospholamban 52
Phospholipase A_2 45
Phospholipase C 14, 275, 295, 354
Phospholipide 193
Phospholipidmembran 319
Phosphorsäureester 345
photopisches Sehen 458
Photorezeptor 448
pH-Wert 5, 144
Physostigmin 340
Phytoöstrogene 311
Pigmentepithel 449
Pigmentierung 281
Pigmentschicht 212
Pilocarpin 358, 443, 444
Pilzvergiftung 191
Pinealorgan 285
Pinkus-Iggo-Tastscheiben 421, 423
Pinozytose 12
Pinozytosevesikel 256
PIP_2 275
piriformer Cortex 504
PK 34
PKA 15, 52
PKU 256
pk-Wert 145
Plantarreflex 385
Plasma 6, 17, 32
Plasmaalbumin 18
Plasmaeiweißbindung 222
Plasmaeiweiße 18

Plasmaersatz-Flüssigkeit 20
Plasmaproteine 20, 290
Plasmarandsaum 83
Plasmathromboplastin
　antecedent 31
Plasmavolumen 18
Plasmazellen 42
Plasmin 36
Plasminogen 36
Plateauphase 50
Plazenta 116, 312
Pleuralspalt 134
Plexus cardiacus 75
Plexus myentericus 177, 181, 199
Plexus solaris 199
Plexus submucosus 181
Plusgläser 433
Pneuma psychikon 317
Pneumotachograph 121
Pneumothorax 134
PO_4-Pufferausscheidung 258
Pockenimpfung 43
Podozyten 240
poikilotherm 209
Poiseuille 81
Polyglobulie 23
polysynaptische Reflexe 392
POMC-Zellen 280
Populationscodierung 427
Populationsvektor 400
Poren 10, 322
Positivität P25 519
postinspiratorische Neurone 158
posttetanischer Potenzierung 344
Potentialdifferenzen 320
Potenzstörungen 303
PQ-Intervall 63
PQ-Strecke 60
präganglionäre Neuron 350
Präkallikrein 31, 34
präsynaptische Hemmung 344
prävertebrale Ganglien 351
Pravidel 282
Prazosin 109
Pregnenolon 304
Preload 98
Presbyakusis 476
Presbyopie 441
Pressorezeptoren 94
Priestley 201
primäre Sinnesrezeptoren 348
Primärfarben 463
Primordialfollikel 310
PRL 303
Probenecid 256
Proconvertin 31
Progesteron 310, 312
progressive Muskeldystrophie 341, 378
projizierte Schmerzen 429
Prolactoliberin 279
Prolactostatin 279
Prolaktin 282, 302, 303

Prolaktinom 303
Proliferationsphase 310, 314
Proopiomelanocortin 280
Properdin 38
Prophospholipasen 190
Propranolol 109
Propriorezeptoren 419
propulsive Peristaltik 180
Prostacyclin 30, 106
Prostaglandine 44, 106, 117, 119, 216, 312, 426, 523
Prostaglandinsynthese 427
Prostata 313
Prostataadenom 272
Prostataenzyme 313
Prostigmintest 378
Protanomalie 465
Protanopie 465
Protein S 34
Protein-C-System 34
Proteinkinase 529
Proteinkinase A 15, 52, 263
Proteinkinase C (PKC) 14, 381, 501
Proteinkinase G 15
Proteinresorption 256
Proteinurie 256
Proteoglykan 35
Proteolyse 36
Prothrombin 31, 32
Prothrombinase 31, 32
Prothrombinzeit 18, 35
Protonenpumpenhemmer 187
protopathische Sensibilität 419
prozedurales Verhaltens-
　gedächtnis 527
Pseudopodienbildung 30
Psychoanalyse 523
Psychophysik 412
PT 35
PTA 31
Ptosis 351
PTT 18
Ptyalin 175
Pubertas praecox 285, 306
Pubertät 305
Pufferung 144, 147
Puls 92
pulsatile GnRH-Ausschüttung 306
pulsatorisch 89
Pulsfrequenz 169
Pulsoxymetrie 142
Pulswellengeschwindigkeit 90
Pumpen 10, 319
Pupillenreflexbahnen 462
Pupillenreflexe 462
Pupillenstarre 462
Pupillenweite 457
Purine 358
Purinsynthese 197
Purkinje-Phänomen 458
Purkinjezelle 408
Putamen 403
P-Welle 60
Pylorussphinkter 182

Pyramidenbahn 396
Pyramidenzellen 518
Pyrazolone 427
Pyridostigmin 340
Pyrogene 216
PZ 186

Q

Quadrantenanopsie 459
Quecksilber 21, 78, 269
Querbrücken 365
Querbrückenzyklus 366, 367
Querdisparation 468
Quergestreifte Muskulatur 362
Querschnittslähmung 394
Quicktest 18
Quick-Wert 35
Quinapril 266

R

Radner 439
Ramon y Cajal 318
Ranitidin 187
Rankesches Kettenmodell 480
Ranviersche Schnürringe 334
Raphekerne 530
Ras-Protein 14
Rationalskalen 414
Raucher 120
Raucherbein 101
Raumfahrt 492, 496
räumliches Hören 479
räumliches Sehen 468
Raumorientierung 492
Raumschwellen 421
Rayleigh-Gleichungen 465
Reabsorptions-Mechanismen 235
reaktive Sauerstoffspezies 27
Rechtsherzhypertrophie 61
Rechtstyp 61
Reflexbogen 384
Reflexe 383, 383
Reflexionskoeffizient 249
Reflexionsphotometrie 451
Reflux 177
Refraktärperiode 51
Refraktärzeiten 330
Refraktionsanomalien 439
Regelblutung 310
Regelkreis 393
Reil 350
Reisekrankheit 497
Reizgenerator 326
Rekrutierung 377
Rektaltemperatur 314
Rektum 199
rekurrente Hemmung 390
Relaxation 52, 181
Releasing-Hormon 277
REM-Schlaf 515, 522
renale Sekretion 256
renaler Hochdruck 265
renaler Plasmafluss 237

Renin-Angiotensin-System 265
Reninfreisetzung 266
Renshaw-Hemmung 390
Repolarisation 50, 327
Reservevolumen 128
Resetting 96
Residualkapazität 128
Residualvolumen 128
Resistance 134
Resonanzkurve 475
Resonanzprinzip 480
Resorption 244
respiratorische Alkalose 150
respiratorische Arrhythmie 99, 159
respiratorische Azidose 151
Respiratorischer Quotient (RQ) 139, 202
Restriktive Lungenerkrankungen 135
retikulo-endotheliales System 27
Retikulozyten 18
Retina 445, 447
Retinitis pigmentosa 456, 458
Retraktionsphase 34
retrograde Amnesie 417
reuptake 346, 355
Reynoldssche Zahl 83
Rezeptive Felder 418, 451
Rezeptoren 108, 273, 274, 338, 347
α-Rezeptoren 109, 295, 311, 354
β-Rezeptoren 295, 311, 354
α-Rezeptorenblocker 109
Rezeptorpotential 347, 481
β-Rezeptorsubtypen 295
Rezeptorzellen 326
RGT-Regel 209
Rheobase 335
Rhesus-Affen 47
Rhesussystem 45, 47
Rhesusunverträglichkeit 48
rheumatoide Arthritis 44
Rho 380
Rhodopsin 448
Rho/Rho-Kinase 381
α-Rhythmik 516
Rhythmogenese 519
Ribonuklease 190
Riechen 413
Riechepithel 498, 503
Riechhärchen 503
Riechhirn 524
Riechzellen 498
Riechzentrum 504
Riesenwachstum 281
Rigor 403, 403
Rindenblindheit 507
Rindenfelder 507
Ringer-Lösung 370
Rinne 471
Risikofaktoren 101, 205
Riva-Rocci 93
Robespierre 201

Rodbell 274
Röhrengesichtsfeld 459
ROK 381
ROS 27
rostroventrolaterale Neuronengruppe 358
Rotationsviskosimeter 84
rotatorische Reizung 494
Rotbrille 458
roter Thrombus 34
RPF 237
RQ 202
Rubner 201
Rubor 38
Rückenmarksdurchtrennung 394
Rückenmarksfrosches 384
Rückkopplung 306
Ruete 445
Ruff 421
Ruffinische Endkörperchen 423
Ruhedehnungskurve 69, 370
Ruhepotential 49, 319
Ruhetonus 104
RVLM 358
Ryanodinrezeptor 52, 367
R-Zacke 57

S

Saccharin 500
Sacculus 491
Säftelehre 78
Sakkaden 466
Sakmann 331
sakralen Parasympathikus 352
Sakralmark 313
Salbenstuhl 195
Salbutamol 109
Salicylate 188, 427
saltatorische Erregungsleitung 334
salzig 500
Salzrezeptor 500
Salzsäuresekretion 183
Samenblase 313
Samenkanälchen 308
Samenzellen 308
Sammellinsen 433
Sammelrohre 231, 252, 262
Sarin 358
sarko-endoplasmatische Retikulum-Ca^{2+}-ATPase 52
Sarkolemm 49
Sarkomer 49, 363
Sarkomerlängen 372
sarkoplasmatisches Retikulum 49, 367
Sättigungsgrad der Farben 468
Sättigungsindex 24
Sauerstoff-Aufnahme 171, 172
Sauerstoffbeatmung 164
Sauerstoffbindungskapazität 140
Sauerstoff-Bindungskurve 141

Sauerstoffmangel 531
Sauerstoffpartialdruck 105, 164
Sauerstoffsättigung 141
Sauerstoffschuld 168, 173, 203
Sauerstoff-Therapie 165
Sauerstofftransport 139
Sauerstoffverbrauch 112, 113, 239
Saugreflex 176
Säure-Basen-Haushalt 144, 258
Saurer Geschmack 500
Scala tympani 480
Scala vestibuli 480
Scatol 199
Schalentemperatur 209
Schalldruckpegel 476, 478
Schallenergie 477
Schall-Leitung 470, 471
Schallschwellenkurve 476
Schallwellen 474
Schaltzellen 231, 259
Scheele 201
Scheinerscher Versuch 438
Scheinfütterung 184
Scherenfernrohr 469
Scherkräfte 84, 491
Scherrate 84
Schiefhals 404
Schielamblyopie 467
Schielen 466
Schielkinder 467
Schilddrüse 285
Schilddrüsenerkrankungen 205, 288
Schilddrüsenhormon 304
Schiller 470
Schlafapnoe 163
Schlaf-EEG 515
schlaffe Lähmung 384
Schlafmittel 523
Schlafspindeln 522
Schlafstadien 515, 521
Schlaganfall 101
Schlagvolumen 65, 92, 169
Schleifendiuretika 112, 251, 254, 269
Schleimzellen 184
Schlemmscher Kanal 444
Schlitzmembran 240
Schlucklähmung 340
Schluck-Reflex 176
Schlussleisten 13, 251
Schmecken 413
Schmerzfasern 427
Schmerzhemmung 428
Schmerzleitung 427
Schmerzpunkte 427
Schmerzrezeption 425
Schmerzschwelle 429
Schnappatmung 163
Schnecke 479
schnelles Natriumsystem 50, 327,330
Schnorcheltaucher 167

Schnürwellen 180
Schock 17, 20, 99
Schrittmacher 53, 180
Schubspannung 84
Schwangerschaft 48, 282, 302, 304
Schwannsche Scheide 503
Schwartz-Bartter 283
Schwebungen 478
Schweigepflicht 78
Schweißsekretion 212, 213, 222
Schwellenstromstärke 335
Schwellenwert der Depolarisation 50, 327
Schwerelosigkeit 496
Schwindel 114, 497
Scopolamin 358
second messenger 15, 274
Seekrankheit 497
Segmentationsbewegungen 180
Segmentkernige Granulozyten 27
Sehbahnen 460
Sehen 413, 431
Sehpurpur 449
Sehrinde 507
Sehschärfe 438
Sehtafel 439
Sehwinkel 439
S-Einheiten 377
Sekretin 186, 187, 190
Sekretion, renale 244
Sekretionsphase, Uterus 310, 314
sekundäre Geschlechtsmerkmale 306
sekundäre Sinneszellen 348
1-Sekunden-Ausatmungskapazität 129
selective estrogen receptor modulator 311
Selye 100
semantisches Gedächtnis 528
semipermeable Membran 6
Sensitivierung 418, 526
Sensomotorik 383
sensomotorischer Kortex 400
Sensorpotential 389
Sepsis 44
Sequentialpräparate 314
SERCA 52
Serienelastizität 371
Serin 14
Serinproteasen 32, 36
SERMs 311
Serotonerge Neurone 530
Serotonin 30, 343, 358, 426, 523
Serpine 36
Sertolizellen 309
Serum 20, 32
Serumkrankheit 43
Servetus 79
Sexualhormone 304
Sherrington 318, 337

Sichelzellanämie 140
Sigmaspindeln 522
Sigmoid 199
Signaltransduktion 275
Silikose 120
Simultankontraste 465
Single nephron glomerular filtration rate 243
Sinneskolben 503
Sinnesmodalitäten 413
Sinnesphysiologie 411
Sinnes-„Qualitäten" 413
Sinnesrezeptoren 347
Sinus caroticus 94
Sinusknoten 53
Skelettmuskulatur 113, 362, 362
SK-Kanäle 330
Skotome 460
skotopisches Sehen 458
SNAP 25 345
SNARE 345
Snellius 431
Sodbrennen 177
Sokoloff 507
Soll-Leistung 170
solvent drag 249
Soma 337
Somatoliberin 279
Somatomedine 281
Somatostatin 179, 279, 291
somatotopische Gliederung 400, 507
Somatotropin 281
Somatoviscerale Sensibilität 419
sone 478
Sonnenlichtexposition 290
Sörensen 144
Sound Pressure Level 477
spannungsabhängige Na$^+$-Kanäle 50
Spastik 398
Spastizität 395
Speichel 37
Speichelamylase 182
Speichelsekretion 174
Spektralfarben 463, 463
Spermatiden 308
Spermatogenese 308
Spermatogonien 308
Spermatozoen 308, 313
Spermatozyte 308
Spermien 308
Spermiogenese 308
Spermizide 315
Sperry 511
spezifische Abwehr 39
spezifische Durchblutung 112
Sphärozyten 7, 25
Sphincter Oddi 192
Sphinkteren, Ösophagus 177
Spikes and waves 516
spinale Motorik 383
spinaler Schock 394
Spinalganglienneurone 389

557

Namen- und Sachverzeichnis

Spino-cerebellum 406
Spiritus animalis 317
Spirometer 122, 122
Spironolacton 270
SPL 477
Split brain 511
„Split-drop"-Methode 246
spontane Depolarisation 180
Spontannystagmus 491
Sprachaudiogramm 473
Sprache 485
Sprachverarbeitung 510
Sprachzentrum 399
Springbrunnen 102
sprouting 429
Stäbchen 448, 458
Stäbchenpigment 449
Stabkernige Granulozyten 27
Stammzellen 26
Standardbikarbonat 147
Stärkespaltung 182
Starling 70, 273
Starlingsche Filtrations-Reabsorptions-Theorie 10
Staroperation 436
Starre 375
Starstich 431
statischer Blutdruck 103
Steatorrhoe 195
Stechapfelform 7, 25
Stefan-Boltzmannsches Gesetz 212
Steigbügel 471
Steiltyp 61
Steinhausen, W. 488
Stellwagsches Zeichen 288
Steran 297
Stereocilien 489
Stereoskop 467
Sternzellen 408
Steroidhormone 193, 273, 304
Steroidrezeptoren 299, 304, 311
Stevenssche Potenzfunktion 412
Stickoxid 84
Stickoxydul (N_2O)-Methode 113
Stickstoff 202
Stickstoff-Auswasch-Methode 129
Stickstoffbilanz 206
Stickstoffmonoxid 15, 30, 106, 380
Stimmbruch 487
Stimme 485
Stimmlippen 485
Stoffmenge 5
Stofftransport 8
STPD 123
Strabismus 466, 467
Strahlenbrechung 431
Strahlungskonstanten 212
Stress 100, 295, 299
Stress-Ulcus 188
Stretch-Rezeptoren 347

Strömchentheorie 334
Stromstärke 80, 82
Strömungen 83
Strömungsgeschwindigkeit 81
Strömungswiderstände 79
Stromverzweigung 80
Strontium 323
Strophantin 249
Struma 288
Strychnin 341, 344
ST-Strecke 64
Stuart-Power-Faktor 31
Stuhldrang 200
Stützmotorik 401, 493
Substantia nigra 108, 402, 403, 403
Substanz P 175, 346, 405, 426
Succinylbischolin 340
Sukzessivkontrast 465
Sulfonamide 21, 269
Sulfonfluorescein 257
Summation 342, 384, 416
Summationsvektor 57
Superoxidanionen 27
Superposition 369, 376
Supplement 47
supprimieren 467
supraspinale Kontrolle, Reflexe 394
Surfactant 132
Süß-Empfindung 500, 501
Suxamethonium 340
S/W-Komplex 516
Sympathikotonus 100
Sympathikus 52, 53, 75, 181, 238, 270, 350
Sympathikusaktivität 96, 110, 216
Sympathikusblockade 108
sympathische Aktivität 110
sympathisches Ganglion 295
Sympatholytika 109
Sympathomimetika 109, 134
Symport 12, 249
Synapsen 318, 326, 337, 387
Synapsin 345
Synaptobrevin 345
Synaptophysin 345
Syntaxin 345
Synzytiotrophoblast 116
Synzytium 49
Syphilis 462
Systole 67, 67
systolisch-diastolische Druckdifferenz 91
systolischer Blutdruck 93, 169

T

T_3, T_4 280, 285
Tabun 358
Tachistoskopie 511
Tachykardie 55, 61, 288
Tachykinine 426
Tachyphylaxie 418
Tachypnoe 163

tail-flick-Methode 426
Taschenmesserphänomen 392
Tastsinn 421
Tauchen 166
Tauchreflex 166
TBG 286
TBPA 286
TEA 329, 344
Tektorialmembran 480
Temperaturempfindung 214
Temperaturoptimum 209
Temperaturregulation 209
Temperaturstrahlung 212
Tenase 32
Terbutalin 109
Testosteron 304, 309
Tetanie 330, 346, 376
tetanische Krämpfe 290
Tetanus 369
Tetanustoxin 341, 345
Tetraäthylammonium 329, 344
Tetraiodthyronin 285
Tetrodotoxin 329, 344
TF/P von Inulin 246
TGF 267
Thalamus 398, 409, 507, 530
Thalamuskerne 419
Thalassämie 140
Thekazellen 311
T-Helferzellen 39
thermische Neutralzone 216
Thermodilutionsmethode 86
Thermoregulation 213
Thermorezeption 425
Thermorezeptoren 214, 420
ϑ(theta)-Wellen 515
Thiazide 269
Thiole 503
Threonin 14
Thrombin 30, 32, 34, 36
Thrombomodulin 34
Thromboplastinzeit 35
Thrombopoietin 29
Thrombose 29
Thromboseprophylaxe 35
Thrombospondin 30
Thromboxan A_2 30
Thromboxane 44
Thrombozyten 18, 29
Thrombozytenaggregation 30
Thrombozytenaktivierung 30
Thrombozytopenie 29
Thrombozytose 29
Thrombus 31
Thymus 44
Thyreoidea-stimulierendes Hormon 287
Thyroglobulin 287
Thyroliberin 278
Thyroperoxidase 287
Thyrotropin 280
Thyrotropin-Releasing-Hormon 287
Thyroxin 280, 285
thyroxinbindendes Globulin 286

thyroxinbindendes Präalbumin 286
Tiefenrausch 167
Tiefensensibilität 420, 421, 424
Tiefschlaf 522
Tiffeneau-Test 129
tight junction 13, 229, 251
Tintenfischaxon 324
Tip-links 481
tissue factor 31
Titin 371
titrierbare Säure 154, 260
T-Killerzellen 39
TLC 129
T-Lymphozyten 39
T_M 234
Toleranz 418
tonisch 348
Totalkapazität 129
Totenstarre 367
Totraum 136
TPZ 35
Trägheitsströmung 489
Tränenflüssigkeit 443
Transamidase 34
Transcobalamin II 197
Transcortin 21
Transducin 449
Transferrin 21, 23
Transfusionszwischenfall 45
transkortikale Reflexe 395, 401
Transkription 287, 304
Transkriptionsfaktor NFAT 14
Transmembransegment 322
Transmitter 338, 343, 346, 529
Transmitterausschüttung 350
transmurale Druckdifferenz 9, 82
Transplantation 44
Transporter 10
Transportmechanismen 249
transzelluläres Wasser 221
transzellulärer Transport 13
Träume 523
T-Reflexe 390
Tremor 403
TRH 287
Triacylglycerinsynthese 292
Triebkraft 11, 325
Triglyceride 193
Triiodthyronin 280, 285
trimere G-Proteine 15
Tritanomalie 465
Tritanopie 465
(Tritium)-markiertes Wasser 221
Trommelfell 470, 474
Trompete 485
Tropenfestigkeit 213
Trophoblast 304, 312
Tropomyosin 365
Troponin C 52, 365
Trusopt 444
Trypsin 190, 190, 273

Trypsinogen 190
Tryptophanhydroxylase 343
TSH 287
T-System 367
T-Tubuli 49, 51
TTX 329, 344
Tuba Eustachii 473
Tubenampulle 313
Tubenkanal 313
Tuberculum olfactorium 504
(+)-Tubocurarin 339
tubuläre Sekretion 234
Tubulärer Transport 244
tubuläres System 367
tubuläres Transportmaximum 234
Tubuli seminiferi 308, 309, 229
Tubululo-glomerulärer-Feedback 267
Tubuluskollaps 246
Tumor 38
Tumornekrosefaktor 28
Tuningkurven 482
turbulente Strömungen 83
Typ I-Fasern 368
Typ I-Zellen 161
Tyrosin 108, 256, 295
Tyrosinhydroxylase 343
Tyrosinkinasen 13
Tyrosinkinaserezeptoren 293

U

Überdruckgeräte 167
Übergewicht 101, 205
Überlebensdauer 208
Überleitungsstörungen 63
übertragener Schmerz 428
Überträgerstoffe 338, 353
Übertransfusion 103
U-Kurve 70
Ulcus duodeni 188
Ultrafiltrat 242
umami 498
Umklammerungsreflex 384
Undine-Syndrom 164
Unspezifische Abwehr 37
Unterdruckkammer 123
Unterschiedsschwellen 411
Unterstützungskontraktion 374
Unterstützungszuckung 70
U/P von Inulin 234
Ureter 270
Ureterblockade 237
Urodilatin 104
Urokinase 36
Uromantie 78
Uterus 313
Uterusmuskulatur 284
Uterusschleimhaut 310
Utriculus 491
UV-Anteils des Sonnenlichts 290

V

v. Békésy 480
v. Kries 463
Vagus 94, 96, 177, 181
Valsalvascher Pressdruckversuch 133
Vanillinmandelsäure 297
van't Hoff 209
Vas afferens 227
Vas efferens 227
Vasa recta 227
vasoactive intestinal peptide 186
vasoaktives intestinales Peptid 346, 358
vasokonstriktorischer Tonus 107
Vasopressin 282, 284
Vater-Pacinisches Körperchen 423, 424
Vaterschaftsnachweis 47
vegetatives Nervensystem 350
vegetative Reflexe 353
Vegetatives (autonomes) Nervensystem 350
Vektoraddition 57
Venendruck 96
Venenverschlussplethysmographie 111
venöses Angebot 98
venous return 98
Ventilation 136
Ventilations-Perfusions-Quotient 138
Ventilationssteigerung 164
Verdauungsenzyme 189
Verdauungstrakt 174
Verdeckung 468
Vergenzbewegungen 466
Verkürzungsgeschwindigkeit 374, 375
Verletzungspotentiale 320
Vermis 406
Verschmelzungsfrequenz 476
Verteilungsräume des Wassers 219, 221
Vertexzacken 518
Verweilzeiten 182
Vesalius 78, 280
Vestibularapparat 488
Vestibularisbahnen 492
Vestibulariskerne 492
Vestibulo-cerebellum 406
Vibrationsrezeptoren 421, 423, 424
Vigilanz 531
VIP 186, 346, 358
Viscerale Afferenzen 353
viscerocutane Reflexe 429
visceromotorische Reflexe 429
visköse Metamorphose 30
Viskosität 19, 83, 84
Visus 438
Vitalkapazität 128
Vitamin A 458

Vitamin B_{12} 187, 197, 199
Vitamin D_3 289
Vitamin K 32
VNO 505
Vokale 486
Volhard 232
Volta 361
Voltage clamp-Versuche 327
Volumenelastizitäts-Koeffizient 92
Volumenelastizitätsmodul 92
Volumenrezeptoren 103, 226
vomeronasales Organ 505
Vomitus 188
von Behring 43
von Frey 421
von Humboldt 218
von Kupffersche Sternzellen 192
von Willebrand-Faktor 30
Vordepolarisation 344
Vorderkammer 435
Vorderseitenstrang 427
Vorhof 49, 103
Vorhofkontraktion 68
Vorhyperpolarisation 344
Vorlast 71
VPRC 19
vulnerable Phase 51, 61
vWF 30

W

Wach-EEG 514
Wachkoma 531
Wachstumshormon 281
Wachstumsrezeptoren 13
Wahrnehmung 415
Wahrnehmungsschwelle 503
Wahrscheinlichkeit 416
Waldeyer 318
Wanderwellen 480
Wandscherkraft 84
Wandspannung 73, 105
Wärmeabgabe 211
Wärmeausdehnungskoeffizient 121
Wärmebildung 210
Wärmedurchgangszahl 211
Wärmehaushalt 201, 209
Wärmekonvektion 211
Wärmeleitung 211

Wärmeleitzahl (λ) 211
Wärmestrahlung 212
Wärmestrom 211
Warmrezeptoren 214
Wasserdampfdruck 123
Wasserdiurese 103, 231, 247
Wasser-Elektrolythaushalt 218
Wasserkanäle 263, 283
Wassermangel 222
Wasserpermeabilität 263
Wasserreabsorption 262
Wasserstoffperoxid 27
Watson 191
Watt 202
Weber-Fechnersches Grundgesetz 412
Webersche Quotient 411
Weckreaktion 514, 523
Weckschwelle 523
weibliche Geschlechtshormone 310
weiblicher Zyklus 310
Weißkittel-Hochdruck 94
Weißpunkt 464
Weitsichtigkeit 440
Wellen 91
Wenkebach 63
Wernicke 399
Wernicke-Aphasien 510
Westergren 18, 25
Widerstandsgefäße 81
Wiesel 511
Wilkins 191
Willkürmotorik 387, 395, 401
Wilson 59
Windkesselfunktion 66, 89
Winterschlaf 203, 209
Wirkungsgrad 172
Wischreflex 384
Wöhler 190
W_s 477
Würgreflex 385

X

Xenon 114
Xenoöstrogene 311
Xerostomie 174

Y

Young 463

Z

Zählkammer 24
Zapfen 448, 457
Zapfenpigmente 451
Z_E 18
α-, β-, δ-Zellen 291
Zellmembran 10
Zellmigration 14
Zellorganisation 13
Zellphysiologie 5
Zellsäulen 507
Zelltod 41
Zellverbände 12
zentrale Latenz 389
zentraler Venendruck 98, 102
zentrales Blutvolumen 103
Zentralskotom 458
Zentriolen 308
Zerstreuungslinsen 433
Zervixsekret 310
Zetapotential 25
Zigarettenabhängigkeit 101
Zitrat 256
Zollinger 188
Zona fasciculata 280, 297
Zona glomerulosa 297
Zona pellucida 313
Zona reticularis 280, 297
Zonareaktion 313
Zondek 302
Zonen-Theorie 465
zonulae occludentes 229
Zonulafasern 436
Zotten 196
Z-Streifen 363
Zuckerstich 277
Zuckungsgesetz 335
Zucker 500
Zungenabschnitte 501
Zwiebelsaft 443
Zwischenzellen 259
zyklisches ATP 52, 53
zyklisches AMP 15
Zylindergläser 433, 441
zystischen Fibrose 199
Zytokine 28, 42, 44, 309
Zytokrit 19
Zytoskelett 34
zytosolische Rezeptoren 275
Zytostatika 26, 197